清·陳夢雷 等編

古今圖書集成

醫部全録

（點校本）

第十册

兒科上

（卷四〇一—四五八）

人民衛生出版社

圖書在版編目（CIP）數據

古今圖書集成醫部全錄. 第十册，兒科. 上/（清）陳夢雷等編. —北京：人民衛生出版社，1991.9（2006.9 重印）

ISBN 978-7-117-00545-6

Ⅰ. 古…　Ⅱ. 陳…　Ⅲ. ①中國醫藥學-古籍-匯編②中醫兒科學-古籍-匯編　Ⅳ. R2-52

中國版本圖書館 CIP 數據核字（2006）第 110013 號

古今圖書集成醫部全録（點校本）

第 十 册

兒　科（上）

（卷四○一—卷四五八）

編　者：清・陳夢雷等

出版發行：人民衛生出版社（中繼綫010-59780011）

地　址：北京市朝陽區潘家園南裏19號

郵　編：100021

E - mail：pmph @ pmph.com

購書熱綫：010-67605754　010-65264830

010-59787586　010-59787592

印　刷：三河市宏達印刷有限公司

經　銷：新華書店

開　本：787×1092　1/16　印張：92.5

字　數：1307千字

版　次：1991年7月第1版　2023年12月第1版第13次印刷

標準書號：ISBN 978-7-117-00545-6/R・546

定　價：127.10元

打擊盜版舉報電話：010-59787491　E-mail：WQ @ pmph.com

（凡屬印裝質量問題請與本社銷售中心聯系退换）

内容提要

本書是《古今圖書集成醫部全録》的「兒科」部分（原卷次 401 — 500 ）。本書的内容，主要分爲二個部分，一爲小兒一般疾病；一爲痘疹專論。在小兒一般疾病部分，分爲二十五門，包括胎養、初生護養、診斷以及各種疾病的治療；在治療的方法上，除了一般方藥外，還有針灸、單方等。在「痘疹」專論部分，詳盡地叙述了中醫對天花、麻疹的治療經驗。對於目前研究中醫兒科療法很是實用；尤因本書選列的文獻資料，有一部分，録自現已少見的古代兒科名著，因此，除了可供中西醫臨床參考外，也可供學術研究者的參考。

本書（兒科）分上下兩册，這是上册，内容包括小兒科一般疾病二十五門。

出版者的話

在浩如烟海的古醫籍中，保存了中國醫藥學精湛的醫學理論和豐富的臨證經驗。爲繼承發揚祖國醫藥遺産，過去，我社影印、排印出版了一批古醫籍，以應急需。根據中共中央和國務院關於加强古籍整理的指示精神，以及衛生部一九八二年制定的《中醫古籍整理規劃》的要求，今後，我社將經過中醫專家、學者和研究人員在最佳版本基礎上整理的古醫籍，做到有計劃、有系統陸續出版，以滿足廣大讀者和中醫藥人員的需要。

這次中醫古籍整理出版，力求保持原書原貌，並注意吸收中醫文史研究的新發現、新考證；有些醫籍經過整理後，可反映出當代學術研究的水平。然而，歷代中醫古籍所涉及的内容是極其廣博的，所跨越的年代也是極其久遠的。由於歷史條件所限，有些醫籍夾雜一些不當之説，或迷信色彩，或現代科學尚不能解釋的内容等，希望讀者以辯證唯物主義的觀點加以分析，正確對待，認真研究，從中吸取精華，以推動中醫學術的進一步發展。

人民衛生出版社

古今圖書集成醫部全録目録

卷四百一

卷四百四

卷四百五

卷四百八

卷四百十

卷四百十一

卷四百十三

卷四百十九

卷四百二十

卷四百二十三

小兒嗽喘門……五六五

卷四百二十四

卷四百二十六

卷四百二十七

卷四百二十八

卷四百二十九

卷四百三十一

卷四百三十二

卷四百三十九

卷四百四十

卷四百四十一

卷四百四十四

卷四百四十五

卷四百四十六

卷四百四十七

卷四百四十八

卷四百四十九

卷四百五十

小兒瘧門……一一六四

卷四百五十一

卷四百五十三

卷四百五十四

小兒瘡瘍門

卷四百五十五

卷四百五十六

古今圖書集成醫部全録卷四百一

小兒未生胎養門

列女傳

胎教論

古者婦人姙子，寢不側，坐不邊，立不蹕，不食邪味，割不正不食，席不正不坐，目不視邪色，耳不聽淫聲，夜則令瞽誦詩道正事，如此則生子形容端正，才過人矣。

千金方 唐・孫思邈

養胎論

舊説凡受胎三月，逐物變化，稟質未定。故姙娠三月，欲得觀犀象猛獸珠玉寶物，欲得見賢人君子盛德大師，觀禮樂鐘鼓俎豆軍旅陳設，焚燒名香，口誦詩書古今箴誡，居處簡静，割不正不食，席不正不坐，彈琴瑟，調心神，和情性，節嗜慾，庶事清淨，生子皆良，長壽，忠孝仁義，聰慧無疾，斯蓋文王胎教者也。兒在胎，日月未滿，陰陽未備，腑臟骨節皆未成足。故自初姙迄於將産，飲食居處皆有禁忌。

姙娠食羊肝，令子多厄；食山羊肉，令子多病。

姙娠食驢馬肉，令子延月；食騾肉，産難。

妊娠食兎肉犬肉，令子無音聲并缺脣。
妊娠食鷄肉糯米，令子多寸白蟲。
妊娠食鷄子及乾鯉魚，令子多瘡。
妊娠食椹并鴨子，令子倒出心寒。
妊娠食雀肉并豆醬，令子滿面多䵟黯黑子。
妊娠食雀肉飲酒，令子心淫情亂，不畏羞恥。
妊娠食鼈，令子短項。
妊娠食冰漿，絶胎。
妊娠勿向非常地大小便，必半産殺人。
徐之才曰：妊娠三月名始胎。當此之時，未有定儀，見物而化。欲生男者操弓矢，欲生女者弄珠璣。欲子美好，數視璧玉；欲子賢良，端坐清虚。是謂外象而内感者也。

婦人良方 宋·陳自明

胎教論

巢氏《病源論》：妊娠一月名胎胚，足厥陰脈養之；二月名始膏，足少陽脈養之；三月名始胎，手心主脈養之。當此之時，血不流行，形象始化，未有定儀，因感而變。欲子端正莊嚴，常口談正言，身行正事。欲生男，宜佩弦，執弓矢；欲生女，宜佩韋，施環珮。欲子美好，宜佩白玉；欲子賢能，宜看詩書。是謂外象而内感者也。四月始受水精以成其血脈，手少陽脈養之；五月始受火精以成其氣，足太陰脈養之；六月始受金精以成其筋，足陽明脈養之；七月始受木精以成其骨，手太陰脈養之；八月始受土精以成膚革，手陽明脈養之；九月始受石精以成毛髮，足少陰脈養之；十月五臟六腑關節人神皆備。此其大略也。又五臟論有稱耆婆者論：一月如露珠；二月如桃花；三月男女分；四月形象具；五月筋骨成；六月毛髮生；七月游其魂，兒能動左手；八月游其魄，兒能動右手；九月三轉身；十月受氣足。更有《顱顖經》云：一月爲胎胞，精血凝也；二月爲胎形，成胚也；三月陽神爲三魂；四月陰靈爲七魄；五月五行，分五臟也；六月六律，定六腑也；七月精開竅通光明也；八月元神具降真靈也；九月宮室羅布以定生人也；十月受氣足，萬象成也。今推究數説：如五臟論者類，皆淺鄙妄托其名；至於三藏佛書且涉怪誕，漫不可考。今按《顱顖經》三卷云，中古巫方所撰；其巢氏論妊娠至三月始胎之時，欲談正言、行正事、佩弦韋、執弓矢、施環珮、佩白玉、讀詩書之類，豈非胎教之理乎？嘗試推巢氏所論，云妊娠脈養之理。若足厥陰肝脈也，足少陽膽脈也，爲一臟腑之經，餘皆如此。且四時之令，必始於春木，故十二經之養始於肝，所以養胎在一月二月。手心主心包絡脈也，手少陽三焦脈也，屬火而夏旺，所以養胎在三月四月。手少陰手太陽乃心脈也，以君主之官，無爲而尊也。足太陰脾脈也，足陽明胃脈也，屬土而旺長夏，所以養胎在五月六月。手太陰肺脈也，手陽明大腸脈也，屬金而旺秋，所以養胎在七月八月。足少陰腎脈也，屬水而旺冬，所以養胎在九月。又况母之腎臟繫於胎，是母之真氣，子之所賴也。至十月兒於母腹之中，受足諸臟氣脈所養，然後待時而生。此論奥微而有至理。世更有明之者，亦未有過於巢氏之論矣。余因述其説。

巢氏論曰：陽施陰化，精氣有餘，兩胎有俱男俱女者。《道藏經》云：婦人月信止後一日、三日、五日，值男女旺相日陽日陽時交合，有孕多男。若男女稟受皆壯則多子，一或怯弱則少子。《顱顖經》云：陽盛發陰，當孕成男。六脈諸經，皆舉其陰。又云：三陽所會則生男，三陰所會則生女。葛仙翁《肘後方》云：男從父氣，女從母氣。《聖濟經》云：天之德，地之氣，陰陽之至和，流薄於一體。因氣而左動則屬陽，陽資之則成男；因氣而右動則屬陰，陰資之則成女。《易》稱乾道成男，坤道成女，此男女之别也。凡妊娠有疾，投以湯藥，衰其大半而已，使病去母安，胎亦無損矣。

註　按東垣、丹溪云：經水斷後一二日，血海始淨，精勝其血，感者成男；四五日後，血脈已旺，精不勝血，感者成女。蓋父精母血，因感而會。精之施也，血能攝精，故成男，此萬物資始於乾元也。血之行也，精不能攝，故成女，此萬物資生於坤元也。陰陽交媾，胚胎始凝，所藏之處，名曰子宮。一系在下，上有兩岐，一達於左，一達於右。精勝其血，則陽爲之主，受氣於左子宮而男形成；精不勝血，則陰爲之主，受氣於右子宮而女形成。此二先生之確論也。若夫姙娠藥餌宜禁，當參本門考之。

褚氏云：男女之合，二情交暢。陰血先至，陽精後冲，血開裹精，精入爲骨而男形成矣。陽精先入，陰血後參，精開裹血，血入爲本而女形成矣。陽氣聚面，故男子面重，溺死者必伏；陰氣聚背，故女子背重，溺死者必仰。走獸溺死，仰伏皆然。陰陽均至，非男非女之身；精血散分，駢胎品胎之兆。父少母老，産女必羸；母壯父衰，生男必弱。古之良工，首察乎此。氣受偏瘁，與之補之。補羸女則養血壯脾，補弱男則滋腎節色。羸女宜及時而嫁，弱男宜待壯而婚。此疾外所務之本，不可不察也。

馬益卿先生論曰：胎教産圖之書，不可謂之迂而不加信，然亦不可狎犯之。方今俚俗之家，與不正之屬，將息避忌，略不如儀，或藥毒不消，或産於風露，無産厄而子母均安者，亦倖有之。若保胎之法，須多方豫養，方無後患。如鄰家有所興修，亦或犯其胎氣，令兒破形殞命。如刀犯者形必傷，泥犯者竅必塞，打擊者色青黯，繫縛者相拘攣。如此等驗，有如指掌，不可不慎也。

孕元立本章

有太初，有太始。混沌一判，既見氣矣，故曰太初；既立形矣，故曰太始。氣初形始，天地相因，生生化化，品物彰矣。故曰大哉乾元，萬物資始；至哉坤元，萬物資生。

註　吳禔註云：混沌未判，則氣形俱泯；混沌既判，則氣形已分。既見氣矣，是爲太初；既立形矣，是爲太始。太初者，凡有氣之所本，故天得之以統元氣；太始者，凡有形之所本，故地得之以統元形。天地交泰，相因爲氣形，生生者得所以生，化化者得所以化，品物流行而形色名聲彰矣。大哉乾元，太初之所寓也，故以萬物之資始爲言。至哉坤元，太始之所寓也，故以萬物資生爲言。惟萬物資始資生於乾坤，故乾元則兆象至，坤元然後形無不成。

有生之初，雖陽予之正；育而充之，必陰爲之主。

註　薛左丞註陰陽離合論曰：天覆地載，萬物方生。未出地者，命曰陰處，名曰陰中之陰；既出地者，命曰陽處，名曰陰中之陽。陽予之正，陰爲之主。王冰謂陽施正氣，萬物方生；陰爲之主，羣形乃立。《字説》：始而生之者天地也，育而充之者人也。

因形移易，日改月化，坤道之代終也。

註　《列子》周穆篇尹文先生曰：因形移易謂之化。《莊子》田子方篇曰：消息盈虚，一晦一明，日改月化，日有所爲，而莫見其功。《易》坤卦文言曰：地道無成而代有終也。地之承天，其無成而有終也，豈迫於不得已耶？蓋道之所在，萬物失之則死，得之則生，有生之類，聽命於此。故無成而代有終者，以道言也。

謂之姙，陽既受始，陰壬之也。

註　《字説》：壬子謂之姙。壬一陽也，二陰也，陽既受始，陰乃壬之。解曰：壬陽水之干也，位在亥子之間。陰至亥極矣，陽復受胎，而謂之姙于壬，至子然後生。

謂之胞，巳爲正陽，陰包之也。

註　巳，正陽也，而陰能包之，陰與陽更用事故也。巳者孟夏之月，於卦爲乾，純陽用事，故詩謂之正月。正月者正陽之月也，陰方用事而爲物之主，則雖正陽，亦在所包，而退聽焉。

謂之胚，未成爲器，猶雲坯也。

註　《説文》：瓦未燒者謂之坯。胚，婦孕一月也。《字説》：胚未成爲器，猶坯也。

謂之胎，既食於母，爲口以也。

註　《説文》：胎，婦孕二月也。《字説》：元胎，既食於母，爲口以焉。

若娠，則以時動也。

註　《字説》：女娠以時動。

若懷，則以身依之也。

註《字説》：心所懷則身依焉，目隸焉。

天之德，地之氣，陰陽之至和，相與流薄於一體。

註《靈樞經》曰：天之在我者德，地之在我者氣，德流氣薄而生者也。

惟能順時數，謹人事，勿動而傷，則生育之道得矣。

註 自一月積之至於十月，所謂時數也。保衛輔翼，防閑忌慎，適其宜，所謂人事也。

觀四序之運，生長收藏，代出萬物，儀則咸備，而天地之氣未始或虧者，蓋陰陽相養以相濟也。

註 陰陽離合論曰：天覆地載，萬物方生。陽予之正，陰爲之主。故因春生，因夏長，因秋收，因冬藏，失常則天地四塞。《莊子》天地篇曰：流動而生物。物生成理謂之形。形體保神，各有儀則謂之性。昧者曾不知此，乃欲拂自然之理，謬爲求息之術，方且推生死於五行，蘄補養於藥石，以僞勝真，以人助天，雖或有子，孕而不育，育而不壽者衆矣。昔人論年老有子者，男不過盡八八，女不過盡七七，則知氣血在人，固自有量。夫豈能逃陰陽之至數哉！

天真論〔一〕：帝曰：有其年已老而有子者何也？岐伯曰：此其天壽過度，氣脈常通，而腎氣有餘也。此雖有子，男不過盡八八，女不過盡七七，而天地之精氣皆竭矣。

註 雖老而生子，子壽亦不能過天癸之數。

凝形殊稟章

天地者，形之大也。陰陽者，氣之大也。惟形與氣，相資而立，未始偏廢。

註《莊子》則陽篇太公調曰：天地者，形之大者也。陰陽者，氣之大者也。氣以形載，形以氣充。惟氣與形，兩者相待，故曰相資而立，未始偏廢。

男女媾精，萬物化生，天地陰陽之形氣寓焉。

註〔一〕天真論　即《素問》上古天真論。

註　《繫辭》曰：天地絪藴，萬物化醇；男女媾精，萬物化生。

語七八之數，七少陽也，八少陰也，相感而流通，故女子二七天癸至，男子二八而精通，則以陰陽交合而兆始故也。

註　岐伯曰：女子二七而天癸至，任脈通，衝脈盛，月事以時下，故能有子。男子二八腎氣盛，精氣溢瀉，陰陽和，故能有子。傳曰：女子十四，有爲人母之道，四十九絶生育之理；男子十六有爲人父之道，六十四絶陽化之理。

語九十之數，九老陽也，十老陰也，相包而賦形，故陰窮於十，男能圍之，陽窮於九，女能方之，則以陰陽相生而成終故也。

註　《字説》：陰窮於十，圍之者男；陽窮於九，方之者女。九有變也，女足以方之。十無變也，男足以圍之。解曰：男有室，所以圍陰於外；女有家，所以方陽於內。《易》曰：婦人之吉，從一而終也。夫子制義從婦凶也。圍，圓也，君道也，夫道也。圓則可以制義而行。方，仁也，臣道也，婦道也，方則從一而已。男從圍，與規從夫同意。女從仁，與臣從仁同意。

元氣孕毓，皆始於子。自子推之，男左旋，積歲三十而至巳；女右旋，積歲二十而至巳。巳爲正陽，陰實從之。自巳懷壬，男左旋十月而生於寅，女右旋十月而生於申。申爲三陰，寅爲三陽，而生育之時著矣。其稟賦也，體有剛柔，脈有强弱，氣有多寡，血有盛衰，皆一定而不易也。

註　十九難曰：男子生於寅，寅爲木，陽也。女子生於申，申爲金，陰也。楊氏註云：元氣起於子，人之所生也。男從子左行三十，女從子右行二十，俱至於巳，爲夫婦懷姙也。古者男子三十，女年二十，然後行嫁娶。十月而生者，男從巳，左行至寅爲十月，故男行年起於丙寅；女從巳，右行至申爲十月，故女行年起於壬申。

以至分野異域，則所産有多寡之宜；吉事有祥，則所夢各應其類。是故荆揚薄壤多女，雍冀厚壤多男。熊羆爲男子之祥，蛇虺爲女子之祥。是皆理之可推也。

註　《周官職》方氏：揚州其民二男五女，荆州其民一男二女，雍州其民三男二女，冀州其民五男三女。《詩》斯干篇：吉夢維何？維熊維羆，維虺維蛇，大人占之。維熊維羆，男子之祥。維虺維蛇，女子之祥。

胎化之法，有所謂轉女爲男者，亦皆理之自然。如食雄鷄，取陽精之全於天産者；帶雄黄，取陽精之全於地産者。

註　《千金方》：轉女爲男丹參丸，用東門上雄鷄頭。又方：取雄黄一兩，絳囊盛帶之。《本草》：丹雄鷄，補虚温中，通神殺毒，其肝補腎，其冠血益陽。雄黄，人佩之，鬼神不能近，毒物不能傷。

操弓矢，借斧斤，取剛物之見於人事者，氣類潛通，造化密移，必於三月兆形之先。蓋方儀形未具，陽可以勝陰，變女爲男，理固然也。

註　巢氏論云：妊娠三月始胎，形象始化，未有定儀，見物而變。欲得男者，操弓矢，食雄鷄。

氣質生成章

具天地之性，集萬物之靈，陰陽平均，氣質完備，成其形爾。然而奇耦異數，有衍有耗；剛柔異用，或强或羸。血榮氣衛，不能逃於消息盈虛之理，則禀質之初，詎可一概論耶？是以附贅垂疣，駢拇枝指，侏儒跛蹩，形氣所賦有如此者。瘡瘍癰腫，聾盲瘖瘂，瘦瘠疲瘵，氣形之病有如此者。然則胚胎造化之始，精移氣變之後，保衛輔翼，固有道矣。

註　《孝經》云：天地之性人爲貴。《書》泰誓曰：惟人萬物之靈。

天有五氣，各有所湊；地有五味，各有所入。所湊有節適，所入有度量。凡所畏忌，悉知戒慎。資物爲養者，理固然也。故寢興以時，出處以節。

註　六節藏象論曰：天食人以五氣，地食人以五味。王冰云：天以五氣食人者，臊氣湊肝，焦氣湊心，香氣湊脾，腥氣湊肺，腐氣湊腎。地以五味食人者，酸味入肝，苦味入心，甘味入脾，辛味入肺，鹹味入腎也。

可以高明，可以周密，使霧露風邪，不得投間而入，因時爲養者，理宜然也。故必調喜怒，寡嗜慾。

胎殺避忌産前將護法

一受孕之後，切宜避忌胎殺所遊。如經云：刀犯者形必傷，泥犯者竅必塞，打擊者色青黯，繫縛者相拘攣，甚至母殞，禍如反掌。

月遊胎殺

立春在房牀。

驚蟄在户。

單扇也。《入門》云：在牕户。

清明在門。

雙扇也。《入門》云：在門堂。

立夏在竈。

芒種在母身。

《入門》云：在身牀。

小暑在竈。

《入門》云：在牀倉。

立秋在碓。

《京本》云：在正北方。

白露在廚前。

《入門》云：在廁户。

寒露在門。
《入門》云：在門房。
立冬在户及廚。
《入門》云：在牀房。
大雪在鑪及竈。
小寒在房母身。
《入門》云：在牀房。

十干日遊胎殺

甲己日占門。
乙庚日占碓磨。
丙辛日占井竈。
丁壬日占廚廨。
戊癸日占米倉。

十二支日遊胎殺

子丑日占中堂。
寅卯辰酉日占竈。
巳午日占門。
未申日占籬下。

戌亥日占房。
以上禁忌，總要全不修理爲高。

六甲旬遊胎殺

甲子旬遊窻碓。
甲戌旬遊正廳。
甲申旬遊中庭。
甲午旬遊房内。
甲辰旬遊房中。
甲寅旬遊二□。

太史局日遊胎殺

每遇癸巳、甲午、乙未、丙申、丁酉五日在房内北。
庚子、辛丑、壬寅三日在房内南。
癸卯一日在房内西。
甲辰、乙巳、丙午、丁未四日在房内東。
六戊六己日在房内中。餘日在外無占。

凡遊神在房内，不宜於方位上安牀帳，及掃舍皆凶。又有小兒殺及本年三殺，及産母身黄定命，皆不可犯。

凡妊娠之後，將此貼於房内，常照見之。切不可穿鑿、修掘、移徙、釘擊籬壁、重物碾壓之類。犯之，重則胎死腹中，母亦不利；輕則子受其殃，成人之後，必定破形，拳攣跛縮瘖瘂。犯之極驗。

食忌論

受孕之後，一切宜忌不可食之物，非惟有感動胎氣之戒，然於物理亦有厭忌者。設或不能戒忌，非特延月難産，亦能令兒破形母損，可不戒哉！

食螃蟹，令子横生。

食荳醬合藿香，食之墮胎。

食生薑，令子多指生瘡。

食蝦蟆鱓魚，令兒瘖瘂。餘物已見《千金方》。

如此之類，無不驗者，則知聖人胎教之法矣。

孕婦藥忌歌

蚖斑水蛭地膽蟲，烏頭附子配天雄。躑躅野葛螻蛄類，烏啄側子及虻蟲。牛黄水銀并巴豆，大戟蛇蜕及蜈蚣。牛膝藜蘆并薏苡，金石錫粉黄雌雄。牙硝芒硝牡丹桂，蜥蜴飛生及䗪蟲。代赭蚱蟬胡粉麝，芫花薇蘅草三稜。槐子牽牛并皂角，桃仁蠐螬和茅根。欓根硇砂與乾漆，亭長波流菵草中。瞿麥蕳茹蟹爪甲，蝟皮赤箭赤頭紅。馬刀石蠶衣魚等，半夏南星通草同。乾薑蒜鷄及鷄子，驢肉兎肉不須供。切須有娠胎前忌，可免嬰兒疾厄凶。

格致餘論 元·朱震亨

慈幼論

古之胎教，具在方冊，愚不必贅。若夫胎孕致病，事起茫昧，人多玩忽，醫所不知。兒之在胎，與母同體，得熱則俱熱，得寒則俱寒，病則俱病，安則俱安。母之飲食起居，尤當慎密，不可不知也。

胎感論

成胎以精血之後先分男女者，褚澄之論也。愚切惑焉。後閲李東垣之方有曰：經水斷後一二日，血海始淨，精勝其血，感者成男；四五日後，血脈已旺，精不勝血，感者成女。此論亦爲未瑩。何以言之？《易》曰：乾道成男，坤道成女。夫乾坤，陰陽之性情也。左右，陰陽之道路也。男女，陰陽之儀象也。父精母血，因感而會。精之泄，陽之施也。血能攝之，陰之化也。精成其骨，此萬物之始於乾元也。血成其胞，此萬物資生於坤元也。陰陽交姤，胎孕乃凝。胎之所居，名曰子宫。一系在下，上有兩岐，一達於左，一達於右。精勝其血及剛日陽時感者，則陽爲之主，受氣於左子宫而男形成。精不勝血，及柔日陰時感者，則陰爲之主，受氣於右子宫而女形成。或曰：分男分女，吾知之矣，其有雙胎者將何如？曰：精氣有餘，岐而分之，血因分而攝之故也。若夫男女同孕者，剛日陽時，柔日陰時，感則陰陽混雜，不屬左，不屬右，受氣於兩岐之間者也。亦有三胎四胎五胎六胎者，猶是而已。或曰：其有男不可爲父，女不可爲母，與男女之兼形者，又若何而分之耶？予曰：男不可爲父，得陽氣之虧者也。女不可爲母，得陰氣之塞者也。兼形者，由陰爲駁氣所乘，而爲狀不一。以女兼男形者有二：一則遇男爲妻，遇女爲夫；一則可妻而不可夫。又有下爲女體，上具男之全形，此又駁之甚者也。或曰：駁氣所乘，獨見於陰，而所成之形，又若是之不同耶？予曰：陰體虛，駁氣易於乘也。駁氣所乘，陰陽相混，無所爲主，不可屬左，不可屬右，受氣於兩岐之間，隨所得駁氣之輕重而成形，故所兼之形，有不可得而同也。

虞摶曰：右，丹溪此論，極造精微，發前人之未發。是知男女之分，已定於萬物資始乾元之際，陰陽交姤之時。昧者不悟是理，妄有轉女爲男之法，惑矣。夫萬物皆資始於乾元，獨男女之分，不資始於乾元乎？按婦人姙娠四月欲知男女法，左脈疾爲男，右脈疾爲女，俱疾爲生二子。又遣姙娠人面南行，從後呼之，左迴首者是男，右迴首者是女。又看上圊時，夫從後急呼之，左迴首者是男，右迴首者是女也。右，丹溪云：男受胎在左子宫，女受胎在右子宫。斯言大契是説也。蓋男胎在左則左重，故迴首時慎護重處而就左也。女胎在右則右重，故迴首時慎護重處而就右也。推之於脈，其義亦然。胎在左則血氣護胎而盛於左，故脈亦從之而左疾爲男，左大爲男也。胎在右則血氣護胎而盛於右，故脈亦從之而右疾爲女，右大爲女也。亦猶經云：陰搏陽别，謂之有子。言受胎處在臍腹之下，則血氣護胎而盛於下，故陰之尺脈鼓搏有力，而與陽之寸脈殊别也。又如癰癤發上則血氣從上而寸脈盛，發下則血氣從下而尺脈盛，發左則血氣從左而左脈盛，發右則血氣從右而右脈盛也。丹溪以左大順男，右大順女，爲醫人之左右手，蓋智者之一失也。

奇效良方明·方賢

形質受胎之始論

太初者，凡有氣之本也，天得之以統氣。太始者，有形之本也，地得之以統形。故輕清爲天，稟陽剛健而立乎上；重濁爲地，積陰柔順而處乎下。感坤德而行化，應乾道以經營。是以天地相因，生生化化，品物彰矣。《易》曰：大哉乾元，萬物資始。故陽施陰化，血氣和調，感而爲姙者，亦資始資生之理也。夫兆形之初，命門先具。天一生水，壬爲陽水，合丁之陰火而生丙，爲命門，然後生心，心主血脈。丙爲陽火，合辛之陰金而生庚，有心然後生肺，肺主皮毛。庚爲陽金，合乙陰木而生甲，有肺然後生肝，肝主筋爪。甲爲陽木，合己之陰土而生戊，有肝然後生脾，脾主肌肉。戊爲陽土，合癸之陰水而生壬，有脾然後生腎，腎主骨髓。故臟合於五行，本其性情，互相剋制，及其配合，互相生成。且姙娠胚胎懷抱於此者，乃在母腹中之事，皆有經之可證也。所謂姙者，食氣於母，所以養其形；食味於母，所以養其精。滋育氣味爲本，故天之五氣，地之五味，母既食之，而胎又食之，外則充乎形質，内則滋乎胎氣，皆借氣味之養育也。今胎之所食，始起厥陰也。《聖濟經》云：原四時所化，始於木也。究十二經之所養，始於肝也。故一月血凝，足厥陰肝經養之。膽乃肝之腑。二月胚兆，足少陽膽經養之。三月陽神爲魂，木生火，手心主包絡經養之。四月陰靈爲魄，手少陽三焦經養之。五月五行分五臟，火生土，足太陰脾經養之。六月六律定六腑，足陽明胃經養之。七月七情開七竅通光明也，土生金，手太陰肺經養之。八月八景神具，濟真靈也，手陽明大腸經養之。九月宮室羅布，以定精也，足少陰腎經養之。十月氣足，萬象成也，足太陽膀胱經養之。自肝爲始，臟腑相滋，各養三十日，此食於母以養其精也。且手太陽小腸經、手少陰心經，此二經不在十月養經之數。平居之日，在下爲月水；有胎之時，在上爲乳汁，故不養於胎也。夫胚胎之兆始也，受水精而成血脈，受火精而成氣，受金精而成筋，受木精而成骨，受土精而成膚革皮毛，五行具而百骸皆備，此所以集萬物之靈也。倘有奇耦之充耗，剛柔之强弱，榮衛之盈虛，一時所感，乃於氣形稟賦之始，此皆冥默之中，稟於清者，其子聰明智慧，壽而且康；稟於濁者，愚痴不壽。要在節慾以全其真，陰陽配合得子必壽。《素問》云：陰精所奉，其人壽也。昔有人妻妾多而無子，擇良家未笄之女相配亦無子。曰：求男有道乎？褚澄曰：合男女必當其年。男雖十六而精通，必三十而娶；女雖十四而天癸至，必二十而嫁。此皆陰陽之氣完實，然後交合，則交而孕，孕而育，育而爲子堅壯强壽。今未笄之女，天癸始至，已近男色，陰氣早泄，未完而傷，未實而動，是以交而不孕，孕而不育，育而子脆不壽。此配合太早，有傷陰陽，以無子也。有婦人所產皆女者，多慾之過也。所產皆男者，此男子節慾惜精，以婦人經行後一日三日五日，於夜半時生氣瀉精，受娠必男；經行後二日四日六日瀉精者，受娠皆女。若過六日瀉精者，受娠皆女。若過六日已後，包絡新血已滿，雖交終難成孕。今刪葺節要，識者鑒之。

小兒初生總説

夫人稟陰陽二氣而生，得患起自三焦。然冠壯易明，童幼難治。一云不能察其幼小者，是以別爲一家調理耳。且小兒所稟形質壽命長短者，全在乎精血，二者和而有娠，在母之胎中十月而生。大抵壽夭窮通，聰明愚痴，皆以預定，豈能逃乎。

育嬰家秘 明·萬全

胎養以保其真

姙子論云：夫至精才化，一氣方凝，始受胞胎，漸成形質，子在腹中，隨母聽聞。自姙娠之後，則須行坐端嚴，性情和悦，常處静室，多聽美言，令人誦讀詩書，陳説禮樂，耳不聞非言，目不觀惡事。如此則生男女福壽敦厚，忠孝賢明，不然則生男女多鄙賤不壽而愚頑，此所謂因外象而内感也。昔太任懷文王，耳不聽惡聲，目不視惡色，口不出惡言。世傳胎教之道，此之謂也。

姙娠三月名胎始。當此之時，血不流行，形象始化，未有定儀，見物而變。須知端正嚴莊，當令母見貴人，不可見狀貌醜惡人也。欲生男，宜操弓矢，乘壯馬；欲生女，宜著珥璫，施環珮。欲子美好，宜玩白璧，視孔雀；欲子賢能宜看詩書，務和雅。吾見鄙俗婦人懷胎時，看搬傀儡、裝神像、舞猴戲者，後來生子，貌多肖之。

胎養之法，有所謂轉女成男者，亦皆理之自然也。如食雄鷄，取陽精之全於天産者；帶雄黄，取陽氣之全於地産者；操弓矢，借斧斤，取陽物之見於人事者。氣類潛通，造化秘密，必於三月兆形之先，儀象未具，陽可以勝陰，變女爲男，理固然也。

天有五氣，各有所湊；地有五味，各有所入。所湊有節適，所入有度量。凡所畏忌，悉當戒懼，資物以爲養者，理固然也。以至調喜怒，節嗜慾，作勞不妄，而氣血從之。皆所以保攝姙娠，使諸邪不得干焉。苟爲不然，方稟受之時，一失調養，則内不足以爲守中，外不足以爲强身，氣形弗充，而疾病因之。如食兎缺脣，食犬無聲，食雜魚而疥癬之屬，皆以食物不戒之故也。心氣大驚而顛疾，腎氣不足而解顱，脾胃不和而羸痩，心氣虚乏而神不足之類，皆以氣血不調之故也。

全嘗由此推廣之。兒在母腹中，借母五臟之氣以爲養也。苟一臟受傷，則一臟之氣失養而不足矣。如風則傷肝，熱則傷心與肺，濕則傷脾，寒則傷腎，此天之四氣所傷也。酸多則傷肝，苦多則傷心，甘多則傷脾，辛多則傷肺，鹹多則傷腎，此地之五味所傷也。怒則傷肝，喜則傷心，思則傷脾，憂則傷肺，恐則傷腎，此人之七情所傷也。是以風寒暑濕則避之，五味之食則節之，七情之感則絶之，皆胎養之道也。若夫勿登高，勿臨險，勿獨處暗室，勿入廟社，勿恣肥甘之味，勿啖瓜果之物，勿遊犯禁之方，所謂護輔翼者，各有道也。如不利嗣息或驕倨太甚者，動必成咎。

姙娠有疾，不可妄投藥餌。必在醫者審度病勢之輕重，藥性之上下，處以中庸，不必多品。視其病勢已衰，藥宜便止，則病去於母，而子亦無殞矣。

全嘗集女科，凡孕婦無疾不可服藥。設有疾只以和胎爲主，中病即已，勿過用劑也。故孕婦之病，宜柴胡和胎飲主之。

醫學正傳 明·虞摶

小兒總論

嘗聞小方脈科，古人謂之啞科，最費調治。誠哉是言也！蓋以嬰兒之流，難問證難察脈耳。抑且臟腑脆嫩，而孟浪之劑，與夫峻寒峻熱之藥，俱不可輕用。試詳論之：夫孺子之在襁褓中也，內無七情六慾之交戰，外無大風大寒之相侵，奚其幼科之疾，若是之繁且甚與？抑考其證，大半胎毒而小半傷食也。其外感風寒之證，什一而已。曰變蒸、曰痘疹、曰斑爛、曰驚悸、曰風癇、曰發搐、曰痰壅、曰赤瘤、曰白禿、曰解顱、曰重舌木舌，已上數證，豈非孕母不謹胎毒之所致與？夫小兒之在胎也，母飢亦飢，母飽亦飽，辛辣適口，胎氣隨熱，情慾動中，胎息輒躁，或多食煎煿，或恣味辛酸，或嗜慾無節，或喜怒不常，皆能令子受患。先正所謂古者婦人姙子，寢不側，坐不邊，立不蹕，不食邪味等語，厥有旨哉！其飲食男女養胎幼幼之法，必深得造化生生不息之意。故古人多壽考，兒少夭折者，即此之由也。嘗見今有稟性温良之婦，有娠不嗜慾縱口，生子少病而痘疹亦稀，亦可以爲師法矣。

博集方論明·郭子章

未生

蔡氏曰：小兒在母腹中，其母罔知禁忌，或好食辛辣之物，或恣意淫慾，以此蘊毒，流注小兒經絡，他日發爲瘡瘍痘疹，職此之由。

《指掌圖》曰：夫嬰兒在胎，禀陰陽五行之氣，以生臟腑百骸，氣血筋脈。其形雖具，肌體未實，骨格未成，陽氣既足，陰血未全，所以不可太飽煖以消其陰，此丹溪先生之大戒也。然兒在腹中，必借母氣血所養。故母熱子熱，母寒子寒，母驚子驚，母弱子弱，所以有胎熱胎寒胎驚胎弱之證。

新安方廣曰：按瘡疹之源，蓋由母姙娠之時，飲食煎炒炙煿，厚味醇酒，兒在腹中浸漬，食母穢血，蘊而成毒，伏於五臟之間。及生之後，或因外感風寒，内傷生冷，跌扑驚恐，時氣流行，觸動鬱火，發於肌膚之間，心臟之毒爲斑，肺臟之毒爲疹，肝臟之毒爲水泡瘡，脾臟之毒爲膿泡瘡。小兒禀厚毒少，氣血調匀，表裏充實，則易發易靨。苟或禀弱毒勝，表裏虚，氣血弱，必須醫藥調治，庶幾有生。

拙者曰：諸公之論，猶是古人胎教遺意。嬰孩之殤，痘疹最厲，父母罹此，孰不痛悼。顧達者委命，愚者尤神，孽自己作，誰則知之！彼弁髦者流，目不辨書，責在人父。父爲母誦説，母爲兒保練，庶幾培根清源之助。余聞婦有身者，别寢處，淡飲食，謹視聽，冕而男女端正智慧，堅强健固，微獨省胎毒免痘厲已矣。故與其痛悼於後，孰若謹嚴於初。

古今醫統明·徐春甫

妊婦不守禁忌生子多疾論

古人胎養胎教之方，最爲慎重。所以上古之人，多壽多賢，良有以也。世之婦人妊子，既能如《列女傳》所云矣。又要飲食清淡，飢飽適中，自然妊娠氣清，身不受病，臨産易生，子疾亦少，痘疹亦稀，此爲氣血貫通所感明驗。夫何後世風俗漸偷，鮮能悟道，男婦縱慾，無往弗勝，懷孕之時，殊不加意，以致臨産氣血乖張，不能順應，生兒下地，驚搐無時。此蓋胎中受毒，病種淵深，雖良醫神劑，莫之能爲。

醫學入門明·李梴

胎殺禁忌

凡胎殺所在，不宜修整。雖鄰家興動，孕婦當避。縱不墮胎，令兒破形。色青體攣，竅塞夭殞。

生子所向方

子午卯酉日宜西南，寅申巳亥日西北，辰戌丑未日東南。

方

丹參圓《千金方》　治婦人始覺有妊養胎，并轉女爲男。

丹參　續斷　芍藥　白膠　白朮　柏子仁　甘草各二兩　人參　芎藭　乾薑各三十銖　吳茱萸　橘皮　當歸各一

兩十八銖　白芷　貴冠紅纓燒灰，各一兩　乾生地黄一兩五錢　蕪荑十八銖　犬卵一具乾　東門上雄鷄頭一枚

右十九味爲末，蜜和丸如梧子大，酒服十丸，日再，稍加至二十丸。

柴胡和胎飲《育嬰家秘》　治孕婦有疾，當以此方爲主，自無損於其子。

柴胡　黄芩條實沉水者佳　白朮無油者佳　當歸身酒洗　白芍　陳皮　甘草　紫蘇莖葉

右八味，以柴胡、黄芩、白朮爲君，芩、朮二味乃安胎之聖藥；當歸、白芍爲臣；陳皮、甘草、紫蘇爲佐。挾傷風者，加葛根、葱白。挾傷食者，加枳殻、神麯，挾熱者，加知母、石膏。胷滿者，加枳殻、桔梗。腹滿者，加大腹皮。胎中痛者，加枳殻、砂仁。漏下者，加阿膠、陳艾葉。如方加減，不可輕忽。水煎，食前服。

單　方

轉女爲男：取原蠶矢十枚，井花水服之，日三。《千金方》，下同

又取弓弩弦一枚，絳囊盛帶婦人左臂。一法以繫腰下，百日去之。

又取雄黄一兩，絳囊盛，帶左腰間。要女者，帶雌黄右腰間。

又以斧一柄，於産婦卧牀下置之，仍繫刃向下，勿令人知。如不信者，待鷄抱卵時，依此置於窠下，一窠鷄子盡爲雄也。

萱草一名宜男草，妊婦佩之。《婦人良方》，下同

雄鷄長尾拔三莖，置孕婦蓐下，勿令知之。

取夫頭髮手足爪甲，鋪孕婦蓐下，亦勿令知。

醫　案

《列女傳》曰：太任，文王之母，摯任氏之仲女也，王季娶以爲妃。太任之性，端一誠莊，惟德之行。及其

娠文王，目不視惡色，耳不聽淫聲，口不出敖言。生文王而明聖，太任教之，以一而識百，卒爲周宗。君子謂太任爲能胎教。

李東垣曰：李叔和問：中年以來得一子，至一歲以後，身生紅絲瘤，不救。後生四子，一二歲皆病瘤而死。何緣至此？翼日見之，謂曰：汝乃腎中伏火，精氣中多有紅絲，以氣相傳，生子故有此疾，俗名胎瘤是也。子試觀之，果如其言。遂以滋腎丸數服以瀉腎中火邪，補真陰不足。忌酒酢辛煿熱物。其妻與六味地黃丸以養陰血。受胎五月之後，以黃芩、白朮二味作散，啖五七服。後生三子，前證不復作矣。

古今圖書集成醫部全録卷四百二

小兒初生護養門

千金方唐·孫思邈

初生出腹論

小兒初生，先以綿裹指，拭兒口中及舌上青泥惡血，此謂之玉衡一作衡。若不急拭，啼聲一發，即入腹成百病矣。

兒已生，即當舉之。舉之遲晚，則令中寒，腹内雷鳴。乃先浴之，然後斷臍，不得以刀子割之，須令人隔單衣物咬斷，兼以煖氣呵七遍，然後纏結所留臍帶，令至兒足趺上，短則中寒，令兒腹中不調，常下痢。一云成内釣。若先斷臍，然後浴者，則臍中水，臍中水則發腹痛。其臍斷訖，連臍帶中多有蟲，宜急剔撥去之，不爾入兒腹成疾。斷兒臍者，當令長六寸。長則傷肌，短則傷臟。不以時斷，若挼汁不盡，則令暖氣漸微，自生寒，令兒臍風。

生男宜用其父故衣裹之，生女宜以其母故衣，皆勿用新帛爲善。不可令衣過厚，令兒傷皮膚，害血脈，發雜瘡而黄。兒衣綿帛，特忌厚熱，慎之慎之！凡小兒始生，肌膚未成，不可暖衣，暖衣則令筋骨緩弱。宜時見風日，若都不見風，則令肌膚脆軟，便易中傷。皆當以故絮衣之，勿用新綿也。

凡天和暖無風之時，令母將兒於日中嬉戲。數見風日，則血凝氣剛，肌肉牢密，堪耐風寒，不致疾病。若常藏在幃帳之中，重衣温暖，譬猶陰地之草木，不見風日，軟脆不堪風寒也。

凡裹臍法，椎治白練令柔軟，方四寸，新綿厚半寸，與帛等合之，調其緩急，急則令兒吐哯。兒生二十日，乃解視臍。裹臍時閉户下帳，燃火，令帳中温暖，換衣亦然。此謂冬時寒也。

兒洗浴斷臍竟，繃抱畢，未可與朱蜜，宜與甘草湯。以甘草如手中指一節許，打碎，以水二合，煮取一合，以綿纏沾取，與兒吮之，連吮汁計得一蜆殼入腹止。兒當快吐，吐去心胷中惡汁也。如得吐，餘藥更不須與。若不得吐，可消息計。如飢渴，須臾更與之。若前所服，及更與并不得吐者，但稍稍與之，令盡此一合止。如得吐出惡汁，令兒心神知慧無病也。飲一合盡，都不吐者，是兒不含惡血耳，勿復與甘草湯，乃可與朱蜜，以鎮心神安魂魄也。兒新生三日中，與朱蜜者不宜多，多則令兒脾胃冷腹脹，喜陰癇氣急，變噤痓而死。新生與朱蜜法：以飛鍊朱砂如大豆許，以赤蜜一蜆殼和之，以綿纏箸頭沾取與兒吮之，得三沾止，一日令盡此一豆許。可三日與之，則用三豆許也。勿過，此則傷兒也。與朱蜜竟，可與牛黄如朱蜜多少也。牛黄，益肝膽除熱，定精神，止驚，辟惡氣，除小兒百病也。

新生三日後，應開腸胃，助穀神，可研米作厚飲，如乳酪厚薄，以豆大與兒咽之，頻咽三豆許止，日三與之，滿七日可與哺也。兒生十日，始哺如棗核，二十日倍之，五十日如彈丸，百日如棗。若乳汁少，不得從此法，當用意小增之。若三十日而哺者，令兒無疾。兒哺早者，兒不勝穀氣，令生病，頭面身體喜生瘡，愈而復發，令兒尫弱難養。三十日後，雖哺勿多。若不嗜食，勿强與之不消，復生疾病。

凡乳兒不欲太飽，飽則嘔吐。每候兒吐者，乳太飽也，以空乳乳之即消。日四乳。兒若臍未愈，乳兒太飽，令風中臍也。夏不去熱乳，令兒嘔逆；冬不去寒乳，令兒欬痢。母新房以乳兒，令兒羸瘦，交脛不能行。母有熱以乳兒，令變黄不能食。母怒以乳兒，令善驚，發氣疝，又令上氣癲狂。母新吐下以乳兒，令虚羸。母醉以乳兒，令身熱腹滿。凡新生小兒，一月内常飲猪乳大佳。凡乳母乳兒，當先極挼散其熱氣，勿令汁奔出令兒噎，輒奪其乳令得息，息已復乳之。如是十返五返，視兒飢飽節度，知一日中幾乳而足以爲常。又常捉去宿乳。兒若臥，乳母當以臂枕之，令乳與兒頭平，乃乳之，令兒不噎。母欲寐則奪其乳，恐填口鼻，又不知飢飽也。

浴兒法：凡浴小兒，湯極須令冷熱調和。冷熱失所，令兒驚，亦致五臟疾也。凡兒冬不可久浴，浴久則傷寒；夏不可久浴，浴久則傷熱。數浴背冷則發癇；若不浴，又令兒毛落。新生浴兒者，以猪膽一枚取汁，投湯中以浴兒，終身不患瘡疥，勿以雜水浴之。兒生三日，宜用桃根湯浴。桃根、李根、梅根各二兩，枝亦得，㕮咀之，以水三斗，煮二十沸，去滓，浴兒良。去不祥，令兒終身無瘡疥。治小兒驚，辟惡氣，以艾虎湯浴。艾一斤，虎頭骨一枚，以水三斗，煮爲湯浴。但須浴即煮用之。

儒門事親 元·張從政

過愛小兒反害小兒説

小兒初生之時，腸胃綿脆，易飢易飽，易虚易實，易寒易熱。方書舊説，天下皆知之矣。然《禮記》曲禮、王符《潛夫論》所云，天下皆不知。曲禮云：童子不衣裘裳。説云：裘太温，消陰氣。且人十五歲成童，尚不許衣裘。今之人養稺子，當正夏時，以綿裌裹腹，日不下懷，人氣相蒸，見天稍寒即封閉密室，垂氈下幕，煖炕紅爐，使微寒不入，大煖不泄，雖衰老之人，尚猶不可，況純陽之小兒乎！然君子當居密室，亦不當如是之煖也。王符《潛夫論》云：嬰兒之病，傷於飽也。今人養稺子，不察腸胃所容幾何，但聞一聲哭，將謂飢號，急以潼乳納之兒口，豈復知量，不吐不已。及稍能食，應口輒與。夫小兒初生，別無伎倆，惟善號泣爲强良耳。此二者，乃百病之源也。小兒除胎生病外，有四種：曰驚、曰疳、曰吐、曰瀉。其病之源止有二：曰飽、曰煖。驚者，火乘肝之風木也。疳者，熱乘脾之濕土也。吐者，火乘胃膈，甚則上行也。瀉者，火乘肝與大腸而瀉者也。夫乳者，血從金化而大寒，小兒食之肌肉充實。然其體爲水，故傷乳過多，反從濕化，濕熱相兼，吐痢之病作矣。醫者不明其本，輒以紫霜、進食、比金、白餅之屬，其中皆巴豆、杏仁，其巴豆大熱有大毒，杏仁小熱有小毒，小兒陽熱，復以熱毒之藥，留毒在内，久必變生。故劉河間先生，以通聖、涼膈、神芎、益元治之，皆無毒之藥。或曰：此大人所服之藥，非小兒所宜也。余聞笑曰：大人小兒，雖年壯不同，其五臟六腑，豈復殊耶？大人服多，小兒服少，其實一也。故不可下者宜解毒，可下者宜調胃瀉心。然有逐濕爲之方者，故余嘗以牽牛、大黄、木通三味末之爲丸，以治小兒諸病皆效。蓋食乳小兒，多濕熱相兼故也。今之醫者，多以此藥謗予，彼既不明造化，難與力辯。故予書此方，以俟來世知道者。然善治小兒者，當察其富貴貧賤治之。蓋富貴之家，衣食有餘，生子常夭；貧賤之家，衣食不足，生子常堅。貧家之子，不得縱其慾，雖不如意而不敢怒，怒少則肝病少；富家之子，得縱其慾，稍不如意則怒，怒多則肝病多矣。夫肝者木也，甚則乘脾矣。又況貧家無財少藥，故死少；富家有財多藥，故死多。故貧家之育子，雖薄於富家，其成全小兒，反出於富家之右。其暗合育子之理者有四焉：薄衣淡食，少慾寡怒，一也；無財少藥，其病自痊，不爲庸醫熱藥所攻，二也；在母腹中，其母作勞，氣血動用，形得充實，三也；母既作勞，多易生產，四也。此四者，與富家相反也。俚諺曰：兒哭即兒歌，不哭不僂儸。此言雖鄙，切中其病。世俗豈知號哭者，乃小兒所以泄氣之熱也。老子曰：終日號而不嗄。余嘗授人以養子之法：兒未坐時，卧以赤地。及天寒時不與厚衣，布而不綿。及能坐時，以鐵鈴木壺雜戲之物，連以細繩置之水盆中，使一浮一沉，弄之有聲。當炎暑之時，令坐其傍，掬水弄鈴以散諸熱。《内經》曰：四肢者，諸陽之本也。手得寒水，陰氣達於心中，乃不藥之藥也。余嘗告於陳敬之：若小兒病緩急無藥，不如不用庸醫。但恐妻妾怪其不醫，宜湯浸蒸餅令軟，丸作白丸，給其妻妾，以爲真藥，使兒服之，以聽天命，最爲上藥。忽歲在丙戌，羣兒皆病泄瀉，但用藥者皆死。蓋醫者不達濕熱之理，以温燥行之，故皆死。惟陳敬之不與藥，用余之言，病兒獨存。噫！嗚呼！班固真良史，嘗曰：有病不治得中醫。除暴得大疾病，服藥者當謹熟陰陽，無與衆謀。若未病之前，從予調養之法，亦復不生病。縱有微疾，雖不服藥可也。

格致餘論 元・朱震亨

慈幼論

人生十六歲以前，血氣俱盛，如日方升，如月將圓，惟陰長不足，腸胃尚脆而窄，養之之道，不可不謹。

童子不衣裘帛，前哲格言，具在人耳。裳下體之服，帛温軟甚於布也；裘皮服，温軟甚於帛也。蓋下體主陰，得寒涼則陰易長，得温煖則陰暗消。是以下體不與帛絹夾厚温煖之服，恐妨陰氣。實爲確論。

血氣俱盛，食物易消，故食無時。然腸胃尚脆而窄，若稠粘乾硬，酸鹹甜辣，一切魚肉水果濕麵，煎炙煨炒，但是發熱難化之物，皆宜禁絶。只與熟菜白粥，非惟無病，且不縱口可以養德。此外生栗味鹹，乾柿性涼，可爲養陰之助。然栗太補，柿太濇，俱爲難化，亦宜少與。婦人無知，惟務姑息，畏其啼哭，無所不與，積成痼疾，雖悔何及！所以富貴驕養，有子多病。迨至成人，筋骨柔弱，有疾則不能忌口以自養，居喪則不能食素以盡禮，小節不謹，大義亦虧，可不慎歟！

至於乳子之母，尤宜謹節。飲食下咽，乳汁便通；情欲中動，乳脈便應。病氣到乳汁必凝滯，兒得此乳，疾病立至，不吐則瀉，不瘡則熱，或爲口糜，或爲驚搐，或爲夜啼，或爲腹痛。病之初來，其溺必少，便須詢問，隨證調治，母安亦安，可消患於未形也。夫飲食之擇，猶是小可，乳母稟受之厚薄，情性之緩急，骨相之堅脆，德行之善惡，兒能速肖，尤爲關系。

世醫得效方 元·危亦林

灸法論

小兒新生無疾，慎不可逆針灸之。如逆針灸則忍痛，動其五脈，因易成病。河洛關中土地多寒，兒喜病痙，其生兒三日，多逆灸以防之，又灸頰以防噤。有噤者，舌下脈急，牙車筋急。其土地寒，皆決舌下去血，灸頰以防噤也。吳蜀地温，無此疾也。古方既傳之，今人不詳。南北之殊，便按方而用之，是以多害於小兒也。所以田舍小兒，任其自然，皆得無有夭橫也。小兒驚啼，眠中四肢掣動，變蒸未解，慎不可針灸爪之，動其百脈，仍因驚成癇也。惟陰癇噤痙，可針灸爪之。

奇效良方 明·方賢

初生説

凡嬰孩始生，浴水未到，且以綿絮包裹，煖大人懷中。浴湯亟須調和，若冷熱失所則令兒驚，亦致五臟疾矣。雖浴出亦當煖之。若遇暑月，亦未可去其綿絮。乍出母腹，不可令冒寒氣也。宜以預先煎下沸湯，以瓶收之，臨時漸煖，不犯生水，則兒不生瘡。如此一月爲佳，自然長而少病矣。

初生小兒，未乳之先，用黄連些少浸汁，調乾胭脂一蜆殼，抹兒口中，去其腹中舊糞，方可與兒乳之。三日内以少朱砂入蜜些少，調灌半蜆殼。一月，以牛黄少許，徐徐抹兒口中。若兒多唾，慎勿强與乳之。新生浴兒，用五根湯浴兒。五根者，桃、柳、楝、梅、槐，加之苦參、白芷煎湯浴之，辟諸不祥。若遇熱時，以軟絹蘸湯拭之。

小兒肌膚未成，不可煖衣，煖則令筋骨軟弱。時常宜見風日，若愛惜不見風日，令兒肌膚脆軟，便易傷損。當將父母穿過舊絮著衣，少假父母之餘氣，幸勿以新綿著兒。又當消息衣服，無令衣多，多則令兒汗出，汗多則致虚損，風邪易感。

夫小兒當慎風池，在頸項筋兩輳之間，諸疾從此而發。小兒臍帶未脱，不可頻浴，頻浴則臍中入水，撮口臍風，皆從此起，不可不慎。此乃前人之成説，後人之龜鑑者歟。

違和説

《書》云：陽升陰加，四序無差。萬物稟陰陽之氣，男女由精血而成。三旬而陰氣純厚，子稱裮裸；兩月而陰氣方生，兒呼爲芽。在百日名𡛼星，至半載而爲誇。乳童週期而陰陽各半，孩兒千日乃真氣方奢。此際全在乳母，能調則和，不調則違。且和者，其母慈祥，能調寒暑，乳哺得宜，是以百痾頓釋，形貌充悦，筋骨隆盛，情性異常。違者，乳哺失節，不能調攝，或嗔怒乳兒，令兒邪狂；或酒醉乳兒，令兒驚癇；或有孕乳兒，令兒黄瘦疳積；或感患乳兒，令兒患驚風異疾；或吐後乳兒，令兒嘔逆羸瘦；或傷飽乳兒，令兒多熱喘急；或勞房未定乳兒，令兒多病；或乳母與孩兒同睡，口鼻之氣，侵吹顖門，令兒鼻塞；或母過愛，綳袍衣服，遇寒常加火烘，熱氣鬱積，令兒患熱病風毒丹毒。又有乳母悮將孩兒衣服，留於月下晒晾過夜，被惡鳥羽屎落於衣上，遂成無辜之疾；或將惡相異物嬉戲，乍忽一見，遂成驚忤。《書》云：衣安月下，招無辜以爲殃；童子未成，見稀物而觸忤。皆爲母之過失，使兒傷精損血，形體黧黑，四肢枯瘁，病之生殺，從此而來。是以《内經》不載其説，乳下嬰兒之疾，有病難治者，皆無所據。中古巫妨氏著《顱顖經》以占壽夭，歷世相授，於是小兒醫方興焉。其次晋宋江左推諸蘇家小兒方傳習有驗，隋間有巢氏方撰集《病源》，唐有孫真人留心此術。迨後賢俊集，名醫頗衆。然小兒治法，散在諸書。博考羣書論説，但有證而無治法。張焕有方而闕脈證，惟錢氏一書，古今所重。謂小兒方脈，固難求證，不可以言語取者，乳下之嬰，襁褓之孩，故專於一科。古人有言醫之爲難而茲幼科，比諸醫者，又出人一頭地。雖然人有長幼，病感則一，但幼小不能言者耳。人有四百四證，能調則生，失和則死。幼者歸罪於母，壯者或四氣七情，或飢飽勞逸，或嗜慾誤犯，皆能成疾。故上古神農氏之王天下也，觀人之違和，啜草木之味，以定鹹酸甘苦，以治疾病沉痾。鹹以軟之，酸以收之，甘以緩之，苦以堅之。奇哉辛味，總攝四性。然後播種百穀，以養人之形骸。古者巢居穴處，不昧其道，故能全形返質，以道自守，氣血堅剛，終保百年之壽。於是乎明醫間出，繼踵不絶。岐和振袂於前，李華馳聲於後。悲哉，後人巧僞日增，故此夭壽不滿。雖有明醫續世，診視無功。淫祀妖邪，以求餘福，可謂息燈覓朗，枯壑駕舟，雖欲求生，反遭艱險。大抵養生之士，要識違和之理，則天命無窮矣。

片玉心書 明·萬全

指南賦

小兒方術號曰啞科。口不能言，脈無可施。惟形色以爲憑，竭心思而調治。故善養子者，似豢龍以調護；不善養子者，如舐犢而愛惜。愛之愈勤，害之愈急。乍頭温而足冷，忽多啼而不乳。差之毫釐，失之千里。腸胃脆薄兮，飲食易傷；筋骨柔弱兮，風寒易襲。父母何知，看承太弛。重綿厚襖，反助陽以耗陰；流歠放飯，徒敗脾而損胃。聞異聲，見異物，失於隄防；深其居，簡其出，過於周密。未期而行立兮，喜其長成；無事而嬉笑兮，謂之聰慧。一旦病生，雙親心戚。不信醫而信巫，罔求藥而求鬼。乃人事之不修，謂天命之如此。

育嬰家秘 明·萬全

發微賦

醫道至博，幼科最難。如草之芽兮，貴於調養；似蠶之苗兮，慎於保全。血氣未充兮，脈無可診；神識未開兮，口不能言。誠求於心，詳察於面。苟得其要也，握造化於妙手；未達其旨也，摘章句於殘編。調護若失，疾病乃生。頭要涼而背要煖，食勿飽而衣勿綿。腸胃脆薄兮，乳哺傷而成積；精神怯弱兮，聞見異而成癇。嗟哉慈母兮，過於姑息；笑彼粗工兮，誤於湯丸。伐其發生之氣，夭其童稚之年。徒啼號於丘壟，休禱祀於旃壇。

小兒不宜妄針灸

芽兒嫩小不耐傷，針灸湯丸莫妄嘗。破肉損筋成瘦疾，壞腸敗胃作餘殃。

初生小兒，内外脆薄，藥石針灸，必不能耐也。良工當以愛己子之心，而愛人之子，憐惜之，撫摩之，未可輕治，爲兒作禍也。書曰：如保赤子，其愛養之謂歟。爲父母者，不可不知。

鞠養以慎其疾

小兒神氣衰弱，忽見非常之物，或見未識之人，或聞鷄鳴犬吠，或見牛馬禽獸，嬉戲驚嚇，或聞人之叫呼，雷霆銃爆之聲，未有不驚動者也，皆成客忤驚癇之病。蓋心藏神，驚則傷神；腎藏志，恐則志失。大人皆然，小兒爲甚也。凡小兒嬉戲，不可妄指他物作蟲作蛇；小兒啼哭，不可令裝扮欺詐以止其啼，使神志昏亂，心小膽怯成客忤也。不可不慎。

小兒玩弄嬉戲，常在目前之物，不可去之。但勿使之弄刀劍，銜銅錢，近水火，見鬼神耳。

小兒能言，必教之以正言，如鄙俚之言勿語也。能食則教以恭敬，如褻慢之習勿作也。能坐能行則扶持之，勿使傾跌也。宗族鄉黨之人，則教以親疎尊卑長幼之分，勿使謀嫚。言語問答，教以誠實，勿使欺妄也。宾客教以拜揖迎送，勿使退避也。衣服器用五穀六畜之類，遇物則教之，使其知之也。或教以數目，或教以方隅，或教以歲月時日之類。如此則不但無疾，而知識亦早也。

小兒週歲有病者，勿妄用藥，調其乳母可也。不得已而用，必中病之藥，病衰則已，勿過其則也。

幼科有拏掐法者，乃按摩之變也。以小兒未週歲者，難以藥餌治，權宜之則，可以治外邪，而不能治内病也。能治小疾及氣實者，如大病氣虚者用之，必誤兒也。爲父母喜拏而惡藥，致令夭折者，是誰之過歟？

父母常將幼子憐，幾因愛恤取愁煩。育嬰家秘無多術，要受三分飢與寒。

人之無子者，置姬妾，覓方術，問命卜，禱鬼神，其心勞矣。及其生子，愛恤之深，保養之失，過於熱也，熱則生風，過於飽，飽則成積。醫不擇良藥，或犯毒不可救也。柳子《種木傳》云：雖曰愛之，其實害之。所以取譬也。

諺云：若要小兒安，常受三分飢與寒。飢謂節其飲食也，寒謂適其寒温也，勿令太飽太煖之意，非不食不衣之謬説也。

頭要清涼背要温，露其下體養真陰。天時勿犯如春候，寒熱乖違客氣侵。

此言適其寒温之法也。頭者六陽之會，常要涼，不可纒裹。腹爲陰，背爲陽，皆臟腑之俞膜也，常要和煖，不可便露。小兒純陽之氣，嫌於無陰，故下體要露，使近地氣以養其陰也。天時者，即寒熱也。春者温和之氣，萬物皆賴以生長也。謂襁褓之中，寒不犯寒，熱不犯熱，常如春氣温和時，以長養兒之身體。若有乖違，寒熱之客氣來侵矣。

乳爲血化美如餳，肉穀雖甘更亂真。到得後來能食日，莫教縱恣損脾陰。

此言節其飲食之法也。兒在母腹之時，賴血以養。既生之後，飲食之乳，亦血之所化也。雖有穀肉，不可與之，以亂其腸胃中和之氣。至於能食，尤當節之，不可縱其所好，以快其心，因而致病者多矣。《内經》曰：飲食自倍，腸胃乃傷。不可不慎也。

耳目之神寄在心，異聞異見易生驚。痰生氣逆因成癎，恨煞終身作廢人。

乳母須求不病人，擇其體厚性和平。不貪口腹無淫慾，鞠養何求子不成。

養子之道當擇乳母，必取無病婦人，肌肉豐肥，性情和平者爲之，則其乳汁濃厚甘美，瑩白温和，於子有益。如病寒者乳寒，病瘡者乳毒，貪口腹者則味不純，喜淫慾者則氣不清，何益於子？故宜遠之。

幼科發揮 明·萬全

治未病

臍在兩腎之間，任衝胃三脈之所係也。兒之初生，斷臍護臍，不可不慎。故斷臍之時，隔衣咬斷者，上也；

以火燎而斷之，次也；以剪斷之，以火烙之，又其次也。護臍之法：臍既斷矣，用軟布纏裹，待乾自落，勿使犯水也。三朝洗兒，當護其臍，勿使水漬入也。臍落之後，當换包裙，勿使尿濕浸及臍中也。如此調護，則無臍風之病。所謂上工治未病，十得十全也。

小兒病有三：因衣太厚則熱，太薄則冷，冷熱之傷，此外因也。乳多則飽，乳少則飢，飢飽之傷，内因也。客忤中惡，墜仆折傷，此不内不外因也。順乎天時，適其寒温，則不傷冷傷熱矣。慎擇乳母，節其飲食，則不傷飢飽矣。調護之法，愛惜之深，必無縱弛之失矣。慎勿使庸醫妄用湯丸，誤兒性命。

嬰童百問 明·魯伯嗣

初誕

嬰童在胎，稟陰陽五行之氣，以生成五腑六臟。百骸之體悉具，必借胎液以滋養之，受氣既足，自然分娩。初離母體，口有液毒，啼聲未出，急用軟綿裹指，拭去口中惡汁，雖是良法，然倉卒之際，或有不及如法者。古人有黄連法、朱蜜法、甘草法，用之殊佳。免使惡物嚥下，伏之於心，遇天行時氣，久熱不除，乃乘於心，心主血脈，得熱而散，流溢於胃，而胃主肌肉，發出於外，故成瘡疹之候。世之長幼，無有可免者。若依初生拭口之法，得免痘疹之患。或有時氣侵染，只出膚瘡細疹，易爲調理，亦孩童之幸也。楊氏云：初生拭口不前，惡穢入腹，則腹滿氣短，不能飲乳者，宜用茯苓丸加減治之。又法：下胎毒，臨産落草時，濃煎淡豉汁服，極好，不可與辰砂、黄連、輕粉等。

護養法

小兒始生，肌膚未實，不可煖衣，止當薄衣，但令背煖。薄衣之法，當從秋習之，不可以春夏卒減其衣，否則令中風寒。所以從秋習之者，以漸稍寒，如此則必耐寒。冬月但著兩薄襦可耐寒，若不忍見其寒，當略加耳。若愛而煖之，適所以害之也。又當消息，無令出汗。如汗出則表虛，風邪易入也。晝夜寤寐，常當慎之。其哺乳之法，亦當有節，不可過飽。或宿滯不化，當用消乳丸化積温脾等劑治之。陳氏所謂：忍三分寒，吃七分飽，頻揉肚，少洗澡，及要背煖肚煖足煖，要頭涼心胷涼，亦至論也。

醫學正傳 明·虞摶

小兒初生食飲

小兒受患，其爲母者，胎前既不能謹節，胎後又不能調護，是以惟務姑息，不能防微杜漸。或未滿百晬而遂與酸鹹之味，或未穀週歲而輒與肥甘之物，百病由是而生焉。曰瘧、曰痢、曰痰喘，曰吐瀉、曰黄疸、曰五疳、曰腹脹、曰水腫、豈非吃食過傷，調養失宜之所致歟？

保嬰金鏡録 明·薛己

論初生用藥

愚謂凡小兒在月内外者，調補之劑，每服亦不過二三匙。若表散攻伐之藥，則每服只可匙許而已，過多則反傷元氣。餘當量大小虛實加減。若乳母之疾，致兒爲患，當治母爲主，子少服之。後倣此。

保嬰撮要 明·薛鎧

初誕法

小兒分娩之時，口含血塊，須急於未啼時，用軟帛裹指，挖去其血，用黄連、豆豉、硃、蜜、甘草解之。

但黄連性寒，若禀母氣膏粱積熱者，宜服；若滋味淡薄胎氣元弱者，又不宜用。其朱砂固能解毒，恐金石鎮墜，不若只以牛黄分許，蜜調與吮爲佳。世多用犀角解毒丸，其胎氣虚寒虚弱者，反傷脾胃生氣，甚至不育。又有嬰兒因其難産，或冒風寒而垂危者，切不可便斷臍帶，急烘綿絮，包抱懷中，急以胎衣置火中煨燒，更以火紙捻於臍帶上往來燎之，使煖氣入腹，須臾氣復自甦。尤戒洗浴，恐腠理不密，元氣發泄，而外邪乘之也。

護養法

小兒初生，須令乳母預慎七情六淫，厚味炙煿，則乳汁清寧，兒不致疾。否則陰陽偏勝，血氣沸騰，乳汁敗壞，必生諸證。若屢用藥餌，則臟腑陰損，多變敗證，可不慎歟。大抵保嬰之法，未病則調治乳母，既病則審治嬰兒，亦必兼治其母爲善。

醫學綱目　明·樓英

初生禁忌

田氏曰：大凡小兒過煖生熱，熱極生風，提抱生癱，餧飼生癖，最宜慎之。

錢氏曰：大喜後食乳食，多成驚癇；大哭後食乳食，多成吐瀉。

古今醫統　明·徐春甫

嬰幼論

王隱君曰：凡嬰兒六十日後，瞳人將成，而能應和人情。自此爲有識之初，便當誘其正性，父母尊長，漸次令其別之。僮僕婢妾，不可訓其手舞足蹈，無禮罵人，高舉放倒，猛推閃避，兒雖强笑，失色驚駭，乖張惡性，自此無端。乳母縱嗜厚味純醪煎煿，兒亦受之於乳，是以驚疳積癖瀉痢由之而生。及其臨病，又忌灌以苦辛之藥味。姑息隱忍，無所不至。大抵愛子之偏，無出於母，所嗜之食，任其飽足，以致所傷。余幼時酷嗜甘飴，忽於一日甘飴中有蚯蚓引頭而出，自此不敢食飴。至長始知長上爲之。不然，脾疳久患，深染難調，奈何不爲戕害。

護　養

《千金》論曰：小兒二百四十日掌骨成，母當教以匍匐。一周滿，母當扶以行步。此皆則法。若或煖衣重圍，不見風日，不著地氣，致令筋骨軟弱，數歲不能行者有之。今觀田舍小兒則反是，所以見風日得土氣，筋力常健，豈貴賤之理有異哉。明乎此，則保嬰之道得矣。

乳　哺

乳哺之法，不可不慎。小兒脾胃怯弱，乳食易傷。初得作嘔瀉，久則成積癖。乳母飲食，乳汁便通；兒食其乳，所感立應。母食熱則乳熱，母食寒則乳寒。夏食熱乳則致吐逆，冬食寒乳則致嗽利。母不欲怒，怒則氣上爲狂；母不欲醉，醉則身熱腹痛。懷孕乳兒，致令黄瘦，腹大脚軟，名曰魃病。大都乳哺不可太過。諺云：小兒常病傷於飽也。又曰：忍三分飢，吃七分飽。亦至論也。

除胎毒

方書皆云：小兒一出腹，啼聲未發之時，急用綿裹指，拭去口内惡汁，固是良法，而倉卒之際，或有不及者，故有黄連、甘草、朱、蜜等法用之殊佳。東垣云：只須淡豆豉一味煎湯，與三五口，其毒自下，又能助胃氣也，尤妙。

初生總論

初生小兒，必忌外客所觸，古人一歲之内忌之者，并無客忤之患。小兒略識人物，不宜携至神廟，觀望神像閃爍，恐生恐懼。

小兒將入夏時，用色帛縫囊盛去皮尖杏仁七個，與小兒隨身佩之，聞雷自然不驚。

猪乳法

張焕論云：初生時或未有嬭子，產婦之乳未下，可用猪乳代之，可免驚癎痘瘡。

錢氏曰：初生小兒至滿月内，可常取猪乳滴口中最佳。按《聖惠方》取猪乳，須令猪兒飲母，次便提猪母後脚起，猪兒口自離乳，急用手捋之，即得乳矣，非此法不可取也。

沐浴法

小兒洗浴，不可先斷臍帶，候洗了方斷，不致水濕傷臍，可免臍風臍瘡等證。用清油調髮灰傅臍。洗兒不可用水打濕臍帶。

斷臍法

大抵兒初生斷臍之後，宜用熟艾厚裹愛護。若乳母不謹，或因洗浴水入臍中，或遺尿在裙抱之内，濕氣傷於臍中，或因解脱爲風冷邪氣所侵，皆能令兒臍腫多啼，不能乳哺，即成臍風也。

著衣法

《聖惠》論曰：小兒一期之内造衣服，皆須用故帛爲之，不可用新綿。若用新綿，則令兒壯熱，或作驚癇。

晒衣法

大抵兒衣日晒夜收，不可露天過夜，次早與兒穿上，致染濕熱，使兒不安。此則所謂八邪之害，久則令兒黄瘦腹痛，身上壯熱，夜間啼哭，或生瘡疥。世俗謂之無辜疾，謂其衣在露天過夜，染著無辜鳥屎，令兒致疾，故曰無辜疾，其實非理。先哲所謂八邪之害，則温熱風寒驚積飢飽是也。

養子日用法

喫熱喫軟喫少則不病，喫冷喫硬喫多則多病。忍三分寒，喫七分飽。頻揉肚，少洗澡。歌曰：四時欲得小兒安，常要三分飢與寒。但願人皆依此法，自然諸病不相干。

養子十法

一要背煖。經云：背脊三椎下節之兩旁，是肺之俞也。若風寒傷於肺俞，使人毫毛畢直，皮膚閉而爲病熱。其證或欬嗽，或喘或嘔噦或吐逆，及胷滿增寒壯熱，皆肺經著寒而得之也。故要背煖。

二要肚煖。俗云：肚無熱肚。肚者胃也，爲水穀之海，若冷則物不腐化，腸鳴腹痛嘔噦泄瀉等疾生焉。經云：胃熱而能消穀，必能飲食，故要肚煖。

三要足煖。經曰：足爲陽明胃經所司。寒從下起，故要足煖。

四要頭涼。經曰：頭者六陽之會，諸陽所湊也。頭爲髓之海，若大熱則髓溢汗泄，或顱顋腫起，或頭縫開解，或頭瘡目疾。俗云：頭無涼頭。故頭宜涼。

五要心胷涼。心屬丙火，若外受客熱，內接心火，則內外俱熱也。其證輕則口乾舌燥，腮紅面赤，重則啼叫驚跳。故心宜涼。

六者，精神未全，小兒忽見非常之物，或見未識之人，或聞鷄鳴犬吠，忽見牛馬等畜，或嬉戲驚駭，或忽聞大聲因而作搐者，緣心氣成虛而精神離散故也。當用補心益氣藥治之。如用鎮心朱砂、牛黄、琥珀、金、銀、腦、麝、水銀等藥，則成慢驚風搐，以致腹脹足冷，不能療也。

七者，不溫脾胃，致成吐瀉慢驚。經曰：脾爲黄婆，胃爲金公，主養五臟六腑。若脾胃全固，則津液通行，氣血流暢，表裏沖和，一身康健。蓋脾胃屬土而惡濕。小兒變蒸，上脣腫而頭熱，或上氣身熱。父母不曉，妄作傷風傷食治之，或以表藥出汗，或以通藥宣泄，或以涼藥鎮心，或以帛湯展缴，致令冷熱不調，內傷脾胃，搏於大腸，故糞便青色。久不已者必吐，吐不已者作搐。搐作又言熱則生風，轉用涼藥治之，愈覺敗傷真氣，漸不救者多矣。經云：脾土虛弱，肝木乘之。故筋攣而作搐，宜用補脾溫胃暢氣之藥治之，庶可得痊也。

八者，兒哭未定，勿使飲乳，致兒嘔𡡉糞青。小兒在胎之時，其母取涼過度，冷氣入於胞胎之中。兒生之後，因悲啼未定，便與乳食，使氣與食蓄結於中，久而不散，致傷脾胃，輕則嘔𡡉糞青，重則腹中氣鳴氣逆，涎潮流溢，以致難治。

九者，勿得輕服輕粉、朱砂。夫水銀、輕粉俱有毒，雖云下痰，性冷損心氣。辰砂雖鎮墜，性寒損神，小兒服之易傷，每每被其誤也多矣。

十者，因浴致生丹毒。小兒一周之內，不可輕易頻洗，肌膚脆嫩，腠理不密，洗之，恐濕熱之氣鬱蒸不散，變生赤遊丹毒，片片如臙脂，身發壯熱，若毒氣入腹者死。又有因浴傷寒，欬嗽上氣，外感之疾，多由此也。

證治準繩　明・王肯堂

小兒論

初生兒出月，必須人襁褓。襁褓之道，必須得宜。如春夏之月，乃萬物生長之時，宜教令地臥，使之不逆生長之氣；如秋冬之月，乃萬物收藏之時，宜就温煖之處，使之不逆收藏之氣。然後血凝氣和，則百病無自而入矣。

乳　哺

湯氏曰：小兒乳哺，須要得法。乳者嬭也，哺者食也。乳後不得便與食，哺後不得便與乳。小兒脾胃怯弱，乳食相併，難以剋化，周歲以上，必成乳癖食癖，於腹中作疼作熱，疳病從此起也。

凡乳母血氣爲乳汁也。五情善惡，悉血氣所生，宜戒喜怒，一切禁忌。不可用孤臭、瘻瘦、氣嗽病者，及身體疥癬、頭瘡髮少、緊脣、耳聾、音啞、齆鼻、癇病等，方可用乳兒。

夏中盛熱時，乳母浴後或兒啼，不可與乳，能使兒成胃毒，秋成赤白痢。浴後可令定息良久，熱退乳之，故無患也。

聶氏曰：盛啼不可食乳。恐氣逆不順，聚而爲嗌，亦能成驚風也。

《千金》論曰：凡乳兒乳來多，猛取出挼後再乳。父母交合之間，兒臥於側或驚起，不可乳兒，蓋氣亂未定，必能殺兒也。

巢氏云：小兒啼未定，氣息不調，母不可以乳飲兒。蓋恐乳不得下，停滯胷膈，則爲嘔吐也。

夜間乳兒，母起身坐，抱兒餧之。

每侵早欲飲乳，皆須捏去宿乳。

乳汁勿投於地，蟲蟻食之，令乳無汁，可沃東壁上佳。

乳令兒病

喜乳，涎喘生驚。

孫兆云：令兒上氣顛狂，亦令兒生痰喘急或生驚。

怒乳，疝氣腹脹。

《千金翼》云：怒乳令兒疝氣。扁鵲云：女子則腹脹。

寒乳，嬭片不化。

華佗論云：乳氣寒虛冷，故令便青而啼。《千金翼》云：令兒欬嗽。

熱乳，面黄不食。

《千金翼》云：令兒嘔吐。張氏云：熱乳傷損肺氣，令兒龜胸。氣乳，吐瀉腹脹。

《寶鑑》云：令兒面黄白，乳哺減少，夜啼哯乳。

病乳，能生諸疾。

令兒黄瘦骨蒸，盜汗嗞煎夜哭。孫氏云：病乳則致虛羸及生諸疾。

壅乳，吐逆生痰。

《靈秘》云：壅乳成痰涎，涎壅生驚。《寶鑑》云：壅乳成嬭癖。又吐逆生痰。

魃乳，腹急臟冷。

《寶鑑》云：腹急而瀉，胷背皆熱，夜啼肌瘦，一如積塊。

醉乳，恍惚多驚。

《千金翼》云：令小兒熱，腹急痛。扁鵲云：醉淫隨亂乳兒，恍惚多驚。淫乳，必發驚癇。

《寶鑑》云：乳母淫佚情亂乳兒，令吐瀉身熱，啼叫如鴉，不治。

已上乳，急欲乳兒，能生諸病，不可不忌也。凡喜怒氣亂未定乳兒，則成吐瀉腹痛，疳黃不食。寒熱壅積不散乳兒，則成痰癖涎嗽，肺脹龜胷。醉淫喘乳，多發驚癇。《聖惠方》云：醉淫喘乳，能殺小兒。《聖濟經》論：乳者夏不欲熱，熱致吐逆；冬不欲寒，寒則致下痢。母不欲怒，怒則令上氣顛狂；母不欲醉，醉則令身熱腹滿。母方吐下而乳，則致虛羸；母有積熱而乳，則變黃不能食。新房而乳，則瘦悴交脛不能行。大抵乳食不好，則生疾病。

《寶鑑》云：兒五十日，可哺如棗核，百日彈丸，早晚二哺。莫抱簷下澡浴，當風解衣，哭未斷而乳，冒冷而哺。又不可在神佛驢馬畔，各房異户之親，諸色物器，并不可觸犯之，害子性爲驚癇。經云：三歲未滿，勿食鷄肉，子腹生蟲。

錢乙云：兒多因愛惜過當，三兩歲猶未飲食，至脾胃虛弱，平生多病。半年，宜煎陳米稀粥、粥麵時時與之。十月後，漸與稠粥爛飯，以助中氣，自然易養少病。惟忌生冷油膩甜物等。

《外臺》崔氏初哺兒法，以平定成日丑寅辰巳酉日大吉。男忌戊己日，女忌丙丁日。

斷乳法

小兒年至四五歲，當斷乳而不肯斷者，宜用畫眉膏。斷乳之後，方可漸與肉食，則無疳癖之患。

雜將護法

張焕曰：乳母須每日三時，摸兒項後風池。若壯熱者，即須熨之使微汗，即愈。

諺云：戒養小兒，謹護風池。風池在頸項筋兩輭之邊，有病乃治之。疾微切不可妄針灸，亦不用輒吐下。所以然者，針灸傷兒經絡，吐下傷動臟腑故也。

嬰兒暑中，令在稍涼處，乳母勿禁新水，亦不宜多。

嬰兒春夏間有疾，不可亂有動下，使下焦虛，上焦熱，變成大病也。

嬰兒須看禀受南北之殊，蓋地生寒温不同故也。

嬰兒生後兩滿月，即目瞳子成，能笑識人。乳母不得令生人抱之，及不令見非常之物。

嬰兒百晬，任脈生，能反復。乳母當存節喜怒，適其寒温。

嬰兒半晬，尻骨已成。乳母當教兒學坐。

嬰兒二百日，外掌骨成。乳母教兒地上匍匐。

嬰兒三百日，臏骨成。乳母教兒獨立。

嬰兒周晬，膝骨已成。乳母教兒行步。

上件并是定法。蓋世之人不能如法存節，往往抱兒過時，損傷筋骨，且宜戒之爲吉。

萬全論云：田婦護兒，絶無他疾。譬之草木生深山大澤，容易合抱。至於異果奇材，縱加培養，間有不秀實者，豈貴賤異哉。數見風日，即血凝氣剛，肌肉硬密，堪耐風寒，以田舍兒較之相似。

浴兒

兒生三日，以桑、楡、桃、柳各取嫩枝三寸長者二三十節煎湯，看冷熱，入猪膽汁二三枚浴之。

浴湯用猪膽、益母草，不生瘡疥；用金、銀、虎頭骨、麝、丹砂，辟惡氣客忤驚癇；用桃、梅、李、楮根，解體熱温壯之病。須浴時煮。

湯須不冷不熱，於無風密室浴之，勿令久。

浴訖，以粉摩之，或以光粉、蚌粉扑身，辟邪吉。

紀用經浴法：寅卯酉日吉，壬午丁未癸巳凶。不能上三日，勿犯下三日。

兒初生以三日浴，或五日浴，七日浴，須選吉日。

斷臍法

《寶鑑》論：斷臍若用剪刀，先於懷中令煖。又水入臍，多天釣，痛苦啼叫，面青黑。臍傷動令久不乾，傷外風即口噤不可救。

灸臍法

《聖惠》云：兒生一宿，抱近明無風處，看臍上有赤脈直上者，即於脈盡頭灸三壯，赤散無患矣。

下胎毒法

張焕云：嬰兒初生第一日，才斷臍，綳袍訖，看兒形色，若面紅潤色赤，啼聲響快者，宜用汞粉法，良久有臍糞便下爲佳；次用甘草法；次用朱蜜法。臨時更看形色，若面色多青白，啼聲不響，即不須服。次用牛黄法。古方又有黄連法、韭汁法、猪乳法等。在人看兒寒熱怯壯，擇所宜而用之爾。

藏胞衣法

崔氏云：兒衣清水洗，勿令沙土草污；又清酒洗之。仍内錢一文在衣中，盛新瓶内，青綿裹，瓶口密蓋，置便宜處。三日後，依月吉地向陽高燥處，入地三尺埋之，瓶上土厚一尺七寸，須牢築，令兒長壽智慧。若不謹，爲猪狗食，令顛狂；蟲蟻食，令病惡瘡；犬鳥食，令兵死。近社廟，令見鬼；近深水污池，令溺死；近故竈，令驚惕；近井旁，令聾盲。棄道路街巷，令絶嗣；當門户，令聲不出耳聾；著水流下，令青盲；棄火裏，令生爛瘡；著林木頭，令自絞死。此忌須慎。

每於天德月空處埋之。正月天德在丁，月空在丙壬。餘詳官本曆日。若遇反支，宜掛宅外福德上向陽高燥處，待過月，然後依法埋藏，吉。

甲乙日生，丙丁日藏；丙丁日生，戊己日藏；戊己日生，庚辛日藏；庚辛日生，壬癸日藏，吉。

剃頭法

《集驗方》云：小兒初剃頭，俱不擇日，皆於滿月日剃之。蓋風俗所尚，前産婦未得出房，於滿月即與兒俱出，謂胎髮穢有觸神竈，令小兒不安，故於此日必剃頭而出。凡剃頭就温煖避風處，及剃後須以杏仁三枚去皮尖研碎，入薄荷三葉，再同研，却入生麻油三四滴，膩粉拌和，頭上擦以避風邪，免生瘡疥熱毒。其後小兒亦宜此法。

醫學入門 明·李梴

初生裹臍

夫人之臍也，受生之初，父精母血，相受凝結，胞胎混沌，從太極未分之時，一氣分得二穴，穴中如産四穴，外通二腎，内長赤白二脈，四穴之中，分爲表裏，在母腹中母呼兒呼，母吸兒吸，是一身臍帶，如花果在枝而通蒂也。一月一週，真氣漸足。既産胎衣未脱，臍帶且緩斷。倘臍門未閉，感風傷寒，即損嬰兒真氣。遂以艾火熏蒸數次，則真氣無患矣。凡初生時，用綿裹臍帶，離肚二三寸處，以綿紮住，却於綫外將臍帶剪斷；片時去綫，待血流盡，看近肚處，臍有兩小孔，一大孔；用鵝毛管送煉臍藥一二分，入大孔内，以手指輕輕揉散，艾灸臍頭三炷，結作扢搭，軟帛腰裹，切不可時常揭看，待臍落去，自無風矣。又法：落胎之時，視其臍軟者，不須治。如臍硬直者，定有臍風，急用銀簪於臍根旁刺破一二處，入麝香末少許，艾灸三炷，極妙。

藏胎衣

小兒胎衣，藏之宜生氣方上。正月子方，二月丑，三寅四卯，五辰六巳，七午八未，九申十酉，十一戌十二亥方。如生氣方有不便，依曆日藏於奏書博士月德方上，忌月空三殺太歲方上。俗多置之河中者非。

調護

養子須調護，看承莫縱弛。乳多終損胃，食壅即傷脾。被厚非爲益，衣單正所宜。無風頻見日，寒暑順天時。初生三五月，宜繃縛令臥，勿豎頭抱出，免致驚癇。六個月方可與稀粥，不可將乳同吃，令兒生疳積。五歲方可吃葷腥。

萬病回春 明·龔廷賢

初生

小兒初生，宜用七八十歲老人舊裙舊襖，改作小兒衣衫，真氣相滋，令兒有壽。富貴之家，切不宜新製紵絲綾羅氈㲲之類與小兒。不惟生疾，抑且折福，必致夭傷。

小兒衛生總微論方 宋·撰人未詳〔一〕

洗浴論

兒才生下，須先洗浴，以蕩滌污穢，然後可斷臍也。若先斷臍，則浴水入臍而爲臍瘡等病。及浴水須用藥

註〔一〕宋·撰人未詳　原作「明徐恒」，誤。《小兒衛生總微論方》成書於宋高宗紹興二十六（1156）年，不著撰人。明萬歷十四年（1586年）徐恒重修。

預先煎下，以瓶貯頓，臨時旋煖用之，不犯生水，方佳。幷已後浴之，亦用藥煎湯，揀所宜時日，則大良矣。凡浴宜用寅卯酉日。若初生不值，但於日中選此三時。如時亦不值，惟忌壬午丁巳癸巳日時大凶而與避之，餘皆可也。

用猪膽汁湯浴兒，則不患瘡癬，皮膚滑澤。用金、銀、虎骨、丹砂煎湯，則辟邪惡去驚；單用虎骨亦得。用李葉切半斤煎湯，則解肌熱，去温壯。用白芷二兩、苦參三兩挫碎煎湯，則去諸風。用蒴藋、葱白、胡麻葉、白芷、藁本、蛇牀子煎湯，退熱。用苦參、黄連、猪膽、白芨、杉葉、柏葉、楓葉煎湯，去風。用大麻仁、零陵香、丁香、桑葚、藁本煎湯，治諸瘡。用金、銀、桃奴、雄黄、丹砂煎湯，則辟邪除驚。用益母草煎湯，治疥瘡諸瘡。

凡煎湯每用水一斗，入藥煎至七升，去滓，適寒温用之。冬不可太熱，夏不可令冷，須調停得宜，乃可用之。兒自生之後，須依時洗浴，以去垢污，又不可數數。若都不洗浴，則皮皴毛落，多生瘡疥。凡洗浴時，於背上則微微少用水，餘處任意。既不可極淋其背，亦不可久坐水中，則引驚作病，切須慎之！如常能依法用之，令兒體滑舒暢，血脈通流，及長少病，無不驗也。

斷臍論

兒生下，須當以時斷臍。若不以時斷臍者，則令臍汁不乾而生寒，爲臍風之由。其斷臍帶當令長至足趺，或云當長六寸。若太短則傷臟，令兒腹中不調；若太長則傷肌，令兒皮枯鱗起。才斷臍訖，須用烙臍餅子，安臍帶上，燒三壯，炷如麥大。若兒未啼，灸至五七壯。灸了，上用封臍散封裹之。法須搥治帛子令柔軟，用方四寸許，上置新綿厚半寸，及上置藥末，適緊慢以封之。如不備其藥，即用極細熟艾一塊，置於上封之。但不令封帛緊急，急則令兒吐哯。又須常切照顧，勿令濕著及襁綳中，亦不可令兒尿濕，恐生瘡腫及引風也。

《聖濟經》云：凡兒初生惡血未納者，拭以綿指；吞而在胷膈者吐，以甘草；入而在腹内者利，以黄連末粉。

皆所以革污穢也。次用好朱砂一大豆許，細研水飛，煉蜜一蜆殼，看稀稠和膏，分三劑，每用一劑，乳汁化，時時滴兒口中，三日内服盡即止。姚和衆云：成煉朱砂能温腸胃，壯血氣也。一日只可一豆許，分三次用，勿得過也。次用真牛黄一大豆許，細研，以煉蜜酸棗大，和成膏，每用一大豆許，乳汁化下，時時滴兒口中。姚和衆云：能去驚，辟邪惡之氣。若兒形色不實，怯弱者，不宜服之。如胎熱或體色赤黄者，宜多服。此法在三日外也。

慎護論

凡乳母慎護養兒，乳哺欲其有節，襁褓欲其有宜，達其飢飽，察其强弱，適其濃薄，循其寒燠，蓋自有道，不可不知也。

凡兒自初生至滿月，常取猪乳滴兒口中。又以珍珠末一大豆許，用蜜一蜆殼和之，分三次或四次，每十日内外，與一次塗兒口中，安心神，鎮魂魄。

凡兒於春時，不可覆頭裹足，致陽氣不得出泄，則發熱矣。

食忌論

凡小兒有不可食之物，不可不知，今具於後。

小兒不可多食栗子，令兒氣弱行遲，熱食則氣滯。

小兒不可食蕨菜，令兒立則無力，久不能行。

小兒不可食芡，令兒不能行。

小兒不可食黍米、鷄肉、胡瓜，令兒腹中生蟲。

小兒不可食越瓜，令兒發痼疾。

小兒不可食蕎麥，令兒髮落。
小兒不可食莧茨，令兒臍下痛。
小兒不可食鱘魚，令兒生癥癖。
小兒不可食炒豆猪肉，令兒生氣壅致死。

活幼精要　明·董鳳翀

食忌論

大凡小兒，不宜多食。心之有病，不宜食鹹。肺之有病，不宜食苦。肝之有病，忌食辛辣。脾之有病，忌食餿酸。腎之有病，忌飲甘甜。生葱與蜜，共食害人。莧菜鼈肉，共食生毒。魚蝦油膩，肺病忌食。生冷鷄卵，脾病忌食。鷄羊煎炒，心病忌食。葱蒜油麵，肝病忌食。腰子肚肺，心血葫荽，有病無病，俱不可食。飛禽瓦雀，食生瘡疥。螺螄蟹鮝，食生瀉利。食甜成疳，食飽傷氣。食冷成積，食酸損志。食苦耗神，食鹹閉氣。食肥生痰，食辣傷肺。蓮子芡實，能通心氣。石榴酸柑，大濇腸胃。乾柿煮蔗，猶能益肺。蒸藕炒豆，於肝宜利。食五味淮棗，脾家可意。食味淡薄，臟腑清氣。愛子惜兒，須知禁忌。丁奚哺露，疾作無辜。救療無門，悔之不及。育子之家，當爲留意！

景岳全書　明·張介賓

兒初生

凡小兒初誕，宜以甘草細切少許，用沸湯泡汁，以淡爲妙，不宜太甜。乃用軟帛蘸汁，遍拭口中，去其穢濁。隨用胡桃肉去皮嚼極爛，以稀絹或薄紗，包如小棗，内兒口中，使吮其汁，非獨和中，且能養臟，最佳法也。若母氣素寒，小兒清弱者，只以淡薑湯拭口，最能去胃寒，通神明，并可免吐瀉之患。此法最妙，人所未知也。拭後用核桃法如前。

一法：以牛黄半分，同朱砂研勻，蜜調，如前與吮爲佳。極能辟痰，去穢惡，除熱安神。然必母氣多熱，小兒肥盛者可用，清弱者不宜用。

一古法拭口多有用黄連者，不知黄連大寒大苦，而小兒以胃氣爲主，安得初生即可以苦劣之氣相犯，致損胃氣，則他日變嘔變瀉，由此而起矣，大非所宜。

一古法多用朱砂開口者。按陳文中曰：小兒初生，便服朱砂、輕粉、白蜜、黄連，本欲下胎毒，不知此皆傷脾敗陽之藥。輕粉下痰損心，朱砂下涎損神。兒實者服之軟弱，弱者服之易傷，反致變生諸病，是故不可不察也。

東醫寶鑑 朝鮮·徐浚〔一〕

保護法

《良方》曰：夜間不得令兒枕臂，須作一二豆袋，令兒枕，兼左右附之，可近乳母之側。蓋覆衣衾，須露兒頭面。若一向仰卧，恐成驚痰，須時時回動之。

方

平和飲子《顱顖經》　兒初生日與飲。《指迷》云：兒生三日後，與母服。

註〔一〕朝鮮·徐浚　原缺。《東醫寶鑑》爲朝鮮·徐浚等人撰，成書於明萬曆三十九年（1611年）。

人參　茯苓　甘草　升麻各二錢五分

水一盞，煎一合半，時時與之。乳母忌油膩滿月及百晬。如時冷加白朮，熱加硝，各半錢。

百壽散海藏方　小兒初生未滿月已前用之者，老無瘡疥。

黄連一兩　硃砂一錢

右水煎，令老母拭去口涎，淨灌下。餘藥傾盆中浴兒，遍身搽妙。

浴體湯《小兒直訣》

青黛三錢　天麻二錢　烏梢肉酒浸焙末，三錢　蠍尾去毒炒　朱砂研，各半錢　白礬三錢　麝香一錢

右七味同研勻，每用三錢，水三碗，桃枝一握，并葉五七枚，同煎十沸，温熱得所浴之。勿浴背上。

經驗安化湯《慈幼選要》　孩兒初生，莫與乳食，急以此飲之。

黄連　薄荷　天花粉各一錢　木通五分　甘草四分　菊花三分

右用新汲水三盞，煎作一盞，大温，灌兒三五茶匙，咽下間歇，方與乳食。

防風通聖散劉河間方，下同　治小兒表裏俱實。

防風　川芎　當歸　芍藥　大黄　薄荷葉　芒硝　麻黄去根不去節　連翹各五分　石膏　黄芩　桔梗　甘草各二錢　滑石三錢　荆芥　白朮　山梔各一錢

右爲粗末，每服五七分，入生薑一小薄片，水煎，去滓熱服。如涎嗽加半夏五分，生薑製過。

涼膈散

大黄一錢　連翹四錢　甘草　黄芩　薄荷　朴硝　山梔各一錢

右爲粗末，每服三五分，入蜜，竹葉水煎三五沸，去滓温服，無時。

神芎丸

大黄　黄芩各二錢　滑石　黑牽牛各四錢　黄連　薄荷　川芎各五分

右爲末，水丸桐子大，每服五七丸，温水下，視兒大小加減。

益元散

滑石六錢　甘草一錢　辰砂少許

右爲細末，每服三分，蜜調新水送下。

解毒延齡膏《育嬰家秘》　治小兒初生，拭去口中惡物，三日之内，即以此藥抹兒口中，能解穢惡之毒，亦可免瘡疹驚風之疾。

兒胞衣上臍帶取一二寸許，新瓦焙爲末五分　黄連末二分半　朱砂末一分

右共研，用蜜和，當生下三日内，抹兒口中令嚥之，以解胎毒。

茯苓丸《嬰童百問》，下同　治嬰兒初生，其聲未發，急拭其口，令惡血淨盡，不得下咽，則無他病。稍遲，惡穢入腹，則腹滿氣短，不能飲乳，或胎中受寒，則令兒腹痛不乳，宜服此。

赤茯苓　黄連冷證去此加芍藥　枳殼炒

右等分爲末，煉蜜爲丸如桐子大，每丸乳汁調下。

消乳丸　又名消食丸。巢氏云：宿食不消，脾胃冷故也。小兒乳哺，飲食生冷過度，冷氣積於脾胃，胃爲水穀之海，脾氣磨而消之，胃氣調和則乳哺消化，脈沉者，傷食不化故也。

縮砂仁　陳皮　三稜煨　莪朮煨　神麯炒　麥芽炒，各半兩　香附子炒，一兩

右爲末，麵糊丸如麻子大，食後白湯送下。

安臍散《保嬰撮要》

羚羊角鎊屑，一錢，略炒　亂髮一團，燒灰令存性　蜈蚣一寸，赤脚者炙

右爲末，斷臍後即傅之，以絹帕緊束，恐犯風也。

畫眉膏《證治準繩》，下同　治小兒不肯斷乳。

山梔三個，燒存性　雄黄　朱砂各少許

右爲極細末，入生麻油、輕粉各少許調勻，候兒睡著，濃抹於兩眉上，醒來便不食乳。未效再用，加黄丹一錢。

封臍散

甑帶灰　亂髮灰　白薑灰　紅帛灰俱要淨者　南星　白斂　當歸頭　赤小豆　五倍子　血竭　龍骨　赤石脂煅　海螵蛸　百草霜　胭脂各半錢

右合研爲極細末。濕，乾敷；乾則清油塗。忌生水浴臍。

又方

紅綿灰　黄牛糞灰　龍骨煅研　亂髮灰　乾胭脂各半錢

右爲極細末。濕，乾摻；乾，清油塗臍。

保生第一良法　此方一以解毒，一以補養。蓋臍帶乃有生之紫河車也，繫於母之命門，兩腎之所主。乃以腎補腎，腎既充足，即不受邪，故無他日變黑歸腎之證，亦無顖門不合之疾。

本兒臍帶落下即用新瓦上焙燥爲末　辰砂　黄連　甘草各末，五分

右共和勻蜜拌，做三五次塗乳母乳上，俟兒吞之，必使一日夜吞盡，次日惡毒皆從大便而出。日後不但痘疹稀疎，竟有不出痘者。俟臍帶落下，即便製服，在六七日之間爲妙。其辰砂必須研極細末，以甘草湯飛過。任服無害。

延生第一方《萬病回春》　小兒初生用此，終身永無瘡疹及諸疾，生一子則得一子，十分妙法也。

小兒初生臍帶脱落取置新瓦上，用炭火四圍，燒至煙將盡，放土地上，用瓦盞蓋之，存性，研爲細末　朱砂透明者，預爲極細末，水飛過

右二味，臍帶若有五分重，朱砂用二分五厘，生地黄、當歸身煎濃汁一二蜆殼，調和前兩味，抹兒上齶間，及乳母乳頭上，一日之内，至晚須盡。次日，大便遺下穢污濁垢之物，以去胎毒，永無瘡疹之疾。按此二方及

解毒延齡膏同一臍帶，然炮製佐使諸藥，各有輕重不同，今并列之，俟良工隨時因兒參互酌用可也。

煉臍藥《醫學入門》 初生小兒用之結臍，可去臍風。大人用之薰灸，可去百病。

麝香五分，能引諸藥入五臟六腑，週徹百節 青鹽四錢，能入腎以實其子，使肺母無泄漏；加乳，補下益其氣脘 丁香三錢，入肺，補血實脾胃 夜明砂五錢，能透肺孔，補氣不足，散內傷有餘 乳香 木香末各二錢 小茴四錢，能治濕瀝證，調達周流，升降其氣，不致喘嗽。如欲斷水，先尋此源 没藥 虎骨 烏梢蛇骨 龍骨 硃砂各五錢 雄黄三錢，能削去病根，扶弱助强 白附子五錢，能循各經絡，有推前泄後之功 人參 附子 胡椒各七錢，能補元氣行榮血，化痰涎爲津液 五靈脂五錢，保肺氣，削有餘，補不足

右爲末，初生小兒結臍時用一二分，入近肚處大孔內，用手輕輕揉散，可免臍風。大人熏臍，另用白麵作條，圈於臍上；將前藥一料，分爲三分，内取一分；先填麝香末，入臍眼内；又將前藥一分，入面圈内，按藥令緊，中插數孔；外用槐皮一片，蓋於藥上，能閉押諸氣之性，使無走竄；用艾火灸之，取其火勢，刼病去毒，起死回生。灸至五六十壯，或一百二十壯。凡一年四季各熏一次，則百病頓除，益氣延氣。婦人則去麝，加韶腦一錢。灸時遍身大汗，要慎風寒，戒油膩生冷，保養一月。

烙臍餅子《保幼大全》，下同 小兒初生斷臍，用此安臍帶上灸之。

豆豉 黄蠟各一分 麝香少許

右以豆豉爲細末，入麝香研勻，鎔蠟和劑，看大小捻作餅用。

封臍散 既用烙臍餅灸了，用此封裹。

雄鼠糞七枚，兩頭尖者是 乾薑如棗大許 甑帶鷄子許，三味同燒灰 綿灰半兩，別燒稱 緋綿灰別燒，稱半分 胡粉三錢，炒黄 麝香少許

右同研極細末，每用半錢至一錢，傅臍上封之，永不患臍瘡腫。如已因風濕患瘡腫者，看臍帶落與未落，依此用藥便差。

單方

孩兒初生下時，宜進生地黄汁，點在孩兒口中，即下黑屎，至壯年亦不害瘡疹。仲景方

甘草法：用好甘草中指一節許，拍碎，以水二蜆殼，煎一蜆殼，以綿纏蘸令兒吮之，若吐出惡汁爲佳。若服一蜆殼不吐即不須更服。嬰兒虚實寒熱，皆須服之。《肘後方》

黄連法：初生兒惡汁下留，胷膈壅塞，易生藴熱驚癇瘡癤。用好肥黄連數塊，搥碎綿裹，如奶頭大狀，湯内浸成黄汁，拈撫一二點，滴兒口中，惡汁自下，乳食便美。未盡用空綿别浸黄連，後以朱蜜間與之。《集驗方》

淨黄連一錢，水一盞，預先煎下，待兒生未出聲時，便用灌下，以除腹中惡物臍屎，兼解胎中藴積熱毒，終身不生瘡，又去臍風等病。海藏方

小兒初生，欲解下胎毒，生嚼脂麻，綿包與兒咂之，其毒自下。《三因方》

韭汁法：甘草後，煖水浸韭子汁，塗兒脣上，乾又塗，數次止，不令入口。《聖惠方》

牛黄法：真牛黄一塊，好蜜煉和成膏，每服一豆大，乳汁化，時時滴口中。形色不實者，不宜多服。若嬰兒胎熱或身體黄色，宜多服之。張涣方，下同

兒生紅潤色赤，啼聲響快者，用汞粉半錢，旋旋令兒吮之，良久，有臍糞便下爲佳。

小兒初生，與韭根汁灌之，即吐出惡水。《本草綱目》

朱蜜法：好朱砂一大豆許，細研水飛，煉赤蜜一蜆殼，看稀稠和成膏，每用一豆大，乳汁化下，時時滴口中，三日内止三粒。臨時更看形色，若面色多青白，啼聲不響，即不須服。《證治準繩》

小兒初生，銀粉抹口舌上下左右兩頰，然後飼朱蜜。《寶鑑》

醫案

《景岳全書》曰：余季子於丁巳正月，生於燕邸，及白露時，甫及半週。余見新涼日至，虞裀褥之薄，恐爲

寒氣所侵，每切囑眷屬保護之，而眷屬不以爲意。及數日後，果至吐瀉大作。余即用温胃和脾之藥，不效；隨用理中等劑，亦不效；三日後，加人參三錢，及薑、桂、吴茱、肉荳蔻之類，亦不效；至四日，則隨乳隨吐，吐其半而瀉其半，腹中毫無所留矣。余不得已，乃用人參五六錢，製附子、薑、桂等各一二錢，下咽即吐，一滴不存，而所下之乳，則白潔無氣，仍猶乳也。斯時也，其形氣之危，已萬無生理矣。余静坐默測其故，且度其寒氣犯胃，而吐瀉不止，若舍參、薑、桂、附之屬，尚何術焉？伎止此，窘甚。忽於夜半而思意起，謂其胃虚已極，但藥之氣味略有不投，則胃不能受，隨拒而出，矧附子味鹹，亦能致嘔，必其故也。因自度氣味，酌其所宜，似必得甘辣可口之藥，庶乎胃氣可安，尚有生意。乃用胡椒三錢搗碎，加煨薑一兩，用水二鍾，煎至八分，另盛聽用。又用人參二兩，亦用水二鍾，煎至一鍾，另盛聽用。用此二者，取其氣味之甘辛純正也。乃用茶匙挑合二者，以配其味。凡用參湯之十，加椒薑湯之一，其味微甘而辣，正得可口之宜。遂温置熱湯中，徐徐挑而與之，陸續漸進，經一時許，皆咽而不吐，竟得獲效。自後乳藥皆安，但瀉仍未止也。自四鼓服起，至午未間，已盡二兩之參。參盡後，忽爾躁擾呻吟，煩劇之甚。家人皆怨，謂以嬰兒嬌嫩臟腑，何堪此等熱藥，是必燒斷肚腸也。相與抱泣。余雖疑之而不爲亂，仍凝神熟思，意此藥自四鼓至此，果藥難堪，何於午前相安而此時遽變若此？其必數日不食，胃氣新復，而倉廩空虚，飢甚則然也。傍有預備之粥，取以示之，則張皇欲得，其狀甚急。乃與一小盞，輒鯨吞虎噬，又望其餘；遂復與半碗，猶然不足；又與半碗，遂寂然安臥矣。至次日，復加製附，始得瀉止全愈。嗚呼！此兒之重生，固有天命，然原其所致之因，則人之臟氣皆繫於背，褥薄夜寒則寒從背俞而入，内干於臟，中必深矣。原其所治之法，用藥雖當，而氣味不投，無以相入，求救難矣。及其因飢發躁，使非神悟其機，倘妄用清凉一解，則全功盡棄，害可言哉！故余筆此以見病源之輕重，氣味之相關，及診治之活變，有如此關係者。雖然，此特以己之兒，故可信心救療如是。設以他人之子，同有是病者，於用參數錢之時，見其未效，不知藥未及病，必且煩言吠起，謗其誤治，改用苦寒，無不即死，而仍歸罪於用參者，此時黑白，將焉辨之？故再贅其詳，用以廣人之聞見云。

古今圖書集成醫部全録卷四百三

小兒診視門

黄帝靈樞經

論疾診尺

嬰兒病，其頭毛皆逆上者，必死。

註　此論人之血氣，本於先天所生，而上下環轉者也。嬰兒者，始生之兒。毛髮者血之餘，少陰精血之所生也。髮復下垂，以應人之血氣從下而升，復從巔而下。若髮上逆，是惟升而無降矣。升降息，故不免於死亡。

耳間青脈起者掣痛。《甲乙經》作瘈腹痛。

註　腎主骨而開竅於耳，故耳間青脈起者，當主筋骨掣痛。此承上文而言人之血氣，始於先天腎臟之所生。

大便赤辨，《甲乙經》作青辨。飧泄脈小者，《甲乙經》作脈大。手足寒，難已。飧泄脈小，手足温，泄易已。

註　辨，别也。大便赤辨者，謂黄赤之間别也。蓋中焦泌糟粕，蒸津液，乃化而爲血，獨行於經隧，命曰榮氣。水穀常并居於胃，成糟粕而俱下於大腸，濟泌别汁而滲入於膀胱。如大便赤辨，乃中焦之血，與糟粕并下矣。飧泄，大腸虚而不能濟泌矣。此腸胃虚泄於下，中焦之汁不能榮於脈中，故脈小也。若手足温者，得下焦之生氣，故泄易已。此言中焦水穀之精微，有借下焦之生氣以合化。

相兒經　晉・嚴助

壽　夭

兒初生，叫聲連延相屬者，壽。聲絶而復揚急者，不壽。啼聲散者，不成人。啼聲深者，不成人。

臍中無血者，好。臍小者，不壽。通身軟弱如無骨者，不壽。鮮白長大者，壽。自開目者，不成人。目視不正，數動者，大非佳。汗血者，多厄不壽。汗不流，不成人。小便凝如脂膏，不成人。頭四破，不成人。常摇手足者，不成人。早坐早行，早齒早語，皆惡性，非佳人。頭毛不周匝者，不成人。髮稀少者，强不聽人。一作不聽。額上有旋毛者，早妨父母。兒生枕骨不成者，能言語而死。尻骨不成者，能踞而死。掌骨不成者，能匍匐而死。踵骨不成者，能行而死。臏骨不成者，能立而死。身不收者，死。魚口者，死。股間無生肉者，死。頤下破者，死。陰不起者，死。陰囊下白者死，赤者死。卵縫通達黑者，壽。

脈訣 晉·王叔和

小兒生死候歌

小兒乳後輒嘔逆，更兼脈亂無憂慮。

註 變蒸未定，氣息未調，嘔逆脈亂，不得爲病。

弦急之時被氣纏，脈緩即是不消乳。

註 小兒之脈弦急，乃風邪寒氣所纏，則脾病而乳食不消。

緊數細快亦少苦，虚濡邪氣驚風助。

註 數而細快乃小兒平脈，加之以緊，亦有些須表邪。若虚而濡，乃邪氣驚風之候。

痢下宣腸急痛時，浮大之脈歸泉路。

註 下痢之脈，不宜浮大故也。

外證十五候歌

眼上赤脈，下貫瞳人。

註　池氏曰：赤脈屬心，瞳人屬腎，乃心火勝腎水，水乾則不能生木，致腎肝皆絶故也。《入門》曰：水火困絶。

顖門腫起，兼及作坑。

註　熱勝則腫，熱極則陷，皆熱候也。《入門》曰：心絶。

鼻乾黑燥。

註　火剋金也。《入門》曰：肺絶。

肚大筋青。

註　木剋土也。《入門》曰：脾絶氣不榮。

目多直視，覩不轉睛。

註　經曰：迴則不轉是也。《入門》曰：目直視則五臓俱絶。

指甲青黑，忽作鵶聲。

註　肺肝已絶。《入門》曰：指甲青黑肝絶，鵶聲氣有出無入，脈絶也。

舒舌出口，齧齒咬人。

註　心氣已絶。《入門》曰：舒舌心絶，咬人腎絶。

魚口氣急，啼不作聲。

註　魚口張而不合也，是謂脾絶。氣急作喘，哭而無聲，是謂肺絶。

蛔蟲既出，必是死形。

註　蛔蟲生於胃中，借穀食以養，胃絶而穀食不入，蟲故出也。

用藥速救，十無一生。

註　總結上文十五證而言也。小兒有是證者，十中莫治其一。

千金方　唐·孫思邈

小兒總論

兒三歲已上，一歲已下，視其性氣高下，即可知其夭壽大略。兒小時識悟通敏過人者，多夭。大則項橐、顏回之流是也。小兒骨法成就威儀，迴轉遲舒，稍費人精神雕琢者，壽。其預知人意，迴旋敏速者，亦夭。即楊修、孔融之徒是也。由此觀之，夭壽大略可知也。亦猶梅花早發，不覩歲寒；甘菊晚成，終於年事。是知晚成者，壽之兆也。

小兒直訣　宋·錢乙

脈法

脈弦急，氣不和；脈沉緩，傷食；脈促結，虛驚；脈浮爲風，脈沉細爲寒；脈亂，不治。

註　夫脈也者，人身之造化，病機之先見，用藥之準繩，不可不先明諸心者也。《全幼心鑑》云：小兒一歲以前，看虎口食指寅卯辰三關，以驗其病。脈紋從寅關起不至卯關者，易治；若連卯關者，難治；若寅侵卯、卯侵過辰者，十不救一。其脈紋見有五色，如因驚必青，瀉痢色紫，當以類而推之。一歲後則可用一指轉側，辨其三部脈弦急浮沉。四五歲後，脈七八至而細數者爲平，九至者傷，十至者困。六至、五至者爲虛爲寒，弦緊者爲風癇，弦急爲客忤。其變蒸者脈必散亂。骨間有熱，脈則沉數。若浮而不調爲鬼祟，浮大而數爲風熱，伏結爲物聚，微細爲疳積、爲腹痛，浮而洪爲有蟲，浮而遲爲胃寒。此論脈之大要耳。然小兒血氣未實，驚則氣散，氣散則脈亂矣。又當參以三部五脈。三部者，乃看面上氣色，虎口脈紋，寸口一指脈。五脈者，上按額前，下診太衝，并前三部，謂之五脈也。治法雖分虛實，然實者病氣實而形氣虛也，虛者形氣病氣俱虛也。經云：真氣奪則虛，邪氣勝則實。又云：虛則補其母，實則瀉其子。東垣先生云：形病俱實當瀉之，形病俱虛當補之。

面部證

左腮爲肝，右腮爲肺，額上爲心，鼻爲脾，頦爲腎。若色赤者熱也，宜隨證治之。

註　左腮屬肝，其色青者爲順，白者爲逆。若色赤主肝經風熱，發熱拘急，青黑主驚風腹痛，淡赤主潮熱痰嗽。右腮屬肺，其色白者爲順，赤者爲逆。若赤色甚者，主欬嗽喘急悶亂，飲水傳於腎則小便赤澀，或淋閉不通。額上屬心，其色赤者爲順，黑者爲逆。若青黑主驚風腹痛瘈瘲啼哭，微黄主盗汗頭髮乾燥驚疳骨熱。鼻屬脾，其色黄者爲順，青者爲逆。若色赤主脾經虛熱，飲食少思，深黄主小便秘而鼻燥衄血。頦屬腎，其色黑者爲順，黄者爲逆。若色赤主腎與膀胱有熱，而小便不通。

目部證

目内色赤者，心實熱，導赤散；淡紅者，心虛熱，生犀散。青者肝實熱，瀉青丸；淡青者，肝虛熱，地黄丸；黄者，脾實熱，瀉黄散；微黄者，脾虛熱，益黄散；白而混者，肺實熱，瀉白散。目無睛光者，腎虛也，地黄丸主之。

註　夫目者五臟之精華，各有所主。白睛屬肺，黑睛屬肝，上下眼泡屬脾，紅脈屬心，瞳人屬腎，此五臟之正色也。然白睛本屬肺而見紅色，此心剋肺之賊邪也；見青色，此肝乘侮之微邪也；見黑色，此腎乘肺之實邪也；見黄色，此脾乘肺之虛邪也。餘倣此。

死證

瀉不定，精神好。大渴不止，止之又渴。吹鼻不嚏。病重口乾，不睡。時氣，唇上青黑點，頰深赤如塗胭脂，鼻孔開張，喘急不定。面有五色，不常不澤。

活人書 宋·朱肱

論小兒治法

小兒大人，治法一般，但小分劑藥性差涼耳。尋常風壅發熱，鼻涕痰嗽煩渴，惺惺散主之。咽喉不利，痰實欬嗽，鼠黏子湯主之。頭額身體温熱，大便黄赤，腹中有熱，四順散、連翹飲、三黄丸主之。頭額身體温熱，大便白而酸臭者，胃中有食積，雙丸主之。小兒無異疾，唯飲食過度，不能自節，心腹脹滿，身熱頭痛，此雙丸悉治之。小兒身體潮熱，頭目碎痛，心神煩躁，小便赤，大便秘，此熱劇也，洗心散、調胃承氣湯主之。頭疼發熱而畏人惡寒者，此傷寒證也，升麻湯主之。無汗者麻黄黄芩湯，有汗者升麻黄芩湯，皆要藥也。小兒尋常不可過當服涼藥，胃冷蟲動，其證與驚相類，醫人不能辨，往往復進驚藥，如腦麝之類，遂發吐胃虚而成慢驚者多矣。小兒須有熱證，方可疎轉，仍慎用丸子藥利之，當以大黄、川芎等㕮咀作湯液，以蕩滌蘊熱。蓋丸子巴豆，乃攻食積耳。

本事方 宋·許叔微

小兒脈

候兒脈，當以大指按三部，一息六七至爲平和，八九至爲發熱，五至爲内寒，脈弦爲風癇，沉緩爲傷食，促急爲虚驚，弦急爲氣不和，沉細爲冷，浮爲風，大小不匀爲惡候、爲鬼祟，浮大數爲風、爲熱伏結，爲物聚，單細爲疳勞。凡腹痛多喘嘔而脈洪者爲有蟲。沉而遲潮熱者胃寒也，温之則愈。訣曰：小兒脈緊風癇候，沉緩食傷多嘔吐。弦急因知氣不和，急促急驚神不守。冷則沉細風則浮，牢實大便應秘久。腹痛之候緊而弦，脈亂不治安可救。變蒸之時脈必亂，不治自然無過繆。單細疳勞洪有蟲，大小不勻爲惡候。脈沉而遲有潮熱，此必胃寒來内寇。瀉利脈大不可醫，仔細酌量宜審究。

云岐子云：未及五歲不可視聽者，未可別脈。五歲已上，方可以脈別浮沉遲數。按錢氏論又不拘五歲上下也。

河間六書　金·劉完素

小兒論

《素問》云：身熱惡寒，戰慄驚惑，皆屬熱證，爲少陰君火。暴强直支緛戾，裏急筋縮，皆屬風證，爲厥陰風木。夫小兒，六歲之上爲小兒，十八歲已上爲少年。其六歲以下者諸經不載，是以乳下嬰兒，有病難治，無可定也。然小兒與大人，不可一例，各異治之。雖小兒誕生襁褓之後，骨肉脆軟，腸胃細微；可以乳食，調和臟腑，乃得平安。肌膚滋潤，筋骨輕嫩，以綿衣之，故生壅滯，内有積熱，熱乘於心，心受邪熱，乃發爲驚，驚不止返爲潮搐。大概小兒病者純陽，熱多冷少也。

平治會萃　元·朱震亨

小兒病

小兒食積痰熱，傷乳爲病，大概肝與脾病多。

小兒肝病多，肝只是有餘，腎只是不足。

幼科全書 元・朱震亨

觀形察色

額上屬心火，左頰屬肝木，右頰屬肺金，鼻準屬脾土，下頦屬腎水。

色紫者熱盛，色紅者熱主外感，色青者多驚，色白者主蟲，色青黑者腹痛，色白者主疳，色黃者脾虛，色黃白而唇青者瘧疾，色黃者食積，面紫黑者中惡，面青白者主肝惡，面黃色黑者主濕熱。

凡觀小兒形色，青筋脾熱生風。兩腮紅赤熱相攻，黃色脾虛取用。黑氣腹疼中惡，白爲疳瘦生蟲。如逢兩眼黑重重，此是南柯一夢。

要識小兒證候，但將外貌推求。黃浮肌削痞癥留，唇撮面青痛楚。吐舌唇焦內熱，目昏好睡脾枯。手掀足掣是驚由，疳疾青筋大肚。

眼角眵生肝熱，口邊涎出脾寒。頭毛稀豎血將乾，泡腫脾家濕顯。鼻孔黑焦肺熱，耳輪枯燥腎傳。胷高氣促肺炎炎，熱傯顖門腫陷。

小兒精神忽減，面皮黃白無常。必然乳食內成傷，生冷油膩阻當。或至腸鳴泄利，或爲瘧疾相當。忽然膨脹漸羸尫，癥積蟲疳四樣。

小兒面皮紅色，兩腮恰似塗硃。風寒外感事何如，潮熱無時來去。或作驚風證治，或爲斑毒驅除。口乾啼哭淚如珠，睡困昏昏不乳。

小兒病形各樣，慢憑眼力猜詳。懷中偎縮怯風涼，合面睡時熱瘴。夜啼熱煩腹痛，目直驚搐須防。長吁短氣熱中藏，痰喘上冲火旺。

要辨小兒死證，顖門下陷成坑。喉中拽鋸氣和痰，目閉無神拘管。口唇牙齦粉白，手足恰似冰寒。鴉聲口緊眼常翻，不乳遺尿悶亂。

辨脈

小兒一歲以上，可以看脈，以六至爲平和，七八至爲數爲實熱，一二三四至者爲遲爲虚弱。小兒尋常脈候，一息六至平和。七至八至熱生多，三四虚寒病作。九十連來雀啄，一二動指成痾。微寒緊數不差訛，補瀉分明用藥。身熱脈浮可汗，身寒脈細休攻。喘欬緊數藥無功，腫脹細微堪痛。泄瀉沉遲勿愈，痘疹洪數宜從。若還吐衄怕浮洪，腹痛沉微拈弄。

論治法

如足脛熱，兩腮紅，煩渴不止，頭面好露，揚手擲足，大便閉，小便黄，身壯熱不退，凡此皆宜涼解，不可服熱藥補藥也。小兒不宜熱藥，兩腮渾似桃紅。手足壯熱火烘烘，六脈浮洪亂動，小便赤黄又濇，大便秘結難通。掀衣飲水喜當風，煩渴鼻流血涌。如足脛冷，面晃白，口中氣冷熱進退不定，身常偎人，眼珠青，吐瀉不止，肚腹作痛，凡此皆宜温補，不可用涼藥利藥也。小兒不宜涼藥，面容晃白無精。四肢厥冷似寒冰，六脈微沉隱隱。食乳不消嘔吐，糞如鴨屎頻頻。神虚腹痛目睛青，病久成疳諸證。凡小兒一歲以下有病者，多是胎毒，幷宜解毒爲急。二歲以上有病者，多是食積，幷宜消積補脾。餘法散見各條，此不述。

若帶風寒外感，惺惺散子堪行。內傷乳食不安寧，和中消導兼進。欬嗽參蘇可飲，吐瀉理中最靈。驚手搐掣却關心，導赤瀉青勿混。

論胎氣有餘不足以知壽夭

凡小兒生下，有身破裂者，必死。陰囊白者，必死。陰不起者，必死。腹間無肉者，必死。哭如鵶聲者，必死。週歲之時，頭顱骨開解，齒髮未生，手足攣縮，膝如鶴節，身體瘦弱，長大不能行立者，此皆胎氣不足也，多夭。若筋實則多力，骨實則早行，血實則形瘦多髮，肉實則少病，精實則伶俐多笑語，不怕寒暑，氣實則少髮而體肥，此皆胎氣之有餘，多壽。

審手冷熱

五指梢頭冷，驚來不可當。若逢中指熱，必定是傷寒。中指獨自冷，麻痘證相傳。男左女右手，分明仔細看。

法古辨小兒三關手筋脈

夫嬰兒生下一月至三歲，若有疾患，須看虎口脈，次指表節爲命關，次氣關，次風關。古人所謂初得風關病猶可，傳入氣關定難治是也。

辨手經脈形色

男看左手食指，女看右手食指，第一節風關易治，第二節氣關病深，第三節命關死候。

三關青，四足驚。三關黑，水驚。三關紫白，人捧抱驚。紅是被犬嚇。有此通度三候脈，是極重之候，必死。餘病可治。

風關青如魚刺，易治，是初驚候；黑色難治。氣關青如魚刺，主疳勞身熱，易治，用保命丹加柴胡、黄芩。命關青如魚刺，主虚風，邪傳脾，難治，用紫金錠加白朮、茯苓。

風關青黑如懸針，主水驚。氣關有此，主疳兼肺臓積熱，用保命丹加燈心、竹葉。命關有此五色，皆是死證不治。

風關如水字，主膈上有痰，并虚積停滯，治法宜下。在氣關，主驚入肺，欬嗽面赤，用保命丹。在命關主驚風疳證夾極驚候，用蘆薈丸。若通過三關則不治。

風關如乙字，主肝臓驚風，易治。在氣關主急驚風，在命關青黑色主慢脾風，難治。

風關如曲蟲，主疳病積聚，胷前如横排算子，肚皮似吹起猪胞。在氣關，主大腸積穢。在命關，主心臓傳肝，難治。

風關如環，主肝臓疳熱有積聚；在氣關，主疳入胃，吐逆不治；在命關，其疳難治。

若有亂紋，止在風氣二關，尚猶可治。若在命關通度，則難治矣。

若有疹子，或青或黑，或在手，或在脚，或在面上，或在左右臉，皆死。

有脈紋曲向裹者，是氣疳，犯此證者，肚若緊張，宜利之。

有脈紋曲向外者，是風疳，犯此證者，宜用急驚方治之。

有脈紋斜向右者，是傷寒身熱，不食無汗，治法宜惺惺散。

有脈紋斜向左者，是傷風身熱，不食有汗。

有雙勾脈者，是傷寒。

有三曲如長蟲者，是傷硬物。

有脈兩曲如勾者，是傷冷物。

有脈一頭如環，又有獨脚者，亦傷冷。

若面上有點子四五相連，必是再發之證。

頭面皮上或肚腹上，有又字上二下一疊紋脈，兼有青筋，是食毒物及驚積，難治。

又有脈如亂蟲，是嘗疳，亦有蟲疳、蛔疳、食積之疳，治之必愈。凡脈不足細者，幷是風氣，但消疳後，取蟲肥兒爲效。

辨手筋色歌

此看小兒生一月至三歲止。

紫風紅傷寒，青驚白色疳。黑時因中惡，黄積困脾端。虎口亂紋多，須知氣不和。色青驚積聚，霍亂瀉如何。青黑慢驚發，入掌内弔多。三關忽通度，此病必沉疴。

驗病歌

鼻冷定知是疼痛（一云是瘡疹），耳冷因傷風熱證。牽衣肚熱是傷寒，上熱下冷傷食病。

形證歌

搖頭揉目，肝熱生風。眵淚懵明，三焦積熱。鼻流清涕，肺受其寒。頰赤面黄，風傷肺熱。霍亂吐逆，胃積氣傷。瀉積不常，氣攻腸滑。面青呵欠，驚風傳肝。盜汗頻頻，臟腑虚熱。傷寒驚搐，風盛發强。胃熱生斑，氣傷冷厥。長吁囓齒，風盛氣生。上竄搖頭，胷高胃結。肺壅氣傷，欬嗽咯血。涎盛發哮，積傷風熱。小便淋赤，熱聚膀胱。疝氣因啼，胎中積結。孏癖脾痞，因物所傷。喉閉丹瘡，肺之受熱。愛吃泥土，脾臟生疳。吐逆痰涎，蛔蟲上出。脱肛瀉血，冷熱積傷。消渴口瘡，心家受熱。面黄浮腫，積氣所攻。鶴膝解顱，因物腑熱。

行遲語濇，胎積氣傷。項硬肝風，氣傷木舌。醫經要略，病源更別。

聽聲知病

聲悲是肝病，聲笑是心病，聲慢是脾病，聲呼是肺病，聲沉是腎病，聲清是膽病，聲短是小腸病，聲速是胃病，聲長是大腸病，聲微是膀胱病，聲悲慢是肝脾相剋病，聲速微細是胃與膀胱相剋病，聲細斷是實，聲輕是虛，聲沉粗是風，聲短細是氣，聲粗是熱，聲短遲是瀉，聲細長是痢，聲實是閉濇。

辨生死

小兒中風熱，喘鳴肩息，脈緩則生，急則死。

小兒痢疾，脈浮大而腹痛者，必死。

乳子病熱，脈懸小，手足温則生，寒則死。

小兒病困，汗出如珠，著身不流者死。

小兒有病，胷陷口脣乾，目直視，口中氣冷，頭低，臥不舉身，手足垂軟，身體强直，掌心冷，皆不可治。脈亂者同。

眼翻上者曰天弔，宜涌泉焠燈火。不知人事宜艾灸。指甲紅者可治。沉重用通關散，吹入鼻中，用奪命丹治之。入鼻不醒者，則勿醫。遍身紅者，肺經之疾，脾經有熱，不須服藥。

小兒面手黑痧，掌腫無紋，坎宫有黑，人中平滿，溏垢糟粕，頭倒天柱者，必死。

凡看小兒，若吮乳緊者易治，吮乳寬者難治。

總　歌

小兒醫家別有科，一時要用不知何。驚風發熱并痰嗽，保命丹吞不可蹉。急慢二驚紫金錠，未出斑疹神異磨。吐瀉肚疼宜助胃，唇口生瘡化毒和。潮熱抱龍惺惺散，嘔吐燒針丸用多。諸疳蘆薈皆通用，免教尋問苦搜羅。

世醫得效方 元・危亦林

論小兒

爲醫之道，大方脈爲難治，幼科尤難。以其臟腑脆嫩，皮骨軟弱，血氣未盛，經絡如絲，脈息如毫，易虛易實，易冷易熱，兼之口不能言，手不能指，疾痛之莫知，非觀形察色，聽聲切脈，究其病源，詳其陰陽表裏虛實而能療之者，蓋亦寡矣。

虎口脈

第一節赤紋乃飛禽内外人驚。赤紋緩乃火驚，黑紋水驚，青紋乃天雷四足驚，内隱青紋微屈則是急風候。第二節紫色紋乃驚疳，青色紋乃疳傳肝，白色紋乃疳傳肺，黃色紋乃疳傳脾，黑色紋難治。第三節青黑紋三關通度，斜歸指甲則不治。

奇效良方 明・方賢

看小兒三部五脈法

水鑑先生曰：小兒雖受陰陽二氣成其形，氣尚未周，何言有脈。直至變蒸候盡，陰陽氣足，方可看脈。其髫齔之年，方生陰陽。古云男子七歲曰髫，生其原陽之氣；女子八歲曰齔，其陰陽方成。故未滿髫齔之年，呼爲純陽。若髫齔滿後，呼爲童兒，始可看脈。小兒初生至半歲之間，有病速看額前、眉上、髮際下，以無名指、中指、食指輕手滿按之。若三指俱熱，感寒鼻塞氣粗；三指俱冷，上吐下瀉。若食指熱，胷堂不寬；無名指熱，乳食不和，以致病也。半歲已上，方可看虎口。週歲已上，看虎口兼一指脈。若五百六十四日變蒸滿足，只看一指脈，以食指按之，上下滚轉，分取三部。凡言三部，非寸關尺也。小兒三部，面看其色爲一部，虎口脈紋爲二部，一指脈爲三部。五脈者，上按額前，下按太衝，并前三部，共爲五脈。小兒有疾病，無惡候，不必常診太衝之脈，此脈定生死之要會。如七八歲脈一息六至爲常人之脈，一息八至爲熱，九至風，五至虚，四至損，三至脱，二至死；十至必是病勞虚損，形容瘦劣。若或體肥而色青白，一息十一二至，謂之虚，是風病死，是爲脈亂。若一息一二至，爲脈不來，其人當厥冷而死遲。若一息十一二至者，爲脈速，死不滿三月。何謂一息？一呼一吸爲一息。呼吸者，即是出一氣入一氣，謂之一息。其脈若指下來硬隱指急大者，是有積；若小微細，即是冷；若輕虚緊，即是熱；時復一大，即是人驚；若大小不匀，即是惡候也。所論浮數爲熱，伏結爲寒，沉細爲冷，大小不匀爲惡候。數者緊也，浮者輕也，伏者貼也，重手方見；結者亂也；沉者重没；沉細者微也。大小不匀，即是或大或小而不匀，是謂氣不生，其人必死也。且如前人備述三部五脈之法，書之於左。後學將此不可視以細事，人命所繫，務要誠心診察，兢兢業業，庶幾則可。設有所悮，禍之不輕。醫爲人之司命，可不謹乎！

辨三部脈證

上黑須知腎臟傳，中關黑候又纏綿。人驚此患兩相雜，目多直視定痰涎。下黑須知是再驚，但宣風積便和平。上下是同因打扑，熱來閉悶没心情。上青肝臟有風停，目直便青面更青。中是人驚并四足，渴來發躁不惺惺。下青原是再驚根，解熱宣腸是何論。上下俱青候是惡，十个之中得一存。上赤風多入肺停，或來發熱嗽聲頻。中是風來入心臟，腸痛頻頻下瀉青。下赤重驚見本宗，但調心臟有神功。上下一同難治療，口開目下是知凶。上青肝臟本因留，目閉身疼四體柔。中是水瀉并再扑，熱來喘嗽不知休。下青因是再驚來，妙藥宣風定少災。上下若青俱發熱，四肢逆冷奄泉台。上黑之時目上瞪，大便流糞又兼青。中見之時狀消渴，下熱尿黃便安寧。下黑若見赤相隨，氣多下瀉候如斯。上下俱同須看手，虛煩燥渴速求醫。

看三關脈五色

上關見赤脈，是心之疾也。轉瀉恐虛而生風痰，俱下鎮心丸驚風散。

中關若赤，便多風熱，只下解風膈藥。

下關若赤，發熱大腸閉結，惡候。

上關見黑脈，是腎臟之脈爲順。若是大腸閉濇，生風之候也，下朱砂膏。

中關黑脈，生風之候，不爲惡候，下中黄膏。

下關黑見，無惡候起，下宣轉丸即瘥。若自瀉是腸冷，只下温煖臟腑湯藥，不得轉換。

上關若見青脈，四肢逆，嘔吐加喘者惡候。吐喘定，生候。

中關青脈，風搏觸心，急與治風即瘥，下烏犀朱砂等膏。

下關青脈，若見無候，即不宣轉瘥。

上中俱同，四肢熱，爲和；四肢逆，凶候也。

上關黑并眼下黑，量生未滿二歲，得此脈與候者，及大腸流或身體壯熱全者須渴。若不發熱或無渴，與解之瘥，先下天竺黄散，後下硃砂膏。

黑脈錯亂者，腹脹是候，或下痛即是積候，下宣風丸散，次下匀氣散和胃氣。

赤脈錯亂者，是打扑，急下鎮心丸及大驚丸散。

脈透中關，立變風候，忌下宣轉藥，傷虛動脾臟。生逆吐者凶候，用匀氣散補虛。

如第一日便見赤脈，三關都見，是五臟之應患。

若第二日中關部隱隱或不見，只中關見者，多氣候。

若三關都見或隱隱或面浮者，是精氣候。常隱隱者，不交出没，數旬而死。

如左手上部赤脈曲歸裏者，是傷積，下保童丸。曲歸外者，客風觸之，即發搐也，下鎮心丸散。

中關若歸裏者，是客風傳變，下調中散解之。曲外者凶候。

曲候過命關，并外有惡候起者，凶候。

上關赤脈亂者，傷冷之患，下匀氣散。

中部脈亂者，風傷熱傳，風盛之疾，下烏犀膏，用宣利藥而解之。

下關若亂，急須下温脾臟。若下進食，凶候。

兩雙指關，若見青與赤相雜，如紫色無黑者，惡候。

上關脈見，傷寒必發欬嗽，須解表微微。

浮入中關，是風候，下清金膏。

下關若見，頻退爲吉，不退爲凶候。若孩童從氣關傳至命關，方可調治。

已上秘訣，爲神聖之醫也。此前人消息，後之學者，宜細推之。

孫、華二真人曰：凡小兒左手見右手脈，逆惡也。右手見左手脈爲逆，惡候也。此陰陽定之而決生死，何況虎口脈乎？

五歲已上至十歲已下，自斷乳而進食，陰陽備矣，故可善一指而定三關，分寸關尺，象天地之九候也。

正定三十一般死候

凡小兒病：鵶聲，放黑糞，瀉青膿，手撏衣縫，目多直視，語喃喃，見人虛笑，復面向地，啼哭無淚，目無精光，四肢就頸足臥，藥到口不納，四肢臥地，變嫲，汗出如珠，撏眉，咬指甲，引身，長吁出氣，愛吃冷水，脚曲如鉤，反張不已，言語聲震，魚口，吐舌出，脣黑，久患脣紅，下氣無定，久患愛吃泥土，眼飜，脾瀉變痢成赤紅，更有無辜之疾候是也。

小兒生下三月已前中病不治證

風噤，猢猻噤，臍風，撮口，欬嗽，伏聲，木舌，重齶，解顱，項强，胷高。

虎口脈色

脈色純紅者，爲初得病，爲陽爲熱，爲病在外。

脈色紅而紫者，爲病傳變，爲内外尚有熱，或但熱爲陽。

脈色紅或紫而青，爲病荏苒，爲病一寒一熱，外爲之變作。

脈色純青者，爲病久而過經，爲冷爲熱，在内爲陰。

脈色青而黄，爲病極變爲冷，冷極則變熱，治則費力；爲虚寒則爲五臟之邪相干，陰陽之證相反。

脈色青而黑爲病極，或多久病再作，形色黧黑。

脈色黑而黄，黄而露出者，十無一生，大凶。

面部

面上赤紅，乃心氣絶。蓋火屬心，主炎上，故知。心絶則死。主咬牙弄舌，虚舌出，滿口生瘡，木舌，鵝口喉閉，舌上白胎，舌下重舌，咽喉腫爛，痰涎上壅，魚口，此爲危急惡候。

左太陽幷日角紅脈現，變蒸候，主煩躁啼叫，頭肚上温温壯熱，一二日而退。

太陰上紅脈現，傷寒之候，主壯熱鼻塞。

文台上紅脈現，傷寒三日候，主内熱頭疼。

太陽脈紅至太陰，内外有熱，又連文台，熱極不解；至武台，漸生變證。

顋門紅脈，受熱受驚之候，主不時驚跳，時多啾唧，夜啼難睡。

額上紅脈至眉心，驚風發熱之候。引入印堂，驚痰搐搦，有熱，主小便濇少。

印堂紅脈現，心經積熱。眉心連印堂紅脈，或紅影，心肝上焦熱蘊，痰涎上壅貫上焦，夜啼，將生驚候。

近眉頭左下有凸，伏驚，時睡中驚跳。

顋門紅脈腫凸，此風熱痰生驚，正緣熱氣上冲攻急，心胃有熱痰不止，漸成驚風之候，以涼劑去痰解熱即安。如顋門上紅脈引入印堂，此驚候搐動多日了。左眉頭紅，變蒸熱未退，肝肺有熱之候，當以清肺疎風熱正胃氣之劑。

風池紅，有風熱在上中焦，瞬息將有搐動之候，宜截風化痰。

氣池紅，傷風久傳變在臟，三焦有熱之候，可頻解利。眉心印堂紅，有熱驚痰飲食，不吐則成驚搐。

印堂至山根紅脈，是心與小腸熱候，小便赤濇而少。山根下至鼻柱紅，心胃熱候，小便大便皆赤濇。

印堂連至上凖紅，三焦有積熱，可以清涼之劑遏之。

凖上紅黄色，此平穩無恙。

頤門紅脈，外腎因風温候，生熱爲釣。

臉堂紅，内有煩躁而熱。

右太陽并日角紅脈，因吃乳母傷風壅嬭汁，成乳癖停滯生風熱痰等證。

右太陰紅脈，吃乳母熱病痰嬭，恐生痰候引入。

武臺紅脈，漸成吐瀉生驚之候。

風池紅，母不忌椒薑麵，或猪羊骨汁，毒乳生風。

氣池紅，母有熱痰，乳兒雖至十歲，病亦須發見。此熱痰乳入兒五臟，令兒眼目生昏，傳變他病。

頤門紅，腎中氣病，緣母能飲或好異物，及食鷄鵝鴨子生魚韭蒜，將來傳變異疾。

七　表

浮芤滑實弦緊洪。

浮主中風芤失血，滑吐實下分明別。弦爲拘急緊爲風，洪脈由來偏主熱。

八　裏

微沉緩濇遲伏濡弱。

遲寒緩結微爲痞，濇脈敗血濡氣滯。伏患癖痛沉積冷，弱因患後虛浮是。

九　道

長短虛促結代牢動細。

脈長陽毒在三焦，短脈胷中食不消。虛主多驚人恍惚，促時加峻命難逃。結爲氣痞代羸瘦，牢者骨蒸似火燒。動則血崩精不固，細還痠脛主枯標。

視嬰孩大要

一視兩眼精神，二視聲音響大，三前後頂顖，四形貌，五毛髮。

一、兩目爲五臟精華所聚，一身之神氣所鍾。若精珠黑光滿輪，精神明快，主兒有壽，一生少病，雖有病亦易愈。若眼白多，睛昏懶，睛珠或黄或小，此是禀受怯弱，兒多患也。

二、聲音大而響亮，五臟之氣壯，令兒易得長成。孩兒自生來不曾大啼哭，乃聲音不出，此乃一臟或二臟之陰竅不通，神氣怯；或叫聲如啾唧咿啞之狀，此兒不壽而難養必矣。

三、顖門乃母氣血充實，令兒顖門堅實而耐養。如母多病氣血怯弱，令兒顖門虛軟而不實。又後頂顖乃父之精，元氣充實，令兒後頂上堅硬而耐養。如父之元氣不足，躭酒多慾，令兒後頂虛孔不堅，亦不壽。如父母俱怯，生下兒女俱不壽。若如此，其父母不能保於天年。前顖又曰信門，道家爲泥丸。後信，名腦後頂門。頭中心頂上，又名百會穴。華佗看面部訣載甚詳。顖與信同音，凡前後信及百會開而虛，名解顱。

四、形貌，口大鼻端，眉聳目秀，此嬰孩易長，福氣堅厚。如口小鼻喎，眉心凹皺，令兒怪異，不貧則夭，亦是乖離，此等難剖決。

五、毛髮乃血之餘，母之血氣充實，則髮黑而光潤。如母之血虛，帶漏敗墮，月事不調，或耽酒多淫，或母胎有患，令兒髮黄焦槁，生疳熱瘡痍之患。

凡視小兒神氣色脈，無出於此五者。不能全見，但得兩目精神聲音響亮，此可保其六七。此乃漢東王氏之心法，口授之秘訣也。

片玉心書　明·萬全

活幼指南賦

小兒方術，號曰啞科。口不能言，脈無可施，惟形色以爲憑，竭心思而施治。故善養子者，似豢龍以調護；不善養子者，如牴犢而愛惜。愛之愈勤，害之愈急。乍頭温而足冷，忽多啼而不乳。差之毫釐，失之千里。此小兒方術專門，以補化工之不及。

腸胃脆薄兮飲食易傷，筋骨柔弱兮風寒易襲。父母可知，看承太弛。重綿厚襖，反助陽以耗陰；流歠放飯，徒敗脾而損胃。聞異聲，見異物，失於隄防；深其居，簡其出，過於周密。未期而行立兮，喜其長成；無事而嘻笑兮，謂之聰慧。一旦病生，雙親心戚。不信醫而信巫，罔求藥而求鬼。乃人事之弗修，謂天命之如此。

欲觀氣色，先分部位。左頰兮青龍屬肝，右頰兮白虎屬肺。天庭高而離陽心火，地角低而坎陰腎水。鼻在面中，脾上通氣。觀乎色之所現，知乎病之所起。又況脾應乎脣，肺通乎鼻，舌乃心苗，目爲肝液。胃流注於雙頤，腎開竅於兩耳。爪則筋餘而脾爲之運，髮則血餘而腎爲之主。脾司手足，腎連牙齒。苟本臟之或衰，即所屬之先憊。能辨形色兮，似梃撞鐘；若昧朕兆兮，如石投水。

凡觀乎外，可知其內。紅色現而熱蒸，青色露而驚悸。如煤之黑兮，中惡之因；似橘之黄兮，脾虚之謂。白乃疳勞，紫爲熱急。青遮口角，扁鵲難醫；黑掩太陽，盧醫莫治。年壽赤光兮多生膿血，山根青色兮頻見災危。能察色以知由，豈按圖而索驥。

朱雀貫於雙瞳兮，火入水鄉，青龍繞於四白兮，肝乘肺位。泄痢而帶陽者須防，欬嗽而拖藍者可畏。腹痛方殷，常面青而脣撮；驚風欲發，先頰赤而目瞪。火光焰焰兮，外感風寒；金氣浮浮兮，中藏癖積。乍黄乍白兮，疳熱連綿；又青又赤兮，風邪緊急。察之既精，治之得理。鴉聲魚口，枉費心機；肉折皮干，空勞氣力。氣色改移，形容變易。氣乏則顖門成坑，血衰則頭毛作穗。眼生眵淚兮，肝風瀰目；口流涎沫兮，脾冷滯頤。面目虛浮，定膨脹而氣喘；眉毛顰蹙，則肚痛以多啼。蛔出兮脾胃漸敗，疊瘡兮肚臟先虧。苟瞑眩而弗瘳，縱神仙亦何益！

手如數物兮，驚風將發；面若塗硃兮，心火已熾。坐臥愛冷兮，煩熱之攻；伸縮就煖兮，風寒之畏。肚大脚小，脾欲困而成疳；眼撐口張，勢已危而必斃。弄舌脾熱，解顱腎憊。重舌木舌，蓋熱積於心脾；哽氣喘氣，實火浮於肝肺。齦宣息露，必是牙疳；哺露丁奚，多緣食積。脣乾作渴，腸鳴自利。夜啼分爲四證，變蒸周於一歲。心熱欲言而不能，脾虚無時而好睡。病後失聲者腎怯，欬嗽失聲者肺痿。肚痛而青水流出者蟲，腹痛而大便酸臭者積。口頻撮而脾虛，舌長伸而火熾。龜胷是肺火脹於胷膈，龜背乃腎風入於骨髓。鼻乾黑燥兮，火盛金衰；肚大筋青兮，木强土潰。

丹瘤瘡疥，皆胎毒之流連；吐泄瘧痢，乃積食之沾滯。不能吮乳者，熱在心脾；嘗欲俯臥者，火蒸腸胃。喜視燈火，煩熱在心；愛吃泥土，疳熱在脾。腹痛寒侵，口瘡熱積。臍風忌於一臘，火丹畏於周歲。驚自熱來，癇因痰致。吐泄而精神耗者則危，瘧痢而飲食減者必瘁。驚本心生，風由肝致。搐分左右兮，證有順逆；藥分補泄兮，病有虛實。急驚由於積熱之深，涼泄偏宜；慢驚得於大病之後，温補爲貴。頭搖目竄而氣喘兮，上工莫醫；口禁鼻張而足冷兮，神丹何濟。閉目者無魂，狂叫者多祟。不知吞吐者，必見閻羅；反加悶亂者，終歸蒿裏。既明證候，次知調理。

胎毒用甘草黄連，食積用白朮枳實。急驚搐掣，以導赤瀉青；慢驚瘈瘲，以補中益氣。集聖去疳，備急治積。抱龍丸化痰鎮驚，胃苓丸補脾開胃。夜啼須退熱清心，晡熱必養血升提。理中止泄，香連止痢。積熱不除，涼驚丸大有神功；沉寒難療，養脾丸最爲秘密。痰火内攻兮三黄爲丸，水穀不化兮金丹一粒。柴苓治瘧，月蟬消痞。潮熱金花，欬嗽玉液。瘡疥者胡麻，丹瘤者涼膈。吐泄而渴者白朮可投，煩熱而渴者益元爲最。斑疹兮消毒，腹痛兮脾積。衄血欬血者茅煎，重舌木舌者針刺。口瘡不愈者洗心，腹脹不食者平胃。五拗治喘，四苓利水。退黄消腫，胃苓加減以堪行；破積安蟲，集聖從容而可治。大抵嬰兒，易爲虛實。調理最取其平，補泄無過其劑。尤忌巴牛，勿多金石。辛熱走氣以耗陰，苦寒敗陽而損胃。如逢食積，解之不可或遲；若遇虛羸，補之尤爲至急。才少俄延，便成勞敝。

慈幼儆心賦

醫門治例，幼科最難。腸胃脆而多傷乳食，筋骨嫩而易感風寒。易虛易實兮變如反掌，或補或泄兮貴若轉丸。鹹多泄腎，酸甚扶肝。苦入心而寒涼損胃，辛走肺而燥熱傷元。欲求中正，無過平甘。或病須於瞑眩兮勿犯其毒，且治從於權宜兮但取其能。中病即已，救本爲先。苟悞投於湯藥，即便致於殞殘。此上工誓於活人，而良醫驗於折肱。

嘗聞法無一定，但占證候；醫不三世，勿服湯丸。病者詳於擇術，醫者務於救痊。視疾若己，見利勿貪。先察運氣兮陰陽妙契，次觀形色兮順逆了然。春夏陽而苦寒可用，在夫人之勇健；秋冬陰而辛温可參，相其人之勞瘠。既温反補，已寒再宣。七神離散，五臟虧崩。雖留心於方脈兮，何補於世；反致人於傷夭兮，獲罪於天。是故胎疾兮急於解毒，食積兮利在消疳。治分二法，效可十全。襁褓未寧，但調其母；匍匐不快，當固其元。悲夫腸胃中和，豈堪藥石；微乎氣血稚弱，以漸發生。治非得已，病有卒然。如護風燭，心常凛凛；若惜掌珠，意惟拳拳。醫可補乎司命，應無忝於家傳。

且如病則熱起，熱則驚生。或治熱以熱，或攻熱以寒。熱在表而柴葛解肌可飲，熱在裏而芩連消毒急煎。積熱無如集聖，虛熱妙以調元。要在識夫脈色，不可妄投湯丸。貽終身之痼疾，促嬰兒之壽年。輕以變重，功不補患。徒委命於氣數，不詳審乎簡編。前車既覆，後轍猶然。魂魄遊於郊野，哭聲達於淵泉。職此之故，是誰之愆？嗟夫！渡蟻駕橋，放雀解樊。况伊萬物之靈，匪值一蟲之賤。不知謹密，遽爾輕泛。推惻隱之良心，如見入井；考聖賢之遺訓，如弗及泉。居易慮險，因蹶知平。證隨百出，治無一偏。燮調造化，保養真元。善攻不如善守，宜急不若宜緩。種杏成林，踵當年之董奉；植橘名井，見今日之蘇耽。奈何泄久變痢，積久成疳，瘧久成痞，驚久成癇。未至留連兮攻之宜速，已見沉痾兮治之且緩。腸胃秘塞兮，急泄而已；氣血虛羸兮，急補而安。外毒急攻，毋令入腹；表邪急解，毋令再傳。余則緩而調理，嘗恐急而生變。若藥下咽，猶防其過；治或中病，勿張其能。知者常慮一失，死者不可復全。與其悔於已悞，孰若謹於未然。欲求魚兎，當守筌蹄。苟多方而治病，宜三復乎斯言！

小兒總治

面赤發熱服涼驚，黃白發熱用胃苓。身熱便秘三黃下，瘦弱發熱集聖灵。變蒸發熱用拏法，驚風導赤吞瀉青。泄瀉胃苓用一粒，熱泄玉露散同行。寒泄理中丸可服，泄渴白朮散生津。痢疾保和同香連，瘧疾養脾瘧自平。欬嗽玉液降痰氣，浮腫胃苓引燈心。瘡疥胡麻丸最好，養脾最是保孩嬰。蛔蟲寸白用集聖，臨時用藥細叮嚀。

看虎口紋

今人專看虎口紋，風關氣關命關分。風關病輕氣關重，命關若過死將臨。青驚紅熱黑勢惡，直輕斜曲重看雲。

脈　法

小兒一指分三位，息數須將六至看。七至八至數爲熱，三至四至遲虛寒。堅實平和無病斷，細小沉遲有病看。

雜　證

小兒吃泥土，脾熱用瀉黄。集聖相間服，疳成不可當。

小兒合面睡，原來熱在心。只用導赤散，瀉心與涼驚。

小兒多白屎，落地如米泔，胃苓鹽湯送，數服解憂煎。

小兒大便青，邪熱在肝經。只用瀉青丸，此法效如神。

小兒糞焦黄，邪熱在脾鄉。誰知瀉黄散，端的是奇方。

水鏡訣

夫陰陽運合，男女成形。已分九竅四肢，乃生五臟六腑。部位各分，順逆難明。若憑寸口之浮沉，必乃横亡於孩子。須明虎口，辨別三關，參詳用藥，始無差悞。未至三歲，止看虎口，男左女右，從第二指。第一節名風關，若脈見初交病；第二節爲氣關，脈見則難治；第三節爲命關，脈見則死。又當爲辨其色：若三關青四足驚，三關赤水驚，三關黑人驚；紫色泄痢，黄色雷驚；三關脈通度，是急驚之證必死，餘病可治。或青或紅，有紋如綫一直者，是乳食傷脾及發熱驚。左右一樣者，是驚與積齊發。有三條或散，是肺生風痰，或作齁鮯聲。色青是傷寒及嗽，如火紅是瀉，有黑相兼主下痢，青多白痢，紅多赤痢，有紫相兼，加渴不虛。虎口脈紋亂，乃胃氣不和也。蓋脈紋見有色者，曰黄紅紫青，由其病甚，色能加變。如黄紅之色，紅盛作紫；紅紫之色，紫盛作青；紫青之色，青盛作黑；青黑之色，至於純黑之色者，不可治矣。又當辨長珠形，主夾積傷滯，肚腹疼痛，寒熱飲食不化；來蛇形，主中脘不和，積氣攻刺，臟腑不寧，乾嘔；去蛇形，主脾虛冷積泄瀉，神困多睡。弓反裏形，主感寒熱邪氣，頭目昏重，心神驚悸倦怠，四肢梢冷，小便赤色。弓反外形，主痰熱心神恍惚，作熱夾驚夾食風癇證候。鎗形，主邪熱痰盛生風，發搐驚風。魚骨形，主驚痰熱。水字形，主驚積熱煩躁，心神迷悶，夜啼痰盛，口噤搐搦。針形，主心肺受熱，熱極生風，驚悸煩悶，神困不食，痰盛搐搦。透關射指，主驚風痰熱四證，皆聚在胷膈不散。透關射甲，主驚風惡候，受驚傳入經絡。風熱發生，十死一生，難治。此十三位形脈，悉有輕重，察其病根，則詳其證。

湯氏虎口紋訣

小兒初生至五歲，血氣未定，呼吸至數太過，必辨虎口脈色，方可察病之的實。男驗左手，女驗右手。蓋取左手屬陽，男以陽爲主；右手屬陰，女以陰爲主。然男女一身，均具此陰陽，左右兩手，亦當參驗。左手之紋，病應心肝；右手之紋，病應肺脾。知此消息，又得變通之意。驚風初得，紋出虎口，或在初關，多是紅色。傳至中關，色赤而紫。病又傳過，其色紫青，病勢深重。其色青黑而脈紋亂者病深重。若見純黑，危惡不治。大抵紅者風熱輕，赤者風熱甚，紫者驚熱，青者驚積。青赤相半，驚積風熱俱有，主急驚風；青而淡紫，伸縮來去，主慢驚風；或紫絲青絲黑絲隱隱相雜，似出不出，主慢脾風。脈紋從寅關起不至卯關者，病易治；若連卯關者，有病難治；如寅關連卯侵過辰關者，十難救一。若脈紋小或短者，看病不妨。如紋勢彎曲入裏者，病雖重而證順，猶可用力。紋勢弓反出外，鬆鬆靠於指甲者，斷不可回。其有三關紋如流珠碎米，三五點相連，或形於面，或形於身，危惡尤甚。

辨虎口指脈紋

黄色無形者，即安樂脈也。紅若無形，亦安寧脈也。有前數樣形者，即病之脈。次第而變，初作一點，漸於氣關多脈紋，至命關其病危急。純黑分明，不可療治。

左有紅紋似綫形，定知發熱又兼驚。右有雙紋如左狀，脾傷驚積一齊生。紋頭有似三叉樣，肺氣生痰夜作聲。青赤應是傷寒證，只是空紅泄定生。

指上辨青紋，認是四足驚。虎口脈青色，是猪犬馬驚。黑色因水扑，赤色大人驚。紫色多成瀉，黄色是雷驚。曲反風還盛，彎弓食上蒸。但看叉手處，方可辨其形。凡小兒三歲以上，有病深重危急者，指甲口鼻多作黑色。蓋兒脈絶神困，證候惡極，雖有良醫，斷斷乎不可保矣。

總　治

小兒純陽之體，陰陽不可偏傷。常帶三分飢與涼，此個孩兒易養。大抵脾常不足，有餘肝氣須防。不寒不熱藥爲良，切忌妄行猛浪。

小兒何爲難治？古今號曰啞科。脈無可視如之何，口不能言病作。父母時時驚怕，醫人試驗誠多。從容對證詳用藥，有甚難爲捉摸。

額印堂山根論歌

額紅火熱燥，青色有肝風。印堂青驚見，由於火則紅。忽然生黑氣，客忤祟爲冲。山根青隱隱，遭驚必兩重。若還斯處赤，煩躁定相攻。

年壽論歌

年上微黄爲正色，若平更陷夭難禁。忽有黑色痢疾候，霍亂吐瀉黄色深。

承漿兩眉論歌

承漿青色食時驚，黄多吐逆痢紅形。煩躁夜啼青色吉，久病眉紅死證真。

風池氣池兩頤論歌

風氣二池黄吐逆，煩躁啼哭色鮮紅。更有兩頤胚樣赤，肺家客熱此非空。

兩目論歌

白睛青色有肝風，若是黄時有積攻。或見黑睛黄色現，傷寒病重此其宗。

鼻準論歌

鼻準微黄赤白平，深黄燥黑死難生。人中短縮吐因痢，脣反黑候蛔必傾。

正口論歌

正口常紅號曰平，燥乾脾熱積黄生。白主失血黑繞口，青黑驚風盡死形。

兩太陽論歌

太陽青色驚方始，紅色赤淋萌櫱起。要知死證是如何，青色從茲生入耳。

兩臉論歌

兩臉黄爲痰實因，青色客忤紅風熱。傷寒赤色紅主淋，二色請詳分兩頰。

兩頤金匱風門論歌

吐蟲青色滯頤黄，一色頤間兩自詳。風門黑疝青驚水，紋青金匱主驚狂。

部位歌

中庭與天庭，司空及印堂，額角方廣處，有病定存亡。青黑驚風惡，體和滑澤光。不可陷兼損，脣黑最難當。青甚須憂急，昏黯亦堪傷。此是命門地，醫師妙較量。

觀形察色

凡看小兒疾病，先觀形色，而切脈次之。蓋面部氣總見而五位青色者，驚積不散，欲發風候。五位紅色者，痰積壅盛，驚悸不寧。五位黄色者，食積癥傷，疳候痞癖。五位白色者，肺氣不實，滑泄吐痢。五位黑色者，臟腑欲絶，爲疾危惡。面青眼青肝之病，面赤心之病，面白肺之病，面黄脾之病，面黑腎之病。先別其五臟各有所主。次者稟受盈虧，胎氣虛實，陰陽二證，補過泄多，當救其失。兼五臟六腑，表裏各有相應。若能辨其標本，則神聖工巧矣。

育嬰家秘 明·萬全

發微賦

醫道至博，幼科最難。如草之芽兮貴於調養，似蠶之苗兮慎於保全。血氣未充兮脈無可診，神識未開兮口不能言。誠求於心，詳察乎面。苟得其要也，握造化於妙手；未達其旨也，摘章句於殘編。

調護若失，疾病乃生。頭要涼而背要煖，食勿飽而衣勿綿。腸胃脆薄兮，乳哺傷而成積；精神怯弱兮，聞見異而成癎。嗟哉慈母兮，過於姑息；笑彼粗工兮，誤於湯丸。伐其發生之氣，夭其童稚之年。徒啼號於丘壟，休禱祀於旃壇。

證候要識，夭壽須知。不在手指之側，但憑面部之間。心火上而天庭可察，腎水下而地角宜觀。右頰金而屬肺，左頰木而屬肝。脾土之位，鼻準之間。青驚赤熱，黄積白疳。如煤之黑兮，必中乎惡毒；似赭之紫兮，斯感乎風寒。

胎稟虛損兮，則髮稀而頭軟；賦質充實兮，自肉厚而骨堅。性靜兮少笑，神困兮多眠。肺熱兮濁涕結於鼻內，脾冷兮清涎滯於頤間。兩目連劄兮，肝風之鼓；雙瞳直視兮，心火之炎。氣不足而顖陷，突起則爲熱也；血有餘而臉鮮，萎黄則爲虛焉。

行坐遲者腎弱，啼哭多者心煩。脾熱者弄舌，肝强者握拳。髮豎作穗兮，疳癆漸起；顱解欲破兮，短折可占。皮聚肉脱兮，元氣損而欲逝；鼻昂脣縮兮，穀氣絶而難全。赤蚓入眼兮，不必問夫盧扁；青蛇繞口兮，何須問乎神丹！

五臟各證，一言可參。肝主風而叫哭煩悶，心主熱而驚悸呵欠。肺主氣而喘嗽善嚏，脾主困而吐泄喜眠。惟腎本虛，爲命所關。肝常有餘兮，實則生風；脾常不足兮，虛則成疳。木乘於土兮，泄痢久而發搐者不治；火刑於金兮，咳嗽久而成癎者必殘。

一月之中，臍風最險；百晬之内，痰嗽尤難。證莫危於中惡，勢莫急於流丹。變蒸盡於周歲，必計日以爲準；驚搐發於期月，難引日以求安。有所苦者呻吟，失所欲者嗞煎。晝常叫喊兮，肝臟之熱；夜多啼哭兮，脾臟之寒。

出胎而疾者，胎毒之發；能食而疾者，食積之干。胎毒之變也，爲黄爲瘤爲瘡毒；食積之變也，爲癥爲痛爲痞滿。吐瀉有寒有熱有食，欬嗽有虛有實有痰。痢因積得，瘧以痞延。脹乃脾胃之虛，腫則風濕之感。疝本肝來，淋以膀胱之熱；疸因脾致，渴以津液之乾。

風從肝起，熱自心生。風熱併而搐急，吐瀉久而成慢。證分八候，治貴十全。痰涎未去兮，爲言語之蹇澁；氣血未復兮，成手足之拘攣。天弔如痓而上竄，内弔似疝而裏疼。客忤輕於中惡，蟲痛類於發癎。形證既混於雷同，診治宜詳於藻鑑。

眼中白膜兮，肝疳已現；鼻下赤爛兮，肺疳所傳。壯熱而渴兮，邪火熏於絳宫；多瘡而瘠兮，真水涸於元闕。飲食傷而脾損，津液亡而胃乾。丁奚手足之漸細，哺露糟粕之不斂。愛吃泥土兮，面黄齒白而頭皮光急；喜啖瓜果兮，口饞肉削而腹皮滿堅。

論病之證已明，立治之法尤簡。平胃燥濕，五苓利水，二藥合而吐瀉兼調；瀉青疎風，導赤瀉火，兩方并而驚風可蠲。金花涼驚而退熱，玉液寧嗽以化痰。保和消積兮，同香連又治痢疾；異功補脾兮，助集聖可救癆疳。理中止吐瀉而寒熱通用，保命鎮驚癎而急慢相兼。

抱龍主驚風而平痰火，惺惺解變蒸而散風寒。養脾平瘧兮，瘧久有母者消癖；荳蔻止泄兮，泄久生風者調元。白术救虛渴之仙藥，丁香取蟲積之神丹。五色泄臟中之熱，三聖除膈上之痰。口舌生瘡者洗心，胷脅急痛者控涎。參苓肥兒兮，脾虛羸甚者勿棄；地黄補腎兮，稟氣怯弱者有驗。

嗟夫！嬰兒稚弱兮，豈堪藥石；良工調理兮，尤貴精專。或補或泄兮，中病即止；易虛易實兮，其證勿犯。治不乖方兮，有如援溺救焚；藥不對病兮，何異操刀佩劍？發吾心之秘兮，爲取兎以設置；獲斯術之利兮，勿得魚而忘筌。

貧富異病

人有恒言，富貴之子多病者，其氣清，其體薄，而過於飽煖也。貧賤之子少病者，其氣濁，其體厚，而常受飢寒也。上智之醫，識得此意，觀父母而知其氣稟之厚薄，觀形色而知其臟腑之虛實，猛峻之藥，不可妄加，和平之方，亦不可執用也。歌曰：醫不執泥曰上工，能知富貴與貧窮。生來氣體分清濁，居來看承又不同。

論胎疾食積外感

小兒初誕多胎疾，能食過多爲食積。於斯二者作提綱，仲陽復起從吾議。

小兒之疾，如痘疹、丹瘤、臍風、變蒸、斑黄、蟲疥、解顱、五軟之類，皆胎疾也。如吐瀉、瘧痢、腫脹、痞積、疳癆之類，皆傷食之疾也。惟發熱欬嗽，或有外感風寒者。故曰：小兒之疾，屬胎毒者十之四，屬食傷者十之五，外感者十之一二。

驚癇原來肝有餘，脾常不足致疳虛。形體不全知腎弱，上醫會得謹其初。

大抵小兒脾常不足，肝常有餘。腎主虛，亦不足也。故小兒之病，驚風屬肝，疳癆屬脾，胎氣不足屬腎。上醫治病，必先知所屬而預防之，故曰不治已病治未病。

家傳三法

家傳三法救孩童，驚癇須防用抱龍。胎稟怯時宜補腎，肥兒疳病有奇功。

治癇用琥珀抱龍丸，治疳用肥兒丸，治胎稟不足用補腎地黄丸，此三方者，祖訓相傳，子孫敬守。

辨壽夭

幼科精熟是專門，壽夭平時認得明，色脈合觀知五臟，補虚瀉實藥通神。

古語云：三折股肱爲良醫，謂歷練熟也。故幼科專精者，凡小兒之壽夭，先了然於目中矣。病不可治，必不治也。至於臨病之時，觀形察色，便知五臟之證治，所以補之瀉之，意之所生，有通神之妙也。

小兒壽夭最難明，只在良工眼力精，形氣有餘爲壽相，如其不足豈遐齡。

小兒壽夭，須觀形氣。如形實氣實，此稟氣有餘爲壽相，無病易養。如形虚氣虚者，此稟氣不足爲夭相，多病難養。蓋兒之生也，受氣於父，成形於母。父母俱强者，則形氣有餘；父母俱弱者，則形氣不足。父强母弱，則氣有餘，形不足；父弱母强，則氣不足而形有餘也。大抵壽夭窮通，聰明愚痴，皆以預定，豈能逃乎？小兒所稟，全賴父母之餘氣，以長形質，故肥不可生瘦，瘦不可生肥。大小與父母不等，則難養也。雖初生多患，若形體相稱，多壽也。小兒面舒，轉首遲滯，稍費人雕琢者，壽之兆也。若小兒預知人意，身輕力弱者，難養也。古人有言，譬如梅花早發，不睹歲寒，甘菊晚榮，終於年事。故知晚成，壽之兆也。若小兒陰小而黑，與身相等者，可養之。子若陰大而白者，難養也。若小兒形體弱，頭面多青，精神昏瘁者，難養。若小兒剛悍，眼目俊朗，神氣爽健，髮紺而澤者，壽之相也。若小兒精神實則少病，故易長成也。若形瘁而多病者，難養也。若小兒黑珠少，白睛多，面色晃白者，非壽之相也，縱長不及天年。若黑珠大而白睛少，面色黑形不淡者，亦要觀其眼中黑白分明，表裏相稱，曰壽曰康。若黑珠動摇，光明閃爛，縱長亦應目疾，壽亦不及四旬也。

頭圓背厚腹如垂，目秀眉清鼻準齊。耳角分明口方正，腎堅肉實體豐肥。

頭者，髓之海也，腎主骨髓，頭圓則腎足矣。背者，五臟之所附也，背厚則五臟安矣。腹者，水穀之海也，腹大則水穀盈矣。目者肝之竅，耳者腎之竅，鼻者肺之竅，口者脾之竅，七竅無闕則形全矣。脾主肉，肉實者脾氣足也。肝主筋，筋强者肝氣足也。腎主骨，骨氣足則腎堅矣。

腮妍髮紺表形端，二便調和裏氣安。脚健項肥囊緊小，肌膚温潤更紅鮮。

腮妍如桃，髮黑如漆，此表實也。小便長，大便潤，此裏實也。脚者，身之柱也，柱壯而强則身不撓。項者，頭之莖也，項長而肥則頭不攲。囊者，宗筋之會也，囊黑而小如荔枝者壽。肌肉者，榮衛之所舍也，温潤紅鮮則榮衛宣暢而氣血足矣。

性静神安狀若愚，自然精采與人殊。樂然後笑不多哭，若到眠時不久噓。

英華不露，神氣内藏，此非凡兒相也。心主笑，不妄笑者，心氣足也。肺主哭，不多哭者，肺氣足也。又哭聲不絶連綿者，肺氣實也。脾主睡，睡不久者，脾氣實也。此上三條，皆壽相也，其兒無病而易養也。

頭破露縫眼露睛，鼻乾脣縮口流津。髮稀項軟腓腨小，滿面紛紛青紫筋。

諸陽皆會於頭，頭破則陽上衰矣。諸陰皆起於足，腓腨者，足肚肉也，小則陰下衰矣。鼻爲肺竅，鼻乾則肺氣衰矣。脣口爲脾竅，脣縮流津，脾氣衰矣。髮爲血餘，髮稀則血衰矣。項爲天柱，項軟則柱折矣。青紫之筋，皆風熱之候，散見於面，必多驚癇之病。

形枯色夭欠火晶，肚大筋浮瀉利頻。蟲疥浸淫多叫哭，見人笑語弄精神。

形枯色夭者，此表虚也。瀉利無時者，此裏虚也。疥瘡啼哭多笑語者，皆陽火妄動之候。此上二條，皆夭相也，其兒多病而難養也。

辨形色

小兒有病觀形色，青主驚風紅主熱，黄爲傷食白主疳，若中惡時其面黑。

肝主風，其色青；心主熱，其色紅；脾主穀，其色黄。白者氣血不榮於面也，故主疳。黑者凶色也，故主中惡。

氣色須看何部中，心主正額火光紅。左頰木肝右金肺，頦爲腎部鼻脾宫。

此五形分部位也。肝屬木，東方，故於左頰候之。肺屬金，西方，故於右頰候之。心屬火，南方，故於額上天庭候之。腎屬水，北方，故於頦下地閣候之。脾屬土，中央，故於鼻準候也。

肝病須觀眼目中，脾脣心舌自相通。肺有病時常在鼻，腎居耳内認其宗。

此以五竅分五臟也。肝之病見於目，心之病見於舌，脾之病見於脣，肺之病見於鼻，腎之病見於耳，各隨寒熱虚實决之。

目揚面赤熱生風，眉縐呻吟腹痛攻。面腫色黄知癖疾，髮稀面白有疳蟲。

肝主風，目揚者，肝病也。揚者，直視也。心主熱，面赤者，心病也。風熱相傳，必生驚搐。人有痛則眉縐而呻吟。訣云：痢疾眉頭縐，腸中痛也。脾主濕，濕勝則腫，面腫色黄，故知脾病。宿食成積，積久成癖。疳者，津液不足之病也。髮稀面白，血之虚也。疳病多蟲。

下痢應嫌面貌妍，驚風面赤亦堪憐。欬嗽面白爲真色，青繞脣傍青紫筋。

訣云：瀉不定，精神好者，死。風病面如塗朱者，死。欬久不止，面光白者，肺之真臟色見也。

小兒疾厄命宫尋，虎口三關食指紋。欲知死生無錯誤，不離五色認分明。

命宫，謂山根也。小兒山根斷絶，青紅紫黑筋横欄者，多病難養。相法云：山根青色，出胎頻見災危是也。男左女右，手指横紋，其紋曲向内者病在内，曲向外者病在外；下大上小者吉，下小上大者凶。

辨脈息

小兒未損天真氣，指下脈來宜有力。大滑數實最爲良，細濇遲虚終不吉。

脈大者，氣實也。脈滑者，血實也。六至爲數，脈來有力。皆賦稟有餘之脈也。脈細者，氣虛也。脈濇者，血虛也。三至爲遲，虛則無力。皆賦稟不足之脈也。小兒壽夭，以此辨之。

一息六至號和平，八至之説不可憑。四至以下虛冷備，八九十至熱生驚。

小兒之脈，一呼三至，一吸三至，謂之一息。六至乃和平無病之脈也。訣云：八至爲平和脈者勿從。一息四至曰離經，三至以下謂之損脈，爲虛冷瘠瘦之病。一息八至曰離經，九至以上謂之至脈，爲實熱驚風之病。

辨脈證治

上醫色脈盡須明，虛實證治如法行。有一乖違即不中，爲兒作禍犯天刑。

《內經》曰：能合色脈，可以萬全。蓋上醫之治小兒也，以色合脈，以脈合色，實則瀉之，虛則補之，不違則制，萬全之道也。且如兩腮紅者，色實也；脈急數者，脈實也；大便秘，小便黄，渴不止，上氣急，足脛熱者，實證也。有此三實者，宜以寒涼之藥瀉之。所謂不可服熱藥者，有七也。如面晃白者，色虛也；脈微沉者，脈虛也；糞色青，腹虛脹，嘔乳，眼珠青，足脛冷，虛證也。有此三虛者，宜以温熱之藥補之。所謂不可服寒藥者，有七也。今之粗工，色脈證治，懵然無知，妄作湯丸，夭兒性命，天必譴之。

藥必對證無差錯，中病即已無太過。待其來復真氣生，食養盡之無補佐。

此謂治病之要術也。色脈證治，了然在心，故以寒治熱，以熱治寒，實則瀉之，虛則補之，皆制病之方藥也。服藥之後，中病即已，勿過其制者，即《內經》大毒治病十去其三，小毒治病十去其五，無毒治病十去其七之法也。《內經》曰：及其衰也，待其來復，謂病衰其半，即止其藥，以待其真氣之發生，又以乳食之養，助其發生之氣。諺云：藥補不如食補者是也。粗工不知此理，攻寒令熱，寒未退而內熱以生；制熱令寒，熱未除而中寒又起。欲求疾愈，安可得乎。夭札之由，必始於此。此條治法，亦吾吃緊爲人處。

小兒用藥擇其良，毒藥毫釐不可嘗。邪氣未除真氣損，可憐嫩草不耐霜。

良，謂氣味平和無毒之藥也。毒，謂猛峻蝕利瞑眩之藥也。故小兒之方，實則瀉之，如瀉青導赤瀉白瀉黄之類；虚則補之，如安神異功阿膠地黄之類。如涼驚治熱，理中治寒，抱龍治痼，肥兒治疳之類，皆和平無毒之劑，此吾家秘傳之良方也。如巴豆、牽牛，雖未嘗不用，亦不敢專用也。予見今之行幼科者，以硇砂治積，輕粉治痰，以砒治瘧，以硫治寒，皆是大毒之藥，小兒之腸胃嬌脆，安能當此毒也？

小兒汗下勿輕嘗，實實虚虚必損傷。寒熱誤投如太過，温中解毒有奇方。

按仲景傷寒法云：不應汗而汗之者，爲斑疹驚惕汗不止之證，所謂桂枝下咽，陽盛則斃也。不應下而下之者，爲痞滿腹痛吐瀉腸滑不止之證，所謂承氣入胃，陰盛乃亡也。

小兒有病不可下，不熱自汗兼自瀉。神困顖陷四肢冷，乾嘔氣虚神怯怕。吐蟲面白髮焦穗，疳瘦潮熱食不化。鼻塞欬嗽及虚痰，脈細腸鳴煩躁呀。若將有積與踈通，是謂虚虚誠可怕。

孩兒實熱下無妨，面赤睛紅氣壯强。脈上弦洪肚上熱，咋腮喉痛尿如湯。屎硬腹脹脅肋滿，四肢浮腫夜啼長。遍身生瘡肚隱痛，下之必愈是爲良。

如悞服寒涼藥過多者，以致脾胃虚弱胃脘痛，宜温胃散主之。如悞服熱藥太過者，以致煩躁悶亂，或作吐或狂或渴，宜先解毒，菉豆粉飲主之。

如小兒病驚，多用藥性太温及熱藥治之。有驚未退而別生熱證，有病愈而致熱證者，有反爲急驚者，甚多。當問病者數日，因何得之，曾以何藥調之，可用解毒之藥，無不效也。以豆卷散主之。

病來發熱不惺惺，不信醫師信鬼神。龍木祝由真人訣，未聞牲殺解人驚。

經曰：惑於鬼神者，不足與言至德。故有信巫不信醫之戒。祝由科龍木所傳，乃移精變氣之術。如禱鬼神之事，徒殺牲耳，何益哉！

病不可治對人言，病可醫時用意專。三法始經常記憶，勿傷脾胃反成愆。

古語云：病不可治，即宜早告，不可隱忍，遭人恥笑。誠哉是言也。其病可治，視人之子如己子，調護保養，無所不至可也。然有三法：初用猛法，以攻病之藥去之，不可惡攻而愛補，反助其邪，爲兒之害；中用寬猛相濟，病久不除，乳食必少，脾胃大倦，於補脾藥中，加攻病藥，看兒强弱加減；末則用寬法，兒病既久，久則成癖，只以補脾胃爲主，正氣完則邪氣自盡矣。

古今圖書集成醫部全録卷四百四

小兒診視門

嬰童百問　明・魯伯嗣

脈法

小兒一歲至三歲看虎口，更用指按高節，乃一指分三關，定其息數。呼吸八至爲平脈，九至不安，十至危困。短長大小，各有邪干。浮主風生，數主有驚，沉遲主虛冷，實主有熱，緊是癲癇，洪主熱盛，沉細主腹痛，沉緩主虛瀉，微遲有積有蟲，遲濇主胃脘不和，沉主乳食難化，沉細主乳食結，緊弦主腹熱痛，牢實主大便秘，沉而數者主骨中有熱，弦長是肝膈有風，緊數驚風四肢掣戰，浮洪胃口有熱，沉緊主腹痛不歇，虛濡有氣又兼慢驚，芤多痢大便有血。四歲用一指按虛實，五歲六歲用一指滾轉尋三部，平正關上爲準。七歲八歲，稍移指少許尋三部。九歲十歲，次第依三關部位尋取。十一歲十二歲，亦同十歲看。十四歲十五歲，方依大方脈部位診視。凡看脈先定浮沉遲數，陰陽冷熱，皆依大方也。沉遲爲陰，浮數爲陽。更兼看面部，青色主驚風，白色主虛瀉，赤色主痰熱，黑色病勢難當，黃色是脾家疳積。以此相參，察其病源，審度治療，必無疎失矣。

面上證氣色總見

左腮爲肝，右腮爲肺，額上爲心，鼻上爲脾，下頦爲腎，赤者熱也，隨證治之，此仲陽之至論也。口議所謂五位氣色總見者：其藍青色者，乃驚積不散，欲發風候；其火紅色者，痰積壅盛，驚悸增進；其黃土色者，食積癥傷，欲作疳疾痞癖；其色白者，大腸滑泄，水穀不分，欲作吐利；其黑色者，臟腑欲絶，其疾危惡，其兒不久也。又有面部形色：額有青色，主驚風欲發，紅主大熱；印堂青色初入驚并瀉；紅主大驚夜啼，黑主客忤；山根青至，主二次驚，青色主瀉後發躁，黑色及黄甚主死；年壽平陷者主夭，青主發熱生驚，黑主痢死，紅主燥死；微黄曰平，黄甚主霍亂死；鼻準微黄曰平，黄甚爲土動死候，黑赤危甚；人中黑主蛔蟲咬；患久脣反者死，短縮者因利死，邊旁黄主胃逆，青色主下利；正口紅者平，乾燥脾熱，白主失血死，黄有積，青因驚風死，黑氣繞口者死；承漿青，因飲食時被驚，黄主吐逆，赤主血痢，赤黑主驚風；兩眼黑睛黄有熱，白睛黄食積不化疳蛔，白睛青肝風驚，黑睛黄傷寒；眉上青吉，忽紅主煩躁夜啼，黄主霍亂，久病紅者死；風氣二池青主風候，紫主吐逆又發熱，黄吐逆，紅主煩躁夜啼；兩顴赤色，肺有客熱；兩太陽青主二次受驚，青自太陽入耳者死，紅主血淋；兩臉青主客忤，黄主痰溢，赤主風熱；兩頰赤主傷寒，左赤心熱口瘡，右赤肺熱，黄主有積，紅主血淋；兩頤青主吐蟲；兩金匱青主第三次驚生風；黑繞口，二日死；青連目入耳，七日死；兩風門紅主風熱，黑主疝，青水驚；黑從眉入耳，當日死；脣黑不食者死。又面青眼青肝之病，面赤心之病，面白肺之病，面黄脾之病，面黑腎之病。五臟各有所主，看稟受盈虧，胎氣虚實，陰陽補瀉，當救其失，臟腑表裏，若能辨其標本，則神聖工巧自然得矣。

醫學正傳　明·虞摶

小兒脈法總論

小兒七歲八歲曰齔，九歲十歲曰髫，始可以一指探掌後尺寸三部之脈，而以一息七八至爲無病之常脈。十一歲至十四歲曰童草，而以一息五六至爲常脈也。數則爲熱，遲則爲寒，浮則爲虚爲風，沉則爲實爲積爲痛。浮而數者爲乳癇驚悸，虚而軟者爲慢驚瘈瘲，緊而實者爲風癎，牢而革者爲便秘，沉而弦者爲食積爲腹痛，緊而弦者爲氣急爲風寒，洪數者爲熱，伏結爲傷食，軟細者爲蟲疳。若氣促脈代，散亂無倫次者，死在須臾而不治也。

面上諸形證歌

痢疾眉頭皺，驚風面頰紅。渴來脣帶赤，毒熱眼朦朧。
山根若見脈橫青，此病明知兩度驚。赤黑困疲時吐瀉，色紅啼夜不曾停。
青脈生於左太陽，須驚一度見推詳。赤是傷寒微燥熱，黑青知是乳多傷。
右邊青脈不須多，有則頻驚怎奈何。紅赤爲風抽眼目，黑青三日見閻羅。
指甲青兼黑暗多，脣青惡逆病難瘥。忽作鴉聲心氣急，此時端的命難過。
蚘蟲出口有三般，口鼻中來大不堪。如或白蟲兼黑色，靈丹縱服病難安。
四肢瘡疼不爲祥，下氣冲心兼滑腸。氣喘汗流身不熱，手拿胷膈定遭殃。
眼中赤脈實難量，大數元來此不祥。最怕亂紋鋪目下，更兼赤脈貫瞳光。
顋門腫起定爲風，此候應知最是凶。忽陷成坑如盞足，未過七日命須終。
鼻門黑燥渴難禁，面黑脣青命莫存。肚大筋青俱惡候，更嫌腹有直身紋。
忽見眉間紫帶青，看來立便見風生。青紅碎雜風將起，必見疳癥隔氣形。
亂紋交錯紫嫌青，急急求醫免命傾。盛紫再加身體熱，須知臟腑惡風生。
紫少紅多六畜驚，紫紅相等則疳成。紫點有形如米粒，傷寒夾食證堪評。
紫散風傳脾臟間，紫青口渴是風癎。紫隱深沉難治療，風痰祛散命須還。
黑輕可治死還生，紅赤傷寒痰積停。赤青脾受風邪證，青黑脾風作慢驚。
紅赤連兮勿藥輕，必然乳母不相應。兩手忽然無脈見，定知冲惡犯神靈。

内八段錦

血淨爲安不用驚，若逢紅黑便難寧。更加紅亂青尤甚，取下風痰病立輕。

赤色輕微是外驚，若如米粒勢難輕。紅散多因乘怒亂，更加搐搦實難平。

小兒初誕月，腹痛兩眉顰。時號盤腸氣，啼哭又呻吟。

如反目仰視者，天弔風也。

小兒初誕月，肌體瘦尪羸，髮禿毛稀少，元因鬼王胎。

外八段錦

先望孩兒眼色青，次看背上冷如冰。陽男搐左無妨事，搐右令人甚可驚。女搐右邊猶可治，若逢搐左疾非輕。歪斜口眼終爲害，縱有仙丹也莫平。

保嬰金鏡録 明·薛己

頭面部位圖

〔圖解〕

頭者，諸陽經絡所會；面者，五臟氣血之榮；色者，五臟精神之華。欲察兒病吉凶，先分部位生剋。五

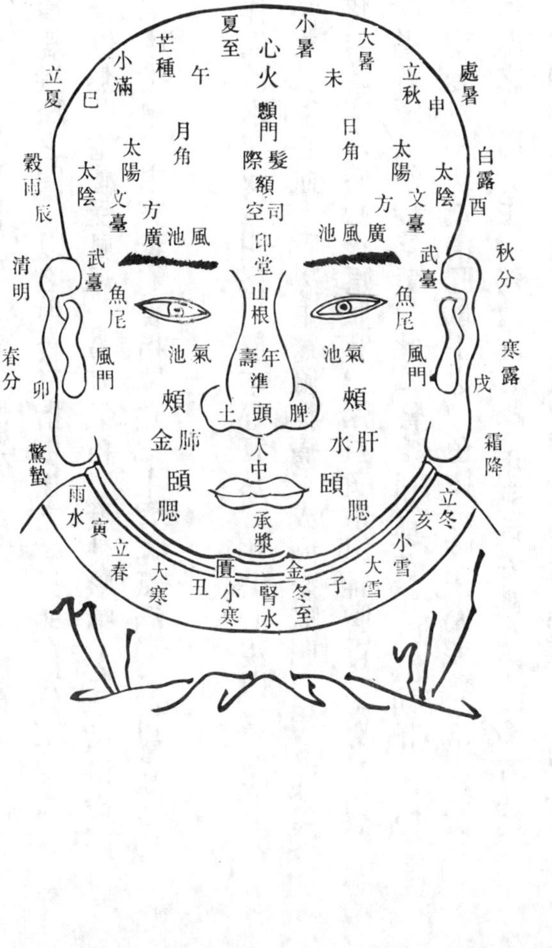

臟虚敗，色必枯槁；五色充實，色必光華。面色光澤者生，面色枯槁者死。經以望爲先，故曰：能察色脈，可以萬全。《全幼心鑑》云：小兒半歲之間有病，當於額前眉端髮際之間，以名中食三指橫按之。兒頭在左舉右手，在右舉左手。食指爲上，中指爲中，名指爲下。若三指俱熱，主感受風邪，鼻塞氣粗，發熱咳嗽。若三指俱冷，主外感内傷，發熱吐瀉。若食中指熱，主上熱下冷；名中指熱，主夾驚；食指單熱，主胷膈氣滿；名指單熱，主乳食不消。

竊謂額間赤色，主心經風熱，煩躁驚悸。若發熱作渴飲水，或發叫哭，屬本經實熱，用瀉心湯以清心火。微赤則困臥而悸，發熱作渴飲湯，屬虚熱，用秘旨安神丸以生心血。青黑主驚風腹痛，或瘈瘲啼叫，用五味異功散，加木香、柴胡、鈎藤鈎補脾肝。青黑甚主心腹疼，此寒水勝心火爲賊邪，用益黄散以補脾胃。微黄皮燥主驚疳，此心經疳證，用秘旨安神丸以養心血。骨蒸作渴盗汗，頭髮乾黄，此爲腎疳，用地黄丸以滋補肝腎。

左臉青或兼赤，乃肝經風熱，項强煩悶，發搐目劄瘈瘲，用柴胡清肝散主之。色微赤咬牙屬虚熱，用地黄丸補之。青黑主肝尅脾虚寒驚搐腹痛，用六君、薑、桂温之。微赤主潮熱血虚心躁，用秘旨安神丸佐以地黄丸。

右臉赤，主肺大腸風邪實熱，氣粗欬嗽，發熱飲水，用瀉白散。若哽氣出氣，脣白氣短，屬虚熱，用五味異功散。若脾熱所傳，用清胃散。心火所刑，用人參平肺散。淡赤主潮熱心躁，或大便堅秘，用宣明柴胡飲子以疎導其熱。如潮熱未止，更用鈎藤飲以清肝補脾。色青白主欬嗽惡心，先用惺惺散解其表邪，健其脾土，繼以六君子湯調補中氣。色青黑主驚風腹痛，盤腸内鈎，此肝木侮脾土，用六君子湯加鈎藤鈎以調補元氣，不宜治肝。

鼻色赤，主脾胃實熱，身熱飲水，飲食如常，用瀉黄散清熱理脾。微赤主脾經虚熱，飲食難化而不思食，用五味異功散以補中健脾。色深黄，主小便不通，鼻中乾燥，氣粗衄血，乃脾熱傳於肺腎，先用濟生犀角地黄湯清熱養血，後用地黄丸以滋益腎水。色淡白，乃脾氣虚弱，主泄瀉飲食不化，用六君子以調補中氣。青色主脾土虚寒，肝木所勝，用五味異功散，加木香、炮薑温中平肝。黑爲死候。

頦間色赤，主腎與膀胱陰虛有熱而小便不通，用四物湯加山梔以養血清熱。赤甚，主膀胱氣滯而熱結，用五苓散以分利其邪。若鼻準微黃，右腮微赤，乃脾肺燥熱，不能化生腎水，用黄芩清肺飲。膀胱陰虛，陽無所生，用滋腎丸。若頦間微赤，乃膀胱陽虛，陰無所化，用八味地黄丸。若兼小腹脹滿，或陰囊腫脹，屬陰虛濕熱壅滯，用六味丸加車前子、牛膝。兼脾肺氣虛不能通調水道者，亦用前藥。其小便赤色，久而尿血，亦屬肝腎氣虛有熱，用六味地黄丸主之；不應，則用補中益氣湯，益脾肺，生腎肝。若小便後出白津，或莖中作痛者，屬肝經濕熱，先用龍膽瀉肝湯，後用六味地黄丸。

印堂色青黑，主腹痛夜啼，此脾經虛寒，脾屬至陰，故夜間腹痛而啼，用鈎藤飲。色淡白，主泄瀉飲食不化，屬脾氣虛弱，用五味異功散加木香主之。

目内色青，主肝經風熱發驚，若直視叫哭，屬肝經實熱，用抑肝散；兼咬牙煩悶，屬虛熱，用六味地黄丸。色赤，主心肝二經發熱，抽搐煩躁，若小便赤，屬小腸實熱，用導赤散；若驚悸倦怠，屬肝經血虛，用六味地黄丸。色黄主脾積少食，夜間發熱，用四味肥兒丸。飲食停滯，吐瀉幷作，用胃苓散去桂加茵陳、山梔。目鮮發搐眼眨，屬風熱相搏，先用柴胡梔子散，後用六味地黄丸。眼泡微腫，主久欬惡心，或脾疳食積，用五味異功散，補脾肺，兼肥兒丸以消積滯。或目視不明，或雀目揩拭眉眼，此欲生風也，急用抑肝散以解之。睛尾紅絲，乃肝木勝脾土，先用四君子加柴胡、山梔，後用地黄丸。

人中色黄，主傷食胃逆，青主下利，乳食不化，噯噫酸腐，此脾虛停滯，用平胃散以消積和中。色青赤，主驚，肝氣傷脾，用五味異功散加柴胡以平肝補中。黑主蛔蟲咬痛。

脣色白，主吐涎嘔逆，或吐血便血，乃脾氣虛弱，不能攝涎統血歸源，急用六君子湯調補中氣則諸病自愈；切忌涼藥。若色赤乾燥而皺者，主脾經有熱，發熱作渴，口中氣臭，大便不通，煩躁不寐，先以清胃散治其熱，更以六君子湯加黄連、山梔兼補其脾。色黄主脾經食積泄瀉，飲食不化，以六君子湯温補中氣。色赤兼白，主衄血，乃脾肺虚熱，不能攝血歸源，用聖濟犀角地黄湯以清熱補血，兼用六君子以補脾氣，久不愈用麥門冬散，或人參補肺湯，或人參安胃散。

口畔色黄，主脾經積熱，用清胃散以理脾清熱，久病用四味肥兒丸以治疳熱。若唇口抽動，主驚熱不安，用五味異功散加山梔、鈎藤鈎以補脾平肝。若口流涎，唇色紫，乃胃氣虚寒也，用益黄散。若腹中痛，口吐涎水者，乃蟲痛也，先用蕪荑散，後用調中丸。不吐涎者，乃積痛也，但用五味異功散調補胃氣。手足并冷，用理中湯加烏梅温補中氣，則蟲不動而痛自止矣。亦有積痛者，或吐後痛止，或大便去後痛止者，宜用消積丸消導積滯，佐以異功散調補胃氣。白主失血，死。青主驚風，死。黑色繞口者，不治。

耳前微赤，此少陽經風熱也，用柴胡梔子散生肝血，清肝火。微黄主睡中驚悸，咬牙因肝脾虚熱，宜用四君子加芎、歸、升麻以安神。

耳輪乾燥，主骨疳蒸熱，爲腎經虚熱也，用六味地黄丸補之。若小便後出白津，或陰莖癢痛者，屬肝經濕熱也，先用龍膽瀉肝湯，後用六味地黄丸。若稟賦腎氣不足，或早近女色，致小便滯澀，或作痛如淋者，急用六味地黄丸、補中益氣湯，滋其化源。或大小便道牽痛者，尤爲虚也，亦用前藥加牛膝、車前子、肉桂救之。如手足逆冷，或畏寒少食，陽氣虚寒也，急加附子多有生者。大抵小兒之證，多因稟賦臟氣不平，或乳食寒暑失宜，或姙娠乳母飲食起居六淫七情所致。若初病元氣無虧，乳食如常，發熱壯熱，二便秘結，作渴飲水，臥不露睛者，悉屬形病俱實，當治邪氣。若病久元氣已虧，食少發熱，口乾飲湯，嘔吐泄瀉，肢體畏寒，臥而露睛者，悉屬形病俱虚，當補正氣。況今之小兒元氣，與昔不同，用藥失宜，脾胃先傷，豈可泥古方而施治哉。余故考諸名家，宗諸東垣，於凡諸證，各補以方藥，治者能即色以驗其病，察病以固其本，斯無失矣。是以古之治病，望色爲先也。且驚則氣散脈亂，不可專診，故必兼察色。《心鑑》云：若面色未盡，當參之以指脈；指脈未盡，當參之以面色；色脈兼盡，無餘藴矣。

保嬰撮要 明・薛鎧

面上證

面色青，主驚積不散，欲發風候。紅主痰積驚悸。黃者食積癥傷，欲作疳癖。白主泄瀉水穀，更欲作吐。黑主臟腑欲絕。

印堂青，主初患驚瀉，紅主大驚夜啼，黑主客忤。

山根青主二次驚，瀉後發躁，黑黃甚者死。

年壽平陷主夭，青主發熱生驚，黑主利死，紅主躁死，微黃曰平，黃甚曰霍亂。

承漿青主食時被驚，黃主吐逆，亦主血利，黑主驚風。

兩眼黑睛黃主有熱，白睛黃主食積疳痌，白睛青主驚風，黑睛黃主傷寒。

眉上青吉，忽紅主煩躁夜啼，黃主霍亂，久病紅者死。

風氣二池，青主風候，紫主吐逆或發熱，黃主吐逆，赤主煩躁夜啼。

兩顴赤，主肺有客熱。

兩太陽青，主二次受驚，青自太陽入耳者死，紅主血淋。

兩臉青主客忤，黃主痰溢，赤主風熱。

兩頰赤主傷寒，兩頤青主吐蟲。

兩金匱青主第三次驚風，黑繞口二日死，青連目入耳七日死。

兩風門紅主風熱，黑主疝，青主水驚，黑從眉入耳，即日死。脣黑不食者死。

脈形

流珠形，主飲食所傷，内熱欲吐，或腸鳴自利，煩躁啼哭，用助胃膏消飲食，分陰陽；若食消而病仍作，用香砂助胃膏以補脾胃。

環珠形，主脾虚停食，胷膈脹滿，煩渴發熱，用五味異功散加山楂、枳實健脾消食，後用六君子湯調養中氣。

長珠形，主脾傷，飲食積滯，肚腹作痛，寒熱不食，先用大安丸消其積滯，次以異功散健其脾氣。

來蛇形，主脾胃濕熱，中脘不利，乾嘔不食，此疳邪内作，先用四味肥兒丸治疳，後用四君子湯補脾。

去蛇形，主脾虚食積，吐瀉煩渴，氣短喘急，不食困睡，先用六君子湯加枳實健脾消積，次以七味白朮散調補胃氣。

弓反裏形，主感冒寒邪，哽氣出氣，驚悸倦怠，四肢梢冷，小便赤色，欬嗽吐涎，先用惺惺散助胃氣祛外邪，後以五味異功散加茯神、當歸，養心血，助胃氣。若外邪既解而驚悸指冷，脾氣受傷也，宜用七味白朮散補之。若悶亂氣粗喘促哽氣者難治，脾虚甚故也。

弓反外形，主痰熱心神恍惚，夾驚夾食，風癇痰盛，先以天麻防風丸祛外邪，又以五味異功散調中氣。

鎗形，主風熱生痰發搐，先用抱龍丸；如未應，用牛黄清心丸。若傳於脾肺，或過用風痰之藥，而見一切諸證者，專調補脾胃。

魚骨形，主驚痰發熱，先用抱龍丸治之；如未應，屬肝火實熱，少用抑青丸以清肝，隨用六味丸以補肝。或發熱少食，或痰盛發搐，乃肝木尅脾土，用六君子湯加柴胡，補脾土以制肝木。

水字形，主驚風食積，胷膈煩躁，煩悶少食，或夜啼痰盛，口噤搐搦，此脾胃虚弱，飲食積滯而木尅土也。先用大安丸消導飲食，次以六君、鈎藤鉤補中清肝。若已服消食化痰等劑而病不愈者，用四君、升麻、柴胡、鈎藤鉤，升補脾氣，平制肝木。

針形，主心肝熱極生風，驚悸煩悶，困倦不食，痰盛搐搦，先用抱龍丸袪風化痰，次用六君子加鈎藤鉤平肝實脾。

透關射指形，主驚風痰熱聚於胸膈，乃脾肺虧損，痰邪乘聚，先用牛黄清心丸，清脾肺，化痰涎；次用六君子湯，加桔梗、山藥，補脾土，益肺金。

透關射甲形，主驚風肝木剋制脾土之敗證，急用六君、木香、鈎藤鉤、官桂，温補脾土；未應，即加附子以回陽氣，多得生者。

嘗聞古人云：小兒爲芽兒，如草之芽，水之漚。蓋因臟腑脆嫩，口不能言，最難投劑。當首察面色而知其所屬，次驗虎口以辨其所因，實爲治法之簡要也。

註 流珠只一點紅色，環珠差大，長珠圓長，已上非謂圈子，總皆紅脈貫氣之如此。來蛇即是長珠散，一頭大，一頭尖。去蛇亦如此。分上下朝，故曰來去。角弓反張，向裏爲順，向外爲逆。鎗形直上，魚骨分開，水字即三脈幷行，針形即過關一二粒米許，射甲命脈向外透，指命脈曲裏。雖然，余嘗治之，亦有不專執其形脈而投劑者，蓋但有是證，只服是藥而亦多驗。

古今醫鑑 明·龔信

小兒三關紋色主病歌

紫熱紅傷寒，青驚白色疳。黑時因中惡，黄即困脾端。

青色大小曲，人驚幷四足。赤色大小曲，水火飛禽扑。紫色大小曲，傷米麵魚肉。黑色大小曲，脾風微作搐。

三關脈紋變見歌

魚刺驚風證莫疑，氣關疳病熱相隨。命關見此爲難治，此是肝家轉到脾。初節懸針瀉痢生，氣關肺熱更疳凝。三關直透黄泉近，此候須知是慢驚。水字生驚肺受風，氣關喘嗽積痰攻。醫人仔細詳虚實，出命驚疳夾證凶。乙字驚風肝肺隨，氣關形見發無時。此形若直命關上，不久相將作慢脾。曲蟲爲候主生疳，若見氣關積穢肝。直到命關爲不治，須知心臟已傳肝。雙環肝臟受疳深，入胃氣關吐逆臨。若是命關爲死候，枉教醫者更勞心。流珠形見死來侵，面上如斯也不生。縱有神丹人不救，醫人仔細更丁寧。傷寒斜向右，傷食七堪儔。雙鉤傷冷定，逢驚山字浮。絲紋將發搐，豐字引堪愁。若遇傷風證，脈斜向左朝。形如新月樣，向右氣疳留。若是彎居左，風疳藥可投。形如三疊曲，傷硬物爲仇。更有環生脚，尤嫌上下鉤。皆是傷冷候，醫者用心求。疳極如勞狀，亂蟲皆可憂。交了紋互疊，腹面見因由。更有青筋貫，百中無一瘳。

脈法總歌

小兒有病須憑脈，一指三關定數息。遲冷數熱古今傳，浮風沉積當先識。左手人迎主外證，右手氣口主内疾。外候風寒暑濕侵，内候乳食痰與積。洪緊無汗是傷寒，浮緩傷風有汗液。浮洪多是風熱盛，沉細元因乳食積。沉緊腹中痛不休，弦緊喉間作氣急。緊促之時瘮痘生，緊數之際驚風至。虚軟慢驚作瘈瘲，緊實風癇發搐搦。軟而細者爲疳蟲，牢而實者因便閉。脈芤大小便中血，虚濡有氣兼驚悸。滑主露濕冷所傷，弦急客忤君須記。大小不勻爲惡候，二至爲脱三至卒。五至爲虚四至損，六至平和曰無疾。七至八至病猶輕，九至十至病勢極。十一二至死無疑，此訣萬中無一失。

指脈歌

小兒食指辨三關，男左女右一般看。皆知初風中氣候，末是命關易亦難。要知虎口氣紋脈，倒指看紋分五色。黃紅安樂五臟和，紅紫依稀有損益。紫青傷食多虛煩，青黑紋時證候逆。忽然純黑在其間，好手醫人心膽寒。若也直上到風關，粒米短長分兩端。如鎗冲射驚風至，分作指叉有數般。弓反裏順外爲逆，順逆交連病已難。叉頭長短有可救，如此醫人仔細看。男兒二歲尚爲嬰，三歲四歲幼爲名。五六次第年少長，七髫八齔漸論情。九歲爲童十稚子，有病關格辨其因。十一癎疾號顛風，疳病還同勞病攻。痞癖定爲沉重候，退他潮熱不相同。初看掌心中有熱，便知身體熱相從。肚熱身冷傷積定，脚熱額熱是感風。額冷脚熱驚所得，瘡疹發來耳後紅。小兒有積宜與塌，傷寒三種解爲宜。食瀉之時宜有積，冷瀉須用與温脾。水瀉宜與濇臟腑，先將滯竭散與之。孩兒無事忽大叫，不是感風是天弔。大叫氣促長聲粗，誤吃熱毒悶心竅。急須吐下却和脾，若灌驚藥真堪笑。

病原論

夫小兒者，幼科也。初生者曰嬰兒，三歲者曰小兒，十歲者曰童子。兒有大小之不同，病有淺深之各異，形聲色脈之殊，望聞問切之間，若能詳究於斯，可謂神聖工巧者矣。

蓋望者，鑑貌辨其色也。假如面部左腮屬肝，右腮屬肺，額屬心，鼻屬脾，頦屬腎。肝病則面青，肺病則面白，心病則面赤，脾病則面黃，腎病則面黑。是乃望而知之也。

聞者，聽聲知其證也。假如肝病則聲悲，肺病則聲促，心病則聲雄，脾病則聲慢，腎病則聲沉，此屬於臟。又大腸病則聲長，小腸病則聲短，胃病則聲速，膽病則聲清，膀胱病則聲微，此屬於腑。是乃聞而知之也。

問者，問病究其原也。假如好食酸則肝病，好食辛則肺病，好食苦則心病，好食甘則脾病，好食鹽則腎病，好食熱則内寒，好食冷則内熱。是乃問而知之也。

切者，切脈察其病也。假如三歲小兒已下有病，先看男左女右手虎口三關。從第二指側看，第一節名風關，第二節名氣關，第三節名命關。辨其紋色，紫者屬熱，紅者傷寒，青者驚風，白者疳病，黑者中惡，黄者脾之困也。若見於風關爲輕，氣關爲重，過於命關則難治矣。至三歲已上，乃以一指按寸關尺三部，常以六七至爲率，添則爲熱，減則爲寒，浮洪風盛，數則多驚，沉遲爲虚，沉實爲積。是乃切脈而知之也。

大抵小兒之疾，大半胎毒，而少半傷於食也。其外感風寒之證，十一而已。蓋小兒之在胎也，母飢亦飢，母飽亦飽。辛辣適口，胎氣隨熱；情慾動中，胎息輒躁。或多食煎煿，或恣味辛酸，或嗜慾無節，或喜怒無常，皆能令子受患。

其爲母者，胎前既不能謹節，産後又不能調護，是以惟務姑息，不能防微杜漸，或未滿百晬，而遂與鹹酸之味，或未及周歲，而輒與甘肥之物，百病由是而生焉。小兒脾胃，本自嬌嫩，易於傷積。且如乳食傷胃則爲嘔吐，乳食傷脾則爲泄瀉，吐瀉既久則成慢驚，或爲疳病。乳食停積，則生濕痰，痰則生火，痰火交作，則爲急驚，或成喉痹，痰火結滯，則成癎釣，或爲喘嗽。胎熱胎寒者，禀受有病也。臍風撮口者，胎元有毒也。鵝口口瘡者，胃中有濕熱也。重舌木舌者，脾經有實火也。走馬牙疳者，氣虚濕熱也。愛吃泥土者，脾臟生疳也。胎驚夜啼者，邪熱乘心也。變蒸發熱者，胎毒將散也。丹毒者，火行於外也。蘊熱者，火積於中也。中惡者，外邪乘也。睡驚者，内火動也。喉痹者，熱毒也。眼痛者，火盛也。膿耳者，腎氣上衝也。鼻塞者，因冒風邪也。頭瘡者，熱毒攻也。臍瘡者，風濕中也。尾骨痛者，陰虚痰也。諸蟲痛者，胃氣傷也。陰腫疝氣者，寒所鬱也。盤腸氣痛者，冷所搏也。脱肛者，大腸虚滑也。遺尿者，膀胱冷弱也。尿濁者，濕滯脾胃也。便血者，熱傳心肺也。下淋者，膀胱鬱熱也。吐血者，榮衛氣逆也。小便不通者，有陰有陽也。大便秘結者，有虚有實也。解顱鶴節者，胎元不全也。行遲髮遲者，氣血不充也。龜胸者，肺熱脹滿也。龜背者，風邪入脊也。語遲者，邪乘心也。齒遲者，腎不足也。瘧者，膈上痰結也。痢者，腹中食積也。欬嗽者，肺傷風也。喘急者，痰氣盛也。心痛者，蟲所嚙也。腹痛者，食所傷也。内傷發熱，則口苦舌乾也。外感發熱，則鼻塞聲重也。腹脹者，脾胃虚弱也。水腫者，土虧水旺也。黄疸者，脾胃濕熱也。斑疹者，陰陽毒氣也。自汗者，氣虚也。積者有常所，有形之血也。聚者無定位，無形之氣也。胃主納受也，脾主運化也。調理脾胃者，醫中之王道也。節戒飲食者，却病之良方也。驚疳積熱者，小兒之常病也。望聞問切者，醫家之大法也。若夫療疾用藥如箭，箭中鵠心者，則又可以心悟而不可以言傳也。孟子所謂：梓匠輪輿，能與人規矩，不能使人巧，斯言得之矣。

入門審候歌

觀形察色辨因由，陰弱陽强髮硬柔。若是傷寒雙足冷，要知有熱肚皮求。

觀面部五色歌

面赤爲風熱，面青驚可詳。心肝形此見，脈證辨温涼。脾怯黄疳積，虚寒皝白光。若逢生黑氣，腎敗命須亡。

古今醫統　明·徐春甫

胎氣禀受不同論

《千金》論曰：兒在母胎受其精氣，一月胚，二月胎，三月血脈，四月形體成，五月能動，六月筋骨成，七月毛髮生，八月臟腑具，九月穀神入胃，十月百神備而生。生後六十日瞳子成，能笑語識人；百日任脈生，能反覆；一百八十日尻骨成，能獨坐；二百一十日掌骨成，能匍匐；三百日髕骨成，能獨立；三百六十日爲一期，膝骨成，乃能移步。此理之常。不如是者，身不得其平矣。或有四五歲不能行立，此皆受胎氣之不足者也。若筋實則多力，骨實則早行，血實則形瘦多髮，肉實則少病，精實則伶俐多語笑、不怕寒暑，氣實則少髮而體肥，此皆受胎氣之充足者也。大抵禀賦得中，陰陽純粹，剛柔兼濟，氣血相和，精神全備，形體壯健。其未周之先，顱顖堅合，睛黑神清，口方脣厚，骨粗臀滿，臍深肚軟，莖小卵大，齒細髮潤，聲洪睡穩，此皆受胎氣之得中和者也。以故聽其聲，觀其形，則可以知其虛實壽夭矣。

用藥論

夫人禀陰陽二氣，生疾病於三焦，然冠壯易明，童幼難治。黄帝云：吾不能察其幼小者，爲別是一家調理爾。此不在黄帝圖經之論也。又云：小兒如水上之波，草頭之露，以意用藥，毋令造次焉。惟小兒臟腑脆嫩，血氣未足，肌體不密，精神未備，故稱不易醫也。初生曰嬰兒，三歲曰小兒，十歲曰童子，大小各異，切不可一概而用藥也。必明消息形候，審定生死，察病患之淺深，知藥性之寒温，乃世之良工也。

觀形氣

形者，面形也。氣者，神氣也。原夫小兒證候，不可取之一端，在表裏相應，内外消息。豈惟相鼓瑟者，所能觀其形而知其證哉？信斯言也。况小兒虛實，有非係乎肥瘦，而係乎氣色者。何以言之？蓋有肥而氣怯，瘦而氣壯。氣怯則色必嫩，其爲虛可知；氣壯則色必盛，其爲實可知。五臟之氣形於面部，則肝青心赤肺白腎黑脾黄，是其五色。肝旺於春，心旺於夏，肺旺於秋，腎旺於冬，各七十二日；脾寄旺於四季後一十八日，是其本位。然有時乎不春不冬，而面變青黑者，非肝之與腎也。不秋不夏，而面變赤白者，非心之與肺也。蓋五臟之氣色，層見疊出，隨形流證，初無一定。忽然青黑主乎痛，忽然赤者主乎熱，忽然白者主乎冷，忽然黄者主乎積，此氣之開闔，非係乎時，非拘乎位。又如心主額，肝主眼并左臉，脾主脣之上下，肺主右臉，腎主耳前頞外，其形或見於位，或露於他部，所謂不可取之一端，此其選也。且脾主脣之上下，爲吐瀉，或患利日久，然其色黑，則腎之乘脾，水反尅土，名爲强勝，其臟或敗爾。肝主眼并左臉，其色青，本色也，主驚駭驚風，是爲順證。若見白色，乃肺剋肝，即爲逆證。以此推考，變而通之，存乎其人。

嬰兒惟察其面部五色以知病源，又看眼睛有神無神，神者目中精神光彩是也。隱顯横衡，應位而見，以應五臟五色，青黑黄白赤是也。肝青、心赤、脾黄、肺白、腎黑。凡五臟主病蘊其内，必有形色見於外。小兒有病，先觀本部形色，論其五行生剋吉凶，形色若有相應，然後聽聲切脈。

察病形色歌

大病脣紅不可醫，看來眼慢不相宜。睛青頰赤幷乾黑，髮直鴉聲轉淚啼。手足無紋指頭白，鼻乾燥熱口角

垂。昏沉口禁不開眼，便是神仙難治之。

五臟精明面上窺，假如肝病面青時。三春白氣如形見，此病須亡餘倣之。

目如赤白幷青黑，面若黄時病易瘳。目黑與青幷赤白，面無黄色救無由。

諸病形色

面上青色者，爲驚積不散，欲發風候。

紅赤色者，爲熱，爲痰積壅成驚悸，煩躁增進。

黄色者，亦爲熱，爲食積、癥瘕、痞癖、疳疾。若神思昏沉，其候潮熱，氣粗困倦，或嘔噦，或瀉利。

白色，爲寒，爲肺氣不利，大腸滑泄，欲作吐痢。

黑色者，爲痛所傳不傾變證，的爲逆候，榮衛失序，爲痰，爲惡候。

正口常紅無病，乾燥脾熱，白爲虛。

人中黑，腹痛蟲動；点点黑，吐痢。
山根紫，傷乳食，青驚人叫唤，黑爲危。
印堂青驚，紅驚熱，白無病。
額青驚，紅熱。
兩眉紅，夜啼燥熱。
兩眼黑睛黄傷寒，白睛黄濕積，赤心熱，淡紅心虚熱，青肝熱。
太陽紅血麻，青驚。兩紋青第二驚，赤傷寒。右青驚，紅熱，黑危惡候。
風池紅熱多啼，黄吐逆。
金匱青筋驚。
兩頰熱赤，啼哭。
顴紅，熱。
準頭近乘黄吐利，赤熱，紅紫痰氣，青驚。
承漿黄，吐，青驚。
目無精彩，瞳人不活，眼珠上膜赤，脈貫瞳人，俱死證也。
額上心證：赤色者，心經有風熱，主心煩驚悸，臥坐不安。青黑色，中有邪，主驚風腹痛。《寶鑑》云：心乃中邪，手瘈瘲而啼叫。青黑甚則心腹痛。微黄色皮乾燥，主盜汗，頭髮乾。黄燥，主驚疳骨熱微渴。
鼻上脾證：赤色身熱，不思飲食。深黄色，小便不通，鼻孔乾燥，氣粗，主衄血。《寶鑑》云：鼻乾喘息，鼻氣有聲，主衄血肺熱。淡白色，主泄瀉食不化。
下頦腎證：赤色主膀胱熱，膀胱與腎爲表裏，有熱則水道不利，小便不通。
左臉肝證：赤色身熱拘急，肝風熱也。青黑主驚或腹痛。淺赤潮熱心躁。有一等小兒，夜間潮熱，日間面臉不安，脣紅乾燥，恐驗不真，脈必緊數。

右臉肺證：赤色身熱，淺色潮熱，或不便而氣粗壅嗽。青白色主欬嗽惡心。青色主風入肺，時時欬嗽。青黑主驚欲發，或腹痛，嬰兒盤腸内釣。

印堂證：青黑色主腹痛夜啼。《靈秘》云：印堂青黑，夜啼，如傷風主頭疼，傷寒主久痢。《靈秘》云：痢疾眉頭皺。王氏云：眉中心淡白色，主泄瀉糞白，食物不化。

人中證：《寶鑑》云：人中左右兩邊黄主傷食。人中下青，主乳不化，便清糞白。《靈秘》云：人中鼻下俱青，亦主乳食不消。

脣口證：脣白主吐涎嘔逆，亦主吐血便血。脣紅赤乾燥而皺者，主渴。《靈秘》云：渴來脣帶赤。脣紅赤不皺，主口臭，大便不通，夜間心躁不睡。紅乾而燥，主熱。王氏云：口臭脣黄脾受積，後必發腫，夜起利糞白色。又曰：脣口紫及吐涎，主蟲痛。《飛仙論》云：脣口紫不吐涎，是積痛。《寶鑑》云：脣口四畔黄如橘，主口臭，乃脾之積熱。《千金》云：脣纈赤，主心熱，口舌生瘡。《至聖訣》云：脣紅赤主衄血，脣白赤熱，脣口動主驚熱。又云：口滴清水欲生重舌，又主口瘡。錢氏云：口頻撮氣不和，益黄散。又云：血虚怯爲冷所乘則脣青。孫真人云：脣青主脾寒，或時腹疼乳食減少。蓋脾開竅於脣，木來剋土，知脾弱不能食也。如久渴瀉脣紅者，是虚證也，不可用涼藥。

舌上證：舌乾、舌黑、舌白、舌燥、舌胎、舌黄、舌赤腫，主大便不通，雖通少。焦黄、舌裂、舌上芒刺、舌上出血，皆熱極陽毒也。舌上生瘡，心脾熱。舌上卷，主驚。有久瀉痢，舌黑必潤，不可以爲熱。蓋久痢上焦虚熱，舌黑必潤，死不治。

氣噎證：氣噎不通，必主驚候。《靈秘》云：噎飲須知死。嘆氣哽氣下氣頻呵欠，主驚。

兩耳證：王氏云：耳前微赤主耳聾，微黄主腎驚，睡中咬牙。耳輪乾燥，主疳骨蒸熱。

面色淡白，主惡心不食驚瀉。面青白主吐瀉。《靈秘》云：主驚風欲發。王氏云：面青脣白，主吐嬭不化，胃冷。《難經》云：面白喜嚏，悲愁不樂只欲哭。

面青黑色，吐沫者蟲痛，不吐沫者食積，亦主驚。《靈秘》云：主天釣風。面青遍身熱發躁，多變痫疾。面青有汗，口内氣熱，必發釣痛。已上三證，出《靈秘》。《寶鑑》云：面黄夜臥盜汗，面青白有驚，面青黑或時吐沫者客忤，面黑青主天釣啼呼凶。

面青臉赤，主壯熱驚搐。面青白黑，往來不定，主腹痛發渴無時。《寶鑑》云：臉赤面黄白，主心疳壯熱。《千金》云：面赤目黄，主小便不禁。通真子云：面青筋急，或多嗔悶。

面紅赤色，主傷寒發熱，心躁不安，欲驚發狂。《靈秘》云：主身熱傷寒。通真子云：面赤心煩仍喜笑。

面黄臉赤，主傷寒潮熱，驚搐，睡臥不安；如肉内微微赤者，主疳食潮熱。錢氏云：心疳面黄臉赤，身壯熱，安神丸主之。

面黄白色，主疳積大便不調，夜起食不消，嘔逆。《寶鑑》云：面黄白有積。《靈秘》云：面黄白，主脾肺有積。通真子云：面色痿黄，瀉利無時。錢氏云：面晃白氣發，肚腹疼痛，不思乳食。

面目皆黄，是脾熱黄疸。《寶鑑》云：黄疸皆因胃熱。錢氏云：此證多於大病之後。若不因病而身微黄者，胃熱。面黄肚大，脾疳。初生嬰兒身黄，曰胎疸。

頭面青筋，此爲欲發驚，因熱必作搐，因吐必肚痛。若頭面大小青筋如緑繩透起者，急治。不爾，便發搐，搐則進退難瘥。

非時弄色，面色不定，謂之弄色。面色非時變易不定者，是胎風有驚，亦主客忤。面色或青或白或黑不定者，心腹疼痛。

面部察色應病歌

兩腮肝肺位，鼻準内斯脾。正額爲心主，頦間主腎隨。有内斯形外，觀之識病機。面赤脣青者，傷寒熱證推。驚風青黑應，脣臉所由知。面黄多疾病，瘧疾亦何辭。白多應是瀉，痢更蹙雙眉。面青肝有病，春患最難醫。舉金來剋木，餘倣此推之。

壽夭歌

身軟陽痿頭四破，臍小臍高肉不就。髮稀色嫩短聲啼，遍體青筋俱不壽。尻踵臏骨若不成，能倨能行能立死。臍深色老性尊持，方是人家長命子。

相眼神法

小兒病證或可畏，若太衝有脈，神氣未脱，顖門未陷，看顔色三關未至黯點者，猶可著力。雖然，五臟六腑之精顖，上注於目，望而知之，當先以目中神氣之全爲驗。若目中神氣有者，必不死，目無神者必死。

得病之源

大喜後乳食，變驚癇。喜屬心，大喜後乳食則傷其心。錢氏曰：心主驚，驚是癇也。《素問》云：暴怒傷陰，暴喜傷陽。孫真人云：傷陰則瀉，傷陽則驚。通真子云：喜後飲水，傷三焦，多成喘急。

大哭後乳食，多成吐瀉。錢氏云：哭屬肺，大哭後乳食則傷肺，肺氣逆則作吐瀉。肺與大腸爲表裏，故瀉也。

大飢後乳食，多成腹痛。《千金》云：飢人急食多成腹痛。《修真秘》云：飢食過多，成結積聚。又云：食不欲急，急則傷脾。扁鵲云：急食久，成痞塊，面黄。

大飽後飲水，多成氣乏。《素問》云：飲多則肺布葉，是故氣逆而上奔也，故能生痰疾。《仙經》云：飽後迎風，多成暴厥不醒，如中風之狀也。

大驚後乳食，嘔吐心痛。大驚後乳食，則手少陰經受邪，多成心痛。抱樸子云：大驚乳食及飲水，氣節不通，或吐逆翻胃百端。經曰：驚後飲水則傷心，舌多成不語也。

當風乳兒，成嗽吐腹脹。倉公曰：小兒迎風飲乳，風冷入肺，則令咳嗽。《寶鑑》云：風冷傷於乳，令兒成嘔吐氣冷腹膨。又經曰：形寒飲冷則傷肺，傷肺則欬嗽。肺主氣，氣傷則腹脹。

夜露乳兒，多成嘔吐。《修真訣》云：夜露下乳兒，冷乳入喉不散，多成嘔逆。《寶鑑》云：天中餧乳，氣逆停留，皆成嘔逆。

正食便乳，成疳黄口臭。王氏云：正餐便乳，令兒口臭牙中出血。通真子云：乳食并餐，令兒面黄口臭，又能生痰癖。

正汗便乳，成心疳壯熱。葛洪云：汗者心之液，正汗便乳，則傷其心，心傷則液散，液散則皮膚燥，成心疳壯熱。

食熱麵乳兒，多成龜胷。孫兆云：母食五辛，令兒龜胷，徐氏云：食熱麪便乳兒，久必成龜胷。

食酸鹹炙煿乳兒，成渴。《聖惠方》云：乳母恣食五辛炙煿，厚味停積，乳兒致兒臟腑生熱，熱則煩躁，生渴不止。又云：兒食醬肉，渴飲水漿，則成渴痢。

醉卧當風，乳兒失音。乳母醉卧當風乳兒，令兒失音。抱樸子云：乳母飲酒過度，當風取涼乳兒，風冷酒毒邪乳入喉，故令兒失音不語也。

嗽後飲乳，成驚喘痰嗌。嗽後飲乳，痰聚不散，氣道不利，關膈不通，則成痰嗌而驚喘。

悲喜未定，便乳，成涎嗽。孟氏云：悲喜未定便乳，兒必涎嗽引風。《寶鑑》云：悲喜未定，飲水則逆其氣，氣勝血，血道行，多成吐血。

兒啼未定便乳，生癭氣。凡兒啼未定，便以乳塞其口乳之，令氣不得消散，故結聚成癭也。孟氏云：兒啼未定，肺竅開，即便乳兒，與氣相逆，氣凝結聚，多成瘰癧癭瘤也。

無患歌

孩兒常體貌，情態貌殊然。鼻內乾無涕，喉中絶響涎。頭如青黛染，唇似點硃鮮。臉方花映竹，頰綻水浮蓮。喜引方才笑，非時手不宣。縱哭無多哭，雖眠不久眠。意同波浪靜，性若鏡中天。此子多安吉，何愁患病纏。

聽聲驗病

《樂記》曰：凡音之起，由人心生也。人心之動，物使之然也。感於物而動，故形於聲。聲相應，故生變。蓋人病蘊於內，聲音顯然於外。樂聲亂則五音不和，人聲亂則五臟不和。所以聽聲音驗人疾病也。《素問》云：視喘息聽聲音而知所苦。是故《周官》云：以五氣五色五聲視其生死。孫真人云：五臟不和，五聲不順，五色不定，必主病也。《三因方》云：觀五臟有餘不足，喉之於聲，中之守也。中盛則氣盛，中虛則氣弱。故聲如從室中，言氣之濇也。言而微，終日乃復言，氣之奪也。言語善惡，不避親疎，此神明之亂也。聲音意不相續，陰陽失守也。故曰得守者生，失守者死。

諸病形狀

小兒驚哭聲沉不嚮者，是病重，醫難得效。聲浮者輕，調治便瘥。頭額乾枯，筋脈緊急，唇外赤而內白，有瘡痍而無津，甚者兼驚而難痊，斯爲熱之極矣。眼赤是肝積熱，怕明心肝有驚，牙疳嬭食之毒，吃食不消是脾積冷，耳聾是腎之虧，胎癬是肺積風，潮熱因驚而得，或悲或歌是邪入脾，口瘡肚脹疳積，氣逆吐蟲胃與大腸積熱，瘧疾是脾之傷，開口睡是五臟毒盛，多哭是驚風入肺，愛吃泥土脾臟生蟲，夜多盜汗是血虛有熱，五心熱是疳勞，聤耳是腎經邪熱，腹脹惡心是脾胃之積，愛吃木炭是肝臟生蟲，吃茶葉知爲心臟，吃生米須識脾宫。推之以理，度之以意，斯爲醫哲圓融。

雜病歌

小兒雜病切須知，不問童兒與女兒。多睡只因肝是本，心中積熱夜驚啼。叫呼冷汗因蟲痛，寒熱其中積在脾。臉赤口瘡心肺壅，虚風搐搦四肢垂。冷滑傷脾或瀉痢，如膿如血下無時。積多肚大多揿水，氣喘腮黄不問醫。眼垂吐涎頭擺急，莫教脈息慢微微。甚笑愚人偏問鬼，不求良藥苦求巫。

雜證病機

急驚風眼喜張，慢脾風眼喜閉。啼而不哭是煩，哭而不啼是躁。張口出舌是風，瞑目似睡不思乳食是虚。腹痛盈盈是氣壅，翻身伏臥是脾疾。换手長揮，聞言即哭是實。清涕流出，肺經受寒。摇頭硬頸，三焦壅熱。魚目定睛，夜死；面青唇黑，晝亡。

雜病不治歌

吐瀉生風眼上膜，風在掌中抓不著。急驚過了喘無休，慢驚過了皮膚薄。盤腸過了心中孤，嗽吐嘔逆心凹惡。傷寒赤脈青相交，結熱面黑皮毛落。痘子入眼眼不開，熱泄出水口乾惡。鎖口腰低唇黑青，積痢脾毒唇卷縮。此病因驚無有積，豈有神仙留妙藥。

戒輕易服藥

羅謙甫案，一小兒五月間，因食冷粉，腹中作痛，遂於市藥鋪中，購得神芎丸服，臍腹漸加冷痛，時發時止，踰七八年不已。因思古人云：寒者熱之。治寒以熱，良醫不能廢其繩墨而更其道也。據所傷之物，寒也；

所攻之藥，亦寒也；重寒傷胃，其爲冷病可知矣。凡人之脾胃，喜温而惡冷。況小兒血氣尚弱，不任其寒。故陽氣潛伏，寒毒留連，久而不除也。治病必先其本，當用和中養氣之藥，以救前失。服之月餘方愈。嗚呼！康子饋藥，孔子曰未達不敢嘗，此保生之重者也。奈何常拱默而令切脈，以謂能知病否。且脈者人之血氣，附行經絡之間，熱勝則脈疾，寒勝則脈遲，實則有力，虚則無力。至於所傷何物，豈能别其形象乎。醫者不可不審其病源。且此子之父，不以病源告醫而求於市肆，以致七年之病，皆昧此理也。孫真人云：未診先問，最爲有準。東坡云：只圖愈疾，不欲困醫。二公之言，有功於世大矣。

小兒難醫於大人

夫醫之道，誠爲難矣。故治小兒爲尤難。孫真人云：能醫十男子，莫醫一婦人。何也？男子者，榮衛氣壯，婦人血脈相衝，兼産又難爲治。《千金》云：婦人之病，比男子十倍難療。又云：能醫十婦人，莫醫一小兒。何也？婦人可以問病，血氣尚全；小兒言語不能，精神未備，切脈難憑，故曰難治。

古今圖書集成醫部全録卷四百五

小兒診視門

證治準繩 明·王肯堂

察色

古稱望而知之謂之神，而小兒醫號爲啞科，脈來駛疾，難於指下分明，尤以察色爲要，故首叙之。夫嬰兒惟察其面部，必有五色以知病源。人身五體，以頭爲首，首中有面，面中有睛，睛中有神，神者目中光彩是也。隱顯横衡，應位而見，以應五臟。五色者，青黄赤白黑。五臟之色，心赤肝青脾黄肺白腎黑。五臟所主病證蘊於内，必形色見於外。故小兒有病，先觀其本部形色，以論其五行生剋吉凶。形色若不相應，然後聽聲切脈。

面上證

左腮爲肝，合左手關位，肝膽之分，應於風木，爲初之氣。
右腮爲肺，合右手寸脈，肺與大腸之分，應於燥金，爲五之氣。
額上爲心，合左手寸口，心與小腸之分，應於君火，爲二之氣。
鼻爲脾，合右手關脈，脾胃之分，應於濕土，爲四之氣。
頦爲腎，合左手尺下，腎與膀胱之分，應於寒水，爲終之氣。

赤者，熱也。黄者，積也。白者，寒也。青黑者，痛也。隨證治之。

《全嬰方》云：左頬屬肝，東方之位。春見微青者平，深青者病，白色者絶。赤色主身熱拘急，肝熱生風；黑色主驚悸腹痛；淺赤色主潮熱，夜間發，日中歇，唇紅焦燥，脈必緊數。

右頬屬肺，西方之位。秋見微白者平，深白者病，赤色者絶。淺色主潮熱，或大便堅而氣粗壅急；青白色主欬嗽惡心；青色主風入肺，時時欬嗽；青黑色主驚風欲發，或肚疼盤腸内釣。

額上屬心，南方之位，火性炎上，故居上。夏見微赤者平，深赤者病，黑色者絶。赤色主心經有風熱，心躁驚悸，睡卧不安；青黑色主心中有邪，驚風腹疼，手足瘈瘲而啼叫；青黑甚，主心腹疼；黄色主驚疳骨熱口渴，皮毛乾燥，夜多盗汗，頭髮焦黄。

鼻上屬脾，中央之位，故居中而四季見。微黄者平，深黄者病，青色者絶。赤色主身熱不思乳食；深黄色主小便不通，鼻孔乾燥，氣粗鼻衄，夜間多哭；淡白色主泄瀉食不化；青色主吐乳口鼻乾燥，大小便不利。

下頦屬腎，北方之位，水性潤下，故居下。冬見微黑者平，深黑者病，黄色者絶。赤色主膀胱與腎爲表裏，有熱則水道不利，故小便癃閉。

肝部所主，睛中瞳人。内藏其神，外究五輪。眶眩屬脾，熱主生眵。兩眦總心，熱痛如針。白屬肺家，熱赤生砂。黄屬肝臟，昏瞀瞖障。中心瞳人，腎熱不明。眼忽眨竄，發風發驚。

心部所主：顴面臉頬，皆屬心位。黑即沉困，青即驚悸。赤必發風，白即疳氣。虚黄衛積，浮腫氣逆。心絶何因？大叫數聲。過關不叫，必作鵶聲。加熱驚讝，散熱清心。

脾部所主：唇口見病，人中承漿。四圍上下，合曰脾鄉。開口屬心，心脾有熱。唇裂舌瘡，三焦積熱。唇紅如血，深紅重渴。鵝口撮口，木舌重舌。脾肺熱就，口内噴臭。脾腎氣寒，色如死肝。大驚一嚇，口乾唇白。常時積驚，漸必傳心。心氣不足，令兒煩哭。何知脾絶，指甲皆黑。目無神光，定難用藥。五種撮口，驚風更惡，爲不治證。

肺部所主：鼻準兩孔，并連山根，大小二眥，肺部所存。鼻孔黑煤，即肺經焦。黑煤如墨，肺經即絶。鼻中赤癢，疳盛蛔長。或流白涕，腦寒困寐。或流青涕，傷風喜睡。肺熱鼻塞，因息吹得。或感風寒，亦閉關膈。鼻爛即疳，鼻臭積熱。

腎部所主：耳穴之前，名曰耳花。耳弦名輪，輪裏名廓。輪廓焦黑，腎家虚熱。其黑如炭，腎絶死旦。耳門生瘡，衛積非常。耳中膿出，腎熱疳極。臭名聤耳，膿汁不止。瘡痒如裂，其候虚熱。忽聽不聰，心腎氣壅。常作鬨鬨，熱氣上攻。或如蟲刮，榮虚衛熱。耳輪如冰更看耳後有紅絲，麻痘相侵。耳輪紅熱，傷寒是則。熱極内痛，腫氣相攻。清心涼膈，關竅通塞。兒孩兩腎，常虚無病。切莫攻擊，補更無益。

聽　聲

重實聲　重實雄聲體熱爲，三焦氣壅在心脾。傷風欬嗽喉咽痛，結澀腸中糞出遲。

悲焦聲　聲悲焦有躁，恐怖欲生風。重濁聲沉静，疳攻必耳聾。

啼哭聲　但哭無聲只是驚，多啼不哭痛分明。聲輕顫嗄風癇病，速緩聲頻吐瀉成。

噫煎聲　噫煎煩躁病難安，燥促聲音爲感寒。語短氣微尿主澀，長遲聲細痢多般。

遲緩聲　語短聲遲緩，腸鳴泄瀉頻，嗄聲多不響，風熱肺家因。

脈應雜病

微緩脈，乳不化，泄瀉，沉緩亦同。

微澀脈　瘈瘲筋攣。

諸數脈　爲熱，屬腑。

諸遲脈　爲冷，屬臟。

陽數脈　主吐逆，不吐必發熱。

陰微脈　主泄瀉，不瀉必盜汗。

沉數脈　寒熱，寒多熱少；亦主骨蒸熱。

緊數脈　寒熱，熱多寒少；又主骨熱，急則驚癇。

沉緊脈　心腹痛，短數同；亦主欬嗽。

沉細脈　乳食不化，亦主腹痛下痢。

沉伏脈　爲積聚，亦主霍亂。

微急脈　寒熱吐血。

浮滑脈　宿食不消，亦主欬嗽。

浮緊脈　疳氣耳聾。

浮弦脈　頭疼身熱。

緊滑脈　吐血惡。

心脈急數　驚癇，不驚者疳麻。

肝脈急甚　顛癇風癇，痰涎流液。

肺脈浮實　鼻塞幷大小便不通。

關脈緊滑　主蛔蟲；尺脈沉，亦主蛔。

尺脈微細　溏泄冷痢，乳食不化。

尺脈微濇　便血，無血者必盜汗。

脈過寸口入魚際　主遺尿。

審脈逆順

驚搐脈　浮數順，沉細逆；身温順，肢冷逆。
夜啼脈　微小順，洪大逆，身冷逆。
心腹痛脈　沉細順，浮大逆；身温順，肢冷逆。
傷寒脈　洪弦順，沉細逆；浮大順，微伏逆。
汗後脈　沉細順，洪緊逆；困睡順，狂躁逆。
温病脈　洪大順，沉細逆；身熱順，腹痛逆。
欬嗽脈　滑浮順，沉細逆；身温順，肢冷逆。
霍亂脈　浮洪順，遲微逆；身温順，肢冷逆。
吐哯脈　浮大順，沉細逆；身温順，肢冷逆。
泄瀉脈　緩小順，浮大逆；身温順，肢冷逆。
諸痢脈　沉細順，浮大逆；身温順，肢冷逆。
諸渴脈　洪數順，微細逆；身温順，肢冷逆。
諸腫脈　浮大順，沉細逆；臟實順，腸泄逆。
腹脹脈　浮大順，虚小逆；臟實順，泄瀉逆。
痰喘脈　滑大順，沉細逆；身温順，肢冷逆。
寒熱脈　緊數順，沉細逆；倦怠順，强直逆。
疳勞脈　緊數順，沉細逆；臟實順，脾泄逆。
蟲痛脈　緊滑順，浮大逆；身温順，脣青逆。
諸失血脈　沉細順，浮數逆；身温順，發熱逆。

中惡腹脹脈　緊細順，浮大逆；身熱順，身冷逆。
黄疸脈　浮大順，沉細逆；腹寬順，泄瀉逆。
火瘴脈　浮洪順，沉細逆；身熱順，身冷逆。

死　證

凡小兒顖腫顖陷，汗出不流，如珠如油，舒舌出口，舌腫發驚，瀉黑黯血，髮直如麻，皮膚無血色，此心絶也。弁壬癸日死。

病重啼哭，及病不哭下淚，爪甲青黑，眼深如陷，舌捲囊縮，發搐目斜，連脣口動，手如抱頭之狀，或脚面直。《素問》云：其華在爪，其充在筋。肝絶也。弁庚辛日死。

人中滿，人中黑，脣縮反張，脣焦枯燥，脣乾紫黑，脣不蓋齒，血腫尿血，舌縮或捲，鼻孔張開，齒禁，冷涎如油，撮口如囊，面如土色，四肢逆冷，如濕石之狀，喫乳不收，瀉糞赤黑，脾絶也。弁甲乙日死。

有熱，嚥湯水并藥食，喉中鳴，是胃脘直，不能蔭肺。此證醫書少有，蓋累曾試之有驗，弁死不治。

目直青鮮，氣喘不回，喫食噎嗽，痰涎塞口，喉中鳴響，鼻塞不通，鼻乾黑燥，肺脹胃隔，頭汗四肢冷，此肺絶也。弁丙丁日死。

面黑神昏，眼黑眼腫，目無光彩，耳輪青黄焦枯，牙疳齒落，髮踈黄燥，皮膚黑燥，驚風咬乳，戛齒泄屁，黑色繞口，此腎絶也。弁戊己日死。

醫學入門　明·李梴

觀　形

察兒氣色，

肝青心赤脾黄肺白腎黑。凡病面無黄色，不治。春白夏黑秋赤冬黄者逆。

先分部位。左頰兮青龍屬肝，

應春青爲有餘。

右頰兮白虎屬肺。

應秋白爲不足。

天庭高而離陽心火，

額也，應夏色，紅主大熱，青乃肝風。印堂青者人驚，紅白者水火驚，紅者痰熱，印堂連準頭紅者，三焦積熱，印堂至山根紅者，心小腸熱，小便青赤濇；山根至鼻柱紅者，心胃熱，大小便濇。

地閣低而坎陰腎水。

頦也，應冬色，白腎虚。承漿色青，食時驚，或煩躁夜啼，黄多吐逆，紅者腎中氣病。兩頤赤者肺熱。

鼻在面中，

應四季，準頭紅黄者無恙。

脾應脣際。

紅主渴。蛔蟲咬心頭者，脣必反。人中候小腸，喜深長，惡平滿，黑者瀉痢死。凡五岳赤者皆熱，淡白者皆虚。陳氏五臟驚積冷熱詩曰：肝驚起髮際，肝積在食倉。肝冷脣青白，肝熱正眉當。心驚在印堂，心積額角荒。心冷太陽位，心熱兩頰裝。脾驚正髮際，脾積脣應黄。脾冷眉中岳，脾熱穴太陽。肺驚髮際赤，肺積髮際當。肺冷人中見，肺熱兩頤傍。腎驚耳前穴，腎積眼泡相。腎冷額色紫，腎熱赤食倉。

紅氣見而熱痰壅盛，

印堂屬心，紅色熱痰，青黑驚痰，黄青風痰。

青色露而驚風怔悸。如煤之黑，爲痛中惡逆傳；似橘之黄，食傷脾虚吐利。

右太陰文武臺皆青爲食傷，亦有熱而脾虚吐利。

白乃疳勞，

爲寒，肺氣不利。

紫爲熱熾。

變黑者死。

青遮口角難醫，

驚狂。

黑掩太陽不治。

左太陽青，驚輕，紅色傷寒鼻塞，變蒸壯熱，黑青乳積。右太陽青，驚重，紅色風抽，眼目黑者死。紅至太陰者，内外有熱。連文臺者熱極，連武臺者漸生變證。

年壽赤光，多生膿血；山根青黑，頻見災危。

年壽平者壽，陷者夭。山根青黑必死，黑色痢疾，赤黑色吐瀉困倦，黄色霍亂，紅色夜啼，紫色傷飲食。

朱雀貫於雙瞳，火入水鄉。

朦朧熱毒，黑睛黄者，傷寒危證。

青蛇遶於四白，肝乘肺部。

青爲肝風，黄乃食積。

瀉痢而帶陽須防，欬嗽而拖藍可忌。疼痛方殷，面青而唇口撮；驚風欲發，面赤而目竄視。火光焰焰，外感風寒；金氣浮浮，中藏積滯。乍黄乍白，疳積連綿；又赤又青，風邪瘈瘲。氣乏顖門成坑，

紅色驚熱夜啼，紅腫驚風痰熱。前顖虚軟，母氣血弱；後顖不堅，父精不實。

血衰頭毛作穗。
髮黄焦槁者腑熱，肉折皮枯者死。
肝氣眼生眵淚，脾冷涎流滯頤。
正口紅色爲平，乾燥脾熱，白主失血，青黄驚積，青黑者死。
面目虚浮，定腹脹而上喘；眉毛頻蹙，必腹痛而多啼。
久病兩眉紅者夜啼，紫色風熱，赤紅者死，皺者痢疾。
左右兩頰似青黛，則爲客忤。
黄色痰實，紅主驚風，赤者傷寒。
風氣二池如黄土，則爲不宜；
風池紅有風痰將欲發搐，氣池紅傷風有熱入裏。
風門黑主疝而青爲驚。
紅主吐瀉。
方廣光滑吉而昏黯凶。
中庭天庭司空印堂額角方廣，皆命門部位，青黑爲驚風惡候亦忌損陷。
手如數物兮，肝風將發；
將手抱頭者死。
面若塗硃兮，心火似炙。坐臥愛煖，風寒之入；伸縮就冷，煩熱之攻。肚大脚小，脾欲困而成疳；目瞪口張，勢似危而必斃。噫！五體以頭爲尊，一面惟神可恃。
小兒諸病，但見兩眼無睛光，黑睛無轉運，目睫無鋒芒，如魚猫眼狀，或兩眼閉而黑睛矇昧者，死。或外若昏困而神藏於内不脱者，生。黑珠滿輪睛明者少病，眼白多睛珠或黄或小者，禀弱多病。目證内赤者心熱，淡紅者心虛熱，青者肝熱，淺淡者肝虛，黃者脾熱，無睛光者腎虛，白而混者肺熱。

況乎聲有輕重之不同，

聲輕者，氣也，弱也。重濁者，痛也，風也。高喊者，熱欲狂也。聲急者神驚，聲塞者痰，聲戰者寒，聲噎者氣不順，喘者氣促，噴嚏者傷風驚哭，聲沉不響者重，聲濁沉靜者疳積，如生來不大啼哭，聲啾唧者，夭。

啼有乾濕之頓異。

直聲往來而無淚者是痛，連聲不絕而多淚者是驚，嗞煎聲煩躁者難愈，聲音燥促者感寒。

病之初作，必先呵欠；

肝所主也。面赤者風熱，面青者驚風，面黃者脾虛，多腫者內熱，心神不安者氣熱，聲甕者傷風。

火之大發，忽然驚叫。

乃火動氣虛必死。夜半發者，多有口瘡，宜即看之。

藜藿不同於膏粱，韋布自殊於綺絹。雖由外以識中，勿刻舟而求劍。

察脈

額脈三指熱感寒，俱冷吐瀉臟不安。食指若熱胷中滿，無名熱者乳消難。上熱下冷食中熱，夾驚名中指詳看。食指風氣命三關，

男左女右，以左陽右陰故也。然陰陽男女均有，兩手亦當參驗。左應心肝，右應肺脾，於此變通消息可也。故有以左手紅紋似綫者，發熱兼驚；右手紅紋似綫者，脾積兼驚。三叉者，肺熱，風痰，夜啼。風關無脈則無病，有脈病輕；氣關病重；命關脈紋短小而色紅黃，外證又輕則無妨。若直射三關青黑，外證又重者死。

五色惟有紅黃安。

五色，紅黃紫青黑。由其病盛，色能加變。如紅黃之色，紅盛作紫；紅紫之色，紫盛作青；紫青之色，青

盛作黑，青黑之色，至於純黑者不治。又白色主疳，黄而不光者，主脾困。

淡紅寒熱青驚積，

深青色或大小曲者，四足驚。赤色大小曲者，水火飛禽驚。紅色大小曲者，人驚。青帶黄者，雷驚。或紅或青如絲一直者，是母傷食所致。紫絲青絲或黑絲隱隱相雜，似出不出，主慢脾風。

深紅疹痘是傷寒。

赤紅傷寒痘疹，空紅泄瀉。

紋彎停食細腹痛，

多啼乳食不消，紋多則主氣不和，紋亂者病久，紋曲者風熱盛。

紋粗黑射驚風頑。

紋粗直射指甲，必主驚風惡候；紋黑如墨，困重難治。

懸針青黑水疳熱，

青黑風關水驚，氣關疳熱，命關人驚，多傳慢脾風，不治。餘倣此。

魚刺青驚虚勞艱。

又有此樣刺，青色，風關驚，氣關虚勞。

水字肺驚膈痰積，

風關，肺咳驚風或疳疾。

乙字驚風盡屬肝。

風氣二關。

曲蟲疳積大腸穢，

風關肝病，氣關疳積。

肝胃疳積總如環。

氣關多吐。

流珠膈熱三焦亂，

紅點霍亂吐瀉，腸鳴自利，煩躁啼哭。

長珠寒熱腹積團。

腹痛夾積。

來蛇乾嘔臟腑滯，

左手則爲肝病。

去蛇昏睡瀉潺潺。弓反裏形感寒熱，

頭目昏重，心神驚悸，倦怠，四肢梢冷，小便赤色。

反外心神恍惚間。

夾驚夾食風癇證候，紋勢彎曲入裏者，病雖重而證順，猶可用力；若紋勢弓反出外，駸駸靠於指甲者，斷不可回。其有三關紋如流珠流米三五點相連，或形於面，或形於身，危證尤甚。

氣疳向裏，風疳向外；斜左傷風，斜右傷寒。雙鉤三曲傷冷硬，脈亂如蟲疳蛔攢。鎗形痰熱驚風搐，雙字食毒驚積難。孩兒三歲至五歲，一指三關定其息。浮洪風盛數多驚，

浮緩傷風，洪緊傷寒，人迎緊盛傷寒，氣口緊盛傷食，急促虛驚。

虛冷沉遲實有積。脈緊如索是風癇，沉緩須知乳化難。腹痛緊弦牢實秘，沉而數者骨中寒。弦長多是膈干風，

弦緊者氣不和。

緊數驚風四肢掣。浮洪胃口似火燒，單細疳勞洪蟲嚙。虛濡有氣更兼驚，

有氣，不和也。驚，神不守舍也。

脈芤多痢大便血。變蒸脈亦隨時移，伏遲寒嘔無潮熱。伏結爲物聚。

前大後小童脈順，前小後大必氣咽。

大小不匀者鬼祟。

四至洪來苦煩滿，沉細腹中疼切切。滑主露濕冷所傷，弦長客忤分明説。五至夜甚浮大晝，六至夜細浮晝別。純陽六至號平和，

五至虚，四至病，三至脱，七至八至病輕，九至十至劇，十一二至死。

此是聖人傳妙訣。

成童脈法

童草脈全，浮沉爲先。浮表沉裏，便知其源。大小滑濇，虚實遲駛。各依大人，以審證治。

用藥賦

幼科未載《素問》，扁鵲始稱兒醫。夾惊夾積是主，出麻出痘尤奇。兒病與大科相同，惟百病多夾驚夾積與出麻痘爲異耳。

驚則利之凉之温之，辰砂龍腦救急；積則消之化之下之，紫霜白餅爲先。風感傷感，羌活大青膏當煮；痰喘欬嗽，葶牛百部丸可爲。生犀紫陽連翹飲，能寬變蒸諸熱；天乙觀音銀白散，善調虚弱胃脾。噫！寧醫十男子，莫醫一婦人。寧醫十婦人，莫醫一小兒。

小兒衛生總微論方

宋·撰人未詳

諸般色澤紋證論

經云：小兒六歲以還者，經所不載，有病難治，無承據之事也。詳之，此謂嬰兒未能言者，有病則無由問其所苦，故無承據也。若能言者必能問之。小兒豈有六歲尚不能言者哉？其不能言者，惟一二歲兒也。故先賢言嬰兒未能言者，最爲幼小。有病則肌膚未全，寸關不辨，變蒸交互，氣血細微。若憑診切，實難明曉。惟在觀其形色，參其證候，乃知病之所在者矣。其觀視之法，須要安神定志，勿令情意惑亂。不得於兒哭斷之時，睡起之際，則色不正矣。須於辰時之後，巳時之前，夏即未熱，冬即未温，外色不雜，内氣閑雅，乃可向明而觀察之也。《聖濟經》曰：通識之士，必察剛柔勇怯，視其盛衰虛實，適以寒温，平以陰陽，病之輕重緩急，隨證以治之，不必苦於難治也。諸所論繁紊，難以執據。今採其當者，叙而次之。

面目死生色

《内經》曰：凡病面黄目青、面黄目赤、面黄目黑者，皆不死。《聖濟經》云：脾真爲本，而面黄必生者，以真氣外榮故也。若面青目赤、面青目白、面青目黑、面黑目白、面赤目青者皆死，謂無脾色外榮而真氣已絶故也。

《金匱》死色

凡小兒病者，有黑色滿面，或繞口入口，或延眉繞目，或暗人中者，皆死。有青色延面，連目入耳者死，目無精光，眼中有物如横紅針者死。

《外臺》死色

凡小兒病者，面上有青黑色如紗蓋定，從髮際至印堂者，不以疾狀淺深，六十日死；至鼻柱者一月死；至人中者十日死；滿面者即日死。

鼻上色

《聖濟經》曰：鼻端青爲腹冷，黑爲水氣，白爲無血，黄爲胷寒，赤爲有風，鮮明爲留飲。

目内色

赤者心熱，淡紅者虚熱，青者肝熱，淺淡者肝虚，黄者脾熱，無精色腎虚。

諸處紋狀候

耳後完骨上，有青脈如綫三兩路，臥不静者，此癇疾候。當刺掐破令血出，以爲小治。若自腫破者，死候。手大指後白肉魚際之上，有筋絡色青黑者胃中有寒，赤黄者有熱，赤青黑雜者寒熱，若青而小短者少氣。叉手處手大指第二指之間，虎口上有筋脈如綫者，看顔色曲直以決其病。若紋直者是驚，曲者是傷，沉隱爲風，曲外有冷，曲内爲食。

歌曰：虎口青紋直，情知四足驚。黑色元因水，赤乃火飛禽。淡紅人驚發，彎紫有傷尋。外冷内爲食，沉隱定風生。長大疾須重，短小得安平。但看叉手處，病候驗虚真。

第二指上之三節，名曰三關。小兒有男左女右看之，有八般筋脈紋狀以驗其病，名曰八片錦。魚刺形主初驚，在氣關主壯熱吐瀉，在風關主初驚才發，在命關驚極難治。歌曰：

形如魚刺是初驚，遍體如湯面色青。吐瀉躁煩如似此，通腸和氣便惺惺。

垂針形主瀉痢，在氣關主傷冷吐瀉，在風關瀉傳驚風，在命關驚傳慢驚風極候。歌曰：

形如懸針瀉利多，發驚身熱定違和。此病若變驚風慢，命關已度是沉疴。

水字形主肺驚，在氣關涎痰欬嗽虛積，在風關發驚喘哽涎，在命關困不治。歌曰：

形如水字肺家驚，虛積相傳面色青。膈上有涎須與治，命關若過更無寧。

乙字形，又曰中曲，主食驚。在氣關主食傷吐利，在風關傳變風。乙形屬肝，肝刑於脾，在命關傳慢脾風，不治。歌曰：

形如乙曲病因肝，眼慢驚啼瘈瘲偏。冷積爲傷傳變此，慢脾風已度三關。

去蛇形主內實外虛，來蛇形主外實內虛，蛇去來形內外俱虛，此數樣皆曲蟲。又曰：曲蛇在氣關主疳積，在風關主勞帶驚，在命關不治。歌曰：

形如蛇曲病因深，脾積疳勞又帶驚。未過三關宜早治，若過三關更莫論。

長者弓形，短者環形，主疳積。在氣關吐逆疳熱，喫泥土；在風關疳極羸瘦；在命關不治。歌曰：

形如環弓疳氣黄，好食泥土是尋常。此病早求良醫治，三關已到命飛揚。

亂紋形主蟲痛。在氣關主氣不和，有蟲積，食諸生物；在風關主蟲咬心腹痛；在命關病困極難治。歌曰：

紋亂縱橫蟲上尋，曉夜啼號不可禁。神佛求遍都無應，安蟲取積得康寧。

珠形此候，不拘三關上下見者，皆爲死候。歌曰：

流珠死候不須醫，便是沉疴莫療之。三關若見都休望，安排後事更無疑。

諸紋總歌

魚刺初驚候，懸針瀉痢多。水紋驚肺積，乙樣是肝訛。曲蟲驚疳病，環弓一論過。亂紋蟲咬甚，流珠病已痼。

諸般死證

病困汗出，如珠不流，頭毛上逆，唇口枯乾，口鼻冷氣，頭足相抵，臥正如縛，四肢垂𨈆，手足掌冷。

通真子死候歌

顖陷脣乾目直視，口中冷氣臥如癡。身形强直手足軟，掌冷頭低盡莫醫。

脈理論

凡兒稟受，臟腑氣血，榮衛形體，雖有生皆全。然於未語之前，變蒸之際，則血氣未充，膚革未固，筋骨未堅，脈狀未成。若有病也，難爲診切，又難訪問。是以先賢言嬰小之病難治者，以無承據也。故立其觀視形色之法焉。兒自生，積五百七十六日，大小變蒸數畢，則氣血榮，精神異，筋骨壯，脈理全，然後方可診切，又能言問也。或以爲小兒之脈，與壯老不同者，是不達診治之大體也。凡脈之長短遲速，在因形以別之，不必拘於至數。經言小兒脈多雀鬬，要以三部爲主，其脈小數小細者平也。諸家所言甚衆，今擇其當者具之。孫真人云：小兒之脈，固難分表裏。今撮其要者，不出數條。其總目歌曰：

小兒有病須憑脈，一指三關定其息。

小兒臂短，難以布其三指以分三關也，以一指診之。

浮洪風熱數爲驚，虛冷沉遲實有積。

浮洪爲風，秋得之曰平，餘時得之，主傷風寒，頭疼壯熱，或夜熱晝涼，欬嗽嚏噴，鼻塞清涕，嘔逆不食。歌曰：浮爲風兮秋日平，餘中風寒頭目疼。壯熱夜極鼻清涕，嚏噴欬嗽吐食頻。

洪脈爲熱，夏得之曰平；餘時得之，主風熱瘈盛，身體溫壯，瘡瘍血泄。歌曰：洪爲應候夏時和，餘須發熱溫壯多。風瘈作驚或瘡腫，有時泄下血滂沱。

數脈爲驚，春得之曰平；餘時得之，主驚風抽掣。脈數小者，多睡惕跳，直視怕怖，盜汗非時，咬牙吐舌，微吐喘息。脈數大者，一兩日間必發搐搦也。歌曰：數爲驚候春日長，餘時小數睡驚揚。喘息直視舌頻吐，大數潮搐發沉殃。

沉遲爲虛冷，冬得之曰平；餘時得之，主脾胃虛弱，泄瀉滑腸，脫肛，吐痢不止，日漸尫羸，以成脾困，或作疳勢。歌曰：沉遲之脈冬日安，餘時脾胃弱虛言。泄瀉滑腸肛脫出，吐痢尫羸瘦變疳。

實脈爲積滯，四時得之，皆主食傷積聚，面黃腹脹，髮焦煩渴，吐哯腹痛。歌曰：實脈食傷積滯言，壯熱腹脹髮毛乾。吐痢肚疼或爲癖，四時無異一般看。

《寶鑑》：四時脈謂春弦、夏洪、秋浮、冬沉、四季緩，各推其王相表裏以察其病。假令春得弦而浮者，病在表腑，爲陽爲順，病則易治。若得弦而沉者，病在裏在臟，爲陰爲逆，病則難治。餘時倣之。

王氏脈歌曰：小兒乳後輒吐逆，更兼脈亂無憂慮。弦急之時被寒纏，脈緩即是不消乳。緊急細駛亦少苦，虛濡邪氣驚風助。痢下宣腸急痛時，浮大之脈歸泉路。

《脈經》曰：小兒之脈駛疾，一息七八至曰平，不及曰損，太過曰至。

通真子歌曰：小兒三歲至五歲，呼吸須將八至看。九至不安十至困，短長大小有邪干。

又曰：小兒脈緊是風癇，沉脈須知乳化難。腹痛緊弦牢實秘，沉數有熱在骨間。

死證脈

脈來三動而止不見者，死。脈來速如弓弦硬直者，死。脈來瞥然不見者，死。歌曰：三動而止不來凶，速硬如弦勁在弓。瞥然至而反不見，皆爲死脈定由宗。

諸般病脈

脈弦者，爲風寒。　弦數者，爲瘧。　脈急者，爲氣不和，或爲客忤。　脈緊者，爲痛。　脈數者，驚癎。脈浮者，爲風。　浮緊者，驚風。　浮大者，傷寒。　浮虛者，盜汗。　浮數者，風熱。　脈伏者，爲氣滯。脈緩脈細者，皆爲冷，爲乳不化。　脈虛脈濡者，爲虛弱，爲驚。　虛濡者，慢驚風。　虛緊者，伏熱。　脈沉重者，爲有積。　沉數者，骨間冷，一云骨間熱。　沉遲者，虛冷。　沉緩者，傷食。　脈牢緊者，癖聚。　脈牢實者，腸秘。　心脈滿大，肝脈小急者，驚癎。　心脈數小者，疳淋。　數急者熱。　寸口脈直上直下者爲驚。　寸口脈大小脈不勻，亂者變蒸。　左手寸口無脈，心痛中熱，嘔逆口瘡，或欬嗽，喉中哽聲，　頭汗出而熱，此乳母食冷以乳兒所作也。又脈亂者吐逆。　右手寸口無脈，胷滿短氣，吐逆噫噦，喉中響，此乳母抱兒冲冒風寒所作也。　凡脈如雀啄而緊者風癎。　凡脈大小不依部次者惡候。　凡小兒脈駛，呼吸八至曰平，九至曰病，十至曰困。　凡小兒脈虛者病亦虛，輕手得也。脈實者病亦實，重手得也。故急驚脈促急，慢驚脈虛微。

活幼精要　明·董鳳翀

幼　科

小兒有疾最難醫，口不能言辨是非。惟在揣摩而測度，聽聲察色探元微。

聽聲歌

聲輕知氣弱，重濁痛兼風。長吁氣鬱熱，呻吟命必終。大叫多驚嚇，搖頭神已空。不語心經絶，何須用藥攻。

外證歌

肚熱脚冷傷積定，脚熱額熱是感風。肚冷脚熱驚所作，瘡疹發來耳後紅。

雜病不治歌

白膜遮睛上，紅筋貫眼中。牽抽長握手，强直反如弓。魚口頻舒舌，鴉聲作齒齧。要啼全不哭，才哭却無聲。粘痰喉内響，驚氣腹中鳴。痢熱膿多聚，傷寒汗不流。久瀉精神脱，大渴皮膚槁。冷氣喘聲粗，風牽天柱倒。

一見生死歌

幼童脈氣辨何形，一十四種甚分明。抱著遍身不温煖血絶，四肢軃重哭鴉聲胃絶。鼻乾黑燥目直視脾絶，啼哭無淚瀉涎青肝絶。撏眉摘眼爪甲黑，顖門腫起忽成坑筋絶。將口咬人魚口急，脚直肚大見青筋氣絶筋不收。上視似覷如高物，長吁出氣黑文行血不蔭脈。吃乳不收舌出口胃絶心絶，脣不蓋齒眼眶傾脾絶。瀉痢多下黑黯血，偏搐似笑沒心情心絶。不問貴賤及男女，救療十人無一生。

察色歌

紅紫因風熱，青黑病深沉。白多元氣弱，黄爲飲食傷。脣紅知渴瀉，青色命將亡。面黑人難救，良醫要審詳。

血氣論

心爲血主，肝爲血臟；肺爲氣主，腎爲氣臟。血出於心，血納於肝；氣出於肺，氣納於腎。假如血痢，五苓、門冬行其心志，巴豆、大黄逐其積滯；其病猶存，血之所藏無以養也，佐以歸、芎則痢自止。假如喘嗽，枳、桔、薑、桂以調其氣，南星、半夏以豁其痰；終不升降，氣之所藏無以收也，佐以參、芪則氣歸元。病有標本，治有先後。心得之法，不傳之妙。在外爲標，在内爲本。外感治標，須當發散；内傷治本，補瀉調停。急則治標，緩則治本。治得標本，萬無一損。

虚實論

虚熱身温，面色青白，口氣温冷，手心不熱，兩便自利，泄瀉多尿，虚汗自出，不可攻熱，只宜温補。實熱面赤，氣粗口熱，煩渴脣腫，便難掀衣，頻啼暴叫，在表宜汗，在裏宜下。便黄堅澁，面黄頰赤，脣燥口乾，表裏俱熱。得利勿補，恐熱復作。餘熱不退，不用關心。純用涼藥，熱去寒起。有熱除熱，逢虚補虚。見證隨宜，莫執而醫。

形氣論

觀形觀氣，須要精詳。先明部分，細察盈虧。隨宜用藥，必見奇功。額紅熱燥，青主驚風。印堂青現，防驚作變。忽然紅黑，鬼祟來衝。山根青露，遭驚兩重。若還赤色，煩渴相攻。重病脣紅，决不可醫。若還眼慢，斷不相宜。手足無紋，開口閉眼。髮直鴉聲，神仙難治。肝家無氣，常宜腎水澄清；肺準多光，必懼兩顴火焰。脣紅作渴，頰赤饒驚。眉頭鎖皺，父母多憂。

景岳全書　明·張介賓

小兒總論

小兒之病，古人謂之啞科，以其言語不能通，病情不易測，故曰寧治十男子，莫治一婦人，寧治十婦人，莫治一小兒，此甚言小兒之難也。然以余較之，則三者之中，又惟小兒爲最易。何以見之？蓋小兒之病，非外感風寒，則内傷飲食，以至驚風吐瀉，及寒熱疳癎之類，不過數種；且其臟氣清靈，隨撥隨應，但能確得其本而撮取之，則一藥可愈，非若男婦損傷，積痼癡頑者之比，余故謂其易也。第人謂其難，謂其難辨也；余謂其易，謂其易治也。設或辨之不真，則誠然難矣。然辨之之法，亦不過辨其表裏寒熱虚實，六者洞然，又何難治之有。故凡外感者，必有表證而無裏證，如發熱頭痛，拘急無汗，或因風搐搦之類是也。内傷者，止有裏證而無表證，如吐瀉腹痛脹滿，驚疳積聚之類是也。熱者必有熱證，如熱渴躁煩，秘結癰瘍之類是也。寒者必有寒證，如清冷吐瀉，無熱無煩，惡心喜熱者是也。凡此四者，即表裏寒熱之證，極易辨也。然於四者之中，尤惟虚實二字，最爲緊要。蓋有形色之虚實，有聲音之虚實，有脈息之虚實。如體質强盛與柔弱者有異也，形色紅赤與青白者有異也，聲音雄壯與短怯者有異也，脈息滑實與虚細者有異也。故必内察其脈候，外觀其形氣，中審其病情，參此數者而精察之，又何虚實之難辨哉。必其果有實邪，果有火證，則不得不爲治標。然治標之法，宜精簡輕鋭，適當其可，及病則已，毫勿犯其正氣，斯爲高手。但見虚象，便不可妄行攻擊，任意消耗。若見之不真，不可謂姑去其邪，諒亦無害。不知小兒以柔嫩之體，氣血未堅，臟腑甚脆，略受傷殘，萎謝極易，一劑之謬尚不能堪，而況其甚乎。矧以方生之氣，不思培植，而但知剥削，近則爲目下之害，遠則遺終身之羸，良可嘆也。凡此者實求本之道，誠幼科最要之肯綮。雖言之若無奇異，而何知者之茫然也，故余於篇端首以爲言。然非有察察之見者，固不足以語此，此其所以不易也。

看壽夭法

看小兒法，以聽聲爲先，察色爲次。凡聲音清亮者生，有回音者生；濇者病，散而無出聲者不壽。忽然大聲而無病者，須細看其身，恐有瘡毒，即須治之。臍帶中無血者生，臍帶銀白色者生。短帶紫脹者，於斷帶之後，捻去紫血，可保無虞。額皮寛者壽。卵縫通達黑色者壽。初生下如水泡之狀者險。面轉微黄之色者吉。生下粉白花色，必主臍風而死。生下皮寬肉瘦，五六日頓肥者，亦必有臍風之患。生下皮肉不光者死。泣不出聲者死。泣而無淚者死。舌如猪肝者死。口角上有紫色如蝦鬚者死。髮粗長者生，細軟不放者死。陰物不起者死。陰囊不收者死，白者死，赤者死。無糞門者死。按此條今時曾見有可治者。《古今醫統》載有治法，詳胎疾門醫案。醫者值此，必須詳究内外施治。臀肉不生者死。股肉不生者不壽。面無彩色者夭。臍帶短大紫色者夭。生下渾身銀白色者夭。生下有齒者大凶，致傷父母，不然必傷自身。生下未裹即撒尿者，殺父母，蕩家財，在世一生勞苦。

脈法

凡小兒形體既具，經脈已全，所以初脱胞胎，便有脈息可辨。故通評虚實論曰：乳子病熱脈懸小者，手足溫則生，寒則死。乳子病風熱喘鳴肩息者，脈實大也，緩則生，急則死。此軒岐之診小兒，未嘗不重在脈，亦未嘗不兼證爲言也。自《水鏡訣》及《全幼心鑑》等書，乃有三歲以上，當察虎口寅卯辰風氣命三關之説。其中之可取者，惟曰脈從寅關起不至卯關者易治，若連卯關者難治，若寅侵卯卯侵過辰者，十不救一。只此數語，乃於危急之際，亦可用辨吉凶。至若紫爲風，紅爲傷寒，青爲驚，白爲疳，及青是四足驚，赤是水驚，黑是人驚，黄是雷驚之類，豈此一綫之色，果能辨悉如此？最屬無稽，烏足憑也。即今幼科所尚，無不以此爲科套，全不知脈，而信口胡猜。試問其心果亦有的確之見否？茫然無據，而欲以人子爲嘗試，良可嘆也。故凡診小兒，既其言語不通，尤當以脈爲主，而參以形色聲音，則萬無一失矣。然小兒之脈，非比大人之多端，但察其强弱緩急四者之脈，是即小兒之肯綮。蓋强弱可以見虚實，緩急可以見邪正。四者既明，則無論諸證，但隨其病以合其脈而參此四者之因，則左右逢源，所遇皆道矣。再加以聲色之辨，更自的確無疑，又何遁情之有。此最活最妙之心法也。若單以一脈鑿言一病，則一病亦能兼諸脈，其中真假疑似，未免膠柱，實有難於確據者。然法不可廢，最所當察，惟擇其得理者可耳。

聲音

聲由氣發，氣實則聲壯，氣虚則聲怯。故欲察氣之虚實者，莫先乎聲音。如《内經》諸篇：有曰言而微，終日乃復言者，此奪氣也；有曰氣海有餘者，氣滿胷中悗息面赤，氣海不足，則氣少不足以言；有曰心氣虚則悲，實則笑不休；有曰手少陰虚則不能言；有曰内奪而厥則爲瘖，此腎虚也。華元化曰：陽候多語，陰證無聲；多語者易治，無聲者難榮。凡此皆聲音虚實之辨，故彼聖人者聞聲知情，無所不達。此聲音之學，所以不可忽也。

顔色

脈要精微論曰：夫精明五色者，氣之華也。赤欲如白裹朱，不欲如赭；白欲如鵝羽，不欲如鹽；青欲如蒼璧之澤，不欲如藍；黄欲如羅裹雄黄，不欲如黄土；黑欲如重漆色，不欲如地蒼。五色精微象見矣，其壽不久也。

玉版論要篇曰：色夭面脱不治，百日盡已。色見上下左右，各在其要。上爲逆，下爲從。女子右爲逆，左爲從；男子左爲逆，右爲從。

五色篇曰：官五色奈何？曰：青黑爲痛，黄赤爲熱，白爲寒，是謂五官。又曰：以色言病之間甚奈何？曰：其色粗以明，沉夭者，爲甚；其色上行者，病益甚；其色下行如雲徹散者，病方已。

經脈篇曰：凡診絡脈，脈色青則寒且痛，赤則有熱。胃中寒，手魚際之絡多青矣。胃中有熱，魚際絡赤。其暴黑者，留久痹也。其有赤有黑有青者，寒熱氣也。其青短者，少氣也。

凡察色之法，大都青白者少熱氣，病主陰邪；黄赤者多熱氣，病主陽盛。

青主風氣，主肝邪，主脾胃虚寒，主心腹疼痛，主暴驚傷心膽之氣，主驚風，當察兼色以分急慢。

白主氣虚，甚則氣脱，主無火，主脾肺不足。白兼青者，主慢驚，主大小腸泄瀉。

赤主火，主痰熱，主傷寒熱證，主煩渴，主急驚躁擾，主閉結，主陽邪喘促，主癰瘍痘疹。

黑屬水，主陰寒，主厥逆，主痛極。沉黑，主危篤。

黄主積聚，主痞塊，主脾病，主脹滿，主脾疳。黄兼白者，主脾寒脾弱，主氣虚神怯。黄兼青者，主脾虚泄瀉，主慢脾風。黄兼赤者主疳熱。

兩顴鮮紅或作或止者，謂之面戴陽，乃真陰弱，此非陽證也，不得以熱赤同論。

診治大法

凡小兒之病，本不易察，但其爲病之源，多有所因。故凡臨證者，必須察父母先天之氣，而母氣爲尤切。如母多火者，子必有火病；母多寒者，子必有寒病；母之脾腎不足者，子亦如之。凡骨軟、行遲、齒遲、語遲、顖門開大、疳熱、脾泄之類，多有由於母氣者。雖父母之氣俱有所禀，但母氣之應在近，父氣之應在遠，或以一强一弱而偏得一人之氣者，是皆不可不察。至若稍長而縱口縱欲，或調攝失宜而自爲病者，此又當察其所由，辨而治之。如果先天不足，而培以後天，亦可致壽。雖曰先天俱盛，而或父母多慾，或撫養失宜，則病變百端，雖强亦夭。此中幾圓理微，貴在知常知變也。

論時醫

小兒血氣未充，亦如苗萼之柔嫩，一或傷殘，無不凋謝，故平時最宜培植，不可妄行消導。其或果有食滯脹痛，則宜暫消；果有風寒發熱，則宜暫散；果有實熱痰火，則宜暫清；此不得不治其標也。舍此之外，如無暴急標病，而時見青黄羸瘦，或腹膨微熱溏泄困倦等證，則由脾腎不足，血氣薄弱而然。而時醫見此，無非曰食積痰火，而但知消導，尤尚清涼，日消日剥，則元氣日損，再逢他疾，則無能支矣。此幼科時俗之大病，有不可不察者也。

藥餌之誤

小兒血氣未充，而一生盛衰之基，全在幼時，此飲食之宜調，而藥餌尤當慎也。今舉世幼科，旣不知此大本，又無的確明見，而惟苟完目前，故凡遇一病，則無論虛實寒熱，但用海底兜法，而悉以散風消食、清痰降火、行滯利水之劑，總不出二十餘味，一套混用，謬稱穩當，何其誕也。夫有是病而用是藥則病受之矣，無是病而用是藥則元氣受之矣。小兒元氣幾何，能無陰受其損而變生不測耶？此當今幼科之大病，而醫之不可任者，正以此也。又見有愛子者，因其靑黃瘦弱，每以爲慮。而詢之庸流，則不云痰火，必云食積，動以肥兒丸、保和丸之類，使之常服。不知肥兒丸以苦寒之品，最敗元陽；保和丸以消耗之物，極損胃氣。謂其肥兒也，而適足以瘦兒；謂其保和也，而適足以違和耳。即如抱龍丸之類，亦不宜輕易屢用。余嘗見一富翁之子，每多痰氣，或時驚叫，凡遇疾作，輒用此丸一投即愈。彼時以爲神丹，如此者不啻十餘次。及其長也，則一無所知，凝然一癡物而已，豈非暗損元神所致耶？凡此剋伐之劑，所以最當愼用。故必有眞正火證疳熱，乃宜肥兒丸及寒凉等劑；眞正食積脹滿，乃宜保和丸及消導等劑；眞正痰火喘急，乃宜抱龍丸及化痰等劑。即用此者，亦不過中病即止，非可過也。若無此實邪可據，而見諸出入之病，則多由虧損元氣，悉當加意培補，方是保赤之主。倘不知此而徒以肥兒保和等名，乃欲藉爲保障；不知小兒之元氣無多，病已傷之，而醫復伐之，其有不萎敗者鮮矣。此外如大黃、芒硝、黑丑、芫花、大戟、三稜、蓬朮之類，若非必不得已，皆不可輕易投也。

石室秘籙 清·陳士鐸

兒科治法

兒科得其要，無難治者。今傳一法門，使萬世小兒，盡登仁壽。法在先看氣色，後看脈。小兒有疾，其顏色必鮮艷，以鼻之上，眼之中間中正精明穴上辨之。色紅者，心熱也；紅筋橫直現於山根，皆心熱也。色紫者，心熱之甚而肺亦熱也。色青者，肝有風也；青筋直現者，乃肝熱也；青筋橫現者，亦肝熱也；直者風上行，橫者風下行也。色黑者，風甚而腎中有寒。色白者，肺中有痰。色黄者，脾胃虚而作瀉；黄筋現於山根，不論橫直，總皆脾胃之證。止有此數色，無他顔色，故一覽而知小兒之病。大人看脈於寸關尺，小兒何獨不然。但小兒不必看至數，只看其數與不數耳。數甚則熱，不數則寒也。數之中浮者風也，沉者寒也，緩者濕也，濇者邪也，滑者痰也，如此而已。七表八裏，俱不必去看。自知吾訣，則《脈訣》亦不必讀也。有止歇者，乃痛也。餘亦不必再談。小兒證大約吐瀉、厥逆、風寒、暑熱而已，其餘痘疹，餘無他病。或心疼腹痛，或有痞塊，或有疔瘡，可一覽而知也。然而小兒之病，虚者十之九，實者十之一，故藥宜補爲先。今立三方，通治小兒諸證。第一方：人參三分，白朮五分，茯苓一錢，甘草一分，陳皮二分，神麯三分，半夏一分，此六君子加減也，通治小兒脾胃弱病神效。如傷肉食者，加山楂五粒。傷米食者，加麥芽五分。傷麵食者，加蘿蔔子三分。吐者，加白荳蔻一粒，去甘草加生薑三片。瀉者加乾薑三分，猪苓五分。第二方：治外感也。或傷風傷寒，或欬嗽，或發熱，或不發熱，或頭痛，或鼻塞，或痰多，或驚悸，或角弓反張，皆以此方通治之，無不神效。方用柴胡七分，甘草三分，桔梗五分，半夏三分，黄芩三分，白芍一錢，白朮一錢，當歸五分，陳皮二分，茯苓五分，水煎服。頭痛，加蔓荆子三分；心痛手不可按者，乃實火也，加梔子一錢。按之不痛者，乃虚火也，加甘草八分，貫仲五分，廣木香三分，乳香一分。脅痛者，加芍藥三錢。腹痛者，以手按之，手按而痛甚者，乃食也，加大黄一錢；按之而不痛者，乃寒也，非食也，加肉桂三分，乾薑三分。有汗出不止者，加桑葉一片。眼痛而紅腫者，乃火也，加黄連三分，白蒺藜一分。喉痛者，加山豆根三分。第三方：治虚寒之證，夜熱出汗，夜啼不寐，怔忡，久嗽不已，行遲語遲，龜背狗肚，將成癆瘵等證。方用熟地三錢，山茱萸二錢，麥冬二錢，北五味五分，元參二錢，白朮二錢，茯苓一錢，薏仁三錢，丹皮一錢，沙參三錢，地骨皮二錢，水煎服。倘兼有外感，加柴胡五分，白芍三錢，白芥子一錢。餘無可加減矣。

又：山根之上，有青筋直現者，乃肝熱也。用柴胡三分，白芍一錢，當歸五分，半夏三分，白朮五分，茯苓一錢，山楂三粒，甘草一分，水煎服。有青筋横現者，亦肝熱也，但直者風上行，横者風下行，亦用前方，多加柴胡二分，加麥芽一錢，乾薑一分。有紅筋直現者，乃心熱也，亦用前方，加黄連一二分，麥冬五分，去半夏，加桑白皮三分，天花粉二分。有紅筋斜現者，亦心熱也，亦用前方，加黄連二分，蓋熱極於胷中也。亦不可用半夏，用桑白皮、天花粉。有黄筋現於山根者，不必論横直，總皆脾胃之證，或水瀉，或上吐，或下瀉，或腹痛，或不思飲食，余定一方皆可服，服之無不神效。如皮黄，即黄筋也，方用白朮五分，茯苓五分，陳皮二分，人參二分，神麯一分，麥芽二分，甘草一分，水一鍾，煎半酒盞，分二起服，加淡竹葉七片。有痰加半夏一分，或白芥子二分，或天花粉二分；有熱如口渴者，更加麥冬三分，黄芩一分；有寒者加乾薑一分；吐者加白荳蔻一粒；瀉者加猪苓五分。腹痛者如小兒自家捧腹，是須用手按之，大叫呼痛者，乃食積也，加大黄三分，枳實一分；如按之不痛不呼號者，乃寒也，加乾薑三分。如身發熱者，不可用此方。予另立一方名萬全湯，凡小兒發熱者，毋論夜熱、早熱、晚熱，用之無不神效。

古今圖書集成醫部全録卷四百六

小兒臟腑形證門

小兒直訣 宋·錢乙

五臟虚實寒熱

心主驚，實則叫哭發熱，飲水而搐；虚則困臥而悸。

心熱則合面睡，或上竄咬牙者，導赤散主之。

心氣實而喜仰臥者，瀉心湯主之。

註　按前證若心小腸實熱，宜治以前藥。若心脾血虚，用五味異功散加當歸。若因心血不足，用秘旨安神丸。治肝心血燥，用柴胡梔子散。若因肝心血虚，用六味地黄丸。若因脾虚食鬱生痰，而驚悸不安者，宜用四君子以健脾，神麯、麥芽以消導，山梔、柴胡以清熱。如用前方，病氣雖去，前證仍作，急調補元氣；或反甚，急温補元氣。凡此多因姙娠厚味七情，或小兒乳哺失宜，或乳母飲食鬱怒所致。病氣既見，形氣已虚，必當推其所因，而以助胃壯氣爲主，佐以治病之劑爲善。餘倣此。

肝主風，實則面青目直，叫哭壯熱，項急煩悶；虚則咬牙呵欠。

肝熱則手尋衣領及亂捻物，瀉青丸主之。壯熱飲水喘悶，瀉白散主之。

註　按前證若肝木實熱生風而自病，肺金實熱而剋木者，宜用前二藥以瀉其邪氣之實。若肝經風熱而目直等證者，用柴胡梔子散以清肝火，加味四物湯以養肝血。若腎虚而咬牙諸證者，用六君子湯以健脾土，六味地黄丸以滋腎水。苟不審其證之虚實，而妄用前藥，則虚虚之禍，不能免矣。慎之！

肝有風則目連劄，得心熱則發搐，或筋脈牽動而直視，用瀉青丸以治肝，導赤散以清心。

肝熱則目赤，或兼青發搐者，亦用前二藥。風甚則身反張强直，用地黄丸以補腎，瀉青丸以治肝。

註 按前證若肝經實熱而自病，宜用瀉青丸。若肝經血燥而自病，宜用抑肝散。腎水虚不能生肝者，宜用地黄丸。若脾土虚不能培木者，宜用六君子湯。凡肝經既病，風火相搏，則脾臟虧損。若不固根本，必變他證百出也。

脾主困，實則身熱引飲，用瀉黄散；虚則吐瀉生風，用異功散。

面白腹痛，口中氣冷，不思飲食，或吐清水，以益黄散温補。脾虚下利，用調中丸。

呵欠多睡者，脾氣虚而欲發驚也。

註 按前證若發熱作渴，喜冷飲食，或泄瀉色黄，睡不露睛，屬形病俱實，宜用瀉黄散疎導之。若發熱口乾，惡冷飲食，或泄瀉色白，睡而露睛，屬形病俱虚，宜用異功散調補之。若脾氣下陷者，補中益氣湯升補之。寒水侮土者，益黄散温補之。肝木剋土者，六君柴胡平補之。若目睛微動，潮熱抽搐，吐瀉不食，宜用秘旨保脾湯。凡小兒諸病，先當調補脾胃，使根本堅固，則諸病自退。

肺主喘，實則悶亂氣急，喘促飲水；虚則哽氣出氣。

肺熱則手掐眉目鼻面，用甘桔湯主之。

肺盛復感風寒，則胷滿氣急，喘嗽上氣，先用瀉白散以清肺氣，後用大青膏以散風寒。

肺臟怯則唇白，用阿膠散補之。悶亂氣粗喘促哽氣者難治，肺虚甚也。

註 按前證若腠理不密，外邪所感而肺病者，用清肺丸。若脾胃氣虚，不能相生而肺病者，用六君子湯。若脾胃氣實，大腸不利而肺病者，用瀉黄散。若心火炎爍肺金而肺病者，用地黄丸。

腎主虚，若胎禀虚怯，神氣不足，目無睛光，面白顱解，此皆難育，雖育不壽。或更加色欲，變證百出，愈難救療。或目畏明下竄者，蓋骨重而身縮也；咬牙者，腎水虚而不能制心火也，皆用地黄丸。

註 按潔古先生云：下竄者，腎氣不足，兩足發熱，故不喜衣覆也。蓋臍以下，皆腎之所主，緣心氣下行於腎部也，所以宜用地黄丸，壯水制火而補腎。故凡此必待精血完固，而後嫁娶，庶可以免前患。精血篇云：男子精未滿而御女，以通其精，則五體有不滿之處，異日有難狀之疾。今小兒禀賦不足，豈有不本於此哉。

五臟相勝證治

肝臟病秋見，肝强勝肺而肺怯也，宜阿膠散以補肺，益黄散以補脾，瀉青丸以治肝。

註　按潔古張先生云：肝勝肺則身熱發搐，喘促氣短，病見於申酉戌時。此受所制而不能勝，謂之真强。若心乘肝爲實邪，壯熱而搐有力，利驚、涼驚二丸主之。肺乘肝爲賊邪，呵欠而搐無力，以地黄丸補肝，以瀉白散治肺。肝乘脾爲賊邪，多睡體重發搐，瀉青丸主之。腎乘肝爲虚邪，憎寒呵欠而搐，羌活膏主之。大凡肝之得病，必先察其肺腎。然腎者肝之母，金者木之賊，非腎水不能相生，必肺金鬼邪來剋。故其源在肺，先治其肺，攻其鬼也；其源在腎，先補其腎，滋其本也。然後察其本臟之虚實而寒温之。徐用誠、滑伯仁先生亦云然。

心臟病冬見，心强勝腎，甚則下竄不語，當以地黄丸補腎，以導赤散治心。

註　按潔古云：若喘而壯熱，此肺乘心也，爲微邪，用瀉白散。若風熱相搏，此肝乘心也，爲虚邪，用大羌活湯下大青丸。吐瀉身熱，此脾乘心也，爲實邪，用瀉黄散。若恐怖畏寒，腎乘心也，爲賊邪，用安神丸。大凡心臟得病，必先調其肝腎。腎爲心之鬼也。肝氣通則心氣和，肝氣衰則心氣乏，此心病先求其肝，清其源也。五臟旣病，必傳其所勝，則腎之受邪，必傳於心。故先治其腎，逐其邪也。若肝腎平和而心自病，然後察其虚實而治之。

肺病春見，肺勝肝也，以瀉白散治肺。若目淡青或目赤者，當發搐，爲肝怯也，以地黄丸補肝。

註　按潔古云：肺病喘嗽氣盛，見於寅卯辰時，當補肝瀉肺。若肺病久嗽，宜補脾清心。若心乘肺，爲賊邪，熱而喘嗽，用地黄丸、導赤散、阿膠散。若肝乘肺，爲微邪，惡風眩冒昏憒，用羌活散。若腎乘肺爲實邪，憎寒欬嗽清利，用百部丸。若脾乘肺，爲虚邪，體重吐痰，泄瀉欬嗽，用人參白朮散。大凡肺之得病，必先察心脾二臟治之。若心火亢盛，上炎爍肺，而肺爲病，宜先抑心氣。若肺氣不足，腠理不密，風邪所感，宜先補脾氣。若中焦痞實，大腸壅滯，熱氣上蒸，宜先理脾氣。若心脾平和，則治其本經。

腎病夏見，水勝火，腎乘心也，甚則悸動發搐，宣風散主之。

註　按潔古云：心乘腎者，爲微邪，發熱不惡風寒，用桂枝丸。肺乘腎者，爲虚邪，喘嗽皮膚寒濇，用百部丸。肝乘腎者，爲實邪，拘急發搐身寒，用理中丸。脾乘腎者，爲賊邪，體重泄瀉惡寒，用理中丸。大抵五行之間，惟腎一臟母盛而子反受邪。然物之性，有不可以一概論者，肺腎是也。何則？肺主氣，肺有熱則熱得氣而上蒸，不能下生於腎而腎受邪矣，此腎之病源於肺也。又有脾經之濕，相刑於腎者，法當解肺熱，去脾濕。若本經自病者，宜滋補之。

脾病見四旁，皆倣此治之。順者易治，逆者難治。脾怯當面目黄，五臟相乘，隨證治之。

註　按潔古云：凡脾之得疾，必先察其肝心二臟之虚實而治之。蓋肝者脾之賊，心者脾之母也。肝氣盛則賊邪勝，心氣虧則脾氣虚。故肝乘脾則風瀉而嘔，茯苓半夏湯主之。若心氣實而壯熱，體重泄瀉，羌活黄芩蒼朮甘草湯主之。若肺乘脾而欬嗽便秘，飲食如常者，煎檳榔大黄湯下葶藶丸。若腎乘脾而惡寒泄瀉，理中丸之類主之。竊謂五臟之證相乘，伏匿隱顯莫測，然病機不離五行生剋制化之理。況小兒未有七情，多因形體怯弱，血氣未全，故有五臟勝乘之病，更當調治其母，若專治其子，多致誤矣。

育嬰家秘　明・萬全

五臟證治總論

是病皆從五臟生，不知臟腑亦徒然。細將色脈相參合，對證裁方治不難。

五臟平和，則病不生。或寒暑之違和，或飲食之失節，則風傷肝、暑傷心、寒傷肺、濕傷腎、飲食傷脾而病生矣。語其色則肝青、心赤、脾黄、肺白、腎黑也。語其脈，則肝弦、心洪、脾緩、肺毛、腎沉也。語其證，則肝主風、心主驚、脾主困、肺主喘、腎主虚也。語其治，則心肺脾三臟有補有瀉，肝則有瀉無補，腎則有補無瀉也。色脈證治，本諸五臟，心中了了，謂之上工。

五臟之中肝有餘，脾常不足腎常虚。心熱爲火同肝論，嬌肺遭傷不易愈。

人皆曰肝常有餘，脾常不足。予亦曰心常有餘，肺常不足。有餘爲實，不足爲虚。《内經》曰：邪氣盛則實，真氣奪則虚。此所謂有餘不足者，非經云虚實之謂也。蓋肝之有餘者，肝屬木，旺於春，春乃少陽之氣，萬物之所資以發生者也。兒之初生曰芽兒者，謂如草木之芽，受氣初生，其氣方盛，亦少陽之氣方長而未已，故曰肝有餘。有餘者，乃陽自然有餘也。脾常不足者，脾司土氣，兒之初生，所飲食者乳耳，水穀未入，脾未用事，其氣尚弱，故曰不足。不足者，乃穀氣之自然不足也。心亦曰有餘者，心屬火，旺於夏，所謂壯火之氣也。腎主虚者，此父母有生之後，禀氣不足之謂也。肺亦不足者，肺爲嬌臟，難調而易傷也。脾肺皆屬太陰，天地之寒熱傷人也，感則肺先受之；水穀之寒熱傷人也，感則脾先受之。故曰脾肺皆不足。

肝爲風木主生風，形證昭然在目中。雖然瀉之無用補，少陽生氣與春同。

肝者，足厥陰風木也，木生風，故主風。錢氏云：肝主風，實則目直視大叫，呵欠煩悶項急；虚則咬牙多欠，氣熱則外生，氣濕則内生。此肝病之證也。肝之竅在目，故有病常以目候之。如肝有風則目連劄，肝有熱則目直視，肝疳則白膜遮睛之類是也。又肝主筋，肝病則筋急，爲項强，爲搐搦牽引。肝主怒，病則性急大叫哭，甚則卵腫，俗呼氣卵是也。肝在下焦，熱則大小便難。肝藏魂，肝熱手尋衣領，胡亂捻物，甚則提空摸牀，此喪魂之病也。

肝病錢氏有瀉青丸一方而無補者，謂其氣有餘也。然肝乃少陽之氣，所以養生者也。肝無病，固不可瀉以伐生氣，亦不可補以助長也。

肝膽原來從火治，木中有火無人識。水不能勝號龍雷，惟有甘温差可制。

肝膽之病從火治者，木中原有火。《燧人氏傳》云：知空有火，麗木則明。此其驗也。肝膽之火，水不能滅，寒不能勝，又謂龍雷之火。惟甘温之劑，如人參、甘草之類，可以制之也。故曰：甘能瀉火也。《内經》曰：辛以散之。如川芎、防風之類。又曰：辛甘發散爲陽。以辛甘之藥合而用之，所謂火鬱則發之。此治肝病之大略也。

肝熱以瀉青丸、當歸蘆薈丸瀉之。肝實同法。肝虚以六味地黄丸補之。肝乃腎之子，虚則補其母也。肝寒以温膽湯及吴茱萸、生薑之類。

兒病，目視物不轉睛，或斜視不轉，或目合不開，或目開不合，或哭無淚，或不哭淚自出者，皆肝絶也。

心爲神舍易生驚，色脈相通惡熱侵。實則避嫌惟瀉腑，如虚叢脞要安神。

《内經》曰：心者君主之官，神明出焉。兒之初生，知覺未開，見聞易動，故神怯而易生驚也。錢氏云：心主驚，實則叫哭發熱，飲水而搐；虚則困卧悸動不安。此心病之證也。心主血脈，色者血之萃，脈者心之合也。如色見紅潤，脈來大數者，此心氣有餘之象，其兒易養。如色見昏黯，脈來沉細者，此爲不足，其兒多病難養。此觀其形色脈以知其心中之虚實也。心惡熱，與風相搏則發搐，故肝生風，得心熱則搐也。心屬火，火盛則津液乾而病渴。心藏神，熱則神亂而卧不安。喜合面睡卧者，心氣熱則胷中亦熱，欲言不能，而有就冷之意，故合面卧。心氣實則氣上下行濇，合面則氣不通，故喜仰卧。有努其身而直伸者，謂之上竄，亦心熱也。舌者心之苗，熱則舌破成瘡，又爲重舌木舌，舌長出不收之病。《内經》曰：諸痛痒瘡瘍，皆屬於心火。兒病瘤丹斑疹蛇纏虎帶蟲疥熛瘡，皆心火之病也。

錢氏治心熱病以導赤散。夫導赤乃瀉小腸之藥也。心爲君主，不可犯之，瀉其腑者，以避嫌也。心虚則主不安，故以安神丸補其臟也。

心爲君主豈容邪，客熱來侵事可嗟。瀉實補虚有成法，何須方外覓靈砂。

心爲火臟，常苦緩散而不收。孫真人立生脈散，夏月服之，以五味子之酸，能收耗散之氣也。治兒心病者，擴而充之可也。故心熱病生於内者，宜導赤散、瀉心湯、東垣安神丸之類；生於外者，如口舌生瘡，洗心散主之。心氣虚者，錢氏安神丸；虚易驚者，琥珀抱龍丸。《内經》曰：以苦瀉之，黄連是也；以鹹補之，澤瀉車前子是也。神氣浮越多驚悸者，宜朱砂赤石脂龍骨以鎮之。如心病久，汗出髮潤，或舌出不收，或暴啞不語，或神昏憒亂，或斑疹變黑，此皆心絶之候，不治。

幼科方中脾病多，只因乳食致沉痾。失飢失飽皆成疾，寒熱交侵氣不和。

《内經》曰：脾胃者，倉廩之官。謂爲水穀之所聚也。兒之初生，脾薄而弱，乳食易傷，故曰脾常不足也。

錢氏云：脾主困，實則困睡，身熱飲水；虚則吐瀉生風。此脾病之證也。脾屬土，其體静，故脾病喜困。土主濕，濕傷則爲腫、爲脹、爲黄，爲吐瀉不止，則成慢驚風。《内經》曰：土氣之下，木氣承之。土爲坤土，坤爲腹，故脾病則腹中痛，脾疳則肚大筋青也。脾之竅在口脣，脾有風則口喎脣動，熱則口臭脣瘡，寒則口角流涎，謂之滯頤。氣不和則口頻撮。脾主舌本，熱則吐舌弄舌。脾主肉，脾虚則瘦，大肉折。脾主味，脾虚則不喜食，脾熱則食不作肌膚，傷於食則成積，積久則成癖。脾主津液，脾熱則口乾飲水，虚則津液不生而成疳也。

脾與胃異同論，蓋胃受穀，脾消穀也。調其脾胃者，當適其寒温，節其飲食也。故飽則傷胃，飢則傷脾；熱則傷胃，寒則傷脾。

胃愛清凉脾愛温，難將脾胃一般論。陰陽相濟和爲貴，偏熱偏寒不可憑。

脾喜温而惡寒，胃喜清凉而惡熱，喜惡不同，故難拘一法也。蓋脾胃屬土，居中以應四傍。其立法也，必四氣俱備五味調和而後可。四氣者，謂寒熱温凉也。五味者，謂酸苦甘辛鹹也。辛甘温熱爲陽，酸苦鹹寒爲陰。氣味合而服之，謂之陰陽相濟，得其中和之法也。如偏熱則傷胃，偏寒則傷脾，非中道也。錢氏立方，以益黄散補脾。東垣老人謂其偏熱，而以異功散代之，其慮深矣。祖訓：錢氏諸方法當遵守，惟脾胃一條，吾於脾熱者瀉黄散，胃熱者人參白虎湯，脾胃寒者理中湯丸，脾胃虚者異功散、調元湯、人參白朮散、養脾丸，傷食者消積丸、保和丸，宿食成積者枳朴大黄丸，濕勝者胃苓丸，欲成疳者肥兒丸，已成疳者集聖丸。此吾家秘之法也，不可輕泄。

如脾病久，大肉消削，肚大青筋，或口噤不開，或脣口開張，或遍身虚腫，或脚背腫，眼下胞腫，或吐瀉不止，飲食不入，或睡則露睛，口開不合，或多食而瘦，口饞，喜啖甜物，或蟲出於口，或脣搴而縮，此皆脾絶之證也，不可治。

肺爲嬌臟原主氣，寒熱蒸侵其氣逆。熱壅胷高喘不寧，虚羸氣短難報息。

肺最居上，爲臟腑之華蓋。口鼻相通，息之出入，氣之升降，必由之路，故主氣。錢氏云：肺主喘，實則悶亂喘促，有飲水者，有不飲水者；虚則哽氣長出氣。此肺病之證也。《難經》曰：形寒則傷肺。兒之衣太薄則傷寒。《内經》曰：熱傷肺。兒衣太厚則傷熱。寒熱傷肺則氣逆，爲喘爲咳。鼻者肺之竅，肺受風，則噴嚏，鼻流清涕；受寒則鼻塞，呼吸不利；受熱則鼻乾，或爲衄血；肺疳則鼻下赤爛。肺主皮毛，肺虚則皮乾毛焦。病喘欬者，喘不止則面腫，欬不止則胷骨高，謂之龜胷。交驚者，死證也。肺屬金，其體燥，病則渴不止，好飲水，謂之膈消。

真膈肺氣與天通，藥用清湯以類從。肺實麻黄强瀉白，阿膠虚補有奇功。

《内經》曰：天氣通於肺，輕清爲天，清陽出上竅，本乎天者親上也。故治肺病者，宜用辛甘升浮之藥。如苦酸必用酒炒，使上升也。錢氏立方，肺實者以瀉白散、葶藶丸，虚者以阿膠散。祖訓云：其法太簡。肺主喘欬，因於寒者，麻黄湯爲主；因於熱者，以瀉白散；肺熱在胷者，以東垣涼膈散；渴飲水者，人參白虎湯；咽喉痛者，甘桔牛蒡子湯；欬有痰者，玉液丸；肺虚甚者，調元湯。肺乃脾之子，虚則補其母也。或單以生脈散。其法始備。

如肺久病，欬嗽連綿，喘息不休，或肩息，或龜胷，或欬血不止，或欬而驚，或鼻乾黑燥，或鼻孔張開而喘，或瀉利不休，大吼如筒，或面目虚浮，上喘氣逆。此皆肺絶之候，不治。

天一真精聚命門，人無天脈木無根。内行骨髓宜堅固，一水難勝二火焚。

腎屬水，乃天一真精之所生也。人之有腎，由木之有根。其脈在尺，腎之虚實，以尺脈候之。命門在腎之間，爲元氣聚會之處。兒之强弱壽夭，尤係於斯。全主實無虚也。腎氣不足則下竄，蓋骨重惟欲下墜而縮身。腎水陰也，腎虚則目畏明，兒本虚怯，由胎氣不成則神不足，目中白睛多，其顱即解，色晃白，此皆難養。或有因病而致，非腎虚也，此屬病之證也。腎主骨，腎虚者，骨髓不滿也。兒必畏寒，多爲五軟之病。尻骨不成，則不能坐；髕骨不成，則不能行。齒乃骨之餘，骨不餘，則齒生遲。腎之液爲血，髪乃血之餘，腎虚則髪希不黑。腎之竅在耳，腎虚則耳薄，熱則耳中出膿。腎主齒，熱則生疳，即走馬疳也。

腎開竅於二陰，腎熱則大小便不通，腎冷則小便下如米泔。二火者，乃君相火也。經曰：一水不勝二火。正此謂也。陰常不足腎常虚，筋骨難成貌必癯。錢氏立方惟有補，經云瘡疹瀉其餘。

水爲陰，火爲陽，一水不勝二火，此陽常有餘，陰常不足，腎之本虚也明矣。故錢氏只用補腎地黄丸一方。不敢瀉者，因無實證也。或謂痘疹，腎不可實，當瀉之。此言甚謬。蓋腎主液，痘中之血化爲水，水化爲膿，皆腎之津液所化也。若無腎水，則瘡枯黑而死矣。豈可瀉之？痘疹曰歸腎者，蓋瘡疹之毒，内發於骨髓，外發於皮毛者爲順；變黑復陷入於骨髓之中，故爲害。此非順之爲害也，乃火旺水衰之病。錢氏以百祥丸、牛李膏治黑陷者，以瀉腎中之邪，非腎中之真陰也。詳見《痘疹心要》。腎熱大便不通者，宜以猪膽汁導之。猪者，水畜也。小便不利者，宜五苓散，瀉其膀胱腑也。東垣滋陰丸以瀉腎火。如腎病久，身下竄，目中如見鬼狀，或骨痿弱，卧不能起，或二便遺失，皆腎絶之候，不治。

本臟自病論精神，補瀉分明有定方。若是相傳作兼病，更宜通變互提綱。

按《難經》有五邪之論，論本臟自病者爲正，邪自前來者爲實，邪自後來者爲虚，邪自所勝來者爲微邪，自所不勝來者爲賊邪。此以五行生剋之理論也。錢氏所論肝主風、心主驚、脾主困、肺主喘、腎主虚，此皆本臟自病者，謂之正邪，故立五補六瀉之方以主之。潔古先生乃取《難經》之言，以明五臟傳變之證，補錢氏之所未及者，其法始備。故風傷肝，熱傷心，濕傷肺，寒傷腎，飲食勞倦則傷脾，此五臟自受之邪，爲本病也。如肝主風，其中風者本病也，謂之正邪。由傷熱得之，乃心乘肝自前來者爲實邪；由傷濕得之，乃腎乘肝自後來者爲虚邪；由飲食勞倦得之，乃脾乘肝自所勝來者爲微邪。餘臟倣此。詳見四十九難。潔古論其治五臟之法，如肝臟自病，只治其肝，宜瀉青丸。若心乘肝者，宜以導赤瀉心，實則瀉其子也。腎傷肝者，宜以薑附四逆湯，補腎虚則補其母也。肺傳肝者，宜以瀉白散瀉肺、地黄丸補肝，先補而後瀉也。脾乘肝者，宜調元湯以益脾制肝。餘倣此推之。其餘方法，不必拘定，會而通之可也。是皆治其初得之病也。

又有一臟之病而傳別臟者，謂之兼證，當視標本之緩急而治之。先見病謂之本，緩；後見病謂之標，急。如大小便不通，或吐瀉不止，或咽喉腫痛，飲食不入，或心腹急痛之類，雖後得之，當先治之，故曰急則治其標也。如無急證，只從先得之病治之，以後病之藥，隨其證而加治之，所謂緩則治其本也。

大抵嬰兒脾病多，只因乳食欠調和。知他臟病須調胃，若到成疳受折磨。

胃主納穀，脾主消穀。飢則傷胃，飽則傷脾。小兒之病，多過於飽也。或母有氣實形壯者，其乳必多，求兒不哭，縱乳飲之，定乃傷於乳也。母之氣弱形瘦者，其乳必少，恐子之哭，必取穀肉糕菓之類，嚼而哺之，不飽不止，定乃傷於食也。故小兒之病，胃最多也。五臟以胃氣爲本，賴其滋養也。胃者中和之氣也，非若五臟之偏也。如五臟有病，或瀉或補，慎勿犯其胃氣。胃氣若傷，則不食而瘦，或善食而瘦，疳病成矣，不可治。經曰：全穀則昌，絶穀則亡。誠醫科之龜鑑也。

幼科發揮 明·萬全

五臟主病

此因五臟氣動所生之病，乃病生於内者也。

肝主風，實則目直視，呵欠，大叫哭，項急煩悶；虛則咬牙呵欠。氣温則内生風，氣熱則外生風也。氣謂口中氣也。實則瀉青丸、當歸龍薈丸瀉之，虛則地黄丸補之。

諸風搐搦，牽引喎斜，皆肝之病也，宜瀉青丸主之。

肝所生病，諸風掉眩，皆屬肝木。《脈訣》云：熱則生風是也。

兼見心證，則發熱而搐。肝有風則目連劄小搐，得心熱則搐。肝有熱則目直視不搐，得心熱則搐。瀉肝用瀉青丸，瀉心用導赤散主之。

兼見脾證，輕則昏睡不嗜飲食，當視其大便何如。大便秘者，宜蜜導法，慎勿下之。恐下得脾虛，反爲篤疾。大便潤者，宜琥珀抱龍丸主之。

兼見肺證，喘急悶亂，痰涎壅塞，須從大小便以利之。如喘息有聲，肩聳胷高，喉中痰響者，不治。清寧散主之。

兼見腎證，暴啞失音，手足强直，此從風治，輕者地黄丸主之，重則爲廢疾而不可治矣。

心主驚，實則叫哭發熱，飲水而搐；虛則困臥悸動不安。實則導赤瀉心湯，虛則二安神丸服之。

諸熱驚悸，不安多啼，此心臟本病也。宜導赤散加朱砂主之。甚者涼驚三黄瀉心丸主之。

心所生病，經曰：諸痛癢瘡疾，皆屬心火。

兼見肝證，則發熱而搐，宜木通散主之。

兼見脾證，則嗜臥夢中咬牙多驚，宜錢氏安神丸主之。

兼見肺證，則發熱作搐而喘，宜清寧散主之。

兼見腎證，爲驚癇，發則忽然臥仆，咬牙搐搦，手足逆冷；發過即醒，精神恍惚。蓋心藏神，驚則傷神；腎藏志，恐則傷志。小兒神志怯弱，有所驚恐，則神志失守而成癇矣。如書傳所謂請僧寄名，僧爲摩頂誦呪，而兒被嚇而成癇，後見穿皂衣人即發是也。亦有驚久成癇者，初起即可治，定志丸主之。父母怠忽，久而不治，遂成終身之患。

心火者，君火也，君務德而不爲毒；爲癢痛瘡瘍者，乃命門相火之所爲也。小兒諸瘡，皆胎毒也。

脾主困，實則困睡，身熱飲水；虛則吐瀉生風。實則瀉黄散、三黄丸主之，虛則益黄散、異功散、小建中湯、調元湯、肥兒丸補之。

諸困睡不嗜食吐瀉，皆脾臟本病也。昏睡身熱，宜胃苓丸、琥珀抱龍丸主之。吐瀉有冷有熱，冷者不渴，理中丸主之；熱者渴飲冷水，五苓散調天水散主之。

脾所生病，經云：諸濕腫滿，皆屬脾土。

兼見肝證，初傷風吐瀉，惡風發熱，煩急煩悶，此宜發散，惺惺散主之。如先吐瀉，後變慢驚風者，不治。

兼見心證，發熱昏睡，夢中驚悸，宜東垣安神丸主之。渴欲飲水，辰砂五苓散主之。

兼見肺證，發熱昏睡，氣促而喘者，宜葶藶丸主之。

兼見腎證，羸瘦痿弱，嗜臥不能起者，宜脾腎兼補。補腎宜地黄丸，補脾宜養脾丸。如瀉久便膿血者死。蓋腎者元氣之主，腎虛則稟賦不足之證；脾者氣穀之主，脾虛則爲津液不足之病。故小兒五臟之病，脾腎爲多，肝心次之，肺又次之。

肺主喘，實則悶亂喘促，好飲水，有不飲水者；虛則哽氣長出氣。實則瀉白散、葶藶丸瀉之，虛則阿膠散、生脈散合甘桔湯補之。

諸氣喘促，上氣欬嗽面腫，皆肺臟之本病也，加味瀉白散主之。桔梗、防風二錢，甘草一錢，地骨皮一錢二分。

肺所生病，經云：諸氣上逆喘逆，皆屬於肺。

兼見肝證，由中風得之，鼻流清涕，惡風喘嗽，宜發散，加減參蘇飲主之。如久欬嗽，變風疾，不治。如錢氏所謂三瀉肝而肝病不退，三補肺而肺證尤虛是也。

兼見心證，發熱飲水，喘嗽悶亂，此心火勝也，宜涼膈散加知母、石膏主之。久嗽不止，黄連阿膠丸。黄連、赤茯苓能抑心火，肝得其清。

兼見脾證，欬則吐，此傷乳食而喘嗽不寧，宜葶藶丸、小陷胷加大黄主之。

兼見腎證：腎者水臟也，受五臟六腑之津液而藏之。入心爲汗，入肝爲淚，入肺爲涕，入脾爲涎，入腎爲精。凡欬嗽之多吐痰者，乃腎之精液不歸元也，宜補腎地黄丸主之，加巴戟、杜仲鹽水炒、肉蓯蓉酒洗去甲、小茴香炒、破故紙炒，研末蜜丸，煎麥門冬湯下。

腎主虛無實，地黃丸主之。惟痘疹腎實則黑陷，此非錢氏之語，乃記者之誤焉而不詳者也。以啓後人之疑，有瀉腎之方，如百祥丸之類。有補脾瀉腎之論，令兒夭札，盡信書則不如無書也。蓋人之一身，肺主皮毛，心主血脈，脾主肌肉，肝主筋，腎主骨髓。五臟之有腎，猶四時之有冬也。瘡疹之毒，乃自骨髓出現於筋肉血脈皮膚之外，如品物之翕聚於冬者，發散而爲春之生、夏之長、秋之藏也。變黑歸腎，則不能發散於外而反陷於内，此腎中真氣之虛，邪氣之實，所以立百祥丸、牛李膏，以瀉腎中之邪氣，非瀉腎之真氣也。況腎中之水，潤澤光壯，由津液之充滿也。瘡疹黑陷者，正腎主虛，水不勝火，津液乾枯，故變爲黑，倒陷入裏，所謂瀉之者，瀉水救火之良法也。

諸虛不足，胎稟怯弱者，皆腎之本臟病也。五臟病後成腎虛者，各用地黃丸，加減隨證。惟瘡疹歸腎，有瀉有補。

腎所生病，錢氏曰：腎主虛，即胎稟不足之病也。

兼見肝證，驚風及手足癱者，宜地黃丸，加牛膝、當歸、續斷各二兩，肉桂一兩爲末，蜜丸用。

兼見心證，驚風及失音不語者，宜地黃丸加石菖蒲、柏子仁、遠志各二兩爲末，蜜丸服。

兼見脾證，吐瀉及變痢疾者，宜地黃丸加黃連、黃蘗各酒炒二兩，乾薑炒、車前子、肉荳蔻麵煨各一兩爲末，蜜丸服。

兼見肺證，欬嗽痰中有血，宜地黃丸加天門冬、麥門冬焙、知母、黃蘗蜜水炒、阿膠炒各二兩，蜜丸服。

按五臟虛實補瀉之法，引經解之。經云：邪氣盛則實，真氣奪則虛。所謂實則瀉之者，瀉其邪氣也；虛則補之者，補其真氣也。如真氣實則爲無病兒矣，豈有瀉之者乎。云肝常有餘，脾常不足者，此却是本臟之氣也。蓋肝乃少陽之氣，兒之初生，如木方萌，乃少陽生長之氣，以漸而壯，故有餘也。腸胃脆薄，穀氣未充，此脾所以不足也。

小兒五色修明，聲音清響，此心肺之氣足也。乳食能進，大小便調，此腸胃之氣足也。手足和煖，筋骨剛健，此皆腎肝之氣足也。是謂無病易養，不宜妄投藥餌，誅罰無過也。

如面色晃白，聲音微小，此心肺不足也。乳食減少，吐痢頻併，此腸胃不足也。解顱項軟，手足痿弱，此肝腎不足也。是兒多病難養。此以形體之虛實，辨五臟之强弱也。有病者，各宜隨五臟之虛實按方治之。

嬰童百問 明・魯伯嗣

五臟病治

治療之法，大抵肝病以疎風理氣爲先，心病以抑火鎮驚爲急，脾病當温中消導，肺病宜降氣清痰，腎病則補助真元，斯得其治法之大要也。

假如肺病又見肝證，咬牙多呵欠者易治，肝虛不能勝肺故也。若目直大叫哭，項急煩悶者，難治。蓋肺病久則虛冷，肝强實而反勝肺也。宜視病之新久虛實，虛則補母，實則瀉子。

肝外主感風，呵欠煩悶，口中氣熱，當發散，大青膏主之。若能食，飲水不止，當大黄丸微下，餘不可下。肝熱手尋衣領，及亂捻物，瀉青丸主之。壯熱飲水，喘悶，瀉白散主之。肝病勝肺，肝病秋見，肝强勝肺，肺怯不能勝肝，當補脾治肝。益脾者，母令子實故也。補脾益黄散，治肝瀉青丸。肝有風，目連眨不搐，得心熱則搐，治肝瀉青丸，治心導赤散主之。肝有熱，目直視不搐，治同上法。肝有風，其身反張，强直不搐，心不受熱也，當補腎治肝。補腎地黄丸，治肝瀉青丸主之。凡病或新或久，皆引肝風之動，而動止於頭目，目屬肝，風入於目，上下左右如風吹不輕不重，兒不能任，故目連眨也。若熱入於目，牽其筋脈，兩眦俱緊，不能轉視，故目直也。若得心熱則搐，以其子母俱有實熱，風火相搏故也。肝病見秋，木旺肝强勝肺也，宜補肺瀉肝。輕者肝病退，重者脣白而死。

心熱視其睡，口中氣温，或合面睡，及上竄咬牙，皆心熱也，導赤散主之。心氣熱則心胷亦熱，欲言不能而有就冷之意，故合面臥。心氣實則氣上下行濇，合臥則不得通，故喜仰臥，則氣得上下通也，瀉心散主之。心病見冬，火旺心强勝腎，當補腎治心。輕者病退；重者下竄不語，腎怯虛也。

脾胃不和，面晄白無精光，口中氣冷，不思食，吐水，當補脾，益黄散主之。脾胃虛冷，面晄白色瘦弱，腹痛不思食，當補脾，益黄散。下痢者，調中丸主之，傷風手足冷，脾臟怯也，當和脾，後發散。和脾益黄散，發散大青丸主之。脾病見四旁，皆倣此治之。順者易治，逆者難治。脾怯當面赤黄，五臟相反，隨證治之。

肺盛復有冷風，胷滿短氣，氣急喘嗽上氣，當先散肺，後發散風冷。散肺，瀉白散主之。肺只傷寒則不胷滿，肺熱則手掐眉眼鼻面，甘桔湯主之。肺虛熱，脣深紅色，治之散肺虛熱，少服瀉白散。肺臟怯，脣白色，當補肺，阿膠散主之。若悶亂氣粗，喘促哽氣者，難治，肺虛損故也。脾肺病久，則虛而脣白。脾者，肺之母也，母子皆虛，不能相營，故曰怯。肺主脣，白而光澤者吉，白如枯骨者死。肺病春見，肺臟勝肝，當補腎肝，治肺臟。肝怯者，受病也。補肝腎，地黄丸；治肺，瀉白散主之。肺病見春，肺旺勝肝，當瀉肺。輕者肺病退，重者目淡青必發驚。更有赤者當搐，爲肝怯，當目淡青色也。

腎虛兒本虛怯，由胎氣不成則神氣不足，目中白睛多，其顱即解，顖開面色晄白，此皆難養，縱長不過八八之數。若恣於色慾，多不過四旬而亡。或有因病而致腎虛者，非此論也。又腎氣不足則下竄，蓋骨重惟欲墜下而縮身也。腎水陰也，腎虛則畏明，皆宜補腎，地黄丸主之。腎病見夏，水勝火，腎勝心也，當瀉腎，輕者病退，重者悸動當搐也。

保嬰撮要　明·薛鎧

肝

錢仲陽云：肝主風，實則目直大叫，項急煩悶；虛則咬牙呵欠。氣熱則外生風，氣温則内生風，大青膏散之。若能食飲水不止，用大黄丸微下之。肝熱則目直不搐，手尋衣領及亂捻物，瀉青丸主之。壯熱飲水喘悶，瀉白散主之。肝病秋見，肺怯不能勝肝也，當用益黄散補脾，瀉青丸治肝。肝有風則目連眨，得心熱則搐，用瀉青丸治肝，導赤散治心。甚則身反張，目直不搐，心不受熱也，當用地黄丸補腎，瀉青丸治肝。脣白者不治。又張潔古云：肝主風，自病則風搐拘急。若心乘肝爲實邪，肺乘肝爲賊邪，腎乘肝爲虚邪。凡肝得病，必先察其肺腎。腎者肝之母，肺者肝之賊。今肝之得病，若非腎水不能相生，必是肺金鬼邪來尅。故其來在肺，先治其肺，攻其鬼也；其來在腎，先補其腎，滋其源也。然後審其本臟之虚實而寒温之。竊謂前證若肝經實熱而外生風者，宜用大青膏散之。若既服而前證仍作益甚者，此邪氣已去而脾氣虧損也，宜用異功散加芎、歸補之。若肝經虚熱，或因尅伐而内生風者，宜用異功散、地黄丸補之。若風邪入臟，能食飲冷大便秘結者，此邪氣内實也，宜用大黄丸下之。若既下而食少飲湯，或腹作脹者，此脾氣内虚也，宜用白朮散補之。氣血素弱，或因病後，或服攻伐之劑，而手尋衣領，咬牙呵欠目淡青者，乃肝經虚甚也，急用地黄丸以補腎肝。哽氣短氣長出氣，乃肺經虚甚也，急用異功散以補脾肺。若申酉時叫哭直視，呵欠煩悶，項急驚悸，手足摇動，發熱飲水者，此風火相搏而勝肺金也。用柴胡梔子散以治肝火，生肝血；用異功散補脾土，生肺金。若脣白者，爲脾絶，不治。夫嬰童之證，多因姙娠厚味七情，或兒乳哺失宜，或乳母飲食鬱怒所致。病氣既見，形氣已虚。當推其所因，用藥加漏蘆以治其母，兒飲一二匙。後倣此。

心

錢仲陽曰：心主驚，實則叫哭發熱飲水而搐，虚則困卧驚悸不安。又云：熱則睡中口氣温，及上竄咬牙而合面卧，有就冷之意，皆心熱也，導赤散主之。若仰面卧者，乃心氣實，氣不得上下流通也，瀉心散主之。心病冬見，火勝水也，當補腎治心，輕者病自愈。下竄不語者，腎虚怯也。又張潔古云：心主熱，若肺乘心爲微邪，肝乘心爲虚邪，脾乘心爲實邪，腎乘心爲賊邪。凡心臟得病，必先調其肝腎。肝氣通則心氣和，肝氣滯則心氣乏。此心病先求其肝，清其源也。五臟受病，必傳其所勝。腎之邪必傳於心，故先治其腎，逐其邪也。若肝腎脈俱和，然後察其心家虛實治之。竊謂仰面臥者，因其心胷實熱，故喜仰面而向虛也。合面臥者，因心胷虛熱，故喜合臥而就實也。實則調治心肝，虛則調補脾肺，二者別之，盡其狀矣。其咬牙等證，多有雷同，不必拘泥。如用瀉心導赤等劑，邪氣雖去而病仍作，當調補元氣；或反甚，急温補元氣。其心氣冬見，或亥子時病益甚，或下竄不語者，乃腎水虛而心火甚也，用地黄丸。其乳下嬰兒，須母服之。

脾

錢仲陽云：脾主困，實則困睡身熱，飲水或不飲水；虛則吐瀉生風。脾胃虛寒則面晃白，目無精光，口鼻氣冷，肌體瘦弱，吐水腹痛，不思乳食，用益黄散；下利用調中丸。傷風手足冷者，脾臟怯也，先用益黄散補脾，後用大青膏發散。脾病見四季皆倣此。順者易治，逆者難治。脾怯當面赤黄，若兼五臟相勝，隨證治之。

又張潔古云：脾主濕，自病則泄瀉多睡，體重昏倦。若肝乘脾爲賊邪，心乘脾爲虛邪，肺乘脾爲實邪，腎乘脾爲微邪。凡脾之得病，必先察其肝心二臟。蓋肝是脾之鬼，心是脾之母。肝氣盛則鬼邪有餘，心氣虧則生氣不足，當用平肝氣益心氣。若診其脈，肝心俱和，則脾家自病，察其虛實而治之。竊謂前證實者，病氣實而形氣虛也。若面色晃白，吐瀉腹痛，口鼻氣冷，屬寒水侮土，宜用益黄散。若面青脣黯，吐瀉手足并冷，此脾土虛寒，用乾薑理中湯。若面色萎黄，手足不冷，此脾土虛弱，用人參理中湯。若傷風手足并冷，吐痰欬嗽，吐瀉腹脹，此脾肺氣虛，用五味異功散實脾氣，加防風、升麻散外邪。若發於寅卯之時，用六君、柴胡、升麻補脾土，平肝木。然面黄者，脾之本色也。面赤者，火生土爲順；面青者，木剋土爲逆。當平其所勝，以補元氣爲善。

肺

錢仲陽曰：肺主喘，實則悶亂喘促或飲水，虛則哽氣出氣短氣。若肺盛復感風寒，則胷滿氣急喘嗽，用瀉白散。肺熱則手掐眉目鼻面，用甘桔湯。肺虛熱則唇色深紅，少用瀉白散。肺怯則唇色白，用阿膠散。若悶亂氣粗喘促哽氣者，難治。肺病久唇白者，此脾肺子母皆虛也。若白如猪脂者吉，白如枯骨者死。如肺病春見，肺勝肝也，用地黄丸補肝腎，瀉白散以治肺。目淡青必發驚，更有赤者當搐，爲肝怯也。又張潔古云：肺主燥，自病則喘嗽，燥則潤之。若心乘肺爲賊邪，肝乘肺爲微邪，腎乘肺爲實邪，脾乘肺爲虛邪。凡肺之得病，必先觀心脾二臟之虛實。若心火爍金，當抑心滋肺。若脾氣虛冷，不能相生，而肺氣不足，則風邪易感，宜補脾肺。若脾實中痞，熱氣上蒸於肺，宜瀉脾氣。若心脾平和而肺自病，當察虛實治之。竊謂肺經鬱熱，用瀉白散；肺氣自虛，用四君子湯；外邪所乘，用參蘇飲；心火炎爍，用人參平肺散；中焦實痞，用大承氣；脾不能生肺，用異功散。夫肺氣盛者，肺中之邪氣盛也，其脈右寸必浮而有力，宜用瀉白散以瀉之。若肺虛而有熱者，執肺熱傷肺之説而不用人參，誤矣，仍參某證治之。

腎

錢仲陽曰：腎主虛無實證，惟痘瘡實則黑陷。當更分別證之虛實。假如肺病又見肝證，咬牙呵欠者易治，肝虛不能勝肺也。若目直視，大叫哭，項急煩悶者，難治。蓋肺病虛冷，肝强實而勝肺也。視病新久虛實，虛則補其母，實則瀉其子。夫腎虛者，由胎氣不盛，則神短顖開，目多白睛，面色晄白，此皆難養，縱長不過八八之數。若恣色慾，不及四旬而亡。或有因病而致腎虛者。又云：腎氣不足則下竄。蓋腎虛骨重，惟欲墜下而縮身也。腎水陰也，腎虛則目無睛光畏明，皆用地黄丸。腎病見夏，水勝火也。輕者病自退，重者當驚發搐。又張潔古云：腎主寒，自病則足脛寒而逆。腎無實，瘡疹黑陷乃實，是水制火也。若心乘腎爲微邪，肺乘腎爲虛邪，肝乘腎爲實邪，脾乘腎爲賊邪。本臟虛弱，正令不行，鬼賊剋害，當補本臟之正氣。假令肺病喘嗽，見於初春當補腎，見於夏救肺，見於秋救脾，見於冬補心瀉本臟，乃名寒嗽。大抵五臟各至本位，即氣盛不可更補，到所剋位不可更瀉。然五行之中，惟腎水一臟，母盛而反受邪。何則？肺屬金，射於皮毛，所主者氣；腎屬水，主於骨髓，所藏者精。氣之輕浮，能上而不能下；精之沉重，能下而不能上。此物性之自能。今肺氣得熱而上蒸，則不能下生於腎而受邪矣，急服涼藥解之。此腎氣必先求肺。或脾經之濕，刑剋於腎，宜去脾濕。若脾肺平和而腎自病，則察其本臟而治之。竊謂下竄等證，足不喜覆者，蓋腰以下皆腎所主，乃心氣下行於腎部也，法用地黄丸壯腎水以制心火。若因脾肺虚而不能生腎水者，用補中益氣湯、六味地黄丸以滋化源。其瘡疹黑陷，乃腎虚而邪氣實也，尤當用地黄丸。

古今醫鑑　明·龔信

五臟生成

夫一月之孕，有白露之稱；二月之胚，有桃花之譬。及其三月，則先生右腎而爲男，陰包陽也；先生左腎則爲女，陽包陰也。其次腎生脾，脾生肝，肝生肺，肺生心，以生其勝己者。腎屬水，故五臟由是爲陰。其次心生小腸，小腸生大腸，大腸生膽，膽生胃，胃生膀胱，膀胱生三焦，以生其己勝者。小腸屬火，故六腑由是爲陽。其次三焦生八脈，八脈生十二經，十二經生十二絡，十二絡生一百八十絲絡，絲絡生一百八十纏絡，纏絡生三万四千孫絡，孫絡生三百六十五骨節，骨節生三百六十五大穴，大穴生八萬四千毛竅，則耳目口鼻四肢百骸之身皆備矣。

觀面部五臟形色歌

心經有冷目無光，
太陰黑，目無光彩，此心經冷也。
面赤須言熱病當。

面頰赤色，此爲心有熱也。
赤在山根驚四足，
山根赤色，心經生風，下至準頭惡也。
積看虚腫起陰陽。
三陰三陽虚腫，心有積也。
肝經有冷面微青，
面青爲肝受冷，主發驚也。
有熱眉泡赤又臨。
眉上有紅赤，爲肝有熱也。
髮際白言驚氣入，
髮際至印堂略白者，爲肝驚也。
食倉黄是積熱深。
眉上有紅赤，爲肝有熱也。
脾冷應知面色黄，
面黄印堂反白者，爲脾冷也。
三陽有白熱爲殃。
三陽上白者，爲脾熱也。
青居髮際生驚候，
髮際及印堂色青者，脾驚也。
脣口皆黄是積傷。
上下脣黄，爲脾受積也。

肺受面白冷爲由，
白色在面皮，及人中或青者，皆肺冷也。
熱赤人中及嘴頭。
人中及嘴頭有赤者，肺有熱也。
青在山根驚四足，
山根青色，是肺受驚也。
赤居髮際積爲仇。
髮際赤色，乃有積也。
面黑當知腎臟寒。
面帶黑者，腎有冷也。
食倉紅是熱須看。
食倉紅者，腎有熱也。
風門黄可言驚入，
風門黄者，腎有驚也。
兩目微沉積所干。
兩目微沉，是積在腎也。

醫學綱目 明·樓英

五臟

五臟相勝，病隨時令，乃錢氏擴充《内經》藏氣法時論之旨，實發前人所未發者也。假如肝病見於春及早晨，乃肝自病於本位也。今反見於秋及日晡肺之位，知肺虛極，肝往勝之，故當補脾肺瀉肝也。餘倣此。

潔古曰：熱則從心，寒則從腎，嗽而氣上從肺，風從肝，瀉從脾。假令瀉兼嗽，又氣上，乃脾肺病也，宜瀉白、益黃散合而服之。脾苦濕，肺苦燥。氣上逆也，其證見瀉，又兼面色黃，腸鳴呦呦者，宜服理中湯。瀉而嘔者，宜服茯苓半夏湯。如瀉而渴熱多者，宜服黃芩厚朴湯。不渴而熱少者，宜服白朮厚朴湯。其他五臟若有兼證，皆如此類推之。更詳後論四時推詳用藥。

心主熱，自病或大熱，瀉心湯主之。實則煩熱，黃連瀉心湯主之。虛則驚悸，生犀散主之。

肺乘心，微邪，喘而壯熱，瀉白散主之。肝乘心，虛邪，風熱，煎大羌活湯下大青丸主之。脾乘心，實邪，泄瀉身熱，瀉黃散主之。腎乘心，賊邪，恐怖惡寒，安神丸主之。

肺主燥，自病則喘嗽，燥則潤之。實則喘而氣盛，瀉白散主之。

虛則喘而少氣，先益黃散，後阿膠散主之。

心乘肺，賊邪，熱而喘嗽，先地黃丸，中導赤散，後阿膠散主之。肝乘肺，微邪，惡風眩冒昏憒嗽，羌活膏主之。腎乘肺，實邪，憎寒嗽清利，百部丸主之。脾乘肺，虛邪，體重吐痰泄瀉嗽，人參白朮散主之。

肝主風，自病則風搐拘急。肝苦急，急食甘以緩之，佐以酸苦，以辛散之。實則風搐力大，瀉青丸主之。

虛則風搐力小，地黃丸主之。

心乘肝，實邪，壯熱而搐，利驚丸涼驚丸主之。肺乘肝，賊邪，氣盛則前伸呵欠微搐，法當瀉肺，先補本臟。補肝，地黃丸主之；瀉肺，瀉白散主之。脾乘肝，微邪，多睡體重而搐，先當定搐，瀉青丸主之；搐止再見後證，則別立法治之。腎乘肝，虛邪，憎寒呵欠而搐，羌活膏主之。

脾主濕，自病則泄瀉多睡，體重昏倦。脾苦濕，急食苦以燥之。實則泄瀉赤黃，睡不露睛，瀉黃散主之。

虛則泄瀉色白，睡露睛，白朮散主之。

肝乘脾，賊邪，風瀉而嘔，茯苓半夏湯主之。心乘脾，虛邪，壯熱體重而瀉，羌活黃芩蒼朮甘草湯主之。

肺乘脾，實邪，能食不大便而嘔吐嗽，煎檳榔大黄湯下葶藶丸。腎乘脾，微邪，惡寒泄瀉，理中丸之類主之。

腎主寒，自病則足脛寒而逆。人之五臟惟腎無實，小兒瘡疹變黑陷，則是腎實水尅退心火。

心乘腎，微邪，内熱不惡寒，桂枝湯主之。肺乘腎，虚邪，喘嗽皮濇寒，百部丸主之。肝乘腎，實邪，拘急氣搐身寒，理中丸主之。脾乘腎，賊邪，體重泄瀉身寒，理中丸主之。

凡五臟虚弱，是自己正令不行，乃鬼賊之所尅害，當補本臟之正氣。假令肺病喘嗽時，於初春見之，法當補腎。見於夏救肺，見於秋瀉肺，見於冬補心瀉本臟，又名寒瀉。大抵五臟各至本位，即氣盛不可更補，到所尅位不可更瀉。

潔古曰：肝病面白，肺病面赤，脾病面青，腎病面黄，心病面黑。若肝病驚搐，而又加面白痰涎喘急之類，此皆難治。餘倣此推之。假令春分前，風寒也，宜用地黄、羌活、防風或地黄丸及瀉青相間服之。春分後，風熱也，宜用羌活、防風、黄芩或瀉青丸、導赤散下之。立夏後，熱也，宜用三黄丸、導赤散。夏至後，濕熱也，宜用導赤散、瀉黄散合而服之；或黄芩、人參、木香之類。秋分後用瀉白散，立冬後用地黄丸主之，謂不受瀉也。

海藏曰：補肝丸：四物湯内加防風、羌活等分爲細末，煉蜜丸是也。

鎮肝丸：瀉青丸，去梔子、大黄，治肝虚。

瀉腎丸：治脈洪而實，即前地黄丸，熟地改生地，去山茱萸是也。

此治左手本部脈。若右尺洪實，以鳳髓丹瀉之。此地黄丸即仲景八味丸去桂、附。若加五味子，腎氣丸也。此益肺之源，以生腎水焉。

古今醫統　明・徐春甫

五竅相通應證

心竅通於舌。心爲臟，小腸爲腑。心色赤，主夏三月。心味苦，心液汗，心主血，心聲言，心氣呵。有餘笑，不足憂。《千金》云：心氣實則笑不休，虚則悲不已。

肝竅通兩目。肝爲臟，膽爲腑。其色青，旺春三月。肝味酸，肝液淚，肝主筋，肝聲泣，肝氣噓。有餘怒，不足悲。《千金》云：怒則實，悲則虚。

脾竅通脣口。脾爲臟，胃爲腑。其色黄，旺四季月。脾味甘，脾液涎，脾主肌肉，脾聲歌，脾氣呼。有餘腹滿，不足少氣。

肺竅通鼻孔。肺爲臟，大腸爲腑。其色白，旺秋三月。肺味辛，肺液涕，内主氣，外主皮毛，肺聲哭，肺氣呬。有餘喘，不足嘆息。

腎竅通兩耳。腎爲臟，膀胱爲腑。其色黑，旺冬三月。腎味鹹，腎液唾，腎主骨，腎聲呻，腎氣欠。有餘泄瀉，不足則厥逆。

五臟剋絶

心病目黑，腎剋心，壬癸日絶。肝病皮黑，肺剋肝，庚辛日絶，脾病脣青，肝剋脾，甲乙日絶。肺病頰腫目赤，心剋肺，丙丁日絶。腎病面腫脣黄，脾剋腎，戊己日絶。

證治準繩 明·王肯堂

五　臟

張潔古曰：五臟子母虚實，鬼賊微正，若不達旨意，不易得而入焉。在前者爲實邪。子能令母實，拒賊傷於母，其子又引母所剋者妻，來相助，故曰實邪也。在後者爲虚邪。母引子之鬼賊至，由母能使子虚也。《内經》云：子能令母實，母能令子虚，此之謂也。妻來乘夫爲微邪，夫來乘妻爲賊邪，法當瀉鬼補本臟。本臟自病爲正邪，當虚則補之，實則瀉之。經云：滋苗者必固其根，伐下者必枯其上。逆其根，伐其本，則敗其真矣。肝勝肺則肝病，身熱發搐，又見肺虚，喘而氣短，病見於申酉戌時，是肝真强也。經云：受所制而不能制，謂之真强。法當補脾肺而瀉肝，導赤散、瀉黄散主之。

劉宗厚云：此皆五臟相勝，病機不離五行生剋制化之理者，蓋小兒初生襁褓，未有七情六慾，只是形體脆弱，血氣未定，臟腑精神未完，所以有臟氣虚實勝乘之病。但世俗不審此理，往往遇是率指爲外感内傷而用藥，致枉死者多矣。悲夫！錢氏論時有脱略，幸而潔古補之。今特參附，誠無窮之惠也。

五臟補瀉法

錢氏曰：凡病先虚，或已經下，有合下者，必實其母，後瀉其子也。假令肺虚而痰實，此可下之證，先當益脾，後方瀉肺也。

瀉青丸又名瀉肝丸。

錢氏謂肝無補法，故無補肝藥。王海藏以四物湯加防風、羌活等分爲細末煉蜜丸，名補肝丸。又以瀉青丸去梔子、大黄，名鎮肝丸，治肝虚。

導赤散瀉丙小腸。

瀉心湯瀉丁心。

安神丸治心虚疳熱，神思恍惚。

海藏八物定志丸，補心正藥。

益黄散，又名補脾散。海藏云：此劑補脾以燥濕。東垣云：治胃中寒濕，嘔吐腹痛，瀉利清白之聖藥也。

瀉黄散，又名瀉脾散。海藏云瀉脾熱。

阿膠散，又名補肺散。海藏云杏仁本瀉肺，非若人參、天門冬、麥門冬之類也。

瀉白散，又名瀉肺散。海藏云治肺熱骨蒸自汗，用此直瀉之。梔子、黄芩亦瀉肺，當以氣血分之。地黄丸即金匱八味丸去桂、附。海藏云：治腎虚解顱，即魃病也，治脈毛而虚。錢氏謂腎無瀉法，故無瀉腎藥。海藏瀉腎丸，治脈洪而實，即前地黄丸，熟地改生地，去山茱萸是也。此治左手本部脈。若右尺洪實，以鳳髓丹瀉之。

醫學入門 明·李梴

五臟形證

肝風目直手循捻。

註　氣熱爲外傷風，氣温爲内生風，熱則兩眦俱緊不轉。凡目直兼青者，必發驚；咬牙甚者，亦發驚。肝主謀，故循衣領，亂捻物。風甚身强反張力大，瀉青。心乘，風火相搏則發搐，導赤散。渴喘，瀉白散。

虚則咬牙呵欠兼。

註　心不受熱，目連劄不搐，或發搐力小，俱當補腎治肝，腎氣丸。如心乘肝等兼證，詳見《綱目》。所謂乘者，猶乘車之乘。五臟相乘莫測，如肝病必先治肺補腎，然後審肝臟虚實而調之。餘臟倣此。

心驚難言合面臥。

註　心驚，搐也。煩熱上竄，舌强欲言不能，叫哭。胸熱，故欲合臥就涼。宜瀉心湯、導赤散、小生犀散。

虚則困臥驚悸添。

註　温驚丸主之。

脾困身熱渴不食。

註　脾困，倦也。實則困睡不露睛，身熱，渴欲飲水，或閉或泄黄赤色，宜瀉黄散。

虚則吐瀉風生痰。

註　虚則吐腥，泄瀉白色，多睡露睛，四肢漸次生風，或有痰，錢氏白朮散、異功散、理中丸。如肝乘脾，風泄而嘔，二陳湯加黄芩。

肺燥鼻乾手掐目。

註　肺燥則喘嗽，實則喘而氣盛或渴，瀉白散潤之。手掐眉目鼻面者，甘桔湯主之。肺只傷寒則不胷滿，胷熱復有風冷，胷滿短氣喘嗽，瀉白散、大青膏主之。

虚則少氣喘無厭。

註　虚則脣白色，氣哽長出少氣，先服益黄散，而後阿膠散。

腎寒畏明顱自解。

註　腎只不足，小兒腎虚皆難養多夭，有因病而致虚者可補。

下竄足熱火欲炎。

註　下竄者骨重，惟欲墜下而縮身也。足熱不喜衣覆，心火下於腎部，宜腎氣丸或正氣湯。又肺病重見肝虚證易治，見肝熱證難治。蓋肺病久則虚冷，肝强實而反勝也。經曰：受所制而不能制，謂之真强。法當補脾肺而後瀉肝。肺勝者，當補肝瀉肺。然嗽久虚羸，不可服瀉白散，宜腎氣丸。五臟病機，不離五行生剋制化之理，所以有臟腑虚實乘勝之病。世俗不審此理，往往率指爲外感内傷，而用藥枉死。此錢氏、潔古之功大矣哉！

五臟絶歌　明·喬岳

心

吐瀉變爲痢，血黑渴難當。

心主血，心絶則血色變黑，虛燥而發渴。
肌瘦難行坐，虛舌不縮藏。
心主舌，絶則不能收。
兩臉如脂赤，
痢久則面當無色，今面色反如脂者，心絶則陽虛上發也。
無語口生瘡。
心主舌，絶則不能語。
若向夏中得，更莫細思量。

肝

眼目時時澁，渾身似醉人。頻頻只要睡，心煩又多嗔。
肝絶則不能開視，故澁而只要睡。又肝主筋，力絶則如醉人，不能舉也。又肝主怒，絶則多怒不止也。
脣白眼泡腫，狂躁足啼聲。東方應此候，病則不宜春。

脾

面色黄時好，不可見相傳。體弱憎寒甚，蟲行覓食飡。
脾主肢，體絶則體弱。又脾絶則腎逆乘之，故發憎寒。脾絶則胃熱，故蟲不安而上吐出。
吃乳脣無力，齒露蓋時難。
脾主脣，絶則不能收掩其齒，又不能吮乳。
眼傾休下藥，

眼眶屬脾，絶則傾陷。

免更住人間。

肺

肺候應白色，莫使見絶形。鼻青孔燥黑，腹脹眼眶傾。

肺主鼻，絶則肝逆乘之而色青。又肺絶則無涕，故孔黑燥也。肺主眼泡，絶則陷之。

項直喘氣急，胷凸没迴聲。

肺主氣，絶則喘急項直以引氣也。氣絶則胷中滿凸，但有出氣而無迴氣也。

秋間逢此候，四方别託生。

腎

冷汗時時有，尿多夜裏驚。

腎絶則陰陽相離，故冷汗出而小便不禁。精者神之舍，絶則精神離，故夜裏多驚。腎屬陰，夜亦屬陰故也。

遍身生粟疥，手足冷如冰。

陽盡不能充煖故也。

項倒頭難舉，面黑没精神。

腎絶則天柱骨倒，面目皆黑，無精神也。

此候應壬癸，冬得殞其身。

古今圖書集成醫部全録卷四百七

小兒初生諸疾門

黄帝素問

奇病論篇

帝曰：人生而有病巓疾者，病名曰何？安所得之？岐伯曰：病名爲胎病。此得之在母腹中時，其母有所大驚，氣上而不下，精氣并居，故令子發爲巓疾也。

註　此女子胞之爲病也。有所大驚，則氣暴上而不下。夫精以養胎，而精氣并居者也。母受驚而氣上，則子之精氣亦逆，故令子發爲巓疾也。愚謂巓當作癲。按嬰兒癲癇，多因母腹中受驚所致。然癲疾者逆氣之所生也，故因氣上逆而發爲癲疾。兆璜曰：胎中受病，非止驚癇。妊娠女子飲食起居，大宜謹慎，則生子聰俊，無病長年。

千金方　唐・孫思邈

初生出腹論

小兒初生出腹，骨肉未斂，肌肉猶是血也，血凝乃堅成肌肉耳。其血沮敗，不成肌肉，則使面目繞鼻口左右悉黄而啼，閉目聚口撮面，口中乾燥，四肢不能伸縮者，皆是血脈不斂也，多不育。若有如此者，皆宜與龍膽湯也。

兒生落地不作聲者，取煖水一器灌之，須臾當啼。兒生不作聲者，此由難産氣少故也。可取兒臍帶向身却捋之，令氣入腹，仍呵之至百度，啼聲自發。亦可以葱白徐徐鞭之，即啼。

兒生十許日怒啼，似衣中有刺者，此或臍燥還刺其腹，當解之，易衣更裹，仍以温粉粉之。若臍不愈，燒絳帛末粉之。若過一月臍有汁不愈，燒蝦蟆灰粉之，日三四度。若臍中水及中冷，則令兒腹絞痛，夭糺啼呼，面目青黑，此是中水之過，當灸粉絮以熨之，不時治護。臍至腫者，當隨輕重，重者便灸之，乃可至八九十壯；輕者臍不大腫，但出汁，時時啼呼者，擣當歸末和胡粉傅之，炙絮日熨之，至百日愈，以啼呼止爲候。按初生小兒，針灸不可妄施，玆云灸之可至八九十壯，雖今古異宜，亦須斟酌。

若兒糞青者，冷也。與臍中水同。

乳哺不進者，腹中皆有痰癖也，當以四物紫丸微下之，節哺乳，數日便自愈。小兒微寒熱，亦當爾利之，要當下之，然後乃瘥。

驚癇

新生即癇者，是其五臟不收斂，血氣不聚，五脈不流，骨怯不成也，多不全育。其一月四十日已上，至期歲而癇者，亦由乳養失理，血氣不和，風邪所中也。病先身熱掣瘲，驚啼叫喚而後發癇，脈浮者爲陽癇，病在六腑，外在肌膚，猶易治也。病先身冷，不驚掣，不啼呼，而病發時脈沉者爲陰癇，病在五臟，内在骨髓，極難治也。

初出腹，血脈不斂，五臟未成，稍將養失宜，即爲病也，時不成人。其經變蒸之後有病，餘證并寬，惟中風最暴卒也。小兒四肢不好驚掣，氣息小異，欲作癇，及變蒸日滿不解者，并宜與龍膽湯。

凡小兒不能乳哺，當與紫丸下之。小兒始生，生氣尚盛，但有微惡，則須下之，必無所損。及其愈病，則致深益。若不時下則成大疾，疾成難治矣。凡下，四味紫丸最善。雖下，不損人，足以去疾。若四味紫丸不得下者，當以赤丸下之；赤丸不下，當倍之。若已下而有餘熱不盡，當按方作龍膽湯稍稍服之，并摩赤膏。風癇亦當下之，然當以猪心湯下之。驚癇但按圖灸之，及摩生膏，不可大下也。何者？驚癇心氣不定，下之内虚，益令甚爾。驚癇甚者，特爲難治。故養小兒常愼驚，勿令聞大聲，抱持之間當安徐，勿令驚怖。又天雷時，當塞兒耳，并作餘細聲以亂之也。凡養小兒，皆微驚以長其血脈，但不欲大驚。大驚乃灸驚脈。若五六十日灸者，驚復更甚；生百日後灸驚脈，乃善。

變蒸論

凡兒生三十二日一變；六十四日再變，變且蒸；九十六日三變；一百二十八日四變，變且蒸；一百六十日五變；一百九十二日六變，變且蒸；二百二十四日七變；二百五十六日八變，變且蒸；二百八十八日九變；三百二十日十變，變且蒸。積三百二十日小蒸畢後，六十四日大蒸；蒸後六十四日復大蒸；蒸後一百二十八日復大蒸。凡小兒自生三十二日一變，再變爲一蒸；凡十變而五小蒸，又三大蒸；積五百七十六日大小蒸都畢，乃成人。小兒所以變蒸者，是榮其血脈，改其五臟，故一變竟，輒覺情態有異。其變蒸之候，變者上氣，蒸者體熱。變蒸有輕重：其輕者體熱而微驚，耳冷尻冷，上脣頭白泡起如魚目珠子，微汗出；其重者體壯熱而脈亂，或汗或不汗，不欲食，食輒吐哯，目白睛微赤，黑睛微白。又云目白者重，赤黑者微，變蒸畢，自精明矣。此其證也。單變小微，兼蒸小劇。凡蒸平者五日而衰，遠者十日而衰。先期五日，後期五日，爲十日之中，熱乃除耳。兒生三十二日一變，二十九日先期而熱，便治之如法，至三十六七日蒸乃畢耳。恐不解了，故重説之。且變蒸之時，不欲驚動，勿令傍多人。兒變蒸或早或晚，不如法者多。又初變之時或熱甚者，違日數不歇，審計變蒸之日，當其時有熱微驚，愼不可治及灸刺，但和視之，若良久熱不可已，少與紫丸微下，熱歇便止。若於變蒸之中，加以時行温病，或非變蒸時而得時行者，其診皆相似，惟耳及尻通熱，口上無白泡耳。當先服黑散以發其汗，汗出温粉粉之，熱當歇，便就瘥；若猶不都除，乃與紫丸下之。兒變蒸時，若有寒加之，即寒熱交爭，腹腰夭糾，啼不止者，熨之則愈也。熨法即炙粉絮熨之。變蒸與温壯傷寒相似。若非變蒸，身熱耳熱尻亦熱，此乃爲他病，可作餘治。審是變蒸，不得爲餘治也。

又一法：凡兒生三十二日始變，變者身熱也；至六十四日再變，變且蒸，其狀卧端正也；至九十六日三變，定者候丹孔出而泄；至一百二十八日四變，變且蒸，以能欬笑也；至一百六十日五變，以成機關也；至一百九十二日六變，變且蒸，五機成也；至二百二十四日七變，以能匍匐也；至二百五十六日八變，變且蒸，以知欲學語也；至二百八十八日九變，以亭亭然也。凡小兒生至二百八十八日，九變四蒸也。當其變之日，慎不可妄治之，則加其疾。變且蒸者，是兒送迎月也。蒸者，甚熱而脈亂汗出是也。近者五日歇，遠者八九日歇也。當是蒸上，不可灸刺妄治之也。

小兒直訣 宋·錢乙

胎驚

小兒初生，壯熱吐哯，身體强直，手足抽掣，目反直視，是胎驚風證也。

註　按前證多因娠婦忿怒驚恐，調攝乖常，或挾外邪内傷於胎。蓋母有所觸，胎必感之。當用猪乳膏拭兒口中，或用惺惺散加漏蘆令母煎服，使藥通乳中，兒病自愈矣。

百日内發搐，真者不過兩三次必死，假者頻發不死。真者内生驚癇，假者外傷風冷。血氣未實，不能勝任，故發搐，口中氣熱，用大青膏塗顖、浴體二法。

註　按前證多因胎中受患，或乳母鬱怒傳兒，或兒脾傷自病。當固元氣爲主，而兼治其母。仍參吮乳不能類治之。後倣此。

變蒸

小兒在母腹中乃生骨氣，五臟六腑成而未全。自生之後，即長骨脈，五臟六腑之神智也。變者易也，自内而外，自下而上，又身熱。故以生之日後三十二日一變蒸，即智意有異於前。何也？長生臟腑智意故也。何謂三十二日長骨添精神？人有三百六十五骨，除手足中四十五碎骨外，有三百二十數。自生下，骨一日十段而上之，十日百段，而三十二日計三百二十段爲一變，亦曰一蒸。骨之餘氣，一自脳分入齦中，作三十二齒；而齒牙不及三十二數者，由變不足其常也。或二十八日即長二十八齒，已下倣此，但不過三十二之數也。凡一周遍乃生虛熱諸病，如是十周則小蒸畢也。計三百二十日，生骨氣乃全而未壯也。故初三十二日一變生腎生志，六十四日再變生膀胱，其發耳與骫冷。腎與膀胱俱主於水，水數一，故先變生之。九十六日三變生心喜，一百二十八日四變生小腸，其發汗出而微驚。心爲火，火數二。一百六十日五變生肝哭，一百九十二日六變生膽，其發目閉一云目不閉而赤。肝主木，木數三。二百二十四日七變生肺聲，二百五十六日八變生大腸，其發膚熱而汗或不汗。肺者金，金數四。二百八十八日九變生脾智，三百二十日十變生胃，其發不食腹痛而吐乳。此後乃齒生，能言知喜怒，故云始全也。太倉云：氣入四肢長碎骨，於十變後六十四日長其經脈手足。手受血，故能持物；足受血，故能行立也。經云：變且蒸，謂蒸畢而足一歲之日也。師曰：不汗而熱者發其汗，大吐者微止，不可餘治。是以小兒須變蒸蜕齒者，如花之易苗。所謂不及三十二齒者，由變之不及，齒當與變日相合也。年壯而視齒方明。

註　按小兒變者變其情態，蒸者蒸其血脈，故三十二日一變，每變畢則情態異常。《全嬰方》論云：變蒸者以長氣血也。變者上氣，蒸者發熱也。輕則體熱虛驚，耳冷微汗，脣生白泡，三日可愈；重者寒熱脈亂，腹疼啼叫，不能乳食，食即吐哯，五日方愈，古方以黑散子紫丸子主之。竊謂此證小兒所不能免者，雖勿藥可也。況前藥乃屬峻厲，非惟臟腑不能勝，抑且反傷氣血，慎之慎之！予嘗見一小兒至二變，發熱有痰，投以抱龍丸一粒，卒至不救，觀此可驗矣。若不熱不驚，略無證候而暗變者，蓋受胎氣壯實故也。然其候與傷寒相似，但以脣上白泡驗之。亦有受胎氣壯實，不熱不驚，或無證候而暗變者，不必服藥。然父母愛子之心勝，稍有疾病，急於求醫；而醫不究病情，率爾投劑。殊不知病因多端，見證相類，難以卒辨。況古人稟厚，方多峻厲之劑，慎服可也。

吐瀉

初生十日内吐瀉壯熱，不乳，或乳不消，或白色，先用白餅子下之，後用益黄散和之。初生下吐，因穢惡下咽故也，用木瓜丸主之。凡初生急須拭淨口中，否則啼聲一發，穢物嚥下，致生諸病。

註　按芽兒初生之患，多因乳母不慎七情，不節厚味，傳兒爲病，當審其因以調治其母。前所用之藥，恐臟腑脆嫩，不能勝受，治者審之。

夜啼

夜啼者，小兒筋骨血脈未成而多哭，脾臟冷而痛也，當與温中藥或花火膏主之。

若虚怯爲冷所乘，則脣青。

註　按前證多因稟賦不足，或乳母飲食七情虧損所致。若面色白及白睛多者，屬腎氣不足，至夜則陰盛而腹痛也，用六味丸。若臉青脣白，或小便黄短，屬脾氣不足，至夜則陰盛而腹痛也，用鈎藤散。若臉紅舌白，或小便赤濇，小腸熱也，用導赤散加辰砂；如不應，屬腎火，用地黄丸。脣色青白，口中氣冷，或肢體冷，或泄瀉曲腰，或泄瀉不乳，此脾腎虚弱，用六神散；兼嘔吐，用六君子湯。大便不化，乳少腹脹，用五味異功散加漏蘆，令母服之，兒病自愈；兒亦服四五滴尤妙，兒大數滴。

驚啼

驚啼者邪氣乘心也，當以安神丸主之。

註　按哭而不啼多淚，是驚悸也；啼而無淚，是痛也。若因心血不足，用秘旨安神丸；心火熾盛，用導赤散；木火相搏，用柴胡梔子散；肝血不足，用六味丸。所云十啼者，蓋亦大同小異耳。

撮口

若浴後拭臍不乾，風入作瘡，令兒撮口甚者，是脾虚也。若頻撮口，是氣不和也。益黄散主之。

註　愚按前證果因浴後拭挹不乾，用枯礬爲末搽之即愈。若兼乳母肝脾有熱，助兒爲患，當用加味逍遥散以治其母。若風入作瘡，邪傳於脾，撮口者，其害匪輕；七日内患者，其危尤速。

胎肥胎熱胎怯

胎肥者，生下豐厚，目睛粉紅，大便乾難，時出涎水。

胎熱者，生下有血色，時叫哭，身熱淡黄，目睛多赤，大便色黄，急欲食乳，并用浴體法主之。

胎怯者，生下面白，肌肉瘦弱，大便白水，身無血色，哽氣多噦，亦用浴體法。

註　按浴體之法，乃開發腠理，疏泄陽氣者也。其胎氣果熱，在暑月庶幾可用。其或胎怯而用前法，恐復傷真氣也。然此證屬有餘者，胎肥胎熱也。因母食膏粱厚味，或怒火鬱熱。胎怯弱者，因父精不足，或母氣虚弱，用八珍湯；父精不足，用地黄丸；俱加漏蘆令子母俱服。

臍風

急欲乳不能食者，此風邪由臍而蘊熱心脾，致舌厚脣燥，不能吮乳也。

註　按前證果因外邪而脣口撮緊者，名爲臍風，多不能救。若心脾有熱，舌尖痛不能吮乳，舌本痛不能送乳者，以柳華散敷之。若舌下腫如小舌者，或舌絡牵痛，或齒齦患白星，俱用綫針刺出毒血，亦敷前散。若脣腫痛或裂紋作痛，以當歸膏調前散敷之。若暴病發熱，作渴飲冷，大便秘結，用瀉黄散疎導其熱。若病後發熱，口渴飲湯，大便不實，用異功散調補胃氣。若服攻伐之劑，兼嘔吐，或腹痛，脾胃復傷也，用四君子湯。或口角流涎，或痰氣壅盛，脾不能攝也，用六君子湯。若兒自食甘肥，或母食酒麵，致兒口舌生瘡，用清胃散以清熱。若作嘔，少食泄瀉，用白朮散以補脾。若手足并冷，或腹痛惡寒，用六君、炮姜以温中。若因乳母飲食勞役失宜，致兒發熱，用補中益氣湯。因乳母肝脾二經血虚，内熱傳兒，用加味逍遥散、八珍湯。因乳母肝脾鬱怒，血傷内熱，致兒爲患，用加味逍遥散、加味歸脾湯，俱加漏蘆子，亦服數滴，仍參前弄舌類。凡針重舌，以針直刺，不可横挑，恐傷舌絡，則言語不清。

胎黄

若百日或半年不因病而身黄者，胃熱胎疸也；若淡黄兼白者，胃怯也。

註　初生身黄壯熱，不乳便秘，此爲胎熱，用地黄湯。若二便赤濇，腹脹面赤，飲水，用茵陳湯，調五苓散。若清便自調，四肢并冷，用益黄散。淡黄白，用調中丸。

語遲

若患吐瀉，或大便後，雖有聲而不能言，又能嚥物者，非失音，此腎怯不能上接於陽也，當以地黄丸主之。

凡口噤不止，則失音語遲。

註　按前證多因稟腎不足。蓋腎脈繫於舌本，非地黄不能治。故患此證者，若仰首呵欠則嗽。如未應，須兼以補中益氣湯滋其化源。若陰火上炎，肺金受傷而失音者，亦治以前法。《保嬰集》云：小兒五六歲腎氣不足而不能言者，用菖蒲丸；口噤不能言者，用地黄丸。

行遲齒遲

長大不行，行則脚軟；齒久不生，生則不固，皆胎弱也。

註　按前證即五遲之證也。蓋腎主骨，齒者骨之餘也。良由父母精血不足，腎氣虚弱，不能榮養而然耳。有肝腎虚長而不能行者，有肝氣虚手足拳攣者，有肝腎虚而脚不能舒展者，并用地黄丸滋補之。有心氣虚而不能言語，用團參湯、補中益氣湯培養之。若久病或五疳所致者，但調補脾胃爲主。《全嬰方》云：頭項手足身軟，謂之五軟證，皆胎稟腎氣怯弱也。

儒門事親 元·張從政

夜啼

夫小兒夜啼不止者，當用燈花一枚，研細隨乳汁下，併三服，則每服用燈花一枚。服罷此藥，於淨室中卧一兩日，即止也。

拗哭不止

夫小兒拗哭不止，或一二日或三四日，乃邪祟之氣凑於心，拗哭不止也。有藏經一法，以綿絹帶縛手足訖，用三姓婦人淨驢槽，卧小兒於其中，不令傍人知而覷之，移時則拗哭自止也。

悲哭不止

夫小兒悲哭，彌日不休，兩手脈弦而緊。戴人曰：心火甚而乘肺，肺不受其屈，故哭，肺主悲。王太僕云：心爍則痛甚，故爍甚悲亦甚。今浴以温湯，漬形以爲汗也。肺主皮毛，汗出則肺熱散矣。浴止而啼亦止。仍命服涼膈散加當歸、桔梗，以竹葉、生薑、朴硝同煎服，瀉膈中之邪熱。

小兒風門

凡小兒三五歲或七八歲至十余歲，發驚涎潮搐搦如鋸拽，不省人事，目瞪喘急，將欲死者，《内經》曰：此者得之在母胎胞之所受悸惕驚駭恐懼之氣。故令小兒輕者爲驚風天弔，重者爲癎病風搐，胎中積熱者爲臍風。

已上諸風證，可用吐涎散吐之。吐訖，宜珠、犀、龍、麝清涼墜痰之藥；其食乳之子，母亦宜服安魂定魄之藥，定志丸之類是也。故婦人懷孕之月，大忌悲憂驚怖，縱得子必有前疾。小兒風熱涎嗽者，可以通聖加半夏同煎温服。

丹溪心法 元·朱震亨

小兒論

乳下小兒常多濕熱、食積、痰熱、傷乳爲病，大概肝與脾病爲多。

小兒易怒，肝病最多。大人亦然。肝只是有餘，腎只是不足。

小兒夜啼，此是邪熱乘心。

註　夜啼，小兒臟冷也。陰盛於夜則冷動，冷動則爲陰極發躁，寒盛作疼，所以夜啼而不歇。

小兒變蒸，是胎毒散也。

幼科全書 元·朱震亨

胎　疾

凡小兒在月内有病者，皆胎疾也，幷治其母。小兒月内腸胃甚脆，氣血未充，若有微疾，不可妄施補瀉，恐傷臟腑。臟腑一傷，將貽患於終身，或至夭命，可不戒哉！如不得已而用湯丸，毋伐天和，中病即止，又不可過劑也。乳母服藥，必别擇乳母乳之，而後可補可瀉也。若蓐母自乳，則不可亂投湯藥。蓋産後之婦，氣血甚虚，有補無瀉，苟兒有熱而用涼藥，則犯産後之禁，必害其母；如有温補，則反助小兒之熱，又害其子。醫者人之司命，偏害之事而可妄爲乎？必須斟酌謹慎，勿損陰隲也！

凡小兒生下就死者，急看兒口中懸癰，前齶上必有泡塞住，即以手指摘破其泡，速用軟綿拭令血淨；若血入喉即死。

萬氏曰：兒生十日之内，常抱向明處，視其口中爲要。

凡小兒初生下氣絶不能啼者，必因難産，或因冒寒所致。急以綿絮包裹於懷中，未可輕斷臍帶，却將包衣置銚中，向炭上以水煮之；又作大油炷點著，往來於臍帶上下燎之；須臾熱氣由臍入腹，便能啼哭，方可洗浴，却斷臍帶。若不如此急救，便斷臍帶者，多死不治。

萬氏曰：俗名悶臍生，即寤生，鄉俗有連呼其父乳名即醒者。

凡小兒初出胎時，被風寒所吹，鼻塞服藥不得者，用天南星爲末，生薑自然汁調成膏，貼顖門上自愈。

萬氏育嬰貼顖法，加北細辛、葱汁更好。

凡小兒生後，或月内，或百日，痰多氣喘，目閉眼赤，眵淚，神困呵欠，遍身壯熱，小便赤濇，大便不通，時復驚煩，此胎熱也。因母平日恣食辛熱，貪服煖藥而致。以涼驚丸、黄連解毒湯治之。

凡小兒生後，覺口中冷，腹痛腸鳴泄瀉，昏昏多睡，或夜啼，此胎寒也。因母喜啖生冷，或有外感，多服涼藥，致傷胎氣。以理中丸、勻氣散治之。

凡小兒生下浮胖，遍身紅色，滿月以後，漸漸瘦弱，五心煩熱，此名胎肥。又有生下面無精光，身無血色，目無精采，肌肉瘦削者，此名胎怯。幷宜内服八物湯，而外用浴體法。

凡小兒生下遍身面目皆黄，狀如金色，身上壯熱，大便不通，小便如梔子汁，乳食不思，此胎黄也，因葬母受熱而傳於胎，以地黄湯治之。

凡小兒生下，壯熱翻眼握拳，噤口直目，涎潮搐熱，目閉面青，此胎驚也。因母忿怒跌仆以致觸胎。視其眉間氣色赤而鮮者可治；若黑暗者不可治。以至聖保命丹，金、銀、燈心湯下。

凡小兒生下，大小便三五日不通者，此名鎖肚。胎中受熱，熱毒壅盛，結於肛門，閉而不通，無復滋潤。急令婦人以温水漱口，吸咂兒前後心并臍下手足心共七處，凡四五次，再用輕粉五分，蜜少許，温水化開，時時少許服之，以通爲度。如更不通，即是肛門内合，或以金簪透而通之，須刺入二寸許，以香油和蜜納入孔中，糞出爲快也。若肚脹不乳，作呻吟聲，至於一七，難可望生。

凡小兒初生時即不吃乳者，此由拭口不淨，惡穢入腹，致令腹滿氣短，不能吃乳。或有吐嘔，乳不得下，或胎中受寒，令兒腹痛，亦不吮乳，此則多啼，俱以木香散治之。

臍　風

臍風者，由斷臍之後，被水濕風冷之氣所乘而流入心脾，遂令腹脹臍腫，四肢强直，日夜多啼，不能吮乳，甚則發爲風搐。若臍青腫，撮口不開者，是爲内搐，不治；爪甲黑者即死。

撮　口

撮口者，由胎氣夾熱，兼之風氣入臍，流入心脾二經，故令舌强唇青，口撮喘急，啼聲不出，不乳。若口出白沫而四肢冷者不治。撮口最爲急候，一臟之内，見之尤甚。

噤　風

噤風者，眼閉口噤，啼聲漸少，吮乳不得，口吐白沫，大小便皆不通。亦由胎中受熱，熱毒流入心脾，故形見於喉舌間也。

此上三證，其名雖異，受病之源則一。初生七日，得此證者，多不可治。若不急救，坐以待死，良可惜焉！但見小兒噴嚏，多啼身熱，不乳，急看小兒上齶有小泡如粟米大，或以指甲，或以空耳輕輕刮去，以絹纏手指蘸温水，拭淨其血，勿令下咽，便安妥，不必服藥，誠良法也。

如兒牙關緊急，已成撮口驚搐者，先用撮風散以開其關，次用控痰散以吐其痰，後用益脾散以和其胃，保命丹祛驚即愈。若手足攣拳，口噤不開者，不治。

亦有熱在胷膛，伸縮無時，呢呢作聲，努脹其氣，以致臍突浮腫，此非斷臍使之然也，但散其熱自愈，加減龍膽湯主之。

亦有肚脹青筋，弔腸卵疝，内氣引痛而撮口者，皆腸胃鬱結不通致之。治法貴乎疎利，紫霜丸量而與之，一粒金丹尤妙。

西江月

胎黄狀如金色，身熱大便難通，小便黄赤色朦朧，少乳時時舌弄。此證傳來母毒，脾胃濕熱相攻，涼經涼血解重重，保養胎元兼用。

外有胎肥胎瘦，此爲稟賦虛羸，父精母血必多虧，兒子不充元氣。此個甚難調理，愚夫不曉支持，一朝有病至傾危，却把命來抵對。

生下時時吐奶，不思乳食昏沉，此爲穢物下咽門，拭洗未能潔淨。會厭中間阻隔，太倉上口留凝，豁痰順氣藥通神，炮製生薑作引。

生下忽然腹脹，臍中血水淋漓，斷臍將息失其宜，客水邪風侵入。外用灰礬粘貼，速令乾較爲奇，若還撮口哭聲稀，縱有神丹莫治。

小兒生下數日，睡中啼哭多驚，此因母氣失和平，常因七情爲病。以致胞胎氣逆，痰涎流入脾心，治須順氣更精神，鎮墜痰涎始定。

胎熱遍身如火，發斑丹毒風瘡，神昏目痛又驚章，大小便難哭嚷。此是母貪煎炒，温經煖藥乖方，急須解毒令清涼，甘草黄連爲上。

胎寒生來吐瀉，大便滑溜多清，腹中疼痛哭聲頻，面色青白不定。平日母多生冷，寒邪傳入胎經，治宜丸散用甘温，可保嬰兒性命。

小兒初生病證，許多名狀難同，胎驚撮口共臍風，寒熱瘦肥黄腫。嘔吐昏昏不乳，臍間血水溶溶，未從滿月病來凶，好似風中燭弄。

最是臍風可畏，三朝八日爲殃，初然噴嚏似風傷，啼哭時時吵嚷。急看小兒上齶，刮破白泡中央，展揩惡血細端詳，莫使下喉爲上！

若是不知此法，致令泡落兒吞，忽然腹脹滿膨膨，臍腫青筋散亂。撮口昏昏不乳，目瞪又緊牙關，啼聲不出命歸天，勸取衣棺急辦。

小兒爲何難治？古今號曰啞科，脈無可診待如何，口不能言病作。父母時時驚怕，醫人試驗誠多，從容審證用方藥，有甚難爲捉摸。

要識小兒治法，方爲業擅專門，半周一歲病何因？胎毒單單現證。自後飲食漸廣，肥甘之變須明，此時脾胃病多尋，消食養脾法定。

小兒純陽之體，陰陽不可偏傷，常帶三分飢與涼，此個孩兒易養。大抵脾常不足，有餘肝氣須防，不寒不熱藥爲良，切忌妄行孟浪！

胎病要行解毒，無如甘草黄連，若加脾弱病相纏，參朮陳皮有驗。巴豆牽牛丁桂，砒硫白汞青鉛，俱傷正氣損真元，悮了孩兒命短。

變　蒸

此小兒正病者，蓋變者變易也，每變畢即性情有異於前。何者？生長臟腑之意也。蒸者，蒸蒸然熱也。萬物生於春，長於夏者，以陽主生長也。於人亦然。所以變蒸足始乃成人，血氣充實骨肉堅牢也。小兒此證譬如蠶之有眠，龍之脱骨，虎之轉爪，而變化同也。故每三十二日有一變蒸，至五百七十六日，大小變蒸足矣。輕則發熱微汗，其狀似驚；重則壯熱脈亂而數，或汗，或煩啼躁渴。輕者五日解，重者八日解。其候與傷寒相似。亦有變蒸之餘感寒邪者，但變蒸則耳冷，上脣發泡，狀如濁珠；若寒邪搏之，則寒熱交爭，腹中作痛，而啼哭之聲日夜不絕。治此之法，輕者不須服藥，重者以平和飲子微表之。熱甚便秘，以紫霜丸微利之；若吐瀉或不乳而多啼者，以調氣散治之。

凡小兒當變蒸之時，不熱不驚，别無他證者，是爲暗變，此受胎氣壯盛故也。

西江月

小兒變蒸何以？三十二日爲期，精神改變異常時，發熱蒸蒸昏睡。遇過風寒外感，或兼乳食傷脾，留連苦楚莫差池，好把湯丸調治。

大抵六十四日，初生腎與膀胱，再生心火與小腸，肝膽第三長養。肺與大腸居四，脾胃五次猜詳，三焦包絡不同鄉，只爲有名無狀。

變蒸發熱，此小兒正病，不須服藥，當於類下求之，不可錯誤！

小兒變生智慧，自然發熱如蒸，昏昏不乳欠醒醒，恰似蠶眠相應。醫者不須妄治，父母何必憂驚，三日之後自和平，莫怕别生形證。

若遇風寒外感，惺惺散子堪行，内傷乳食不安寧，保和養脾兼進。欬嗽參蘇飲子，吐泄理中最靈，驚來搐掣用瀉青，導赤亦宜選用。

奇效良方 明·方賢

辨小兒生下三月已前中病不治

風噤　猢猻噤　臍風　撮口　欬嗽　伏聲　木舌　重齶　解顱　項强　胷高

胎熱

凡小兒胎熱者，但看初生下肌膚紅白，二月已後，遍身黃腫，眼閉不開，作呻吟聲。此因胎内有熱，或因母服熱藥所致，亦謂之血疸。治之以辰砂金箔散、牛黄膏乳上吮之，兼以黄蘗皮煎湯浴之，此良法也。

變蒸

觀諸變蒸熱作驚，須見日角左邊眉間脈紅是也。大凡初蒸見一條，長一二分。在眉上者輕，自日角垂至眉上者重。變蒸發熱，見二條紅者，兩三次蒸。熱在内不解，脈紅帶叉，因驚而蒸脈青。變蒸多次，青在左太陽，因傷風而蒸。自顖門青至眉之上，因驚而蒸。三處皆青，三證皆見。若及三十二齒者，變蒸足也。

片玉心書　明·萬全

初生諸疾胎疾

初生三五日，大便血嘗來。黑色爲胎糞，鮮紅實可哀。初生便嘔吐，胞漿蓄胃中。物盡吐自止，不止便爲凶。小兒初生十日内，少乳多啼常噴嚏。急看喉中有珠泡，手法刮去免憂慮。怕看撮臍風，撮臍糞少通。急用解毒散，便下得從容。便閉肚膨脹，口緊咬脣青。時時手足掣，臍風枉用心。腹脹不便名鎖肚，口緊不乳是噤風。目視叫哭盤腸釣，天釣身仰似角弓。初生芽兒有此病，父母歡喜一場空。變蒸休用藥，三日自然安。外感惺惺散，傷食保和丸。胎熱甘草黄連湯，胎寒去連加桂方。胎黄甘草加茵陳，胎驚辰砂一味良。胎瘦胎肥浴體法，胎怯五軟用地黄。此是家傳真口訣，兒孫記誦莫遺忘！肝色多青心赤紅，脾黄肺白腎黑同。黄白疳虚黑中惡，赤紅是熱青驚風。

語遲者，由兒在胎之時，母受驚邪之氣乘心，兒感母氣，心神不定，不能榮舌，故爾語遲。菖蒲丸主之。受胎，母即有驚邪二氣乘心，舌木加菖蒲、茯神、參、遠志、麥冬、當歸、乳香、砂，蜜丸粟大，吞二十，薄荷湯下，語遲痊。

夜啼之證有四：驚啼，熱煩啼，腹痛啼，神不安啼。
驚啼者，邪熱乘於心也，當安心，以導赤散加燈心退心熱，以安神丸定心，效。
熱煩啼者，其哭無淚，見燈則喜而止，以導赤散加麥冬、梔子仁治之。
腹痛啼者，臟冷而痛也，面青而無光，以温中藥調理中丸、益黃散治之。
神不安啼者，睡中忽覺自哭，以安神丸燈心燒灰，調湯吞服。
又有拂其性而拗哭者，要審明白，不可妄投湯丸。
祖傳治夜啼，以至聖保命丹，燈心灰調湯下，甚效。
小兒夜啼四證，忤驚肚痛心煩，如逢拗哭忤家言，睡中忽啼驚見。肚痛手足厥冷，腰曲口氣冰寒，心熱煩躁不安眠，其證面赤腹煖。
既辨夜啼證候，其間治法須明，分明傳授與人間，只得心誠求遍。忤驚安神丸子，理中專治脾痛，涼驚錠子治心煩，總用燈花妙散。
啼哭直視熱在肝，瀉青一服即時安。啼哭面赤熱在心，導赤麥冬效如神。
面赤四逆腹中痛，益黃散用薑湯送。夜夜見燈多拗哭，父母嬌愛多不足。

幼科發揮 明·萬全

胎疾

小兒初生至周歲者，皆爲胎疾。

氣，陽也；血，陰也。人之有生，受氣於父，陽之變也；成形於母，陰之合也。陰陽變合而成其身。身之中，形臟四：頭面一也，耳目口鼻二也，手足三也，皮肉筋骨四也；神臟五：心藏神，肝藏魂，脾藏意，肺藏魄，腎藏志是也。凡五臟者，皆父母一體而分者也。形拘於一偏而不能相通者，陰之靜也；神隨感而動者，陽之動也。兒之初生，只是一塊血肉耳，雖有形而無所用，雖有五臟而無其神，猶空臟也。至於變蒸之後，皮肉筋骨以漸而堅，聲色臭味以漸而加，志意智慧以漸而發，知覺運動而始成童，此天地生物之心，至誠不息。

有因父母稟受所生者，胎弱胎毒是也。胎弱者，稟受於氣之不足也。子於父母，一體而分。如受肺之氣爲皮毛，肺氣不足，則皮脆薄怯寒，毛髮不生；受心之氣爲血脈，心氣不足，則血不華色，面無光彩；受脾之氣爲肉，脾氣不足，則肌肉不生，手足如削；受肝之氣爲筋，肝氣不足，則筋不束骨，機關不利；受腎之氣爲骨，腎氣不足則骨軟。此胎稟之病，當隨其臟氣求之。肝腎心氣不足，宜六味地黃丸主之；脾肺不足者，宜參苓白朮丸主之。子之羸弱，皆父母精血之弱也。所謂父强母弱生女必羸，父弱母强生男必弱者是也。故兒有頭破顱解，神慢氣少，項軟頭傾，手足痿弱，齒生不齊，髮生不黑，行走坐立，要人扶掖，皆胎稟不足也。幷宜六味地黃丸主之。

或問胎稟不足之證，得於父母，有生之初，如何醫得？予曰：諸器破損者，尚可補之，豈謂胎弱者不可補之乎？貴得其要也。夫男女之生，受氣於父，成形於母。故父母强者，生子亦强；父母弱者，生子亦弱。所以肥瘦長短大小妍媸，皆肖父母也。兒受父母之精血以生，凡五臟不足者，古人生地黃丸主之。或曰：五臟不足而專補腎，何也？曰：太極初分，天一生水，精血妙合，先生兩腎，腎者五臟之根本也。經云：植木者必培其根。此之謂也。

胎　驚

初生月内非臍風證發搐者，此胎驚也。宜至聖保命丹，金銀磨水送下；或用全蠍一枚，薄荷葉包炙爲末，朱砂末三分和匀，猪乳調五粒許。如常發者，名胎癎，不可治也。

臍風

治未病：臍在兩腎之間，任衝胃三脈之所係也。兒之初生，斷臍護臍，不可不慎。故斷臍之時，隔衣咬斷者，上也；以火燎而斷之，次也；以剪斷之，以火烙之，又其次也。護臍之法：臍既斷矣，用軟布纏裹，待乾自落，勿使犯去也。三朝洗兒，當護其臍，勿使水漬入也。臍落之後，當換包裙，勿使尿濕浸及臍中也。如此調護，則無臍風之病。所謂上工治未病，十得十全也。

治初病：兒生旬日之内，臍風爲惡病也。凡覺小兒噴嚏多啼，此臍風欲發之候，急抱兒向明晶處審視，口中上齶有泡，如珠如米成聚，此病根也。其色白者，初起也；黄者，久也。可用銀空耳輕手刮出，煎甘草薄荷湯拭洗之，預取桑白皮汁塗之。自此日日視之，有即去之，不可因循，以貽後禍。所謂中工治初病，十全六七也。

治已病：不知保護於未病之先，不知調護於初病之日，其泡子落入腹中，變爲三證：一曰撮口，二曰噤風，三曰鎖肚，證雖不同皆臍風也。撮口證，兒多啼，口頻撮者，此臍腹痛也，可用雄黄解毒丸加乳香、没藥各五分，丸如黍米大，每服五丸，竹瀝生薑自然汁送下，利去惡涎良；外用蘄艾炒熱杵爛，護其臍，頻換，使温煖之氣不絶也。不乳者不治。噤風證，牙關緊急，不能吮乳，啼聲不出，發搐者不治。鎖肚證，臍突青腫，肚腹脹大，青筋浮露，大便濇不通者不治。

或問：臍風三證，古人有方，何謂不治？予曰：一臘之内，謂初生八日，草木方萌，稍有觸犯，即便折傷。經曰：根於中者命曰神機，神去則機息，故噤風者乳食不得入，則機廢於上矣。鎖肚者便溺不得出，則機廢於下矣。所謂出入廢則神機化滅者是也。神出機息，雖有神丹，不可爲也，豈蜈蚣、蠶、蠍諸毒藥之可治耶。

變蒸

變蒸非病也，乃兒生長之次第也。兒生之後，凡三十二日一變，變則發熱，昏睡不乳，似病非病也。恐人不知，誤疑爲熱而汗下之，誅罰太過，名曰大惑。或誤以變蒸得於胎病者。或曰：兒之生也，初無變蒸，既生之後，當以三十二日一變，至於三百八十四日之後，又無變者何也？曰：初無變蒸者，藏諸用，陰之闔也；中有變者，顯諸仁，陽之辟也；終無變者，陰陽闔辟之機成也，故不復蒸也。故兒之初生，語其皮肉則未實也，語其筋骨則未堅也，語其腸胃則穀氣未充也，語其神智則未開發也，只是一塊血肉耳。至於三百八十四日，然後臟腑氣足，經絡脈滿，穀肉果菜，以漸而食，方成人也。

或曰：變蒸之日必以三十二日者，何也？曰：《易傳》云：生生之謂易。易者變易也。不變不易，不足以見天地生物之心。人有五臟六腑，以配手足十二經絡。腑屬陽，以配陽卦三十二；臟屬陰，以配陰卦三十二。取其一臟一腑，各以三十二日一小變，六十四日一大變。陽卦之爻一百九十二，陰卦之爻一百九十二，合歲𢍁閏月凡三百八十四爻。所以變蒸一期之日，三百八十四，以應六十四卦爻之數也。或曰：三十二日一小變，六十四日一大變，所生者何物也？所生之物亦有説歟？曰：形既生矣，復何生也？所生者，五臟之知覺運動也。故初生三十二日一變，生足少陰癸水，腎之精也；六十四日二變，生足太陽膀胱壬水，而腎之一臟一腑成矣。此天一生水也。水之精爲瞳子，此後始能認人矣。九十六日三變，生手少陰心丁火；一百二十八日四變，生手太陽小腸丙火，而心與小腸一臟一腑之氣足矣。此地二生火也。火之精爲神，此後能嬉笑也。一百六十日五變，生足厥陰肝乙木；一百九十二日六變，生足少陽膽甲木，而肝與膽一臟一腑受氣足而神合矣。此天三生木也。木之精爲筋，此後能坐矣。二百二十四日七變，生手太陰肺辛金；二百五十八日八變，生手陽明大腸庚金，而肺與大腸一臟一腑之氣足矣。此地四生金也。金之精爲聲，此後始能習人語矣。二百八十八日九變，生足太陰脾己土；三百二十二日十變，生足陽明胃戊土，乃脾胃一臟一腑之氣足矣。此天五生土也。土之精爲肉，脾胃主四肢，此後能匍匐矣。三百五十二日十一變，生手厥陰心包絡；三百八十四日十二變，生手少陽三焦。三焦配腎，腎主骨髓，自此能坐兼能立能行矣。變蒸已足而形神俱全矣。此正如蠶之眠，不如是不足成人矣。凡一變之過，則筋骨手足以漸而堅，知覺運動以漸而發，日異而月不同。曰變者，變易也；曰蒸者，發熱也。祖訓云：變蒸雖是胎疾，非胎熱胎毒之可比，此少陰生長之氣，發育萬物者。兒之强者，雖有是病不覺，氣弱者始見。如變後形體漸長，知識漸增，反爲無病兒也，故無用治。古方黑子散，姑置之可也。其間或有未及期而發熱者，或有變過熱留而不除者，抑有他故，須詳察之。如昏睡不乳，則不須治，待其自退。

兼證

變蒸之時，有外感風寒者，宜發散，惺惺散主之；按摩法亦可用也。内傷乳食者，宜須消導，胃苓丸主之；輕則節之可也。有被驚嚇及客忤者，安神丸、至聖保命丹。如變蒸過受病，以治病爲主，慎勿犯其胃氣。欬嗽，甘草桔梗湯加阿膠；吐瀉，理中湯加藿香葉；驚風，琥珀抱龍丸、瀉青丸、導赤散。如受病後而變蒸，養正補脾爲主，錢氏異功散，加對病之藥。

變蒸發熱，甚者發搐，只用導赤散、瀉青丸主之，效。

夜啼

心屬火惡熱，心熱則煩，多夜啼，或日夜啼，宜導赤散主之。

百日嗽

小兒初生至百日内嗽者，謂之百晬内嗽。痰多者，宜玉液丸；肺虚者，阿膠散主之。此名胎嗽，最爲難治。如喘嗽氣促，連聲不止，以致發搐，必死。

育嬰家秘 明·萬全

初生

孩兒初生襁褓中，如苗秀實漸成童。四因内外能分辨，治不乖方大有功。

幼科立方，古有定制。兒初生後病者，惟以膏丸化而服之。蓋以變蒸未定，腸胃脆薄，恐不勝藥，則立調治乳母之法。一歲之後，則有湯藥，與大人同，但劑小耳。有因氣動而病生於内者，如驚、病、蟲、癖之屬。驚用安神丸，内釣用木香丸，蟲用安蟲丸，癖用消癖丸。

有不因氣動而病生於内者，如傷乳食之屬。初傷以胃苓丸和之；和之不去，以保和丸消之；消之不去，以脾積丸取之。量兒虚實，勿損胃氣。

有因氣動而病生於外者，如結核、蟲疥、丹瘤之屬。結核用家秘内消丸，蟲疥用苦參丸，丹瘤用砭法。

有不因氣動而病生於外者，如傷風、傷寒、傷暑、傷濕之屬。風用瀉青丸、防風惺惺散，寒用理中丸、藿香正氣散，暑用涼驚丸、黄連香薷飲，濕用胃苓丸、天水五苓散。

胎　疾

胎疾初生治最難，幼科證治若空談。丹溪妙論如繩墨，家秘書中次第看。

小兒胎病有不必治，有不可治者。嘗觀《内經》顛疾之文，東垣紅絲瘤之論，則兒疾之生於父母者，似乎不必治矣。一臘之臍風不治，百晬之痰欬難醫，未三月而驚搐者凶，恰一月而丹瘤者死，又不可治者矣。

今幼科有胎熱、胎寒、胎肥、肥瘦、胎驚、胎黄之論，證治雖詳，豈小兒常服之藥也。况寒熱者，胎胚之餘毒也，肥怯者，父母之賦予也。非惟不可治，亦且不必治矣。惟丹溪論治胎毒者，只調治乳母，其法誠幼科之繩墨歟。

胎寒者，母娠時多熱病，乃服寒涼之藥，令兒受之。生後昏昏多睡，間或吮乳瀉白，此其候也。或百日之内忽病，戰慄口冷，手足卷曲不伸，拘攣握拳，腹痛，晝夜啼哭不止。此生後受寒得之，亦名毒胎。宜服温補之劑，當歸散主之。乳母宜服釀乳當歸散。

胎熱者，母娠時喜食煎炒辛熱之物，或患熱病，失於清解，使兒受之。生後目閉面赤，眼泡浮腫，常以身努，呢呢作聲，或時啼叫，或時驚煩，遍身壯熱，小便黃濇，此胎熱也。若不早治，則丹瘤瘡癤由此而生。宜用淨黃連、炙甘草各等分爲末，入朱砂半之和勻，生蜜調成劑，每取豆許大納兒口中，令其嚥下。乳母宜服釀乳赤芍散。

胎驚者，母娠時曾因驚悸，氣傳於子，子受之，生後頻頻發驚，此胎癇也。不可治，治之無功。如因有熱發搐者，必先啼哭，亦名胎驚，用燈心湯下東垣安神丸效。如搐不止者，此真搐也，勿治。

小兒胎疾，有胎稟不足，幷宜地黃丸。有胎毒者，如胎熱法。所謂胎稟不足者，各隨五臟論之：如語遲，心氣不足也；心主言。行遲者，肝氣不足也；肝主筋。齒髮不生者，腎氣不足也；髮者血之餘，腎主血；齒者骨之餘，腎主骨。吐瀉頻併者，脾胃之氣不足也；脾胃爲水穀之府。啼聲短者，肺氣不足也；肺主聲。

臍風

臍在身中號命關，衝任在此養靈根。最宜調護無傷損，才少差池減壽元。

臍在兩腎之間，謂之命門，乃人之根本也。衝任胃三脈，皆起於臍之下。任脈自中而上，至於人中，與腎脈合；衝脈二道夾任脈而上，散於舌下，與脾脈合；胃脈二道又夾衝脈、任脈而上，入於齦中，上下往來，如環無端。故男子十六歲而精行，女子十四歲而血動，任脈行、衝脈滿、胃脈實也。小兒初生，三脈方具，而臍之關係尤重也。所以斷臍之時，不可不慎。或剪臍帶太短，或結縛不緊，致外風侵於臍中；或用鐵器斷臍，爲冷所侵；浴兒時或牽動臍帶，水入生瘡，客風乘虛而入，內傷於腎，腎傳肝、肝傳心、心傳脾、脾傳肺，肺蘊蓄其毒，發爲臍風之病。其證面赤啼哭者，心病也；手足微搐者，肝病也；唇青口撮，痰涎壅塞者，脾病也；牙關緊者，腎病也；啼聲不出者，肺病也。五臟之中略見一二臟形證者，病猶可治；悉見，不能矣。

臍風惡候幾遭傷，一臟之中最不祥。識得病在何處起，無求無患早隄防。

小兒初生一臘之內，惟臍風爲惡候也。如臍腫腹痛，啼哭不止，唇青口撮者，曰臍風；牙關緊急，吮乳不得，啼聲不出者，曰噤風；肚腹緊脹，腸若雷鳴，大小便不通者，曰鎖肚。此三者同一病也，但證不同耳，俗名馬牙風者是也。三證多死。臍腫唇撮者，脾胃之氣絶於中也；噤風乳食不入者，心肺之氣絶於上也；鎖肚大小便不通者，肝腎之氣絶於下也。任脈止，衝脈閉，胃脈散，如之何不死？欲免此證，須要隄防。

預防之法：小兒初生十日之內，但見噴嚏，多啼不乳者，此將發之候也。急抱兒向明處，視其喉中懸癰，上齶有小泡如珠之様相聚者，即用銀挖耳或手指甲刮去之，以軟綿蘸甘草汁，拭去其血。去之早而泡白者，無慮也。其色黄或泡痕在，而落入腹中者，急用朱砂、牛黄、麝香各少許研細，取猪乳汁調稀，抹入口中；或取猪乳汁一二匙，與兒呑之佳。蓋猪乳汁主小兒口噤不開最良。或用五苓散加當歸、川芎、木通、木香磨汁入藥內，與乳母服，或與兒服如上法。若失預防之法，其病將來而口漸撮，多啼少乳者，此腹中痛也，與內鈎同。宜五苓散加酒當歸炒、吴茱萸、木香、乳香、没藥、鈎藤各二分爲極細末，乳拌如芡實大，納兒口中服之無時。乳母仍服上五苓散。又取附子、桂等分爲末，生薑自然汁調作餅，約一分厚，與臍相等，放在兒臍上，以紙托住，上用熨斗火熨之。如諸證悉見，不可治也。

按古方治臍風者，初用控涎膏吐風痰，次用益胃散和胃，又用辰砂膏利驚，此良法也。又用殭蠶、全蠍、蜈蚣、蜘蛛諸毒藥，以祛噤風者，此皆治其標也。不治其本而治其標，故鮮克有濟者矣。然父母愛子之心，必欲救之，醫有活人之心，不可不救也。病輕，各如上以五苓散爲主。蓋五苓散是太陽膀胱之裏藥也。澤瀉、茯苓以養心安神，官桂、吴茱萸、當歸以伐肝臟寒邪之氣，白朮、茯苓以去脾臟寒濕之氣，木香、乳香、没藥以止腹中之痛，官桂、茯苓、澤瀉、猪苓又去腎中之濕，以鈎藤、官桂去風之搐，以人乳和之，或乳母乳化，其氣同也。若有痰者，本方加膽星末；口噤者，加白殭蠶末，更加人參末服之；如大便不通者，宜三黄解毒丸下之。此急則治其標也。去其惡毒後，如此法治之。

臍風之病，有胎毒者，十無一生。吾見人家難於子息者，所生之子多以臍風死，如東垣所論紅瘤之事，是以知之。臍瘡者，其帶因有所犯而落，故根未斂，潰腫而成瘡也。宜白龍骨、枯礬、黄蘗三味爲末，敷之甚妙。

要宜常看，勿使抱裙之內有尿濕也。

臍突者，小兒多啼所致也。臍下爲氣海，啼哭不止，則觸動氣，氣動於中，臍突於外，理之常也。其狀突出者光浮如吹起者，揑按則微有聲。此證鄉俗但遇婦人挑水來者，即抱兒以突臍當担頭上觸之，不拘日數，以臍入爲度。每試輒效，亦良法也。吾見小兒臍突者多難養，由於多哭也。

不乳似臍風。小兒生下三日之內，忽有不乳者，當審問之，勿以不乳似臍風治也。臍風有多啼撮唇之證，若此無之，但不乳也。有吐乳，乳之又吐者，或因拭口不淨，惡物入腹也。用黃連、甘草、木香、木瓜各少許爲末，每用少許納兒口中，乳汁下。如有啼哭不乳者，此腹痛也，乃胎寒證，宜上方去黃連、甘草，加乳香、没藥，以當歸湯少許調藥，如上喂之。如無上證，無故不乳者，問其母之乳汁多少。多者傷乳也，宜少節之，不久自思乳矣，乳少者，必有他證，心誠求之。

啼哭

孩兒多哭事堪憐，何事漣洳晝夜聞？飢渴癢痛如不中，拂其心意自煩勞。

小兒初生百日一周之內，神安意靜，不妄笑多哭者，易養；如日夜啼哭不止者，難養。啼與哭不同。啼者無時，有聲而無淚也；哭者時作時止，大號咷而有淚也。小兒啼哭非飢則渴，非癢則痛。爲父母者，心誠求之。渴者飲之，飢則哺之，痛則摩之，癢則抓之。其哭止者，中其心也。如哭不止，當以意度。蓋兒初生性多執拗，凡有親狎之人，玩弄之物，一時不在，其心不悅而哭，謂之拗哭。須急與之，勿使怒傷肝氣生病也。假如又不止，請醫視之。如大叫哭晝夜不止者，肝熱也，宜瀉青丸主之，淡竹葉湯入沙糖一豆許化下。如日夜啼哭身熱煩躁者，心熱也，宜導赤散加黃連，燈心湯服；或用東垣朱砂安神丸，燈心湯下，神效。

夜啼

夜啼四證驚爲一，無淚見燈心熱煩。面瑩頰青下臍痛，睡中頻笑是邪干。

夜啼者，臟冷也。陰盛於夜則冷動，冷動則爲陰極發躁，寒甚作痛，所以夜啼而不歇也。鈎藤散、益黄散主之。

其心熱煩啼者，必有臉紅舌白小便赤濇之病，宜導赤散加麥冬燈心，或東垣安神丸，甚效。

小兒夜啼，見燈即止者，此由點燈習慣，乃拗哭也。

驚啼者，常在夢中哭而作驚，錢氏安神丸主之。

有因客忤觸犯禁忌而夜啼者，宜四聖保命丹，用燈草燒灰和藥杵細，乳汁調塗乳上，令兒吮之，更以術法驗之。

胎　驚

臍風發搐，此胎毒也。兒生一臘之內，多啼不乳，或撮唇或牙關緊，或肚大，或臍突發搐者，此胎驚也，謂之真搐。生於内者，氣喘痰鳴，手足冷者，不治。

變蒸發搐，此胎病也。因變蒸之後，或傷風，或傷乳，或喫驚，或發搐。百日之内，搐有真假，皆曰胎驚。真搐者，頻發必死。假搐者少，宜散風化痰安神，至聖保命丹主之。百日以後，發搐口中氣熱，此肝旺病也，宜瀉青丸，竹葉湯入沙糖少許化服，後以至聖保命丹安其神。如逢變蒸之期必發搐者，此胎癎也，自内生者。若不急治，後成終身之病。宜安魂鎮心定魄，頻頻細與服之，以不發爲度，秘傳三聖散主之。

胎癎者，由兒在腹中受驚氣得之，生來便有是病，不可治也。

百晬欬

小兒百日内有痰嗽者，謂之百晬嗽。或因出胎之時暴受風寒，或因浴兒之時爲風所襲，或因解換襁裳，或出懷餧乳，皆風之自外入者也。或因乳脈涌出，吞嚥不及而錯喉者，或因啼哭未定，以乳哺之，氣逆嗆出者，此病之從内出者也，皆能爲欬。如汗下調理之劑，難與服之。蓋胃氣方生，恐藥傷也。故曰：小兒百晬欬難治。

如上百晬嗽一歲及三歲者，加以痰涎壅塞，逆氣沖併，以致發驚搐者，多不可治。蓋小兒無知，痰在咽中，不會吞吐，往來自任故也。將作搐者，急進朱砂膏以降去之。搐止者吉，頻搐者凶。故頭摇者、目帶上視者、閉目呻吟者、手足擺舞者、肩息胷突者、喉中痰鳴者、口噤不乳者、喘不休者、手足冷者、咬牙者，皆死也。

古今圖書集成醫部全録卷四百八

小兒初生諸疾門

嬰童百問 明·魯伯嗣

初　誕

楊氏云：初生拭口不前，惡穢入腹，則腹滿氣短，不能飲乳者，宜用茯苓丸加減治之。又法：下胎毒，臨產落草時，濃煎淡豉汁服極好，不可與辰砂、黃連、輕粉等。其或乳食宿滯不化，當用消乳丸化積温脾等劑治之。

變　蒸

巢氏云：小兒變蒸者，以長氣血也。變者上氣，蒸者體熱。仲陽云：變者易也。又云變蒸者，自内而長，自下而上，又身熱，故以生之日後至三十二日一變，每變畢即覺性情有異於前。何者？生長臟腑意智故也。何謂三十二日長骨添精神？人有三百六十五骨，以象天數，以應期歲，以分十二經絡。故初生至三十二日，一變生癸，屬足少陰經腎臟，藏精與志；至六十四日，二變一蒸生壬，屬足太陽經膀胱腑，其發耳與尻冷。腎與膀胱合，俱主於水，天一生水，地六成之。至九十六日三變生丁，屬手少陰經心臟，藏神，其性爲喜；至一百二十八日，四變二蒸生丙，屬手太陽經小腸腑，其發汗出而微驚。心與小腸合主火，地二生火，天七成之。至一百六十日，五變生乙，屬足厥陰經肝臟，藏魂，喜哭；至一百九十二日，六變三蒸生甲，屬足少陽經膽腑，其發目不閉一本作開而赤。肝與膽合，主木，天三生木，地八成之。至二百二十四日，七變生辛，屬手太陰肺臟，藏魄，主聲，至二百五十六日，八變四蒸生庚，屬手陽明經大腸腑，其發膚熱而汗，或不汗。肺與大腸合，主金，地四生金，天九成之。至二百八十八日，九變生己，屬足太陰經脾臟，藏意與智；至三百二十日，十變五蒸生戊，屬足陽明經胃腑，其發不食腹痛而吐乳。脾與胃合，主土，天五生土，地十成之。又手厥陰經心包絡爲臟，手少陽經三焦爲腑，此一臟一腑，俱無形狀，故不變而不蒸也。前十變五蒸，乃天地之數，以生成之，然後始生齒能言，知喜怒，故云始全也。太倉云：氣入四肢，長碎骨。於十變後，六十四日爲一大蒸，計三百八十四日，長其經脈手足。手受血，故能持物；足受血，故能行立。經云：變且蒸，謂蒸畢而足一歲之日有餘也。師曰：不汗而熱者，發其汗，大吐者微止，不可別治。又六十四日爲二大蒸，計四百四十八日。又一百二十八日爲三大蒸，共計五百七十六日變蒸既畢，兒乃成人也。變者變生五臟也，蒸者蒸養六腑也，所以成人。變者上氣，蒸者體熱。每經一變一蒸，情態則異。輕則發熱微汗，其狀似驚；重則壯熱，脈亂而數，或吐或汗，或煩啼躁渴。輕者五日解，重者七八日解。其候與傷寒相似。亦有變蒸之餘，續感寒邪者，但變蒸則耳冷尻冷，上唇發泡，狀如濁珠。若寒邪搏之，則寒熱交爭，腹中作痛，而啼叫之聲日夜不絕。變者易也，蒸於肝則目眩微赤，蒸於肺則嚏嗽毛聳。凡五臟六腑筋脈骨節，皆循環各有證應。其治法平和者微表之，實熱者微利之，或不治亦自愈，可服紫霜丸一丸或二丸，幷黑散子、柴胡湯。變蒸者有寒無熱幷吐瀉不乳多啼者，當歸散、調氣散主之。變蒸之外，小兒如常，體貌情態自然端正，鼻内喉中絶無涎涕，頭如青黛，唇似朱鮮，臉腮如花映竹，情意若天淨月明，喜引方笑，似此平安。議曰：人得中和之道，以爲純粹，陰陽得所，剛柔兼濟，氣血相和，百脈相順，所以心志益通，精神俱備，臟腑充實，形體固壯。凡觀嬰孩，顱顖固合，睛黑神清，口方背厚，骨粗臀滿，臍深肚軟，齒細髮黑，聲洪睡穩，此乃受氣充足，稟賦得中而無疾也。

噤風撮口臍風

初生噤風、撮口、臍風三者，一種病也。噤風者，眼閉口噤，啼聲不出，舌上聚肉如粟米狀，吮乳不得，口吐白沫，大小便皆通。蓋由胎中感受熱氣，流毒於心脾，故形見於喉舌間也；抑亦生下復爲風邪擊搏所致。自滿月至百二十日見此，名曰犯風噤。依法將護，防於未然，則無此患。撮口者，面目黄赤，氣息喘急，啼聲不出。蓋由胎氣挾熱，兼風邪入臍，流毒心脾之經，故令舌强脣青，聚口撮面，飲乳有妨。若口出白沫而四肢冷者不可救。其或肚脹青筋，弔腸卵疝，内氣引痛，皆腸胃鬱結不通致之，治法貴乎疎利。撮口最爲惡候，一臘内見之尤急。臍風者，斷臍之後，爲水濕風冷所乘，風濕之氣入於臍而流於心脾，遂令肚脹臍腫，身體重著，四肢柔直，日夜多啼，不能吮乳，甚則發爲風搐。若臍邊青黑，撮口不開，是爲内搐，不治；爪甲黑者，即死。其或熱在胷堂，伸引努氣，亦令臍腫，可與千金龍膽湯。如前三者受病之源，非一朝一夕。大抵裏氣鬱結，壅閉不通，并用所下胎毒，天麻丸、定命丹、朱銀丸之類，可量與之。《千金》論云：小兒始生，其氣尚盛，若有微患，即須下之。若不時下，即成大疾，疾成則難療矣，紫霜丸可量與之。治風噤用控痰散吐風痰，不若用甘草湯吐痰極穩，然後和胃益脾散加減用，又用辰砂膏利驚即愈。或手握拳，禁口不開者，不治。又撮口用殭蠶膏傅脣口中，或甘草湯，撮風散。臍風用瓜蔕散。湯氏治嬰兒，因剪臍傷於外風，致臍瘡不乾，用白礬、龍骨爲末少許傅之，又用舊綿少許燒灰爲末，乾摻之效。議曰：斷臍不盈尺，一臘之内，隨其根蔕自腐。實者深之，弱者淺之。淺深之理，以其稟賦得之。初生之兒，有熱在胷堂，則頻伸引，呃呃作聲，努脹其氣，抑入根本之中。所以臍突腫赤，虚大可畏。無識之夫，將謂斷臍不利而使之然者，非也。此乃由胎中母多驚悸，或因食熱毒之物所作。宜與大連翹飲子，其熱自散，其臍歸本，不必以藥敷之。此證亦宜早治，久則難療也。又有一法，小兒臍風、撮口，初生七日内，患此證者，百無一生。如坐視其斃者，良可憫焉。此法極驗，世罕有知者。凡患此證，看兒齒齦上有小泡子如粟米狀，以温水蘸熟帛裹指擦破便安，不用服藥，亦良法也。安臍散治臍中汁出，或赤腫，用白石脂末日三度敷之，或油髮灰，或當歸末敷亦佳。

胎驚風

胎驚風者，以胎婦調適乖常，飲酒嗜慾，忿怒驚撲，母有所觸，胎必感之。或外挾風邪，有傷於胎，故子乘母氣，生下即發也。其候月内温壯，翻眼握拳噤口，身腰强直，涎潮嘔吐，搐掣驚怖，啼哭腮縮，顖開眼合，莫誤作慢脾，妄用温藥。視其眉間氣色紅赤鮮碧者可治，若色黯青黑者不治。虎口指紋曲入裏者可治，反出外者不治。其治法解散風邪，利驚化涎，調氣，貼顖，甚則以朱銀丸利之。面青拳搐者，當服保命丹、鈎藤散。

胎風遍身軟

此證生下如湯火潑，因胎熱母肥。如腦額生瘡難治，乃胎内失于扶持。如脚上有瘡爛，此兒不滿五年。如未滿臘前，便撮口，兩拳相握，腰項如隨，便知臟腑之中生邪毒，此只三朝，定不可療。男指向裏，女指向外，尚可醫治，逆候則不須投藥餌矣。便看眉中有青筋碧色，應須有命；若眉紅，斷不可治。如有可治之證，但用全蠍散、鈎藤散等劑。

五　軟

五軟者，頭軟、項軟、手軟、脚軟、肌肉軟是也。無故不舉頭，腎疳之病。項脈軟而難收，治雖暫瘥，他年必再發。手軟則手垂，四肢無力，亦懶抬眉，若得聲圓，還進飲食，乃慢脾風候也，尚堪醫治。肌肉軟則肉少，皮寬自離，吃食不長肌肉，可服錢氏橘連丸；莫教瀉利頻併，卻難治療。脚軟者，五歲兒不能行，虚羸脚軟細小，不妨榮衛，但服參芪藥等味，併服錢氏地黄丸，長大自然肌肉充滿。又有口軟則虚，舌出口陽盛，更須隄防，必須治膈却無妨；脣青氣喘，則難治也。

五　硬

五硬者，仰頭取氣，難以動摇，氣壅疼痛，連胷膈間，脚手心如冰冷而硬，此爲風證難治。肚大青筋，急而不寬，用去積之劑，積氣消即安；若面青心腹硬者，此證性命難保。如風證只依中風治之，必有回生之理。

小續命湯加減治之尤良，羌活散等劑皆可用。

夜啼客忤驚啼

夜啼者，臟冷也。陰盛於夜則冷動，冷動則爲陰極發躁，寒盛作疼，所以夜啼不歇也。鈎藤散主之。或心熱煩啼，必有臉紅舌白，小便赤澁之證，鈎藤散去當歸、木香加朱砂、木通，煎湯調下。又有觸犯禁忌而夜啼者，用醋炭熏，可服蘇合香丸。客忤者，小兒神氣嫩弱，外邪客氣，獸畜異物暴觸而忤之。其候驚啼，口出青白沫，水穀鮮雜，面色變易，喘息腹痛，反側瘈瘲，狀似驚癇，但眼不上竄，脈來弦急而數。視其口中懸癰左右，若小小有腫核，即以竹針刺潰之，或以爪甲摘破亦佳。治法辟邪正氣，散驚定心爲上，延久則難爲力也。凡客忤中惡，急作醋炭，或降真香、皂角併用熏之，仍服蘇合香丸，即自痊愈。治驚啼拗哭，本事方龍齒散主之。又有花火膏，亦卒急可用也。論曰：心藏神，神安則臟和。故小兒晝得精神安，而夜得穩睡。若心氣不和，邪氣乘之，則精神不得安，故暴驚而啼叫也，安神散等劑治之。又有軀啼之證，小兒胞胎中，其母將養失宜，傷於風冷，則邪氣入於胞胎，既生之後，冷氣停留，復因乳哺不節，邪氣與正氣相搏，故腹痛軀脹，感是氣而啼也。牛黄丸等劑主之。冷甚者，理中丸主之。

胎疾

胎疾謂月數將滿，母失調護，或勞動氣血相干，或坐卧飢飽相役，或飲酒食肉，冷熱相制，或恐怖血脈相亂，胎氣有傷，兒形無補，有胎熱，胎寒，胎黄，胎肥，胎弱等證。胎熱則兒在胎中，母多驚悸，或因食熱毒之物，誕生之後，兒多虚痰，氣急喘滿，眼目眵淚，神困呵欠，不得伸舒，呃呃作聲，大小便不利，或通利即有血水，甚則手常拳緊，脚常搐縮，眼常邪視，身常掣跳。皆由胎中受熱，宜速與大連翹飲子，解散諸熱；次與消風散數服無恙。其胎驚、胎風，自見本證，茲不贅述。胎寒則兒在胎中，母因感受寒邪，或喜食生冷過度，寒盛則腸鳴泄利，邪氣以亂其真氣。治寒邪當用和解，治臟寒則温臟。寒甚，則有盤腸内釣，皆因寒而得之，大便青者是也，各有本證見之。胎黄候，則小兒生下，遍體面目皆黄，狀如金色，身上壯熱，大便不通，小便如梔子汁，乳食不思，啼叫不止，皆因母受熱而傳於胎也。凡有此證，乳母可服生地黄湯，仍忌熱毒之物。胎肥則生下肌肉厚，遍身色紅，滿月以後，漸漸羸瘦，目白睛粉紅色，五心煩熱，大便難，時時生涎，浴體法主之。胎弱則生下面無精光，肌肉薄，大便白水，身無血色，時時哽氣多噦，目無精彩，亦當浴體法治之。凡胎氣稟賦，有壯有弱。其母飲食，恣令飢飽，起止無忌，令兒得疾：不寒即熱，不虚即怯；熱乃作壅，寒乃作泄；虚則作驚，怯則作結。寒則温之，熱則涼之，虚則壯榮，怯則益衞。驚用安神丸，結用微利；詳審用之，可保無虞。不若古人胎教之法，決無諸證，生子必形容端正，爲世之英傑也。

語遲

巢氏云：小兒四五歲不能言。蓋人之五臟，以心之聲爲言。所不能言者，由在胎時，其母卒有驚怖，内動於兒臟，邪氣乘於心，故令心氣不足而不能言也。宜服錢氏菖蒲丸，以意加減，久服取效。

百晬内嗽

此名乳嗽，實難調理，亦惡證也，當審虚實而施治焉。實者散之，虚者補之。其證氣粗痰盛，口瘡眼熱，發散後可利之，比金丸等藥主之，散其實也。其證嘔吐後，驚悸困倦自汗，當用補肺散、益黄散、天麻散，補其虚也。大抵治驚嗽，琥珀散主之，天麻丸乃要藥也。用天麻、蟬退、殭蠶、川芎、人參、甘草、硼砂、天竺黄、牛膽、南星、白附子、雄黄末之，煉蜜丸如芡實大，金箔爲衣，每服一丸，薄荷湯化下。治未滿百晬，欬嗽不止，遠勝諸藥也。

明醫雜著 明·王綸

臍風

小兒初生，百日内臍風，方書率用南星、殭蠶等風藥，多不效，當作胎毒，瀉陽明火邪。馬牙亦是胎毒，用針挑破，桑樹白汁塗之。桑汁主小兒鵝口及口瘡、舌上瘡神效。初生小兒，時時與看，頻傅桑汁。不然，舌硬緊，漸至撮口，難治。

註　按曾世顥云：嬰兒一七之内，肚腹脹硬，臍畔浮腫，撮口不開，攢眉而叫，名臍風。或因剪臍帶少短，或因束縛不緊，牽動風入臍中，或因鐵器斷臍，冷氣入内，傳於脾絡，致舌强脣青，手足微搐，不能吮乳，啼聲似鴉，喉痰潮響。急掐破口泡，去其毒水，以艾灸臍中，亦有復生者。治法多端，無如灸法。或以天南星一錢，生薑自然汁調灌爲妙。

小兒無補腎法

小兒無補腎法。蓋稟父精而生，此天一生水，化生之源，腎之根也。此根日賴脾胃乳食水穀長養。男至十六而腎始充滿，既滿之後，婚媾妄用，虧損則可用藥補之。若受胎之時，稟之不足，則可無補。稟之原足，又何待於補耶。

註　按小兒行遲、齒遲、解顱、顖填、五軟、鶴膝、腎疳、齒豁、睛白、多愁，凡此皆因稟受腎氣不足，當以六味地黄丸加鹿茸補之。若因精氣未滿而御女以通，多致頭目眩暈，作渴吐痰，或發熱足熱，腰腿痠軟，或自汗盜汗，二便澁痛，變生諸疾，難以名狀。余嘗用六味、八味二丸及補中益氣之劑，加減用之，無不奏效。

保嬰撮要 明・薛鎧

臍風

臍風宜先用龍膽湯、天麻丸之類，以去痰涎，後用益脾散之類補脾胃。若臍邊青黑，手拳口噤，是爲內搐，不治。受病之源，皆因乳母七情氣鬱，厚味積熱所致。若爪甲黑，伸引努力臍突者，用大連翹飲子之類。又田氏治噤風，用天南星末一錢片腦少許，以指蘸薑汁擦齦立開。丹溪用赤足蜈蚣去足，炙爲末，以猪乳調五分，徐徐灌之。或用牛黄，以竹瀝調服一字，隨以猪乳滴於口中。《聖惠方》用鬱金、藜蘆、瓜蒂爲末，水調搐鼻中。錢氏云：撮口因浴後拭臍，風邪所入而作，用益黄散補之。無擇云：視其齒齦有泡擦破，口既開，用真白殭蠶爲末，蜜調塗口內。《保嬰集》云：小兒百日臍風馬牙，當作胎毒，瀉足陽明火，用針挑破，以桑樹白汁塗之。又云：初生小兒，時時宜敷桑汁，不然多有舌硬撮口之證。竊謂臍風果因浴拭外傷皮膚者，用綿灰或枯礬抹擦即愈。若因乳母肝脾鬱怒，致兒爲患，當治其母。若因剪臍短少，或因束縛不緊，或因牽動風入臍中，或因鐵器斷臍，冷氣傳於脾絡，以致前證者，口內有小泡，急掐破去其毒水，以艾灸臍中，亦有生者。

胎驚

小兒胎驚風，當散風利驚，化痰調氣，及貼顖法，甚則以朱銀丸下之。若面青拳搐，用保命丹、鈎藤散、全蠍散之類。大抵小兒臟腑脆弱，不可輒用銀粉鎮墜之劑，反傷真氣，多致不救者。且姙娠每月，各有經脈滋養：一月屬肝，二月屬膽，三月屬心，四月屬小腸，五月屬脾，六月屬胃，七月屬肺，八月屬大腸，九月屬腎，十月屬膀胱。多因姙娠時受患而作也，須察於某月受病在某經，和其陰陽，調其脾胃，兼以見證之藥佐之，無有不愈。

胎風

小兒初生，其身有如湯潑火傷者，此皆乳母過食膏粱所致也。其母宜服清胃散及逍遥散，以清其氣血，兒亦飲數滴可也。有身無皮膚而不焮赤者，皆由産母脾氣不足也，用粳米粉敷之。焮赤發熱者，皆由産母胃中火盛也，用石膏敷之。經謂脾主肌肉，肺主皮毛，故知病脾肺也。如腦額生瘡者，火土相合，遂成濕熱下流，攻擊腎水也，難治。如脚上有瘡者，陰虚火盛也，此不滿五歲而斃。如未滿月而撮口握拳，腰軟如隨者，此肝腎中邪勝正弱所致也。三日内必不治。若因大病，虧損胃氣，而諸臟虚弱所致者，用補中益氣湯、錢氏地黄丸。若面唇赤色，正屬腎水不足，肝經陰虚火動而内生風熱爾，當滋腎水以制陽光。其身軟者，内稟氣不足，肌肉未堅也，當參五軟而施治之。

五軟

五軟者，頭、項、手足、肉、口是也。夫頭軟者，臟腑骨脈皆虚，諸陽之氣不足也。項軟者乃天柱骨弱，腎主骨，足少陰太陽經虚也。手足軟者，脾主四肢，乃中州之氣不足，不能營養四肢。肉軟者，乃肉少皮寛，飲食不爲肌膚也。口軟者，口爲脾之竅，上下齦屬手足陽明，陽明主胃，脾胃氣虚，舌不能藏而常舒出也。夫心主血，肝主筋，脾主肉，肺主氣，腎主骨，此五者皆因稟五臟之氣虚弱，不能滋養充達，故骨脈不强，肢體痿弱。原其要，總歸於胃。蓋胃水穀之海，爲五臟之本，六腑之大源也。治法必先以脾胃爲主，俱用補中益氣湯以滋化源，頭項手足三軟，兼服地黄丸。凡此證必須多用二藥，仍令壯年乳母飲之，兼慎風寒，調飲食，多能全形。

五硬

五硬者，仰頭取氣，難以動摇，氣壅作痛，連於胷膈，脚手心冷而硬，此陽氣不營於四末也。經曰：脾主四肢。又曰：脾主諸陰。今手足冷而硬者，獨陰無陽也，故難治。若肚筋青急者，木乘土位也，急用六君子湯加炮薑、肉桂、柴胡、升麻，以復其真氣。若係風邪，當參驚風治之。此證從肝脾二臟受病，當補脾平肝，仍參痙證急慢驚風門治之。

胎證

小兒胎證，謂胎熱、胎寒、胎黃、胎肥、胎弱是也。胎熱者，初生旬日之間，目閉色赤，眼泡腫，啼叫驚煩，壯熱溺黃，此在胎中受熱，及膏粱内蘊，宜用清胃散之類。胎寒者，初生百日内，或手足攣屈，或口噤不開，此在胎母過食生冷，或感寒氣，宜用五味異功散之類。胎黃者，體目俱黃，小便秘濇，不乳啼叫，或腹膨泄瀉，此在胎母過食炙煿辛辣，致生濕熱，宜用生地黃湯之類；熱盛者，瀉黃散之類。胎肥者，肌肉稟厚，遍身血色，彌月後漸瘦，五心煩熱，大便不利，口吻流涎，此受母胃熱所致也，乳母服大連翹飲，兒用浴體法以疎通其腠理。胎弱者，面無精光，肌體瘦薄，身無血色，大便白水，時時哽氣，目無精神，亦宜用浴體法。

夜啼

夜啼有二：曰脾寒，曰心熱也。夜屬陰，陰勝則脾臟之寒愈盛。脾爲至陰，喜温而惡寒，寒則腹中作痛，故曲腰而啼。其候面青白，手腹俱冷，不思乳食是也，亦曰胎寒，用鈎藤散。若見燈愈啼者，心熱也。心屬火，見燈則煩熱内生，兩陽相搏，故仰身而啼。其候面赤，手腹俱緩，口中氣熱是也，用導赤散。若面色白，黑睛少，屬腎氣不足，至夜陰虚而啼也，宜用六味丸。若兼泄瀉不乳，脾胃虚弱也，用六神散。若兼吐瀉少食，脾胃虚寒也，用六君、炮木香。大便不化，食少腹脹，脾氣虚弱也，用異功散。心血不足者，秘旨安神丸。木火相搏者，柴胡梔子散。肝血不足者，地黃丸。大抵此證，或因吐瀉，内亡津液；或稟賦腎陰不足，不能滋養肝木；或乳母恚怒，肝火侮金，當用六君子湯補脾土以生肺金，地黃丸壯腎水以滋肝木。若乳母鬱悶而致者，用加味歸脾湯；乳母暴怒者，加味小柴胡湯；乳母心肝熱搏者，柴胡梔子散。仍宜參客忤、驚啼覽之。

悲哭

悲哭者，肺之聲；淚者，肝之液也。若六脈弦緊者，先以温湯浸其身取汗，次以涼膈散之類清其内熱。此張子和治法如此。若因乳母怒火遺熱於肝，肝火炎熾，反侮肺金，金木相擊，故悲哭有聲者，宜用六君、柴胡、山梔以補脾清肝，用六味丸以壯水生木。有因驚風，過服祛風燥血之藥而致者，有因吐瀉内亡津液而致者，及稟父腎陰不足不能生肝者，治各審之。若小兒忽然大叫作聲者不治。此稟腎陰不足，虚火炎上故也。用六味丸多有生者。仍參覽夜啼、客忤、驚啼、重舌、口瘡、天釣、内釣等證。

語遲

錢氏云：心之聲爲言。小兒四五歲不能言者，由妊母卒有驚動，邪乘兒心，致心氣不足，故不能言也。有稟父腎氣不足而言遲者；有乳母五火遺熱閉塞氣道者；有病後津液内亡，會厭乾涸者；亦有脾胃虚弱，清氣不升而言遲者。心氣不足用菖蒲丸，腎氣不足用羚羊角丸，閉塞氣道用加味逍遥散，津液内亡用七味白朮散，脾胃虚弱用補中益氣湯。

百晬内嗽

百晬内嗽者名乳嗽，甚難調理，當審其虚實。若氣粗痰盛，口瘡眼熱，先用比金丸；嘔吐驚悸，困倦自汗，用補肺散；驚嗽用琥珀散；乳嗽用天麻丸。若脾胃内熱，用抱龍丸；風邪外感者，用惺惺散。痰熱既去而氣粗痰盛或流涎者，脾肺氣虚也，用異功散加桔梗。口瘡眼熱，大便堅實者，用三黄丸；大便不實者，用白朮散。若嘔吐不乳，困倦自汗，或自利腹脹者，脾胃氣虚也，用六君子加柴胡。若驚悸困倦，痰盛不乳者，心脾血虚也，四君子加芎、歸、酸棗仁。或因乳母食五辛厚味，致兒爲患者，仍參喘嗽諸證。

醫學綱目 明·樓英

百日内不治證

發斑、臍風、撮口、馬脾風、龜背。

胎疾

胎實面紅，目黑睛多者，善笑。胎怯面黄，目黑睛少，白睛多者，多哭。更别父母肥瘦，肥不可生瘦，瘦不可生肥也。母氣不足，則羸瘦肉薄；父精不足，則解顱眼白多。

胎熱，生下有血氣，時時叫哭，身壯熱如淡茶色，目赤，大便赤黄，糞稠，急釀乳浴法主之。

小兒在胎時，因母有熱，或恣食酒麪熱毒之物，傳於胎中，令兒生下面赤眼閉，身體壯熱，哭聲不止，口熱如湯，乃胎熱之候也。宜生地黄湯。

凡胎熱服藥，不可求速效，治法當釀乳漸解之。若遽以涼藥攻之，必損脾胃，加以嘔吐，乃成大患。宜服生地黄湯，用釀乳法。

小兒胎中有寒，生下不能將護，再傷於風。其候面色青白，四肢逆冷，手足顫動，口噤不開，乃胎寒之故；或寒氣乘虚入臟，作腹痛盤腸内釣。

月裏生驚，急取猪乳，細研辰砂、牛黄各少許，調抹口中，神效。乳母服防風通聖散三劑，其驚自消。

月裏生嘔，先用朱砂丸下之；如利後，用朱沉煎墜其邪氣，使穢物自下而不嘔也。

月裏生肌膚如赤丹塗者，先用牛黄散托裏，續用藍葉散塗外。乳母服清涼飲子三大劑。

右小兒初生下，月裏諸疾，蓋胎毒之淺者；若一二歲後所生之疾，乃胎毒之深者，宜權法治之。

夜啼

小兒夜啼有四證：一曰寒，二曰熱，三曰重舌、口瘡，四曰客忤。寒則腹痛而啼，面青白，口有冷氣，腹亦冷，曲腰而啼，此寒證也。熱則心躁而啼，面赤，小便赤，口中熱，腹煖，啼時或有汗，仰身而啼，此熱也。若重舌口瘡，要吮乳不得，口到乳上即啼，身額皆微熱，急取燈照口，若無瘡，舌必重也。客忤者，見生人氣忤犯而啼也。各隨證治之。

古今醫統 明·徐春甫

小兒初生總論

凡小兒初生，一周之內，密室襁褓，天地八風之邪，豈得爲害。良由在胎之時，母失調護，或過勞相干，或過食傷胃，或驚恐相觸，或跌扑致傷，誕生之後，故有胎驚、胎黄、胎寒、胎熱、胎肥、胎怯諸證生焉。外因浴洗、拭口、斷臍、灸顖之不得其法，致有噤口、臍風、鎖肚、不乳等證。患此者，多難救療。雖黄帝之聖，亦稱不能察别。今世小兒醫，尤宜精審淺深虚實而權衡爲治，乃濟世之良工也。

小兒初生無穀道者，踰旬日必不可救。至腹脹不食乳，則成内傷，雖通穀道似不勝其治矣。必須早用刀刺之，要對腸孔，親切開通之，後用綿帛如榆錢大，卷如指，以香油浸透插之，使其再不合縫，四傍用生肌散搽之自愈。

便血臟毒

小兒初生，七日内大小便有血出者，此由胎氣熱盛所致也。母食酒麵炙煿熱物，流入心肺；兒在胎内稟受熱毒，亦傳心肺。且女子熱入於心，故小便有之；男子熱入於肺，故大腸有之。血出淡淡有水，肵紅色盛，則其血鮮。凡有此證，不可以他藥，只以生地黃取自然汁入蜜少許，和勻温服自愈，男女皆效。

五軟五硬

五軟證名曰胎怯，良由父精不足，母血氣衰而得。有因母血氣弱而孕者；有受胎而母多疾者；或其父母貪色，體氣虛弱；或年紀已邁而復見子；有日月不足而生者；或服墜胎之劑不去而竟成胎者，耗傷真氣。及其降生之後，精氣不充，筋骨痿弱，肌肉虛瘦，神色昏慢，致使頭、項、手、足、身體軟弱，名爲五軟。歌曰：稟氣元虛髓不充，六淫之氣易來攻。更兼手足身羸弱，此證名爲五軟同。

五硬證，頭硬不能俯視，氣壅胷膈，手足心冷如冰而硬，名曰五硬。又有肚大青筋而不寬，宜去積之劑。心腹硬者，亦是。

變蒸

初生小兒變蒸者，陰陽水火變蒸於氣血，而使形體成就，是五臟之變蒸而七情所由生也。變者性情變易也，蒸者身體蒸熱也。兒當變蒸之候，身上温温壯熱，上脣頭起白泡珠如魚目，耳尻俱冷，目無光彩，微欲驚而不乳哺，輕則如此，重則脈亂壯熱躁渴夜啼，與傷寒相似，或自汗盜汗。如此者須用古法調和，不可深治太過。亦有胎氣稟實，當其變蒸之候，皆無形證，自然一一變易知覺，此爲暗變蒸也。就物言之，亦有變：龍蜕骨，虎換爪，豹變文。物類尚變，况於人乎。故兒初生三十二日爲一變，六十四日爲二變兼蒸；九十六日爲三變，一百二十八日爲四變弁蒸；一百六十日爲五變，一百九十二日爲六變弁蒸；二百二十四日爲七變，二百五十六日爲八變弁蒸；二百八十八日爲九變，三百二十日爲十變弁蒸。此十變畢後，更踰六十四日爲一大蒸，踰一百二十八日爲二大蒸，踰一百九十二日爲三大蒸。通計五百七十六日，總共十變八蒸，兒乃血脈充榮，骨肉堅壯而成人也。

凡一變蒸三十二日，其候當二十八九日之間，或有蒸熱，至三十六七日方退，此爲先期五日而作，後期五日而已。重者常有十日，輕者先二日而微覺，後二日而即退。亦有全不見候而暗變者，爲胎盛也。《寶鑑》謂初變屬肝木，二變肺金，三變心火，四變脾土，五變腎水。五行生剋，故有變蒸。錢氏謂初變屬腎水爲天一生水，故以生成爲次序。二説俱通。大抵亦有不依序而變，如傷寒不循經之次第也，但看何臟見候而調之爲妙。如蒸於肝則目昏而微赤，蒸於肺則嚏欬而毛豎，蒸於脾則吐乳而或瀉，蒸於心則微驚而壯熱，蒸於腎尻冷而耳熱。五臟六腑各見其候，以意消息調和，不必深固膠執而速求全之毀也。抑此自然有是變蒸之理，輕者不須用藥，至期自愈；甚者過期不愈，按候而調之，著中而已。

證治準繩　明·王肯堂

初生不能啼

《水鑑方》云：胎風生下不能啼，須使園中小葉葵，搗取汁調熊膽末，才交入口免傾危。

不小便

小兒初生不尿者，多因在胎時母恣食噉，熱毒之氣，流入胎中，兒飲其血，是以生而臍腹腫脹。如覺臍四旁有青黑氣色及口撮，即不可救也；如未有青黑色不飲乳者，宜服葱乳湯。

不大便

俗名鎖肚，由胎中受熱，熱毒壅盛，結於肛門，閉而不通，無復滋潤，所以如此。若至第三日不通，急令婦人以温水漱口，吸咂兒前後心，幷臍下手足心共七處，凡四五次；仍以輕粉半錢，蜜少許，温水化開，時時將少許服之，以通爲度。如更不通，即是肛門内合，當以物透而通之。金簪爲上，玉簪次之。須刺入二寸許。以蘇合香丸納入孔中，糞出爲快。若肚腹膨脹，不能乳食，作呻吟聲，至於一七，難可望其生也。

田氏治法：先用硬葱針納肛門；如大便不下，後用牛黄散，送朱砂丸，一時自見。

大小便不通

小兒初生日，腹脹欲絶，大小便不通；亦如前法吸咂胷前、背心、手足臍下七處，以紅赤色爲度，須臾自通。

垂癰

小兒出腹六七日後，其血氣收斂成肉，則口舌喉頰裏清淨也。若喉里舌上有物，如蘆籜盛水狀者，若懸癰有脹起者，可以綿纏長針留刃處如粟米許大，以刺決之，令氣泄去，去青黄赤血汁也。一刺之止，消息一日；未消者，來日又刺之，不過三刺自消盡。餘小小未消，三刺亦止，自然得消也。有著舌下如此者，名重舌；有著頰裏及上齶如此者，名重齶；有著齒齗上者名重齗。皆刺去血汁也。刺後用鹽洗拭，急用如聖散或一字散摻刷。

口中有蟲

《外臺》療兒吃奶不穩，七日以來壯熱，顔色赤，鼻孔黄，恐作撮口，及牙關蟲似蝸牛，亦似黄頭白蚌螺，用竹瀝半合和少許牛黄服瘥；又猪肉拭口，即蟲出。

噤風

巢氏云：兒口内忽結聚，舌上如黍，不能取乳，名噤。由在胎熱入臟，心偏受熱。

《聖惠》：初生兒須防三病，一撮口，二著噤，三臍風。皆急病，著噤尤甚，過一臘方免。牙關緊急，喫乳不穩，啼聲漸小，口吐涎沫，人見大小便通，以爲冷熱所得，不知病在喉舌，狀亦極重，善救療者十不得三四。依將護法防於事先，必無此患。

但有此證，急看兒上齶有點子，先以指甲輕輕刮破，次服定命散、辰砂全蠍散之類。如口噤不開，服諸藥不效者，生南星去皮臍，研爲極細末，龍腦少許合和，用指蘸生薑汁于大牙根上擦之，立開。凡臍風、撮口、噤風三者雖異，其受病之源則一也。大抵裏氣鬱結，壅閉不通。并宜服煎豆豉汁與喫，取下胎毒。《千金》云：小兒初生，其氣尚盛，若有微患，即須下之；若不時下，則成大疾，難爲療矣。紫霜丸量而與之。

茅先生云：兒生一百二十日内，犯風噤，因母受胎有疾，故受毒氣，生來血氣未調，又被風邪所擊致之。治法：先與奪命散吐風涎，後下醒脾散夾勻氣散與服，又下雄牛散夾朱砂膏常服，即愈。如手捉拳，噤口不開，死。

撮口

外證舌强脣青，聚口撮面，面目黄赤，氣息喘急，啼聲不出，飲乳有妨。若口出白沫而四肢冷者，不可救療。其或肚脹青筋，弔腸卵疝，内氣引痛，皆腸胃鬱結不通致之。治法貴乎疎利，辰砂膏是也。初生一臘乃免，七日也。

張涣云：嬰兒胎氣挾熱，亦因母有邪熱傳染，或生下沐浴當風，襁褓失度，致令嬰兒啼聲不出，乳哺艱難，名曰撮口不開病，七日之内尤甚，急風散主之。

臍風

《千金》有臍風、臍瘡、臍濕三者，皆因斷臍後爲風濕傷而成。夫風入臍，臍腫腹脹，四肢不利，多啼不能乳，甚者發搐爲臍風；腫濕經久不乾，爲臍濕；風濕相搏，令臍生瘡，久不瘥爲臍瘡。有一不已，入於經脈，多變爲癎。癎成作癎治。

曾氏法：先投劫風膏；次以五苓散加寬氣飲，入薑汁、葱白、燈心煎湯調服，與解風痰；及用一字金，煎荆芥湯或薄荷湯，調抹口内，證輕即快。

如稟賦充實，發熱有痰驚搐，投黑白飲，温蜜湯空心調下，微泄似茶褐色二三行，進白芍藥湯，水薑棗煎服，常用此法亦妙。若臍凸肚緊，微有青色，口撮一開，肝風盛而脾土受制，不可施治。凡有此候，百無一治，縱使得安，亦非長壽。

臍突

曾氏曰：臍突一證，又非臍風。此亦因初生洗浴，繫臍不緊，穢水浸入於内。産後旬日外，臍忽光浮如吹，捻動微響，間或驚悸作啼。治用白芍藥湯加薏苡仁，水煎空心温服；次以外消散塗貼，自然平復。

臍風撮口，在百日内多不治。

臍濕

嬰兒臍中腫濕經久不瘥，若至百日即危，急宜速療之。

臍瘡

巢氏曰：因浴兒水入臍中，或尿濕綳包，致臍中受濕，腫爛成瘡。或解脱爲風邪所襲，入於經絡，則成風癎。若臍腫不乾，久則發搐。

胎驚

小兒壯熱吐哯，心神不寧，手足抽掣，身體强直，眼目反張，是胎驚風證。

胎驚者，以姙婦調攝乖常，飲酒嗜慾，忿怒驚仆，母有所觸，胎必感之；或外挾風邪，有傷於胎，故子乘母氣生下即病也。其候月内壯熱，翻眼握拳，口噤咬牙，身腰强直，涎潮嘔吐，搐掣驚啼，腮縮顖開，或頰赤，或面青眼合。

凡胎風搭眼噤口之類，急取猪乳，細研牛黄、麝香各少許，調抹入口中，仍服導赤散以瀉肝之子，即愈矣。《石壁經》歌：未出胎中一月來，母驚成患子臨胎。腰直哭時先口撮，面青拳搐縮雙腮。眼閉咬牙筋脈急。

受氣時若陰氣弱，胎易驚落，肉消甚；陽氣弱，胎難驚落，手足細，肌肉瘦，皆不盡天年。若日月滿，因驚落口撮，腮臉起，鼻塞口噤，勿作驚治，微汗，次治驚調氣。乳母服調氣藥，兒貼顖。任喚千聲眼不開。退却風涎爲治療，涎去驚邪自不回。

失治則目瞑，先治驚則吐瀉。秋夏必脾風，初見勿作脾風治，恐汗不出生别證。先用鳳髓烏犀丸，次朱銀丸。

湯氏云：治胎癇驚風，皆可服全蠍頭尾全者，用生薄荷叶包外以麻綫纏，火上炙燥爲末，别研生朱、麝香各少許，煎麥門冬湯調下。

胎　癇

曾氏云：胎癇者，因未産前腹中被驚，或母食酸鹹過多，或爲七情所汨，致傷胎氣，兒生百日内有者是也。發時心不寧，面微黄，氣逆痰作，目上視，身反張，啼聲不出。先用參蘇飲和解，次以不驚丹或琥珀抱龍丸間投，輕則可愈，重者難痊。

胎　熱

兒在胎中母多驚悸，或因食熱毒之物，降生之後，旬日之間，兒多虚痰，氣急喘滿，眼閉目赤，目泡浮腫，神困呵欠，呢呢作聲，遍體壯熱，小便赤色，大便不通，時復驚煩。此因胎中受熱，或悮服温劑，致令熱蓄於內，熏蒸胎氣，故有此證。若經久不治，則鵝口、重舌、木舌、赤紫丹瘤，自此而生。宜先以木通散，煎與母服，使入於乳，令兒飲之，通心氣，解煩熱，然後以四聖散温洗兩目，目開，進地黄膏、天竺黄散，及牛蒡湯、當歸散亦令母服。凡有胎疾，不可求速效，當先令乳母服藥，使藥過乳，漸次解之，百無一失。若即以凉藥攻之，必生他病。乳母仍忌辛辣酒麪，庶易得安，不致反復。

胎寒

嬰兒初生，百日内覺口冷腹痛，身起寒慄，時發戰慄，曲足握拳，晝夜啼哭不已，或口噤不開，名曰胎寒。其證在胎時，母因腹痛而致産。經云：胎寒多腹痛。亦有産婦喜啖甘肥生冷時果，或胎前外感風寒暑濕，治以凉藥，内傷胎氣，則生後昏昏多睡，間或哯乳瀉白，若不早治，必成慢驚慢脾。凡有此候，宜以冲和飲、當歸散和合，水煨薑煎服，使之微泄，泄行進匀氣散調補，泄止氣匀，神安痛定，手足舒伸；次用參苓白朮散以養胃氣，白芍藥湯去其寒濕。乳母宜節生冷飲食，庶易瘥也。

又有手足梢冷，脣面微青，額上汗出，不顧乳食，至夜多啼，頗似前證，但無口冷寒戰，名曰臟寒。其疾夜重日輕，腹痛腸鳴，泄瀉清水，間有不泄者。此證亦在百日内有之。皆因臨産在地稍久，冷氣侵逼，或以凉水滲湯洗兒，或斷臍帶短，而又結縛不緊，爲寒氣所傷。如此，宜以白芍藥湯及冲和飲，加鹽炒茴香、茱萸，水薑煎服，幷乳母同服。

胎赤

張涣云：嬰兒初生，須洗目令浄；若洗不淨，則穢汁浸漬於眼眦中，使瞼赤爛，至長大不瘥者，名胎赤。宜用二金散。

曾氏云：純陽之子，始生旬月，忽兩目俱紅，弦爛瀒癢成瞖，此因在胎爲母感受風熱，傳於心肝而得。先以百解散加當歸散，水薑燈心煎服，次導赤散及牛蒡湯加黄連、木賊、蟬殼，水煎服自效。

有因難産，胎氣頗濇，轉側差緩，其血壓於兒首，遂至濺血滲下，盛則灌注其眼，不見瞳人；輕則外泡腫赤，上下弦爛。若投涼藥，必寒臟腑，宜與生地黄湯主之。

胎　黄

小兒生下遍體面目皆黄，狀如金色，身上壯熱，大便不通，小便如梔汁，乳食不思，啼哭不止，此胎黄之候，皆因乳母受濕熱而傳於胎也。凡有此證，母子皆宜服地黄湯及地黄飲子。有生下百日及半周，不因病後生微黄者，胃熱也；若自生而身黄者，胎疸也。經云：諸疸皆熱，色深黄者是也，犀角散主之。若淡黄兼白者，胃怯也，白朮散主之。

百晬内嗽

曾氏曰：百日内嬰孩偶欬嗽痰壅，睡中不寧，亦因産後感風而得。但不可過用發散之劑，先以解表散一二服，次投貝母湯及惺惺散治之。

悲　哭

小兒有驚啼、有夜啼、有軀啼。夫驚啼者，由風邪乘心，臟腑生熱，熱則精神不定，睡臥不安，故驚啼。夜啼者，臟冷也，夜則陰盛，陰盛相感，痛甚於晝，故令夜啼。一云有犯觸禁忌，亦令兒夜啼，可作法術斷之。其軀啼者，由腹中痛甚，兒身軀張，氣蹙而啼也。又有胎寒而啼者，此兒在胎時已受病也。其狀腸胃虚冷，消乳哺，腹脹下痢，顏色青白，而時或啼叫是也。

又悲哭者，肺之聲，淚者，肝之液也。若六脈弦緊者，先以温湯漬其身取汗，次以涼膈散之類清其内熱。

此張子和治法如此。若因乳母怒火，遺熱於肝，肝火炎熾，反侮肺金，金木相擊，故悲哭有聲者，宜用六君柴胡、山梔以補脾清肝，用六味丸以壯水生木。有因驚風，過服祛風燥血之藥而致者，有因吐瀉內亡津液而致者，及稟父腎陰不足，不能生肝者，治各審之。若小兒忽然大啼作聲，丹溪謂必死。此稟腎陰不足，虛火炎上故也。用六味丸多有生者。仍參覽夜啼、客忤、驚啼、重舌、口瘡、天釣、內釣等證。

五軟

戴氏論五軟證，名曰胎怯，良由父精不足，母血素衰而得。誠哉是言！以愚推之，有因母血海久冷，用藥强補有孕者；有受胎而母多疾者；或其父好色貪酒，氣體虛弱；或年事已邁而後見子；有日月不足而生者；或投墮胎之劑不去而竟成孕者，徒爾耗傷真氣，苟或有生，譬諸陰地淺土之草，雖有發生而暢茂者少。又如培植樹木，動摇其根而成者鮮矣。由是論之，嬰孩怯弱不耐寒暑，縱使成人，亦多有疾。爰自降生之後，精髓不充，筋骨痿弱，肌肉虛瘦，神色昏慢，才爲六淫所侵，便致頭項手足身軟，是名五軟。治法用調元散、補腎地黄丸，漸次調養，日久乃安。若投藥不效，亦爲廢人。

醫學入門 明·李梴

初生

初生何故便需醫？胎熱胎寒胎瘦肥。胎寒身冷多瀉利，盤腸內釣痛無時。或不能啼或腎縮。初生有腎縮者，乃初生受寒。用硫黄、吴茱萸各五錢爲末，研大蒜汁調塗腹上，仍以蛇牀子燒煙微熏。生泡遍身或無皮。胎熱懸癰落地死，穀道無孔事亦奇。二便不通因不乳，若兼腹脹難支持。生赤如丹生黄疸，鵝口口瘡急拭之。重舌木舌牙齦白，盡皆母熱遺於兒。

撮口

撮口聚面氣喘急，胎家熱毒入心脾。亦有脾肺虚寒者，口沫肢冷不可爲。

噤口

噤口不乳不能啼，胎熱復爲風搏之。此證皆因裹氣鬱，吐痰利驚最得宜。吹鼻噴嚏還可治，七朝見此十分危。

臍風胎風

臍風風冷濕氣流，臍腫腹脹四肢柔。或多啼搐防撮噤，間有熱者生可求。

若日夜多啼，不能飲乳，甚則發搐、撮口、噤口，是爲内搐不治。凡臍邊青黑爪甲黑者，俱死。古方大利驚丸主之，或用吹鼻法，有嚏可治。甚者金烏散，或外科賽命丹、一捻金妙。如風搐稍定，多啼煩躁者，大温驚丸主之。亦有熱在胷堂，伸引努氣，亦令臍腫。千金龍膽湯、小涼驚丸主之。

胎風痼證多嘔吐，生者紅色注眉頭。

胎驚夜啼

上夜驚啼多痰熱，仰身有汗赤面頰。

月内夜啼驚惕抽掣者，乃胎中受驚所致，宜猪乳膏。琥珀、防風各一錢，朱砂五分爲末，用猪乳汁調一字，抹兒口中，或保命丹、金箔鎮心丸。驚有痰者，抱龍丸；驚有熱者，涼驚丸、龍腦安神丸。尋常邪熱夜啼者，用燈花三顆爲末，燈心煎湯調，抹兒口中，以乳汁送下，日二服。大概有痰熱者，多上半夜仰身有汗而啼，面赤心躁，小便赤濇，口中與腹皆熱也。

下夜曲腰必虚寒，甚則内釣手足掣。

夜啼氣虚者，四君子湯加山藥、扁豆，挾熱加黄連、竹葉。血虚焦啼者，用當歸爲末，乳汁調服。氣血俱虚腹痛夜啼者，用黄芪、當歸、赤芍、木香、甘草等分爲末，每挑少許著乳頭上，使吮乳服之。有胎寒及衣被過涼，以致臟寒，盤腸内釣，肚腹脹痛，啼則眼目上視，手足搐掣。蓋夜則陰盛，寒則作痛，甚則陰盛發躁，所以夜啼。宜保命丹，輕者益黄散，外炒麥麩熨之。凡下半夜曲腰而啼，面目青白，捫腹覺冷，必冒寒腹痛也。有因驚受風邪而啼者，二活散。羌活、獨活各二分，檳榔、天麻、麻黄、甘草各一分，水煎。或加南星爲末，蜜調可貼顖門。有傷乳食作痛而啼者，消乳食丸。

客忤中惡哭黄昏。

有日夜驚啼，必黄昏前後尤甚者，乃客忤中惡。

飲乳方啼爛口舌。

有欲飲乳，到口便啼，身額皆熱者，看其口若無瘡，必喉舌腫痛，宜冰梅丸、薄荷煎治之。凡初生月内多啼者吉。胎熱、胎毒、胎驚得散，且無奇疾。要知頻浴傷腹，便成臍風；不忌生人異物，則爲客忤噤口驚啼；乳食重服，則吐瀉痰逆；過煖則口舌瘡痍；過涼則臟寒釣氣。調理之法，適中而已。

變　蒸

變則氣升蒸則熱，八蒸十變長氣血。

小兒初生，形體雖具，臟腑氣血尚未成就，而精神志意魂魄俱未生全。故變蒸既畢，學語倚立，扶步能食，血脈筋骨皆牢。稟氣盛者，暗合而無外證；稟氣弱者，乃有蒸病。

輕則潮汗微似驚。

輕則發熱微汗，似驚，五日乃解。

重則壯熱吐且渴。

重則壯熱，脈亂而數，或吐或汗，或煩啼燥渴，七八日始解，與傷寒相似。亦有變蒸之後，續感寒邪者，如蒸於肝則目昏微赤，蒸於肺則嚏嗽毛聳，隨證調治。

治貴平和汗下微。

不汗而熱，微發其汗，若吐乳者，微止之，不可妄治，宜平和飲子。白茯苓一錢半，人參、甘草各五分，升麻二分。稟受弱者，加白朮一錢，水煎服。變蒸前後三日，各進一服，可免百病；及百日内亦宜。吐瀉不乳多啼者，和氣散。木香、香附、厚朴、人參、陳皮、藿香、甘草各等分，薑棗煎服。宿乳者紫霜丸，痰熱者惺惺散。柴胡當歸寒熱遏。

骨熱心煩，啼叫不已者，柴胡飲。柴胡、人參、麥門冬、甘草各二分，龍膽草、防風各一分，水煎服。有寒無熱者，當歸湯。當歸四分，木香、辣桂、人參、甘草各二分，薑棗煎服。蒸熱甚者，紫陽黑散，積熱寒熱如瘧者，梨漿飲。

五軟五硬

五軟皆因稟受虧，行遲語遲齒髮遲。五硬强直本風證，若兼腹硬兼積醫。

乳　嗽

乳嗽百日内不宜，戀膈損胃肺孤危。

或因啼叫未定哽乳，或飲乳過度，以致停蓄胷膈胃口，上干於肺，故發欬嗽呃逆，肺胃俱病。百日内見者爲惡候。

熱嗽面赤丸葶藶。

其有四時感冒嗽者，當用參蘇飲、惺惺散之類微表；如挾熱暴嗽，面赤壯熱便閉者，宜葶牛丸下之。

虛者阿膠散可醫。

萬病回春 明·龔廷賢

初生

凡初生小兒，口齶并牙根生白點，名馬牙，不能食乳。此與鵝口不同，少緩即不能救，多致夭傷。急用針縛箸頭上，將白點挑破出血，用好京墨磨薄荷湯，以手指撚母油頭髮蘸墨，遍口齶擦之，勿令乳食，待睡一時醒，方與乳食，再擦之。

小兒不時變蒸，變者異常也，蒸者發熱也，所以變換五臟，蒸養六腑，須要變蒸。多變，氣血方榮，骨脈始長，情性有異，則後來出痘輕可。凡變蒸不宜服藥。或因傷食，因傷風，因驚嚇等項夾雜相值而發，令人疑惑，亦須守候一二日，俟病勢真的，是食則消食，是風則行痰，是驚則安神。若變蒸而妄投藥餌，則爲藥引入各經，證遂難識，而且纏綿不脱，蓋藥有所悮也。

一小兒月内發搐鼻塞，乃風邪所傷，以六君子湯加桔梗、細辛，子母俱服，更以葱七莖，生薑一片，細擂攤紙上合置掌中，令熱急貼顖門，少頃鼻利搐止。

一小兒未滿月，發搐嘔乳，腹脹作瀉，此乳傷脾胃。用五味異功散加漏蘆，令母服，兒亦服匙許，遂愈。

小兒衛生總微論方 宋·撰人未詳

五氣論

兒自胎孕以至生成，皆稟五行而分五臟。故自五氣以生五態，而各不同。《聖濟經》言，五行孕秀有異宜，五態委保有殊氣。冲和均賦，體性潛異者，蓋母氣胎育，有盛衰之虛實，故其子生也，有剛柔之勇怯。又經云心氣虛而語晚，肝氣微而行遲，脾氣弱而肉瘠，腎氣怯而解顱，如此之類，悉皆是矣。然五臟之氣，稟受殊異，其於怯弱者，聖人亦有方藥以補養之矣。

初生

凡小兒患臍瘡未愈，不可乳令太飽，太飽則令兒臍風。

兒才生舉遲或斷臍晚者，令兒冒冷，故寒中之也。又先斷臍後洗浴，則水氣得入之，或洗時水氣所干，亦爲中寒之候。其證腹中絞痛，夭糺啼呼，面青黑，尿清白，當以當歸末爲粉，著於絮上，炙而熨臍腹，日日頻熨，至啼止臍乾爲度。仍不炙令太熱，恐引驚也。

兒自初生至七日內外，忽然面青，啼聲不出，口撮唇緊，不能哺乳，口青色，吐白沫，四肢逆冷，乃臍風撮口之證也。此由兒初生剪臍，不定傷動，或風濕所乘。其輕則病在皮膚而爲臍瘡不瘥，其重則病入臟腑而爲臍風撮口。亦如大人因有破傷而感風，則牙關噤而口撮，不能入食，身硬四肢厥逆，與此候頗同，故謂之臍風撮口，乃最惡之病也。急視小兒口中上下齗間，若有白色如豆大許，便以指甲於當中掐之，自外達內，令匝，至微有血出亦不妨。又於白處兩邊盡頭，亦依此掐，令內外氣斷，不必直破入指甲矣，恐太甚則傷兒。子母秘録云：於掐破處，以蜈蚣末敷之。

凡兒産時，諸物但令開口勿閉，以厭撮口口噤也。

兒自生下至一臘前後有病者，多是未生之前，在母胎孕之時，母食毒物，胎有所感，至生下之後，毒氣發而爲病。又有母於姙娠之時，失於固養，氣形弗充，疾疢因之。故《聖濟經》言病生於中者，與生俱生也。

兒自初生至七日內外，忽口噤不能乳，腹急多啼，下青黑糞，或口生瘡如粟米，名曰口噤。此證牙關急而口噤，與撮口相似。撮口證面色青，啼聲不出，口吐白沫；此口噤證面色赤而多啼，口不吐白沫，所以異也。此緣兒在母腹中時，爲風熱傷胎所致。故《聖濟經》曰：風熱傷胎，生而口噤也。

兒自初生已來，身色青白，無血色，好啼哭，晝夜不止，身體仰而軀，夜則甚，腹滿不乳，大便青白，晝夜啼，諸藥不效者，此名軀啼。乃兒未生以前，在胞胎中，時爲風冷傷所致。故《聖濟經》曰：風冷傷胎，生而軀啼。《千金》有云：小兒有胎寒則腹痛軀啼，時時吐哯，或腹中如鷄子黄大，按之如水聲便没，没而復出。不急治多變爲癇。

小兒難乳有二：一者兒初生，客風邪熱中臍，流入心脾之經，即令舌厚脣燥而急，口不能乘乳，故乳而不能咂飲也。二者兒初生時，拭掠口中穢血不及，嚥而入腹，則令兒心腹痞滿，氣短促急，故口不能吮乳飲之也。宜服五福化毒丹等藥。

兒未生之前，在母腹中，借母經血以滋養焉。至生下時，須拭去口中惡血，及用藥下盡兒腹中穢血之糞，方才飼乳。若於生時揩拭兒口中惡血不淨，呑嚥入腹，或腹中舊有穢糞不曾下之，或下之不盡，因而成癖，故名曰血癖，又名胎積。至生下百日内外，兒生頭瘡，眼目赤濇，小便如血，口中氣急，身體紫色，腹脹躁煩，多啼不乳。

變蒸論

小兒在母腹中，胎化十月而生，則皮膚筋骨腑臟氣血，雖已全具而未充備，故有變蒸者，是長神智堅骨脈也。變者易也，蒸者熱也。每經一次之後，則兒骨脈氣血稍强，精神情性特異。是以《聖濟經》言嬰孺始生有變蒸者，以體具未充，精神未壯，尚資陰陽之氣，水火之濟，甄陶以成，非道之自然以變爲常者哉？故兒自生每三十二日一次者，以人兩手十指每指三節，共骨三十段，又兩掌骨共三十二段以應之也，足亦如之。太倉公曰：氣入内支長筋骨於十變者，乃是也。《聖濟經》又曰：變者上氣，蒸者體熱。上氣者則以五臟改易而皆上朝，藏真高於肺也；體熱者，則以血脈敷榮，陽方外固爲陰使也。故變蒸畢而形氣成就者也。亦猶萬物之生，非陰陽氣蘊熱蒸無以榮變也。兒當變時，不欲食，食則輒吐。目白者重，目赤黑者，微閉而不開，至變蒸了，自然明矣。其輕者五日而衰，重者十日而衰。或先期五日，或後期五日，或十日之中熱乃除耳。若熱甚，達旦不歇，不得驚動，勿令傍邊人多而語雜，不可妄行灸刺，但少與紫丸微利之，則熱便止矣。或用孫真人肘後黑散子、粉香散調治亦可，唯不可餘治。若傷寒時行温病，及驚熱温壯等候，雖與變蒸頗皆相似，耳熱尻熱，脣上無白泡珠，乃爲他病，各從其證爲治。若於變蒸内有寒加之，寒熱交爭，臍腹夭矯，啼不止者，熨之則愈。

變蒸賦

看病嬰兒，先明四時。既有變蒸之狀，還如温壯之推。寒熱初來，慎一七而方退；周期未滿，當四八以重期。原夫魂魄將成，筋骸始榮。開舒腠理，通徹奇經。運用而陰陽以正，往來而血氣初平。頓覺精神嬰嬰，全然有異；未知變蒸一一，仔細須明。肝者幹也，東方所屬。爲木象之三數，發形證於兩目。渾身壯熱，令瞳子以無輝；遍體昏沉，爲神魂而未足。四數於金，二由在火。欬嗽頻頻，汗珠顆顆。兩日間噓噴仍加，數夜裏虛驚又可。暗增骨髓，學反復以翻身；漸長性情，畏傍人而戀我。脾土五呼，腎水一稱。穀氣暗引，精志時增。乳哺甘甜，尻骨成而獨坐戲；經絡流利，掌骨具而匍匐能。次後筋脈之稍更，膝踝之漸變。氣盈而榮於四肢，光彩而滋於滿面。亭亭立猶未穩，嘍嘍語尚聲顫。手足受血，移步行而堪憐；耳目通神，意智生而可羨。斯由呼吸以定，肌體乃厚。兩氣而外陽内陰，一息而入鼻出口。期來應節，自然臟腑充盈；將養乖宜，致得風邪甚有。於是髮豎無潤，乳見吐口，珠起丹脣，冷侵尻耳。或腸鳴而微利，或驚啼而勿喜。經云：蒸即蒸血肉之堅，變即變形神之正矣。

活幼精要 明·董鳳翀

初誕歌

小兒初誕月，噤口病非輕。吐氣幷吹沫，胎中久受驚。胷陷手頻翻，父母惜應難。小兒誕月初，驚積變臍風。口如魚口樣，天命定須終。

古今圖書集成醫部全録卷四百九

小兒初生諸疾門

方

龍膽湯《千金方》，下同　治嬰兒出腹，血脈盛實，寒熱溫壯，四肢驚掣，發熱大吐哯者；若已能進哺，中食實不消，壯熱，及變蒸不解，中客人鬼氣，并諸驚癇，方悉主之。十歲以下小兒皆服之。小兒，龍膽湯第一。此是新出腹嬰兒方。若日月長大者，以次依此爲例，一百日兒加三銖，二百日兒加半兩，餘藥皆準此耳。

龍膽草　鈎藤皮　柴胡　黄芩　桔梗　芍藥　茯苓一作茯神　甘草各六銖　蜣螂二枚　大黄一兩

右十味㕮咀，以水一升，煮取五合爲劑也。服之如後節度。藥有虛實，虛藥宜足數合水也。兒生一日至七日，分一合爲三服；兒生八日至十五日，分一合半爲三服；兒生十六日至二十日，分二合爲三服；兒生二十日至三十日，分三合爲三服；兒生三十日至四十日，盡以五合爲三服。皆得下即止，勿再服也。

紫圓　治小兒變蒸發熱不解，并挾傷寒溫壯，汗後熱不歇，及腹中有痰癖，哺乳不進，乳則吐哯，食癇，先寒後熱。

赤石脂酥焙　代赭石煅醋淬七次，各一兩　巴豆三十枚，去殼膜油淨　杏仁五十枚，去皮尖

右四味爲末，巴豆、杏仁別研爲膏相和，更擣二千杵，當自相得。若硬，入少蜜同擣之，密器中收三十日。兒服如麻子一丸，與少乳汁令下，食頃後與少乳，勿令多。至日中當小下，熱除。若未全除，明旦更與一丸。百日兒服如小豆一丸。以此準量增減，夏月多熱，善令發疹，二三十日輒一服，佳。紫圓無所不療，下不虛人。

錢氏《直訣》去赤石脂，名紫霜丸。《幼科全書》云：治小兒肚脹青筋，釣腸卵疝，內氣引痛而撮口，下小兒痰

積尤效。蓋小兒初生，其氣高盛，若有微疾，即須下之。苟不下時，即成大疾，難爲治矣。惟元氣素怯者，不用此法。

黑散　治小兒變蒸中，挾時行温病，或非在蒸時而得時行者。

麻黄　杏仁各半兩　大黄六銖

右三味，先擣麻黄、大黄爲散，别研杏仁如脂，乃細細内散，又擣令調和，内密器中。一月兒服小豆大一枚，以乳汁和服，抱令得汗；汗出温粉粉之，勿使見風。百日兒服如棗核，以兒大小量之。

白石脂散　治小兒臍汁不止，兼赤腫。

白石脂

右細研，熬令微煖，以粉臍瘡，日三四度。

蒲黄湯　治小兒落牀墮地，如有瘀血，腹中陰陰，寒熱不止，乳哺但啼哭叫喚。

蒲黄　麥冬　大黄　黄芩各十銖　甘草八銖　芒硝七銖　黄連十二銖

右七味㕮咀，以水二升煮取一升，去滓，内芒硝，分三服。消息視兒羸瘦半之，大小便血即愈。忌冷食。

當歸圓　治小兒胎寒軀啼，腹中痛，舌上黑，青涎下。一名黑丸。

當歸　狼毒各九銖　吴茰一作杏仁，各半兩　細辛　乾薑　附子各十八銖　巴豆十枚　豉七合。闕一味

右九味擣七種，下篩，秤藥末令足，研巴豆、豉如膏，稍稍内末擣令相得，蜜和桑甑盛，蒸五升米飯下，出擣一千杵。一月兒服如黍米一丸，日一夜二。不知稍加，以知爲度。亦治水癖。

馬齒礬圓　治小兒胎寒軀啼，驚癇腹脹，不嗜食，大便青黄。

馬齒礬一片，燒半日

右以棗膏和如梧子，大人服二丸，日三。小兒以意減之，以腹内温爲度。有食食去，極神妙。

龍骨圓　治小兒五驚夜啼。崔氏名五驚丸。

龍骨六銖 牡蠣一作牡丹 川大黄各七銖 黄芩半兩 蚱蟬二枚 牛黄如小豆五枚

右六味末，蜜丸如麻子，蓐裏兒服二丸。隨兒大小增減。

芎藭散 治小兒夜啼，至明即安寐。

芎藭 白朮 防己各半兩

右三味治下篩，以乳和，與兒服之，量多少。又以兒母手掩臍中，亦以摩兒頭及脊，驗。二十日兒未能服散者，以乳汁和服，如麻子一丸。兒大能服散者，以意斟酌與之。

一物前胡圓 治少小夜啼。

前胡 隨多少擣末，以蜜和丸如大豆，服一丸，日三，稍加至五六丸，以瘥爲度。

瀉青丸錢氏《直訣》，下同 治小兒肝經實熱，急驚搐搦。一名瀉肝丸。

羌活壬乙同歸一治 龍膽草炒，益肝膽氣止驚 大黄瀉諸實熱 川芎入手足厥陰，辛以緩肝 當歸酒洗，入足厥陰，以其用藏血也 防風 山梔仁瀉心火，實則瀉其子，各等分

右爲末，煉蜜爲丸芡實大，每服半丸，煎竹葉湯入砂糖化下。薛己曰：按前方足厥陰肝經，解散肌邪，疎通内臓之苦寒藥也。若大便秘結，煩渴飲冷，飲食如常，屬形病俱實，宜用此瀉之。若大便調和，煩渴飲冷，屬病氣實而形氣虚，宜用抑青丸平之。若大便不實，作渴飲湯，飲食少思，肢體倦怠，屬形病俱虚，宜用地黄丸補之。若肝經血虚生風，先用四物湯加鈎藤鈎以生肝血，繼用四君子湯以補脾土。若因肝經血燥生痰，用地黄丸生腎水，益肝血。若土不能培木，用四君子湯加當歸以補中，用地黄丸以滋腎。若因肺金剋肝木，用六君子湯加芍藥、木香，實脾土以平肺金。若因心虚奪母之氣，或腎水虚不能生肝木者，并用地黄丸主之。若屢服峻劑，而脾胃虚寒者，必用六君子湯加丁香、木香補脾胃以培陽氣。若因乳母恚怒，肝火妄動，致兒爲患者，母服加味小柴胡湯。若因乳母肝脾血虚發熱，致兒爲患者，母服加味逍遥散，子亦服數滴。

導赤散 治小兒小腸實熱，小便秘赤。

生地黄心與小腸之藥　甘草炙，生用瀉心火　木通利小腸之熱，故錢氏用以導赤也，各等分

右爲末，每服一錢，入淡竹葉涼心經，水煎服。薛己曰：按瀉心湯、導赤散，瀉心小腸實火之劑。蓋心爲脾母，脾爲心子。然心既病則脾土益虚矣，用者審之！

秘旨安神丸　治小兒心血虚，而睡中驚悸，或受驚嚇而作。

人參補五臟治驚悸　半夏湯泡，燥脾土健胃　酸棗仁炒，寧心志　茯神各一錢，開心益志　當歸　橘紅　赤芍炒各七分　五味子五粒，杵　甘草炙，三分

右爲末，薑汁糊丸芡實大，每服一丸，生薑湯下。

瀉黄散　治小兒脾胃實熱。

防風二兩　藿香入手足太陰經，助脾開胃止嘔　生甘草各七錢五分　石膏研，五錢，瀉胃火　山梔仁一兩，治胃中熱氣

右用蜜酒微炒爲末，每服一二錢，水煎。薛己曰：按前證若作渴飲冷，臥不露睛，手足熱甚，或遍身發黄，屬胃經實熱，宜用瀉黄散。若作渴飲湯，臥而露睛，手足幷冷，屬胃經虚熱，宜用異功散。若面青搐搦，乳食少思，肝乘脾也，用秘旨補脾湯。若面赤驚悸，身熱昏睡，心乘脾也，用秘旨安神丸。若面白喘嗽，肢體倦怠，肺乘脾也，用補中益氣湯。若脣黑泄瀉，手足指冷，腎乘脾也，用益黄散。病後津液不足，口乾作渴，宜用七味白朮散。若乳母膏粱厚味，七情鬱火所致，當審其因而治其母。

五味異功散　治小兒脾胃虚弱，吐瀉不食。

人參　茯苓　白朮炒　甘草炒　陳皮各等分

右爲末，每服三錢，薑棗水煎。薛己曰：按前方補脾胃之聖藥也。況人之一身，以脾胃爲主，若小兒乳食失節，寒冷失宜，或乳母六淫七情失調，兒飲其乳，諸病頓起，當專以此藥治之，其應如響。

益黄散　治小兒脾土虚寒，嘔吐泄瀉。

丁香二錢，去脾胃中寒　青皮下食，入太陰倉　陳皮去白　訶子肉各五錢，能開胃消食止痢　甘草炙，三錢

右爲末，每服一二錢，水煎。薛己曰：按前證，若因脾土虛弱而吐瀉者，用五味異功散。若因肝木侮脾土而吐瀉者，用六君子加柴胡。如不應，或手足指冷，屬脾胃虛寒也，更加木香、炮薑。若因乳母脾土虛而肝木侮，亦治以前藥。若乳母鬱怒，致兒患前證，母服加味歸脾湯。

七味白朮散 治小兒吐瀉，或病後津液不足，口乾作渴。

乾葛 二錢，能鼓胃氣上行，生津液，陽明經藥也 人參 白朮 土炒 木香 白茯苓 甘草 炙 藿香葉 各一錢

右爲末，每服二三錢，水煎。薛己曰：按胃傷則嘔，脾傷則瀉，故用前藥調補胃氣，以化生津液。如無他證，只因胃氣虛而津液不足者，用四君子湯尤效。張景岳曰：此方治小兒虛熱而渴。如無氣滯吐瀉等證，則當減去木香、藿香，以避燥而耗氣。

阿膠散 治小兒肺虛欬嗽，口乾作渴。

明阿膠 一兩，麩炒，能補氣不足 甘草 炙，一錢 馬兜鈴 五錢，主肺熱欬嗽，清肺補肺 糯米 一兩 杏仁 七個，去皮尖，定喘治氣 鼠黏子 二錢五分

右爲末，每服二錢，水煎。薛己曰：按前證，若因脾胃弱而肺氣虛者，宜用補中益氣湯。若肺金自虛者，宜用四君子湯。

地黃丸 治小兒腎虛解顱，或行遲語遲等證。

熟地黃 八錢，酒洗，益腎水真陰，補血虛要藥 山茱萸肉 補腎添精 乾山藥 各四錢，涼而能補 牡丹皮 涼腎瀉陰中之火，治足少陰無汗之骨蒸 澤瀉 補陰入腎經 白茯苓 各三錢，入壬癸

右，地黃杵膏，餘爲末，加煉蜜丸桐子大，每服二三十丸，空心白湯下。薛己曰：按前丸治腎經虛熱作渴，小便淋秘，痰氣上壅；或肝經血虛燥熱，風客淫氣而患瘰癧結核；或四肢發搐，眼目瞤動；或肺經虛火，欬嗽吐血，頭目眩暈；或咽喉燥痛，口舌瘡裂；或心經血虛有火，自汗盜汗，便血諸血；或脾虛濕熱，下刑於腎，腰膝不利；或疥癬瘡毒等證，幷用前藥爲主，而佐以各臟之藥。大抵此藥爲天一生水之劑，若禀賦不足，肢體

瘦弱，解顱失音，或畏明下竄，五遲五軟，腎疳肝疳，或早近女色，精氣虧耗，五臟齊損，凡諸虛不足之證，皆用此以滋化源，其功不能盡述。

四君子湯　治小兒脾氣虛弱，飲食不化，腸鳴泄瀉，或嘔噦吐逆。

人參　白茯苓　白朮　甘草炙，各五分

右，水煎服。

四物湯　治小兒肝經血虛，發熱，日晡益甚，或煩躁不寐。

當歸　熟地黄各二錢　白芍藥一錢　川芎五分

右，作二劑，水煎服。

八珍湯　治小兒氣血俱虛，或因失血過多，或因剋伐元氣，以致内熱發熱，肢體瘦瘁。

即四物、四君子二湯合服。

十全大補湯　治小兒氣血虛熱，或因病後惡寒發熱，或自汗盜汗，食少體倦，或發熱作渴，頭痛眩暈等證。

即八珍湯加黄芪、肉桂。

六君子湯　治小兒脾胃虛弱，體瘦面黄；或久患瘧痢，不思乳食；或嘔吐泄瀉，飲食不化；或時患飲食停滯；或母有前證，致兒爲患。

人參　白朮　茯苓各二錢　陳皮　半夏　甘草炙，各一錢

右，每服二三錢，薑棗水煎。

補中益氣湯　治小兒中氣不足，困睡發熱；或元氣虛弱，感冒風寒諸證；或乳母勞役發熱，致兒爲患。

黄芪炙　人參　白朮炒　甘草炙　當歸　陳皮各五分　升麻　柴胡各二分

右，薑棗水煎。

柳華散　治小兒熱毒口瘡。

黄蘗炒　蒲黄　青黛真正者　人中白煅，各等分

右爲末敷之。

保和丸　治小兒食積。

山楂二兩　神麯二兩　半夏　茯苓各一兩　陳皮　連翹　蘿蔔子各五錢

右爲末，粥糊丸桐子大，每服一二十丸，白湯吞下。一方有炒麥芽一兩，黄連五錢。

惺惺散　治小兒傷寒，時氣風熱，痰壅欬嗽。

桔梗　細辛　人參　甘草炙　茯苓　白朮炒　瓜蔞根各等分

右爲末，每服二錢，入薄荷五葉，水煎。

加味逍遥散　治小兒乳母，肝脾氣血虚弱，發熱，致兒爲患。

當歸　白朮　茯苓　芍藥炒黄，各一錢　柴胡　牡丹皮　山梔炒　甘草炒，各五分

右，水煎服。本方去丹皮、山梔，即逍遥散。

茵陳湯　治小兒身熱，鼻乾汗出，二便赤濇，濕熱發黄。

茵陳六錢　梔子二個　大黄二錢

右，每服一錢，水煎。

大連翹飲　治小兒積熱，大小便不利；或痘後餘毒，肢體患瘡；或丹瘤遊走不止。

連翹　瞿麥　荆芥　木通　赤芍藥　當歸　防風　柴胡　滑石　蟬蜕　甘草各一錢　山梔炒　黄芩炒，各五分

右，每服一二錢，水煎。

牛黄丸　治小兒驚熱，消疳積。

雄黄研水飛　牽牛各一錢　天竺黄二錢

右爲末，麪糊丸粟米大，每服五七丸，薄荷水下。

白餅子　治小兒腹中有癖，但飲乳嗽而吐痰涎。

滑石　輕粉　半夏湯浸焙　南星各一錢　巴豆二十四粒，去皮膜，用水一升煮乾研爛

右爲末，糯米飯丸菉豆大，捻作餅，每服一二餅，煎葱白湯下。薛己曰：凡用此方，及利驚丸、紫霜丸、三味牛黄丸、褊銀丸之類，乃斬關奪門，起死回生之重劑也，必審形病俱實，方可施之，恐致失手，命在反掌！經云：邪之所凑，其氣必虚；留而不去，其病乃實。實者病氣實而形氣則虚也。東垣先生云：形病俱實者，當瀉不當補；形病俱虚者，當補不當瀉。治者審焉！張景岳曰：或紫蘇湯下。忌熱物。量兒加減。

涼驚丸　治小兒驚疳。

龍膽草炒　防風　青黛各三錢　鈎藤鈎二錢　川黄連炒，一錢二分　龍腦另研，一錢　牛黄　麝香各一分

右爲末，麵糊丸粟米大，每服十丸，煎金銀花湯下。薛己曰：按前丸心肝二經，清熱祛風，化痰散氣之寒劑。蓋疳者津液乾涸之證，不宜多服，恐傷胃氣，無以滋腎水，生肝血也。

鈎藤鈎飲　治小兒吐利，脾胃虧損，虚風慢驚。

鈎藤鈎三分　蟬殼　防風炒　人參　天麻　白殭蠶炒　麻黄去節　蠍尾去毒炒，各五錢　甘草炙　川芎各二錢五分　麝香一錢，另研

右爲末，每服一二錢，水煎。《幼科全書》曰：寒多加附子末半錢。薛己曰：按慢驚之證，屬脾胃虧損所致，前方乃辛温散表之藥而無調補之功，須審用之！

大青膏　治小兒傷風吐瀉，身温涼熱。

天麻　青黛各一錢　白附子　乾蠍去毒　烏梢蛇肉酒浸焙　朱砂五分　天竺黄二錢　麝香一分

右爲末，生蜜和膏，每服一豆許；月中兒用半粒，薄荷湯化服。薛己曰：愚按大青膏乃表散之劑也，必外邪蘊結於肺而肺氣之未損者，乃可施之。況前證屬脾肺氣虚，而邪之所凑，必以固脾胃爲主，否則虚虚之禍，恐不能免矣。

調中丸　治小兒脾胃虚寒吐瀉。

白朮　人參　甘草炒，各五錢　乾薑炮，四錢

右爲末，用蜜丸菉豆大，每服二三十丸，白湯下。薛己曰：按前方本經自病之藥，若腎水侮土而虛寒者，當加半夏、茯苓、陳皮。或嘔吐，更加藿香；泄瀉加木香。

張氏温脾散　治小兒脾胃虧損，腹脅虛脹，乳食不進，困倦無力。

訶子肉　人參各七錢　白朮　木香　桔梗　白茯苓　藿香　陳皮去白　黄芪炒，各五錢　甘草炙，二錢半

右，每服二三錢，薑棗水煎。薛己曰：按前方治脾肺虛弱之證。若肺病已去，前證未已，但用六君子湯以調補脾胃。

歸脾湯　治乳母脾經氣鬱，致兒爲患。

人參　白朮　茯神　黄芪　龍眼肉各二錢　遠志一錢　酸棗仁　木香　甘草炙，各三分

右，薑棗水煎服。加柴胡、山梔，名加味歸脾湯。

六神散　治小兒面青啼哭，口出冷氣，或泄瀉不乳。

人參　山藥　白朮各五錢　甘草二錢　白茯　扁豆炒，各一兩

右爲末，每服一錢，薑棗水煎。《嬰童百問》曰：一方用當歸、白芍、人參各二錢半，甘草、桔梗、陳皮各一錢，爲散，每服二錢煎服。

當歸散　治小兒夜啼不乳。

當歸　白芍　人參各二錢半　甘草一錢二分　桔梗　陳皮各一錢

右爲末，每服一二錢，水煎灌之。

羚羊角丸　治小兒行遲。

羚羊角鎊　虎脛骨醋炙　生地黄焙　酸棗仁　白茯苓各五錢　肉桂　防風　當歸酒洗　黄芪各二錢五分

右爲末，煉蜜成劑，每服一皂子大，白湯化下。

菖蒲丸　治小兒心氣不足，不能言語。

菖蒲　赤石脂各三錢　人參五錢　丹參二錢　天門冬去心，一兩，焙

右爲末，蜜丸菉豆大，每服十丸。若病後腎虚不語，宜服地黄丸。《聖濟總録》有黄連。

團參湯　治小兒心虚血熱，自汗盜汗。

人參　當歸各等分

右用猪心一片，每服三錢，水煎服。

木瓜丸　治小兒生下吐。

木瓜　麝香　膩粉　木香　檳榔各等分

右爲末，麪糊丸黍大，每服一二丸，甘草湯化下。薛己曰：按前證多因妊娠胃經有熱或鬱痰所致，當審其母而兼治之。

塗顖法　治小兒傷風鼻塞。

麝香　牛黄　青黛各二分半　蠍尾去毒，分半　薄荷　蜈蚣各二分

右爲末，生棗肉杵膏，塗帛上，貼顖中，以手烘熱頻熨之。薛己曰：按前法辛涼發散，開竅祛風之劑，當審用之！余每以葱頭三五莖，細切擂爛，攤紙上，以兩掌護熱貼顖門，良久，其邪即解，諸病自退。乃去其葱，却以段帛寸餘塗糊，仍貼顖門護之。春夏常用絹帛，秋冬用紵絲，以護貼之，永無傷風之患。亦有因母病致兒發搐者。

浴體法　治小兒胎肥、胎熱、胎怯。

烏梢蛇肉酒浸焙　白礬　青黛淘淨各三錢　麝香二分半　天麻二錢　蠍尾　朱砂各五分

右爲末，桃枝一握，水煎浴之，勿浴背。

消積丸　治小兒食積，大便酸臭發熱。

丁香九個　縮砂十二個　巴豆二粒，去皮心膜　烏梅肉三個

右爲末，麵糊丸黍米大，每服五七丸，溫水下。薛己曰：愚按前證若食積既去，而熱不退，或作嘔少食，宜用五味異功散以補胃氣，或用四君子加藿香、半夏，以安中氣。若兼泄瀉，用六君子湯；如不應，加升麻、柴胡，以升補脾氣。若久瀉不已，宜用補中益氣湯以升補陽氣。若虛寒，加炮薑、木香；如不應，兼以四神丸以補脾腎。若體瘦潮熱口渴，大便不調，宜用肥兒丸以消疳積。

羌活散　治小兒風邪所傷，頭目昏眩，痰涎壅滯，肢節煩疼。

羌活　前胡　麻黃　白茯苓　川芎　黃芩　甘草炙　蔓荊子　枳殼麩炒　細辛　防風　菊花　石膏另研，各一兩

右爲末，每服一二錢，水煎。

參蘇飲　治小兒感冒風寒，或腹脹少食，泄瀉嘔吐，或手足并冷，喘促痰涎。

人參　紫蘇　陳皮　半夏　茯苓　枳殼麩炒　桔梗炒　前胡　乾葛根　甘草炒，各五分　木香三分

右爲末，每服一二錢，水煎。《片玉心書》加薑棗引。

甘桔散　治小兒欬吐熱涎，咽喉不利。

甘草炒，二兩　桔梗一兩，米泔浸焙

右爲末，每服二錢，入炮阿膠半片，水煎服。薛己曰：按前證若風熱蘊於肺而欬膿血，用桔梗湯；若心剋於肺而吐痰涎，用人參平肺散。

桔梗湯　治欬嗽吐膿，痰中有血，已成肺癰證。

桔梗　貝母　當歸酒浸　瓜蔞仁　枳殼麩炒　薏苡仁　桑白皮炒　百合蒸，各一錢五分　五味子炒　甜葶藶炒　地骨皮　知母炒　甘草節　防己　黃芪炒　杏仁各五分

右，每服一二錢，水煎。

小柴胡湯　治傷寒溫熱，患身熱惡風，頭痛項强，四肢煩疼，寒熱往來，嘔噦痰實；及治中暑病瘧。

柴胡八錢　半夏湯炮　黄芩　人參各三錢　甘草炙，二錢

右，每服一二錢，薑棗水煎。

加味小柴胡湯　治乳母肝火發熱等證，致兒爲患。

即小柴胡加山梔、牡丹皮，水煎，子母并服。

梔子清肝散　治三焦或足少陽經風熱，耳内作癢，生瘡或出水疼痛。

柴胡　梔子炒　牡丹皮各一錢　茯苓　川芎　芍藥　當歸　牛蒡子炒，各七分　甘草

右，水煎服。

抱龍丸　治傷風温疫，身熱昏睡，風熱痰實，壅嗽；又治驚風潮搐，及蠱毒中暑。

雄黄二錢五分　辰砂五錢，另研　天竺黄一兩　牛膽南星四兩　麝香五分，另研

右爲末，甘草湯丸皂子大，每服一丸，白湯化下。薛己曰：按前丸，化痰祛邪清熱之功居多，屬肝心實熱而致者，用之殊效。若脾肺虚弱而見昏睡痰嗽，當用寶鑑天麻散以調補元氣。

小續命湯　治中風不省人事，涎鳴失音，肢體反張，或時厥冷。《奇效良方》云：治小兒手足拘攣，不能屈伸。

麻黄去節　人參　黄芩　川芎　赤芍藥　甘草炒　杏仁去皮尖研　防己　官桂各五錢　防風七錢五分　附子炮，去皮臍，二錢

右，各另爲末和匀，每服一錢，薑棗水煎。有熱減桂、附。

十二味異功散

木香二錢半　當歸三錢半　官桂　茯苓　白朮土炒，各二錢　人參　陳皮　厚朴薑製　半夏薑汁製　丁香　肉荳蔻各二錢五分　附子炮，一錢五分

右，每服二三錢，薑棗水煎。薛己曰：按前方若痘瘡不光澤，不起發，不紅活，不結靨，謂之表裏俱虚，

宜用此藥治之。若悶亂煩渴，吐瀉不食，腹痛腹脹，痰喘氣急，謂之表裏虚寒，急用此藥送荳蔻丸，或十日或十一日，當靨。不靨，煩渴咬牙，手足幷冷，飲沸湯而不知熱，此陽虚脱陷，急用此湯救之，亦有復生者。

化毒丹 治胎毒及痘後頭面生瘡，眼目腫痛。

生地 熟地 天門冬 麥門冬 黑參各三兩 甘草 甜硝各二兩 青黛一兩五錢

右爲末，煉蜜丸芡實大，每服一丸，白湯化下。薛己曰：按前方生血涼血解毒寒中之劑，用之得宜，殊有良驗。

安神丸 治邪熱驚啼，心肝壯熱，面黄頰赤。

麥門冬去心焙 牙硝 白茯苓 乾山藥 寒水石 甘草各五錢 朱砂研水飛，一兩 龍腦二分半

右爲末，煉蜜丸芡實大，每服半丸，砂糖水化下。薛己曰：按前方降火化痰，辛散寒涼之劑，不宜過服，恐反傷脾胃也。若睡中驚悸不安，宜用秘旨安神丸。若因乳母脾氣鬱熱，致兒爲患者，宜用加味逍遥散。若因乳母怒氣，肝經發熱，致兒爲患者，宜用加味小柴胡湯。若因乳母飲酒，胃經發熱，致兒爲患者，宜用葛花解醒湯。

花火膏 治夜啼。

燈花一顆

右，塗乳上令兒吮之。《百一方》曰：加硼砂一字，朱砂少許，蜜調成膏子，塗乳令吮。薛己曰：按前證有因停乳腹痛者，有因陰盛發躁者，有因寒盛腹痛者，有因乳母鬱悶怒氣傳兒者，有因乳母停滯傳兒者，治法説見本論。

蟬蜕鈎藤散 治肚痛驚啼。

鈎藤 天麻 茯苓 川芎 白芍藥各二錢 甘草 蟬蜕各一錢

右，每服一錢，燈心水煎。

天竺黄散《奇效良方》，下同　治小兒驚風熱。

天竺黄研　川鬱金　山梔子　殭蠶炒去絲嘴　蟬殼去土　甘草各等分

右爲末，一歲半錢，熟水、薄荷湯皆可服，不拘時。

辰砂金箔散　治小兒心膈邪熱，神志不寧，驚惕煩渴，恍惚怔忡，夜臥不安，齒齗腫爛，及痰實欬嗽，咽膈不利。

辰砂　桔梗各二錢半　人參　白茯各一錢半　蛤粉四錢，水飛另研　牙硝枯過，一錢五分　甘草炙，一錢二分半　片腦一分半　金箔一片

右爲末，一歲半錢，薄荷湯調，不拘時。百晬小兒，臟腑多熱，睡臥不穩，大便不利，蜜湯調一字。

牛黄膏　治驚化痰，祛邪熱，止涎嗽。

菉豆粉二兩。錢氏用寒水石五錢，細細另研　牛黄一錢，另研　片腦子少許　甜硝三錢　甘草末半錢　硼砂二分半

右爲末，和勻，煉蜜丸如芡實大，金箔爲衣，或一丸或半丸，薄荷湯磨化服，不拘時。一方有朱砂半錢。

朱砂膏　治小兒鎮心臟，壓驚化痰，墜涎除風。

白殭蠶炒去絲嘴　白附子濕紙裹煨焙乾　天南星炮　朱砂另研，各半兩　乾蠍一兩，炒

右件入麝香半錢，共爲細末，麵糊爲丸粟米大，朱砂爲衣，每服十丸，煎金銀薄荷湯下。如盜汗，煎麻黄根湯下。不拘時服。

烏犀丸　治小兒驚疳，乳食不化，內成積聚，腹大體小，潮熱往來，五心煩熱，揉指咬甲，蛔蟲自利，頸項結核，肚痛無時，遍身瘡疥，小便如泔，夜多盜汗，嗜泥炭，喜甘甜，或瘧或渴，或吐或瀉，或百日內外，因吞惡血絞刺啼叫，脾部虛弱，易爲傷犯，故百疾發生，并宜服之。常服消宿食，破滯氣，發散癥毒。不可疑藥味粗賤，兼見巴豆可畏，不容服餌。殊不知脾主中州，萬物發生之原，脾積閉飲，血營氣衛，寧免蹇澁？何疾不因此發生？累累用驗，告勿他疑。

巴豆一百單八粒，并去心膜，對對排數得定，不可失落星兒，更用沉香水浸過。此藥去心殼膜，務在精製，稍有不淨，難取神效。蓋膜能傷胃，心能發嘔　橘皮一兩，去白切小指面大，片片令勻，將巴豆和拌，露七夜，鍋內文武火炒黑色，揀出巴豆，令出油盡　蒼朮去粗皮六錢，濃煎，犀角水浸，受太陽七日晒乾，入鍋內微炒，遂將橘皮同研爲細末，將巴豆攙入末內，再研爲細末

右件爲末和勻，水浸蒸餅糊爲丸，如蘿蔔子大，量兒大小，加減丸數，臨臥生薑湯送下。

藿香正氣散　治小兒傷寒發嘔。

甘草五分　藿香　厚朴薑製　半夏　陳皮　蒼朮米泔水浸一宿，取出麩皮炒，各七分半

右作一服，用水一鍾，生薑三片，煎至五分，不拘時服。《育嬰家秘》曰：如有汗，去蒼朮，用白朮。又加有白茯、白芷、桔梗、腹皮、紫蘇。

益脾散　治小兒吐瀉虛弱，調理脾胃。

人參　白朮土炒　白茯苓各一錢　陳皮　厚朴各七分　木香　甘草炙，各三分

右作一服，用水一鍾，生薑三片，棗一枚，煎至五分，食前服。《幼科全書》曰：加蘇子，去白朮，治噤風。

麝香散　治小兒撮口胎熱。

麝香　丹砂各二錢　蛇蛻皮一尺，炙

右爲細末，每用一字，唾調，塗脣上。

丹砂丸　治小兒臍風撮口。

丹砂　麝香　牛黃各二錢半　半夏　丁香　白附子　鐵粉　天麻　南星

右爲細末，煮粳米飯爲丸如麻子大，每服五丸，用荆芥湯不拘時下。

定命散　治小兒撮口，吐白沫。

川烏尖三個，生用　赤足蜈蚣半條，酒浸炙黃色　麝香少許

右爲細末，每服半字，用金銀薄荷湯調服，不拘時。

立聖散　治小兒口噤不開，不收乳食。

乾蜘蛛一枚，去口足，用新竹瀝浸一宿，炙乾焦用　乾蠍梢七個　膩粉一錢

右爲細末，每服一字，乳汁調與服，時時灌之。

瓜蒂散　治小兒口噤。

瓜蒂七枚　全蠍一枚，炒　赤小豆十四粒

右爲細末，每服一字，米湯調服，以吐爲度。

五福化毒丹　治小兒上焦有熱，胎熱胎毒，口舌生瘡。

黑參一兩　桔梗去蘆，八錢　赤茯苓　人參　馬牙硝各五錢，另研　青黛　甘草各一錢　麝香五分，另研

右爲細末，煉蜜爲丸如芡實每服半丸，用薄荷湯，不拘時化服。

錦灰散　治小兒七日臍風發腫。

錦帛燒灰，一錢　雄鼠糞七枚，兩頭尖者是，炒　麝香少許

右爲末，搗棗肉爲膏，封裹臍上。

白龍散　治初生小兒臍風。

天漿子一枚　殭蠶一枚，直者　膩粉少許

右同爲末，每服一字，用薄荷湯調服，不拘時。

一字金　治初生小兒七日之外，忽成臍風撮口，牙關緊閉。

殭蠶去絲，四兩　威靈仙去蘆　明礬生用　生甘草各二錢　細辛一錢

右爲末，每用半錢，煎荆芥湯，調塗兩牙關内。

封臍散　治小兒臍瘡濕腫爛。

甑帶灰　亂髮灰　白薑灰　紅帛灰四灰同研　南星　白蘞　當歸　赤小豆　五倍子爲末　血竭　龍骨　赤石脂

煅

海螵蛸　百草霜　胭脂同研

右，各等分爲末，拌勻，再研極細，每用一字，如濕乾摻，乾用清油調塗臍上。

白礬散　治小兒臍瘡不乾。

白礬枯　龍骨各等分

右爲末，摻敷臍中。

神效散　治小兒風臍水臍腫爛。

黄連　鬱金　黄蘗各一錢　輕粉二分半　白礬五分，枯用

右，同爲末，以葱煎湯先洗淨，然後用藥摻臍上，日三四次。

至聖保命丹　治小兒胎驚胎風内弔，腹肚堅硬，夜多啼哭，急慢驚風，目睛上視，手足搐掣，角弓反張，涎痰壅盛，一切急慢驚風，并皆治之。

全蠍十四個　殭蠶直者炒　附子　天南星炮　朱砂　麝香各一錢　防風　天麻各二錢　蟬蛻去泥，一錢　金箔十片爲衣

右爲細末，以粳米炊飯取中心軟者，搗和爲丸，每一兩作四十丸，每服一丸，金銀薄荷湯，或釣藤燈心湯，不拘時化下。《幼科發揮》曰：加琥珀三分。《嬰童百問》曰：加人參、白茯苓各二錢。《片玉心書》曰：有熱，加牛黄、腦子、蓬砂；又曰：加羌活二錢。此藥常服，鎮心化痰。

全蠍餅　治胎驚，寧神定志。

全蠍十四個，去毒，用薄荷汁浸炙　殭蠶炒，五錢　茯神　天花粉　苦梗去蘆　天麻炮　遠志肉　羌活　生甘草各三錢

右爲末，麵糊爲丸如芡實大，捻作餅子，每服半餅，用金銀薄荷湯化下，不拘時。

犀角散　治小兒客忤，驚啼壯熱。

犀角　麥門冬　鈎藤　丹砂各二錢五分　牛黄半分　麝香少許

右同爲細末，每服半錢，用薄荷湯調服，不拘時。

白芍藥湯　治小兒胃寒腹痛，至夜多啼。

白芍藥一兩半，煨　澤瀉七錢　白朮五錢　桂心二錢半　當歸一錢半　乾薑煨，二錢　甘草三錢，炙

右剉碎，每服三錢，用水一盞，煎至五分，空心服。

木通散　治小兒肝心有熱驚悸，用此藥瀉肝風，降心火，利驚熱。

羌活　山梔子各二錢　大黃煨　木通　甘草　赤茯苓各一錢

右剉碎，每服二錢，紫蘇葉些少，用水一盞，煎至五分，不拘時服。

又方　治小兒急驚，宜與此藥，通其心氣，袪除風邪。

木通　石菖蒲　防風　枳殼　全蠍炒　木香　殭蠶炒　甘草　天南星炮，各等分

右剉碎，每服二錢，用水一盞，煎至五分，生薑三片，同煎亦可，不拘時服。

朱砂丸　治小兒口眼喎斜，筋脈牽引。

朱砂研，五錢　全蠍炒　天麻　白附子炮　殭蠶直者，炒去絲嘴　乾薑炮　牛黃各五分　麝香一分

右爲末，粳米糊丸如黍米大，每服三十丸，用薄荷湯，不拘時化服。

全蠍散　治小兒口眼喎斜，語言不清。

全蠍炒　川芎　黃芩　殭蠶炒　赤芍藥　甘草　朱砂　南星湯泡去皮臍焙

右爲細末，每服一錢，用生薑湯，不拘時調服。

寬氣飲　治小兒風痰壅滿，風傷於氣，不能言語。

枳殼去穰，一兩　人參去蘆，五錢　明天麻　殭蠶炒去絲嘴　羌活　甘草炙，各三錢

右剉碎，每服二錢，用水一盞，生薑三片，煎五分，不拘時服。

補腎地黃丸　治小兒稟賦不足，腎氣虛弱，骨髓不充，顋縫不合，體瘦力弱。

熟地黃酒浸焙乾　牛膝酒浸焙　鹿茸蜜塗炙　山茱萸酒浸蒸透，去核取皮　乾山藥各五錢　牡丹皮洗淨　白茯苓各三錢　澤瀉二錢

右爲末，煉蜜爲丸如麻子大，每服十五丸或二十丸，空心，用鹽湯或温酒任下。

調元散 治小兒稟受元氣不足，顱顖開解。

乾山藥五錢 人參 白朮 白芍藥 當歸 茯神 白茯苓 熟地黄 黄芪各二錢半 炙甘草 川芎各二錢

右剉碎，每服二錢，用水二鍾，生薑三片，紅棗一枚，煎至一鍾，不拘時服。

比金膏 治小兒驚癇。

人參 琥珀 白茯苓 遠志肉薑製焙 朱砂 天麻 川芎 菖蒲 南星薑汁浸，各二錢 麝香一字 青黛一錢

右爲末，煉蜜爲丸如梧桐子大，每服三五丸，煎金銀薄荷湯磨化，不拘時服。

釀乳方 解胎中受熱，生下面赤，眼閉不開，大小便不通，乳食不能進。

澤瀉一兩二錢 猪苓 赤苓 花粉各七錢半 生地黄一兩 茵陳 甘草各五錢

右剉碎，每服一兩，用水一鍾，煎至八分，食遠，令乳母捻去宿乳，却服此藥。

生地黄湯 治小兒生下遍體皆黄，狀如金色，身上壯熱，大小便不通，乳食不進，啼叫不止。此胎黄之證，皆因母受熱而傳於胎也。凡有此證，宜服此，略與小兒服之。

生地黄 赤芍藥 川芎 當歸 天花粉各等分

右剉碎，每服五錢，水一盞，煎至五分，食後服。《幼科全書》加赤茯苓、猪苓、澤瀉、木通、甘草、茵陳。

是齋白朮散 治小兒積熱，吐血欬血。若因飲食過度，負重傷，胃吐血者，最宜服之。

白朮二兩 人參 白茯苓 黄芪蜜炙，各一兩 柴胡二錢五分 山藥 百合去心，各七錢 甘草半兩，炙 前胡二錢半

右剉碎，每服五錢，水一鍾，生薑三片，紅棗一枚，煎五分，食遠服。

消食丸 又名消乳丸。消積滯，化乳食。

砂仁 橘皮炒 三稜炒 莪朮炒 神麯炒 麥芽炒 甘草炒，各半兩 香附子炒，一兩

右爲細末，湯浸蒸餅爲丸如麻子大，每服二三十，食遠白湯送下。量兒大小加減。《嬰童百問》曰：有丁香

五分，枳殼、檳榔、烏梅各半兩，用紫蘇湯下。常服寬中快氣。

木香丸　治乳積、食積、氣積。

木香　蓬朮　砂仁　青皮去白　朱砂細研　代赭石煅研，各二錢　巴豆肉研，紙壓去油淨　大丁香各一錢

右爲細末和勻，飛白麵糊爲丸如麻子大，風乾，每服三五丸至十丸，乳傷乳汁下，食傷米飲下，不拘時。

涼膈散　治小兒臟腑積熱，口舌生瘡。

連翹　甘草　黄芩　川大黄　朴硝　梔子　薄荷葉各等分

右剉碎，每服五錢，竹葉五葉，蜜少許，煎至五分，食後服。

稀涎散《儒門事親》，下同　小兒痰壅，用此吐之。

猪牙皂角不蛀者，去弦，稱一兩炙用之　緑礬　藜蘆各半兩

右爲細末，每服半錢，或一二錢，斡開牙關，漿水調下灌之。

碧雲散　治小兒驚風有涎，用此吐之。

膽礬五錢　粉霜一錢　銅青　輕粉各一分

右研爲細末，每服一字，薄荷湯調下用之。如中風，用漿水調服。

防風通聖散　治小兒風熱涎嗽。

防風　川芎　當歸　芍藥　大黄　薄荷　麻黄去根不去節　連翹　芒硝各半兩　石膏　黄芩　甘草　桔梗各二兩

滑石三錢　荆芥　白朮　山梔子各一兩

右爲粗末，每服五七錢，水一大盞，生薑三片，煎至七分，去滓熱服。如涎嗽，加半夏五錢，生薑製過。

黄連解毒湯　治小兒胎熱牙疳。

黄連　黄蘗　黄芩　大梔子各等分

右剉爲麻豆大，每服五錢，水二盞，煎至八分，去滓温服之。

三黄丸 治證同前。

大黄　黄芩　黄蘗各等分

右爲末，水丸，每服三十丸，水下。一方，去黄芩，用黄連。

定志丸 安魂定魄之藥。

柏子仁　人參　茯苓　遠志去心　茯神　酸棗仁

右爲末，酒糊丸小豆大，每服五七十丸，生薑湯下。

枳朮丸 治氣不下降，胷膈滿悶。

枳實麩炒　白朮各半兩

右爲細末，燒飯爲丸如桐子大，每服五十丸，米飲送下。

黄連解毒湯《幼科全書》，下同 治小兒胎熱。

黄連　甘草　人參　木通　連翹　生地黄　川芎　陳皮

右燈心三莖，薄荷少許，水煎服。

匀氣散 治小兒胎寒。

桔梗　陳皮各一錢　砂仁　茴香炒，各五分　白芍炮，二分半　粉草炙，四分　木香三分

右爲細末，每服一匙，棗湯調下。

平和飲子 治小兒變蒸重者。

人參五分　白茯去皮，一錢　炙甘草五分　煨升麻二分

右，水煎服。稟受虚者，加白朮一錢。張景岳曰：小兒於三月後，每三日進一服，可免百病。百日内宜服之。

調氣散 治變蒸吐瀉，或不乳而多啼。

木香　香附子　炙厚朴　人參　陳皮　藿香　甘草

右，水煎服。

木香散　治小兒不乳，及胎中受寒。

木香　乾薑　茯苓　甘草　木瓜　丁香　陳皮

右等分爲細末，水煎，每服一字，綿蘸滴與之。

撮風散　治小兒臍風撮口、噤口。

全脚蜈蚣一條，去足炙令焦　蠍梢五個，去毒　麝香少許　直殭蠶七個，炒去嘴

右爲細末，每用一字，以猪乳和之，滴入口中即開。

控痰散　治風噤。

蠍梢　銅青各五分　朱砂一錢　膩粉一錢　麝香少許

右爲細末，每服一字，臘茶清調下，吐去風痰。

加減龍膽湯　治小兒内熱。

龍膽草　柴胡　黄芩　麥門冬　防風　桔梗　赤芍　茯苓　甘草　大黄煨減半

右，水煎服，得下即止。一方用前胡。

理中湯　治小兒胎寒。

人參　白朮　乾薑煨，各等分　炙甘草半之

右，水煎服。此藥性熱，所以治寒。若爲丸，煉蜜爲之，臨時擣丸，百沸湯吞下，欲其速化。

安神丸　治小兒心煩不寐。

黄連去根鬚，二錢　石菖蒲　遠志去心，各二錢　當歸身　麥門冬去心　山梔仁炒，各二錢　茯神八錢　共爲末，粟米糊和猪心血爲丸，朱砂爲衣，燈心湯下。

調元湯　此治虚熱之聖藥也。

黄芪炒，一錢　人參五分　甘草炙，二分半　白芍五分

右，水煎服。《内經》云：熱淫於内，以甘瀉之，以酸收之。此之謂也。一方無白芍。

全蠍散　下兒之痰，平時可用。

全蠍二十四個　殭蠶二十四個　白附子一錢　南星一兩　甘草　天麻　朱砂各二錢半　川芎一錢半

右爲末，薑湯下。熱甚，加薄荷湯下。

蟬花散《普濟方》　治小兒夜啼不止，狀若鬼祟。

蟬蜕一個，用下半截　爲末一字，薄荷湯入酒少許，調下。或者不信，將上半截爲末，前湯調下，即復啼也。

古人立方，莫知其妙。《嬰童百問》曰：用蟬蜕四十九個爲極細末，名安神散，分作四服，用鈎藤湯送下。

升麻葛根湯《衛生寶鑑》，下同　治小兒時氣温疫，頭痛發熱，肢體煩疼。

升麻　甘草　白芍藥各十兩　葛根十五兩

右四味剉碎，每服三錢，水一盞半，煎八分，稍熱服，不以時，日二三服。

塗脣膏　治襁褓小兒欬嗽吐乳，久不愈。

石燕子一味，不拘多少　爲末，每用一捻，蜜少許調塗兒脣上，日三五次，不拘乳食前後。

玉液散　治小兒嘔逆吐利，霍亂不安，煩躁不得臥，及腹脹小便赤，煩渴悶亂，或傷寒瘧病。

丁香一錢　藿香半兩　桂府滑石四兩

右爲末，每服一錢，清泔水半盞調下，冷服。

全蠍散　治胎驚胎癎諸驚。

全蠍一個，焙　琥珀　辰砂各少許　爲末，麥冬湯調下一字。

獨活湯　治胎驚，發散風邪。

羌活　獨活各二錢　檳榔　天麻　麻黄去節　甘草各一錢

右剉散，每服一錢，白水煎服。滓加天南星末，蜜調，貼顖上。

二陳湯　此藥性平，寒熱通用。

陳皮　半夏薑汁泡七次　白茯苓　甘草　水一鍾，生薑三片引。嘔吐加白朮、煨乾薑。此二味嘔吐必用之藥也。挾熱而吐者，加煨乾薑，炒黃連。傷食加神麯、炒麥芽，砂仁、香附子、山楂。此五味消導必用之藥也。

理中丸　治小兒胎寒。

人參　白朮　炙甘草　乾薑　砂仁　藿香　烏梅　附子　猪苓　澤瀉　爲末，米飲爲丸。

釀乳當歸散《育嬰家祕》，下同　治小兒胎寒，生下外感，乳母服之。

當歸　川芎　赤芍藥　生地黃　香附炒　炙草各等分　桂心　煨薑各減半　㕮咀水煎，食後服。少頃，捻去宿乳，與兒吮之。

釀乳赤芍散　治小兒胎熱，乳母服之。

生地　酒黃芩　川芎　當歸　木通　天花粉　赤芍　酒炙甘草　連翹各等分

㕮咀，加淡竹葉水煎，食後服。令乳母捻去宿乳，與兒吮之。

三聖散　治小兒胎癇。

白滑石飛過，兩半　甘草二錢半

右和勻作三分　一用青黛一錢，和勻，名安魂散，早以竹葉湯下；一用朱砂飛過一錢，和勻，名鎮心散，午用燈心湯下；一用苦梗細末一錢，和勻，名定魄散，晚用蘇葉湯下。

加減升麻葛根湯　治小兒初生驚丹。

桔梗　乾葛　升麻　川芎　赤芍　歸尾　羌活　柴胡　甘草各等分　井水煎服。此驚丹之要藥也。

雄黃解毒丸　治小兒胎毒瘡癰發搐。

雄黃另研　鬱金各一兩　巴豆八錢，去油炒焦　乳香　没藥各二錢，另研右各製爲末，醋糊丸，朱砂爲衣。此方治諸惡病甚妙。

東垣安神丸《幼科發揮》，下同 經云：熱淫所勝，治以甘寒，以苦瀉之。以黃連之苦寒，能去煩除熱爲君，以甘草、生地黃瀉火補氣生陰血爲臣，以當歸身補其血不足，朱砂約浮游之火以安其神也。

甘草五錢半 黃連酒炒，六錢 當歸身二錢半 生地黃一錢半 朱砂五錢，水飛爲末

右爲末，蒸餅丸黍米大，朱砂爲衣，每服十丸至三十丸，温水送。《景岳全書》名朱砂安神丸，又名黃連安神丸，治心神煩亂，發熱，怔忡不寐，或寐中驚悸，頭暈等證。

真金散 治初生洗眼不淨，穢汁浸漬於眼目中，不能開者。

黃連 黃蘗 當歸 赤芍 杏仁去皮尖，各五分

右俱切，乳汁浸一宿，晒乾爲極細末，以生地汁調一字，點眼中自開。

琥珀抱龍丸 治小兒諸驚，四時感冒，風寒温痰邪熱至煩躁不寧，痰嗽氣急，及瘡疹發搐。

真琥珀 天竺黃 檀香細剉 人參去蘆 白茯苓各一兩半 粉草去節，三兩 枳殼 枳實麩炒 牛膽星各一兩 朱砂研飛，五錢 山藥一斤，去黑皮 金箔百片

右於乳鉢内研極細末，取新汲水和丸如梧子大，陰乾，每服用薄荷湯化下。

天麻丸《嬰童百問》，下同 治小兒因斷臍後，爲水濕風冷所乘，入於臍中，流於心脾，遂令肚脹臍腫，四肢柔直，日夜多啼，不能吮乳。此藥利驚化痰，凡鈞腸、鎖肚、撮口，并宜服之。《奇效良方》云：治食癇。

南星泡，二錢 附子炮 牙硝 天麻 五靈脂 全蠍焙，各一錢 輕粉五分 巴霜一字

右末糊丸如麻子大，每服三丸，薄荷生薑煎湯下。

定命丹 治小兒急驚，天鈞撮口，通利痰熱。

全蠍七個 天麻 南星炮 白附子各二錢半 硃砂 青黛各一錢半 輕粉 麝香各五分 片腦一字

右爲末，粟米糊爲丸菉豆大，每服一丸，荆芥薄荷湯化下，先研半丸，吹入鼻中。一方無片腦。

朱銀丸　治臍風壯熱，痰盛翻眼，口噤，取下胎中蘊受之毒，亦治驚積，但量情用之。一方無積字。

水銀蒸棗肉研如泥　全蝎去毒　牛膽南星　朱砂各一錢　白附子一錢五分　天漿子去殼　牛黄　蘆薈各一錢二分　鉛霜和水銀研　麝各五分　片腦一字　殭蠶炒，七個

右爲末，粟米糊丸芥子大，每服一丸，薄荷湯下。如未通利，加至二三丸。

甘草湯　治小兒撮口，取吐風痰。

生甘草一錢

右剉煎服，令吐出痰涎，却以猪乳點入口中，瘥。

辰砂膏　治眼閉口噤，啼聲不出，吮乳不得，口吐白沫，大小便皆通。

辰砂三錢　硼砂一錢　馬牙硝一錢　元明粉二錢　全蝎　真珠末各五分　麝香一字

右爲末和畢，用好油紙封裹，自然成膏，每服一豆粒許。諸驚，金銀箔，薄荷煎湯下；潮熱，甘草湯下，或用乳汁調敷乳上，令兒吮下。《證治準繩》去硝粉、真珠，加龍腦，名辰砂全蝎散。《幼科發揮》曰：如胎驚，猪乳汁和棗湯下。此藥下痰甚妙。

葱號散　治初生小兒，七日不乳。

葱白三四寸　人乳不拘多少

右同搗如泥，抹兒口内，即吃乳。《證治準繩》用葱白三四寸，破之，用乳汁半盞煎灌，名葱乳湯。

蠶號散　治初生小兒七日不食乳，名撮口。

殭蠶四個，去嘴略炒　茯苓少許

右爲末，蜜稠調，抹兒口内。

殭蠶膏　治小兒撮口。

赤脚蜈蚣半條，炙　釣藤　朱砂　直殭蠶焙　全蝎梢各一錢　麝香一字

右末，每服一字，取竹瀝調下。竹瀝解熱。

撮風散 治小兒撮口。

直殭蠶二枚，去嘴略炒

右爲末，蜜調，敷兒口中。

瓜蒂散 治小兒三歲忽發心滿堅硬，脚手心熱，則變爲黄；若不急治，害人甚速。臍風撮口，吹入鼻内，嚏則可醫。

瓜蒂七個 赤小豆七粒 秫米七粒

右爲末，用一豆許吹兩鼻内，令黄水汁出，殘藥末盡，水調服之，得吐黄水即瘥。一方，瓜蒂一兩，赤小豆四兩爲末，每服一錢，温水調下。藥下便臥，即當有吐，以吐爲度，吐出黄水爲妙。

定命散 治小兒初生，口噤不開。

蟬蜕十四個，去嘴脚 全蠍十四個去毒

右爲細末，入輕粉少許，和勻，用乳汁調，乳前服。

古今圖書集成醫部全録卷四百十

小兒初生諸疾門

單方

小兒初生不能發聲，謂之夢生。庸俗不知此理，遂棄而不救，極爲可憫。今凡有此，切不可斷臍帶，將胞衣用火燒炙，令火氣入兒腹内，兒身已煖，却取猫一只，用青衣包裹其頭足，令一乖覺婦人拿住，用猫頭在兒耳邊，却以手捉住猫頭，婦人以口齒著力咬破猫耳，猫遂大叫一聲，孩兒即醒，開口、發聲、眼開，遂得長生矣。《體仁彙編》

初生不啼：取冷水灌之，外以葱白莖鞭之即啼。《全幼心鑑》

小兒胎毒：淡豉煎濃汁與三五口，其毒自下。又能助脾氣，消乳食。《聖惠方》

預解胎毒：七八月或三伏日、或中秋日，剪壺盧鬚如環子脚者，陰乾，於除夜煎湯浴小兒，則可免出痘。《唐瑶經驗方》

初生胎毒：小兒落地時，用橄欖一個燒研，朱砂末五分和匀，嚼生脂麻一口吐唾和藥，絹包如棗核大，安兒口中，待咂一個時頃，方可與乳。此藥取下腸胃穢毒，令兒少疾及出痘稀少也。《孫氏集效方》

小兒胎毒：初生時以韭汁少許灌之，即吐出惡水惡血，永無諸疾。《四聲本草》

初生解毒：小兒初生，未可便與朱砂蜜，只以甘草一指節長炙碎，以水二合煮取一合，以綿蘸點兒口中，可與一蜆殼，當吐出胷中惡汁。此後待兒飢渴，更與之，令兒智慧無病，出痘稀少。《王璆選方》

小兒初生六日，解胎毒，温腸胃，壯氣血，朱砂豆大，細研蜜丸，一棗大，調與吮之，一日令盡。《姚和

《衆至寶方》

小兒臍風：用壁虎後半截，焙爲末，男用女乳，女用男乳，調勻入稀鷄屎少許，摻舌根及牙關，仍以手蘸摩兒取汗出甚妙。《筆峰雜興方》

小兒臍風撮口：艾葉燒灰塡臍中，以帛縛定效；或隔蒜灸之，候口中有艾氣，立效。《簡便方》

治臍風爛瘡：用紅綿燒灰、黄牛糞燒灰、乾臙脂各五分，如濕乾敷，乾則清油調之。《衛生總微》

小兒臍爛成風：杏仁去皮研敷。《子母秘録》，下同

小兒臍風濕腫久不瘥者：蜂房燒末敷之，效。

小兒撮口：用朱砂末安小瓶内，捕活蠍虎一個入瓶中，食砂末，月餘待體赤，陰乾爲末，每次薄荷湯服三四分。《方廣附餘》

小兒撮口：初生豆牙研爛絞汁，和乳灌少許良。《普濟方》

小兒撮口臍風，乃胎熱也：用蝸牛五枚去殼，研汁塗口，取效乃止。《本草綱目》，下同

又用蝸牛十枚，去殼研爛，入蒔蘿末半分，研勻塗之取效，甚良。

小兒初生，忽患撮口不飲乳，名曰馬牙，不治則百無一生。便看兒齒齦上有小泡子，如粟米狀，急以針挑出血，用墨磨薄荷汁，斷母髮少許，裹手指塗搽。《證治準繩》

初生撮口：急視口中上下齗間，若有白色如豆大許，便以指甲於當中掐之，於掐破處以蜈蚣末敷之，大良。《衛生總微》，下同

又以蛇蜕朱砂麝香各一分，每用半字，津調塗口中，日五七次。

又以夜合花枝濃煎汁，拭口并洗。

又於兒口傍先刺令見血，碎雀甕汁塗之。

又生搗鼠婦并雀甕汁，相和調，塗抹口中，漸漸乳得效。鼠婦乃濕生蟲也。

又以生甘草一分細剉，水一盞，煎至六分，去滓放温，分數次灌兒口中，令吐出痰涎穢物，後取猪乳汁點兒口中，瘥。亦治撮口。

又以真牛黄少許研細，淡竹瀝調一字灌之，次以猪乳滴口中。

又以赤足蜈蚣去頭足，炙黄爲末，以猪乳調半錢，分三四次温灌之。

一方同雀甕不開口者五枚，燒灰研細末，米飲調服一字。

又以白殭蠶二枚爲末，蜜和敷兒口内；如無，以原蠶蛾二枚炙黄代之。亦治撮口。

又以雀矢白水和圓麻子大，乳服二圓，鷄矢白亦佳。一方，鷄矢白棗大，綿裹，水五合，煮二沸，分服。

治小兒臍風撮口：用全蠍二十個，頭尾俱全者，要去毒，用好酒塗炙爲末，麝香一字另研，共爲細末，用半字，金銀煎湯調服，即效。

小兒口噤中風不能乳：用雀屎水丸麻子大，飲下二丸即愈。或用雀屎四枚爲末，著乳頭飲兒。兒大十枚。《千金方》，下同

小兒口噤：面赤者屬心，白者屬肺。用鷄矢白如棗大，綿裹，以水一合煮，分二服。一方酒研服之。

小兒百日内風噤，口中有物如蝸牛，或如黄頭白蟲者，薄猪肪擦之即消。《聖惠方》，下同

小兒初生口噤，十日内者，用牛口齝草絞汁灌之。

小兒口噤，驚風不乳，白棘燒末，水服一錢。

小兒口噤，病在咽中如麻豆許，令兒吐沫，不能乳食，葛蔓燒灰一字，和乳汁點之，即瘥。

治小兒口噤體熱：以青竹茹三兩，酢一升，煎取三分之一，温分數服。《衛生總微》，下同

治小兒口噤，牙關不開：天南星一個煨熟，急用紙封角，莫令透氣，却以紙裹近上尖處剪一竅子，鷄頭大，令熱氣出，於鼻孔中熏之，牙關立開。亦治撮口。

治小兒口噤不開：用天南星去皮臍，研爲細末，龍腦少許和勻，將藥於牙根上搽之，即好。

又用蟬蜕十四個，去頭足，全蠍十四個去頭足，同爲細末，入輕粉少許，和勻，用乳汁調服。

治初生兒口噤不開，不收乳：以鹿角粉、大豆等分研細，乳和，塗乳上，與兒吮之。

小兒初生不乳，咽中有噤物如麻豆許，用水銀米粒大，與之下咽，即愈。《聖惠方》，下同

小兒口噤，身熱吐沫，不能乳：取東行牛口中涎沫，塗口中，及頤上，自愈。

百日内小兒，無故口青不飲乳：用凌霄花、大藍葉、芒硝、大黄等分爲末，以羊髓和丸梧子大，每研一丸，以乳送下，便可吃乳。熱者可服，寒者勿服。《普濟方》

小兒初生不乳：用好乳一酒鍾，葱白三寸，入銀器内煎滾服之。不用葱，如無銀器，瓦器亦可。《窮鄉便方》

小兒初生，不肯食乳者，乃心熱也。葱煎乳汁，令小兒服之亦妙。終不若用黄連三分煎湯，一分灌小兒數匙，即食乳矣，神效。《石室秘録》

襁褓中風：取驢前交脊中毛一拇指大，入麝香豆許，以乳汁和銅器慢慢炒爲末，乳汁和灌之。《千金方》

小兒胎癇：琥珀、朱砂各少許，全蠍一枚爲末，麥門冬湯調一字服。《直指方》，下同

小兒胎驚：琥珀、防風各一錢，朱砂半錢爲末，猪乳調一字，入口中最妙。

小兒胎驚：朱砂、雄黄各等分爲末，取少許猪乳汁，調抹口中，即效，入麝香少許，尤妙。丹溪

小兒胎驚：蠍一枚，薄荷葉包炙爲末，入朱砂、麝香少許，麥門冬煎湯調下一字，效。《湯氏寶書》

小兒百日發驚：蚱蟬去翅足炙三分，赤芍藥一分，黄芩三分，水二盞，煎一盞温服。《聖惠方》

初生兒驚，月内驚風欲死：朱砂新汲水塗五心，最驗。《斗門方》

小兒胎風，手足搐搦：用蚤休即紫河車爲末，每服半錢，冷水下。《衛生易簡方》

治臍濕：用枯礬、龍骨爲末，入麝少許，拭臍乾用，避風。《顱顖經》，下同

又用乾蝦蟆、牡蠣各一枚，燒灰細研，少許敷臍中，日三兩上瘥。

氣臍大如栗，虚腫而軟，痛：用竹瀝塗，日數上，消。

兒臍濕淹：破屋爛草爲末，頻摻，效。
小兒臍瘡：用乾蝦蟆灰敷，日三四，佳。《肘後方》
小兒臍瘡，出血及膿：海螵蛸臙脂爲末，油調搽之。《聖惠方》，下同
小兒臍瘡：用龍骨煅研敷之，效。
小兒臍腫，出汁不止，白礬燒灰敷之。
小兒臍濕，不早治，成臍風，或腫赤，或出水，川當歸末敷之。
一入麝香少許。
一用胡粉等分，試之最驗。若愈後，因尿入復作，再敷即愈。
治小兒臍中生瘡，桑汁傅乳上，使兒飲之。《千金方》，下同
又飲羖羊乳及血。
治小兒風臍作惡瘡，歷年不瘥：取東壁上土敷之，大佳；若汁不止，燒蒼耳子粉之。
又用乾蠐螬蟲末粉之，不過四五度瘥。
小兒臍不合，取車轄脂燒灰，日一敷之。
又燒蜂房灰爲末敷之。
小兒臍中生瘡，燒甑帶灰，和猪膏敷之。
小兒臍赤腫：杏仁半兩，猪頰車髓十八銖，先研杏仁如脂，和髓敷臍中腫上。
小兒臍瘡久不瘥者：馬齒菜燒研敷之。
小兒臍腫：荆芥煎湯洗淨，以煨葱刮薄，出火毒，貼之即消。《海上方》
小兒臍瘡出汁久不瘥：蝦蟆燒末敷之，日三，甚驗。一加牡蠣等分。《外臺》
小兒臍汁出，赤腫：白石脂末熬温撲之，日三度，勿揭動。《韋宙獨行方》

嬰兒臍腫，多因傷濕：桂心炙熱熨之，日四五次。《姚和衆方》

小兒臍瘡久不合者，黄蘗末塗之。《子母秘録》

初生小兒臍汁不乾：用綿繭、亂髮燒灰掩之。《窮鄉便方》，下同

小兒肚臍突出：用原斷臍帶并艾葉同燒灰，以油胭脂調搽，即安。

小兒臍汁不乾：用綿裹落下臍帶燒研一錢，入當歸頭末一錢，麝香一字，摻之。《全幼心鑑》

小兒斷臍：即用清油調髮灰傅之，不可傷水，臍濕不乾，亦傅之。《本草綱目》

治小兒初生臍未落時，腫痛水出：取故緋絹燒灰，研細末傅之。《衛生總微》，下同

又以綿燒灰，研爲細末傅之，新舊皆可。

小兒肚臍突出半寸許，此氣旺不收也，若不急安之，往往變爲角弓反張。方用茯苓一錢，車前子一錢，甘草二分，陳皮三分，通草三分。如無通草，燈心一團。共煎湯灌之。一劑即安，神方也！《石室秘録》，下同

小兒初生，臍汁不乾：用車前子炒焦爲細末，敷之即乾，神效。

初生小兒胎熱，或身體黄者：以真牛黄一豆大，入蜜調膏，乳汁化開，時時滴兒口中。形色不實者，勿多服。《錢氏小兒方》

初生小兒五七日有熱證不已，只以益元散時時灌之。《傷寒心鏡》

小兒胎熱：黑豆二錢，甘草一錢，入燈心七寸，淡竹葉一片，水煎服。《全幼心鑑》，下同

小兒初生七八日，大小便血出，乃熱傳心肺，不可服涼藥，只以生地黄汁五七匙，酒半匙、蜜半匙和服。

小兒初生無皮色赤，但有紅筋，乃受胎未足也。用早白米粉撲之，肌膚自生。《聖濟方》

小兒初生，遍身如魚脬，又如水晶，破則成水流：以密陀僧生研擲之，仍服蘇合香丸。《救急方》

治兒初生，兒血凝，皮肉不斂，哭無聲，不吮乳：以胡粉研細，酒和塗之，乾即再塗。《衛生總微》，下同

又以白殭蠶爲末，煎湯，適寒温浴之。

小兒胎寒好啼，晝夜不止，因此成癇：當歸末一小豆大，以乳汁灌之，日夜三四度。《肘後方》

小兒胎寒，腹痛汗出：用衣中白魚二七枚，絹包，於兒腹上回轉摩之，以愈爲度。《聖惠方》

治小兒忽患腹痛，夭矯汗出，名曰胎寒。煮梨葉濃汁七合，可三四度飲之。《千金方》

小兒初生頭熱鼻寒者：天南星炮爲末，水調貼顖上，炙手熨之。《危氏得效方》

小兒初生，面青身冷口噤，乃胎寒也。用白殭蠶、木香、肉桂、陳皮、檳榔、甘草炙各五分，水煎取汁，以綿蘸入兒口中。《入門》

又以當歸爲末，每用一小豆許，乳汁調下，日二夜一。兒大添之。《衛生總微》，下同

又以柏子仁爲末，每服一錢半，温水調下。

小兒五十日以來，胎寒腹痛，軀啼弄舌，微熱而驚，此癇疾也。猪腎一具，當歸一兩焙，以清酒一升煮七合，每以杏仁大與嚥之，日三夜一。《聖惠方》，下同

小兒軀啼，驚癇腹滿，大便青白色：用柏子末，温水調服一錢。

小兒軀啼，面青腹强，是忤客氣。馬糞一團絞汁灌之。《聖濟總録》

小兒滿月，百日内發寒啼者：用車前子、元胡索、小茴、猪苓、澤瀉、鈎藤各三分，赤茯苓、木通各四分，甘草一分，燈心煎，半飢服。如藥不便，用燈心火爆四花穴，即臍上下左右。《窮鄉便方》

小兒夜啼，青黛量大小，水研服之。《生生編》，下同

小兒夜啼：黑牽牛末一錢，水調敷臍上，即止。

小兒夜啼：用小兒初穿毛衫安放瓶内，自不哭也。

小兒夜啼：取井邊草私著席下，勿令母知。

小兒夜啼：乳香一錢，燈花七枚爲末，每服半字，乳汁下。《聖惠方》，下同

小兒驚啼：白玉二錢，寒水石半兩爲末，水調塗心下。

小兒夜啼：猪屎燒灰淋汁浴兒，并以少許服之。

小兒夜啼：明鏡挂牀脚上。

小兒腹痛夜啼：牛黄一豆許，乳汁化服，仍書田字於臍下。

小兒夜啼：死人朽棺木燒照即止。

小兒腹痛夜啼：樹孔中草暗著户上，即止。

小兒夜啼：取鷄窠草安蓆下，勿令母知。猪窠中草亦可。

治小兒夜啼；寫：若以色見我，以音聲求我，是人行邪道，不能見如來。燒灰吞之，男左一本，女右一本。劉氏方

治小兒夜啼不已，醫所不治者：取狼屎中骨燒灰爲末，水服如黍米大二枚。《千金方》，下同

治小兒驚啼：取鷄屎白熬末，以乳服之佳。

又酒服亂髮灰。

又車轄脂如小豆許，内口中及臍中。

又臘月縛猪繩，燒灰服之。

小兒夜啼：以姙娠時食飲偏有所思者物，以此哺兒即愈。

又取伏龍肝交道中土各一把，治下篩，水和少許飲之。

又取馬骨燒灰，敷乳上飲兒，啼即止。

小兒驚啼：亂油髮燒研，乳汁或酒服少許，良。

小兒驚啼，啼而不哭，煩也；哭而不啼，躁也。用蟬蜕二七枚去翅足爲末，入朱砂末一字，蜜調與吮之。《活幼口議》

小兒驚啼，發歇不定：真麝香一字，清水調服，日三。《廣利方》

小兒夜啼：牛屎一塊，安蓆下，勿令母知。《食療》

小兒夜啼：用涼膈調益元散，肚飢臨睡服。《傷寒心鏡》

小兒夜啼：五倍子末津調，填於臍内。《楊起簡便方》

小兒夜啼：取燒尸場土置枕邊。《集簡方》

小兒一百二十日内夜啼：用蟬蜕四十九個，去前截用後截，爲末，分四服，釣藤湯調灌之。《心鑑》

小兒夜啼：劉季奴半兩，地龍炒一分，甘草一寸，水煎灌少許。《聖濟總録》，下同

小兒夜啼：馬蹄末敷乳上飲之。

小兒客忤夜啼：用本家廚下燒殘火柴頭一個，削平焦處，向上朱砂書云：撥火杖，撥火杖，天上五雷公，差來作神將！捉住夜啼鬼，打殺不要放。急急如律令！書畢勿令人知，安立牀前脚下，男左女右。《岣嶁神書》

小兒夜啼：甑帶懸户上，即止。《子母秘録》，下同

小兒驚啼，狀如物刺：用猬皮三寸燒末，敷乳頭飲兒。

小兒夜啼：以白花蛇目睛一只爲末，竹瀝調少許灌之。

小兒夜啼：取伏龍肝末二錢，朱砂一錢，麝香少許爲末，蜜丸，菉豆大，每服五丸，桃符湯下。《普濟方》，下同

小兒驚熱，夜臥多啼：朱砂半兩，牛黄一分爲末，每服一字，犀角磨水調下。

小兒夜啼：硫黄二錢半，鉛丹二兩，研勻瓶固煅過，埋土中，七日取出，飯丸黍米大，每服二丸，冷水下。

小兒驚啼：黄芩、人參等分爲末，每服一字，水飲下。

小兒夜啼：前胡擣篩，蜜丸小豆大，日服一丸，熟水下，至五六丸，以瘥爲度。

小兒夜啼，驚熱：用人耳塞石蓮心、人參各五分，乳香二分，燈花一字，丹砂一分爲末，每薄荷湯下五分。

小兒夜啼：人參一錢半，黄連炙一錢半薑汁炒，甘草半錢，竹葉二十片，作二服，加薑煎。《平治會萃》

小兒夜啼：用大蟲眼睛一只爲散，以竹瀝調少許與吃。《姚和衆方》

小兒初生，三日内啼哭，腹内響，打屁，陰囊稀，名爲盤腸氣。用車前子、防風各三分，薄荷、甘草各一分，元胡子、木通各四分，蟬殼五隻，水洗去頭足，如脣紅目赤加宣黄連二分，燈心一丸，同煎服。《窮鄉便方》

小兒夜啼：蟬蜕二十個去頭足，燈花三分，乳香末一錢，竹葉炙過爲細末，唾丸，入小兒臍，以舊膏藥封之。《身經通考》方，下同

治小兒夜啼：用神前燭花研碎，無根水下。

小兒血眼：兒初生艱難，血瘀眦睚，遂濺滲其睛，不見瞳人，輕則外泡赤腫，上下弦爛，用杏仁二枚，去皮尖嚼，乳汁三五匙，入輕粉少許，蒸熟絹包，頻點；重者加黄連、朴硝最良。《全幼心鑑》

小兒百晬内吐乳，或糞青色：用年少婦人乳汁一盞，入丁香十枚，陳皮去白一錢，石器煎一二十沸，細細與服。《陳文中小兒方》

小兒吐乳胃寒者：白豆蔻仁十四個，砂仁十四個，生甘草二錢，炙甘草二錢爲末，常摻入兒口中。《危氏得效方》

小兒初生吐不止者：用籧篨少許，同人乳二合，鹽二粟許煎沸，入牛黄粟許，與服，此劉五娘方也。《外臺秘要》

小兒哯乳不止，服此立效：膩粉一錢，鹽豉七粒，去皮研勻，丸麻子大，每服三丸，藿香湯下。《活幼口議》

小兒初生，二便不通：用皂角燒存性，研爲細末，煉蜜作丸如棗核樣，内穀道中即通。《育嬰家秘》

小兒初生，大小便不通：用真香油一兩，皮硝少許，同煎滾冷定，徐徐灌入口中，服下即通。《藺氏經驗方》

小兒初生便閉：甘草、枳殼煨各一錢，水半盞煎服。《全幼心鑑》，下同

小兒初生鎖肚，由胎熱毒結於肛門。兒生之後，閉而不通三日者，急令婦人咂兒前後心、手足心并臍七處四五次，以輕粉半錢，蜜少許，温水化開，時時與少許，以通爲度。

治初生小便不通：用孩兒茶研極細末分許，煎扁蓄湯調下立通。《萬病回春》

治小兒穢惡入腹，令兒嘔吐不乳：木香、乾薑、茯苓、甘草、木瓜、丁香各等分，水煎綿蘸滴與之。《證治準繩》

小兒晬嗽，百日欬嗽痰壅：貝母五錢，甘草半生半炙二錢爲末，沙糖丸芡子大，每米飲化下一丸。《全幼心鑑》

治小兒百晬内嘔吐乳奶，或大便青色：用少婦乳汁一盞，丁香十粒，陳皮一錢，磁器内煮數沸，稍熱空心以綿毬吮服。《保嬰撮要》

治小兒未晬欬嗽：用白殭蠶直者爲細末，塗少許奶頭上，令兒吃立效。

小兒不語：四五歲不語者，赤小豆末，酒和敷舌下。《千金方》

小兒語遲者：以伯勞所踏樹枝鞭之，即速語。李時珍曰：案羅氏《爾雅翼》云：本草言伯勞所踏樹枝鞭小兒，令速語者，以其當萬物不能鳴時而獨能鳴之，故以類求之也。《完素六書》

小兒從小至數歲不能言：此心氣不足，舌本無力，不能發轉故也；一云風冷傷於少陰。以赤小豆爲末，酒和塗舌上，神效。以社壇餘胙酒，與飲少許。《衛生總微》

針　灸

《甲乙經》曰：小兒臍風，目上插刺，絲竹空主之。小兒臍風，口不開，善驚，然谷主之。

《千金方》曰：治小兒四五歲不語，灸足兩踝各三壯。

《聖惠方》曰：小兒撮口胎風，先灸兩乳中三壯，後用烏驢乳一合，以東引槐枝三寸長十根火煨，一頭出津，拭淨浸乳中，取乳滴口中，甚妙。

《黎居士簡易方》曰：小兒臍風，獨頭蒜切片安臍上，以艾灸之，口中有蒜氣即止。

《危氏得效方》曰：小兒卒然腹皮青黑而死，灸臍上左右，去臍各半寸，幷鳩尾骨下一寸，凡五處，各灸五壯，仍酒和胡粉塗腹上，乾則易。

《寶鑑》曰：夜啼灸幼宫三壯，又灸中指甲後一分。

《萬全方》曰：灸小兒夜啼，上燈啼，鷄鳴止者，灸中指甲後一分中冲穴一壯，炷如小麥大。

萬氏《片玉心書》曰：凡小兒初生，多有灸百會者，取其可以截風也。殊不知地分南北，人有勇怯，北人用灸固宜，南人用之無益而有害也。

《醫學綱目》曰：兒生一七日内，不吮乳多啼者，乃客風中臍，循流入脾，灸承漿在下唇稜下宛宛中，次灸頰車在耳下頰骨後，炷如雀屎各七壯，非灸不療。

兒喉中鳴咽，乳不利，灸璇璣三壯，在天突下一寸陷者中。

《古今醫統》曰：小兒撮口臍風，針然谷三分，不宜見血，灸則三壯。然谷一名龍淵，在足内踝前起大骨下陷中，又云内踝前，在下一寸，别於太陰蹻脈之郄，足少陰脈所流爲滎。

小兒氣不足，數歲不語，針心俞三分，灸則三壯。心俞在五椎下兩旁，相去脊各一寸五分，正坐取之。

《衛生總微論方》曰：小兒心氣不足，從小至數歲不能言，灸心俞三壯，灸兩足踝三壯。

初生兒血凝，以臍四邊各去臍半寸，并鳩尾下五處，各灸三壯。

治小兒初生撮口，以鹽豉置臍上灸之。

《小兒方》曰：小兒撮口出白沫，以艾灸口之上下四壯，鯽魚燒研，酒調少許灌之，仍掐手足。兒一歲半則以魚網洗水灌之。

《證治準繩》曰：小兒臍腫，灸腰節臍骨間灸三壯，名命門穴，炷如麥。

《東醫寶鑑》曰：凡小兒七日以上、周年以下，不過七壯，炷如雀屎。

醫案

《小兒直訣》曰：李司户孫百日發搐，日三五次，或作胎驚治之，不應，即用大青膏豆許塗顖、浴體二法，三日而愈。蓋嬰兒血氣未實，不能勝外邪而發搐，故用浴體法。凡搐頻者，風在表易治，宜發散；搐稀者，風在臟難治，宜補脾。

《獨醒雜誌》曰：樞密孫公抃生數日，患臍風已不救，家乃盛以盤合，將棄諸江，道遇老媪，曰：兒可活，即與俱歸，以艾炷灸臍下遂活。

《保嬰金鏡録》曰：一小兒印堂青黑，至夜啼搐，余謂脾土虚寒，用鈎藤飲而安。後因驚發搐夜啼，用鈎藤飲前證頓止，又用異功散而愈。

一小兒發熱夜啼，乳食不進，昏迷抽搐，痰盛口噤，脈紋如水字。此脾肺氣虚，風木所乘，痰食積於胷腹也，先用大安丸，後用六君子加鈎藤鉤而痊。

一小兒生旬日，面目青黄。此胎黄證，姙娠胃熱也，用瀉黄散，乳調少許即愈。後復身黄吐舌，仍用前散而安。

《明醫雜著》曰：一小兒十四歲，肢體倦怠，發熱晡熱，口乾作渴，吐痰如涌，小便淋瀝，或面目赤色，身不欲衣，此禀賦不足也，用補中益氣湯及地黄丸加鹿茸而愈。

一小兒十三歲，内熱晡熱，形體倦怠，食少作渴，或用清熱等藥治之，虚證悉具。余以爲所禀怯弱，用六味丸加鹿茸補之，不越月而痊。蓋古今元氣虚實不同故也。

《幼科發揮》曰：一兒一日發搐，五日不醒，藥石難入。予針其三里、合谷、人中而醒。父母喜，乞調養之。予曰：曩用針時，針下無氣，此稟賦不足也。如調理數年後出疹痘，可保無事，若在近年不敢許。次年果以痘疹死。

一小兒生後三日，啼哭不乳。予視其證，非臍風乃臍腹痛也。取蘄艾杵爛，火上烘熱掩其臍上，以帛勒之，須臾吮乳而不啼矣。

一小兒生八日，噴嚏多啼，請予視。予曰：此臍風也。視其上齶，果有泡，色變黄矣，乃取銀它耳刮去之。

其父慘然，愛惜之心見於形色，故去之未盡也。有老嫗聞之，急使婢女告其父，當急去之，其言迫切，父益懼，自取銀空耳刮之不惜也。遣人告予，予曰：旬日後當發驚風。後果病，迎予視之，投以至聖保命丹而愈。

儒學陶教授一子，生八月病吐，諸醫治之不止，湯丸入口即吐。諸醫云：食入即吐，是有火也，欲作火治。用瀉火藥，又不效。衆醫不能治，其吐益劇。旣請予至議治，予作理中湯劑，用豶猪膽汁、童便各半拌之，炒焦，以水煎服，藥入立止。師請言其法，予曰：吐本寒邪，當用理中湯熱藥以止之。內寒已甚，格拒其陽，故熱藥入喉，被寒所拒，不得入也。今膽汁之苦寒，童便之鹹寒，下喉之後，兩寒相得，故不復出。須臾之間，陰氣漸消，陽氣乃發。此熱藥須冷服，以主治格拒之寒，以止嘔噦者是也。

一兒生二月，忽昏睡不乳，予以日計之，非變蒸也。視有二乳母皆年少氣壯者，其乳必多，更代與之，必傷乳也，戒以今且損之，令飢一日自愈。後宜絕之，只用一乳母可也。次日果安。父母如其教，亦無傷食病。

本縣大尹張鼎石子生四月無乳，取一民壯婦人乳之。一夜大啼，醫甘大用治之，呼爲腹痛，用理中湯不效。又呼爲傷食，用益黃散，又不效。夜更啼哭，請予視之。甘語其故，蓋心本惡熱，藥中又犯乾薑、丁香，如何不助火而益增其病也！乃往看之。尹曰：夜啼四日矣。全曰：夜啼有四，心煩一也。尹曰：傷食乎？腹痛乎？全曰：腹痛則面色青，傷食則面多晃白，今面多赤，心煩證的也。用導赤散加麥冬燈心，進一服，次早往問之，甘自內出，云昨夜到天明不止，予嘆彼喜藥不中病也，不知病退矣。人問，尹曰：昨夜哭尤甚也。予告之曰：病安矣。四日夜未亂，昨夜病退思乳，乳母在外。往夜之哭，病哭也；昨夜之哭，飢哭也。尹喜曰：怪哉！乳母來後，再不復啼，病果退矣。

王少峯次子三個月病吐，請醫治之，藥乳不納。予見其兒在乳母懷中，以身伸努上竄，呃呃作聲，有發驚之意，乃取理中湯丸末子一分，用猪膽汁、童便各半匙，調分三服。初一次少停，略以乳喂一二口即止；又進一次，又乳之。其兒睡一覺醒，則嘔止，不伸努，不呃呃作聲矣。予以是法教諸子，活人甚多，乃良法也。

一兒自滿月後常吐乳，父母愛之，諸醫不能止。一日問予，予曰：嘔吐者，非常有之病也。今常吐乳，非病也。然孩兒賴乳以生，頻吐乳者，非所宜也，恐傷氣，不可不求其故。有母氣壯乳多者，唯恐兒飢，縱兒飽足，飽則傷胃，所食之乳涌而出，此名溢乳，如瓶之注水滿而溢也，宜損節之，更服肥兒丸。兒之初生，筋骨軟弱，爲乳母者當懷抱護持可也，不然則左右傾側，其乳流出，此名哯乳，如瓶之側其水流出也，能緊護持則不吐也。有胃弱者不能受乳而變化之，無時吐出，所吐不多，此名哺露，如瓶之漏不能容受也，當補其脾胃，助其變化可也，亦以肥兒丸主治。

一女五個月内發搐，予以瀉青丸投之，三四服搐不止，轉甚。予思痰壅氣鬱，乃發搐也，丸散頗粗，與痰粘滯於咽喉之間，致氣不通而搐愈甚也，用竹葉煎作湯，取綿紙濾去其渣滓，澄清服之，搐止而安。其父嘆曰：醫之貴於變通也如是夫！

先翁治一兒滿月後發搐，以至聖保命丹治之安。祖訓：治急驚風，只用瀉青丸、導赤散。

《育嬰家秘》曰：一小兒初生遍身無皮，俱是赤肉，用白果粉遍身摻上，候生皮乃止。

一小兒初生如魚泡，又如水晶，破則水流，用密陀僧研極細，摻之。

《保嬰撮要》曰：一小兒患胎驚，諸藥不應，用紫河車研爛如泥，每用錢許，乳化服之，更以十全大補湯加鈎藤鈎、漏蘆與母服兩月餘，舉發漸輕；服年餘舉發漸稀；更服年餘不再發。至出痘後復發，取紫河車研爛，入糯米粉丸小豆大，每服百丸，以乳送下，服二具全瘥。畢姻又發，仍服前丸及十全大補湯、六味丸加當歸、黄芪、肉桂、五味子。年餘，喜其能遠帷幕得痊。後因勞役更作，又用前丸及十全大補湯等藥不應，用大劑獨參湯服數斤，然後舉發稍緩；乃用人參二兩、附子一錢，數服頓止；仍用前藥，間用獨參湯而痊。

一小兒患胎驚，用紫河車及十全大補湯、鈎藤膏而愈。畢姻後發，用大劑獨參湯、六味丸加五味子、黄芪、當歸煎服。半載，舉發稍輕；年餘，不再發。後每勞役怒氣仍發，即用前藥隨愈。又傷寒愈後復作，虚證悉具，莫能名狀，用紫河車二具、獨參湯十餘斤而痊。後患傷風欬嗽，咽乾内熱，用六味地黄丸料加五味子煎服，及十全大補湯而痊。

一小兒百日內患抽搐，痰涎自流，用驚風藥益甚，視其面色黃白，仍用六君子、補中益氣二湯而愈。

一小兒面青黑或痿黃，審其母素有鬱怒所致，用加味逍遙散、加味歸脾湯治其母，其子亦愈。

一小兒月內發搐鼻塞，余以爲風邪所傷，以六君子加桔梗、細辛，子母俱服；更以葱頭七莖、生薑一片細擂，攤帛上，兩掌護温，貼於顖間，半晌鼻利搐止。

一小兒未兩月發搐嘔乳，腹膨作瀉，余以爲乳多傷脾胃，用五味異功散加漏蘆，母服之，子服數滴而尋愈。

一小兒旬日內先兩目發黃，漸及遍身，用瀉黃散服之瘥。

一小兒因母食鬱飽脹噯酸，而患遍身皆黃，余以越鞠丸治其母，以瀉黃散治其子，并愈。

一周歲兒痰嗽啼哭，或用抱龍丸未止。余視其右腮白，左腮青，此肺肝二經相勝，先用瀉白散以袪肺邪，次用柴胡梔子散以平肝火，又用地黃丸以滋腎水而痊。

一小兒三歲夜啼，面色白，黑睛少，小便清。此脾腎氣虚，朝用補中益氣湯加山藥、五味子，夕用地黃丸頓愈。

一小兒白睛多面色赤，時作啼，此稟腎不足，用地黃丸。半載後忤其意，雖哭面色不赤。丹溪先生云：小兒忽大叫必死，即此義也。

一小兒顱解足軟，膝大不能行履，用六味丸加鹿茸治之，三月而能步履。

一小兒年十四歲而近女色，發熱吐痰；至有室，兩目羞明，頭覺脹大；仍不斷慾，頭漸大，顖門忽開。用地黃丸益氣湯之類，斷色慾年餘而愈。

一小兒十三歲患前證，內熱晡熱，形體倦怠，食少作渴，余以爲所稟怯弱，用六味丸加鹿茸補之，不越月而痊。

一小兒停食，腹痛夜啼，用大安丸而愈。後乳食雖入，其腹仍痛，用六君子加山楂、神麯，痛少止。乃去二味又四劑，痛全止。

一小兒三歲面白夜啼，小便青而數。此肺腎虛弱，朝用補中益氣湯加肉桂一分，夕用地黄丸而愈。大凡小兒面色青，黑睛少，或解顱足熱者，出痘多在腎經，預用地黄丸補腎氣，多得無恙者。

一小兒二歲夜啼，面色赤，黑睛色淡，小便頻赤，朝用補中益氣湯加山藥、五味，夕用地黄丸而愈。

一小兒發熱多啼，乳食不進，昏迷抽搐，痰盛口噤。此脾肺氣虛，風木所乘，痰食積於胷腹也。先用大安丸，後用六君子、鈎藤鉤而痊。

一小兒每忽哭，白睛多，每悲面色赤。余謂稟賦腎虛，火妄動而然也，用地黄丸半載，後雖哭而面色不赤，諸證皆愈。

一小兒停食腹痛，發熱嘔吐，服峻厲之劑，更吐瀉汗多，手足并冷，發痙不止，其脈浮洪，按之如絲。用六君子湯加升麻、炮薑，痙證頓已；惟寒熱往來，又用四君、升麻、柴胡而愈。

一小兒瘈瘲啼叫，額間青黑，此驚風肝木乘脾腹中作痛也。先用六君子湯加木香、柴胡、鈎藤鉤，啼叫漸緩；更加當歸，又二劑而安。

一小兒言遲泄瀉，聲音不亮，雜用分利清熱等劑，喉音如瘂，飲食少思。朝用地黄丸加五味子，夕用補中益氣湯，其瀉漸止；遂專服前丸兩月，喉音漸響。

一小兒白睛多，瀉後喉瘖，口渴兼吐，大便不實，朝夕服地黄丸而痊。後患瀉，喉復瘖，仍服前丸而愈。此皆稟賦腎氣不足，故用是藥。

一小兒五歲不能言，咸以爲廢人矣，但見其形色，悉屬肺腎不足。遂用六味地黄丸加五味子、鹿茸，及補中益氣湯加五味子，兩月餘，形氣漸健；將半載能發一二言；至年許，始音聲如常。

古今圖書集成醫部全録卷四百十一

小兒頭面耳目鼻病門

千金方 唐·孫思邈

頭瘡

論曰：小兒頭生小瘡，浸淫疽癢，黄膏出，不生痂，連年不瘥者，名妒頭瘡。以赤龍皮湯及天麻湯洗之，内服漏蘆湯，外宜敷飛烏膏散，及黄連胡粉水銀膏散。

小兒直訣 宋·錢乙

解顱

解顱者，生下顖門不合也，長必多愁少笑，目白睛多，面色晃白，肢體消瘦，皆腎虛也。

註 按腎主髓，腦爲髓之海，前證因父母精血不足，不能榮養，宜用地黄丸補之。有至七八歲或十四五歲，氣血既盛而自合。若縱恣飲食色慾，戕賊真陰，亦不能盡其壽矣。此證若在乳下，當兼補其母，更以軟帛緊束兒首，使其易合。亦有顖陷顖填，俱屬禀不足。或五疳久病，元氣虧損者，仍參後小便不通類主之。

髮遲

髮久不生，生則不黑，皆胎弱也。

註　前證即五遲之一證也。髮者，腎之榮也。良由父母精血不足，腎氣虚弱，不能養榮而然耳。

儒門事親　元・張從政

甜　瘡

凡小兒甜瘡久不愈者，俗呼爲香瘡是也，多在面部兩耳前。一法令母口中嚼白米成膏子，臨卧塗之，不過三五上則愈矣。小兒并母皆忌鷄、猪、魚、兎、酒、酢、動風發熱之物。如治甜指，亦同此法。

面上瘡

凡小兒面上瘡謂眉煉瘡，耳上謂之輒耳，足上瘡謂靴癬。此三者一究其本，皆謬名也。經曰：諸痛瘡瘍皆屬心火。乃血熱劇而致然也。或謂：《内經》曰大概，不可使熱以爲皆然。此不明造化之道也，愼勿妄信。可用鈹針刺之出血，一次不愈，當復刺之；再刺不愈，則三刺必愈矣。《内經》曰：血實者決之。眉煉不可用藥敷之。以其瘡多癢，癢則爬矣；藥入眼，則目必損矣。

白秃瘡

夫小兒白秃瘡者，俗呼爲鷄糞秃者是也。可用甜瓜蔓龍頭，不以多少，河水浸之一宿，以砂鍋熬取極苦汁，濾去瓜蔓，以文武慢火熬成如稀餳狀，盛於磁器中，可先剃頭去盡瘡痂，死血出盡，著河水洗淨，却用熬下瓜蔓膏子一小盞，加半夏末二錢，生薑自然汁一兩匙，狗膽一枚同調，不過三兩上立可。大忌鷄、猪、魚、兎、動風發熱之物。

目疾

《内經》曰：熱勝則腫。治火之法，在藥則鹹寒，吐之下之；在針則神庭、上星、顖會、前頂、百會。血之瞖者可使立退，痛者可使立已，眛者可使立明，腫者可使立消。惟小兒不可刺顖會，爲肉分淺薄，恐傷其骨。然小兒水在上，火在下，故目明。

瘡疱入眼

小兒瘡疱入眼者，乃餘熱不散耳。止宜降心火，瀉肝風，益腎水，則愈矣。

疳眼

夫小兒疳眼數日不開者，乃肝木風熱之致然也。可調服涼膈散數服，眼開而愈。

平治會萃 元·朱震亨

解顱

解顱者，乃是母氣虚，與熱多耳。戴云：初生小兒頭上骨未合而開者，宜以四君子湯、四物湯，有熱加酒芩、炒黄連、生甘草煎服；外以絹帛繫緊，用白蘞末敷之。

頭癩

小兒頭癩，用紅炭焠長流水，令熱洗之。又服酒製通聖散，除大黄酒炒外，以胡荽子、伏龍肝、懸龍尾、黄連、白礬爲末調敷。

奇效良方 明·方賢

解顱

顖門乃母氣血充實，令兒顖門堅實而耐養；如母多病，氣血虚弱，令兒顖門虚軟而不實。又後頂顖乃父之精，元氣充實，令兒後頂上堅硬而耐養；如父之元氣不足，酖酒多慾，令兒後頂虚孔不堅，亦不壽。如父母俱怯，生下兒女俱不壽。若如此其父母自亦不能保於天年。前顖又曰信門，道家爲泥丸，後信名腦後頂門，頭中心頂上又名百會穴。華佗看面部訣載甚詳。顖與信同音。凡前後信及百會開而虚，名解顱。

髮黄

髮乃血之餘。母之血氣充實，則髮黑而光潤；如母之血虚，帶漏敗墮，月事不調，或酖酒多淫，或母胎有患，令兒髮黄焦槁，生疳熱瘡痍之患。

片玉心書 明·萬全

解顱

腎主骨髓，脊者髓之路，腦者髓之海也。肝之脈與腎脈，内行於脊骨之中，上會於腦。故頭破解顱脊疳之病，乃肝腎之風熱，子傳於母之病也。

解顱者有二：或生下之後，頭縫四破，頭皮光急，日漸長大，眼楞緊小，此髓熱也。

又有生下五六個月後，顖門已合而復開者，此等小兒大數難養。腎肝風熱之病，宜加味瀉青丸主之，所謂實則瀉其子也。蘆薈瀉青丸加黃蘗、黄芩、黃連等分，碾末蜜丸服。

解顱八物，有熱加連。以綿繫束，香附、白蘞。

顖腫

乳食不常飢飽起，寒熱積脾氣上衝。致成顖腫隨輕重，風熱相交未易攻。治宜退熱疎風證，瀉青丸子顯神功。

顖陷

瀉泄久而氣血虚，不能上衝元氣虧。狗脊炙黄爲細末，鷄卵白調服即愈。藥用參苓白朮散，服之顖陷頓能除。

腦疳

腦疳者，小兒生後，生瘡成餅，狀如覆盤，此風熱也。宜加味瀉青丸加蔓荆子、白蒺藜炒。

髮遲

髮乃血之餘，腎之苗也。小兒髮久不生，雖生不黑而稀，此由腎氣衰而血氣不足之故也。地黃丸主之。

育嬰家秘 明·萬全

解顱

兒本虚怯，由胎氣不成，則神氣不足，目中白睛多，其顱即解，面色㿠白，此皆難養，縱長不過二八之數。

若戒色慾，多不過四旬而亡。

解顱有二：初生後頭骨漸開，此胎氣怯弱，腎不足也。有合而復開者，自顱至印堂有破痕可開一分，又有頭四破成縫者，此皆解顱。由病後腎虚，水不勝火，火氣上蒸，其髓則熱，髓熱則解，而頭骨復分開矣。腎虚者，宜服地黄丸以補腎之不足，調元湯、十全大補湯，母子共服之，以補脾胃，使氣血漸實，其顱自合矣。其髓熱者，宜通聖散爲丸服，去硝不用；外用封顖法，或用軟帛緊束。有作巾遮護，久而自合，亦良法也。

又有兒生後頭漸大，頭皮赤，眼光小，此腦疳也。乃受父母熱毒之氣，藏於腎中，上熏於腦，故頭大漸紅也。此難養，不出二八之數。其未周歲滿頭生瘡結餅，作癢作痛，兒不能忍，日夜啼哭者，亦難養也。宜服前苦參丸，及松皮散敷之。

顖填顖陷

顖填顖陷訣云：熱甚則腫，虚熱則陷。

顖填者，顖門腫起骨高突也。經云：熱甚則腫，由邪火炎上，使清明之氣上升而不降。其證有二：以手摸之腫堅實者，此有寒邪在表，腠理閉，寒熱不得出，所謂氣上衝則堅勁者是也。宜升陽散火湯，此鬱則發之也。如摸之其腫虚浮者，此積熱在裏，熏蒸於上，所謂氣上衝則柔軟者是也。宜酒製神芎丸，此高則抑之也。一發一下，中病即止。

頭瘡

頭生胞瘡者，初因皮破成瘡，膿水不乾，頭毛粘結，内生虱，癢則抓之，年久不愈，有成癩頭。當先去其虱，用石菖蒲煎湯洗之，其虱盡死；待乾，用水銀、膩粉二味放碗中，以指研勻，入津調濕，指蘸藥搽瘡上四畔及髮内。虱盡去，方用秋牛皮窨口上煙膠不拘多少，松香研末入輕粉少許、雄黄少許，熬熱，熱油調塗患處。

頭生軟癤者，年久不愈，用紫金丹塗之，效。

幼科發揮 明·萬全

髮遲

頭之有髮，猶山之有草木也。髮者血之餘，髮之多寡，由於血之盛衰也。坎爲血卦，血者腎之液，髮者腎之苗也，故其色黑也。兒髮久不生，生不黑者，皆腎虛也，宜地黃丸主之。

大病後其髮成穗，或稀少者，乃津液不足，疳勞之外候也，宜集聖散主之。

顖陷

顖陷者，謂顖門陷下成坑也。其證有二：經云，陷者下氣虛也。大病之後，津液不足，真氣下陷，成坑窟者，宜大補元氣，調元湯加升麻主之。有脾胃虛弱，飲食減少，脾主肌肉，肉去皮薄，顖門露見，非陷也。宜服肥兒丸、參苓白朮散，補脾胃則能飲食，肌肉自平，顖不露矣。

枕陷

又有後枕陷者，《活幼心書》謂其證尤重於顖陷者，此大虛極，百無一活。殊不知此非病也，乃父母之過也。初生兒頭骨未合，當用菉豆作枕枕之，常與移動，勿使只在一邊，則頭骨必正矣。此後枕骨陷下者，乃兒臥日久之所致也。若難養則頭骨四破，高下成縫者，皆非壽子也。

頸軟

頭仰者頸軟也。頸者頭之莖也，一名天柱骨。頸軟者，乃天柱骨不能任元而前後左右傾倒也，此惡病也。

其證有二：小兒初生便頸軟者，皆胎稟不足，腎氣虛弱也。腎主骨，肝主筋，筋不束骨，其骨則折，毋能令子虛也。此兒難養，縱長不及四旬。腎氣虛矣，宜服地黄丸加當歸、續斷主之。有因大病之後，頭骨不能起者，此血氣虛弱也，宜十全大補湯煉蜜丸服。經云：頭者，清明之府也。頭仰斜攲，神將去矣。凡大病人有是證難治。

疳　眼

此證多是飲食炙煿，甘辛積熱，以致脾胃成疳上攻，眼目赤澀，烏珠有瞖，久漸變白，宜速治療；若不早除，多成痼疾。初服清熱飲，次服五疳丸。

嬰童百問　明·魯伯嗣

解　顱

仲陽謂解顱生下而顖不合，腎氣不成也，長必少笑。更有目白睛多，㿠白身瘦者，多愁少喜也。餘見腎虛證。楊氏曰：小兒年大，頭縫開解而不合者，腎主髓，腦爲髓海，腎氣有虧，腦髓不足，所以頭顱開而不能合也。人之腦髓，如木無根，凡得此者，不遠千日。其間亦有數歲，乃成廢人。設有此證，不可束手待斃，宜與錢氏地黄丸；仍用南星微炮爲末，米醋調敷於緋帛，烘熱貼之，亦良法也。柏子仁散、三辛散等劑敷之，尤妙。

顖陷顖填

顖陷者，始因臟腑有熱，渴飲水漿，致成泄利，久則血氣虛弱，不能上充腦髓，故顖陷如坑，不能平滿。用狗頭骨炙黄爲末，鷄子清調敷之。顖填者，顖門腫起也。脾主肌肉，乳哺不常，飢飽無度，或寒或熱，乘於脾家，致使臟腑不調，其氣上衝，爲之填脹，顖突而高，如物堆起，毛髮短黄自汗是也。若寒氣上衝，則牢鞕骭，𩩲頭也，腫硬如𩩲頭突起，熱氣上衝則柔軟。寒者温之，熱者涼之。劑量輕重，兼與調氣。小兒肝盛，風熱反攻亦然。此證未易退差。或熱證，用大連翹散以消之；有表熱證，柴胡散主之；又有封顖散掩之。論曰：小兒胃氣沖和，則腦髓充盛，顖頂漸合。若胃熱熏蒸臟腑，則渴而引飲，因致泄利，令臟腑壅熱，血氣虚弱，不能上充腦髓，所以顖陷也。《聖濟經》用當歸散、地黄丸。

目内證

目内赤者心熱，導赤散主之。淡紅者心虚熱，生犀散主之。青，肝熱，瀉青丸主之。淺淡者補之。黄者脾熱，瀉黄散主之。無精光者腎虚，地黄丸主之。《龍木論》以小兒斗睛候，皆因失誤築打，損著頭面額角，兼倒仆，令兒肝受驚風，遂使兩眼斗睛，宜服牛黄丸。口議血眼，宜服生熟地黄散，流行血氣。熱毒服小防風湯，風毒服小流氣飲，積毒服小菊花膏主之。斑瘡入眼，决明散、密蒙花散主之。又有犀角散、石楠散，通頂爲妙。或吐瀉後眼如上膜，或痘疹入眼，眼不能開，及諸證眼定無精光，難治。

耳病

耳者腎之候。小兒腎經氣實，其熱氣上衝於耳，遂使津液壅滯爲膿爲汁者也。亦有澡浴水入耳中，水濕停留，搏於血氣，醞釀成熱，亦令耳膿。久而不瘥，變而聾耳。龍骨散主之。又湯氏有五般聤耳候。聤耳者，常有黄膿出是也；膿耳者，常有紅膿出是也；纏耳者，常有白膿出是也；底耳者，裏面腥臭；囊耳者，裏面虚鳴，時出清膿。然五般病源一也，皆由風水入耳，内有積熱上壅而成。若不早治，久則成聾。胭脂膏等治之，仍服化痰退熱等劑即愈。

鼻病

凡牙兒三朝、五日、六晨、一臘，忽然鼻塞，吻乳不能，開口呼吸者，多是乳母安睡之時，鼻中出息，吹著兒顖，或以水浴洗，用水溫冷，不避風邪，所以致兒鼻塞。宜與通關膏傅之，消風散服之。或有驚悸作熱，薄荷散與服，生者亦佳。

又有鼻衄，是熱搏於氣而乘於血也。肺主一身之皮毛，口氣開竅於鼻，蘊寒先客皮膚，搏於氣而成熱，熱乘於血，血得熱而妄行，從鼻中出者，名鼻衄也。或未及發汗而鼻燥喘息，鼻氣鳴即衄。治法皆依大方而分劑略輕耳。黄芩湯、犀角地黄湯主之，生地黄、茅根煎服，尤佳。

鼻衄者，黄芩湯主之。清肺飲子治齆鼻，涼膈。

保嬰撮要　明·薛鎧

解顱顖填顖陷

夫腎主骨，腎氣實則腦髓充而顖早合，骨脈盛而齒早生；腎氣怯則腦髓虛而顖不合。此由父母精血不足，宜地黄丸補之。若在乳下，當兼補其母，調補脾腎爲善。亦因所禀腎氣不足，及乳哺失宜，脾胃虧損所致，幷用補中益氣湯。亦有瀉痢氣血虛，脾胃不能上充者，亦用前法。若手足幷冷，前湯加薑桂；未應，虛寒甚也，急加附子。緩則多致不救。

耳證

耳者，心腎之竅，肝膽之經也。心腎主内證精血不足，肝膽主外證風熱有餘。或聾聵或虛鳴者，禀賦虛也；或脹痛或膿癢者，邪氣客也。禀賦不足，宜用六味地黄丸。肝經風熱，宜用柴胡清肝散。若因血燥，用梔子清肝散；未應，佐以六味丸，間服九味蘆薈丸。若因腎肝疳熱，朝用六味丸，夕用蘆薈丸。若因食積内熱，用四味肥兒丸。若因乳母膏粱積熱而致者，宜加味清胃散。脾經鬱結而致者，加味歸脾湯。肝經怒火而致者，宜加味逍遥散。皆令乳母服之，兼與其兒少許。不可專於治外，不惟閉塞耳竅，抑亦變生他證，延留日久，遂成終身之聵矣。慎之！

目内證

經曰：目者五臟六腑之精，榮衛魂魄之所常營也，神氣之所常主也。又曰：諸脈者皆屬於目，目得血而能視。五臟六腑精氣，皆上注於目而爲之精。故白睛屬肺，黑睛屬肝，瞳人屬腎，上下胞屬脾，兩眦屬心，而内眦又屬膀胱。五臟五色，各有所司。心主赤，赤甚心實熱也，用導赤散；赤微者，心虚熱也，用生犀角散。肝主青，青甚者肝熱也，用瀉青丸；淡青者，肝虚也，用地黄丸。脾主黄，黄甚者脾熱也，用瀉黄散；淡黄者，脾虚也，用異功散。目無精光，及白睛多黑睛少者，肝腎俱不足也，用地黄丸加鹿茸。晝視通明，夜視罔見者，因禀陽氣衰弱，遇夜陰盛則陽愈衰，故不能視也，用沖和養胃湯。凡赤脈瞖物從上而下者，屬足太陽經，用東垣選奇湯；從下而上者，屬足陽明經，用局方流氣飲。蓋瞖膜者，風熱内蘊也。邪氣未定，謂之熱瞖而浮於外，邪氣已定謂之水瞖而沉於内，邪氣既深，謂之陷瞖，宜升發之，退瞖之藥佐之。若上眼皮下出黑白瞖者，屬太陽寒水；從外至内者，屬少陽風熱；從下至上緑色者，屬足陽明及肺腎合病也。疳眼者，因肝火濕熱上衝，脾氣有虧，不能上升清氣，故生白瞖，睫閉不開，眵淚如糊，久而膿流，遂至損目，用益氣聰明湯、茯苓瀉濕湯及四味肥兒丸。目閉不開者，因乳食失節，或過服寒凉之藥，使陽氣下陷，不能升舉，故目不開，用柴胡復生湯。若胃氣虧損，眼睫無力而不能開者，用補中益氣湯。暴赤腫痛者，肝火熾盛也，用龍膽瀉肝湯。多淚羞明者，肝心積熱也，用生犀散。亦有肝腎虚熱者，用地黄丸。風弦爛眼者，膈有積熱也，用清胃散。時時作癢者，膿潰生蟲也，用點藥紫蘇膏。眼睫連劄者，肝經風熱也，用柴胡清肝散。若生下目黄壯熱，大小便秘結，乳食不思，面赤眼閉者，皆由在胎時感母熱毒所致，兒服瀉黄散，母服地黄丸。若乳母膏粱積熱，致兒目黄者，令母服清胃散。若肢體面目爪甲皆黄，小便如屋塵色者，難治。又有痘疹後餘毒未盡，上侵於目者，屬腎肝虚也，用滋陰腎氣丸。前證宜審治其母，兼調其兒。

鼻塞鼻衄

巢氏云：鼻乃肺之竅，皮毛腠理乃肺之主。此因風邪客於肺，而鼻塞不利者，宜用消風散，或用葱白七莖，入油膩粉少許，擂攤絹帛上，掌中護温，貼顖門。因驚仆氣散，血無所羈而鼻衄者，用異功散加柴胡、山梔子。左臉青而兼赤者，先用柴胡清肝散，後用地黄丸；右臉赤，乃肺大腸實熱也，用瀉白散。鼻色赤乃脾胃實熱也，用瀉黄散；微赤乃脾經虚熱也，用異功散加升麻、柴胡；色深黄，用濟生犀角地黄湯，後用楊氏地黄丸；淡白色用六君子湯。頞間色赤，用四物湯加山梔；赤甚用五麻散；小便赤色，用六味丸、補中益氣湯。唇色白，用六君子湯；久不愈，用麥門冬飲子。若初病元氣未虧，乳食如常，發熱壯熱，二便秘結，作渴飲水，卧不露睛者，悉屬形病俱實，當治邪氣。若病久元氣已虧，食少發熱，口乾飲湯，嘔吐泄瀉，肢體畏寒，卧而露睛者，悉屬形病俱虚，當補正氣爲要。

古今醫統　明·徐春甫

顱顖論

《顱顖經》曰：顖門未合，筋骨柔弱。顖門青筋，脈虚不榮。顖門常坑，滑泄便便。顖門突起，風疾不止。顖門久冷，吐利清清。顖門虚軟，顛癇不免。顖門扁闕，暴泄易脱。顖門喎長，風作必亡。顖門連額，驚癇易得。顖門未完，怕熱怯寒。顖門緩收，胎氣不周。顖門動數，神昏氣弱。顖門寬大，多疾受害。顱顖者，精神之門户也，關竅之橐籥也。上下相貫，百會相通。七竅應透，五臟所借。泥丸之宫，魂魄之穴。氣實則合，氣虚則開。良由長大，不可不合。醫師見之，當知可否。用藥消息之。顖門寬大，受病深重，恐藥難療，不可不慎也。

證治準繩 明·王肯堂

解顱

父精不足，則解顱，眼白多。

解顱者，人之無腦髓，如木無根。古人雖有良方，勞而無功也。亦不可束手待斃，宜依錢氏補腎，萬一有可生之理。錢氏補腎地黄丸加鹿茸之類是也。

曾氏云：凡得此候，不及千日之内，間有數歲者。偶因他疾攻激，遂成廢人。若氣色清明，能飲食者，多服調元散、補腎地黄丸，旬日内頗見效者。次第調理，或有可治。若投藥後如故，亦難療矣。

田氏云：解顱治法，宜用生地散。

顖陷

曾氏云：顖陷者，虚之極也。胃氣虚寒則顖陷，慢驚中有之。胃寒脾困吐瀉者爲虚極，急以金液丹、固真湯及諸救元等藥治之，外則貼以烏附膏。

有後枕陷者，其證尤重。治法與顖陷藥同。不效，亦爲難療。此大虚極，百無一活耳。

顖填

顖填之證，亦有因小兒脅下有積，欬且啼而氣上逆，啼甚久其氣未定，因而乳之者；肝氣盛，風熱上衝者，皆能令顖填，當一一審其因而治之。寒者温之，熱者凉之。氣上逆者，和而降之；肝氣盛者，瀉青爲主。熱證裏多大連翹湯，表多柴胡散，虚者以補中益氣湯送下地黄丸。神而明之，存乎其人，言不盡意。

曾氏云：世言顖腫皆以爲熱，殊不知有陰陽二證，切宜詳辨。堅硬爲陰，紅軟爲陽，故《嬰孩寶書》云：寒氣上衝則牢鞕，熱氣上衝則柔軟。正此之謂。若陰證，以勻氣散、理中湯主之；陽證用玉露飲、當歸散、防風湯爲治。

《石壁經》歌曰：積聚脾中熱不通，致令面赤口脣紅。胷高夜嗽多填脹，休使流傳肺有風。喉裏作聲涎上壅，顖門腫起熱來衝。但教涼膈安靈腑，能使三朝速有功。

積有冷熱，皆能作腫。冷則糞白，或酸臭氣衝人，亦有蟲出，其食物皆不能化，腹脹滿而多困，喉中亦鳴也。熱則使多渴，其糞赤，面色亦黄赤，口内臭氣，亦蟲出。各看其證候調治，且須分水穀去積并調氣。冷則温脾胃，熱則去其熱，化涎止渴。顖陷則冷也，腫則熱也。積熱顖虚腫，宜將時氣門中三十六種除濕散，濃煎桑白皮湯下。

《形證論》云：肺熱生風涎鳴顖腫，將白丁香膏一二服，或南星丸一二服便退。

《秘要指迷論方》：凡小兒生下一月日内，或顖門腫，此乃受胎熱氣，即用黄蘗膏塗於足心涌泉穴，如陷即用半夏膏塗手心。此乃嬰兒腎受冷氣，邪干心，致令病生。黄蘗、半夏皆爲末，皆冷水調貼。

天柱倒

王先生云：小兒久患疳疾體虚，久不進飲食，患來日久，諸候退，只是天柱骨倒。醫者不識，謂之五軟候。須進金靈散、生筋散。

《形證論》歌：天柱才倒道難醫，算來此病非心脾。若患先須因吐瀉，不曾調氣至尫羸。大患傷寒無汗脈，《鳳髓經》此一句云：却被傷寒無浮脈。定應妙藥療他遲。無此卒然生此患，又兼不辨四肢肥。身軟難堪頭似石，面紅脣赤臉如緋。此病多因傷腎熱，後來因熱病相隨。

此兩句在《鳳髓經》即云：此患只應傷膽熱，後來伏熱又相隨。肝受熱風天柱倒，但將涼藥與維持。貼須性熱筋方緩，立見温和請勿疑。吐瀉項軟惟調氣，傷寒柱倒不須醫。此或傷寒，或吐或瀉，邪毒乘虚透入肝脈，熱邪所侵，是以致令筋軟長，或手足軟而不解舉，或項頸軟而不解舉。若有前證，即須涼膈；若吐瀉則先調胃氣，貼項，幷服涼肝膽藥。不可太熱，亦恐過寒。

頭瘡論

小兒頭瘡，是六陽受毒熱而攻頭成瘡也。若頭上散成片，常常燥癢，毛髮稀少，有類白屑，此因積熱上攻，名曰秃瘡。瘡雖生於頭，世人只知以藥外敷得愈，不踰旬月，其瘡又發。何爲而然？蓋頭者諸陽所會之處。《洪範》五行：火曰炎上。熱毒上攻，兩陽相灼，故瘡生於頭。法當解陳莝之積熱，導心經之煩躁斯可矣。

小兒久癩頭，以防風通聖散酒製，除大黄另研爲末，再用酒拌曬乾爲末，每用一錢，水煎服。日四五服，至三十貼見效。

髮遲髮黄

巢氏云：足少陰爲腎之經，其華在髮。小兒有稟性少陰之血氣不足，即髮疎薄不生，亦有因頭瘡而脱落不生者，皆由傷損其血，血氣損少不能榮於髮也。足少陰腎經，其血氣華於髮，血氣不足則不能潤悦於髮，故髮黄也。

目赤腫痛

曾氏云：熱極挾風，則目赤腫痛，晝夜不開，驚啼不已。先用九仙散，水薑葱煎服；次三解散，温米泔水調下，及點以黄連膏。

若夫天行時證，暴赤腫痛，晝夜苦甚，久則昏矇。治法先以九仙散解表；次以小柴胡湯去半夏，加大黄、薄荷、竹葉、生地黄，水煎服，併投草龍膽散，及點以黄連膏，貼以清涼膏。

有孩兒胃氣素虚，脾氣實盛，眼泡赤腫，羞澁不開，遽按苦寒之劑以退赤腫，反傷脾胃，不吐則瀉，或四肢微寒；復以温藥調治，則目疾轉加。宜先用㕮咀五苓散，水薑燈心煎服，次投瀉黄散自愈。

有心脾藴熱經久，及肝受邪熱，致兩目羞明，眼泡浮腫，微有紫色，大腑閉或流利，小便澁或通順。先以百解散發表，次投明目飲，自然平復。仍忌酒葷三五日。

有小兒薄劣，多致塵埃入目，指摩成腫，發熱作痛，啼哭不已。用辟塵膏治之，立效。

余平生無眼赤之患，用之如神，大人小兒可通用。凡眼赤澁之初，只用自己小便，張目溺出用一指按抹眼中，便閉目少頃，即效。此以真氣逼去邪熱也。

外　障

小兒病目生瞖，不可輕用點藥，只以服藥内消爲主。看赤脈上下内外，分經處治。

痘瘡入目

痘瘡之毒，發於五臟六腑，毒之盛者，眼必受之。古人留護眼之法，其意深矣。凡瘡出太甚，兩眼常出淚者，肝熱也。此時眼中無瘡，但内服瀉肝火之藥。蓋眼中之痘，常在收靨不齊之後有之。如瘡入目成膚瞖者，切不可用點眼藥，損睛破瞳，成廢人矣。痘疹收後，目不可開者，肝熱則目澁不敢開，明暗皆然；心熱見明則合，暗處則開，謂之羞明，此有餘熱在心肝也。如瘡未成膿，腫去目開者，瘡已過期。收靨不齊，目閉不開者，瘡壞欲變。目上竄者，心絶也；直視不轉者，腎絶也；非泣而淚自出者，肝絶也；微瞑者，氣脱也；血貫瞳子者，火勝水竭。皆死候也。

痘毒入眼而虚弱者，不宜涼劑，俟靨後治之。雖有目瞖，切不可用點藥，只宜活血解毒，俟五臟和平，瞖當自去。若誤用點藥，則非徒無益而反害之。

丹溪云：如痘傷眼，必用山梔、赤芍、決明、歸鬚、連翹、防風、桔梗、升麻，小劑末之，調服。如眼無光，過百日後血氣完復，則自明矣。

張炳云：治瘡疹後毒氣攻眼，或生瞖膜赤黑之類，宜用四物湯加荆芥、防風，煎服；兼用黑豆皮，穀精草、海蛤、甘草等分爲末，用熟猪肝切片蘸服，神妙。一方治痘毒目瞖，用江西蛤粉、黑豆皮、甘草、密蒙花等分爲末，調服。

丹溪云：痘後生瞖，數服效，用威靈仙、仙靈脾等分，洗淨，不見火與日，爲細末，每服隨時。

錢氏黄蘗膏，痘初出塗面護眼；調肝散治瘡疹太盛，服之不入眼。

痘疹餘毒證

痘疹爲毒最重，爲自稟受以來，蘊積惡毒深久之故。古稱曰百歲瘡，謂人生百歲之中必不能免。一發則諸經百脈清純太和之氣，皆爲其擾亂一番，正氣大虚而邪得以乘之，各因所犯而爲疾。況目又清純之最者，通於肝膽。肝膽爲清淨之府，邪正不并立。今受濁邪熏灼，則目有失發生長養之源，而病亦易侵，皆由人不能救而且害之之故也。或於病中食物太過，懷藏太煖，誤投熱藥，多食甘酸而致病者；或於病後因虚未復，恣食辛辣燥膩，竭視勞瞻，好烘多哭，衝冒風沙煙瘴而致病者；有爲昏蒙流淚之内證者；有爲赤爛星障之外證者；有餘邪藴積爲凝脂黄膜、花瞖蟹睛等證之重而目精凸者；有餘邪偶流爲赤絲羞明微星薄瞖等證之輕而病自消者。輕重淺深，亦各隨人之犯受，所患不一。當驗其證而審其經以治之，不可執一，反有激變之禍。蓋痘疹之後，人同再造，比之常人不同。若有所悞，貽害終身。行斯道者，宜加謹焉。大抵治之早，則易退而無變；遲則雖無變，恐血氣凝定，即易治之證亦退遲矣。今人但見痘後目疾，便謂不治。不知但瞳神不損者，縱久遠亦有可治之理。惟久而血定精凝，障瞖沉滑濇損者，則不治耳。

倪仲賢云：斑疹餘毒所害者，與風熱不制之病稍同而異，總以羚羊角散主之；便不硬者，減硝黄。未滿二十日而病作者，消毒化斑湯主之。

眼疳

《龍木論》：治小兒疳眼外障，此眼初患時，皆因頭腦上有瘡，或因經多時瀉痢，潛腫疼痛，淚出難開，膈間伏熱氣，肝風入眼。初患此疳時，癢濇揉眉咬甲，致令瞖生，赤腫疼痛，淚出難開，瞼硬白睛遮滿，怕日，合面卧不喜抬頭。此疾不宜燒灸頭面，恐損眼也。切忌點藥。宜服殺疳散、退瞖丸。

《聖惠》論：夫肝開竅於目，目者肝之候。若小兒内有疳氣，肌體瘦羸，而臟腑挾於風熱，壅滯不得宣通，因其乳食過多，胷膈痰結，邪熱之氣上攻於目，則令腦熱目癢，或赤爛生瘡，或生障瞖，漸漸遮睛，久而不瘥，損於眼目，故號眼疳也。

《玉訣》云：此患先與涼膈，後瀉肝，次淋洗之，即無誤也。又云：此患小兒肝熱，宜瀉肝散、蕤仁膏，涼膈退熱。又云：小兒疳眼，雀目斑瘡入眼者，先與利膈退熱涼心經，後與疳藥也。

鼻病

張涣云：按小兒肺氣通於鼻，氣爲陽。若氣受風寒，停滯鼻間則成鼻塞，氣寒使津液不收則多涕。若冷氣久不散，膿涕結聚，使鼻不聞香臭，則成齆鼻。若挾熱則鼻乾。皆妨害乳食。

鼻塞

演山云：凡牙兒鼻塞，宜以通關膏敷之，消風散服之。通關膏用白殭蠶、猪牙皂角、荆芥、香附子、川芎、細辛等分爲末，葱白同研，敷顖至妙。

鼻流清涕

《聖惠》云：肺氣通於鼻，若其臟爲風冷所傷，冷隨氣乘於鼻，故使液涕不收也。夫津液涕唾，得熱則乾燥，得冷則流溢也。

鼻乾無涕

《聖惠》云：小兒肺臟壅滯，有積熱上攻於腦，則令腦熱也。又肺氣通於鼻，主於涕。若其臟有熱，則津液乾燥，故令無涕也。

鼻有息肉

《千金翼》論曰：凡人往往有鼻中肉塞，眠食皆不快利。得鼻中出息，而俗方亦衆，而用之皆無成效。惟見《本草》云：雄黃主鼻中息肉，此言不虛。但時人不知用雄黃之法，醫者生用，故致困斃。曾有一人患鼻不得喘息，余以成鍊雄黃，日内一大棗許大，過十日，肉塞自出，當時即得喘息，更不重發。其鍊雄黃法，在《千金翼》仙丹方中具有之，宜尋求也。

耳論

張涣曰：小兒耳中諸病，由風入於腦，停積於手太陽之脈則令耳聾，風與濕相搏則兩耳生瘡。又兒稍大，見月初生，以手指之，則耳下生瘡者，名月蝕瘡。又乳母與兒洗浴，悮令水入耳中，水濕停積，搏於血氣，藴結成膿，謂之聤耳。

《寶鑑》歌云：太陽入耳損聽聰，氣滯時多耳必聾。鳴是風并氣相擊，痛應腦户有邪風。腎熱鬱蒸聤耳患，日深疼痛出稠膿。不有稠膿非此患，只因滴水入其中。

耳聾

巢氏云：手太陽之經入於耳内，頭腦有風，入乘其脈，與氣相搏，故令耳聾。

耳鳴

巢氏云：邪氣與正氣相搏，故令耳鳴；久即邪氣停滯，遂成聾也。

聤耳

巢氏云：耳宗脈之所聚，腎氣之所通。小兒腎臟盛而有熱者，熱氣上衝於耳，津液壅結，即生膿汁；亦有因沐浴水入耳中而不傾瀝令盡，水濕停積，搏於血氣，蘊結成熱，亦令膿汁出，皆謂之聤耳。久不瘥，即變成聾也。

醫學入門　明·李梴

解顱

解顱原是腎家虚。

小兒年大，頭縫開解而不合，宜腎氣丸，或八物湯加酒炒芩、連；外用南星白蘞爲末，醋調攤紅帛上，烘熱貼之。或虎頭骨燒灰，油調敷縫中，外作頭布遮護。其父母宜服腎氣丸、虎潛丸，俾精血充足，後育子女無是患也。

顖填顖陷

風熱顖填脾虧陷。

顖填者，肝氣盛風熱衝上而成此候也。《玉環集》歌曰：顖門腫起定爲風，此候應醫也不中。若或加坑如盞足，七日之間命必終。

醫學準繩六要 明·張三錫

斑後瞖膜遮睛

海藏云：東垣治斑後風熱餘毒，瞖膜氣障遮睛，以瀉青丸治之，大效。《保命集》云：退瞖膜妙，不特斑後減大黄服。余以爲肝經久蘊風熱，乃生瞖膜，瀉青丸正所以拔病根也。

小兒斑疹後毒上攻於目，瞖膜腫痛，脈實强壯能食者，羚羊角散加減以解之。氣血虛而胃弱者，須以補養爲先，而佐以解毒，斯得之矣。丹溪曰：犀角性升散，較諸角尤甚，痘後有餘毒者用之。如無餘毒，虛虛之禍，如指諸掌，不可不知。

雀目

小兒雀目，屬肝脾二經。脾弱者健脾，肝虛者養血，宜分兩途。飲食面色如常，但夜不能見物，還明飲妙。

小兒衛生總微論方 宋・撰人未詳

解顱

腎氣盛者，顖小而合早；腎氣怯者，解顱而顖不合。顱不瘥而病交攻，極難將護，最爲大病。

顖門腫陷論

小兒初生，皆有顖門者，臟氣未充，骨髓未完，滋養未備故也。臟腑皆以脾胃爲養，兒自生以後，得五穀所滋，則臟氣充而骨髓完，所以兒至能食則顖門合也。顖門者，係於脾胃。《聖濟經》言衛顖之天五，五者土也，脾胃屬焉。小兒有顖腫者，由脾胃不和，冷熱不調，或怒啼飲乳，或喘急欬嗽，致陰陽氣逆上衝而顖腫也。熱則腫而軟，冷則腫而硬。又有顖陷者，或因瀉痢，或小便頻數，或曾服清藥以利小便，或本怯氣弱，或別病纏綿，皆使臟虛而不能上榮於顖，故令顖陷也。此皆小兒惡證，得愈者鮮矣。

頭上諸病論

小兒頭上生軟癤者，由風邪冷熱之氣客於皮膚，持於血氣，壅滯經絡，蘊結而生，亦如身上生癤無異，但生在頭上。始則赤腫而硬，其邪微者，散則自消；其邪甚者，腫赤內搐，潰膿血作痛。以頭上皮緊，至熟多不能去膿根，中有惡汁不盡，因而復發，或在根邊別生，連續不瘥，常常拱膿，故名曰軟癤。

小兒頭有禿瘡者，按九蟲論云：是蟯蟲動作，與風邪相乘，上於頭之皮膚，搏於血氣，傷其榮衛而所生也。榮爲血，受病則爲赤禿；衛爲氣，受病則爲白禿。榮在內，邪稍難干，故患赤禿者少；衛在外，邪易得著，故患白禿者多。其始生如癬之斑點，上有皮屑，漸漸作痂，以成其瘡，遂至滿頭髮落殆盡。若刮去其痂，則瘡皆是孔眼，大小不等，如蟲之窠，有膿汁出，不痛而癢，癢乃不可禁，是知有蟲爲風也。又一種俗呼爲鬼舐頭，小兒有頭瘡，過夜被鬼舐之，則引及滿頭有赤痂，或云便赤禿也。

小兒頭瘡者，由臟腑有熱，上衝於頭，外被風濕，復相乘之，搏於血氣而生其瘡，故曰頭瘡。此候與禿瘡特異。且禿瘡者，有白有赤，硬痂遍滿其頭。此頭瘡者，但一兩處生其痂，并不白硬而乾，時時常有膿血濕汁，俗呼爲長頭瘡，小兒失於沐髮者，便生此瘡也。

髮

心氣盛者，形神清而多髮；心氣怯者，髮久不生，生則不黑。心主血，髮爲血之餘，怯則久不生也。

耳中諸病論

小兒有忽患耳聾沉聽者，由風邪乘於手太陽之經也。邪隨其經，入於耳內，邪正相搏，氣停塞滯，則令耳聾不能聽聽於音聲也。輕者則爲沉聽，謂耳中沉沉然，輕小之音則不辨，重大之聲才聞也。

耳中鳴痛

小兒有耳中或鳴或痛者，由風邪入耳，與正氣相干，搏於血氣者即爲鳴，搏於經絡者即爲痛也。

耳中腫瘡出膿汁

小兒有耳中腫或生瘡出膿汁者，由風濕相乘入於耳，邪正相干，搏於氣血，傷於經絡，輕則爲腫，重則生瘡。若津液結潰，變爲膿血汁出。又有因水或眼淚入耳，停搏正氣，亦爲膿汁，俱名聤耳，又名膿耳也。

眼目病論

小兒眼目生病者，多因恣食甘酸，臟生邪熱，熏炙肝經，衝發於目，或爲赤腫癢痛，或眵淚隱濇，或生赤脈，或生瞖膜。又痰飲毒氣漬肝，致臟氣不得宣通者，則精華未得明審，故黑睛雖全而視物䀮䀮，此名睛盲。若晝日明，至暝不見物者，此邪干經之陰也，謂之雀目。言如鳥雀之目，暝時無所見也。又有障眼者，乃氣毒障幔其睛也。又有肝疳之氣衝於目者，亦能生其瞖膜以爲遮障也。

鼻中病論

肺氣通於鼻，氣不和爲風冷所乘，停滯鼻中，搏於津液，使涕凝結壅，氣不通快，不聞臭香，謂之鼻塞。若風冷搏於血氣，而生息肉塞滯者，謂之齆鼻。若風濕相搏，則鼻内生瘡而有膿汁出也，若腦熱攻鼻中乾燥，或生瘡痂，則硬而無膿汁也。

幼幼近編　明·陳治

解顱

解顱者，腎氣有虧，腦髓不足，濕熱上熏，故頭縫解開不合也。宜地黃丸加鹿茸、酒炒片芩。亦有氣虚有熱者，宜四君子加酒芩。

《衍義》治解顱，以蟹螯同白芨搗爛，敷顖上。

顖陷

顖陷者，氣血脾胃俱虚而元氣下陷也，宜補中益氣湯；手足冷者，加薑、桂，甚至加附子。

顣填

顣填者，脾胃元氣虚而氣逆上衝也，亦有脾胃虚熱者，有脾胃濕熱者，幷宜異功散加酒芩、木香、蔓荆子；濕熱上熏者加蒼朮。

東醫寶鑑 朝鮮·徐浚

項軟

項軟者，天柱骨倒也，宜用健骨散、生筋散。

小兒久患疳疾，體虚不食，及諸病後天柱骨倒，醫者不識，謂之五軟。

小兒因風頸項軟頭不得正，或去前，或去後，宜用天柱丸、五加皮散；風熱項軟，合用凉肝丸方。

髮不生

髮不生者，因稟受氣血不足，不能榮於髮，宜服蓯蓉丸。

胎患

初生觀物轉睛不快，至四五歲瞳人潔白，昏蒙不見，延至年高無藥治，由胎中受熱致損也。

通睛

嬰兒雙眼睛通者，欲觀東邊則見西邊，苦振掉頭腦，則睛方轉，此肝受驚風，宜服牛黄丸。

眼中生贅

眼瞼中生贅子，初生如麻子大，日漸如豆，懸垂瞼内，此脾經風熱所攻，宜服五退散加減。

青盲

胎中受風，五臟不和，嘔吐黄汁，兩眼一同，視物不明，無治法。青盲者，瞳子黑白分明，直視物而不見者也。

疳眼

小兒疳眼雀目，或盲膜不見物，或流膿，宜煮肝丸、龍膽飲子。

古今圖書集成醫部全録卷四百十二

小兒頭面耳目鼻病門

方

苦參湯《千金方》，下同　治小兒頭瘡。

苦參　黄芩　黄連　黄蘗　甘草　大黄　芎藭各一兩　蒺藜子三合

右八味㕮咀，以水六升，煮取三升，漬布搨瘡上，日數過。

藜蘆膏　治小兒一切頭瘡，久即疽，癢不生痂。

藜蘆　黄連　雄黄　黄芩　松脂各二兩　猪脂半斤　礬石五兩

右七味爲末，煎令調和，先以赤龍皮天麻湯洗訖敷之。赤龍皮，槲木皮是也。

六味地黄丸《錢氏直訣》，下同　治小兒稟賦虚弱，解顱顖填顖陷，髮稀短少，焦黄成穗，耳或聾聵，或虚鳴，肝經虚熱，目内色淡青。

熟地八錢，酒洗杵膏　山萸肉　山藥各四錢　澤瀉　牡丹皮　白茯苓各三錢

右爲末，入地黄膏，量加米糊，丸桐子大，每服數丸，温水空心化下。

五味異功散　治小兒顖硬腫陷，及因驚仆氣散，血無所羈而鼻衄血。

人參　茯苓　白朮　甘草炒　陳皮各等分

右爲末，每服二三錢，薑棗水煎。

黄連散《儒門事親》　治小兒頭瘡。

川黄連　黄蘗去粗皮用　草決明　輕粉各等分

右爲細末，用生小麻油調藥，於瘡上塗之，立愈。

補中益氣湯《薛氏醫案》下同　治小兒元氣上衝顱填，元氣下陷顱陷，髮稀短少，焦黄成穗，胃氣虧損，眼睫無力，閉而不開，鼻衄，小便赤色。

人參　黄芪蜜炙　白朮土炒　甘草　當歸　陳皮各一錢　柴胡　升麻各二分

右，薑棗水煎，徐徐服。

四君子湯　治小兒解顱。

人參　白朮　茯苓　甘草各等分

右，各等分，每服二錢，薑棗水煎。

柏子仁散《嬰童百問》，下同　治小兒顖不合。

防風　柏子仁

右等分爲末，乳汁調塗顖門上，十日自合。

大連翹飲　治瘡疹壯熱，小便不通，諸般瘡癤，丹毒臍風。

連翹　瞿麥　荆芥　木通　當歸　防風　柴胡　赤芍藥　滑石　蟬蜕　甘草炙，各一錢　山梔仁　黄芩各五分

右剉，每服二錢，紫草煎温服。熱甚加大黄五分。

柴胡散　治小兒傷寒無汗，有表證壯熱，頭疼身體痛，口乾煩渴，小便赤，大便秘濇，夾驚腮腫。

石膏　黄芩　甘草　赤芍藥　葛根各二錢半　麻黄去節　柴胡半兩

右剉散，三歲兒每服二錢，水一盞，生薑一片，葱白三寸，煎半盞，不拘時服。

封顖散張渙方

蛇蜕皮一兩，燒灰細研　川大黄濕紙裹煨存性　白芨　防風各半兩

右件碾爲細末，入青黛半兩同研勻，每用半錢，豶猪膽汁調勻，用一紙照顋子大小攤之，四邊回合，各留少白紙，用淡生醋麵和貼顋上，不住以温水潤動，一復時换。

調元散《證治準繩》，下同　主稟受元氣不足，顱顋開解，肌肉消瘦，腹大如腫，致語遲行遲，手足如筒，神色昏慢，齒生遲，服之效。

乾山藥去黑皮，五錢　人參去蘆　白茯苓去皮　茯神去皮木　白朮　白芍藥　熟地黄酒洗　當歸酒洗　黄芪蜜水炙，各二錢半　川芎　甘草炙，各三錢　石菖蒲二錢　右碎，每服二錢，水一盞，薑二片，棗一枚，煎七分，無時温服。如嬰兒幼嗽，與乳母同服。

玉乳丹張涣方　治嬰兒頭骨應合而不合，頭縫開解。

鍾乳粉依古法製煉者　熟乾地黄依法蒸焙者　柏子仁别研　當歸洗焙乾，各半兩　防風剉　補骨脂揀淨微炒，各一分

右件，除别研者研爲細末，次入鍾乳粉等拌勻，煉蜜和如黍米大，每服十粒，煎茴香湯下。乳食前服。或加黄芪、茯苓。

狗腦丸《證治準繩》，下同　治小兒腦長，喜摇頭解顱。

狗腦一個　豺漆即五加皮　甘草炙　白朮　防風　鍾乳　乾地黄各一分　牛黄二分

右以狗腦丸小豆大，一歲飲下二丸，日再，未知加之。又云：兒顋常令煖，冷即病死。

虎骨方　治小兒解顱。

虎骨　敗龜板　不灰木　乳香各半兩

右爲末，用生猪血於手心内，調塗在頭縫開處，以舊綿紙包裹七日，第八日以葱湯水洗去前藥，再用此藥塗之。經年者已減一分，又歇三日，方再用藥塗之；又服參苓散。

參苓散

人參　茯苓　白附炮　羌活　炙草　芍藥　白朮以上水煮，各一分　犀角鎊屑　京芎　藿香後三味減半

右爲末，每服半錢，水一盞，用少金銀同薄荷三葉，煎至三分，温服，通驚氣。

庄氏家傳方　治腦縫不合。

山茵陳一兩　車前子　百合各半兩

右爲末，用烏牛乳汁調，塗脚及腦縫上，用帛子裹頭，三日一换，五上必效。

王氏封顖散　治顖開不合，頭縫開張，顖開崎陷，欬嗽鼻塞。

柏子仁　防風　天南星各四兩

右爲細末，每用一錢，以猪膽汁調匀，稀稠得所，攤在緋絹帛上，看顖子大小剪貼，一日一换，不得令乾，時時以湯潤動。

當歸散《薛氏醫案》　治小兒臟腑有熱，渴飲水漿，致成瀉痢，久則血氣虚弱，不能上充腦髓，故顖陷。

當歸　白芍藥　人參　甘草炙，各二分　桔梗　橘紅去白，各一錢

右爲末，水煎半盞，時時少與服。《百問》去白芍。

烏附膏《衛生寶鑑》，下同　治顖門陷。

綿川烏生用　綿附子生用，各五錢　雄黄二錢

右件爲末，用生葱和根葉細切杵爛，入前藥末同煎，空心，作成膏貼陷處。

聖惠生乾地黄散　治小兒臟腑壅熱，氣血不榮，致顖陷不平者。

生乾地黄二兩　烏鷄骨一兩，酥塗炙令黄

右搗細羅爲末，不計時候，以粥飲調下半錢。

金靈散《證治準繩》，下同　治小兒天柱倒。

白殭蠶不拘多少，直者，去絲炒

右爲末，每服半錢、一錢，薄荷酒調下，一日三服；更須用生筋散貼之。

生筋散

木鼈子三個　蓖麻子三十個

右，各取肉同研，每用一錢許，津唾調貼，急抱揩項上，令熱貼之。

四十八候貼項藥方

川烏頭　白芷　地龍　五靈脂　赤小豆各等分

右末，生薑自然汁與酒同調，貼在項上；更服竹茹散。

竹茹散

菊花三錢　黄芩　人參各一錢　大黄半兩　甘草二錢

右爲末，竹葉煎湯下。

三十六種貼項藥方

草烏頭　赤小豆各等分

右爲末，薑汁調攤帛子上，貼經宿，項立起。

吉氏起頭貼項膏　治小兒肝熱膽冷，頭項軟倒。

川烏　肉桂　芸薹子　南星　蓖麻子各一錢　黄丹炒，一錢匕

右各爲末，用大蒜一頭，煨熟去皮，乳鉢内研，和藥細，每用一錢，入米醋和勻，貼項上一日許。

吉氏狼毒丸　治小兒膽熱肝風，天柱倒折，宜服此藥；更用前起頭貼項藥。

狼毒酒浸焙　白附子　大附子尖　天麻　防風　羌活各一分　朱砂　地龍去土，各一錢　麝香半字

右爲細末，法酒煮糊爲丸加小豆大，每服七丸至十五丸，用黑豆薄荷湯，入酒一滴呑下。

玉露飲　治小兒顖填紅軟，并治頰赤咽乾，身熱頭痛。

寒水石中有細紋手可碎者　石膏潔白堅硬而有牆壁者，各二兩　甘草三錢曬乾，天陰火焙

右除前二味外，甘草剉晒或焙，同爲細末，每服半錢至一錢，温湯無時調服；或麥冬湯。

防風湯　治同上。

防風　羌活　枳實各半兩　川芎　甘草炙　大黄煨，各二錢五分

右剉末，每服三字，薑棗煎服。

金液丹　治小兒胃寒脾困，吐瀉虚極，致顖陷如坑。

舶上硫黄十兩，研細，用磁合盛，令八分水和赤石脂封縫，鹽泥固濟，晒乾，地上埋一小罐子，盛水滿，安合子在上，又以鹽泥固濟，以炭火煅三日三夜，候冷取出爲末

右以柳木槌，乳鉢研極細，每服二錢，生薑湯下。

固真湯　治同上。

人參去蘆　附子湯泡裂，去皮臍　白茯苓去皮　白朮各二錢五分　山藥去黑皮　黄芪蜜水炙　肉桂去粗皮　甘草濕紙裹煨透，各二錢

右件㕮咀，每服二錢，水一盞，薑三片，棗一枚，煎七分，空心溫服，或無時。

大連翹湯　治小兒内多熱證，致顖門填起。

連翹　瞿麥穗　滑石　牛蒡子炒研　車前　赤芍藥各一兩　木通　山梔子　川當歸　防風各半兩　黄芩　荆芥穗各一兩　柴胡　甘草炙，各二兩　蟬脱去足，二錢半

右剉碎，每服五錢，水一鍾，煎至五分，食後服。

柴胡散《薛氏醫案》，下同　治小兒外多熱證，致顖填腫。

人參去蘆　甘草微炙　麥門冬去心，各二錢　龍膽草酒炒黑　防風各一錢　柴胡五分

右，每服一錢，水煎。

理中湯　治同上。

人參去蘆　白朮　乾薑炮，各等分　甘草炙，減半

右每服三錢，水煎熱服，或研末白湯調下。

星附膏　治小兒軟項。

天南星　附子各等分

右爲末，用生薑自然汁調敷項間，乾即潤之。

八珍湯　即八物湯，治小兒頭縫不合。

人參　白朮　白茯　甘草　熟地黄　白芍　川芎　當歸各等分

右，三五錢，薑棗水煎服。

頭癩方《證治準繩》，下同

松香一兩，乾銚熔開，安石上，候冷取起，輕輕研細　黑龍尾即垂掛屋塵　黄丹各三錢　白芷半兩　松樹皮燒灰存性　水銀　雄黄　白礬各二錢

右爲末，以血餘入香油煎爛，調敷患處。

頭瘡方

猪油一錢，半生半熟　雄黄　水銀各二錢半

右研和勻，敷瘡上。

癩頭方

川芎　片芩酒洗　芍藥酒洗　陳皮各半兩　白朮　當歸酒洗，各一兩　天麻酒洗，七錢半　蒼耳子七錢五分　黄蘗酒洗　粉草酒洗　防風各三錢

右㕮咀，煎服，四五次服之，服過睡片時。

如聖膏　治小兒頭上軟癤。

菜油一兩　黄蠟半兩　瀝青一錢　黄丹半錢　羊筒骨內髓一個

右一處熬成膏，於紙上攤貼患處，上用冷鐵一片，於瘡口壓定，四面針破，如膿出不快，以紙撚紝之。熬

藥不得犯銅鐵器。

仙方活命飲　治小兒頭患軟癤，寒熱作痛。

金銀花　陳皮去白，各三錢　皂角刺炒，二錢　穿山甲蛤粉同炒　防風　没藥　白芷　乳香　當歸　貝母　天花粉　甘草節各一錢

右末服五錢，酒煎服。嬰兒每服一兩，母子同服。爲末，酒調服亦可。毒在表者，加麻黄散汗之；毒在内者，加大黄下之。當臨時制宜。此解毒回生起死之良劑。

苦參丸　治小兒生後，其頭漸大，頭皮赤光眼小，此腦痯也。

苦參一兩　白蒺藜　胡麻　牛蒡子各半兩　甘草二錢五分

右爲末，酒調麵爲丸，竹葉湯下。

調元湯萬氏方，下同　治小兒初生後頭骨漸開，此胎氣怯弱，腎不足也。

黄芪蜜炙　人參各等分　炙甘草減半

右，水煎服，無時。

勻氣散　治小兒顖填堅硬，屬陰證。

木香　青皮　山楂肉各等分

右爲末，每服一錢，甘草湯調服。

肥兒丸　治小兒脾胃虚弱，飲食減少。脾主肌肉，肉去皮薄，顖門露見，非陷也。

人參　白朮　白茯苓　山藥蒸　白蓮肉　當歸身酒洗，各五錢　陳皮二錢　青皮　木香　砂仁　使君子　神麯各三錢　炙甘草　桔梗　麥芽各二錢

右爲末，荷葉浸水煮，粳米粉糊丸麻子大，每服十五丸、二十五丸、三十五丸、四十五丸，至五十丸，米飲送下。

參苓白朮散《薛氏醫案》，下同　治小兒脾胃虛弱，顖門露見。

白扁豆二兩半，薑汁浸去皮微炒　人參　白茯　白朮　炙草　山藥各三兩半　蓮肉　桔梗炒　薏苡仁　砂仁各二兩

右爲末，每服一錢，棗湯調下。

十全大補湯　治小兒腎虛顱解，元氣不足。

白茯苓　人參　當歸　白朮　黄芪炒　川芎　白芍炒　肉桂　熟地黄　甘草炒，各等分

右，三五錢，薑棗水煎服。

通聖散《證治準繩》　治小兒髓熱解顱，痘瘡入眼，生瞖膜。

白菊花如無甘菊代之，然不如白菊花　菉豆皮　穀精草去根，各一兩

右爲細末，每服一大錢，柿乾一個，米泔水一盞，同煎，候米泔盡，只將柿乾去核食之，不拘時，日日三枚。近者五七日，遠者半月取效。

封顖法萬氏方，下同

防風　南星　白蘞　白芨各等分

右爲末，用猪夾車髓搗和，封顖上，一日三易之。

益黄散《衛生總微》，下同　治小兒顖腫硬及陷，脾經虛熱，目内色微黄。

陳皮一兩　青皮　訶子肉　甘草炙，各五錢　丁香二錢

右爲末，每服二錢，水一盞，煎六分，食前溫服。萬氏補劑，以異功散代之。

元精石散　治小兒頭瘡。

太陰元精石煅　寒水石各一分，研　輕粉　麝香各少許

右爲細末，先以淡漿洗去瘡痂，拭乾，油調藥塗之，甚者不過再。

瓜蔞散　治證同前。

瓜蔞一枚，用鹽豉一合入瓜蔞中，合并燒灰研末　竈下黄土一分　膩粉一分

右爲末，入麝香一字拌匀，每用少許，油調塗之，濕者乾摻。

淡豉散　治證同上。

淡豉炒黑焦乾　絳礬各一兩　膩粉二錢

右上二味，先研末，入粉和研匀，先以桑柴灰淋汁熱洗瘡淨，用甘草末摻瘡上，後以生油調藥塗之，濕者乾摻。

黄連散　治證同上。

黄連去鬚，二兩　胡粉一兩

右爲細末，先洗去瘡痂，拭乾傅之，即瘥。再發再用。

胡粉膏《千金方》，下同　治頭瘡久不瘥，經隔年歲。

松脂　苦參　黄連去鬚，各一兩半　生大黄　胡粉　黄芩　水銀各一兩　白礬枯，半兩　蛇牀子三分

右爲細末，以臘月猪脂和研，至不見水銀星爲度，敷之。

又方　治頭瘡久不瘥。

胡桃和皮灯上燒過存性，用碗蓋出火毒，研末　膩粉少許

右爲細末，以生油調塗，仍剃去瘡上髮塗之，只一二次。

苣勝丹張涣方　治髮不生。

當歸　生地　赤芍各一兩。已上搗羅爲末，次用　苣勝一合，炒　胡粉半兩，細研

右件同研匀，煉蜜和丸如黍米大，每服十粒，煎黑豆湯下，兼化塗搽頭上無妨。量兒大小加減。

肉蓯蓉丸《得效方》　治髮不生。

當歸　生地黄　肉蓯蓉　白芍藥各一兩　胡粉五錢

右爲末，蜜丸黍米大，每十丸黑豆湯吞下，兼磨化二三十丸塗擦頭上。

故紙丸《證治準繩》，下同　安師傳治小兒髮黃極妙。

破故紙 不計多少，銀石器中慢火炒熱

右爲細末，用地黄汁煎成膏，和爲丸菉豆大，每服十五、二十丸，鹽湯送下，食前。

集聖丸　治小兒大病後，其髮成穗，或稀少者，乃津液不足，疳勞之外候也。

蘆薈　五靈脂　夜明砂　砂仁　陳皮　青皮　莪朮 煨　使君子　木香　當歸　川芎 各二錢　黄連　乾蟾 炙焦，各三錢

用猪膽一個取汁和藥，粟米糊丸黍米大，服三十丸米飲下。

癩頭方《平治會萃》

松樹厚皮 燒灰　白膠香 熬沸傾石上，二兩　黄丹 研飛　軟石膏 各一兩　黄連　大黄　白礬 火飛，各五錢　輕粉 四盞

右極細末，熬熟油調敷瘡上，須先洗了瘡疕，敷乃佳。

聖惠神效生髮黑豆膏《證治準繩》，下同　治小兒腦疳，頭髮連根作穗子，禿落不生，兼瘡白禿；髮不生者，并生髮。

黑豆　苣勝 各三合　訶黎勒皮 一兩

右件藥搗羅爲末，以水拌令勻，内於竹筒中，以亂髮塞口，用煻灰内煨取油，貯於瓷器中，先以米泔皂莢湯洗頭，拭乾塗之，日再用，十日髮生。

又方

葛根末　猪脂　羊脂 各二兩

右件藥入銚子内，以慢火熬成膏，收於瓷合中，每取一錢，塗摩頭上，日再用，不過五七度效。

香薷煎　治小兒白禿不生髮，燥痛。

陳香薷 二兩　胡粉 一兩　猪脂 半兩

右件藥，以水一大盞煎香薷，取汁三分，去滓，入胡粉、猪脂相和令勻，塗於頭上，日再用之。

腦疳方《薛氏醫案》治頭皮光急，髮結如穗，滿頭餅瘡，胷熱如火。

川芎　片芩俱酒製　白芍　陳皮去白，各半兩　白朮酒製　當歸酒製，各一兩半　天麻酒製　蒼朮　蒼耳各七錢　黄蘗酒製　甘草各四錢　防風三錢

右爲末，量兒大小加減調服，日四五次，服後睡片時。乳母宜服溯源解毒湯。

溯源解毒湯萬氏方

黄芩　蒼朮　蔓荆子　何首烏俱須酒製　白蒺藜酒浸，炒去刺　胡麻炒　升麻酒洗

右共爲末，酒糊丸麻子大，服二五十丸，防風湯下；外用敷藥。

腦疳敷藥

松樹厚皮燒灰　白膠香各二兩　黄丹飛一兩　枯白礬五錢　黄芩　黄連　大黄各七錢　蛇牀子　寒水石各三錢　無名異少許　木香　輕粉各少許

右爲末，熬熟油調敷瘡上，先用椒鹽湯洗去瘡痂敷之佳。又治白禿。

大蕪荑湯《證治準繩》，下同　治小兒脾疳發熱，髮黄脱落，面黑生瘡。

蕪荑　山梔炒黑，各五分　當歸　白朮土炒　赤茯苓各四分　柴胡　麻黄　羌活各三分　防風　黄連　黄蘗　炙甘草各二分

右作二劑，水煎服。

四味肥兒丸　治小兒食積五疳，目生雲瞖，髮稀成穗；或白禿瘡疥，及食積内熱，致耳聾聵虚鳴等證。

蕪荑　神麯　麥芽俱炒　黄連各等分

右爲末，猪膽汁丸黍米大，每服二三十丸，木通煎湯下。

七味肥兒丸　治小兒食積五疳，髮稀成穗，發熱作渴等證。

黄連 神麯 木香各一兩半 檳榔二十個 使君子酒浸 麥芽炒，各四兩 肉荳蔻炮，二兩 麵糊丸麻子大，每服三五十丸，米飲下；良久用五味異功散一服，以助胃氣。

治面瘡出黄水方《薛氏醫案》，下同

豆豉一合，炒焦黑 黄蘗一兩，剉

右爲細末，每用先以熱灰汁洗瘡淨，拭乾敷之。亦治身生如此瘡。

治面瘡赤腫焮痛方

地榆八兩、

右細剉，水一斗，煮至五升，去滓，適寒温洗之。

五福化毒丹 治胎毒及痘後頭面生瘡，頭目腫痛。

生地杵膏 熟地自製杵膏 天門冬去心杵膏 麥門冬去心杵膏 元參各三兩 生甘草 甜硝各二兩 青黛一兩五錢

右爲末，煉蜜丸如芡實大，每服一丸，白滾湯化下。甜硝即朴硝，以滾湯製過者便是。薛己曰：按前證服此而發搐痰喘者，皆中氣受傷而變虚熱也，急服五味異功散。若手足并冷者，中氣虚寒也，前湯加薑、桂，多有生者。

柴胡清肝散 治小兒肝經風熱，致耳聾聵或虚鳴，眼睫連劄。

柴胡一錢半 黄芩炒 人參 川芎各一錢 山梔炒黑，一錢五分 連翹 甘草各五分 桔梗八分

右，水煎服。

梔子清肝散 一名柴胡梔子散。治肝經血燥，致耳聾聵虚鳴，目内色黄，發搐眼眨，屬風熱相搏。

柴胡 梔子炒 牡丹皮各一錢 茯苓 川芎 芍藥 當歸 牛蒡子炒，各七分 甘草三分

右，水煎服。

九味蘆薈丸 治同上。

胡黄連　黄連　白蕪荑　蘆薈　木香　青皮　白雷丸破開赤者不用　鶴虱微炒，各半兩　麝香二錢，另研

右爲末，粟米飯丸菉豆大，每服一二十丸，米飲下。

蘆薈丸《庄氏家傳》　治小兒自脱胎時兩目赤腫，或作癢生瞖，及腎肝疳熱，致耳聾聵或虚鳴。

蘆薈一錢，別研秤，或只以皂角水磨　草龍膽一兩，洗淨剉焙乾秤

右件藥一處擣羅爲末，用不蚛皂角三梃，以水二升挼汁，用生絹濾去滓，入銀器内，慢火熬成膏，入前二味調和得所，丸如菉豆大，每服三丸至五丸，薄荷湯下。

清上散《證治準繩》，下同　治上焦風熱，耳出膿汁，頭面瘡癤；亦治胎熱眼睛腫赤，糞色稠黄，肚脹啼哭及身上紅腫。

川鬱金　甘草　北桔梗　天花粉　乾葛　薄荷葉各等分

右爲末，入蜜拌勻，白湯下三五七分或一錢。仍用艾葉煎濃湯，温浸足底，以引其熱下行。

當歸蘆薈丸　治肝膽風熱，耳中鳴，出青膿，名曰震耳，大便秘，小便黄。常服宣通血氣，調順陰陽。

當歸　龍膽草　柴胡各一兩　青黛　膽星　大黄　蘆薈各五錢　麝香五分　梔子仁　黄芩　黄連　黄蘗各一兩　木香二錢五分

右爲末，煉蜜丸小豆大，每服二十丸，薑湯送下。

清黄散　治耳出黄膿，名曰聤耳。内有風熱，外爲水濕所干，醖久而成。

防風　滑石飛，各五錢　炙草一錢　藿香葉　酒黄連各二錢　梔子酒炒，三錢

右爲末，白湯調下二錢，食後服。

清白散　治肺熱痰火上壅，耳出白膿，名曰纒耳。兼治欬嗽。

桑皮蜜炒　骨皮　寒水石各三錢　甘草一錢　貝母二錢　天花粉　酒芩　天門冬各一錢半

右爲末，以蜜水調，食後服，或通草煎湯下，尤妙。

交感丹 治耳中𤷀臭，名曰伍耳。或怒氣上逆，上下不得宣通，遂成聾聵。

香附子童便浸透炒，三錢 茯神 黄連各二錢 桂心 甘菊花各一錢

右爲末，每服一錢五分，燈心湯下。

禹餘粮丸 治聤耳出膿水。

禹餘粮煅醋焠七次 海螵蛸去背骨 百草霜 伏龍肝各二錢五分 大附子去皮臍生用，一枚

右爲末，以綿裹如圓眼核大，安耳内，旦再易之；如不瘥，乃有蟲也。

龍骨散 治諸膿耳。

枯礬 龍骨 胭脂胚各一錢 麝香少許

右爲細末，以綿裹杖子，拭去耳中膿，再吹一字入耳中，日再。加海螵蛸一錢，尤妙。

羊角散 治耳内膿汁不乾。

山羊角燒存性

右爲末，每吹二三分入内，一日二次，三日全瘳。

滋陰地黄丸 治耳虚鳴，膿汁不乾，腎陰不足。

熟地黄一兩 白茯苓 牡丹皮 甘菊花 何首烏黑豆拌蒸三次 黄蘗酒炒，各四錢 山茱萸五錢

右爲末，煉蜜丸梧子大，每服三五十丸。

白蘞散 治小兒凍耳成瘡，或癢或痛。

黄蘗 白蘞各半兩

右爲末，先以湯洗瘡，後用生油調塗。

蔓荆子湯 治内熱，耳出膿汁。

升麻 木通 麥冬 赤芍 生地黄 前胡 甘菊 甘草 桑皮 赤茯 蔓荆子各等分

右用薑棗水煎，食後服。

白龍散　一名香礬散。治小兒腎臟盛而有熱，熱氣上衝於耳，津液結滯則生膿汁；有因沐浴水入耳內，水濕停積，搏於血氣，藴積成熱，亦令耳膿汁出，謂之聤耳。久而不愈，則成聾。

枯白礬　黄丹　龍骨各半兩　麝香一錢

右研極細，先以綿杖子撚盡耳内膿水，用藥一字，分摻兩耳，日二次，勿令風入。

加味逍遥散《薛氏醫案》，下同　治小兒肝經怒火，致耳聾聵。

當歸　甘草炙　芍藥酒炒　茯苓　白朮炒　柴胡各一錢　牡丹皮　山梔炒，各七分

右，水煎服。

加味清胃散　治乳母膏粱積熱，致兒耳聾聵虚鳴。

升麻五分　生地黄　牡丹皮　黄連炒　當歸　柴胡　山梔各三分

右，水煎服。

加味歸脾湯　治脾經鬱結，致耳爲患。

人參　黄芪　茯神　甘草　白朮炒　遠志　棗仁　龍眼肉　當歸　丹皮　山梔炒，各一錢　木香五分

右，水煎服。

烏麝湯《衛生總微》，下同　治小兒風邪入耳，致令耳聾。

大川烏頭一個，重二錢以上者，以猪脂油煎令燥烈，削了面上塊子，只刮皮盡，切碎，杵羅爲細末　通草半兩，薄切作片子，片片相似，以糯米粉作稀糊，拌勻焙乾，杵羅爲細末

右二味，入麝香末少許，研勻，每服一錢，水一小盞，入薄荷二叶，棗一枚，煎數沸，放温服；或只以温酒調服。

菖蒲圓　治耳聾。

菖蒲一寸 巴豆一粒，去皮心

右二物，合杵爲劑，分作七丸，用一粒綿裹塞耳中，一日一易。

又方

菖蒲末一分 杏仁半兩湯浸，去皮尖雙仁者

右二件，合杵如泥，每服用一麻子許，綿子裹，内耳中，一日一易。

萆麻膏 治耳聾。

萆麻子十枚去皮 棗肉七枚

右同研爲膏，每用蕤核許，綿裹内耳，一日一易。

龍朱散 治耳中腫，及生瘡出膿汁，或只癢痛虚鳴，應耳中一切諸病，悉皆主之。

龍腦一字 朱砂一錢 竹箭幹内蚰蟲糞三錢 坯子胭脂半錢 麝香一字

右各研細末，和匀，以幹耳子挑藥入病耳中。如有膿水者，先以新綿撚子搌之淨盡，方傾入藥。每夜臨卧時一次。

龍黄散《嬰童百問》，下同 治小兒聤耳，汁出不止。

枯礬 龍骨煅 黄丹炒，各半兩 麝香研，一錢

右同研細，先以綿杖子，撚却耳中膿水，用一字摻入耳内，但用之勿令風入。

乾胭脂膏 治小兒聤耳，常出膿水不止。

乾胭脂 白龍骨 白礬煅 白石脂研，各等分

右研如粉，用棗肉和丸棗核大，以綿裹一丸納耳中，日三换之。

金箔散

枯礬 胭脂各半兩 金箔

右同研，令勻爲細末，日三四度，摻少許於耳內。

龍骨散　治膿耳。

明礬煆　龍骨煆，各二錢　黄丹炒，一錢半　胭脂一錢　麝香一分，研

右爲細末，先以綿撚，拭去膿汁，次以鵝毛管吹藥入耳。本方加海螵蛸末尤妙。

小兒風熱兩耳聾鳴方《聖惠方》

遠志去心　甘草炙微赤　柴胡　菖蒲各一分　磁石三分，搗碎水淘去赤汁　麥冬去心焙，半兩

右搗細羅爲散，每服葱白湯調下半錢，日二服。量兒大小，以意加減。

通鳴散張渙方　治耳聾。

菖蒲一寸，九節者　遠志去心，各一兩　柴胡　麥門冬去心　防風各半兩　細辛去土淨　甜葶藶各一分。已上搗羅并爲極細末，次入

磁石一分，如前製　杏仁十四個，湯浸去皮尖研

右件都研勻，每服半錢，煎葱白湯調下，日二乳後。

細辛膏《聖惠方》，下同　治小兒耳聾，或因腦熱，或因水入，或因吹著，幷宜用此。

細辛　防風　川大黄微炒　黄芩各一分　川椒十粒　蠟半兩

右件藥細剉，用清麻油三合煎藥，紫色濾過，下蠟候消爲膏，每日三度，用一大豆大點於耳中。

小兒耳聾不瘥方

甜葶藶　杏仁湯浸去皮　鹽各等分

右件藥搗研如膏，以少許猪脂和合，煎令稠，以綿裹如棗核大，塞耳中，日一易之。

又方

松脂　菖蒲末　烏油麻各半兩

右件藥相和，搗熟綿裹。如一紅豆大，塞耳，日一。

又方

芥子搗令爛

右以人乳和，綿裹少許，塞耳中，日一易之。

麝香散《證治準繩》，下同　治沉耳。

麝香少許　白礬一錢，火煅　五倍子二錢

右件爲末，紙撚子，點入耳中，少許。

菖烏散　治小兒耳自鳴，日夜不止。

菖蒲　烏豆炒，各四分

右爲末，綿裹内耳中，日再。

紅玉散田氏方　治小兒聤耳。

枯礬　麝香　乾胭脂各等分

右爲末，研勻，先以綿杖子撚膿淨，摻入少許。

龍黄散湯氏方　治聤耳。

枯礬　龍骨　黄丹各半兩　麝香　黄蘗各一錢

右爲末，膿淨，摻耳内。

礬香散《衛生總微》，下同　治聤耳。

白礬一兩，燒灰　蛇牀子一分，爲末

右相和，入麝香末五分，同研細，每用一字，摻入病耳。

麝香散　治聤耳。

蜘蛛一個　胭脂半錢　麝香半字

右件極乾，研匀細末，每用半斡耳許，以鵝毛管吹入耳。

箭蚛散　治聤耳。

凌霄花　海螵蛸　胭脂　箭竹内蛀糞各二錢　麝香一字，研後入

右爲細末，拌匀，每用時，先以綿撚子搌耳中膿盡，乃以紙撚蘸藥入耳中，日三。

紅綿散　治聤耳。

坯子胭脂三錢　信砒一錢　麝香一字七

右爲末，拌匀，以柳絮滚和匀，每用黄米許，摻入耳中。如繞耳生瘡膿不差者，依此敷瘡上，紙片封之，妙。

油引散　治聤耳。

石燕雌雄一對，用磚壘一盆，爐炭火煅白色爲末　虢丹飛等分　膩粉　麝香各少許量入

右同研匀，先以綿撚子搌耳中膿汁盡時，側臥，摻藥一字許入耳中，以油一滴引下立效。

綿裹散　治聤耳。

桂心一分　青羊屎一分，炒令轉色

右同末，每用一字，綿裹塞耳中。

紅藍花散張涣方　治聤耳久不瘥。

紅藍花洗焙乾　黄蘗剉，各一兩　烏魚骨　枯黄芩各半兩。已上四味，擣羅共爲細末，次用　雄黄水磨細研，半兩　麝香一分，研細

右件都研匀細，以綿纏揾藥塞耳中，日再换。

治耳疼痛方《千金翼》

附子炮去皮　菖蒲

右二味等分裹塞之。

還明飲《袖珍方》　治小兒每至夜不見物，名曰雀眼。

夜明砂　井泉砂　穀精草　蛤粉各等分

右爲末，煎黄蠟丸鷄頭肉大。三歲兒一丸，猪肝一片切開，置藥於内，麻皮扎定，砂缾内煮熟，先熏眼，後食之。

合明散《原機啓微》，下同　治小兒雀目，至夜不見物。

楮實　覆盆酒浸　車前酒蒸　石斛各一兩　沉香另研　青鹽别研，各半兩

右爲末，煉蜜爲丸如桐子大，每服七十丸，空心鹽湯下。

養肝丸　治小兒肝血不足，眼目昏花，或生眵淚。

當歸酒浸　車前酒蒸焙　防風　白芍藥　蕤仁　熟地黄酒蒸杵膏　川芎　楮實各等分

右爲末，煉蜜爲丸如桐子大，每服七十丸，滚湯下，不拘時候。

車前子散　治小兒肝經積熱，上攻眼目生瞖，血灌瞳人，羞明多眵。

密蒙花　羌活　菊花　大粉草　白蒺藜　草决明　車前子　黄芩　龍膽草洗淨炒，各等分

右爲末，每服二錢，食後飯湯調服。

三味蘆薈丸　治小兒黑水凝瞖内障，不痛不癢，微有頭旋脹澀者。

蘆薈　甘草各一錢　羚羊角蜜炙，二兩

右爲細末，煉蜜爲丸如梧桐子大，空心，茶清下十丸。

通頂散　治小兒腦熱，腦枕骨疼，閉目不開，或頭風痛，攢眉啼哭，并赤目。

川芎　薄荷各半兩　茵陳　甘草各四錢　朴硝三錢，甜硝亦可

右爲末，用少許吹鼻中，即效。如要嚏噴，加躑躅花一錢。只用朴硝吹鼻亦可。一方，用好坯臙脂子，水調塗眼眶。

生犀散　治小兒心經虚熱，目内淡紅。

犀角二錢　骨皮　赤芍　柴胡　乾葛各一兩　甘草半兩

右爲末，每服二三錢，水煎服，入犀角，食後服。

瀉黄散　治小兒脾胃實熱，眼目作痛，目内色黄，鼻色發赤，衄血。

藿香七錢　山梔一兩　防風四兩　石膏半兩　甘草七錢五分

右用蜜酒拌，微炒爲末，每服二三錢，水煎服。

益氣聰明湯丹溪　治小兒眼目生瞖，睫閉不開，眵淚如糊，久而膿流，遂至損目。

人參　黄芪各一錢　升麻　葛根各六分　白芍藥　黄蘗酒炒，各二分　蔓荆子三分　甘草炙，一錢二分

右，水煎，臨睡熱服；五更再煎服。

導赤散《嬰童百問》，下同　治心驚内虚邪熱。

生地黄　生甘草　木通各等分

右剉散，竹葉煎，加黄芩、赤芍藥、羌活，燈心煎。

瀉青丸　治小兒赤眼多淚，睛疼心躁，并消熱瞖、急驚、發搐等證。

當歸　川芎　防風　膽草　大黄　羌活　山梔仁各等分

右爲末，煉蜜丸如芡實大，每服一丸，沙糖湯下。一方加甘草、赤芍藥。

草龍膽散《幼科全書》，下同　治小兒暴赤火眼，晝夜澁痛，作腫淚多。

草龍膽　木賊　荆芥穗　甘菊花　防風　草决明半生半炒　甘草各等分　每服二錢，煎温服。痛甚，加羌活、乳香。

明目飲　治小兒脾經蘊熱，肝受風邪，致兩目羞明，經久不愈。

山梔仁　香附子淨，各一兩　夏枯草半兩　每服二錢，入蜜一匙，水煎服。

石楠散《普濟方》　治小兒誤跌，或打著頭腦受驚，肝系受風，致瞳人不正，觀東則見西，觀西則見東，宜此吹

鼻通頂。

石楠一兩　藜蘆三分　瓜蒂五七個

右爲末，每吹少許入鼻，一日三度，内服牛黄平肝藥。

五苓散《全幼心鑑》　治小兒胃氣素虛，脾氣實甚，眼泡赤腫，羞澀不開。

澤瀉　猪苓去皮　白茯苓　白朮壁土炒　官桂去皮，各等分

右爲末，每服一錢，温湯調，不拘時服。如口渴燥，新水化下。

殺疳散《龍木論》　治小兒疳眼腫痛，淚出難開，瞼硬，白睛遮瞞，怕日，合面卧，不喜抬頭。

防風　龍腦　牡蠣煅粉　白芷　細辛去土　五味子各二兩

右爲末，每服一錢，食後粥飲調下。

瀉青散《幼科全書》，下同　淺淡者補之。黄者脾熱。

藿香七錢　山梔一兩　石膏五錢　甘草五錢　防風四兩

右剉散，同蜜酒微炒，每服二錢，水煎服，不拘時。

生熟地黄散　治小兒疳蝕眼患，閉合不開，羞明怕日及内障。

生地黄　熟地黄　麥冬去心，各一兩　當歸　枳殼麸炒　炙草　防風　杏仁去皮尖炒赤　赤芍各半兩

右剉，每服二錢，黑豆七粒，煎豆熟爲度，去滓服。

地黄散　治小兒心肝藴熱，目赤腫疼，内生赤脈，或白膜遮睛，四邊散漫者，猶易治；若暴遮黑睛，多致失明，宜速用此方。亦治瘡疹入眼。

生地黄　熟地黄　蟬蜕去頭足　木賊草　穀精草　生犀末　當歸各二錢半　防風　羌活　白蒺藜去刺　生甘草　沙苑蒺藜　木通各一錢半　黄連去鬚　大黄煨，各一錢　元參半錢

右爲細末，每服一字或半錢，量大小加減。煎羊肝湯，食後調服，日三。忌口將息。亦治大人。

小防風湯　治小兒熱毒眼患。

大黄蒸　山梔子　甘草炙　防風　赤芍藥　當歸洗　羌活各等分

右剉，每服二錢，水一盞，煎五分去滓，通口温服。

小流氣飲　治小兒風毒眼患。

蟬蜕去足　炙草　羌活　天麻　當歸　防風　赤芍　大黄　薄荷　杏仁各等分

右剉散，每服二錢，水煎去滓，食後通口服。

小菊花膏　治小兒積毒眼患。

黄連　黄芩　大黄　菊花　蒼朮米泔浸　羌活　荆芥穗　防風各等分

右爲細末，蜜丸芡實大，每服一丸，白滚湯化下。

決明散　治小兒痘疹入眼，白睛赤。

花粉半兩　決明子　赤芍　炙草各二錢半

右爲細末，每服半錢，蜜水調下，日三。一方去花粉。

密蒙花散　治小兒痘疹，并諸毒入眼。

密蒙花一錢　青葙子　決明子　車前子各五分

右末，用羊肝一片，破開縫三條，摻藥令匀，紮緊，以濕紙七重裹，炭火中煨熟，空心食之，效如神。

犀角散　治脾火眼疼。

犀角一兩　射干　龍膽草　黄芩各半兩　鈎藤鈎七錢半　人參去盧，二兩　赤茯苓　甘草各二錢半

右剉散，每服二錢，水一盞，煎至五分，食後去滓温服。

牛黄丸　治肝受驚風，遂使眼目疼痛。

牛黄　白附子　肉桂　全蠍去毒　川芎　石膏各二錢半　白芷　藿香各半兩　辰砂　麝香各少許

右爲細末，煉蜜爲丸如梧桐子大，臨臥時薄荷湯下三丸。乳母忌食辛辣熱物，并濕麵等物。

導赤散 湯氏方 治心熱，小便赤，眼目赤腫。

赤芍 羌活 防風各半兩 大黄 甘草各一錢

右爲末，燈心黑豆同煎，食後服。

煮肝丸 治疳眼瞖膜羞明，大人雀目甚效。

夜明砂 青蛤粉 穀精草各一兩

右爲細末，每服一錢，五七歲以上二錢，以豶猪肝批開，摻藥在内，攤勻，麻綿纏定，以米泔水半碗煮肝熟，取出肝湯，傾碗内熏眼，候湯温，分肝作三服嚼訖，就用肝湯下，一日三服。大人雀目，空心服。

東垣人參補胃湯 治勞役飲食不節，内障眼痛，神效。

黄芪根 人參各一兩 炙草八錢 蔓荆子炒 白芍炒 黄蘗酒拌炒四次，各三錢

右，每服二三錢，水煎稍熱，臨臥服。

千金治雀盲方

地膚子五兩 決明子一升

右爲末，以米飲和丸，每服二三十丸。

瀉熱黄連湯 《薛氏醫案》，下同 治内障，有眵淚昏眊。

黄芩 黄連 生地黄并酒洗 柴胡各一兩 升麻五錢 龍膽草三錢

右，每服一錢，水煎，午前服。

本事方 治小兒赤熱腫眼。

大黄 白礬各等分

右爲末，冷水調作餅子，貼眼立效。

廣大重明湯東垣方，下同　治兩瞼或兩眥赤爛，熱腫疼痛，及眼泡癢極，抓之至破爛赤腫，眼楞生瘡痂，目多眵淚，癮濇難開。

草龍膽　防風　生甘草根　細辛苗葉各一錢

右，水一碗半，煎龍膽至七分入餘藥，再煎至半碗熱洗，日五七次，洗畢，合眼須臾瘥。

助陽和血補氣湯　治發後熱壅，白睛紅多，眵淚癮濇，此過服涼藥，而真氣不能通九竅也。

防風　升麻各七分　黃芪一錢　蔓荊子　白芷各二分　炙草　柴胡　歸身酒洗，各五分

右，水一鍾，煎至半鍾，熱服。

治眼赤暴發腫方潔古方

防風　羌活　黃芩炒　黃連炒，各等分

右，每服一錢，水煎服。如大便秘，加大黃二分。痛甚加川歸、地黃各二分。煩躁不得臥，加梔子仁三分。

助陽活血湯　治眼病之後，猶有上熱，白睛赤色，癮濇難開，而多眵淚等證。

蔓荊子二分　白芷三分　柴胡　黃芪　防風　甘草炙　當歸酒洗，各五分　升麻七分

右，水煎服。

芍藥清肝散　治眵多眊燥緊濇羞明，赤脈貫睛，臟腑秘結者。

白朮　甘草　川芎　防風　荊芥　桔梗　羌活各三分　芍藥　柴胡　前胡　薄荷　黃芩各二分半　山梔仁炒　知母　滑石　石膏各二分　大黃四分　芒硝二分半

右，水煎服。

黃連天花粉丸　治證同上。

黃連　菊花　川芎　薄荷各一兩　連翹　黃芩　花粉　梔子各四錢　黃蘗六錢

右爲末，蜜丸桐子大，每服量兒大小加減，茶湯下。

連翹飲子 治目赤癮澀緊小，久視昏花，迎風自淚等證。

蔓荆子　生甘草　連翹　生地黄　當歸　紅葵花　人參各三分　黄芪　防風　羌活　黄芩各五分　升麻一錢　柴胡二分

右，水煎服。

古今圖書集成醫部全録卷四百十三

小兒頭面耳目鼻病門

方

保命點眼藥《薛氏醫案》，下同　除昏退瞖，截赤定痛。

當歸　黄連各二錢　防風二錢半　細辛五分　甘草一錢

右，水一大碗，文武火熬，滴水中不散爲度，入熟蜜少許點用。

千金補肝散　治目失明。

青羊肝一具，去膜薄切，新瓦炙乾　決明子錢半　蓼子一合，熬令香

右爲末，每服方寸匕，日二服，久而有驗。

本事方　治太陽寒水陷瞖膜遮睛。

防風　白蒺藜各一兩　羌活兩半　甘菊三兩

右爲末，每服二錢，入鹽少許，百沸湯點服。

保命羚羊角散　治冰瞖久不去。

羚羊角　升麻　細辛各等分　甘草減半

右爲末，一半蜜丸桐子大，每服五七十丸；一半泔水煎，吞送丸子。焮發陷瞖，亦羚羊角散之類，用之在人消息。若陰虚有熱者，兼服神仙退云丸。

東垣補陽湯　治陽不勝其陰，乃陰盛陽虚，則九竅不通，令青白瞖見於大眦，乃足太陽少陰經中鬱，遏厥

陰肝經之陽氣，不得上通於目，故青瞖內阻也。當於太陽少陰經中，是九泉之下，以益肝中陽氣，衝天上行。此乃先補其陽，後於足太陰標中瀉足厥陰之火，下伏於陽中。《內經》曰：陰盛陽虛。則當先補其陽，後瀉其陰。每日空心服升陽湯，臨臥服瀉陰丸。須預期調養，體氣和平，天氣晴明服之，補其陽使上升通於肝經之末，利空竅於目矣。

羌活　獨活　當歸身酒洗焙幹　甘草梢　熟地黃　人參　黃芪　白朮各一兩　澤瀉　橘紅各半兩　生地　白茯　知母炒黃，各三錢　柴胡二兩　防風　白芍各五錢　肉桂一錢

右，每服五錢，水煎空心服。候藥力行盡，方可飲食也。

東垣羌活退瞖湯

柴胡　甘草　黃芪各二錢　羌活　黃連　五味子　升麻　當歸身各二錢　防風一錢半　黃芩　黃蘗酒浸　芍藥　草龍膽酒洗，各五錢　石膏二錢五分

右，分二服，水煎，入酒少許，臨臥熱服。忌言語。

謙甫五秀重明丸　治眼瞖膜遮睛，隱澀昏花。常服清利頭目。

甘菊五百朵　荊芥五百穗　木賊去節，五百根　楮實五百枚

右爲末，蜜丸桐子大，每服五十丸，白湯化下。

冲和養胃湯　治內瘴初起，視覺微昏，空中有黑花，神水變淡綠色；次則視岐，覩則成二，神水變淡白色；久則不覩，神水變純白色。

柴胡七錢　人參　當歸　炙甘草　乾生薑　升麻　葛根　白朮　羌活各一兩　防風五錢　黃芪一兩五錢　白茯苓三錢　白芍藥六錢　五味子二錢

右，每服二錢，水煎服。

滋陰瞖氣丸　治神水寬大，漸散昏如霧露中行，漸覩空中有黑花，視物二體，久則光不收及內障神水淡白色者。

熟地黃三兩　當歸尾　牡丹皮　五味子　乾山藥　柴胡各五錢　茯苓　澤瀉各二錢半　生地黃酒炒，四兩

右爲末，蜜丸桐子大，辰砂爲衣，每服十丸，空心滚湯化下。

柴胡復生湯　治紅赤羞明，淚多眵少，腦頂沉重，睛珠痛應太陽，眼睫無力，常欲垂閉，久視則酸痛，瞖陷下者。

藁本　蔓荆子　川芎藭　川羌活　川獨活　白芷各二分半　白芍藥炒　炙甘草　薄荷　桔梗各四分　五味子十二粒，杵　蒼朮　茯苓　黃芩炒，各五分　柴胡六分

右，每服二錢，水煎食後服。

黃連羊肝丸　治目中赤，脈洪甚眵。

黃連爲末　白羖羊肝一具　先以羊肝竹刀刮下如糊，除去筋膜，再擂細入黃連，丸桐子大，每服十丸，茶清化下。

小柴胡湯　治小兒兩目暴赤腫痛，晝夜苦甚。

柴胡　人參　黃芩　甘草炙　半夏各等分

右藥量兒大小加減，水煎服。久則昏矇，去半夏，加大黃、竹葉、生地黃。

百解散《證治準繩》，下同　治小兒兩目羞明，眼泡浮腫，微有紫色，大腑閉或流利，小便濇或通順。

乾葛　升麻　赤芍藥　黃芩　麻黃酒製　薄桂去粗皮　甘草各等分

右碎，每服二錢，水一盞，煎七分，無時温服。風熱甚，加薄荷同煎。

退瞖丸　治同上。

黑參　防風各一兩　北細辛　石決明研　車前各半兩　桔梗　黃芩各兩半

右爲末，煉蜜爲丸梧桐子大，空心茶下十丸。

神芎丸　治小兒兩目赤腫，發痛不止。

大黄 黄芩各二兩 牽牛一兩 滑石四兩 黄連 薄荷 川芎各半兩

右爲末，水糊丸桐子大，每服三四丸，温水下。

涼膈散 治小兒疳，眼澀數日不開。

大黄 朴硝 甘草炙各一兩 連翹二兩 梔子 黄芩 薄荷各半兩

右㕮散，每服二錢，水一盞，入竹葉七個，蜜少許，煎四分，食後温服，大小加減。

清胃散《醫學入門》 治小兒風弦爛眼，膈有積熱。

升麻 生地黄 丹皮 黄連炒 當歸各等分

右，水煎服。加柴胡、山梔，即加味清胃散。

瀉肝散《玉訣》 治同上。

木賊 威靈仙 紫參 菊花 羌活 蟬蛻 生大黄 炙甘草 石决明各等分 腦子少許

右爲末，每用藥二錢，豶猪肝一兩，批開去膜，摻藥在内，綫纏，米泔煮熟嚼下。

蕤仁膏《證治準繩》，下同

蕤仁四十九粒，去皮出油 腦子少許

右研成膏，用燈心點少許。

靈苑羚羊角丸 治小兒肝肺壅熱，眼生努肉，赤脈澀痛；及赤眼障瞖，睛疼，癢痛羞明；及風疳爍陽眼神效。

羚羊角屑曬乾爲末 生甘草 白何首烏 瓦松以紗絹内洗去土，各一兩 生乾地黄洗 鬱金炮過用地上去火氣，各二兩

右六味，幷細剉曝乾，擣羅爲細末，煉蜜爲丸如菉豆大，每服七丸至十丸。

譚氏殊聖退雲散 治小兒疳眼，嗞喠饒啼不住。

草决明 土瓜根 大黄 元參各半兩 炙草 宣連 砱砱石即井泉石，各一分

右，細爲散，每服一錢，水一盞，煎至七分。

猪膽黄連丸《胡氏家傳》，下同　治小兒疳眼，白膜遮睛，諸藥不痊者。

胡黄連　雄黄細研　夜明砂細研，各等分　猪膽數個　麝香少許，不入膽煮

右爲末，以猪膽汁調藥，稀稠得所，却入原膽皮内，以綫緊繫口，米泔水煮，五七沸，取出放冷。先以麝香於乳鉢内研細，却入藥一處同研，不用膽皮只取出藥研細，用軟飯爲丸如大麻子大，每服十丸，大者加至十五丸，米飲吞下。如肝氣盛，須用陳米飲下。

又方　治小兒肝臟風熱，眼中不見物，及有汗。

石决明　乳香各一分　龍膽二分　大黄煨，半兩

右爲末，每服二錢，用薄荷温水調下。

龍膽瀉肝湯《證治準繩》　治小兒肝經濕熱，兩目腫痛作痒。

龍膽草酒拌炒黄　澤瀉　車前子　木通　生地黄酒拌　當歸酒拌　山梔　黄芩炒　甘草各三分

右水煎，食前服。

鎮肝散《衛生總微》，下同　治痰熱，眼生瞖膜。

胡黄連　梔子各二兩　甘草微炙　馬牙硝　青葙子各半兩　真珠　牛黄各一分，俱另研

右爲末，拌匀，每服一錢，水八分，入荆芥、薄荷各少許，煎至半盞，去滓温服，食後。

洗心散　治心臟邪熱，目赤腫痛。

麻黄一兩，去根　煨大黄　荆芥穗各一兩半　生甘草半兩

右爲細末，每服半錢或一字，蜜水調下。

洗肝散　治三焦壅熱，眼目赤腫，隱澀多淚。

芍藥一分　羌活半分　防風幷梔枝一分　大黄　甘草各半分

右爲細末，嬰兒一字、一三歲半錢、大者一錢，水半盞，入燈心、黑豆各少許，煎數沸，食後放冷服。須

銀石沙銚中煎，仍與四順散間服，并用清涼膏貼太陽穴。

四順散 治眼目赤腫。

當歸去蘆酒洗焙 赤芍藥 大黄紙裹煨 甘草炙，各等分

右爲末，每服一錢，水一盞，煎至半盞，去滓温服。更量大小加減，無時。

清涼膏 治眼赤腫痛，貼太陽穴。

芙蓉葉立秋日已後取陰乾爲末

右每一字，或半錢，井花水調，貼太陽穴。

元精石散 治眼生赤脈。

元精石一兩 甘草半兩

右爲細末，每服半錢，竹葉湯調下。

羌菊散 治眼生浮瞖障膜。

羌活 菊花揀淨，半兩 防風并梗枝各一分 山梔子去殼，二分，炒 甘草一分半，炒 白蒺藜炒去刺，半兩

右爲末，每服半錢，或一錢，蜜湯調，日三，與決明丸間服。

決明丸 治同上。

決明子揀淨 車前子 菊花揀淨 川芎 宣連 當歸洗淨，各一分 大黄 黄芩各半分

右爲細末，煉蜜和丸麻子大，每五歲下三五丸，大者七八丸，煎桑枝湯或麥門冬湯送下。

千金仙朮散 治氣障眼，又治肝熱目赤生病。

蒼朮四兩，米泔水浸七日，逐日換泔，至日足取出，刮去黑皮，細切入青鹽末一兩，同炒黄色去鹽 木賊二兩，童便浸一宿，水淘淨焙乾

右二味，同爲細末，每用米飲調下一錢，服之甚效。一方有甘草一兩。

本事方 治小兒赤熱腫眼。

大黄　白礬各等分

右爲末，同冷水調作罨子，貼眼立效。

瓜蒂散《儒門事親》，下同　治目赤多淚，服此散加鬱金，上涌下瀉，自愈。

瓜蒂　赤小豆各七十五個　人參半兩，去蘆　甘草半兩或二錢五分

右爲細末，每服一錢或半錢、或二錢，量兒大小加減用之。空心虀汁調下服之。

蒺藜散　治小兒斑瘡入眼。

麩炒蒺藜　炙甘草　羌活　防風　等分搗。每服二錢漿水下，撥雲見日直到老。

牛黄丸《入門》　治小兒通睛。

犀角屑二錢　牛黄一錢　金箔　銀箔各五片　甘草二錢半

右爲末，蜜丸菉豆大，每七丸，薄荷湯呑下。

龍腦膏《醫林》　治小兒胎風赤爛。

龍腦一錢　蕤仁泥二錢半　杏仁七個，爲泥

右入人乳，研爲膏點之。

五退散《入門》　治脾受風毒，倒睫拳毛刺痛。

穿山甲炒　川烏炮　甘草炙，各五錢　蟬退　蚕退　蛇退酢煮　猪蹄退炒　荊芥穗各二錢半

右爲末，每二錢，鹽湯調下，食後服。

選奇湯《回春》　治小兒赤脈瞖物，從上至下。

羌活　防風　半夏製，各二錢　酒片芩一錢半　甘草一錢

右剉，作一貼，水煎服。

博金散《衛生總微》，下同　治眼赤痛，不可忍。

白藥子半兩　黄芩錢半

右爲末，每用一字，沸湯點洗之。

洗肝明目散　治痘後目疾。

當歸　羌活　柴胡　密蒙花　川芎　防風　木賊　山梔　龍膽草各等分

右爲末，每服一錢，淡沙糖水調服。

羊肝散　治痘毒入眼，或無辜疳氣入眼。

密蒙花二錢　青葙子　决明子　車前炒，各一錢

右爲末，用羊肝一大葉，薄批摻上，濕紙裹煨熟，空心食之。

蟬菊散　治痘疹入目，或病後生瞖障。

蟬退去土淨　白菊花各等分　每服一二三錢，水八分，加蜜少許，煎四分，食後温服。

秦皮散　治小兒風毒赤眼，痛癢濇皺，眵淚羞明。

秦皮　滑石　黄連各等分　湯泡熱洗，日二三次。

黄蘗膏錢氏　用此護眼，可免痘毒入目。

黄蘗一兩　緑豆末二兩　生甘草三兩

右爲細末，以麻油調成膏，用塗耳前、眼角、目下四五遍。若早塗之，痘出必稀。若既患眼，塗之必減。

海藏地黄散《準繩》　治小兒心肝壅熱，目赤腫痛，生赤瞖或白膜遮睛，四邊散漫者，尤易治。若暴遮黑睛者，多致失明，宜速用此方。亦治瘡疹入眼。

熟地黄　當歸　黄連　大黄煨　防風　羌活　生犀末　蟬退　木賊　穀精草　沙苑蒺藜　白蒺藜各一錢　生地　木通　甘草各一錢半　元參五分

世傳地黄丸《薛氏醫案》，下同　治腎虚目睛多白。

右爲細末，每服一字或五分，量兒大小加減，煎羊肝湯食後調下，日三夜一。忌口將息。大人亦治。

鹿茸五錢　澤瀉　茯苓　山茱萸　熟地黄　牡丹皮　牛膝各一兩

右爲末，蜜丸桐子大，每服二十丸，鹽湯下。

世傳蒼朮散　治雀目。

蒼朮四兩，米泔浸切片焙

右爲末，猪肝二兩，批開摻藥在内，用麻繫定，粟米一合，水一碗，砂鍋内煮熟熏眼，候温，臨臥每服三錢，大效。

猪蹄甲散《儒門事親》，下同　治小兒斑瘡入眼。

猪懸蹄甲二兩，安鍋内鹽泥固濟燒焦爲末　蟬殼去土取末　羚羊角鎊爲細末，各一兩

右三味爲末，研入羚羊角細末一分拌勻，每用一字，百日外兒服半錢，三歲已上服三錢，新水或温水調下，日三四服，夜一二服。一年之外則難治。

又方　透耳藥。

朱砂一錢　粉霜八分

右研爲細末，水調少許，用匙杓頭傾一兩點於耳内，後用：

白菊花　菉豆皮　穀精草　夜明沙

右四味爲末，用米泔半碗熬成膏，去滓，入乾柿十餘個，再同熬，每日吃三兩個，仍飲煮乾柿湯。

又方　治小兒斑瘡入眼。

朱砂　腦子　水銀　麝香各等分

右四味研爲細末，用水調滴入耳中。

九味蘆薈丸《醫學準繩六要》，下同　治三焦及肝膽經風熱，目生雲翳；或瘰癧耳内生瘡，寒熱作痛；或肌爍消瘦，發熱作渴，飲食少思，肚腹不調；或肝疳口内生瘡，牙齦潰爛；或牙齒蝕落，頬顋腐爛，食少下部生瘡。

蘆薈五錢　胡黄連　當歸　芍藥　川芎　酒炒膽草　蕪荑各一兩　木香　炙草各五錢

右爲末，茯神打糊丸麻子大，每服五七十丸，滾湯下。

蛤粉散 治小兒瘡痘入目。

穀精草 蛤粉

右爲末，三歲一錢，猪肝一兩，批開，摻藥在内，以竹葉包裹，綫束定，水一盞煮熟，入罐内熏眼，至温取食之。

二粉散 治小兒斑瘡入目。

輕粉五分 粉霜一錢

右研勻，綿裹，如患左睛，塞左耳内，右同之，左右俱患俱塞，眼即開。得瘡亦隨愈。

通頂散《證治準繩》，下同 治眼疼風熱，腫脹作楚。

瓜蒂 藜蘆各一錢 皂角肉半錢 麝香少許，研

右爲細末，研勻，每少許吹入鼻中。

九仙散 解諸目疾，不拘歲月遠近，并宜先服。

柴胡 蒼朮米泔浸，刮去粗皮，剉炒燥，各二兩 赤芍藥 荆芥穗 甘草各六錢半 川芎 麻黄剉去節湯泡濾乾焙 薄荷 連梗各半兩 旋覆花去老梗，三錢

右碎，每服二錢，水一盞，薑二片，葱一根，煎七分，不拘時温服。

三解散 一名寧心湯。主上焦蘊熱傷風，面紅目赤，狂躁氣急，渴欲飲水驚啼煩悶，丹毒口瘡，痰嗽搐掣。

人參去蘆 防風去蘆 天麻 茯神去皮木 鬱金無，以山梔仁代 白附子 大黄各二錢半 赤芍 黄芩 殭蠶各五錢 全蠍十五尾，去毒 枳殼水浸去瓤麩炒，二錢 粉草六錢

右焙爲末，每服半錢至一錢，用薄荷湯，無時調下；或燈心湯。

金波散 治時行赤眼腫痛成瞖，有熱多淚。

黄連一兩 鵬砂 寒水石 大黄各二錢 海螵蛸 銅青各一錢 元明粉二錢五分 全蠍去尖毒，七枚 麝香一字

右除元明粉、麝香，餘七味剉晒爲末，仍入元明粉、麝香乳鉢内，同前藥末杵匀。每用一字至半錢，温湯或涼水調化，澄清去滓，無時頻洗。有風夾蟲作癢，入輕粉取效。仍忌酒葷三五日。

黄連膏　治時行火眼，赤腫濇痛，晝夜煩啼。

淨黄連二錢半

右件細剉，用鷄子一枚取清，瓦盞盛，入黄連和勾，釀一時，見黄色，以絹濾過，成膏。患者仰面卧，令人挑一字許，頻頻點入目内，俟覺口中有苦味，至滿舌上，乃藥之驗也。痘瘡餘毒攻眼眵，多有熱，用之亦驗。

清涼膏　治暴赤火眼腫痛，及血癖作疼發熱。

大黄　淨黄連　黄蘗　赤葛　細辛和葉　薄荷葉　風化朴硝七味，各一兩

右前六味，或晒或焙爲末，臨時入朴硝，乳鉢内同杵勾，每用一錢至二錢，冷水加薑汁調塗太陽，或新汲井水調妙。熱癖以涼米湯水調，搽患處。

辟塵膏　治小兒塵埃入目，揩成腫熱作痛，啼哭不已。

油煙細墨新汲井水濃磨，入元明粉半錢，和勻爲膏

右用筆點目内，三五次即效。仍忌飲酒一晝宵。

速效飲　治長成小兒，因他物或跌著觸損，兩目血脹腫痛。

荆芥穗　薄荷葉微炒　草決明微炒，各一兩　甘草三錢，生用

右爲粗末，和半生半炒芝蔴等分，抄二錢，掌中盛乾嚼之，味盡吐去滓，如此法投三五次，即效。

菊睛丸《局方》　治脾腎不足，眼花昏暗。

枸杞子　蓯蓉酒浸炒　巴戟去心，各一兩　甘菊花四兩

右爲末，蜜丸梧子大，每服十丸，空心白湯化下。

復明散《證治準繩》，下同　治小兒每至日暮即不見物，乃雀目也。

蒼朮米泔浸，刮去皮，剉焙乾，二兩　穀精草一兩　地膚子　決明子　黄芩各半兩

右件搗羅爲細末，每服一錢，水八分，入荊芥少許，煎五分，去滓温服，食後。

山茱萸丸　治小兒眼白多屬虛。

山茱萸二兩　熟地黄　丹皮　牛膝　茯苓　澤瀉各一兩　鹿茸半兩

右爲末，煉蜜丸如梧子大，食後鹽湯下二十丸。

龍膽飲子　治疳眼流膿，生疳瞖，濕熱爲病，神效，不治寒熱爲病者。

蛤粉　穀精草各半兩　羌活　草龍膽各三錢　麻黄二錢半　黄芩炒　升麻各二錢　鬱金　蛇蜕皮各五錢　甘草炙，半錢

右爲細末，每服二錢，食後茶清調下。

丹車丸丹溪　治小兒目瞏，目赤多淚，用瓜蔕散加鬱金，吐後服此丸。

生大黄二兩　甘遂　大戟　芫花　青皮　陳皮各一兩　牽牛頭末四兩　木香半兩

右爲末，水丸如梧子大，每服六七十丸，白湯下，隨證加減。

井泉石散張渙　治眼疳邪熱，攻於眼目，漸生障瞖，致損睛瞳。

井泉石一兩　石決明　甘菊花　夜明沙微炒　黄連去鬚　晚蠶沙微炒，各半兩

右件搗羅爲細末，每服一錢，用米泔一盞，入生猪肝少許煎五分，肝爛爲度，放温時時服，乳食後。

真珠膏《證治準繩》，下同　專治眼病久不瘥，昏不見物。

真珠末細研　甘菊花爲末　香豉炒黄爲末　井泉石細研，各二錢半

右拌匀，白蜜一合，鯉魚膽一枚，同藥慢火熬成膏，入好龍腦一錢，同拌匀，每用少許，時時點眼中。

牛黄膏　治小兒雙目通睛。

牛黄一錢　犀角末二錢　甘草一分二釐　金銀箔各五片

右爲末，煉蜜丸菉豆大，每服七丸，薄荷湯下。

貼顖通關膏《奇效良方》　治小兒被乳母鼻息吹著兒顖，令兒鼻塞，不能吮乳。

荆芥一兩　香附炒　白直殭蠶各七錢半　皂角二錢五分　川芎一兩七錢半　細辛五錢

右爲細末，用葱白研爛，入前藥末研匀，捻作餅，貼顖門上。

黄芩湯《嬰童百問》，下同　治下痢而頭痛胷滿，口苦咽乾，或往來寒熱而嘔，其脈浮大而弦者。專治協熱而利。

黄芩一兩半　芍藥一兩　甘草炙，半兩

右㕮咀，每服三錢，棗子一箇，水一盞，煎七分，去滓温服。嘔者加半夏一兩二錢，生薑三片。

薄荷湯　治乳下嬰兒鼻塞不通，及治夾驚傷寒。

薄荷葉半兩　羌活　全蠍　甘草　麻黄去節　殭蠶炒去絲嘴　天竺黄　白附子各一錢半

右爲末，薄荷湯下。熱極生風，加竹瀝少許，與服。一方有柴胡、苔芎、桔梗、茯苓，無全蠍、殭蠶、天竺黄、白附子。

消風散　治諸風上攻，頭目昏痛，項背拘急，肢體煩疼，肌肉蠕動，目眩旋暈，耳作蟬鳴，眼濇好睡，鼻塞多嚏，皮膚頑麻，瘙瘖癮疹，小兒虚風，目濇昏困。

白茯苓　川芎藭　羌活　荆芥穗　防風　藿香葉　白殭蠶炒　蟬蜕去土　甘草炙　厚朴薑炒　陳皮去白，各一兩

右爲細末，每服半錢，茶清調下，薄荷湯亦可。急慢驚風，乳香、荆芥湯調下。或加雄黄，名雄黄散。

通關散　治小兒鼻塞，驚風搐搦，關竅不通，皆由痰塞中脘，留滯百節所致。痰之所以潮塞者，氣實使之。

南星炮，一錢　麝香一字　皂角略燒存性，二錢　赤蜈蚣炙，一條　直殭蠶炒去絲嘴，一錢

右爲末，以手點薑汁蘸藥少許，擦牙，或用物引滴入藥二三點，涎出自開。鼻塞調敷兒顖。

辛夷膏張涣　治鼻塞。

辛夷葉一兩，洗焙乾　細辛　木通　香白芷　木香各半兩，爲細末　杏仁一分，泡去皮尖研

右件用羊髓猪脂各一兩，同諸藥相和，於石器中慢熬成膏，赤黄色，放冷入龍腦、麝香各一錢，拌匀，每

用少許塗鼻中。若乳下嬰兒，乳母吹著兒顖鼻塞者，只塗顖上。

葱涎膏吉氏 治兒生三五日，鼻塞氣急，飲乳之時，啼叫不止。

葱叶 猪牙皂角爲末去皮，各七條

右爛研同皂角末成膏，貼顖門上，瘥。

犀角地黄湯《證治準繩》 治鼻衄。

犀角末 牡丹皮各一兩 生乾地黄八錢 赤芍藥七錢

右，每服一二錢，水煎服。

地黄散楊氏方 治榮中有熱，肺壅鼻衄。

生地黄 赤芍藥 當歸身 川芎各等分

右，每服二三錢，水煎熟，入蒲黄少許。春夏衄，入地黄汁、蒲黄各少許。秋冬衄，用車前子汁少許。

六君子湯《薛氏醫案》，下同 治小兒鼻衄。

人參 白朮 茯苓 陳皮 半夏 甘草各等分

右爲末，每服二錢，薑棗水煎。

四物湯 治小兒顱解，鼻衄，頞間色赤。

當歸 川芎 芍藥 山梔 熟地黄各一錢

右，水煎服。

五淋散 治證同上。

赤茯 赤芍藥各五分 山梔炒 當歸各三分 甘草二分

右用燈心十根，水煎服。

黄芪芍藥湯 治衄多歲，面黄眼濇，多眵手麻。

黄芪三兩　甘草炙　升麻　葛根　羌活半兩　芍藥炒黄，各一兩

右，每三錢，水煎服。薛己曰：按此手足太陰陽明藥也，然血虚久則陽亦虚矣，故血不足則麻木。陰虚火動，變證百出，實非風也。此升陽滋陰例。

麥門冬飲子　治小兒脣色白，鼻衄久不愈。

五味子十粒　麥門冬去心　黄芪各一錢　當歸身　人參　生地黄各五分

右，水煎服。

木通散《聖惠方》　治小兒腦熱無涕，口乾心躁，眠卧不安。

木通剉　麥門冬去心焙　川升麻各半兩　知母　杏仁湯浸去皮尖雙仁，麩炒微黄　犀角　炙甘草微赤剉，各一分　梔子仁三枚

右件藥搗羅爲粗散，每服一錢，以水一小盞，煎至五分，去滓，不計時候，量兒大小加減温服。

犀角升麻散張涣方　治腦熱，肺壅，鼻乾病。

犀角屑一兩　川升麻　馬牙硝　川黄連　朱砂研飛，各半兩　牛黄　龍腦各一分，細研

右件搗羅爲細末，每服半錢，温蜜湯調下，乳後服。

麥門冬丸萬全方　治小兒心肺壅熱，腦乾無涕，時有煩躁。

麥門冬去心焙，一兩　龍腦細研，半分　甘草炙　牛黄研入，各一分　黄連　赤茯苓　犀角屑　粉霜　朱砂　馬牙硝以上俱各研　子芩　生乾地黄各半兩

右件搗羅爲末，研勻，每服半錢，以温湯調下。

龍腦散《聖惠方》　治小兒鼻齆，不聞香臭。

龍腦半錢，細研　瓜蒂十四枚　赤小豆三十粒　黄連三大莖，去鬚

右件藥，搗細羅爲散，入龍腦研令勻，每夜臨卧時，以菉豆許吹入鼻中，每用有少許清水出爲效。

清肺膏張涣方　治齆鼻病。

瓜蒂半兩　附子一枚，去皮臍　赤小豆　細辛　甘草各一分

右藥擣羅爲細末，入龍腦一錢，研勻，煉蜜和丸，綿裹内鼻中，隨鼻之大小。右二方：前一方有熱者宜之，後一方有寒者宜之。

通辛散千金方　治小兒鼻塞生息肉。

通草　細辛各一兩

右二味，擣末取藥如豆，著綿纏，内鼻中，日二。

又方《千金翼》，下同　治鼻中息肉，鼻中不得喘息。

取細辛以口濕之，屈頭内鼻中，傍内四畔多著，日十易之。滿二十日外，以葶藶一兩，松羅半兩，二味擣篩，以綿薄裹如棗核大，内鼻中，日五六易之。滿二十日外，以吳白礬上上者二兩，瓦坯裹相合，令置窑中燒之，待瓦熟取，擣篩，以面脂和，如棗核大，内鼻中，日五六易，盡更和，不得頓和，二十日外乃瘥。慎行作勞及熱食、及蒜麵百日。

又　治齆鼻有息肉，不聞香臭。

瓜蒂　細辛各半兩

右二味爲散，絮裹豆大，塞鼻中，須臾即通。

雄黃散丹溪　治小兒赤鼻。

雄黃　黄丹各等分

右用無根水調敷，或用菖蒲半葉，酒蒸爲末，調服，解食毒。無根水者，天落雨水，用碗盛之者是也。

菊花散張渙方　治鼻塞多涕等病。

甘菊　防風　前胡各一兩　甘草一分　細辛　桂心各半兩

右擣羅爲細末，每服半錢，研入乳香少許，煎荆芥湯調下，乳後。

菊花散聖惠方　治小兒腦户傷於風冷，鼻内多涕，精神昏悶。

甘菊花　白朮　細辛　白茯苓　甘草炙　防風　人參各一分

右件藥擣粗羅爲散，每服一錢，以水一小盞，入生薑少許，煎至五分，去滓，不計時候，量兒大小，以意分減温服。

芎藭散《萬全方》　治同上。

芎藭半兩　甘菊　白朮　防風　人參　細辛　白茯　甘草炙，各一分

右件藥擣羅爲散，每服一錢，以水一盞，生薑少許，煎至五分，去滓温服。

古今圖書集成醫部全録卷四百十四

小兒頭面耳目鼻病門

單方

治小兒解顱：熬蛇蜕皮末，和猪頰車中髓，敷頂上，日三四度。《千金方》，下同

又：用猪牙頰車髓，煎熬敷顖上瘥。

治小兒腦長解顱不合，羸瘦色黄，至四五歲不能行：用半夏、生薑、芎藭各一升，細辛三兩，桂心一尺，烏頭十枚㕮咀，以醇苦酒五升漬之，晬時煮三沸，絞去滓以綿一片浸藥中，適寒温以熨顖上，冷更温，復熨如前，朝夕各三四熨乃止，二十日可愈。

治小兒解顱：用生蟹足、白蘞各半兩，搗末，以乳汁和敷顱上，立愈。

治小兒解顱：以細辛、桂心各半兩，乾薑十八銖爲末，以乳汁和敷顱上，乾復敷之，兒面赤即愈。一方用薑汁和敷顱上。

治小兒顖開不合：用防風一兩，柏子仁、白芨各一兩，爲末，以乳和敷顖上，日一，十日知，二十日愈。

小兒解顱，顖開不合鼻塞者：天南星炮去皮爲末，淡酢調緋帛上貼顖門，炙手頻熨之，立效。《小兒直訣》

小兒解顱：黄狗頭骨炙爲末，鷄子白和塗之。《楊氏直指》

小兒解顱：以丹雄鷄冠上血滴之，隨以赤芍藥末粉之，甚良。《普濟方》

小兒顖腫軟：以青黛冷水調敷之，及兼服化毒丹。《證治準繩》

小兒顖門生下即腫者：黄蘗末水調貼足心。《普濟方》

小兒顖陷，因臟腑壅塞，血氣不榮：用烏鷄骨一兩酥炙黄，生地黄焙二兩爲末，每服半錢，米飲調下。《聖惠方》

小兒顖陷乃冷也，水調半夏末塗足心。《本草綱目》

小兒顖陷：綿烏頭、附子幷生去皮臍二錢，雄黄八分爲末，葱根搗和作餅，貼陷處。《全幼心鑑》

小兒顖陷：以天靈蓋炙令黄，搗羅爲末，以生油塗之。《證治準繩》

小兒頂軟，因風虚者：蛇含石一塊煅七次，醋淬七次，研鬱金等分爲末，麝香少許，白米飯丸龍眼大，每服一丸，薄荷湯化服，一日一服。《活幼全書》

小兒頂軟：乃肝腎虚，風邪襲入，用附子去皮臍，天南星各二錢爲末，薑汁調攤，貼天柱骨，内服瀉青丸。《全幼心鑑》

治小兒頭面瘡疥：用麻子五升爲末，以水和絞取汁，與蜜和敷之，若有白犬膽敷之，大佳。《千金方》，下同

治小兒頭上惡毒腫痤癤諸瘡：用男子屎尖燒灰，和臘月猪脂，先以酢泔洗拭清淨，乾敷之。

治三日小兒頭面瘡起，身體大熱：用升麻、柴胡、石膏各六銖，甘草、當歸各十二銖，大黄、黄芩各十八銖，㕮咀，以水四升煮取二升，分服，日三夜一，量兒大小用之。

治小兒身體頭面悉生瘡：用榆白皮隨多少曝令燥，下篩酢和塗綿，以敷瘡上，蟲自出。亦可以猪脂和塗之。

小兒頭瘡，及浸淫黄爛熱瘡，疥疽陰蝕：用益母草、天麻草切五升，以水一斗半，煮一斗，分數次洗之以殺癢。

治小兒頭瘡禿瘡，經年不瘥：取屋梁上塵土末，和油瓶下滓，以皂莢湯洗敷之。

又：取大蟲脂敷之，亦治白禿。

又：髮中生瘡頂白者，皆以熊白敷之。

治小兒頭瘡：用胡粉一兩，黄連二兩，二味爲末，去痂拭乾敷之，即瘥；更發，如前敷之。

又：取胡粉、連翹各一兩，水銀半兩，以水煎連翹，内胡粉、水銀和調敷之。

又：用白松脂、胡粉各二兩，水銀一兩，猪脂四兩，合煎去滓，内水銀粉調敷之。大人患同。

小兒肥瘡：用龍骨一錢，火飛府丹一錢，火飛搽麵粉五錢，火煨陳石灰一兩，黄香三錢，海螵蛸二錢，共爲末乾摻妙。《醫貫奇方》，下同

又頭瘡流膿：用松香、五倍子、枯礬、府丹各等分爲末，洗淨搽之。

小兒頭瘡：杏仁燒研敷之。《事林廣記》，下同

小兒頭瘡：熟鷄子黄炒令油出，以麻油膩粉搽之。

小兒頭瘡：兎絲苗煮湯頻洗之。《子母秘録》

小兒頭瘡：草鞋鼻子燒灰，香油調敷之。《聖濟録》，下同

小兒頭瘡，烏梅燒末，生油調塗之。

小兒頭瘡：以馬骨燒灰和酢調敷之。《孟詵》

小兒頭瘡，面瘡，月蝕：幷用蛇蜕燒灰，臘猪脂和敷之。《肘後方》

小兒頭瘡，因傷濕入水成毒，膿汁不止：用紅麯嚼罨之，甚效。《百一選方》

小兒頭瘡：鏡面草自乾爲末，和輕粉麻油敷之，立效。《楊氏家藏方》

小兒頭瘡，粘肥及白秃：用皂角燒黑爲末，去痂敷之，不過三次即愈。鄧筆峯《衛生雜典》

小兒頭瘡：以葱汁調膩粉塗之。《集簡方》

小兒頭瘡：以黄泥裹豉煨熟取研，以純菜油調敷之。《勝金方》

小兒頭瘡：吴茱萸炒焦爲末，入水粉少許，猪脂酢調塗之。《聖惠方》，下同

小兒頭瘡：枳實燒灰猪脂調塗。

小兒頭瘡：龜甲燒灰敷之。

小兒頭瘡：樹上乾桃燒研，入膩粉麻油調搽。

小兒頭瘡：用皮鞋底洗淨煮爛，洗淨瘡敷之。

又：用舊皮鞋面燒灰，入輕粉少許，生油調敷。

小兒胎癬，及頭生瘡，手爬即延生，謂之胎癬。先以葱鹽湯洗淨，用桑樹木蛀屑燒存性，入輕粉等分，油和敷之。

小兒腦疳，鼻癢，毛髮作穗，黄瘦：用鯽魚膽汁滴鼻中三五日，甚效。

小兒頭瘡，晝開出膿，夜即復合：用鯽魚長四寸一枚去腸，大附子一枚去皮研末，填入，炙焦研傅，搗蒜封之，效。

小兒頭瘡：田螺殼燒存性，清油調摻之。

小兒頭瘡：蠶蛻紙燒存性，入輕粉少許，麻油調敷。

小兒頭瘡：水磨檳榔曬取粉，和生油塗之。

小兒頭面諸瘡：用芝麻生嚼敷之。《普濟方》，下同

小兒頭瘡：糯米飯燒灰，入輕粉清油調敷。

小兒頭瘡：黑豆炒存性研，水調敷之。

治小兒癩頭併身癩等證：以松皮燒灰、白膠香、枯礬、大黄、黄蘗，油調敷患處。

小兒頭瘡：野外久乾牛屎不壞者燒灰，入輕粉麻油調搽。

小兒頭瘡：用羊糞煎湯洗淨，仍以羊屎燒灰同屋懸煤，清油調塗。

小兒頭瘡：猪髑骨中髓，和膩粉成劑，火中煨香研末，先温鹽水洗淨敷之。亦治肥瘡出汁。

小兒頭瘡：用猪腰子一個，批開去心膜，入五倍子輕粉末等分在内，以砂糖和麵固劑，炭火炙焦爲末，清油調塗。《經驗良方》，下同

小兒頭瘡浸濕，名胎風瘡。古松上自有赤厚皮，入豆豉少許，瓦上炒存性，研末，入輕粉香油調塗之。

嬰兒胎瘡滿頭：用水邊烏臼樹根晒研，入雄黃末少許，生油調搽。《藥性論》

小兒頭瘡：蓼子爲末，蜜和鷄子白同塗之，蟲出不作痕。《本草綱目》

小兒頭瘡出膿水：用鮑魚以麻油煎熟，取油頻塗。

治小兒頭瘡：以大笋殼燒灰，量瘡大小，用灰調生油敷，又加膩粉佳。《證治準繩》，下同

治小兒頭生諸瘡：燒鷄卵殼和猪脂敷之。

治鱔攻頭：以敗龜板酥炙爲末，用飛麵少許和油塗頂上，留孔出毒，不可調太柔。

小兒頭瘡久不愈：胡桃仁皮燈上燒存性，碗蓋出火毒，入輕粉少許，生油調塗一二次，愈。《衛生總微》，下同

小兒頭瘡：絳礬一兩，淡豉一兩，炒黑膩粉二錢研勻，以桑灰湯洗淨摻之，良。

治小兒秃頭瘡：取雄鷄屎、陳醬汁，苦酒和，以洗瘡了敷之。《千金方》，下同

又：用芫花，臘月猪脂和如泥，洗去痂敷之，日一度。一方用治白秃。

治小兒頭秃瘡：葶藶子細末先洗敷之。

又：用不中水蕪菁葉燒作灰，和猪脂敷之。

治小兒頭秃瘡：無髮苦癢，用野葛末、猪脂、羊脂各一兩，三味合煎，令消待冷以敷之，不過三上愈。

治少小秃瘡頭不生髮：用楸葉擣取汁，敷頭立生。

小兒秃瘡：燒鯽魚灰，以醬汁和敷之。

小兒頭秃：蔓菁子末和酢敷之，一日三上。

小兒赤秃：桑椹取汁頻服。

小兒秃瘡：大蜈蚣一條，鹽一分，入油內浸七日，取油搽之，極效。《海上方》

小兒白秃：黑葚入罌中曝三七日，化爲水，洗之三七日，神效。《聖濟總録》，下同

小兒秃瘡：以鹽湯洗淨，蒲葦灰敷之。

小兒秃瘡：冷泔洗淨，以羊角葱搗如泥，入蜜和塗之，神效。

小兒白秃：用瓠藤同裹鹽，荷葉濃煎，洗三五次，愈。

小兒秃瘡：黄蜀葵花、大黄、黄芩等分爲末，米泔洗淨，香油調搽。《普濟方》，下同

小兒白秃：用虎骨末油調塗之。

小兒白秃：用鼠屎瓦煅存性，同輕粉麻油塗之，即愈。《百一方》

小兒秃瘡：用黑羊糞爲末，猪膽調搽。《身經通考》方

小兒秃瘡：白頭翁根搗敷一宿，已作瘡者，半月愈。《肘後方》

小兒白秃：馬齒莧煎膏塗之，或燒灰猪脂和塗。《聖惠方》，下同

治小兒赤秃：以赤馬皮，白馬蹄燒灰，和臘猪脂敷之，良。一方無赤馬皮。

小兒白秃：紫草煎汁塗之。

小兒秃瘡：韶腦一錢，花椒二錢，脂麻二兩爲末，以退猪湯洗後搽之。《簡便方》，下同

小兒秃瘡：用松香五錢，猪油一兩熬搽，一日數次，數日即愈。

又：用瀝青二兩，黄蠟一兩半，銅緑一錢半，麻油一兩半，文武火熬收，每攤貼之，神效。《衛生寶鑑》

治小兒秃瘡：羊糞熬湯，洗去痂，用屋懸煤炒羅爲末，以麻油塗瘡上。《儒門事親》，下同

小兒白秃瘡者，俗呼爲鷄糞秃者是也。可用甜瓜蔓龍頭，不拘多少，河水浸之一宿，以沙鍋熬極苦汁濾去瓜蔓，以文武慢火熬成，如稀餳狀，盛於磁器中。可先剃頭，去盡瘡痂，死血出盡，河水洗淨，却用熬下瓜蔓膏子一小盞，加半夏末二錢，生薑自然汁一二匙，狗膽一枚同調，不過三兩上，立可。大忌鷄、猪、魚、兎、動氣發熱之物。

小兒白秃，頭上團團白色：以蒜切口，日日揩之。《子母秘録》，下同

小兒白秃：牛屎厚封之。

小兒白秃：大豆髑髏骨各燒灰等分，以臘猪脂和塗。《姚僧坦集驗方》
小兒秃瘡：酢和榆白皮末塗之，蟲當出。《産乳方》
小兒白秃：猪蹄甲七個，每個入白礬一塊，棗兒一個燒存性研末，入輕粉麻油調搽，不過五上即愈。《本草綱目》，下同
小兒臘梨頭瘡：取慈竹内蠹蟲搗，和牛溺塗之。
又：用鯽魚去腸，入皂礬燒研搽。
又：用大鯽去腸，入亂髮填滿燒研，入雄黄末二錢，先以虀水洗拭，生油調搽。危氏方
治小兒白秃乾殼不出汁：以鷄子七枚去白皮，銅器中熬，和油塗之。《衛生總微》，下同
又：以陳香薷煎濃汁少許，同脂和胡粉敷之。
又：以鷄窠中草，和白頭翁花一處燒灰研細，用臘月猪脂和勻，先用酢泔洗瘡，後傅之。
又：以椿、楸、桃三般葉心，取汁傅之，大效。
又：以人屎燒灰末，用臘月猪脂和傅。
又：以虎脂消令凝塗之，日三四次。
又：以酢少許，和淨水洗去瘡痂，再以溫水洗之，挹乾，用百草霜入輕粉研細，用少許生油調塗。
又：以兎絲煎湯洗之，以竹葉燒灰研細，猪脂和塗。
又：以黑豆炒煙盡杵爲末，入膩粉研細，生油調塗。
治久癩頭：以黄連細末傅之。《證治準繩》，下同
治久癩頭：以苦參丸食後服之，外用苦參末，油傅之，二月愈。
又：以燒紅炭，焠長流水令熱洗之，仍用芫荽子煎猪脂去滓，用脂傅患處。
又：以胡荽子、伏龍肝、懸龍尾、黄連、白礬爲末，油調傅之。
又：以臘月馬脂油搽患處，極效。

治小兒頭上軟癤：以青濇柿子連皮薄切，焙乾杵爲細末，每用時，先以温湯洗，捻去其膿血，用藥少許，入輕粉三分之一拌勻，以薄薄牛皮膠水調成膏，攤熟帛子上貼之。《衛生總微》，下同

又：以炒芝麻就銚子中乘熱取起，嚼爛敷之。

又：以生油餅劑子一个，捻薄，留一竅於癤上皺，來日膿自出便效，屢驗。

又：以兎毛皮不拘多少，燒灰研細，入膩粉少許，用油調塗。

又：用枳殼去穰，周圍用糊合於瘡上，去膿生肌，屢驗極效。

治小兒濕癬：用枸杞根搗作末，和臘月猪脂傅之。《千金方》，下同

又：以桃青皮搗末和酢敷之，日二。

又：煎馬尿以洗之。

又：揩破以牛鼻津傅之。

又：燒狗屎灰和猪脂塗之。

治小兒癬雜瘡：白膠香、黄蘗、輕粉爲細末，羊骨髓調塗癬上。《儒門事親》

治鬼舐頭：以兒糞臘猪脂和傅。《證治準繩》，下同

又：以臘月猪屎燒灰爲末，猪脂和傅。

治頭皮虚腫，如蒸餅裹水狀：以口嚼麵傅之。《衛生總微》

治小兒頭禿不生髮，若癢，取蔓菁子搗爲末，以猪脂調塗於禿處，佳。《聖惠方》

小兒髮遲：陳香薷二兩，水一盞，煎汁三分，入猪脂半兩和勻，日日塗之。《永類鈐方》

小兒髮黄：用臘月猪脂和羊屎灰蒲灰等分傅之，三日一傅，取黑止。《千金翼》，下同

治髮禿不生：先以酢泔清洗禿處，以生布揩令火熱，臘月猪脂并細研生鐵，煎三沸塗之，日三遍。

又：以酢汁煎大豆爛，去豆煎令稠，塗髮即生。《證治準繩》，下同

又：用貫衆燒灰細研，油調傅。

又：用麻子一升熬黑，壓取脂，傅頭上良。

又：用甑氣水主長毛髮，以物於炊飯時承取沐頭，令其髮長密黑潤，不能多得，朝朝梳小兒頭，漸漸覺有益好。《本草綱目》

又：用鴈脂塗之。《證治準繩》，下同

又：以熊白塗之。

又：以羊屎燒灰淋汁，用豉汁洗之，三日一次，不過七次即生。《衛生總微》，下同

又治血熱髮薄不生：以桃柳煎湯，入猪膽汁和抹，頭髮自生。

小兒奶疽生面上：用楓香爲膏攤貼之。《活幼全書》

小兒面瘡焮赤腫痛：地榆八兩，水一斗煎五升，温洗之。《衛生總微》，下同

治小兒面上生瘡如火燒：以赤薜荔葉杵末，生油調傅。一名山喬麥。

又：以黄粱米一升杵末，蜜水和傅，以瘥爲度。

治面上生瘡出膿汁：以蛇蜕皮炙焦爲末，和猪脂傅上。

治面瘡出黄水：以鯽魚頭燒灰研末，和醬清汁傅上，一日易。

治面上生諸般瘡，以兎絲湯洗之。

又：以大麥燒存性爲末，生油膩粉調塗，神效。大麥只炒焦黑亦得。

治小兒面湮瘡，俗云鍊銀瘡者，是母受胎之日，食酸辣及邪味過度，多生此瘡。百藥煎五錢，生白礬二錢爲細末，小油調，旋搽之，神效。《外科精義》

小兒諸疳遍身，或面上生瘡，爛成孔臼，如大人楊梅瘡：用蒸糯米時甑蓬四邊滴下氣水，以盤承取，掃瘡上，不數日即效，神妙。《集簡方》

小兒眉瘡：黑驢屎燒灰研，油調塗，立效。《聖惠方》

小兒眉瘡：猪頸骨髓六七枚，白膠香二錢，同入銅器熬稠，待冷爲末，麻油調塗。《本草綱目》，下同

小兒眉瘡：小麥麩炒黑研末，酒調傅之。

小兒眉癬：用旋覆花、天麻苗、防風等分爲末，洗淨，以油調塗之。《衛生總微》

小兒聤耳：以桑木上露，蜂房炙黄杵末，温酒調下半錢。《本草綱目》，下同

又：以蚯蚓糞研細吹耳中，極效。

耳上生瘡：以鷄子白傅之。

小兒耳出膿：用天鵝油調草烏末，入龍腦少許，和傅立效；無則以鴈油代之。《通元論》

月蝕耳瘡：望夜取兎屎納蝦膜腹中，同燒爲末傅之。《肘後方》

小兒耳瘡月蝕：胡粉和土塗之。《子母秘録》，下同

小兒月蝕生于耳後，黄連末敷之。

小兒耳疳生於耳後，腎疳也。地骨皮一味煎湯洗之，仍以香油調末搽之。《蓼州閒録》

小兒月蝕：薔薇根四兩，地榆二錢爲末，先以鹽湯洗過傅之。《全幼心鑑》

小兒耳爛：輕粉棗子灰等分，研油調傅。《摘元方》

治小兒聤耳：末石硫黄，以粉吹耳中，日一夜一。《千金方》，下同

治小兒耳瘡：燒馬骨灰傅之。

又：燒鷄屎白，竹筒吹入耳中。

小兒聤耳：硫黄和蠟作挺插之，日二易。

小兒耳瘡：屠几上垢傅之。

小兒聤耳：桃仁炒研綿裹，日日塞之。

小兒耳聾：以巴豆一粒蠟裹，針令通透，塞耳中。《衛生總微》，下同

又：以猫兒捉住老鼠奪之，取其鼠膽汁，灌病耳中。一云只以鼠膽用之亦可。

又：以地龍一條，鹽少許，俱貯葱筒中，時動摇則化爲水，用點耳中。

又：以米酢一碗，用鐵一塊彈子大，燒赤投酢中，令耳就上，使氣熏入耳中，即效，一二三日可治。

又：以葱白於灰火中煨令熱，將葱白頭内耳中，一日三易。

又：以芥菜子杵爛，入人乳汁和綿裹，内耳中，一日一易。

治沉聽新聾：以荆子中蚛蟲白粉和油滴耳中。

治久聾：以驢脂和生椒杵爛作丸，綿裹塞耳中。

又：以醇酢微火煎附子至軟，削令尖，塞耳中。

治耳中鳴痛：以乾百合爲末，温水調下一錢，乳後服。

又：以柳樹蚛蟲糞，水化取汁，調白礬末少許滴耳中，妙。

又：以鹽二三升蒸熱包裹，以耳枕之，冷即易。亦治耳洪洪聲。

治小兒耳鳴如流水，如風聲：以生烏頭才擨得，乘濕削如棗核，塞耳中，旦用夜易，夜用旦易，不過三日愈。

及治耳癢。無即用乾者。

治耳中常鳴：以生地黄截塞病耳，數數易之，或以紙裹微煨用。

治耳中腫或自瘡：以白礬燒灰研細，每用少許，以葦筒吹耳中，日三四次；或以綿裹塞耳中。生瘡者用胡桃油調著耳内。

治小兒聤耳膿汁出：以硫黄細研，每用少許摻入耳中，日一次，夜一次。

又：以白礬麝香研勻，少少摻入耳。

治小兒疣目：以針及小刀子決目四面，令血出，取患瘡人瘡中汁黄膿敷之，莫近水，三日即膿潰，根動自

脱落。《千金方》

小兒雀盲，至晚忽不見物：用羯羊肝一具，不用水洗，竹刀剖開，入穀精草一撮，瓦罐煮熟，日食之屢效。忌鐵器。如不肯食，炙熟擣作丸，菉豆大，每服三十丸，茶下。《衛生家寶》方

小兒腦熱好閉目，或太陽痛，或目赤腫：川芎藭、薄荷、朴硝各二錢爲末，以少許吹鼻中。《全幼心鑑》，下同

小兒赤眼：水調黄連末貼足心，甚妙。

小兒目瞖，或來或去，漸大侵睛：雪白鹽少許，燈心蘸點日三五次，不痛不礙，屢用有效。《活幼口議》

小兒麩瞖未堅，不可亂藥，宜以珊瑚研如粉，日少少點之，三日愈。《錢相公篋中方》

小兒腦熱，常欲閉目：大黄一分，水三合，浸一夜，一歲兒服半合，餘者塗頂上，乾即再上。《姚和衆至寶方》

嬰兒赤目：茶調胡黄連末，塗手足心即愈。《濟急仙方》

嬰兒赤目在蓐内者：人乳浸黄蘗汁點之。《小品方》

小兒疣目：鷄肫黄皮擦之自落。《集要方》

嬰兒目濇，月内目閉不開，或腫羞明，或出血者，名慢肝風。用甘草一截，以猪膽汁爲末，每用米泔調少許灌之。

小兒雀目：仙靈脾根、晚蠶蛾各半兩，炙甘草、射干各二錢半爲末，用羊肝一枚切開，摻藥二錢紮定，以黑豆一合，米泔一盞煮熟，分二次食，以汁送之。《普濟方》，下同

小兒雀目：牽牛子末每以一錢用羊肝一片，同麵作角子二個炙熟食，米飲下。

小兒目瞖：嫩楸葉三兩擣爛，紙包泥裹，燒乾去泥，入水少許，絞汁，銅器慢熬如稀餳，瓷合收之，每旦點小兒赤眼，羊肝切薄片，井水浸貼。

治小兒胎赤眼，風赤眼：用小兒吐出蛔蟲二條，磁盒盛之，紙封埋濕地，五日取出化爲水，磁瓶收，每日以銅箸點之。

治小兒雀盲：以蒼朮二錢，米泔浸切片，焙爲末，猪肝二兩批開，摻藥在内，用麻繫定，粟米一合，水一碗，砂鍋内煮熟，熏眼候温，臨臥每服三錢，大效。《世傳方》

治雀盲：不計時用蒼朮一兩，每服一錢效。《聖惠方》

小兒雀目：夜明砂炒研，猪膽汁和丸，菉豆大，每米飲下五丸。一方加黄芩等分爲末，米泔煮猪肝取汁，調服半錢。《本草綱目》，下同

小兒雀目：用雀頭上血頻點之。

小兒雀目：取牛肝生食之。

一用烏牛膽點之。

小兒疳眼：用生鷄肝一具，不拘大小雌雄；二三歲者只用半具，外去衣，内去筋膜，研細如麵，入疳積散若干，調極勻，加好熟白酒，厚薄相和，隔湯頓温熱，空心通口服，用甜麯酒，少加熟白酒亦佳。服至眼開瞖散方止。《證治準繩》

小兒目睛上生白膜：以白礬一分，水四合，於熱銅器中煎取半合，下白蜜調之，用綿濾過，每用芥子許點之，日三。《衛生總微》，下同

瞖膜厚重：以猪膽白皮曝乾，合作小繩，如粗釵股大，燒作灰，放冷研細，點瞖上三五度，瘥。

治目盲：以猪膽一枚取汁，微火上煎之，可圓如黍米大或芥心大，每用一丸，内眼中，食後。

治睛盲神法：於正月八日，二月八日，三月六日，四月四日，五月五日，六月二日，七月七日，八月二十日，九月十二日，十一月二十日，十二月晦日，每遇上件神日，用桑柴灰一合煎湯，於磁器内澄令極清，稍熱洗之，如覺冷即重湯煮令得所，不住手沃之。如法用之，視物如鷹鶻，真有神效。

治雀目：以黄蠟不拘多少，器内熔成汁，取下，入蛤粉相和得所，團成毬子。每用以刀子切下一二錢許，以猪肝一二兩批開，摻藥在内，麻縷札，水一碗銚内煮熟，乘熱氣熏眼，至温時并肝食之，神效，日二服。

又：以豆豉於新瓦上炒令黄色，入雄黄半兩，同研爲細末。每用藥一錢，豮猪肝一片批開，摻藥裹合，陳米飲煮熟與食之。

又：以石膏爲細末，每用一錢，猪肝一片薄批，摻藥在中，麻縷纏定，入砂瓶中煮熟，切作塊子與食。此方治諸藥不效者，服之如神。

小兒瘄眼：以烏鰂魚骨、牡蠣各等分，研爲細末，糊丸皂子大，每用一丸，用猪肝一葉同藥入清米泔，煮至肝熟爲度，和肝食汁送下。

治悮飛麥芒入目不出者：用新布覆目上，持蠐螬於布上摩之，其芒出著布上，甚良。

治諸物入眼，眯之不出者：用好墨清水研汁，銅箸點之即出。

治悮被諸物衝觸傷目：以牛尿點之，日二，仍避其風，雖黑睛破損亦愈。

治眼赤腫痛：取嫩槐芽或嫩葉煎湯，放温洗之，白睛如血淚多者，最宜用。

洗赤毒眼：以細朴硝沸湯浸，澄去滓，乘熱洗之。

小兒初生目閉：熊膽少許，煎洗七八次愈。《幼幼近編》

小兒鼻塞，生息肉：用通草、細辛各一兩，二味擣末，取藥如豆著綿纏頭内鼻中，日二。《千金方》，下同

治小兒鼻塞不通，濁涕流出：杏仁半兩，蜀椒、附子、細辛各六銖，四味㕮咀，以酢五合漬藥一宿，明日以猪脂五合，煮令附子色黄，膏成，去滓了，更以塗絮導鼻孔中，日再，兼摩頂。

小兒鼻瘄赤爛：蘭香葉燒灰二錢，銅青五分，輕粉二字，日敷三次。錢乙小兒方

小兒鼻蝕：用熊膽半分，湯化抹之。《聖惠方》，下同

小兒鼻塞頭熱：用薰草一兩，羊髓三兩，銚内慢火熬成膏，去滓，日摩背上三四次。

小兒頭熱，鼻塞不通：取濕地龍糞捻餅，貼顖上，日數易之。

小兒鼻乾無涕，腦熱也。用黄米粉生礬末各一兩，每以一錢貼顖上，日二次。《普濟方》

小兒鼻䘌，鼻下兩道赤色有疳：以米泔洗淨，用黃連末敷之，日三四次。《子母秘錄》

小兒鼻疳蝕爛：膽礬燒煙盡，研末摻之，一二日愈。《集簡方》

小兒鼻塞不通，不能食乳：用醍醐二合，木香、零陵香各四分，湯煎成膏，塗頭上，并塞鼻中。《外臺》方

衄血不止：麥門冬、生地各五錢，水煎服立止。《幼幼近編》，下同

又：用車前葉搗汁飲之，甚效。

小兒鼻塞：以槐葉爲末，用乳母唾調，厚塗顖門上。《莊氏家傳》

鼻塞不通：以天南星大者一枚，微炮爲末，以淡酢調塗緋帛上，以貼顖上，炙熱手頻熨之。張鷄峯方

鼻塞不聞香臭，水出不止者：用蒺藜子半掬爲細末，以水一小盞煎至減半，令患人仰臥，滿含飯一口，以藥汁灌鼻中，不過再，即嚏病出。兒大者有此病，小者未有。《衛生總微》，下同

治鼻中生瘡有膿：取黑牛耳中垢，先搌鼻中膿盡，敷之。

治齆鼻有宿肉，出氣不快，不聞香臭：以白礬末和麵脂綿裹，塞鼻中數日，宿肉隨藥自出。

針　灸

《千金方》曰：小兒顖陷，灸臍上下各半寸，及鳩尾骨端；又足太陰各一壯。

《醫學綱目》曰：顖門不合，臍上臍下各五分二穴，灸三壯，灸瘡未發先合。

《古今醫統》曰：小兒陷顖，灸水分七壯，禁針。水分在下脘下一寸，臍上一寸，穴當小腸下口，至是泌別清濁，水液入膀胱，渣滓入大腸，故曰水分。或針長强三分，灸則五壯。長强一名氣之陰郄，一名撅骨。在脊骶骨端，計三分，伏地取之乃得，足少陰、少陽結会督脈，別走任脈。

《原機啓微》曰：治小兒雀目，夜不見物，灸手大指甲後一寸内廉，横文頭白肉際，灸一壯，炷如小麥大。

《衛生寶鑑》曰：小兒疳眼，灸合谷二穴各一壯，炷如小麥大，在手大指次指兩骨間陷者中。

《醫學綱目》曰：小兒乳癖目不明者，灸肩中俞二穴各一壯。在肩甲内廉去脊二寸陷中。

《古今醫統》曰：小兒三五歲，兩眼每至春秋忽生白翳遮瞳子，疼痛不可忍，灸大椎上一壯。

小兒斑瘡入眼，灸大椎二穴，項後第一椎下兩傍各一寸半。

小兒目濇怕明，狀如青盲，灸中渚二穴各一壯，左手小指次指大節後陷中。

小兒熱毒風盛，眼睛疼痛，灸手中指本節頭三壯，名拳尖也。

醫案

萬氏《幼科發揮》曰：一兒頸細，其父常問於予，可養何如？予曰：頸者頭之柱也，頸細則不能任元，在父母調養之，八歲後再議。至五歲死。

一兒解顱，未一歲，認字念書，父母甚愛之。予曰：此兒胎稟不足，腎虚解顱，真陽弱矣；聰慧早發，真陽泄矣。恐貽父母憂。未一歲而發搐死。

一兒頭縫四破，皮光而急，兩眼甚小。予曰：腦者髓之海也。腎主骨，髓中有伏火，故髓熱而頭破，額顱大而眼楞小也。宜服地黄丸。父母不信，至十四歲而死。

一小兒頭患癤甚多，寒熱作痛，時季夏，乃形病俱實。先用人參敗毒散加黄連、香薷一劑，其痛頓止。次用仙方活命飲，未三服，大者出膿，小者自消。後食厚味復發，用清胃散、活命飲各一服而愈。

一小兒頭面腫痛焮赤，屬胃經熱毒。先用仙方活命飲，次用清胃散而痊。後口舌生瘡。別搽末藥，腹痛重墜，作嘔不食，手足指冷。余謂脾胃虚寒，用異功散加升麻而痊。

一小兒生旬餘，頭患毒高寸許，有赤暈，勢危急。臥鎌砭出黑血，兒即安。翌日眉間有患，亦有赤暈。余意宜砭之。衆議第二日砭之。果血凝不出，腹脹而歿。

一小兒頭面患熱毒，服清胃之藥，腫痛益甚。余謂毒氣熾盛而瘀血不散也。用仙方活命飲二劑而愈。後因傷食，朝寒暮熱，頭面仍患之。服降火之劑，口舌赤腫，手足幷冷。余謂胃氣腹傷而虛寒也，用五味異功散而愈。

薛氏《保嬰撮要》曰：一小兒顱解足軟，兩膝漸大，不能行履。用六味地黄丸加鹿茸治之，三月而起。

一小兒十四歲，解顱，自覺頭大，視物皆大，畏日羞明，此是稟賦腎氣怯弱，用六味丸加五味鹿茸，及補中益氣湯加山藥、山茱萸，半載漸愈，二載而顖合。既婚之後，仍復顖門開解，足心如炙。喜其斷色慾，薄滋味，日服前藥二劑，三載而愈。後入房兩腿痿軟，又教以服前丸，守前戒而愈。

一小兒年十四歲而近女色，發熱吐痰；至有室兩目羞明，頭覺脹大；仍不斷慾，其頭漸大，顖門忽開。用地黄丸益氣湯之類，斷色慾年餘而愈。

一小兒年十三歲患前證，内熱晡熱，形體倦怠，食少作渴，余以爲所稟怯弱，用六味丸加鹿茸補之，不越月而痊。

一小兒吐瀉發熱，顖陷作渴，用七味白朮散，母子幷服而愈。

一小兒久病發熱，其顖或陷或填，手足或温或冷，余用補中益氣湯加蔓荆子、炮薑治之而安。

一小兒顖陷吐瀉，手足幷冷，用白朮散加木香炮薑治之而愈。後傷食腹痛，手足復冷，用六君子炮薑治之；更加昏憒，口角流涎，此脾胃虛寒之甚也，急加附子遂愈。

一小兒病後，其顖或陷或填，此脾胃虛熱也。朝用補中益氣湯加蔓荆子、炮薑、木香治之而顖平，但作瀉口乾，用白朮散以生胃氣而愈。

吴江史萬湖子七歲，患吐瀉，顖目頓陷，天柱骨倒，兼面赤色。余適在彼，先用補中益氣湯加附子一劑，其瀉止而諸證愈；又用錢氏地黄丸料煎服頓安。

一小兒七歲，夏間過食生冷之物，早間患吐瀉，面赤作渴，手足幷熱，項軟顖陷；午後面色頓白，手足幷冷，脈微欲絶。急以六君子湯加附子，一劑諸證頓除，顖頂頓起而安。小兒易虛易實，故雖危證，若能速用對證之藥，亦可回生。

一小兒九歲，因吐瀉後項軟面白，手足并冷，脈微細，飲食喜熱。余先用六君子湯加肉桂，五劑未應；更加炮薑，四劑諸證稍愈，面色未復，尺脈未起；佐以八味丸，月餘面色微黄，稍有胃氣矣；再用前藥，又月餘飲食略增，熱亦大減。乃朝用補中益氣湯，食前用八味丸；又月餘元氣漸復，飲食舉首如常；又月餘而肌肉充盛，諸病悉愈。

一小兒十二歲，瘧疾後項軟手足冷，飲食少思。粥湯稍離火食之，即腹中覺冷。用六君子湯加肉桂、乾薑，飲食漸加；每飲食中加茴香、胡椒之類，月餘粥食稍可離火；又用前藥百劑，飲食如常，手足不冷；又月餘其首能舉。後飲食停滯，患吐瀉，項仍痿軟。朝用補中益氣湯，夕用六君子湯及加減八味丸，兩月餘而項復舉。畢姻後眼目昏花，項骨無力，頭自覺大。用八味丸、補中益氣湯，三月餘元氣復而諸證退。後每入房勞役，形氣殊倦，盜汗發熱，服後二藥即愈。

一小兒項軟，服前二藥而愈。畢姻後患解顱，作渴發熱。以二藥作大劑，煎熟代茶恣飲。兩月餘而渴熱減，年餘而顱顋合，又年餘而肢體强。若非慎疾，雖藥不起。

薛氏《外科心法》曰：小兒頭患白瘡，皮光且急，諸藥不應，名曰腦疳瘡，乃胎毒挾風熱而成也。服以龍膽丸及吹蘆薈末於鼻内，兼擦解毒散而愈。若重者髮結如穗，腦熱如火，遍身出汗，腮腫胷高，尤當服此藥。

一小兒頭面患瘡數枚，作癢出水，水到處皆潰成瘡，名曰黄水瘡也。用菉豆粉、松香爲末，香油調敷，飲以荆防敗毒散而愈。

一小兒頭面生瘡數枚，作癢，瘡痂積累，名曰粘瘡。以枯白礬黄丹末等分，麻油調搽，更飲敗毒散而愈。

薛氏《保嬰撮要》曰：一小兒髮稀短少，屬足三陰虚。用六味地黄丸、補中益氣湯年餘而效。

一小兒三歲髮稀短少，體瘦骨立，發熱作渴，目黑睛少，服肥兒丸不應。此腎虚疳證也，前丸乃脾胃經之藥，久服則腎益虚而疳益甚。用六味丸加鹿茸、五味子半載而愈。

一小兒髮黃成穗，用地黃丸加鹿茸、五味子爲主，佐以補中益氣湯，半載而愈。

一小兒患瘡疥於髮際之間，作癢。診其母，有肝火。用加味逍遥散加漏蘆，用牛黃解毒丸、解毒散而愈。

一小兒患於左耳髮際，漸延上頭作癢，此稟肝膽二經熱毒，用柴胡清肝散，母子并服而愈。後不戒膏粱，復發，膿水淋漓，右頰赤色，此胃經有熱，先用清胃散，仍用柴胡清肝散治肝火，母子俱服；又用立效散、牛黃解毒丸而愈。

薛氏《保嬰撮要》曰：一小兒腮腫，肉色不變，大便不實，屬胃經虛熱，用五味異功散加升麻柴胡而愈。又乳母飲酒兼怒，兩腮赤腫，憎寒發熱，用加味清胃散二劑、加味逍遥散一劑治其母，兒亦飲數滴而愈。

一小兒腮頰腫痛，後耳内出膿，久而不愈。視其母，兩臉青黃，屬鬱怒所致。朝用加味歸脾湯，夕用加味逍遥散，母子皆愈。

《儒門事親》曰：黃氏小兒面赤腫，兩目不開。戴人以鈚針刺輕砭之，除兩目尖外，亂刺數十針，出血三次乃愈。此法人多不肯從，必欲治病，不可謹護！

一小兒眼發赤，其母買銅綠欲洗兒目，煎成，家悮與兒飲之，須臾大吐，吐訖立開。

清州王氏子年十餘歲，目赤多淚，衆工無效。戴人見之曰：此兒病目睘，當得之母腹中被驚。其父曰：姙娠時在臨清被圍。戴人令服瓜蒂散加鬱金，上涌而下泄，各去涎沫數升。人皆笑之。其母亦曰：兒腹中無病，何吐瀉如此？至明日，其目耀然爽明。李仲安見而驚曰：奇哉此法救人！其日又與頭上出血，及眉上鼻中皆出血。吐時次用通經散二錢、舟車丸七十二粒，自吐却少半；又以通經散一錢投之。明日又以舟車丸三十粒投之，下十八行，病更不作矣。

戴人女僮至西華，目忽暴盲，不見物。戴人曰：此相火也，太陽陽明氣血俱盛。乃刺其鼻中、攢竹穴與頂前五穴，大出血，目即明。

薛氏《保嬰撮要》曰：一女子年十四，因恚怒，先月經不行，寒熱脅痛；後兩目生翳青綠色，從外至內。

余謂寒熱脅痛，足厥陰之證也；瞖從外眥起，足少陽之證也；左關脈弦數，按之而濇，肝驚風熱兼血滯也。遂以加味逍遥散加防風、龍膽草，四服而寒熱脅痛頓減；用六味丸月餘而瞖消。

一小兒十五歲，兩目白瞖，腹脹，遍身似疥非疥，晡熱口乾，形體骨立。此肝疳之證也。用六味肥兒丸而痊。後陰莖作癢，小便澄白，瘡疥益熾，狀如大風。用大蘆薈四味肥兒丸，諸證漸愈；又用大蕪荑湯而痊。

一小兒白睛多，吐痰發搐。先用抑青丸四服而痰搐止，後用地黄丸年許而黑睛多。

一小兒白睛多，三歲不能行，語聲不暢，兩足非熱則冷，大便不實。朝用補中益氣湯加五味子、乾山藥以補脾肺，夕用地黄丸加五味子、牛膝、鹿茸補肝腎，不三日而痊。

一小兒眼白腿軟，兩足熱，面似愁容。服地黄丸兩月餘漸健；服年餘白睛漸黑，出痘無恙。

一小兒雀盲眼劄，服煮肝丸而目明，服四味肥兒丸而目不劄。

一小兒目無光芒，視物不了了，飲食少思，大便不調，服大蕪荑湯九味蘆薈丸而愈。後飲食停滯，妄用消導剋伐之劑，目證仍作，至晚尤甚。用人參補胃湯漸愈，又用五味異功散、四味肥兒丸而痊。

一小兒九歲，素有肝火，兩目生瞖，服蘆薈肥兒等丸隨愈。至十四歲後，遇用心過度，飲食不節，即夜視不明。用補中益氣湯，人參補胃湯，四味肥兒丸而愈。

一小兒眼泡微腫，欬嗽惡心，小便泔白。余謂脾疳食積。以五味異功散爲主，佐以四味肥兒丸而愈。後不節飲食，夜視不明。余曰：此脾胃復傷，須補養爲主。不信，乃服峻厲之劑，後變風證，竟不起。

一小兒因發熱表散出汗，眼赤發搐；審其母，素有肝火發熱。以異功散加柴胡、升麻，子母并服稍愈；又用加味逍遥散，其熱頓退；繼用補中益氣湯、六味地黄丸，母子尋痊。

一小兒目赤作痛，咬牙寒熱。余謂肝經風熱。用柴胡飲子一劑而赤痛止，又用四物、參、芪、白朮、柴胡而寒熱退，又用補中益氣湯而飲食加。

一小兒眼素白或青，患眼赤作痛；服降火之劑，眼如血貫；脈洪大或浮緩，按之皆微細。用十全大補湯加柴胡、山梔數劑，外證漸退而脈漸斂，又數劑而愈。

一小兒停食腹痛，服巴豆之藥，更加目赤作痛，寒熱往來，飲食少思，手足幷冷，余用六君升麻、炮薑，諸證頓愈，惟寒熱未已，用四君、柴胡、升麻而安。

一小兒眼赤痛，服大黄之藥，更加寒熱如瘧，余謂脾胃復傷，用四君、升麻、柴胡、炮薑、鈎藤鈎而寒熱愈；又用補中益氣湯間服而目疾痊。

一小兒因乳母恚怒，患發熱等證，兒患目痛，兼作嘔吐。先用小柴胡湯，子母俱服，頓安。但兒晡熱仍嘔，以異功散加升麻、柴胡治之痊。

一小兒生下目黄，三日面赤黄；一小兒旬日内目黄而漸至遍身。此二者胎稟胃熱，各用瀉黄散一服皆愈。

一小兒旬日面目青黄，此胃熱胎黄也，用瀉黄散，以乳調服少許即愈；後復身黄吐舌，仍用前散而安。

一小兒患目黄，知其乳母食鬱身黄所致，以越鞠丸治母，瀉黄散治子，幷愈。

一小兒面青寒熱，形氣瘦弱，眼目生瞖，用九味蘆薈丸、五味異功散，目瞖漸退；乃以四味肥兒丸、五味異功散而肌肉生。

一小兒眼每生瞖，皆因乳母恚怒而作，用九味蘆薈丸、柴胡梔子散，母子服之幷愈。

一小兒乳哺失節，服藥過劑，腹脹少食，大便不調，兩眼生花。服治眼之藥，漸生浮瞖。余用異功散加當歸、柴胡，飲食漸進，便利漸調；少佐以九味蘆薈丸，其眼漸明；乃用人參補胃湯、肥兒丸而痊。

一小兒未周歲，目内有瞖。余謂此稟母肝火所致。詢其母果素多恚怒，見患瘰癧目疾，自乳其子。余用地黄丸治之，其母稍愈；後彼無此藥，其子遂瞽。

一小兒十二歲傷寒欬嗽發熱。服發散之藥，目漸不明；服降火等藥，飲食日少，目漸生瞖。余謂中氣虛，用人參補胃湯，飲食漸進；又用千金補肝丸，及熏眼之法而痊。

一女子十二歲，目生白瞖，面黄浮腫，口乾便泄，用四味肥兒丸而痊。

一小兒目羞明癮濇，兩足發熱，大便不實，食少時欬，仍欲治肝祛風。余曰：兩足發熱，小便不調，腎肝虛也；大便不實，食少時欬，脾肺虛也。朝用補中益氣湯，夕用六味地黄丸，元氣漸復；乃佐以四味肥兒丸，又月餘而痊。

一小兒目痛，恪服瀉火治肝之藥，反加羞明癮濇，睡中驚悸，悲啼。此肝經血虛火動傷肺也，用五味異功散加山梔補脾土清肺金，用地黄丸滋腎水生肝血而安；乃兼服四味肥兒丸而痊。

一小兒自脱胎，即兩目赤腫，或作癢，或作瞖，此胎稟肝火耳，用六味蘆薈二丸而愈。

一小兒目青發搐，直視叫哭。或用牛黄清心丸，加咬牙煩悶，小便自遺。余謂肝經血氣虛甚也，用補中益氣湯及六味地黄丸而痊。

一小兒發搐目劄，屬肝膽經風熱，先用柴胡清肝散治其肝，後用地黄丸補其腎而愈。

一小兒目痛兼癢，因膏粱積熱，仍口渴飲冷便秘。先用瀉青丸疎導肝火；更用清胃散煎熱，磨生犀角服之，以解食毒；又用四味肥兒丸以治肝證而痊。

一小兒目疾久不愈，用大蕪荑湯五劑，蟾蜍丸數服，又用四味肥兒丸而愈。

一小兒十四用功勞苦，半載後自汗盜汗，形體殊倦。朝用補中益氣湯加五味子蔓荊子，夕用十全大補湯，尋愈。後畢姻，因吐痰頭暈，恪服清痰理氣之藥，忽目不能開。余用地黄丸、十全大補湯，三月餘而痊。

吴江史氏孫，自乳兒時患目疾，年二十，目劄頭摇。用金匱腎氣丸，愈而復作，兩目生瞖；用聰明益氣湯并前丸，既愈而復發，形體消瘦，脈數洪大；用補中益氣湯及前丸而痊。

一小兒因驚眼劄或搐，先用加味小柴胡湯加蕪荑、黄連以清肝熱，又用地黄丸以滋腎生肝而痊。

一小兒兩目連劄，或色赤，或時拭眉，此肝經風熱欲作肝疳也，用四味肥兒丸加龍膽草而痊。

一小兒白睛多，吐痰發搐，用地黄丸爲主，佐以抑青丸而搐止；後用世傳地黄丸而黑睛多。

一女子十四歲，兩目作痛，或發癢，或頭運，或頭痛，或兩脅作痛，或寒或熱，內熱口渴，少食，經候不調，此肝脾二經氣血虛而有熱也，用補中益氣湯、柴胡清肝散而愈。後左眉上結一核，如豆許，漸大如栗，腐而作痛，此肝經火燥而血病也，用加味逍遥散，月餘腐肉脱，乃用八珍湯及前藥而愈。

一小兒九歲目劄畏明，年深不愈。或以爲實火，服瀉青丸之類益甚。求治於予，仍欲瀉肝。余謂肝經虛火，用地黄丸補之而愈。夫肝氣爲陽爲火，肝血爲陰爲水。肝經之證，若非肝火血燥而生風，必因肝血虛而火動。其初患而病氣形氣俱實者，宜少與瀉青丸瀉之；其久患而病氣形氣俱虛者，當與地黄丸補其腎肝。蓋此證原因，肝血少而生風耳，不可輒用瀉青峻劑。經云，凡病虛則補其母，實則瀉其子。前證果肝經實熱，宜用柴胡、黄連之類以治心火。治者審焉。

一小兒十三歲，目久痛，漸生青緑瞖，後赤爛，左關脈弦數，用九味蘆薈丸、加味逍遥散而愈。畢姻後復發，用滋陰腎氣丸爲主，佐以加味逍遥散而痊。

一小兒十五歲因大勞目赤作痛，發熱作渴，脈洪大而虛，用八珍湯加炒黑山梔一劑，諸證頓退；又用補中益氣湯而痊。後因夢遺，目仍赤痛，用六味地黄丸料加五味子二劑而痛止，又三十餘劑而復明。

一小兒目內色青發搐，目直上視，叫哭不已，或用牛黄清心丸不愈，反咬牙煩悶，小便自遺。此肝經血氣虛甚故耳。余用補中益氣湯及六味地黄丸而痊。

一小兒發搐目劄，屬肝膽經風熱，先用柴胡清肝散以清其肝，後用六味地黄丸以補其腎而痊。

萬氏《幼科發揮》曰：王氏一女四歲，耳後側有結核，問予。予曰：非癧瘡，乃痰核也，不必治，亦不爲害。他醫惑之，作癧而治，用盤蝥內消之藥過多，脾胃受傷，致成疳勞而死。哀哉！馬刀多生於耳前後，腫硬赤痛，俗名痄腮，用敗毒散敷之神效。

薛氏《保嬰撮要》曰：一小兒耳內出膿，穢不可近，連年不愈，口渴足熱，或面色微黑，余謂腎疳證也，用六味地黄，令母服加味逍遥散而愈。後因別服伐肝之藥，耳證復作，寒熱面青，小便頻數，此肝火血燥也，用柴胡梔子散以清肝，六味地黄丸以滋腎，遂痊。

一小兒耳内出膿，久不愈。視其母兩臉青黄，屬乳母鬱怒致之也。遂朝用加味歸脾湯，夕用加味逍遥散，母子皆愈。

一小兒十二歲，素虚羸，耳出膿水，或痛或癢。至十四稍加用心，即發熱倦怠，兩腿乏力，八年矣。用補中益氣湯及六味地黄丸稍愈。畢姻後不守禁忌，惡寒發熱，頭運唾痰。余謂腎虚不能攝水而似痰，清氣不能上升而頭運，陽氣不能護守肌膚而寒熱。遂用補中益氣湯加蔓荆、附子一錢，四劑不應；遂用人參一兩、附子一錢，二劑而應；乃用十全大補湯百餘劑而痊。又因大勞入房，喉痦痰湧，兩腿不遂，用地黄飲子頓愈，仍用十全大補湯而安。後又起居失宜，朝寒暮熱，四肢逆冷，氣短痰盛，兩寸脈短，用十全大補湯加附子一錢，數劑而愈；乃去附用人參三錢，常服始安。

一小兒耳中流膿，項中結核，眼目或劄或赤痛，小便或癢或赤濇，皆肝膽經風熱之證也，用四味肥兒丸悉愈。

一小兒因乳母恚怒，兼經行之後，多食炙煿，兒遂耳内作痛出膿。余先用加味小柴胡湯，次用加味逍遥散，令其母服之，子母并愈。

一小兒耳出穢水，屬肝腎不足，先用九味蘆薈丸而痊。畢姻後，面黄發熱多病，又用黄蘗、知母等藥，更胷膈痞滿，飲食少思，痰涎上壅；又利氣化痰，加噫氣下氣。余用六君子、補中益氣二湯，加乾薑、木香等味治之，尋愈。

一小兒年十餘歲，鼻衄，肝脈弦數。肝藏血，此肝火血熱而妄行，用小柴胡加山梔、龍膽草四劑而血止；又用四物、芩、連、蘆薈、山梔、甘草作丸服；又以地黄丸滋腎水生肝血而愈。

一小兒久鼻衄，右腮鼻準微赤，此脾胃傳熱於肺而不能統也，先用六君、桔梗、當歸、山梔而血止，次用人參黄芪散以調補脾肺而愈。

一小兒欬嗽惡心，鼻塞流涕，右腮青白，此乃脾肺氣虚而外邪所乘也，先用惺惺散，欬嗽頓愈；但飲食不思，手足指冷，用六君子少加升麻一劑而痊。

一小兒潮熱鼻衄，煩渴便秘，氣促欬嗽，右腮色赤，此肺與大腸有熱也，用柴胡飲子一服諸證頓愈；後因驚復作，微搐煩悶，此肝脾氣血虚也，用四君子加芎、歸、鈎藤鈎而愈。

一小兒遍身生疥，乞鼻出血，因肝脾有熱，用四味肥兒丸而愈。後食炙煿，鼻血復出，瘡疥復發，先用清胃散二劑，又用四味肥兒丸月餘而痊。

一小兒鼻衄，滯頤，作渴，時汗，乃胃經實熱也，先用瀉黄散二服而滯頤止，又用四味肥兒丸數服而鼻血愈。後鼻不時作癢，發渴便血，用聖濟犀角地黄湯四劑，母子并服；别令兒更服四味肥兒丸，月餘而愈。

一小兒鼻衄發熱作渴，右腮青色，余謂肝火乘脾，先用加味逍遥散，母子并服，熱渴漸止；另用五味異功散，少加柴胡、升麻，與子服之而愈。

一小兒鼻衄，服止血之劑，反見便血，右腮色黄或赤，此脾氣虚熱不能統血也，用補中益氣湯，又用五味異功散加柴胡、升麻而愈。

一小兒鼻衄久不愈，四肢倦怠，飲食少思，惡風寒，此脾肺虚也，先用五味異功散而鼻血止；又用補中益氣湯而不畏風寒；繼用四君少加柴胡、升麻而愈。

一小兒鼻衄，兩頰赤，余謂稟賦腎氣不足，虚火上炎也。不信，别服清熱涼血之藥，病益甚。余用地黄丸果效。畢姻後，虚證悉至，用八珍湯、地黄丸料尋愈。

一小兒鼻衄作渴，喘嗽面赤，此心火刑肺金也，用人參平肺散及地黄丸料，加五味、麥門冬而痊。

一女子七歲，鼻生息肉，搽攻毒之藥，成瘡腫痛，外以黄連甘草黄蘗末敷之，以解熱毒；更以加味逍遥散清肝火；佐以四味肥兒丸而愈。

一女子鼻中及下部常出息肉，屢用毒藥蝕之，各挺出一條三寸許，先與龍膽草湯爲主，以加味逍遥散爲佐而愈。

一小兒肌體瘦弱，嗜土炭煤灰，後鼻間不利，恪服清熱之劑，肌體愈瘦，食少熱甚，善驚善怒，小便良久變白，鼻中出息肉二寸許，耳下頸間結小核，隱於筋肉之間，余謂肝脾虚羸之變證。不信，乃内清肺火，外用腐蝕，喉間亦腐。余先用五味異功散加升麻、柴胡、蕪荑爲主，更用四味肥兒丸爲佐，脾氣漸健；夕用九味蘆薈丸爲主，以五味異功散爲佐而愈。

一小兒小便不利，鼻乾衄血，鼻間色赤；屬脾肺有熱。用濟生犀角地黄湯，前證已愈。後頞間常赤，作渴，有痰，此稟賦腎氣不足。用地黄丸而諸證皆痊。

薛氏《外科心法》曰：一小兒鼻外生瘡，不時揉擦，延及兩耳，諸藥不效，以蘆薈丸服，及松香、菉豆末搽之而愈。

一小兒欬嗽喘逆，壯熱惡寒，皮膚如粟，鼻癢流涕，咽喉不利，頤爛吐紅，氣脹毛焦，作利，名曰肺疳。以地黄清肺飲，及化䘌丸治之而愈。

古今圖書集成醫部全録卷四百十五

小兒脣口齒舌喉病門

千金方 唐·孫思邈

鵝口

凡小兒初出腹有鵝口者，其舌上有白屑如米；劇者，鼻中亦有之。此由兒在胞胎中受穀氣盛故也，或妊娠時嗜糯米使之然。治之之法，以髮纏箸頭，沾井花水撩拭之，三日如此，便脱去；如不脱，可煮栗荴汁令濃，以綿纏箸頭拭之。若春夏無栗荴，可煮栗木皮，如用井花水法。

重舌

小兒初出腹有連舌，舌下有膜如石榴子中隔，連其舌下後，令兒言語不發不轉也。可以爪摘斷之，微有血出無害；若血出不止，可燒髮作灰末敷之，血便止也。

重齶重齗

小兒出腹六七日後，其血氣收斂成肉，則口舌喉頰裏清淨也。若喉裏舌上有物，如蘆籜盛水狀者，若懸癰有脹起者，可以綿纏長針，留刃處如粟米許大，以針刺决之，令氣泄，去青黄赤血汁也。一刺之止，消息一日，未消者來日又刺之，不過三刺自消盡。餘小小未消，三刺亦止，自然得消也。有著舌下如此者名重舌，有著頰裹及上齶如此者名重齶，有著齒斷上者名重斷，皆刺去血汁也。刺後用鹽洗拭，急用如聖散，或一字散摻刷。

齒病論

凡齒斷宣露，多是疳䘌及月蝕，以角蒿灰夜敷斷間使滿，勿食油，不過二三日瘥。食油及乾棗即發。所以患齒者，忌油乾棗及桂心。每旦以一捻鹽内口中，以温水含，揩齒及叩齒百遍，爲之不絶，不過五日，口齒即牢密。凡人齒斷不能食果菜者，皆由齒根露也。爲此鹽湯揩齒叩齒法，無不愈也，神良。凡人好患齒病，多由月蝕夜食飲之所致也，識者深宜慎之。所以日月蝕未平時，特忌飲食。小兒亦然。

小兒直訣　宋·錢乙

弄舌

弄舌者，脾臟微熱，令舌絡牽緊，時時舒熱，當少用瀉黄散。或飲水者脾胃虚而津液少也，兼面黄肌瘦五心煩熱者疳瘦也，用胡黄連丸。大病未已而弄舌者，凶。

註　按小兒舌微露而即收，名弄舌，屬心脾虧損，用温脾散補之。舌舒長而收緩舌吐舌，乃心脾積熱，少用瀉黄散主之。兼口舌生瘡，作渴飲冷，屬胃經實熱，用瀉黄散。作渴畏冷，屬胃經虚熱，用四君子湯。食少作渴，或大便不實，脾胃虚弱也，用七味白朮散。口角流涎，或腮頰患腫，胃虚風熱也，先用人參安胃散，後用七味白朮散。若午後甚者，脾血虚也，四物湯多加參、朮、茯苓；未應用補中益氣湯，及審相勝。其疳瘦證，當參諸疳門。

舌厚脣燥

急欲乳不能食者，此風邪由臍而藴熱心脾，至舌厚脣燥，不能吮乳也。

註　按前證果因外邪而脣口撮緊者，是名爲臍風，多不能救。若心脾有熱，舌尖痛不能吮乳，舌本痛不能送乳者，以柳花散敷之。

若舌下腫如小舌者，或舌絡牽痛，或齒齦患白星，俱用綫針刺出毒血，亦敷前散。若脣腫痛，或裂紋作痛，以當歸膏調前散敷之。若暴病發熱，作渴飲冷，大便秘結，用瀉黃散疎導其熱。若病後發熱，口渴飲湯，大便不實，用異功散調補胃氣。若服攻伐之劑，兼嘔吐或腹痛，脾胃復傷也，用四君子湯。或口角流涎，或痰氣壅盛，脾不能攝也，用六君子湯。若兒自食甘肥，或母食酒麪，致兒口舌生瘡，用清胃散以清熱。若作嘔，少食泄瀉，用白朮散以補脾。若手足并冷，或腹痛惡寒，用六君、炮薑以温中。若因乳母飲食勞役失宜，發熱致兒，用補中益氣湯。因乳母肝膽二經血虛，内熱傳兒，用加味逍遥散、八珍湯。因乳母肝脾鬱怒，血傷内熱，致兒爲患，用加味逍遥散、加味歸脾湯，俱加漏蘆，子亦服數滴。仍須參前弄舌類詳看。

儒門事親 元・張從政

口瘡脣緊

凡小兒口瘡脣緊，用酸漿水洗去白痂，臨困點緑袍散；如或不愈，貼赴筵散；又不愈，貼鉛白霜散則愈。

牙疳

牙疳者，齒䶩也；齒䶩者，牙齗腐爛也。下牙屬手陽明大腸之經，燥金爲主；上牙屬足陽明胃經，濕土爲主。上下是腸胃二經也。或積熱於内，或因服銀粉、巴豆大毒之藥，入於腸胃，乳食不能勝其毒，毒氣循經而至於齒齗牙縫嫩薄之分，反爲害也。可以麝香玉綫子治之。乳母臨卧，當服黃連解毒湯一服，牙疳病則愈矣。

平治會萃 元・朱震亨

木舌

戴云：木舌者，舌腫硬不和軟也。又言重舌者，亦是此類。二者蓋是熱病，用百草霜、滑石、芒硝爲末，酒調敷。

口糜

戴云：謂滿口生瘡者便是。江茶、粉草敷之；或用苦參、黄丹、五倍子、青黛各等分敷之。

世醫得效方 元·危亦林

齒不生

齒不生者，由齒者骨之所絡，髓之所養；稟氣不足則髓不能充於骨，故齒久不生。宜服芎黄散。

奇效良方 明·方賢

弄舌

夫弄舌者，脾臟微熱，令舌絡微緊，時時舒舌。治之切不可用涼藥下之，少與龍腦飲子，地黄膏治之。若大病未已弄舌者凶，學者慎之。

片玉心書 明·萬全

脣瘡

兒疳䘌，昏睡煩躁，鼻爛汁臭，齒齗生瘡，下利黑血。蟲食下部爲狐，下脣有瘡；蟲食其臟爲惑，上脣有瘡。

嬰童百問 明·魯伯嗣

鵝口口瘡

巢氏曰：鵝口候者，小兒初生，口裏白屑，滿口上舌，如鵝之口，故曰鵝口也。此乃胎熱而心脾最盛，熏發於口也。葛氏用髮纏指頭，蘸井花水揩拭之；睡時以黄丹煅出火氣，摻於舌上。小兒初出腹有連舌，舌下有膜，如石榴子中隔，連其舌下，後令兒言語不發不轉也。可以爪甲摘斷之，微有血出無害；若血出不止，可燒髮作灰末傅之，血便止也。用保命散，枯白礬一錢，馬牙硝半錢，朱砂一分，同研細，取白鵝糞以水攪取汁，調塗舌上頷頰内。先用髮纏指揩拭舌上垢了，然後用藥敷之。口瘡候乃小兒血氣盛，兼將養過温，心臟積熱，熏蒸於上焦，故成口瘡也。宜用南星末，淡酢調貼兩脚心；乳母宜服洗心散，却用瀉心湯。敷口之法，用黄連末以蜜水調抹口中。黄蘗、青黛、冰片皆可。又以牛黄少許末之，竹瀝調塗口内，治鵝口。以馬牙硝如豆許塗亦好。或口如魚口不能合，或作鵶聲者，難治。

重舌木舌弄舌

巢氏曰：小兒重舌者，心脾俱有熱也。心候於舌而主血，脾之絡脈出於舌下。若心脾有熱，則血氣俱盛，附於舌根，重生蹙出如舌而短小是也。有著頰裏及上齶者，名曰重齶；著齒齦者，曰重齦。皆當刺去其血，用真蒲黄敷之；或髮灰、或馬牙硝、或硼砂、或焰硝敷之；或竹瀝浸黄蘗點之，亦好。

又木舌證，舌者心之候，脾之脈絡於舌也。臟腑壅滯，心脾積熱，熱氣上衝，故令舌腫，漸漸脹大，塞滿口中，是爲木舌。若不急療，必致害人。用朴硝二分，紫霜一分，白鹽半分，同研，每半錢竹瀝井花水調敷。不用朴硝及鹽亦可。又方，用黄葵花研細，黄丹半之，同研點七次。又舌脹滿口，單用冰片點之亦妙。

又弄舌者，脾臟微熱，令舌絡微緊，時時舒舌。治之勿用冷藥下之，當少與瀉黄散漸服之。亦或飲水，醫疑爲熱，必以冷藥下之，非也。飲水者，脾胃虚，津液少也。又加面黄肌瘦，五心煩熱，即爲疳瘦，宜胡黄連丸輩。大病未愈，用藥後弄舌者，凶。又有舌上白胎并黑色者，用硼砂爲末摻之；熱甚者加冰片，或單用黄丹如豆許，以按舌下尤妙。

齒遲

聶氏云：稟受腎氣不足者，即髓不彊。蓋骨之所絡而爲髓，髓不足故不能充於齒，所以齒生遲也。宜用芎藭、乾地黄、山藥、當歸、芍藥、甘草各等分研末，用熟水調服，或時以藥末擦牙齦，齒即生也。

喉痹腮腫

巢氏云：此二證乃風毒之氣客於咽喉，與血氣相搏而結腫成毒，熱入於心，即煩亂不食而死。此候急用金星丸下之。治小兒咽喉腮腫疼痛，當用升麻、馬牙硝、硼砂、牛黄等劑，連翹湯不可缺也，連翹漏蘆湯亦可服。

滯頤

巢氏云：小兒滯頤者，涎流出而漬於頤間也。此由脾冷涎多故也。脾之液爲涎，脾胃虚冷，不能收制其津液，故流出漬於頤也。張氏温脾丹主之。一法百藥煎含嚥，其涎自不出，亦截法也。益黄散亦治此證，温脾散亦可服。

醫學正傳　明·虞摶

重舌重齦

兒有重舌、重齦者，宜用三稜針刺去血，内服東垣涼膈散。凡口内諸病，惟針最捷。

身經通考方 明·吳崑

舌腫

小兒噤風，凡舌腫下必有噤蟲，狀如螻蛄，有頭毛，其頭小白，可燒鐵烙頭上即消；不急治能殺人。世傳走馬喉痹，滿口白瘡如雪，脾虛所致。若帶風邪，當先瀉其邪，進補脾氣生脾血之劑。蓋龍火不宜涼物，宜以甘温從治也。

保嬰撮要 明·薛鎧

滯頤

小兒滯頤者，涎流出而漬於頤間也。脾之液爲涎，由脾胃虛寒不能收攝耳。治用六君子湯加木香。凡作渴飲冷者，屬實熱，宜瀉胃火；作渴飲湯者，屬虛熱，宜補中益氣。若脾經實熱，而廉泉不能約制者，用牛黄清心丸；脾經虛熱而廉泉不能統攝者，用六君子加木香。胃經實熱而蟲動，津液流出者，用瀉黄散；虛熱，用五味異功散。大便秘結，用清涼飲；中氣下陷，用補中益氣湯；食積内熱，用大安丸。仍參口瘡腮腫條互覽之。

喉痹

小兒喉痹，因膏粱積熱，或稟賦有熱，或乳母七情之火，飲食之毒，當分其邪蓄表裏，與證之輕重，經之所主而治之。若左腮色青赤者，肝膽經風熱也，用柴胡梔子散。右腮色赤者，肺經有熱也，用瀉白散。額間色赤者，心與小腸經熱也，用導赤散；若兼青色，風熱相搏也，用加味逍遥散。鼻間色黄，脾胃經有熱也，用瀉黄散；若兼青色，木乘土位也，用加味逍遥散；兼赤色，心傳土位也，用柴胡梔子散。頦間色赤，腎經有熱也，用地黄丸。凡此積熱内藴，二便不通者，當疎利之；風邪外客而發寒熱者，當發散之；外感風邪，大便閉結，煩渴痰盛者，當内疎外解。若因乳母膏粱積熱者，母服東垣清胃散；若因乳母恚怒肝火者，母服加味逍遥散。稟賦陰虚者，兒服地黄丸。大概當用輕和之劑以治其本，切不可用峻利之藥以傷真氣也。

吐舌弄舌

舌屬心脾二經。小兒舌微露而即收者，名弄舌，此屬心脾虧損，用温脾散補之。舌舒長而良久不收者，名吐舌，乃心脾積熱，用瀉黄散主之。或兼口舌生瘡，作渴飲冷，屬胃經實熱，亦用前散。作渴飲熱，屬胃經虚熱，用四君子湯。食少作渴，或大便不實，脾胃虚弱也，用七味白朮散。口角流涎，或腮頰患腫，胃虚風熱也，先用人參安胃散，次用七味白朮散。若午後甚者，脾血虚也，四物多加參、朮、茯苓；未應，用補中益氣湯，及審五臟相勝。若因疳瘦所致，當參諸疳門。

古今醫統　明·徐春甫

口瘡

口瘡者，乃脾氣凝滯，風熱加之，則發口瘡。小兒將養太過温煖，心臟客熱，其口亦瘡。傷寒狐惑之證，上脣生瘡，蟲食其臟；下脣生瘡，蟲食其肛。此口瘡内應臟腑之邪熱然也。

證治準繩　明·王肯堂

口

嬰兒新産出胎，急以綿裹指，揩拭兒口中舌上惡血穢露，謂之玉銜。若啼聲一發，即入腹成百病。

舌

又看舌下，若連舌有膜如石榴子，若啼不出、聲不轉，速以指爪摘斷之，或用葦刀子割之。微有血出即活。若舌下血出多者，以燒亂髮灰同猪脂少許和塗之。

齒　脣

《聖惠》云：看齒根有黄筋兩條，以葦刀割斷，點猪乳佳。如兒目難開，先點猪乳。兒上脣與齒齦連處，皆有一筋牽引。若上脣筋緊，即生上煉；下脣筋緊，即生下煉。上煉生瘡，滿頭或眉間，如癬狀，瘙癢不已，復流黄汁，至處生瘡。下煉起腰背，漸至四肢，患亦如上。或疾甚不治，或頭面上下相通，累年不愈，遂致夭折，或成大病。惟每日早晨拭口佳。

口舌瘡

諸疳口瘡，因乳哺失節，或母食膏粱積熱，或乳母七情鬱火所致。其證口舌齒齦，如生瘡狀。若發熱作渴飲冷，額間色赤，左寸脈洪數者，此屬心經，先用導赤散清心火，次用地黄丸滋腎水。若寒熱作渴，左頰青赤，左關脈弦洪者，屬肝經，先用柴胡梔子散清肝火，次用六味地黄丸生肝血。若兩腮黄赤，牙齦腐爛，大便酸臭，右關脈洪數，按之則緩者，屬脾經，用四味肥兒丸治脾火，以五味異功散補脾氣。若發熱欬嗽，右腮色赤，右寸脈洪數，按之濇者，屬肺經，先用清肺飲治肺火，用五味異功散補脾胃。若發熱作渴，兩頦黧色，左尺脈數者，屬腎經不足，先用六味地黄丸以生腎水，次用補中益氣湯以生肺氣。又有走馬疳者，因病後脾胃氣血傷損，虚火上炎，或痘疹餘毒上攻，其患甚速，急用銅緑散、大蕪荑湯。輕則牙齦腐爛，脣吻腮腫；重則牙齦蝕露，頰腮透爛。若飲食不入，喘促痰甚，此脾胃虚而肺氣敗也；頰腮赤腐不知痛者，此胃氣虚甚而肉死也，幷不治。

經云：手少陰之經通於舌，足太陰之經通於口。因心脾二經有熱，則口舌生瘡也。當察面圖部位，分經絡虚實而藥之。若元氣無虧，暴病口生白屑，或重舌者，用亂髮纏指，蘸井花水揩之；或刺出毒血，以柳花散敷之。或上齶腫脹，或有泡者，并令刺破，敷前散，或以青黛搽之；刺後又生，又刺。若脣吻坼裂者，用當歸膏調柳花散敷之。若元氣虧損或服寒涼之藥，或兼作嘔少食者，此虚熱也，用五味異功散加升麻、柴胡；若泄瀉作渴者，脾胃虚弱也，用七味白朮散；若腹痛惡寒者，脾胃虚寒也，用六君、薑、桂；若因母食酒麵煎煿者，用清胃散；若因母飲食勞役者，用補中益氣湯；肝脾血虚者，用加味逍遥散；鬱怒內熱者，用加味歸脾湯，母子并服。若泥用降火，必變慢脾風矣。仍參吐舌弄舌治之。凡針重舌以綫針直刺，不可横挑，恐傷舌絡，致言語不清也。

舌

舌者心之候，脾之脈絡於舌也。二經存熱無所泄而發於舌，如舌絡微緊，時時舒舌，謂之弄舌；附舌下近舌根，生形如舌而小，謂之重舌；舌漸漸腫大，塞滿口中，謂之木舌。

曾氏云：凡患此證，是脾與心肝屢受極熱，所謂重舌木舌，又謂之舌黄鵝口，名雖異，皆熱也。大抵重舌生於舌下，挺露如舌，故曰重舌。然脾之絡脈繫舌傍，肝之絡脈繫舌本，心之絡脈繫舌根。凡此三經或爲濕熱風寒所中，則舌卷縮，或舒長，或腫滿，宜消黄散、緑袍散主之，及當歸散、羌活散與服。

弄舌

弄舌者，脾臓微熱。田氏云：若肥實者，用牛黄散治之。

重舌

田氏云：重舌治法，用苦竹瀝漬黄蘗末，點舌上；如不愈，後用真蒲黄敷之，不過三次愈。用真蒲黄微炒，紙鋪地上，出火氣，研細，每挑些摻舌下，更以温水蘸熟帛，裹指輕按之，按罷摻藥。

木舌

曾氏云：木舌者，舌腫硬而妨乳食，此爲風熱盛也。以當歸散、瀉黄散、玉露飲皆可服之，次消黄散點擦舌上。蓋舌者心之官，心熱則生瘡破裂，肝壅則血出如涌，脾閉則白胎如雪，熱則腫滿，風則强木，口合不開，四肢壯熱，氣喘語塞，即其候也。治法凉解上焦及心肝脾三經邪熱，疎風化痰。初用百解散加五和湯，水薑燈心煎；次投以牛蒡湯同當歸散，入生地黄，水薑煎服。

咽喉

《心鑑》云：咽喉爲一身之總要，與胃氣相接，呼吸之所從出。若胷膈之間，蘊積熱毒，致生風痰，壅滯不散，發而爲咽喉之病，喉内生瘡，或狀如肉腐，爲腫爲痛，窒塞不通，吐嚥不下，甚則生出重舌。治之尤重先去風痰，以通咽膈，然後解其熱毒，遲則有不救之患。又有熱毒冲於上齶而生瘡，謂之懸癰及腑寒，亦能令人咽閉，吞吐不利。臨病詳審治之！

咽喉之疾，本傷熱毒上攻也。四時受熱，藏心腑之間，一旦所觸上攻咽喉，所謂腎傷寒也。然其證有單肉蛾、雙肉蛾，有重舌、木舌、痄腮，有懸癰腫脹，有裏外皆腫，甚者上攻頭面皆腫。大法先洗去口中舌上白胎，其次掃去風涎。如是單雙肉蛾，可針則針；有不可針者，則用熏摻藥退後，方依次用服藥。如是木舌，服藥之外，仍用摻藥。痄腮則用塗藥，輕者但服藥而自退，不須用針及藥點，其瘡自消也。

外科正宗 明・陳實功

鵝口瘡

鵝口瘡皆心脾二經胎熱上攻，致滿口皆生白斑雪片，甚則咽間疊疊腫起，致難乳哺，多生啼叫。以青紗一條，裹箸頭上，蘸新汲水揩去白胎，以淨爲度，重手出血不妨，隨以冰硼散搽之，内服涼膈之藥。

重舌

小兒重舌，乃心火妄動發之。當以綫針點刺患上，令出惡血，内服解毒瀉心湯，外以冰硼散搽之。又有紫舌、木舌，亦由心火而發。用飛鹽加冰片少許搽，出涎自愈。又有痰氣結於舌上，成核作痛硬强者，用綫針點破出血，用冰硼散搽之，服黄連瀉心湯。

走馬疳

走馬疳，言患迅速不可遲延故也。其患多由痧痘餘毒所中，又有雜病熱甚而成者。其患牙根作爛，隨便黑腐作臭，甚者牙齦脱落，根柯黑朽，不數日間，以致穿腮破脣，誠爲不治。初起宜用蘆薈消疳飲，外用人中白散，或冰硼散二藥搽之，取去黑腐肉，見紅肉血流者爲吉。如取時頑肉不脱，腐爛漸開，焮腫外散，臭味不止，更兼身熱不退者，俱爲不治。

牙疳五不治

口臭涎穢者，一不治；黑腐不脱者，二不治；牙落無血者，三不治；穿腮破脣者，四不治；用藥不效者，五不治。

小兒衛生總微論方　宋・撰人未詳

脣口病論

風毒濕熱，隨其虚處所著，搏於血氣，則生瘡瘍。若發於脣上生瘡，乍瘥乍發，謂之緊脣，又曰沉脣。其發頰者，脣常腫大粗厚，或上有瘡不效，甚者以至脣腆。若發於脣裏，連兩頰生瘡者，名曰口瘡。若發於口吻兩角生瘡者，名曰燕口。俗云因乳食看視燕子，則生燕口瘡也。

弄舌論

小兒弄舌者，其證有二：一者心熱。心繫舌本，熱則舌本乾澁而緊，故時時吐弄舒緩之。二者脾熱。脾絡連舌，熱則舌亦乾澁而緊，故時時吐弄舒緩之。皆欲飲水。心熱則發渴，脾熱則津液耗，皆引飲。二證相似，宜加審別。心熱者面赤，睡即口中氣熱，時時煩躁，喜就其冷，咬牙上竄，治宜退熱。脾熱者大便稠硬，赤黃色，面黃身亦微黃，治宜微導之，不可用冷藥，又不可轉下；若悞下之，則脾胃虛，津液耗，又加五心煩熱，面黃肌瘦，變爲疳也。若大病未已，用藥後弄舌者，大凶也。以人參知母散、瀉黃散治之。

舌病論

小兒舌上偶生瘡腫者，由風毒邪熱搏於血氣，隨其虛處著而生病也。發於舌上紫腫者，名曰紫舌脹。若腫粗大，木悶而硬者，名曰木舌脹。若風濕相搏而生瘡者，名曰舌瘡。若風多而舌腫如吹胞者，名曰鼓舌。其紫舌木舌鼓舌腫甚者，則滿口溢出，塞閉氣門，皆能殺人。

咽喉病論

小兒咽喉生病者，由風毒濕熱搏於氣血，隨其經絡虛處所著，則生其病。若發於咽喉者，或爲喉痹，或爲纏喉風，或爲乳鵝；重者或爲馬喉痹，又或懸癰腫，或腮頷腫，或喉中生瘡。

諸物梗喉論

小兒有悞吞諸物在喉中，不能下，不能出，妨礙飲食，氣出不快；甚者塞刺疼痛，霎時不任，便致危殆。

方

升麻湯《千金方》，下同　治小兒喉痛，若毒氣盛便咽塞。

升麻　生薑　射干各二兩　橘皮一兩

右四味㕮咀，以水六升煮取二升，去滓，分三服。

又　治小兒卒毒腫著喉頸，壯熱妨乳。

升麻　射干　大黃各一兩

右三味㕮咀，以水一升五合，煮取八合，一歲兒分三服，以滓敷腫上；大兒以意加之。

辰砂膏《身經通考》，下同　治小兒虛熱，舌腫噤風。

辰砂三錢　硼砂　牙硝各一錢半　明粉二錢　全蠍　真珠末各一錢　麝香一字

右爲末，好油紙包裹，自然成膏，每用菉豆許，乳汁調敷乳頭上，吮下；金銀薄荷湯下亦可。有潮熱，甘草湯下。此藥雖涼，有全蠍熱品監制，無過涼之患。或用牛黃細研一錢，以竹瀝調一字灌之，更以猪乳點於口中，此先治其標。

蟾酥丸　治小兒牙疳。

蟾蜍一枚，酥油炙去骨　胡連　宣連　草龍膽　川楝　木香　使君肉　蕪荑各二兩　末之，猪膽汁糊丸麻子大，入青黛、茴香、陳皮，麝少許，各研細，旋滾爲衣，常服紫蘇湯下，量兒大小與之。

保命散《嬰童百問》，下同　治小兒口内白屑滿舌上，如鵝口。

枯礬一錢　牙硝半兩，細研　朱砂二錢半

右同研細，每服一字，取白鵝屎以水攪取汁，調塗舌上，含頰内。未用時，先以手指纏亂髮拭舌上垢，然後使藥敷之。

吴茱萸散　治初生兒喫乳後，口内即生白屑煩躁。

吴茱萸不拘多少

右用酢調敷脚心内，退即去之。心有客熱口生瘡，以南星末酢調敷脚心。茱萸散亦治口瘡，退即洗去之。

洗心散　治風壅壯熱，頭目昏痛，痰涎壅滯，涕唾稠粘，心神不寧，眼澀睛疼，及鼻塞聲重，咽乾多渴，五心煩熱，小便黄赤，大便秘澀，幷宜服之。

白朮一錢半　甘草炙　當歸　荆芥穗　麻黄　芍藥　大黄麪裹煨去麪切焙，各六錢

右剉散，每服四錢，生薑薄荷湯，去滓，乳母服或兒服。

辰砂七寶散　治小兒口瘡壯熱，傷風壅熱，治夾驚傷寒，解諸般熱；亦治疹痘熱；治驚風定搐搦。

麻黄去節　白朮　當歸　大黄　赤芍　荆芥　前胡　生地　甘草各半兩

右爲末。傷風發散，用生薑薄荷煎；急驚，加辰砂、薄荷調下。

瀉心散　治心經實熱咬牙，及痰氣實則氣行澀，合卧則氣不通，故喜仰卧，則上下通也。

黄連一兩，去鬚

右爲末，每服半錢或一錢，臨卧時温水服。

牛黄散　治小兒重舌，木舌，重齶，重齦，腫痛，口中涎出。

牛黄　龍腦　丹砂各二錢半　鉛霜半兩　太陰元精石一兩

右爲末，每服半錢。先於腫處針破出血，鹽湯拭口，摻藥在内。

一捻金散　治小兒鵝口，口瘡，重舌，木舌。

雄黄三錢　硼砂一錢　甘草半錢　片腦少許

右爲細末，乾摻患處，或用蜜調塗。

葛氏方　治小兒鵝口。

黄丹

右炒黑水飛研細，摻舌上即愈，仍服消毒飲。

犀角消毒飲　治嬰孩風毒，赤紫丹瘤，壯熱狂躁，睡臥不安，胷膈滿悶，咽喉腫痛，九道有血妄行，遍身丹毒。

牛蒡子炒，一兩半　荆芥穗五錢　生甘草　防風各二錢半　犀角一錢半

右剉散，用水煎，不拘時服。

瀉黄散　治小兒胃經實熱，致生喉痹，咬牙，心脾積熱吐舌。

藿香葉七錢　山梔一兩　石膏　甘草各五錢　防風四兩

右剉散，同蜜酒微炒香，每服二錢，水煎服。

胡黄連丸　治小兒五心煩熱，面黄弄舌。

川黄連　胡黄連各半兩　朱砂一分，另研　將二連爲細末，入朱砂末，填入猪膽内，用淡水煮，以杖安銚子上，用綿釣之，勿著底，候一炊久取出，研入蘆薈、麝香各一分，飯和丸如麻子大，每服五七丸至一二十丸。食後米飲下。一作食前，治疳證有熱者。一方加蝦蟆半兩，不燒。

青液散　治嬰孩鵝口，重舌，口瘡。

青黛一錢　朴硝一錢　冰片少許

右爲細末，蜜調，以鵝翎少許敷上。一方去朴硝。

一字散

朱砂　冰片各少許　蜜調，鵝翎刷口内，嚥下無妨。

芎黄散　治齒生遲，或嚼物少力，此方主之。

川芎五錢　山藥　當歸酒炒　白芍藥炒　甘草炙，各二錢半

右爲細末，用白湯調化，食後服；或將乾藥末摻齒斷。一方加生地半兩，去芍藥。

金星丸 治小兒風熱壅盛，喉中痰鳴，嗽喘氣粗，面頰紅，腮赤腫痛，咽喉壅塞，目閉不開，多眠發熱，狂言煩躁多渴則生驚風，大便不通，小便如血，諸般熱壅，瘡痍煩躁，幷宜服之。

真鬱金　雄黄飛，各二錢半　膩粉煅，半錢　巴豆七粒，去油

右爲末，調勻，酢糊爲丸麻子大，薄荷湯下。

連翹漏蘆湯 治小兒癰瘡，丹毒，瘡癤，咽喉腫痛，腮腫。

漏蘆　麻黄去根節　連翹　升麻　黄芩　白蘞各一錢　甘草　枳殼各半錢

右爲粗末，每服一錢，以水一小盞，煎至五分去滓，量兒大小，不拘時温服。熱甚加大黄、朴硝。

連翹湯 治瘡疹壯熱，小便不通，諸般瘡癤，丹毒，臍風。

連翹　瞿麥　荆芥　木通　當歸　防風　赤芍藥　柴胡　滑石　蟬蜕　甘草炙各一錢　山梔　黄芩各五分

右剉細，每服二錢，加紫草，煎温服。熱甚加大黄，更詳證加減。

清涼飲子 治小兒百病，變蒸客忤，驚癇壯熱，痰涎壅盛，煩悶頰赤，口乾煩渴，項頸結熱，頭面瘡癤，肚中熱痛。

大黄　連翹　芍藥　羌活　當歸　防風　甘草　山梔仁各等分

右剉散，每服二錢，水半盞，煎三分，去滓，不拘時服。

益黄散 治小兒吐瀉，脾虛不食，米穀不化，困倦力少，滑腸夜起；幷疳虛，盜汗，滯頤。

陳皮去白，一兩　丁香二錢　訶子炮去核　青皮去穰　甘草炙，各五錢

右爲末，每服二錢，水煎三分，食前服。一方，去丁香，加木香。

温脾丹張涣方 治滯頤。

半夏麯　丁香　木香各一兩　乾薑　白朮　青皮　陳皮各半兩

右爲末，糊丸如黍米大，一歲十丸，二歲二十丸，大小加減，米湯下。

冰硼散《外科正宗》　治咽喉口齒，新久腫痛，及久嗽痰火，咽啞作痛。

冰片五分　飛過朱砂六分　煉過元明粉　硼砂各五分　共研極細末，吹搽患上，甚者日搽五六次，最效。

赴筵散《證治準繩》，下同　治小兒口瘡脣緊。

薄荷　黃蘗

右等分爲末，入青黛少許搽之。

鉛霜散　治證同上。

鉛霜研　菉豆粉各半兩

右用芸薹菜自然汁調塗。

甘露飲《醫統》　治小兒胃中客熱，牙宣牙齦，腫爛，時出膿血，口舌生瘡，咽喉腫痛。

枳殼麩炒　石斛　枇杷葉拭去毛　熟地黃　生黃芩　山茵陳　麥門冬去心　生地黃　天門冬去心，各一錢　甘草炙，五分

右作一服，水二鍾，煎七分，食後服。《本事方》無麥冬、茵陳，加山豆根、犀角屑，大有神效。

如聖散《證治準繩》，下同　治小兒口瘡，不能吮乳。

江子一粒　朱砂　黃丹各少許

右將江子去皮研爛，不去油，入後二味敷紙絹上，剃開小兒顱門，貼在顱上。如四邊起粟米泡，便用溫水洗去藥，恐成瘡，用菖蒲水洗，其效如神。一方無朱砂。

地骨皮丸《入門》　治小兒肺熱，口中如膠，舌乾發渴，小便多。

地骨皮　黃芪　桑白皮　山梔　馬兜鈴各等分

右爲細末，甘草膏和丸如芡實大，每一丸食後噙化。

冰蘗丸《良方》　治小兒口瘡。

龍腦少許　黃蘗　硼砂研　薄荷葉各等分

右爲細末，研勻，生蜜和丸如龍眼大，每服一丸，津液化下。瘡甚者，加腦子研。

加減瀉白散《直指方》　治胃中客熱，口臭生瘡。

桑白皮　地骨皮　炙草　知母　黃芩各一錢　五味子　麥門冬　桔梗各七分

右㕮咀，水煎，去滓，食遠温服。忌辛熱。

生香膏《類要》

黃蘗半錢　螺青二錢

右同研細，每服一字或半錢，摻患處。

檳榔散《大全》　治諸口瘡。

檳榔　銅緑　貝母各等分

右爲細末。如患乾瘡，生蜜調掃之；若口瘡濕，則乾摻之。

温胃散《薛氏醫案》，下同　治脾冷涎多，流滯於頤。

丁香一兩　人參　半夏　肉荳蔻　白朮　乾薑　甘草各半兩

右爲末，每服一錢，薑水煎。薛己曰：按此方治脾胃虛寒，涎流不止，或嘔吐腹痛之良劑也。脾氣稍温，但服五味異功散。

麝香散庄氏　治小兒脣口臭爛，齒齗宣露。

麝　雄黃　蘆薈　龍骨各一錢　密陀僧二錢　石膽半兩，生　乾蟾一枚，重半兩者，入瓶燒存性

右合研令極勻細，用綿子纏箸頭上，以鹽礬漿水輕輕洗過，然後上藥。

葵根散《保幼大全》，下同　治小兒緊脣。

葵根一兩，燒灰　烏蛇燒灰　黃蘗爲細末　鼈甲燒灰，各半兩

右用半錢，猪脂少許和塗脣上，時時用。

髪灰散　治小兒口傍瘡，久不軟。

亂髪燒灰　故絮灰　黄連去鬚土　乾薑各等分

右爲末，每少許傅上，不過三次愈。

七味白朮散　治小兒吐舌、弄舌，飲食所傷，脾胃虚弱，致生馬牙。

人參　白茯苓　白朮　藿香葉　木香　甘草　乾葛

右水煎，量兒大小與之。

五倍子散《證治準繩》　治牙齒摇及外物所傷，諸藥不效欲落者。

川五倍子　乾地龍去土微炒，各半兩

右爲細末，先用生薑揩牙根，後以藥末敷之，五日内不得咬硬物。如齒初折落時，熱貼齒槽中，貼藥齒上，即牢如故。

導赤散《薛氏醫案》，下同　治小兒虚熱咬牙，及小腸經熱，咽喉作患。

生地黄　木通　甘草各等分

右爲末，每服一錢，入淡竹葉水煎。

柴胡清肝散　治小兒肝經實熱咬牙，及風熱致生喉痹。

柴胡　黄芩炒　人參　川芎　山梔炒，各一錢　連翹　甘草　桔梗各五分

右，水煎服。

瀉白散　治小兒肺經實熱咬牙，致生喉痹。

桑白皮炒黄　地骨皮　甘草炒，各等分

右爲末，入粳米百粒，水煎。

異功散 錢氏 治小兒胃經虛熱咬牙。

人參 白朮 茯苓 甘草炒 陳皮各等分

右爲末，水煎服。

加味逍遥散 薛氏 治小兒夜間咬牙，風熱相搏，致生喉痹。

當歸 甘草炙 芍藥酒炒 茯苓 白朮炒 柴胡各一錢 山梔炒 牡丹皮各七分

右，水煎服。

桃紅散《保幼大全》 治小兒牙𤸷，腫爛膿血。

朱砂一錢，研水飛 菉豆粉一兩 硼砂半錢 片腦 麝香各一字

右爲末，每用一字敷患處，或揩貼之。

立效飲《證治準繩》，下同 治小兒牙根舌上發瘡作痛，致言語飲食不便。

淨黄連一兩 北細辛去葉，二錢半 元明粉二錢

右細剉，或晒或焙爲末，仍同元明粉乳鉢内杵匀，每用一字，乾點患處，或以一錢新汲井水調塗瘡上。兒小者畏苦不肯點嚥，用蜜水調敷患處，令其自化。咽痛茶清調下。

黄金散 解口内舌上瘡毒，及治痘瘡后目生瞖膜。

黄蘗用生蜜潤透，烈日晒乾，再塗蜜晒，凡十數次 粉草各一兩

右剉研爲細末。治口瘡用藥末乾點患處；或用麥門冬熟水調點舌上，令其自化。若痘瘡後目生瞖膜，湯泡澄清，無時頻洗，仍投糖煎散、柿煎散二藥。

天竺黄散 治上焦風熱，口鼻生瘡，兩目赤腫，咽膈不利，痰涎壅滯，氣不通暢，驚搐煩悶，神思昏迷。

天竺黄 鬱金無，山梔仁代 茯神去皮根 甘草各半兩 硼砂 牙硝 白芷 川芎 殭蠶 枳殼麩炒微黄，各二錢半 朱砂飛，二錢 麝香一字 蟬殼十五枚，洗去泥土嘴足

右除硼砂、牙硝、朱砂、麝香四味，乳鉢細杵，餘九味焙乾爲末，同入乳鉢内，再杵匀，每服半錢或一錢，温薄荷湯無時調服，或麥門冬湯。

香附散張涣方　治齒不生。

香附揀淨刮去皮　沉香各一兩　雄鼠糞燒灰　乾蟾燒灰　檳榔各半兩

右件搗羅爲細末，用羊髓四兩煮爛，和成膏，如黍米大，每服十粒，麝香湯下。量兒大小加減。

清胃散薛氏　治胃火牙痛，或連頭面，膏粱積熱，致生喉痺。

升麻五分　生地黄　牡丹皮　川黄連炒　當歸各三分

右水煎服。加柴胡、山梔，即加味清胃散。薛己曰：愚按前方治脾胃實火作渴，口舌生瘡，或脣口腫痛，齒齦潰爛，焮連頭面，或惡寒發熱，或重舌馬牙，吐舌流涎等證，子母并宜服之。若因脾胃氣虚，寒涼剋伐，或虚熱上行，口舌生瘡，弄舌發熱，飲食少思，或嘔吐困睡，大便不實，流涎齦爛者，用五味異功散。

藁本散《證治準繩》，下同　治卒齒痛，及小兒風蚛牙痛。

藁本　白附子　川芎　莽草各半兩，并末，次用　青黛　蘆薈　麝香各一錢，研細

右件都再研匀，每用一字，塗揩患處。

雄黄丸　治小兒牙齒黑蛀，氣息疼痛。

雄黄二錢　麝香半錢

右爲細末，軟飯和爲梃子，安在牙内。

齒齗腫痛方《千金翼》

生地黄　獨活各三兩

右二味切，以酒漬一宿含之。

又方《證治準繩》，下同　治齒根腫。

松葉一握　鹽一合　好酒三升

右三味，煮取一升含之。

又方　治齒根空腫痛，困弊無聊賴。

獨活四兩　酒三升

右二味，於器中漬之，塘火煨之，令煖，稍稍沸得半，去滓熱含之，不過四五度。

又方　治齒齗疼痛。

杏仁一百枚，去皮尖及雙仁者　鹽末方寸匕

右二味，以水一升煮令沫出，含之，味盡，吐却更含，不過再三瘥。

聖惠蝦蟆散　治小兒齒痛，風䶞，連顋微腫。

乾蝦蟆一枚　青黛　柑子皮　細辛　白雞糞　薰黃各一分　麝香細研　乾薑炮製剉，各半分

右件藥擣細羅爲散，都研令勻，以薄綿裹少許，内䶞齒孔中，日一易之。

又方

白附子　藁本　細辛　芎藭　莽草各一兩

右件藥擣，細羅爲散，以薄綿裹少許，著䶞齒上。

又方　治小兒䶞齒風疼，及蟲蝕疼痛。

乾蝦蟆一枚，燒灰　青黛一分　蘆薈半分

右件藥，同研令細，以生地黃熬成膏，塗於齒上。

又方　治小兒風䶞齒痛，及蟲蝕疼痛黑爛。

青黛細研　鷄糞白燒灰　藁本　北細辛　雄黃細研，各一分　麝香少許細研

右件藥，擣羅令細，同研令勻，旋取少許，敷於齒上。

聚寳黃龍散《要訣》　治齒齗痯蝕，有竅子不合者。

龍實龍骨中有之深黄或淡黄色，緊搦人舌者是　白礬灰　蝸牛殼　南粉　牛黄各一錢

右五味爲末，每用少許，貼竅子内，時時用之。

黄連石膏湯《明醫雜著》　治小兒齒腫流涎，腮腫馬牙，主陽明之熱。

升麻　川芎　白芍藥　半夏炒，各七分　乾葛　生甘草　防風　黄連酒炒，各五分　石膏煅　白朮各一錢　白芷三分

右水煎，每服二錢。若能漱藥者，則含藥漱而吐之。漱藥不用白朮、半夏。

苦參散《證治準繩》　治小兒牙宣，齒縫出血。

苦參末一兩　白礬灰一錢

右爲末，一日三次，揩牙上，立驗也。

牛蒡散《養生必用》　治小兒牙病。

牛蒡子炒香，一分　乳香一錢

右爲末，入白麪少許，温水調塗。

龍腦飲子《良方》，下同　治小兒脾熱弄舌。

甘草炙　大梔子炒　藿香葉　石膏　縮砂仁　瓜蔞各等分

右爲末，蜜水調服，不拘時。

地黄膏　治同上。

鬱金皁角水煮切焙　豆粉各半兩　炙草一分　馬牙硝研，一錢

右用生地黄汁、蜂蜜對合熬成膏和藥，每服兩皂子大。幷治重舌。用熟水含化，或鵝翎掃口内。

温脾散《薛氏醫案》，下同　治小兒心脾虧損弄舌。

訶梨勒皮　人參去蘆頭　白朮　木香各一錢　黄芪剉　白茯苓　藿香　陳橘皮湯浸去白焙　桔梗去蘆頭，各二錢

右件搗，粗羅爲散，水煎不計時候，量兒大小温服。

四君子湯　治小兒吐舌，胃經虚熱作渴飲湯。

人參　白朮　茯苓　甘草炙，各五分

右，水煎服。

人參安胃散　治小兒胃虚風熱，口角流涎，或腮頰患腫，吐舌弄舌。

黄芪二錢　人參一錢　陳皮去白　生甘草　炙甘草各五分　白芍藥七分　白茯苓四分　黄連二分

右爲粗末，每服二三錢，水煎五沸，去滓温服。

人參知母散《大全》　治大病未已，用藥後弄舌。

知母一兩　藍葉半兩　人參去蘆半兩　釣藤　川升麻　乾葛　黄芩各一分

右爲細末，每服一錢，水八分，入竹瀝三兩滴，煎至五分，去滓，無時温服。

硝黄散《證治準繩》，下同　治風熱上攻，舌硬腫大不消。

風化朴硝　真蒲黄各半兩

右，蒲黄晒乾爲末，用朴硝乳鉢内細研匀，每用一字，或半錢，揩舌上下。

緑袍散　治重舌及滿口内外瘡毒，咽膈不利。

薄荷葉　荆芥穗各五錢　青黛　元明粉　硼砂各二錢半　百藥煎　甘草各三錢

右剉焙爲末，除元明粉、硼砂在乳鉢内細杵，同前藥末再杵匀，用一字至半錢，乾點舌上，令其自化；或新汲水入蜜，調點舌上亦好。

聖濟當歸散　治小兒脾肝心經爲濕熱風寒所中，致重舌木舌，或舌卷縮舒長，或腫滿。

當歸去蘆　白芍藥　人參　甘草炙　桔梗　陳皮各一錢

右㕮咀，煎五分，時時少服。

羌活散　治重舌，木舌，及舌上生瘡。

人參　羌活　赤茯苓　柴胡　前胡　川芎　獨活　桔梗　枳殼　蒼朮　甘草各一兩

右剉，每服二錢，水一盞，薑二片，薄荷三葉，煎七分，無時服。

牛黃散　治脾臟積熱，令舌絡微緊，時時弄舌。

牛黃研　朱砂研飛　麝香　天竺黃并細研　蠍梢　釣藤俱研末，各一分

右件一處研勻，每服一字，新汲水調下。

天竺黃散　治小兒上焦極熱，致生重舌、木舌、鵝口、重齶，并舌口上生瘡。

天竺黃研　鬱金　山梔　白殭蠶炒去絲嘴　蟬殼去土　甘草各等分

右爲末，一歲半錢，熟水、薄荷湯皆可服，不拘時。

朱砂膏　治同上。

朱砂飛五錢　牙硝　硼砂　元明粉各二錢半　麝香一字　金箔　銀箔各十五片　白附子　枳殼麩炒微黃，各三錢　川芎　粉草各四錢　人參去蘆　黃芩　薄荷葉各二錢

右剉爲末，摻口內。

玉露飲　治小兒木舌腫硬，不能乳食。

寒水石中有細紋，手可碎者　石膏各一兩　甘草晒乾，天陰火焙，三錢

右爲細末，每服半錢至一錢，温湯無時調服。

百解散　治小兒木舌。

乾葛　升麻　赤芍　黃芩　麻黃製　薄桂　甘草各等分

右碎，水煎，無時温服。風熱甚，加薄荷同煎。

五和湯　治木舌。

當歸酒洗　赤茯苓去皮，各半兩　炙草　大黃　枳殼水浸潤去穰剉片，麥麩炒微黃，各七錢半

右水煎，無時温服。

金朱飲 治驚壯熱，傷寒伏熱，上焦虛熱，重舌口鼻生瘡，赤眼等證。

川鬱金剉皂莢水煮焙乾佳 天竺黄 炙甘草 馬牙硝各半兩 朱砂一分研 蟬殼十四個 麝香少許

右爲末，每服半錢至一錢，蜜湯調下。

朴硝散《聖惠》 治小兒木舌。

朴硝一兩 真紫雪五錢 食鹽二錢半

右爲細末，每服五分，入竹瀝三兩點，用白湯調塗舌上，嚥津無妨。

烏魚散張渙 治小兒重舌。

烏魚骨一兩 蜣螂燒灰 蒲黄炒，各五錢 枯白礬二錢五分

右爲極細末，用鷄子黄調塗舌下，嚥津無妨。

當歸連翹湯《準繩》 治小兒心脾有熱，致生重舌。

當歸尾 連翹 川白芷各三錢 大黄煨 甘草各一錢

右㕮咀，用水一盞煎，食前服。

加減三黄丸《千金翼》 治舌上黑，有數孔，出血如涌泉。

戎鹽 黄芩 黄蘗 大黄各五兩 人參 桂心各二兩 甘草一兩，炙

右七味末之，煉蜜丸如梧子，每服十丸，日三服；仍燒鐵而烙之。

鐵粉散《保幼大全》，下同 治小兒喉痹腫悶。

鐵葉粉一分 硼砂一分 生白礬半兩

右爲末，每服半錢，冷水調下，連二三服。

蛇蜕散 治喉痹腫悶。

蛇蜕一分　白梅肉炒，一分　牛蒡子炒，半兩　生甘草一分

右爲散，每服一錢匕，綿裹湯浸少時，含咽津汁，小兒吮之。

定命散　治小兒纏喉，乳鵝等病。

川大黄炒　黄連去鬚　直白殭蠶炒去絲嘴　生甘草各半兩　五倍子一分　膩粉五筒子

右爲細末，每用一字，竹葦筒子吹入喉中。如毒氣攻心，肺喉中生病，嚥飲不得者，以乳汁調藥一字，鷄羽蘸之，深探入喉中，得吐者活，不吐者死。

犀角散　治小兒馬喉痹，其候如喉痹，更加連咽項頷頰腫甚，咽喉閉塞，但數數噴氣，此證極惡。

射干　桔梗各三分　馬蘭根一錢　甘草炙　川升麻　犀角屑各半兩

右爲粗末，每服錢半，水一盞，入竹葉五片，煎至六分，去滓入馬牙硝半錢，攪匀，細細含嚥。

緑雲散　治小兒口瘡，喉痹，馬喉，鵝乳，重舌，木舌，一切咽喉之疾。

螺青　盆硝　生蒲黄　生甘草各等分

右爲細末，每服一錢，生薑自然汁調，細細含嚥。若已閉塞不通者，用葦筒入藥吹入喉中。

如聖湯　治咽喉一切諸疾。

甘草二兩　桔梗去蘆，一兩

右爲粗末，每服一大錢，水一盞，煎去滓，放温，時時呷，煎六分。

龍石散　治同上。

寒水石煅通赤，一分　朱砂研水飛，二分半　腦子研，半分

右爲細末，每用少許摻患處。病在咽喉者，吹入喉内，細細嚥津，日五七次，臨臥一兩次用妙。

如聖圓　治同上。

川大黄末一分　白礬末一分　馬屁勃末一分　蝸牛十四個　陳白梅肉十分

右於五月五日午時取蝸牛，以白梅肉同研爛，入藥和丸如楝子大，每用一丸，綿裹含化嚥津。若病重不能開口，即研藥作末，葦筒吹入喉中，滴水三兩點送之；或以淨水磨藥，灌之立瘥。

通關散 治同上。

枯白礬 雄黄水飛 藜蘆微炒 殭蠶去絲嘴 猪牙皂角去皮弦

右各等分爲細末，每用一字，鼻内搐之。甚者葦筒吹入喉中，涎出或血出，立愈。

金露膏 治同上。

寒水石煅通赤，四兩研 雄黄一兩，研水飛 硼砂二錢，研 甘草末四錢 腦子一字，研

右拌勻，煉蜜和丸桐子大，食後含化一圓。

射干湯 治同上。

射干 川升麻各一兩 馬牙硝 馬屁勃各半兩

右爲末，每服一錢，水一盞，煎至六分，去滓温服。

荆芥桔梗湯 治喉中生瘡。

荆芥穗 桔梗去蘆 生甘草 牛蒡子炒，各等分

右爲細末，每用一錢，水一小盞，煎至六分，去滓温服之。

又方 治同上。

桔梗去蘆 生甘草 牛蒡子炒，各一兩

右爲粗末，每用一錢，水一小盞，入青鹽少許，煎至六分，去滓放温，時時呷。

又方 治纏喉風束氣不通。

蛇蜕炙令焦黄 當歸去蘆焙，各等分

右爲末，温酒調下。

又方　治同上。

蓽麻子去皮，二個　朴硝二錢

右爲末，新水調服；未效再服。

又方　治同上。

生天南星　生白殭蠶去絲嘴，各等分

右爲末，每服一字或半錢，生薑自然汁調下。

又方　治咽喉腮頰悶。

黄蘗　寒水石各等分

右爲末，量腫處以薄荷水調藥，用鷄翎掃上；乾即再掃。

又方　治小兒喉痹。

桂心　杏仁各半兩

右二味爲末，以綿裹如棗大，含咽汁。

張鋭鷄峯方　治齒間出血。

苦竹葉不拘多少　水濃煎取汁，入鹽少許，寒温得所含之，冷即吐之。

通氣散　治小兒誤吞金銀銅鐵錢物，在喉中不下。

鵝毛一錢，燒灰　磁石皂子大一塊，煅酢淬研飛　象牙一分，燒存性

右爲細末，每服半錢，新水調下。

大聖玉屑無憂散　治諸物梗喉，及一切咽喉諸病，解毒，治百疾，立見效驗。

元參　貫衆　白茯苓炒黄　縮砂仁　滑石　荆芥　川黄連去鬚　山豆根　甘草炙　硼砂　寒水石火煅埋土中，出火毒，各三兩

右同爲末，每用半錢，抄口中，新汲水一口嚥之。

古今圖書集成醫部全録卷四百十六

小兒脣口齒舌喉病門

單方

小兒緊脣：頭垢塗之。《肘後方》

小兒脣緊：螃蠐研末，猪脂和敷之。《千金方》

又：松脂炙化貼之。《聖惠方》，下同

又：赤莧擣汁洗之，良。

小兒緊脣，脾熱脣瘡：幷用烏蛇皮燒灰，酥和敷之。

小兒腫脣：桑木汁塗之，即愈。

小兒緊脣：葵根燒灰，酥調塗之。

又：鷄矢白研末敷之，有涎易去。

又：用馬芥子擣汁曝濃，揩破頻塗之。《崔氏纂要方》

又：人屎灰敷之。顧知悌方

又：用頭垢枯礬研勻，猪膽調敷。《壽域》

小兒口瘡：黄葵花燒末敷之。《肘後方》

治小兒口瘡不得吮乳：用大青十八銖，黄連十二銖㕮咀，以水三升，煮取一升二合，一服一合，日再夜一。《千金方》，下同又：以蜜二升，甘草如指大三寸，臘月猪脂一斤，合煎相得，含如棗大，稍稍咽之，日三。

又：以礬石如鷄子大置酢中，塗兒足下二七遍愈。

治小兒燕口，兩吻生瘡：燒髮灰和猪脂敷之。

治小兒口下黄肌瘡：取羖羊髭燒作灰，和臘月猪脂敷之；角亦可用。

治口傍惡瘡：亂髮灰、胡絮灰、黄連、乾薑四味等分爲散，以粉瘡上，不過三遍。

治小兒口中涎出：以白羊屎頻内口中。

又：以東行牛口中沫，塗口中及頤上；又桑白汁塗之瘥。

小兒口緊，不能開口飲食，不語即死：蛇蜕燒灰，拭浄敷之。

治小兒鵝口，不能飲乳：用鵝屎汁瀝兒口中。

又：用黍米汁塗之。

又：取小兒父母亂髮淨洗，纏桃枝，沾取井花水，東向向日中，以髮拭口，得口中白乳，以置水中，七過瀝洗，三朝作之。

治小兒心熱，口内生瘡，重舌鵝口：用柘根剉五升，無根弓材亦佳，以水五升煎取二升，去滓煎取五合，細細服之，數次，良。

治口瘡白漫漫：先以父淨髮拭口，次取桑汁塗之。

小兒流涎，胷膈有痰：新桑根白皮，擣自然汁，塗之甚效，乾者煎水。《聖惠方》，下同

小兒鵝口，滿口白爛：貝母去心爲末半錢，水五分，蜜少許，煎三沸，繳淨抹之，日四五度。

小兒吻瘡，經年欲腐：葵根燒研敷之。

小兒口噤，病在咽中，如麻豆許，令兒吐沫，不能乳食：葛蔓燒灰一字，和乳汁點之，即瘥。

小兒鵝口重舌：甑帶燒灰，敷舌下。

小兒口瘡：赤葵莖炙乾爲末，蜜和含之。

燕口吻瘡：胡粉炒一分，黄連半分，爲末敷之。《普濟方》，下同

小兒口瘡：寒食麵五錢，硝石七錢，水調半錢，塗足心，男左女右。

又：用釜底墨，時時搽之。

又：用大栗煮熟，日日與食之，甚效。

小兒口瘡糜爛：黄丹一錢，生蜜一兩，相和蒸黑，每以鷄毛蘸搽甚效。

小兒口瘡及百日内口瘡：用晚蠶蛾爲末，入麝香少許摻之。

小兒流涎脾熱也。用鹿角屑末，米飲服一字。

小兒鵝口，滿口白爛：枯礬一錢，朱砂二分爲末，每以少許傅之，日三次，神驗。

小兒流涎：用牛噍草絞汁，少少與之服。

小兒燕口，兩角生瘡：髮灰三錢，飲汁服。《子母秘録》，下同

小兒口瘡：五月五日蝦蟆炙，研末敷之，即瘥。

小兒鵝口：桑皮汁和胡粉塗之。

小兒口瘡：用葧薺燒存性，研末摻之。《楊起簡便方》，下同

小兒口疳：白礬裝入五倍子内燒過，同研摻之。

又：用蔗皮燒研摻之。

又：以黄連蘆薈等分爲末，每蜜湯服五分，走馬疳，入蟾灰等分，青黛減半，麝香少許。

小兒口瘡風疳：用柳木蛀蟲屎燒存性爲末，入麝香少許搽之；雜木亦可。《幼幼新書》

小兒赤口：淡竹瀝點之，或入人乳。《古今録驗》

小兒口瘡，不能吮乳：密陀僧末酢調，塗足心，瘡愈洗去，蔡醫博方也。《黎居士簡易方》

口鼻急疳，數日欲死：以藍澱傅之令遍，日十度，夜四度。《本草》

小兒口瘡，細辛末酢調貼臍上。《衛生家寶方》

治小兒口瘡通白者，及風疳瘡蝕透者：以白殭蠶炒令黄色，拭去蠶上黄肉毛爲末，用蜜和敷之，去風熱也。《身經通考》方

小兒吻瘡：竹瀝和黄連、黄蘗、黄丹敷之。《全幼心鑑》

小兒口瘡：羊脂煎薏苡根塗之。《活幼心書》

治赤白口瘡，小兒失驚即生口瘡：用生白礬一錢噙嗽之，從瀝頑涎立效。《外科精義》，下同

治小兒疳口瘡：用天南星一个去皮爲末，好酢調攤在紙上，男左女右，貼在脚心底，以帛繫定，三日外取了，以温水洗盡脚下藥。

小兒鵝口、重舌、口瘡：用青黛、朴硝各一錢，片腦二分半，蜜調敷，仍視舌上有膜如榴子，則哭聲不絶，隨以指摘破即愈。《幼幼近編》

小兒口疳：人中白煅、黄蘗蜜炙焦爲末等分，入冰片少許，以青布拭淨摻之，累效。《陸氏經驗方》

小兒口瘡：羊乳細濾入，含之數次愈。《小品方》

小兒鵝口：馬牙硝擦舌上，日五度。《簡要濟衆》

小兒口中白屑，名曰鵝口：用朴硝、兒茶各二分，硼砂一分，爲細末，用蠟葉搗自然汁，調搽兒口内，即安。幷治馬牙。《窮鄉便方》

小兒口瘡糜爛：生硫黄水，調塗手心、足心，效即洗去。《危氏得效方》

小兒流涎，脾熱有痰：皂莢子仁半兩，半夏薑湯泡七次，一錢二分爲末，薑汁丸麻子大，每水下五丸。《聖濟總録》

小兒口瘡：鐵銹末，水調敷之。《危氏集簡方》，下同

嬰孩鵝口，白厚如紙：用坯子胭脂，以乳汁調塗之，一宿效。男用女乳，女用男乳。

小兒諸口瘡：以香白芷、銅緑等分爲末，摻上立效。《保幼大全》，下同

又：以白錫燒灰敷之。

又：以湯瓶内鹼爲末，臨臥時以好酢調於脚心底，明書個十字立驗。

治口氣熱臭：用乾甜瓜子去殼研細，蜜少許，調成膏，食後含化，或敷齒上。

小兒口舌病，小兒口瘡，難用藥：以天南星取中心，龍眼大爲末，酢調塗兒脚心甚妙。《醫學綱目》，下同

又：用白礬或吴茱萸爲末，酢調塗脚心，亦效。

小兒口瘡：黄蘗、青黛等分，片腦少許爲末，竹瀝調敷之。乳母宜服瀉心湯、涼膈散。

小兒口瘡：用薄荷汁拭口内，西瓜水徐徐飲之。《入門》

治小兒齒落久不生：以牛屎中大豆二七枚，小開豆頭，以注齒根處，數度即生。《千金方》，下同

又：取雄鼠屎二七枚，以一屎拭一齒根處，盡此上二十一日即生。雄鼠屎，兩頭尖者是。

治牙齒根摇欲落：以生地黄大者一寸，綿裹著牙上，嚼嚥汁，汁盡去之，日三即愈。可十日含之，更不發也。《千金翼》，下同

治蟲蝕齒根肉黑：燒腐棘，取瀝塗之十遍，雄黄末敷即愈。若齒黑者，以松木灰揩之，細末雄黄塗斷百日，日再塗之。七日慎油猪肉，神效。

治小兒齒齲：切白馬懸蹄可孔，塞之，不過三度。

治蟲蝕齒疼痛閉氣，細書曰：南方赤頭蟲，飛來入某姓名裂齒裏，今得蠍蟲孔，安置耐居上，急急如律令！小牋紙内，著屋柱北邊蠍蟲孔中，取水一杯，禹步如禁法，還誦上文，以水沃孔，以淨黄土泥之，勿令泄氣，永愈。

小兒齒遲：正旦取尿坑中竹木刮塗之，即生。《聖惠方》，下同

一：取路旁遺却稻粒，於齒路點三七下，其齒自生，神效。

小兒牙疳出血：大鯽魚一尾，去腸留鱗，入當歸末泥固燒存性，入煅過鹽和匀，日用。

小兒齒痛：以皂莢炙去皮子搗末，取少許，著齒痛上瘥。

小兒齲齒：以松柏脂捏鋭如錐，柱齲孔内，須臾齲蟲緣松脂出，即差。

小兒牙疳：雄黄一錢，銅緑二錢爲末貼之。《陳氏小兒方》

小兒口疳齦爛，氣臭血出：鉛白霜、銅緑各二錢，白礬豆許爲末掃之。《宣明方》

小兒風蚛牙：濃煎鬱李仁水含之。《日華子》

治裂齒：以腐棘針二百枚，以水二升，煮取一升含漱之，日四五差止。《子母秘録》

小兒走馬牙疳，侵蝕口鼻：乾蚵蚾黄泥裹固煅過，黄連各二錢半，青黛一錢爲末，入麝香少許，和研敷之。《鄭氏小兒方》

治小兒牙疳：用煉信、青黛、輕粉各一錢，麝香五分，同細末，用小油調，薄攤紙上，用木鎚鎚實收起，每用臨臥以漿水洗淨印乾，可瘡口大小，以藥紙封之，至曉去藥紙嗽淨，勿令嚥下，大者不過三上必效。《外科精義》

小兒齒不生：用雄鼠屎兩頭圓者三七枚，每日一枚拭其齒，勿食鹹酸；或入麝香少許尤妙。《小品》

初生小兒生馬牙：以熟針挑去白點，須有血出爲妙。用白綿拭去血，薄荷煎湯摩上好京墨頻塗之，即愈。《窮鄉便方》

小兒齒疳：鴨觜膽礬一錢匙上煅紅，麝香少許，研匀敷齒上立效。《活幼口議》

小兒牙齒不生：用黑豆三十粒，牛糞火内燒令煙盡，研入麝香少許，先以針挑破血出，以少許揩之，不得見風，忌酸鹹物。《經驗方》

走馬牙疳：以小便盆内白屑取下，入甆瓶内，鹽泥固濟，煅紅研末，入麝香少許貼之。《汴梁李提領方》

齒縫出血：用蚯蚓糞水和作團，以火燒令極赤，末之如粉，以臘月猪脂敷齗上，日三即瘥。《外臺》

小兒齒不生：用雄雌鷄糞各十四顆焙乾，同研如粉，入麝香少許，仍先以針挑破損齒脚下血出，將散子敷之，生齒神效。《靈苑》

走馬牙疳：小兒口內生瘡，牙齦潰爛，齒黑欲脫，或出血臭氣。白芷五錢，馬牙硝、銅青各一錢，麝香一字，末之，敷口角擦齒上，仍服蟾酥丸。又用燒蚵蚾黃連青黛各等分，入麝香少許，爲末敷之。《身經通考》方，下同

治牙疳：用人脚上皴垢焙黃色研末，上二次效。

小兒齒裂：取死曲蟮末敷痛處，即止。《本草》，下同

齒縫出血：用童子小便半升，分爲兩三次含之，冷即吐了。

走馬牙疳：用婦人尿桶中白垢火煅一錢，銅綠三分，麝香一分，和勻貼之，尤有神效。《本草綱目》，下同

又：用鯽魚一個，去腸入砒一分，生地黃一兩，紙包燒存性，入枯白礬麝香少許爲末，摻之。

治小兒牙痛：用大硼砂研細，水化，鷄羽掃。《證治準繩》，下同

齒根空腫痛：燒松柏槐枝令熱，柱病齒孔，須臾蟲緣枝出。

小兒風齲齒痛，及蟲蝕疼痛黑爛：以鬱李根白皮五兩剉，以水一大盞半，煎取一盞，熱含，冷吐之，當吐蟲出。

一以鷄舌香半兩，以水一中盞煎至六分。去滓熱含，冷吐。

齒齦腫痛，常以白鹽末封齒齗上，日三夜二。

一每日扣齒三百下，日一夜二，即終身不發，至老不病齒。

又：以風化石灰一塊，大火中煅通赤取出，放冷爲末，每用少許，旋入麝香少許，敷牙根上。《保幼大全》，下同

小兒齒齲：以黃連爲末，入麝香研勻，貼病處。

一以馬鞭草煎湯含漱之。

治牙齒宣爛臭有血：以皂角一挺，羊脛骨一銖煅爲末，如常揩齒用之，三上瘥。

治重舌、舌强不能收唾：以鹿角末如大豆許，安舌下，日三四度；亦治小兒不能乳。《千金方》，下同

又：取蛇蜕燒末，以鷄毛蘸醇酢，點藥掠舌下，愈。重齶亦可用。

治小兒重舌：取田中蜂房燒灰，酒和塗舌下，愈。

又：衣魚塗舌上，千金翼云：衣魚燒灰傅舌上，愈。

又：竈月下黄土末，苦酒和塗舌上。

又：以二家屠肉切令如指大，摩舌上，兒立能啼。

又：以赤小豆末，酢和塗舌上。

又：燒簸箕灰，敷舌上。

又：用黄蘗以竹瀝漬，取細細點舌上，良。

小兒重舌出涎：驢乳、猪乳各二升，煎一升五合服。

小兒舌瘡，飲乳不得：白礬和鷄子置酢中，塗兒足底，二七日，愈。

治小兒舌上瘡：蜂房燒灰，屋間塵各等分，和匀傅之良。

又：桑白汁塗乳上，與兒飲之。

又：羊骨蹄中生髓，和胡粉敷之。

又：舌腫强滿，滿口含糖酢良。

又：飲羖羊乳即瘥。

小兒重舌：皂角刺灰入朴硝或腦子少許，漱口，滲入舌下，涎出自消。《聖惠方》，下同

小兒木舌，長大滿口：鯉魚切片貼之，以帛繫定。

小兒重舌腫木：用伏龍肝末、牛蒡汁塗之。

小兒木舌：黄蜀葵花爲末一錢，黄丹五分傅之。《直指方》

小兒重舌：木蘭皮一尺，廣四寸，削去粗皮，入酢一升，漬汁噙之。《子母秘録》，下同

小兒重舌：蜣螂燒末，唾和敷舌上。

小兒重舌：嚼粟米哺之。

小兒重舌：黄丹一豆大安舌下。

小兒舌瘡：胡粉和豬䯒骨中髓，日三服之。《食醫心鑑》

初生小兒，有白膜皮裹舌，或遍舌根：可以指甲刮破令血出，以燒礬末半緑豆許敷之，若不摘去，其兒必啞。《姚和衆至寶方》

小兒重舌：用三稜針於舌下，紫筋刺出惡血，即愈。又用竹瀝調蒲黄末，敷舌上效。《幼幼近編》

小兒生下，舌下有膜如榴子，連於舌根，令兒語言不發：可摘斷，微有血；如血不止，燒髮灰摻之。又用白礬灰釜底墨，酒調用。此瘡名七星瘡，或以細針撥之。《瘡瘍全書》

小兒舌瘡：野薔薇根剉碎，每用一匙頭，以水二盞，煎至六分，去滓熱含，冷即吐了。治口舌生瘡久不瘥。《張鷄峯方》

治木舌：用紫雪二錢半，竹瀝半合，和之，時時抹入口中自消。《局方》

一用百草霜、滑石、芒硝爲末，酒調傅。《證治準繩》，下同

小兒舌上瘡：燒葵根爲灰，每日少許傅之。

小兒重舌：用真蒲黄微炒，紙鋪地上出火氣，研細，每挑些摻舌下，更以温水蘸熟帛裹指，輕輕按之，按罷然後以藥摻之，不過三次愈。

小兒重舌：燒烏賊魚骨細研，和鷄子黄敷喉及舌上，又取亂髮灰細研，以半錢敷舌下，日不住用之。

小兒舌腫：鮮鯽魚切片貼之，頻换。《總微論》

重舌，鵝口：桂末和薑汁塗之。

治小兒卒毒腫著喉頸，壯熱妨乳：用升麻、射干、大黄各一兩㕮咀，以水一升五合，煮取八合，一歲兒分三服，以滓敷腫上，冷更暖以敷。大兒以意加之。《千金方》

治小兒喉痺：桂心、杏仁各半兩爲末，以綿裹如棗大，含咽汁。《千金方》

小兒咽腫痺痛：用鯉魚膽二七枚，和竈底土以塗咽外，立效。

小兒喉痺：棘針燒灰，水服半錢。《聖惠方》

小兒咽腫：杏仁炒黑研爛，含嚥。《普濟方》，下同

小兒咽腫：牛蒡根搗汁細嚥之。

稻芒入喉中：取鵝涎灌之，立出。《瘡瘍全書》，下同

釣魚針勾入喉中難出：先用木針撐口，次以糯米珠如算盤珠樣穿綫，中扯直即出。

小兒喉痺腫悶：以露蜂房燒灰研細末，每一錢乳汁調服。《保幼大全》，下同

一以蛇脱皮燒灰研細末，每一錢乳汁調服。

一以川升麻令含一片。

一以韭一把杵爛，熬敷上，冷即易。

一以白礬棋子大含之。

一以陳白梅一個，取肉裹白殭蠶一枚，含咽津。

一以地龍一條研爛，内鷄子白和匀，便傾入喉咽中，良。

一以繩纏扎手大指，屈於節上，針挑刺出血，即瘥。

小兒喉痺咽腫，出氣不快：以鼠粘子二兩炒焦，甘草半兩炙黄，同爲細末，每服一錢，用新汲水調下，更入蜜少許。

小兒喉痺不能語，以大豆煎汁，放冷含之。

一以竈膽少許，生薑薄荷汁化服，得吐便愈。

一青魚膽亦得，收得以青黛釀之。

小兒纏喉風，束氣不通：以白殭蠶二個去絲爲末，生薑自然汁調，更入蜜少許拌勻，分二三服，或只用半、錢一字，旋調服之。

纏喉、乳鵝、喉痹、咽喉、頷項，腫悶閉塞，氣不得通者：令患人先呷好麻油少許，後以茶葉燒灰，細末，水調下半錢，立效。大者增之。

一方：以馬銜一具，水二盞煎至半，量大小分服。

治懸癰忽倒：以白礬灰鹽各半兩研細，箸頭點上撥正；亦治腫悶，日七八遍。

治咽喉腮頰腫悶：以蒜塞耳鼻中。

又：以馬鞭草根截去兩頭，取在中者，搗汁服之。

小兒咽喉腫塞悶：以桑上螳螂窠一兩燒灰，馬屁勃半兩，同研勻細，煉蜜丸桐子大，三歲煎犀角湯研下三圓。大者加之。

小兒飲乳不快，覺似喉痹：以沙牛角燒刮取灰，塗乳上吮兒，嚥下即差。

治小兒悞吞針刺喉中：以磁石如棗核大，磨令光鑽作竅子，以綫穿繫定，令兒含之，針則自出。若悞吞錢者，用棗大。治悞吞竹木入喉，燒秤錘通赤，漬酒飲之。

治悞吞金銀銅鐵錢物，在喉中不下：以南天燭根燒灰研細，熟水調服一錢，立下。

治悞吞金銀銅鐵錢等物，在腹内不下：以石灰一皂子許，硫黄半皂子許，同研爲末，酒服之。

又：以胡粉一兩，水調分服，量大小加減。

治魚骨鯁喉不下：以硇砂少許，口中咀嚼，嚥之立下。又以故魚網覆頸項，則下；未可，煮汁飲之立下。

又：以鸕鷀毛燒灰，水調服，量大小與。

治一切諸般骨刺，竹木簽刺，梗喉不下：於臘月取鱖魚膽，北簷下陰乾，每用少許，酒煎化温呷，得逆便吐，梗乃隨出。未吐再服。其梗刺雖嚥在腹内，久痛黄瘦者，服之亦出，極妙。無鱖魚，取青魚鯉蠡魚膽亦可。

并治喉痹。

治桃李果梗：以狗頭煮湯摩頭上。

治諸物梗喉：以瞿麥爲末，水調半錢，或一錢服。

治一切珠璫錢等物梗喉：以弩弓銅牙燒赤，内水中，放冷飲之。

針灸

《千金方》曰：小兒重舌，灸行間隨年壯。穴在足大趾岐中。又灸兩足外踝上三壯。

《古今醫統》曰：小兒乳鵝，針少商一分，灸則一壯。少商在大指端内側，去爪甲角如韭葉，白肉際宛宛中，肺脈所出，爲井木。單乳鵝針合谷三分，灸則三壯。合谷一名虎口，手大指次指岐骨間陷中，手陽明大腸脈所過爲原。

小兒五六歲不語者，心氣不足，舌本無力，發轉難，灸心俞穴三壯，在五椎下兩旁各一寸半陷中。

小兒急喉痹，天突穴一穴，灸一壯，在結喉下三寸。

《幼幼近編》曰：凡小兒患喉蛾，急以銀針挑破髮頂上，出血即愈。

醫案

萬氏《幼科發揮》曰：一兒患口舌生瘡，醫用藥服之搽之者，皆芩、連、知、蘗類，無效。予曰：心熱所爲。苦入心而反助其熱，宜無效。乃作洗心散與之，一服而安。

予甥滿口生瘡，咽喉脣舌皆是。予用蘗、連一錢，朱砂、白礬五分，鼠婦焙乾三分，共爲研細敷之，立效，乃奇方也。

《薛氏醫案》曰：一小兒弄舌發搐，手指不冷，余謂肝脾虚熱，用異功散加升麻、柴胡而愈。後傷乳腹脹，服刻伐作瀉，弄舌手指發熱。審乳母肝火，與小柴胡湯加升麻、白朮治之，母子并愈。

一小兒乳食過多，患吐瀉，用大劑異功散加柴胡、升麻，母子服之而愈。後因驚服至寶丹之類，發搐弄舌，幾至慢驚，余用六君子湯加白附子服之而愈。

一小兒吐舌，發熱飲冷，額鼻黄赤，吐舌流涎，余謂心脾實熱，用導赤瀉黄二散而愈。後復作，别服清熱等藥，更弄舌，余用異功散加釣藤鉤而安，又用六君子湯全愈。

《證治準繩》曰：一小兒喉間腫痛，驚悸，飲水，服驚風降火之藥益甚。他醫仍欲攻風痰。余曰：驚悸飲水，心經虚證。蓋胃爲五臟之本。先用五味異功散以補胃，加桔梗、甘草以消毒，諸證頓退；後用牛蒡子湯加柴胡而愈。

一小兒發熱飲冷，大便黄色，手足并熱，不能吮乳。視口内無患，捫其喉間則哭。此喉内作痛，乃脾胃實熱也。用瀉黄、清胃二散各一劑，母子并服而愈。後因乳母飲酒，兒躁不安，口内流涎。仍用前二散而愈。

一小兒喉間腫痛，發熱欬嗽，大便秘結，此肝與大腸有熱，先用牛蒡子湯加硝、黄一服，大便隨通；乃去硝黄，再劑頓愈。審其母有肝火發熱，用柴胡清肝散，母子并服而痊。

《薛氏醫案》曰：一小兒喉腫作渴，大便乾實，右腮赤色，此肺與大腸經實熱也。用柴胡飲子一服而愈。後因飲食停滯，服峻厲之藥，喉間仍腫，腹中脹痛，此脾氣復傷也，用異功散加升麻、當歸而痊。

一小兒因母忿怒，患前證，兼咬牙呵欠，余謂肝經虚熱之證，子用甘桔湯加柴胡、山梔、牛蒡子，母服加味逍遥散而愈。

一小兒嗜膏粱之味，喉間腫痛，痰涎壅盛，服巴豆丸，前證益甚，口鼻出血，脣舌生瘡，大便不實。余用犀角地黄湯解膏粱之熱，用東垣安胃散解巴豆之毒，又用桔梗湯而愈。

一小兒喉間腫痛，左腮色青赤，此心肝二經之熱也，用柴胡清肝散而愈。後因驚服至寶丹，吐痰發搐，手足指冷，此肝木虚而肺金乘之，用補中益氣湯以補脾肺，六味地黄丸以滋肝腎而痊。

一小兒額間赤，足心熱，喉中常痛，服清胃敗毒之藥，余謂稟腎水不足，而心火熾甚也，當用地黄丸壯水之主以制陽光。不悟，口舌赤烈，小便如淋而歿。

一小兒喉間腫痛，口角流涎，手足并熱，用瀉黄、清胃二散，母子服之而愈。後因母大怒，兒憎寒發熱，仍復流涎，用柴胡清肝散加漏蘆，母子服之而愈。

一女子六歲，喉間腫痛，鼻中息肉，寒熱往來，小便頻數，良久變白，此肝疳之證，先用加味逍遥散加炒黑焦龍膽草，熱癢漸退，乃去龍膽草，佐以四味肥兒丸而愈。

小兒脅背手足病門

小兒直訣　宋·錢乙

龜脅龜背

龜脅龜背者，由兒生下風客於脊，入於骨髓，致成龜背；若肺熱脹滿，攻於脅膈，即成龜脅。并用龜尿點其骨節自愈。其取尿法，用青蓮葉安龜在上，用鏡照之，其尿自出。

註　按小兒元氣未充，腠理不密，風邪乘之；或痰飲蘊熱於肺，風熱交攻而致；或坐早風入骨髓。治當調補脾肺爲主。若因乳母厚味辛辣而致者，當兼治其母。若因稟父肝腎虚熱者，用六味地黄丸。若稟腎氣不足者，用八味地黄丸。

行遲

長大不行，行則脚軟，胎弱也。

註　小兒行遲：有肝腎虛，長而不能行者；有肝氣虛而手足拳攣者；有肝腎虛而脚不能舒展者。并用地黄丸滋補之。

片玉心書　明·萬全

龜胷龜背

龜胷者，其胷高腫，狀如龜樣，此肺熱也。加減葶藶丸主之。

小兒龜胷證，肺熱脹於胷，加減葶藶丸服之，有神功。龜背者，坐臥傴僂，狀如龜背，由客風吹脊入於骨髓，此證多成痼疾。間有灸肺俞二穴第三椎骨節下兩傍各寸半，膈俞穴第二骨下兩傍各寸半，如此而收功者，然未盡見效也。以枳殼丸主之。

龜背爲惡證，腎風入骨髓。内服枳殼丸，灸法宜相繼。

行　遲

行遲者何也？蓋骨乃髓之所養，血氣不充則髓不滿骨，故弱軟不能行。此由腎與肝俱虛得之。蓋肝主筋，筋弱而不能早行；腎主骨，骨弱而不堅。加味地黄丸主之。

肝腎兩虛行不足，肝主筋兮腎主骨。若要二經氣血充，加味地黄能助補。

鶴　膝

脚細者稟受不足，氣血不充，故肌肉瘦薄，骨節俱露，如鶴之膝。此亦由腎虛，名鶴膝節。加味地黄丸主之。

小兒鶴膝，此屬腎虛。地黄加味，服却無虞。

嬰童百問　明·魯伯嗣

龜背龜胷鶴膝行遲

《聖惠》論：小兒龜胷者，緣肺熱氣脹滿而成此疾；乳母多食辛辣之物，亦成此候；或乳母有宿乳，乳兒亦成此疾。常捏去宿乳，則無此證也。當用聖惠龜胷丸治之。

《聖惠》論：龜背者，小兒初生未滿半周，强令早坐，逐使客風吹脊，故令背高如龜之狀也，有灸法可療。

又有鶴膝證，錢氏地黄丸加鹿茸以補腎氣。

又有行遲之證，地黄丸加牛膝、五加皮、補骨脂、及酒炙鹿茸，又有五加皮散治之。

又治龜胷，有龜胷丸以散其熱。松蕊丹、百合丹，治龜胷龜背尤佳。羚羊角丸治五六歲不能行走。

保嬰撮要　明·薛鎧

龜胷龜背

龜胷龜背，法當調補脾肺爲主，而以清熱消痰佐之。若因乳母膏粱厚味者，當以清胃散治其母，子亦服少許。

鶴膝風

鶴膝風者，其腿漸細，其膝愈粗，狀如鶴膝，是以名之。此因禀腎經不足，外邪所乘而患之。初則膝内作痛，外色不變，伸屈艱難。若一二月間，焮腫色赤而作膿者，可治；腫硬色白而不作膿者難治。初起者用大防風湯爲主，佐以益氣養榮湯；成者用補中益氣湯爲主，佐以大防風湯，切勿用十宣流氣等藥。若不潰不斂，或發熱等證者，須調補脾胃爲善，否則必變敗證矣。

醫學綱目 明·樓英

行遲

小兒三歲不能行者，由受氣不足，體力虛怯，腰脊脚膝，筋骨軟，足故不能行。用真五加皮爲末，粥飲調，次入好酒少許，每服一栗殼許，日三服效。

尊生書

龜胷

龜胷乃肺熱脹滿，有痰成之。忌破氣發散，肺虛也；亦忌收濇，宜降氣消痰。

證治準繩 明·王肯堂

龜胷

張氏云：乳母乳兒，常捏去宿乳；夏常洗乳淨，捏去熱乳。若令兒飲熱乳，損傷肺氣，胷高脹滿，令兒胸高如龜，乃名龜胷。

曾氏云：此候因風痰停飲，聚積心胷，再感風熱。肺爲諸臟華蓋，居於膈上，水氣汎溢，則肺爲之浮，日久凝而爲痰，停滯心胷，兼以風熱内發，其外證唇紅面赤，欬嗽喘促，致胷骨高如覆掌，名曰龜胷。治法寬肺化痰利膈，以除肺經痰飲。先用五苓散和寬氣飲，入薑汁葱湯調服；次清肺飲、雄黄散、碧玉丸、如意膏爲治。若投前藥愈而復作，傳變目睛直視，痰涎上涌，兼以發搐，則難治矣。

龜背

坐兒稍早，爲客風吹脊，風氣達髓，使背高如龜。雖有藥方，多成痼疾，以灸法爲要。在百日内不治。

行遲

張氏云：凡兒生至周歲三百六十日，膝骨成，乃能行。近世小兒多因父母氣血不足，故令胎氣不强，骨氣軟弱，筋脈無力，不能行步。鹿茸丹主之，曾經大效。

湯氏云：小兒不能行，治法當用錢氏補腎地黄丸加鹿茸、五加皮、麝香。外甥黄知録之子，三歲不能行，遂合此方服之，有驗。

醫學入門　明·李梴

手足

手軟，無力以動也。所受肝弱，兩手筋縮不能舒伸。薏苡丸主之。

脚軟行遲，乃骨髓不滿，氣血不充，筋弱不能束骨。宜腎氣丸加牛膝、五加皮、鹿茸。五六歲不行者，羊角丸；三歲不能行者，用五加皮一兩、牛膝、木瓜各五錢爲末，每二錢，米飲入酒少許，調服。有脚指踡縮無力，不能展伸者，海桐散主之。有鶴節風，俗云鼓搥風，乃腎虚精髓内耗，爲風邪所襲，皮膚不榮，日漸枯瘁，如鶴脚之節。宜腎氣丸加五加皮、鹿茸、牛膝。

幼幼近編 明·陳治

龜胷

肺經受熱，故胷高腫滿，狀似龜胷也。輕則瀉白散加山梔、天門冬，甚則百合丹。切禁五辛酒麵炙煿煎炒之物。

龜背

風寒客於脊髓，故令背高如龜也。宜二活散。外灸肺俞，三椎下兩旁；膈俞，七椎下，各三五壯。亦有坐早致傴僂者，用六味丸加薏仁、木瓜、當歸、肉桂。

行遲

行遲，屬肝腎俱虛。腎主骨，腎虛則髓不滿骨，故骨軟不能行；肝主筋，肝虛則血不榮筋，故筋痿不能束骨也。宜虎脛丸。

方

地黃丸《小兒直訣》，下同　治腎虛解顱，或行遲、語遲等證。

熟地黃八錢，酒洗，益腎水，滋真陰，補血生精　山茱萸肉補腎添精　乾山藥各四錢，涼而能補　牡丹皮涼腎瀉陰中之火，治足少陰無汗之骨蒸　澤瀉補陰入腎經　白茯苓各三錢，入壬癸

右地黃杵膏，餘爲末，加煉蜜丸桐子大，每服二三十丸，空心白湯下。薛己曰：按前丸治腎經，虛熱作渴，

小便淋秘，痰氣上壅；或肝經血虛，燥熱，風客淫氣而患瘰癧結核；或四肢發搐，眼目瞤動；或肺經虛火欬嗽，吐血，頭目眩暈；或咽喉燥痛，口舌瘡裂；或心經血虛有火，自汗盜汗，便血諸血；或脾虛濕熱，下刑於腎，腰膝不利；或疥癬瘡痛等證，幷用前藥爲主，而佐以各臟之藥。大抵此藥爲天一生水之劑。若稟賦不足，肢體瘦弱，解顱失音，或畏明下竄，五遲五軟，腎疳、肝疳，或早近女色，精氣虧耗，五臟齊損，凡諸虛不足之證，皆用此以滋化源，其功不能盡述。

紅内消散《本草綱目》　治小兒龜背。

紅内消即赤何首烏

右爲末，用龜尿調，點背上骨節，久久自安。

加味地黃丸《片玉心書》，下同　治小兒行遲。

虎脛骨酒炙　生地黃　酸棗仁炒　辣桂　白茯苓　防風　當歸　煉蜜爲丸，白湯下。如驚後得前證者，加羌活。腎弱失音者，本六味加巴戟去心、石菖蒲各三錢爲丸，麥冬湯下。

加減葶藶丸

大黃煨　天冬去心　杏仁去皮尖另研　百合　桑白皮炒　木通　甜葶藶炒　蜜丸，滚白水送下。

龜胷丸《嬰童百問》，下同　治小兒龜胷龜背，緣肺熱氣脹滿而漸成此疾；乳母多食辛辣之物，亦能成此證。

大黃煨，一錢　天門冬去心　百合　木通去節　杏仁去皮尖炒　枳殼麩炒　桑白皮蜜炙　甜葶藶炒　朴硝各五錢

右爲細末，煉蜜丸如芡實大，每用一丸，温湯化服，食後。

枳殼防風丸

枳殼麩炒　防風　獨活　大黃煨　前胡　當歸　麻黃去節，各三錢

右爲細末，麵糊丸如黍米大，每服十丸，米飲食後服。

大黃丸《證治準繩》，下同　治龜胷，肺熱壅滯，心膈悶滿。

大黃七錢半，微炒　天冬焙　杏仁麩炒微黃　百合　木通　桑白皮　甜葶藶隔紙炙紫　朴硝各五錢

右爲細末，蜜丸如綠豆大，不時溫水研五丸，量兒大小加減。《幼科類萃》去朴硝，加石膏。

百合丹　即前大黃丸加減。

百合一兩　朴硝　杏仁湯浸去皮尖　桑白皮　木通　川大黃　天門冬各五錢

右爲極細末，煉蜜和，如黍米大，每服十粒，米飲送下，量兒大小加減。

龜胷丸

蒼朮　黃蘗酒炒　芍藥酒炒　陳皮　防風　山楂　威靈仙　當歸

右爲末，蜜丸，食後溫水下，利後加生地黃。

松蕊丹　治龜背病。

川大黃炮　前胡　麻黃去根節　桂心各半兩　松花洗焙　枳殼去瓤麩炒　獨活　防風各一兩

右爲細末，煉蜜和如黍米大，每服十粒，粥飲下，量兒大小加減。聖惠麻黃丸多芍藥，少前胡。一方多檳榔、訶皮。一方無松花，有當歸，煮麵和丸，名枳殼防風丸。

鹿茸丹　治數歲不能行。

麝香　鹿茸酥炙黃　生地黃　虎脛骨酥塗炙　當歸洗焙乾　黃芪剉

右件各一兩爲細末，用羊髓四兩煮爛，和成膏，如黍米大，每服十粒，磨沉香湯下，乳食前，日三服。

羚羊角丸　治小兒腎虛，或病後筋骨弱，五六歲不能行，宜補益肝腎。

羚羊角尖細而節密者錯取末　生乾地黃焙　虎脛骨敲破，塗酥炙黃　酸棗仁去皮稱炒　白茯苓各半兩　桂去皮，取有味處，不得見火

防風　當歸　黃芪切焙，各二錢半

右同爲細末，煉蜜和成劑，每服一皂子大，兒大者加之，食前溫水化下，日三四服，久服取效。

生乾地黃丸　治兒十歲不行。

生地黄　當歸焙　防風　酸棗仁微炒　赤茯　黄芪　芎藭　羚羊角　羌活　甘草炙微赤　桂心各等分

右，搗羅蜜丸如菉豆大，食前温酒下，量兒加減。

虎骨散

虎脛骨酒炙　生地黄　酸棗仁酒浸去皮炒　辣桂去皮　白茯苓去皮　防風　當歸俱去蘆　川芎　牛膝酒浸去蘆，各等分

右爲極細末，每服一錢半，以粥飲調，次入好酒二滴再調，食前服，日二。一方用煉蜜丸如黍米大，木瓜湯下五丸，或十丸。《寶鑑》加黄芪。

三因五加皮散　治小兒三歲不能行者，由受氣不足，體力虚怯，腰脊脚膝筋軟，足故不能行。

真五加皮　爲末，粥飲調，次入好酒少許，每服一粟殼許，日三服效。

柴胡飲　治小兒骨熱，肺脈寒，長不能行，骨熱痟勞，肌肉消瘦。

柴胡　鼈甲米酢塗炙黄色　知母　桔梗　枳殼麩炒　元參　升麻

右件各等分，細剉，三歲以下藥半兩，水五合煎二合，分二服，空心食前服。忌毒物。服後澡浴。

澡浴方

苦參　茯苓皮　蒼朮　桑白皮　白礬各半兩　葱白少許

右剉，沸水二升，浸藥一兩，通與兒浴，温處避風。

左經丸　治筋骨諸疾，手足不隨，不能行步走動。

草烏頭生肉白者去皮臍　木鼈去殼　白膠香　五靈脂各三兩半　盤蝥去翅足，一百枚，酢煮熟　當歸一兩

右爲末，黑豆去皮，生杵粉一斤，酢糊丸鷄頭實大，酒磨下一丸。不曾針灸傷筋絡者，四五丸必效。十歲兒一丸，分三服。此藥能通榮衛，導經絡，專治心腎肝三經，服後小便少淋濇，乃其驗也。按此方非内有污血痼疾，不宜用。

續命丹　治小兒剉骨，行步艱難，脚無力。

防風　乳香　蔓荆子　牛膝　麻黄　羚羊角　棗仁　草烏頭　沒藥　白朮　茯苓各二錢半　天麻酒煮　胡麻炒

當歸　續斷各半兩　川烏頭去皮　黄芪各四錢　蒺藜一錢二分半

右爲細末，蜜丸小彈大，每服一丸，煎酒細嚼，一日三五服。用後洗藥，服藥三日方洗。

洗藥方

草烏頭　當歸　地龍　木鼈子　紫貝草　椒目　葱鬚　荆芥各一兩　爲末煎湯，露脚指甲從上淋洗，次用熏法。

熏藥方

柴胡　草烏頭　赤小豆　吴茱萸　羌活　晚蠶沙各一兩　末黑豆三升，熱水泡，少頃去黑豆，入前藥煮，盆盛熏剉閃處，令出骨中汗。

降氣消痰湯《活幼精要》

蘇子　枇杷葉　桑皮　花粉　沙參　百合　薄荷　射干　前胡　貝母

右，水煎。

百合丹《幼幼近編》，下同

大黄酒煨，七錢半　天冬　杏仁　百合　桑皮　葶藶炒　石膏　枳殼　桔梗　生甘草各五錢　煉蜜爲丸。

二活散

羌活　獨活　人參　黄芪　薏苡仁　當歸　肉桂　杜仲

按：此方原缺分量及制服法。

虎脛丸

虎脛骨　熟地　山茱萸　牛膝　山藥　當歸　木瓜　川芎　鹿茸　薏苡仁　五加皮　肉桂　蜜丸梧子大，三歲兒日服三丸。内熱者去桂。

加味熟地黄丸

熟地黄　山茱萸　牡丹皮　山藥　牛膝　澤瀉　鹿茸　肉桂　補骨脂　人參童便浸炙　白茯苓　煉蜜爲丸。

薏苡丸《醫學入門》，下同　治小兒兩手筋縮，不能舒伸。

薏苡仁二兩　當歸　秦艽　酸棗仁　防風　羌活各一兩

右爲末，蜜丸，芡實大，每一丸至二丸，麝香荆芥煎湯化下。

海桐散　治小兒脚指踡縮無力，不能展伸。

海桐皮　牡丹皮　當歸　熟地　牛膝各二分　山茱萸　補骨脂各一分

右，葱煎服。

五加皮散《得效方》　治三歲不能行。

五加皮二錢半　牛膝　木瓜各一錢二分半

右末，每一錢，米飲調下。

調元散《萬病回春》　治行遲。

山藥五分　白朮　白芍藥　熟地黄　當歸　川芎　黄芪蜜炒，各二分半　人參　白茯苓　茯神各二分　甘草一分半

石菖蒲一分

右剉，作一貼，薑三棗二，水煎服。

地黄丸　治頭顱不合，體瘦骨露，有如鶴膝，皆腎虚不足；并治腎疳，天柱傾倒。腎主骨也。

熟地黄洗焙，八錢　澤瀉洗，二錢　牡丹皮去心　白茯苓各三錢　山茱萸肉　牛膝　鹿茸酥炙　山藥各四錢

右末，蜜丸梧子大，三歲以下三二丸，温水空心化下。

哺兒方《千金方》　治數歲不行。

葬家未閉户，盗食與哺，日三，便行。《千金翼》云：未閉户，嬰孺就墓門中哺。

針灸

田氏曰：小兒龜胷，取兩乳前各一寸五分，上兩行三骨罅間，六處各三壯，炷如麥。春夏從下灸上，秋冬從上灸下。

庄氏曰：龜胷取九家灰一斗，盛簸箕中，令兒合面印胷跡，於龜胷印，從上當中及兩邊，令三姓人同下火，各於灰上灸三壯，棄灰河流或水中。

《聖惠》曰：小兒龜背，當灸第三椎骨節下兩傍各一寸半肺俞穴，又第五椎骨節下兩傍各一寸半心俞穴，又第七椎骨節下兩傍各一寸半膈俞穴。以小兒中指節爲一寸。艾炷如小麥大，三五壯即止。此法累用，十有一二得效，亦無全效之功。

《寶鑑》曰：小兒數歲不行，灸兩足踝各三壯。

醫案

《顱顖經》曰：符殿直之孫，龜背，紹熙辛亥春，灸即效。

萬氏《幼科發揮》曰：黄州府甘秀才女，驚後右手大指屈而不能伸，醫用全蠍、殭蠶治之，不效。問予求治法。肝主筋，筋賴血養，故曰掌得血而能屈也。血燥則筋枯屈而不能伸也。手大指，手太陰之脈以起也，金本性燥，復用風藥以治之，燥益甚矣。劉宗厚云：休治風，休治燥，治得火時風燥了。乃授一方，用人參固本丸加黄芩、黄蘗、知母，作丸服之。

《外科心法》曰：一三歲小兒，臂患毒焮痛，服解毒丸，搽神功散而消。嘗治便秘或煩躁，服五福化毒丹，亦效。若膿成者，急刺去，用紙撚蘸麻油紝瘡内，以膏藥貼之。若兒安静，不必服藥，候有膿取去，仍用紙貼。有小兒瘡毒不愈，或愈而復發，皆因母食炙煿辛辣，或有熱證，宜先治母熱，就於母藥中加漏蘆煎服，兒瘡亦愈。若小兒自患前證，不能飲藥者，將藥加漏蘆，令母服之，其瘡亦愈。

一小兒臂患痘毒不寧，按之復起。此膿脹痛而然也，遂刺之，以托裏藥而愈。有痘後肢節作腫，而色不赤，飲以金銀花散，更以生黃豆末，熱水調敷，乾以水潤之，自消。若敷六七日不消，膿已成，急刺之，宜服托裏藥。

《保嬰撮要》曰：愚治一小兒，體瘦腿細，不能行步，齒不堅固，髮稀短少，屬足三陰虚，用六味地黃丸、補中益氣，年餘諸證悉愈，形體充實。

一小兒三歲言步未能，牙髮稀少，體瘦骨立，發熱作渴，目黑睛少，服肥兒丸不應。此腎虚痞證也。前丸乃脾胃經之藥，久服則腎益虚而痞益甚。不信，牙髮漸落。用六味丸加鹿茸、五味子，半載而愈。

一小兒七歲，左腿細短寸許，不良於行，目睛白多，或有盜汗，發黃成穗，用地黃丸加鹿茸、五味子爲主，佐以補中益氣湯，半載，行履如故。

《薛氏醫案》曰：一小兒十五歲，手足痿軟，齒不能嚙堅物，内熱晡熱，小便澀滯如淋。服分利之劑，小便如淋；服滋陰之劑，内熱益甚；服燥濕之劑，大便重墜。余謂此稟腎氣不足，早犯色慾所致。故精血篇云：男子精未滿而御女，以通其精，五臟有不滿之處，異日有難狀之疾。老人陰已痿而思色以降其精，則精不出而内敗，小便澀痛如淋。若陰已耗而復竭之，則大小便牽痛，愈痛則愈便，愈便則愈痛，正謂此也。遂朝用補中益氣湯，夕用六味丸加五味子煎服，各三十餘劑，諸證漸愈。後夢遺諸證復作，手足時冷，痰氣上急，用十全大補湯加味八味丸料各八劑，二便稍利，手足稍温；仍用前二藥三月餘，元氣漸復，飲食如常。又飲食停滯，吐瀉腹痛，按之不疼，此脾胃受傷也，用六君子湯加木香、肉荳蔻治之，其吐未已，左尺右關二脈輕診浮大，按之如無。經云：腎開竅於二陰。用五味子散四服，大便頓止；後又傷食嚥酸，作瀉，大便重墜，朝用補中益氣湯，夕用六君子湯加木香、乾薑而痊。

一老年得子，四肢痿軟而惡風寒，見日則喜。余令乳母日服加減八味丸三次，十全大補湯一劑，兼與其子，年餘肢體漸强，至二周而能行。

一小兒五歲，稟賦腿軟，不便於行，早喪天真。年至十七，畢姻後，腿軟，頭顱自覺開大。喜其自謹，寓居道舍。遂朝服補中益氣湯，夕用地黃丸料加五味子、鹿茸煎服，年餘而健。

一小兒九歲，患腿作痛，用葱熨法及大防風湯，腫起色赤，用仙方活命飲，補中益氣湯間服，腫漸消。又以獨活寄生湯，與補中益氣湯間服；二三日，用葱熨一次，至兩月餘而消。

一小兒患此，大潰不斂，體倦食少，口乾發熱，日晡尤甚。此脾氣虛甚也，用補中益氣湯五劑以補元氣，乃用大防風湯一劑以治其瘡。如是月餘，諸證悉退。遂用十全大補湯，佐以大防風湯而斂。

一小兒患此，潰而不斂，不時寒熱，小便赤濇，此血氣虛也，用十全大補湯、加麥門冬五味，諸證頓退。乃去桂令常服，佐以和血定痛丸而愈。

一女子左腿作痛，服流氣飲之類，左膝腫硬，頭運吐痰。余謂此鶴膝風也。其脈弦數而無力，乃稟賦肝脾腎三經之證。此形氣病氣俱虛者，當先調補脾胃爲主。不信，仍攻邪氣，諸證蜂起。余先用五味異功散加升麻、乾薑、肉桂，脾氣稍健；又用異功散、八珍湯而潰；却間服大防風湯、地黃丸而痊。

一小兒兩膝漸腫，敷服皆消毒之藥，足頸赤腫，此稟父腎氣不足，用地黃八珍湯而消。若用流氣敗毒等藥，必致不起。

《正體驗要》曰：一小兒足傷作痛，肉色不變，傷在骨也，頻用炒葱熨之，五更用和血定痛丸，日間用健脾胃生氣血之劑，數日後，服地黃丸三月餘而痊。

一小兒臂骨出臼，接入腫痛發熱，服流氣等藥益甚，飲食少思。余以葱熨之，其痛即止；以六君子、黄芪、柴胡、桔梗、續斷、骨碎補治之，飲食進而腫消；又用補中益氣加麥門五味治之，氣血和而熱退，愈矣。

一小兒閃肭，腿腕壅腫，形氣怯弱，余欲治以補氣血爲主，佐以行散之劑。不信，乃内服流氣飲，外敷寒涼藥，加寒熱體倦。余曰：惡寒發熱，脈息洪大，氣血虛極也，治之無功。後内潰，瀝盡氣血而亡。

古今圖書集成醫部全録卷四百十七

小兒風寒門

傷寒

千金方 唐·孫思邈

論曰：小兒未能冒涉霜雪，乃不病傷寒也。大人解脱之，久傷於寒冷，則不論耳。然天行非節之氣，其亦得之。有時行疾疫之年，小兒出腹便患斑者也。治其時行節度，故如大人法，但用藥分劑少異，藥小冷耳。

小兒直訣 宋·錢乙

傷風兼變證治

傷風貪睡，口中氣熱，呵欠煩悶，用大青膏發散之。若飲冷不止而善食者，用大黄丸微下之。餘不可下。

傷風手足冷者，脾臟怯也，當以益黄散温脾胃，以大青膏散風邪。

傷風自利，脾臟虚怯也，亦用益黄散、大青膏，未瘥，用調中丸。有下證用大黄丸，後服温驚丸。

傷風腹脹，或作喘，脾臟虚也，當先發散仍補脾。

傷風兼肝則發搐煩悶，兼心則驚不安，兼肺則喘嗽哽氣，兼脾則困睡，兼腎則目畏明，各隨補其母。

傷風多睡能食，引飲吐瀉，大便色黄，此胃虚熱也，當先用白朮散以生津，後用大青膏以發散。

傷風吐沫，瀉色青白，悶亂不渴，哽氣出氣，睡而露睛，先用益黃散，後用大青膏。

傷風或涼或熱，多睡氣粗，大便黃白，嘔乳不消，不時欬嗽，先用大青膏，後服益黃散，慎不可下！

傷風誤用下藥而作渴飲水者，此胃亡津液而虛熱也，多用白朮散，熱渴自止。

註　按大青膏乃表散之劑，必外邪蘊結於肺，而肺氣未虧損者，方可用之。大黃丸乃疎利之劑，其食痰積滯於胃，而胃氣尚充實者，乃可施之。況前證屬脾肺氣虛，腠理不密，外邪所乘，又當臨證制宜，必以固脾胃爲主。若兼肢冷自利，腹脹喘嗽者，脾肺虛寒也，六君子加木香、升麻、桔梗。若兼驚悸痰甚，飲食少思，屬心脾臟虛也，四君子加芎、歸、酸棗仁。若兼肢體倦怠，喘嗽哽氣，脾肺氣虛也，六君子、當歸、桔梗。若兼目畏明，白睛多，腎氣虛也，六味丸加五味、鹿茸；如未應，更用補中益氣湯加五味子、乾山藥，以補腎母。若多睡能乳，飲水吐瀉，大便色黃，脾氣虛而下陷也，補中益氣湯升補元氣。若吐沫瀉青，睡而露睛，脾虛木所乘也，六君子加升麻、柴胡，調補脾氣。若乍涼乍熱，喘嗽氣粗，大便黃白，嘔乳不消，脾肺氣虛而有邪也，先用惺惺散，後用四君子湯。若誤用下藥再作渴者，脾胃之氣傷也，用白朮散，或六君子、補中益氣二湯補之。大凡前證若病邪急，而元氣無虧者，先用原方，或用輕清表散之劑；若元氣不足者，當如前法固其元氣，則外邪自退；若因病久或因服剋伐之藥而未愈，或更加變證者，但調補脾胃，諸證自愈。其小兒傷風發熱，鼻塞或痰壅發搐，多因乳母鼻吹顖門，但服惺惺膏，或用葱頭三五莖，細切搗爛，以紙寸餘，攤葱在上，兩掌合葱，待溫貼於顖門，其邪即解。乃去其葱，却用絹段寸餘，塗以麵糊，仍貼顖門，永無傷風之患。

嬰童百問　明・魯伯嗣

傷寒正受傷寒夾驚

小兒傷寒，初得渾身發熱無汗，多啼哭，看眼急有如驚風，但用發散退熱，莫令發渴；如渴便欲飲水不歇，當發散，羌活散、三黃散、柴胡散、抱龍丸；或虛煩，可用竹葉湯。如嫩小兒當服洗心散、薄荷散、紅綿散，四肢發汗，自然精神喜悅。感傷寒之重者，當依仲景之法治之。又有傷寒夾驚，先要發散，其熱乃退。化痰截驚，乳下嬰兒抱龍丸，羌活散加荆芥、防風，三黄散，微利痰熱；次用柴胡、黄芩藥調理，管取向安。葱白湯亦可服。

小兒傷寒與時氣同異

夫小兒傷寒，得之與大人無異，所異治者，兼驚而已。又有因夾驚食而得，治法與大人一同，但小其分劑，使藥性少瘥耳。仲景云：春氣温和，夏氣炎熱，秋氣清涼，冬氣冷冽，此則四時正氣之序也。冬時嚴寒，觸冒之者，乃名傷寒耳。其傷於四時之氣，皆能爲病。冬受寒毒之氣，其即時而病者，頭痛身疼，肌膚熱而惡寒，名曰傷寒；其不即時病者，寒毒藏於肌膚之間，至春夏陽氣發生，則寒毒與陽氣相搏於榮衛之間，其病與冬時即病無異，但因春而發名曰温病，至夏而發名曰熱病。陽熱未盛，爲寒所制，病名爲温；陽熱已盛，寒不能制，病名爲熱。故太醫均謂之傷寒也。然熱病、傷寒、温病、時氣，傳變無異也。凡時氣者，四時之間有不正之氣也。如春應煖而反寒，夏應熱而反冷，秋應涼而反熱，冬應寒而反温，非其時而有其氣。氣之中人，則頭疼壯熱欬嗽氣粗，煩渴心躁，恍忽驚悸，傳變與傷寒無異。故一歲之中，病無長少，率相似者，此則時行之氣，俗謂之天行是也。治法：三四月或有暴寒，其時陽氣尚弱，爲寒所折，病熱猶輕，升麻湯解肌湯主之。五六月陽氣已盛，爲寒所折，病熱則重；七八月陽氣已衰，爲寒所折，病熱亦微。調中湯、射干湯、半夏桂甘湯可選用也。秋温冬温，治濕則利小便。治冬温亦宜解利。其利小便也，則以五苓散輩；其解利冬温，宜葳蕤湯。蓋冬温者，感温氣而作。寒疫者，暴寒折人，非觸冒之過，其治法不同，所施寒熱温涼之劑亦異，不可拘以日數，發汗吐下，隨證施行。要之治熱以寒，温而行之；治温以清，冷而行之；治寒以熱，涼而行之；治清以温，熱而行之。以平爲期，不可以過，此爲大法。湯氏有七寶散，加減服之，併與乳母尤好。有熱者，升麻湯加柴胡、黄芩等劑治之，柴胡石膏湯極效。

傷寒表裏

凡治小兒傷寒，須辨表裏，表裏不分，汗下差誤。古人云：桂枝下咽，陽盛即斃；承氣入胃，陰盛以亡。傷寒有表證，有裏證，有半在表、半在裏，有表裏二證俱見。然在表者宜汗，在裏者宜下，在半表半裏者宜和解，表裏俱見，隨證施治。無表裏證，用大柴胡湯下之。其表證者，發熱惡寒，身體痛而脈浮，無汗頭疼，項强腰脊痛；此足太陽膀胱經受病也，宜汗之。然傷寒發表，當隨病輕重而汗之，頭疼發熱兼驚，亦只用葱白湯汗之，甚則麻黄湯、各半湯、解肌湯、葛根湯、柴胡散，皆可選而用之。其裏證者，惡熱而不惡寒，手掌心幷腋下濈濈汗出，胃中乾，咽燥，糞結聚，潮熱，大便硬，小便如常，腹滿而喘，躁渴脈沉而滑，內熱而譫語，此屬足陽明胃經也，宜下之，小承氣湯、大承氣湯、四順飲、洗心散，斟酌輕重用之。其在半表半裏者，心下滿，口不欲食，大便硬，脈沉細，是裏證，當下；其人頭汗出，微惡寒，手足冷，即當汗。此兩證俱見者，仲景所謂半在表半在裏也，小柴胡湯主之。太陽病不解，傳入少陽，脅下硬滿，乾嘔不能入飲食，往來寒熱，尚未吐下，診其脈弦緊者，小柴胡湯主之，此屬少陽膽經也，宜和解。其表裏兩證俱見者，病人脈浮而大，是表證，當汗；其人發熱煩渴，小便赤，是裏證，當下。是表裏證俱見，五苓散主之。又傷寒不大便六七日，頭痛有熱者是也，裏證當下；其人小便清者，知不在裏，仍在表，當須發汗。此是兩證俱見，即未可下，宜與桂枝湯。又太陽病醫反下之，因亦腹痛，是有表復有裏，仲景用桂枝加芍藥湯，痛甚者桂枝加大黄湯；或腹滿時痛，尺寸脈俱浮洪者，此足太陰脾經也，自利不渴當温之，四逆湯理中湯。其無表裏者，傷寒四五日以後，以至過經無表裏證，又於裏證未可下者，既非下證，亦非汗證，皆可用小柴胡湯隨證加減用之。以至十餘日外用小柴胡湯不愈者，若大便硬，看可下，則用大柴胡湯下之。仲景云：六七日目中不了了，睛不和，無表裏證，大便難，身微熱，此爲實也，當下，宜大承氣湯。若不渴口不燥，舌乾而脈沉者，急温之，宜四逆湯。此足少陰腎經也。其表熱裏寒者，身大熱而反欲得衣，熱在皮膚，寒在骨髓也，宜先與陰旦湯；寒已，次以小柴胡湯加桂，以温其表。又身大寒而反不欲近衣，寒在皮膚，熱在骨髓也，宜先與白虎加人參湯；熱除，次以桂枝麻黄各半湯以解其外。又厥陰證脈浮緩者，必囊不縮，外證必發熱惡寒似瘧，爲欲愈，宜桂枝麻黄各半湯。若脈尺寸俱沉短者，必囊縮，毒氣入臟，宜承氣湯下之。厥陰病，其脈微浮爲欲愈，不浮爲未愈，宜小建中湯，此足厥陰肝經也。然以表裏證内近似三陰三陽之證，而疎於各證之下，非可以盡備六經之大法也，當以《活人書》、《傷寒論》爲主。其瘧證與大方治法同，後有本條。夏傷於暑，秋必痎瘧。其暑證玉露散主之，其詳亦與大方同其治法，但用分劑輕耳。《口議》有脱甲散，大能除熱，扶表救裏，真良方也！

傷寒欬嗽傷風

仲陽云：欬嗽者，肺感微寒，八九月間肺氣大旺，病嗽者其病必實，非久病也，其證面赤，身熱痰盛，法當以葶藶丸下之；若久嗽，不可下也。冬月嗽，乃傷風欬也，當以麻黄湯汗之；有熱證面赤飲水，涎痰濃稠，咽喉不利者，宜甘桔湯；有肺盛者嗽而後喘，面腫欲飲水，有不飲水者，其身即熱，以瀉白散瀉之；有嗽而吐涎痰，乳食者，以白餅子下之。然肺主氣，應於皮毛，肺爲五臟華蓋，小兒感於風寒，客於皮膚，入傷肺經，微者欬嗽，重者喘急。肺傷於寒則嗽，多痰涎，喉中鳴急，肺傷於暖，則嗽聲不通壅滯。傷於寒者必散寒邪，傷於暖者必泄壅滯。發散屬以甘辛，即桂枝、麻黄、細辛是也；涌泄係以酸苦，即葶藶、大黄是也。更五味子、烏梅之酸，可以斂肺氣，亦治欬嗽之要藥也，久嗽不已，必生驚悸頑涎，血脈灌臉。其嗽傳受五臟，或吐逆，或痰涎，或厥冷，或恐悸，甚而至於眼目兩眶，紫黑如被物傷損，眼白紅赤如血，謂之血眼。治之之法，當用生地黄及濕黑豆研成膏，掩眼上，而眼腫黑自消，其血皆自眼淚而出，真良方也。兼服麥煎散而嗽自止。久嗽成癇，當服散癇等劑。凡治嗽先要發散寒邪，然後服寬氣化痰止嗽之藥，即得痊瘥。先服九寶丸、華蓋散、葶藶丸、抱龍丸，或細辛五味子湯；如有熱可服涼肺之藥，柴胡、黄芩等劑，幷瀉白散；痰多氣喘，用金星丸；利痰了，却服前藥，後服百部丸、生犀散、天麻定喘飲，調理而安。冷證欬嗽，小青龍湯加杏仁，去麻黄，亦可服。有熱及時氣欬嗽，柴胡散加杏仁、五味子，柴胡石膏湯亦可，錢氏生犀散加減亦佳。有驚欬嗽，天麻防風丸治之。惺惺散、化風丹皆可服。金沸草散、三拗湯加減，乃治傷風欬嗽之常劑也。和解湯治四時感冒，可加減服。

明醫雜著 明·王綸

傷風流涕

小兒八歲以下，無傷寒，雖有感冒傷風，鼻塞流涕，發熱欬嗽，以降痰爲主，略加微解。凡散利敗毒，非幼稚所宜。感冒輕者不必用藥，候二三日多有自愈。

註　按前證，若手足冷或腹脹，脾虛也，用六君子湯加升麻、柴胡；若腹脹或氣喘，肺虛也，用四君子湯加柴胡、升麻。經云：肺主氣而司皮毛，肺虛則腠理不密，外邪易感。凡發表之後，其邪既去，用補脾肺以實其表，庶風邪不能再入；往往表散之後，熱嗽不退，復行發表，多變壞證。

古今醫統 明·徐春甫

傷寒候

小兒傷寒，與大人無異，所以異者，兼有夾食而已。而或偶而中傷，謂之時氣，又與傷寒不同。若小兒在襁褓中，或長成而稟賦怯弱，多因乳母解脱衣服，不避風寒所致也。然小兒患此，口不能言其致病之由，脈不能診其必然之理，但只煩啼發熱而已，故不可不盡心焉。初得之時，嬰幼則以虎口三關脈紋紅色驗之，長而童稚，則以一指按其三部，據左手脈之緊盛而斷之。其喘急憎寒，心氣熱，呵欠煩悶，項急者是也。其惡寒惡風，必偎人藏身，引衣密隱，是爲表證。惡熱内實者，必出頭露面，揚手擲足，煩渴燥糞，掀衣氣粗，是爲裏證。至若頭額冷汗，手足凉，口冷氣，面色黑暗淡，大便瀉青，此爲陰證。視其小便或赤或白，可以知裏熱之有無；或青或濁，可以知裏證之輕重。舉是觀之，則汗下清温之法，可類推矣。

證治準繩　明·王肯堂

小兒傷寒表裏攻發

有表證惡風惡寒者，當發。

海藏云：惡風者白朮散，惡寒者神朮湯。

如氣盛能食，不大便，無表證者，可攻裏。

春主温屬木，身温當發汗。

海藏云：神朮湯。

夏主長屬火，身熱而煩躁，合大發散。

海藏云：神朮加黄芪湯。

長夏主化屬土，及居四季同，當調其飲食。

海藏云：四君子湯。

秋主收屬金，身凉内温，合微下。

海藏云：通膈丸、金花丸。

冬主藏屬水，身熱而惡寒，是熱在外而寒在内；身寒而惡熱，是熱在内而寒在外。

海藏云：熱在内者，調胃承氣湯；寒在内者，調中湯丸。

有表證惡風惡寒者，當發。

凡傷寒，宜依四時陰陽、升降、逆順、剛柔而施治法。氣升浮則順發之，收藏則下之。有汗發熱惡風，脈沉緩者，風傷衛，桂枝湯。

無汗，發熱惡寒，不當風而自憎寒，脈浮緊者，寒傷榮，麻黃湯。

有汗，發熱惡風，脈浮緊，無汗，發熱惡寒，脈浮緩，謂之榮衛俱傷，青龍、桂枝麻黃各半湯。

無汗發熱，不惡風寒，脈沉洪者，可下之。更詳認其厥與不厥，量寒熱深淺而治之。

有汗，四肢厥，脈沉微者，名陰厥，四逆湯。

無汗，四肢厥，脈沉微者，名陽厥，大承氣湯加膩粉。

如四肢不厥，身熱内外皆陽，不動三焦，宜涼藥三五服下之。黃芩甘草湯、黃芩白朮湯、黃芩蒼朮湯、黃芩梔子湯、連翹飲子、小柴胡湯、八正散、涼膈散、白虎湯、五黃散，此上中下三焦藥，宜選用之。

中暑脈虛。背惡寒自汗而渴者，白虎湯。

身涼脈緊，熱在内者，急下之。口燥咽乾，不大便是。

無汗，身大熱者，可發汗，升麻湯、大青膏、天麻膏。

有汗，身大熱者，桂枝湯、惺惺散、解肌湯、小柴胡湯、白朮防風湯，可選用之。

發汗者，量四時暄暑燥濕風寒，各宜春涼、夏寒、秋温、冬熱而發之。

小兒衛生總微論方 宋・撰人未詳

傷寒論

經曰：傷寒者有五，有中風，有熱病，有温病，有中濕，有傷寒，其所苦各不同。此五者配入五氣，隨四時爲病。故春風、夏熱、秋濕、冬寒、中温，而傷寒則居一焉。其細論在傷寒類證集中。其四時之病，皆謂之傷寒者，乃總概之名也。内熱病者，乃盛暑之時，炎熱之氣中人爲病也，又名中暍。濕病者，乃雨露霜霧烟嵐水漬濕氣中人爲病也。小兒無此二病，謂小兒不治家事，未有幹辦，早臥晚起，不致衝冒故也。外傷風、傷寒、温病，小兒有此三病，謂嚴寒、厲風、温氣無所不至，小兒肌肉脆軟，氣血柔弱，易爲傷之故也。是三病者，其證其脈，不可診切；兒稍大者，可切脈而別之。傷風之脈陽浮而陰弱也；傷寒之脈，陰陽俱盛而緊濇也；温病之脈，行在諸經，未知何經之動，隨其經之所在而取之也。若嬰小未能診切者，但看其形候耳。

傷風者，乃四時八方爲厲之風傷人，其候昏睡，呵欠煩悶，口中氣熱，或自汗惡風，發熱，鼻鳴乾嘔，熱多寒少，面光而不慘，手足皆熱，煩躁，治當發散。有飲水者，有能食者，有不能食者。其飲水能食者，可微下之，餘不可下也。

傷寒者，乃冬時嚴寒之氣傷人，入於腠理，當是之時，壯者氣行而已，怯者則著而爲病。其即發者爲傷寒。至春發者爲温病。一云在夏至之前，非時行温氣之病。夏發者爲熱病。一云在夏至之後，非中暍之熱病。其候面赤，渾身壯熱，頭痛體疼，鼻塞聲重，清涕欬嗽，寒毛立，氣促急，或嘔吐白水，寒多熱少，面色慘而不舒，手足指末微冷，不煩躁而惡寒。

傷風者不惡寒而惡風，傷寒者不惡風而惡寒。其惡風者當風而乃憎寒也；其惡寒者，雖不當風而亦自憎寒也。以此別之。

治者：若脈洪盛，身體壯熱，頭痛面赤，四肢煖者，爲陽證，宜汗之；若脈微細，身冷，不甚頭痛，體疼面青，四肢冷者，爲陰證，宜温之。

温病者，四時之間非節候邪氣傷人，如春應温而反寒，夏應熱而反冷，秋應凉而反熱，冬應寒而反温，言此時通行此氣，爲病無少長略同，故名天行時氣，又名時行温病。其候頭痛身重，壯熱體疼，與傷寒相似，但臨時看其脈與其證，以屬何經受病，隨經而求之爲治也。已上三病，通以傷寒爲治。邪在外者解之汗之，邪在内者温之下之，當隨證按法而行之。錢乙言傷寒男體重面黄，女喘急面赤，各憎寒，口中氣熱，呵欠煩悶項急，此乃不分傷風傷寒而槪言之也。況傷風傷寒，證候傳變多端，自有專經可憑。孫真人云：治小兒與大人無異，惟減用湯劑極少耳。更有傷風寒而兼食者，俗呼謂之夾食傷寒也。其候壯熱煩渴，鼻塞聲重，四肢困倦，眼黄，腹中脹痛，涎唾嘔逆，或呵欠煩悶。治者不先攻所傷，但先解表，候表解然後下之，則病與食皆去也；若不顧其表，便以藥攻之，多致結痞也。又有因失飢而食寒飲冷，傷於脾胃而中風寒，其候胷膈不快，腹脹而痛，面色脣口皆青，手足逆冷，脈沉細者，此寒傷於脾，浸屬太陰。庸工不識，以爲胷膈不快，妄用針灸，或便投駃藥，則胷膈愈不快而吐利，只一兩日間便致危殆，此不明之誤，非其治也。所謂傷寒本經藥證甚多，難以具述。今采其小兒常所患者之方，及有兼見之證，略爲條叙。傷風寒手足冷身熱面赤頭痛者，此脾怯也，宜先和脾，然後發散。傷風寒自利者，脾虚也，宜先補脾，然後發散。未瘥者先調順其中，有下證者微下之，有驚者退之。

傷風腹脹而喘者，脾虚也，宜先補脾，去脹定喘；候喘定，然後發散。

傷風寒得下後，大熱已退而餘熱未解者，是下之太過，胃虚而熱乘之故也。胃中虚熱者，雖是無多，當生胃中津液，津液得生則熱自退矣。

傷風寒其熱在外者爲表病，若未入於裏，兩解之。夫裏虚氣逆，熱結胷中堅硬而痛者，此爲結胷；若但硬滿而不痛者，此爲痞氣；若因飲水得者，則爲水結。若三四日外熱入於裏，則腹滿痞，内實有燥糞者，當下之。若熱入大腸則爲大便結濇不通，若熱入小腸則爲小便難濇不通，熱入大小腸則爲大小便不通。熱入脾胃，脾胃屬土，候於肌肉，熱盛蘊蒸於外則爲發黄，熱熏於心胷則爲煩躁，津液耗減者則爲發渴，熱上衝咽喉口舌者則生瘡腫疼痛。有血泄者，血得熱則流溢妄行，從鼻出者則爲衄血，從口出者則吐血，從大便出者則便血，從小便出者則遺血。若壯熱未汗，躁喘鼻鳴，因衄一升數合而熱得歇者，病則解矣；若出至二三升者危矣。若熱毒積滿於内不得時下，致毒乘瘀血，則煩盛發狂。若燠寒昏冒悶亂者，死。若胃有寒氣相摶，則嘔噦欬逆；若肺有寒相摶，則欬嗽氣急；若氣怯者傳變入陰，則四肢厥逆，面青體冷，下利清穀。并當隨證施治。

錢乙論傷風傷寒，瘡疹傷食，壯熱昏睡，一皆相似，若倉卒未能辨認之間，但與升麻葛根湯、惺惺散、小柴胡湯，此數藥通治甚驗。

《聖惠》論嬰孩傷寒，不可用性燥藥發汗，燥加臟腑，熱極傷心，則厥逆難治。又不可用性熱藥，熱乃助陽，陽極則陰爭，四肢汗出如油，手足或冷或熱，多致發狂、顛癇、搐搦，爲難治。又不可用性寒藥，寒則陽受其冷，則寒熱相擊，一向叫啼不睡，使熱上衝於腦，則頭骨縫開爲難治。予流落錢塘，就館於親豪蘇伯正防御家，伯正以醫治傷寒名。予常觀其用藥次第。若小兒傷寒壯熱，頭痛體疼，脈大鼻塞，聲重嚏欬，呵欠惡風憎寒，病在表可汗者，用銀白散；熱多者甘露散；有食飲宿滯，脾胃不和者，以安胃丸間服；胷膈不快者，以香殼散間服；煩渴飲水，或作寒熱者，靈砂散間服；有驚者，天麻防風丸、人參化風膏；涎盛欬嗽者，小珍珠丸。如此施治，隨手得愈者，十有八九；餘一二者，乃病久傳深，或已成變證，方才請召，亦依法調治，乃得痊可。其所用之藥，多非古方，性不燥熱，率皆温平，是謂曉南北之異地，識寒熱之所宜，深通古人治病之大體也。

活幼精要　明·董鳳翀

傷　寒

凡治傷寒，須别表裏。表裏不分，汗下差誤。表證當汗，裏證當下。發表攻裏，不易之法。表證屬陽，病在六腑。裏證屬陰，病在五臟。陽盛陰虚，汗之即死，下之當愈。陽虚陰盛，下之即死，汗之即愈。陽虚外寒，陰虚内熱，陽盛外熱，陰盛内寒。不汗强汗，津溢枯竭。合汗不汗，竅悶閉絶。不下强下，洞泄不禁。合下不下，腫脹悶亂。犯此數者，皆是死證。

古今圖書集成醫部全録卷四百十八

小兒風寒門

方

五味子湯《千金方》，下同　治小兒傷寒病久不除，瘥後復劇，瘦瘠骨立。

五味子十銖　大黄　黄連　黄芩　麥門冬　前胡各六銖　芒硝五銖　石膏一兩　甘草　當歸各十二銖

右十味㕮咀，以水三升，煮取一升半，服二合，得下便止，計大小增減之。

莽草浴湯　治少小傷寒。

莽草半斤　雷丸三十枚　蛇牀子炒，一升　牡蠣四兩　大黄一兩

右五味，以水三斗，煮取斗半，適寒温以浴兒，避眼及陰。

又　治小兒卒寒熱不佳，不能服藥。

莽草　丹參　桂心各三兩　石菖蒲半斤　雷丸一升　蛇牀子二兩

右六味，以水二斗，煮三五沸，適寒温以浴兒，避眼及陰。

雷丸浴湯　治小兒忽寒熱。

雷丸二十枚　大黄四兩　黄芩一兩　苦參　石膏各三兩　丹參二兩

右六味㕮咀，以水二斗，煮取一斗半，浴兒，避眼及陰。浴訖，以粉粉之，勿厚衣。一宿復浴。

麥門冬湯　治小兒未滿百日，傷寒鼻衄，身熱嘔逆。

麥門冬十八銖　石膏　寒水石　甘草各半兩　桂心八銖

右五味㕮咀，以水二升半，煮取一升，每服一合，日三。

芍藥四物解肌湯 治少小傷寒。

芍藥 黄芩 升麻 葛根各半兩

右四味，以水三升，煮取九合，去滓分服。期歲以上，分三服。

麻黄湯 治少小傷寒發熱欬嗽，頭面熱者。

麻黄 生薑 黄芩各一兩 甘草 桂心 石膏 芍藥各半兩 杏仁十枚

右八味㕮咀，以水四升，煮取一升半，分二服；兒若小，以意減之。《古今醫統》曰：前方治傷寒頭痛發熱，腰疼骨節痛，惡寒無汗而喘，以此汗之。蓋煖取汗，漐漐至手心足心而止，不須再服。

羌活散《錢氏直訣》，下同 治風邪所傷，頭目昏眩，痰涎壅滯，肢節煩疼。

羌活 前胡 麻黄 白茯苓 川芎 黄芩 炙甘草 蔓荆子 枳殻麩炒 細辛 石膏 菊花 防風各等分

右爲末，每服一二錢，水煎。

大羌活湯

羌活 獨活 防己 防風 黄芩 黄連 蒼朮 白朮 炙甘草 川芎 細辛各二錢 知母 生地黄各一錢

右爲末，每服一二錢，水煎熱服。

人參羌活散 治傷寒時氣，頭疼發熱。

人參 羌活 獨活 柴胡 前胡 桔梗 茯苓 枳殻麩炒 川芎 天麻 地骨皮 甘草炒，二分

右入薄荷三葉水煎。薛己曰：按前方乃解肌發表，化痰利氣之劑。然元氣虚者，宜用清肺散。

秘旨清肺散 治感冒發熱，鼻流清涕，或欬嗽吐痰。輕者勿藥自愈，重者用此輕和之劑。

橘紅 半夏炮 桔梗炒 川芎藭各五分 白茯 桑皮蜜炙，各七分 炙草 防風各四分 薄荷 白朮 枯黄芩炒，各三分

右每服二三錢，薑水煎。薛己曰：按前證若風邪退而痰熱不止，但健中氣則痰自化而病自愈。若專用化痰

利氣，則中氣愈虛，痰熱愈甚矣。

敗毒散 治傷寒時氣，寒熱欬嗽。

人參 茯苓 甘草炒 前胡 川芎 羌活 獨活 桔梗 柴胡 枳殼麩炒，各等分

右爲末，每服一二錢，生薑薄荷水煎。薛己曰：按《秘旨》云：小兒雖有感冒傷風，鼻塞流涕，發熱欬嗽，以降痰爲主，略加微解。凡散利敗毒，非幼稚所宜。或冒輕者，不必用藥，候一二日自愈。竊謂前證若手足冷或腹脹，脾虛也，用六君子湯加柴胡、升麻；若腹脹或虛喘，肺虛也，用四君子湯加柴胡、升麻。蓋肺虛則腠理不密，外邪易感。發表之後，其邪既去，即補脾肺以實其表，庶無變證矣。

温胃散《育嬰家秘》 如小兒誤服寒涼藥過多者，以致脾胃虛弱，胃脘痛，宜服此散主之。

陳皮 黄芪炙，各七錢 縮砂仁 甘草炙 厚朴薑汁炒 益智仁各四錢 白豆蔻仁 澤瀉 乾薑炮 薑黄各三錢 人參二錢

共細末，每服五分至一錢，水煎去滓，食前温服。

洗心散《類證活人書》，下同 治遍身壯熱，頭目碎痛，背髆拘急，大熱衝上，口苦唇焦，夜卧舌乾，咽喉腫痛，涕唾稠粘，痰壅，喫食不進，心神躁熱，眼濇睛疼，傷寒鼻塞，四肢沉重，語聲不出，百骨節痛，大小便不利，麩豆瘡，時行温疫，狂語多渴，及小兒天弔風，夜驚，并宜服之。

當歸四兩，炒 芍藥四兩，生用 甘草四兩，炙 荆芥四兩 白朮一兩，炒 麻黄四兩，去節炒 大黄四兩，以米泔水浸一炊間，漉出令乾慢炒

右搗羅爲細末，每服抄二錢，水一盞，入薑一片，薄荷二葉，同煎至八分，放温和滓服了，仰卧，仍去枕少時。如五臟壅實，煎四五錢匕；若要溏轉則熱服。

惺惺散 治小兒風熱及傷寒時氣，瘡疹發熱。

桔梗 細辛 人參 白朮 瓜蔞根 甘草炙 白茯苓 川芎各等分

右搗羅爲末，每服二錢，用水一盞，生薑二片，薄荷二葉，同煎七分服。三歲已下作四五服，五歲已上分

二服。凡小兒發熱，不問傷風風熱，先與此散，數服往往輒愈。

麻黄黄芩湯 小兒傷寒無汗，頭疼發熱惡寒。

麻黄去節，一兩　黄芩炒　赤芍藥各半兩　甘草炙　桂枝去皮，各一分

右搗羅爲細末，每服二錢，滚水調下，日三服。兼治天行熱氣，生豌豆瘡不快，益煩躁昏憒，或出尚身疼熱者。

升麻黄芩湯 治小兒傷風有汗，頭痛發熱惡寒。

升麻　葛根　黄芩　芍藥各三錢　炙草一錢半

右剉如麻豆大，每服二錢，以水一中盞，煎至六分，去滓温服。若時行瘡痘出不快，煩躁不眠者，加木香一錢五分。

甘露飲子 治胃中客熱口臭，不思飲食，或飢煩不欲食，齒齦腫疼，膿血，口舌咽中有瘡，赤眼赤臉，目不欲開，瘡疹已發未發，并宜服之。

熟地黄　生地黄　天門冬　麥門冬并去心焙　枇杷葉去毛　枳殼麩炒　黄芩　石斛去苗　山茵陳　甘草炙，各等分

右爲細末，每服二錢，水一盞，煎至六分，食後臨卧，去滓温服。

雙丸 治小兒身熱頭痛，飲食不消，腹脹滿，或心腹疼痛，大小便不利，或下重數起，未瘥可再服。小兒蒸候，哺食減少，氣息不快，夜啼不眠，是腹内不調，并宜用此丸下之。

甘遂半兩　朱砂一錢，另研　麥冬二兩半，去心　蕤核去仁，四兩半　牡蠣二兩，煅　甘草一兩，炙　巴豆六十枚，去皮心膜研，新布絞去油，日中晒之白如霜者

右麥門冬、甘草、甘遂、牡蠣四味爲細末，入巴豆、朱砂、蕤仁合和搗二千杵，更入少蜜搗和極熟，旋丸。半歲兒服如荏子大一雙；一歲兒服如半麻子大，分爲一雙服；如二歲麻子大一枚，分一雙；三四歲者服如麻子大二丸；五六歲者服如大麻子大二丸；七八歲者如小豆大二丸；十歲微大於小豆二丸。常以鷄鳴時服。如至日出時不下者，熱粥飲服數合，投之即下，藥丸皆雙出也。下利甚者，濃煎冷粥飲之便止。

石膏麻桂湯 治小兒傷寒未發熱，欬嗽頭面赤。

黃芩 麻黃一兩，去節湯泡 甘草炙 石膏 芍藥各半兩 桂心一分 杏仁十枚，去皮尖

右七味爲散，每服二錢，水一中盞，入生薑二片，煎半盞，去滓服。兒若甚小，以意增減之。

連翹飲 治小兒一切熱。

連翹 防風 甘草 山梔子各等分

右件搗羅爲末，每服二錢，水一中盞，煎七分，温服。

十物升麻湯 治小兒傷寒變熱毒病，身熱面赤，口燥，心腹堅急，大小便不利，或口瘡，或因壯熱便四肢攣掣驚，仍作癇疾，時發時醒，醒後身熱如火者。

升麻 白薇 麻黃去根節 萎蕤 柴胡 甘草各半兩，炙 黃芩一兩 朴硝 大黃 鉤藤各一分

右㕮如麻豆大，每服三錢，水一盞，煎至七分，去滓下硝，再煎化温服。

六物黃芩湯 治少小腹大短氣，熱有進退，食不安，穀爲之不化。

黃芩 大青 甘草炙 麥門冬 石膏各半兩 桂心三錢

右㕮如麻豆大，每服三錢，水一盞，煎七分，温服。

五物人參飲 治小兒天行壯熱，欬嗽，心腹脹滿。

人參 甘草各半兩，炙 麥門冬一兩，去心 生地黃一兩半，如無只用乾生地半兩

右㕮如麻豆大，每服三錢，水一盞，入茅根半握，煎至七分，去滓温服。

八物麥門冬飲 治證同前。

麥門冬三兩，去心 甘草炙 人參各一分 紫苑 升麻各二兩 貝母一分半

右㕮如麻豆大，每服三錢，水一盞，入茅根半握，煎至七分，去滓再入竹瀝少許，重煎服。

棗葉飲 治小兒天行五日以後，熱不歇者。

棗葉半握　麻黄半兩，去根節　淡豆豉一合　葱白切，一合

右件共童子小便二盞，煎至一盞，去滓分二服。

羌活散《嬰童百問》，下同　治風寒驚熱。

羌活　獨活　前胡　柴胡　川芎　白茯苓　桔梗　枳殼　人參　地骨皮　天麻各等分　生甘草減半

右剉散，生薑薄荷煎。加麻黄、乾葛、薏苡仁，治中風體硬。加蟬蜕，治驚熱。

柴胡散　治小兒傷寒無汗有表證，壯熱頭疼，身體痛，口乾煩渴，小便赤，大便秘濇，夾驚腮腫。

石膏　黄芩　甘草　赤芍藥　葛根各二錢半　麻黄去節　柴胡各半兩

右剉散，三歲兒每服二錢，水一盞，生薑少許，葱白三寸，豆豉一撮，煎至七分，不拘時温服。

三黄散　解傷風熱證。

白朮　大黄蒸　赤芍藥半兩　黄芩三錢　麻黄去節，一錢　桂枝二錢

右㕮咀，生薑一片，棗二枚，水一盞，煎七分，温服。

抱龍丸　治傷風温疫，身熱氣粗，痰實壅嗽；常服安神鎮驚；亦治瘮痘壯熱。小兒宜時與服。

膽星一兩　天竺黄　雄黄　辰砂各二錢　麝香少許

右爲末，煮甘草汁丸櫻桃大，陰乾薄荷湯吞下。氣喘有痰，加杏仁。

竹葉石膏湯　治傷寒表裏俱虚，遍身胷煩悶，或得汗已解，内無津液，虚羸少氣，氣逆欲吐，及諸虚煩傷寒解後；傷寒未解，切不可服。

石膏四兩　半夏六錢　人參　甘草各半兩　麥門冬去心一兩

右㕮咀，每服三錢，生薑一片，粳米五十粒，煎米熟爲度，去滓温服。嘔者加生薑三片，竹葉數片。

辰砂七寶散　治小兒壯熱，傷風壅熱；治夾驚傷寒，解諸般熱；亦治瘮痘熱；治驚風，定搐搦。

麻黄去節　白朮炒　當歸酒洗　赤芍藥　生大黄　荆芥穗　前胡去蘆　生地黄酒洗　生甘草各半兩

右爲末，每服三錢。傷風發散，用生薄荷泡湯下。急驚加辰砂，薄荷調下。

薄荷散 治乳下嬰兒鼻塞不通，及治夾驚傷寒，變蒸熱。

薄荷葉半兩 羌活 殭蠶炒 白附子 全蠍 生甘草各一錢半 麻黄去節 天竺黄各一錢

右爲末，每服三錢，薄荷湯下。熱極生風，加竹瀝少許與服。一方，有柴胡、台芎、桔梗、茯苓，無全蠍、殭蠶、天竺黄、白附子。

紅綿散 治傷風，欬嗽鼻塞，或流清涕。

全蠍五個，去毒 麻黄去節 殭蠶炒 白芷 川芎 天麻各二錢 生甘草 蘇木各一錢

右剉，綿少許煎服。有熱加荆芥。一方有大黄。

葱白湯 治頭痛不止，身疼渴發熱，小便赤黄，脈浮數無汗。

葛根 芍藥 知母各半兩 川芎一兩

右㕮咀，每服二錢，水一小盞，生薑二片，葱白三枚，煎至七分，去滓熱服，出汗。如有汗温服，加甘草。

治小兒夾驚傷風，并治發瘧頭疼。嘔者加半夏半兩。

羌活湯 解利邪氣傷風。

羌活 人參 防風 川芎各一錢

右剉一劑，生薑三片，薄荷七葉，水一盞，煎至七分，不拘時服。一方，加芍藥、甘草。

升麻湯 治小兒時行温疫，頭痛發熱，肢體煩疼，及瘡疹已發未發疑似之間；治傷寒中風，憎寒壯熱，肢體痛疼，鼻乾不得睡；兼治寒暄不時，人多疾疫，乍煖脱著及暑熱之忽變陰寒，身體疼痛頭重如石者。亦可加柴胡。

升麻 葛根 白芍藥 甘草炙，各一錢

右㕮咀，每服三錢，水一盞，煎至六分，去滓温服。瘡疹亦準此服藥，身涼止藥。加紫蘇、茯苓、川芎，

名升麻蘇葉散。有熱加黄芩。無汗加麻黄。咽喉痛加桔梗。發丹，加黑參，效。

解肌湯　治傷寒温病，時行寒疫，頭疼項强，畏寒，肢體拘急，骨節煩疼，腰脊强痛，胷膈煩悶，無汗，惡風壯熱。

葛根一兩　麻黄去節　芍藥　甘草各半兩　桂枝二錢半

右㕮咀，每服三錢，水一盞，棗一枚，煎至六分，去滓稍熱服，以汗出爲度。一方無桂枝。夏月加石膏、知母各一錢。

調中湯　治夏末秋初忽有暴寒，折於盛暑，熱結於四肢則壯熱頭疼，寒傷於胃則下利或血或赤或白，壯熱迷悶脈數，宜下之。

大黄七錢半　桔梗炒　藁本　茯苓　甘草　乾葛　黄芩　芍藥　白朮各半兩

右㕮咀，白水煎，量大小加減服。得快氣利壯熱便歇，去大黄，加黄連、枳殼，止利尤妙；或加地榆，或加當歸皆可。感風加荆芥。秋宜下，當下大黄。

射干湯　治初秋夏月暴雨冷及天行暴寒，其熱喜伏於内，欬嗽曲折不可得氣息，喉啞失聲，乾嗽無睡，喉中如梗〔一〕。

半夏湯泡，五錢　生薑泡，四錢　射干　杏仁　甘草炙　紫菀　肉桂　枳實炒　當歸　橘皮　獨活　麻黄去節湯泡，各二錢

右㕮咀，每服三錢，水一盞，煎至六分，去滓温服。

半夏桂甘湯　治伏氣之病，謂非時有暴寒中人，伏於少陰經，始不覺病，旬月乃發，脈便微弱，咽痛似傷寒，非喉痹之病，次必下利，始用半夏桂甘湯主之，次用四逆散。此病一二日便瘥，古方謂之腎傷寒。

半夏洗　桂心　甘草炙，各二兩

右剉如麻豆大，每服三錢，水一盞，煎至六分，放冷，少含細嚥之。入生薑三片煎。

注〔一〕梗　原作「硬」，據文義改。

五苓散 治傷寒温熱病，表裏未解，頭疼發熱，口燥咽乾，煩渴飲水，或水入即吐，或小便不利，及汗出表解，煩渴不止；又治霍亂吐利，燥渴引飲。

澤瀉二兩半　猪苓　白朮　茯苓各一兩半　肉桂一兩

右爲細末，每服二錢，熱湯調下，不拘時，服訖多飲熱湯，有汗出即愈。又治瘀熱在裏，身發黄疸，濃煎茵陳湯下，食前服。疸病發渴及中暑引飲，亦可用水調服。小兒加白朮末少許。如發虛，加綿黄芪、人參末少許。

萎蕤湯 治風温冬温，及春月中風傷寒，發熱頭疼，咽乾舌强，胷腹滿，腰脊强。

萎蕤三錢　石膏一兩　白薇　葛根　羌活　麻黄　川芎　杏仁去皮尖　炙草　木香各半兩

右㕮咀，每服三錢，水一盞，煎至八分，去滓温服。

七寶散 治時氣頭昏體熱，此藥大人可服，小兒乳母服。

紫蘇　香附炒，各三兩　陳皮　甘草炙　桔梗　白芷　川芎各一兩

右㕮咀，每服二錢，水半盞，薑一片，棗一枚，煎三分，去滓服。有熱，加葛根、升麻、荆芥。

柴胡石膏湯 治時行瘟疫，壯熱惡風，頭痛體疼，鼻塞咽乾，心胷煩滿，寒熱往來，痰熱欬嗽，涕唾稠粘。

黄芩三兩　升麻二兩半　石膏　前胡　赤芍　乾葛　柴胡各五兩　荆芥穗　桑白皮各三兩

右爲粗末，每服二錢，水一盞，生薑二片，淡豉十粒，煎至七分，去滓稍熱服。小兒分作三服，量大小加減，不拘時候。無汗，加麻黄、半夏、北五味。

葛根湯 治太陽病項强兀兀，惡風無汗，不惡寒，剛痓。

葛根四兩　麻黄　肉桂各一兩　生甘草　芍藥各二兩

右剉，每服五錢，水一盞半，入生薑五片，棗二枚，煎七分，去滓服，取微汗爲度。

柴胡散 治小兒傷寒無汗，有表證，壯熱頭疼，身體痛，口乾煩渴，小便赤，大便秘，夾驚腮腫。

柴胡半兩　石膏　黄芩　生甘草　赤芍藥　麻黄去節，各二錢半

右剉，每服三錢，葱白三個，薑一片，水一盞，煎服。

桂枝麻黄各半湯　治太陽病，得之八九日，如瘧狀，發熱惡寒，熱多寒少，其人不嘔，清便，欲自可，一日二三度發，脈微緩者欲愈也；脈微而惡寒者，此陰陽不升，更發汗更吐下也；面赤色者，未欲解也，以其不能得少汗出，身必癢。

桂枝八錢　芍藥　生薑　甘草　麻黄各半兩　杏仁去皮尖十四個　大棗二個

右㕮咀，每服三錢，水一小盞，煎八分，去滓温服。

小承氣湯　治太陽病，吐下後發汗而微煩，小便數，大便堅，宜。陽明病，若汗出多而微惡寒，爲外未解，無潮熱，不可與之；若腹滿不大便，可少少與之。

大黄微炒　枳實炒，各一兩　厚朴製，半兩

右㕮咀，煎。陽明病潮熱，大便微硬，可與大承氣湯，不硬者不可與之。若不便六七日，恐有燥屎。欲知之法，少與小承氣湯，腹中轉失氣者，此有燥屎也，乃可攻之；若不轉失氣者，必先硬後溏，不可攻之，攻之必腹滿不能食也。欲飲水者，與水則噦，其後發熱者，必大便硬而少也。以小承氣湯和之，不轉失氣者，不可攻也。

大承氣湯　治剛痓胷滿内實，口噤咬牙，大熱渴，大便秘澁。

大黄　芒硝各半兩　厚朴薑炒　枳實各一兩

右剉，每服三錢，薑三片，水一盞，煎七分，空心服。

四順飲　治小兒血脈壅實，臟腑生熱，頰赤多渴，五心煩躁，睡卧不安，四肢驚掣；及因乳哺不時，寒温失度，令兒血氣不順，腸胃不調，小便少，大便澁；或温病遲滯，欲成伏熱；或壯熱不歇，欲發驚癇。又治風熱結核，頭面瘡癤，目赤咽痛，瘡疹毒一切壅滯，幷宜服之。

赤芍藥　當歸　生甘草　大黃各一兩

右剉散，三歲以上每服二錢，水一盞，煎至七分，作兩服。一方，名四順散，加薄荷二葉爲引。欲利小便，加白茯苓。虛熱加甘草。不利加大黃。冒風邪加去節麻黃。中風體强，眼睛上視，加獨活。量兒大小虛實加減，微溏利爲度。

小柴胡湯　治傷寒温熱病，身熱惡風，頸項强急，胷脅滿痛，嘔吐噦逆，煩渴，寒熱往來，身面皆黃，小便不利，大便秘澀；或過經不解；或潮熱不除；及瘥後勞復發熱，疼痛煩熱；經血適來適去，寒熱如瘧。

人參　甘草炙　黃芩各三錢　柴胡八錢　半夏湯泡七次，焙乾，二錢半

右剉散，每服二錢，水一盞，生薑三片，棗一枚，煎七分，去滓温服，不拘時。

桂枝湯　治太陽中風，陽浮而陰弱，陽浮熱自發，陰弱者汗自出，嗇嗇惡寒，翕翕發熱，鼻鳴乾嘔者。

桂枝去皮　生薑　芍藥各一兩半　炙草一兩　棗子六個

右爲飲子，每服三錢，水一盞，煎至八分，去滓，大小加減。服須臾，啜熱粥一盞以助藥力，温覆，令一時許。通身熱微，微似有汗者，加減桂枝湯。自西北二方居人，四時行之，無不應驗。江淮間，惟冬及春可行。自春末及夏至已前，桂枝證，加黃芩一分，謂之陰旦湯。夏至後有桂枝證，可加知母半兩，石膏一兩，或升麻一分。若病素虛寒者，止用古方，不在加減也。戒曰：桂枝最難用。雖云表不解，可發汗，宜桂枝湯，須是病人常自汗出，小便不數，手足温和，或手足指梢作微冷，少須却温，身雖微似煩而又憎寒，始可行之。若病人身無汗，小便數，或手足冷不惡寒，或飲酒家不喜甘者，慎不可行桂枝也。仍有桂枝證，服湯已，無桂枝證者，尤不可再與。

桂枝加芍藥湯　治太陽病，反下之，因腹痛，是有表復有裏，宜服。

桂枝　生薑各一兩半　芍藥三兩半，利者先煎　大棗六個　甘草炙，一兩

右㕮咀，水煎，加減服。痛甚者加大黃，大實者加一兩半，羸瘦虛弱者減之。

桂枝加大黃湯　治太陽病，反下之，因腹滿痛，屬太陰，桂枝加芍藥主之；大實痛者，桂枝加大黃湯主之。

桂枝去皮，一兩　白芍藥一兩半　甘草炙　大黃羸者減之，各半兩

右㕮咀，每服三錢，水一盞，薑一片，棗一枚，煎服。

四逆湯　治陰證傷寒，自利不渴，嘔噦不止，吐利俱作，小便或濇或利，脈微欲絶，腹痛脹滿，手足厥冷，或欬或悸，內寒外熱，下利清穀，四肢沉重，或汗出熱不解，內拘急，身疼痛而惡寒者，用此方治之。

乾薑一兩半　附子一個，生用　生甘草一兩

右㕮咀，每服三錢，用水一盞，煎七分，不拘時冷服。

理中湯　治脾胃不和，中寒上衝，胷脅逆滿，心腹疞痛，痰逆惡心嘔吐，心下虛煩痞滿，膈塞不通，飲食減少，短氣羸困。温中逐水，止邪汗，去濕。泄瀉注下，水穀不分，腹中雷鳴，傷寒時氣，裏寒外熱，霍亂吐利，手足厥冷，胷痺心痛，逆氣短氣，寒多不飲水吐者。

人參去蘆　白朮　乾薑炮，各三兩　炙草一兩半

右㕮咀，每服三錢，水一盞，煎六分，去滓帶熱服，空心食前；或研細末白湯調下。腹痛者，加人參一兩半。寒多，加乾薑一兩半。渴者，加白朮一兩半。臍上築者，腎氣動也，去白朮，加肉桂四兩。吐多者，去白朮，加生薑三兩。下多者，還用白朮。悸者，加茯苓二兩。或四肢拘急，腹滿下利轉筋者，去白朮，加附子一個生用，末之，蜜丸如鷄子黃大，名理中丸，又名調中丸。治厥陰臟寒，蚘上入膈，吐長蟲，或胃中虛冷，因發汗故吐蟲。先服理中丸，或加枳實、茯苓，蜜丸。治傷寒結胷欲絶，心膈高起，實滿作痛，手不得近，幷用熱湯化下。

大柴胡湯　治傷寒十餘日，邪氣結在裏，往來寒熱，邪實太盛，大便秘濇，腹滿脹痛，譫語，心中痞硬，飲食不下，或不大便五六日，繞臍刺痛，時發煩躁；及汗後如瘧，日晚發熱，兼臟腑實，脈有力者可服。

柴胡去蘆，八錢　黃芩炒　赤芍藥各二錢　枳實去穰麩炒，五錢　半夏泡七次切片焙，半兩

右剉散，薑棗煎加減服之。欲下，加大黄半兩。

陰旦湯 治傷寒肢節疼痛，内寒外熱虚煩。

肉桂二兩 炙甘草一兩 乾薑炮 芍藥 黄芩各一兩半

右㕮咀，每服三錢，水一盞，棗一個，同煎，去滓温服，覆令少汗。

白虎加人參湯 治傷寒，若吐若下後，七八日不解，熱結在裏，内外俱熱，時惡寒，大渴大汗，煩渴不解，脈洪大者。

石膏四兩，研細 知母一兩半 粳米一合 人參 炙甘草各半兩

右㕮咀，每服三錢，水一盞，煎六分，米熟爲度服。

小建中湯 治傷寒陽脈濇陰脈弦，法當腹中急痛，先與小建中湯。

桂枝一兩半 芍藥三兩 炙草二兩 膠飴半升

右㕮咀，每服三錢，水一盞，生薑三片，棗一枚，煎六分去滓，下膠飴兩匙許，再煎化，温服，日三夜二。尺脈尚遲，再作一劑，加黄芪末一錢。

玉露散 涼心經，解諸熱。治口燥咽乾，煩渴躁啼，小便閉。

寒水石 石膏水飛，各一兩 生甘草三錢

右爲末，每服半錢，麥門冬泡湯化下，湯使隨意。加辰砂、金箔，名桃紅散，亦治急驚。一方入梔子仁，名金蓮散。一方加滑石，名玉真散。湯氏治小兒秋夏伏暑，多煩熱，吐黄涎，頭額温，五心熱，小便赤少，或乾噦無物，服香薷散，又服玉露散，生薑汁和白湯調下，獨用薑汁，一服而止。

脱甲散 治嬰孩小兒傷寒體熱，頭目昏沉，不思飲食，夾驚夾食，寒熱，大小便閉濇，或赤或白，煩躁作渴，冷汗妄流，夾積傷滯，膈滿脹急，青黄體瘦，日夜大熱，及療傷風、傷寒、傷暑，驚癇，客忤，筋骨腎臟疳氣等熱，并宜服之。

當歸酒洗 白茯苓 龍膽草去蘆，各三錢 人參去蘆 柴胡 川芎 知母去毛，各二錢 甘草炙，四錢

右爲末，每服一錢，水一盞，連鬚葱白一寸，煎至半盞，温服，不拘時。此方散熱，扶表救裹。表虚令汗不妄行，裏熱令氣不閉結。外即通關，内即開渠。通關流行經絡，開渠不壅臟腑。熱在表裏之間，施無不可。

葶藶丸 治食乳衝脾，欬嗽傷風，面赤痰盛，身熱喘嗽急促，化痰寛氣進食。

葶藶子 隔紙略炒 漢防己 黑牽牛 略炒 杏仁 去皮尖雙仁者，同乾麵炒黄，别搗，各一兩

右爲末，研入杏膏拌勻，取蒸棗肉和，再搗爲劑，丸如麻子大，每服五丸至七丸，淡薑湯下，乳食後，或臨睡夜服。量大小加減。

麻黄湯 治傷寒頭疼發熱，身痛惡風無汗而喘。又治太陽病脈浮緊，無汗發熱，身疼痛八九日不解，表證仍在，此當發其汗。服藥已，其人煩熱目瞑劇者，必衄，衄乃解。所以然者，陽氣重故也。

甘草 生用，半兩 麻黄 去節，二兩 桂枝 一兩 杏仁 去皮尖，三十個

右㕮咀，每服三錢，水一盞，煎八分，去滓大小加減服，被覆取汗。夏至後，須加知母、石膏各一兩，黄芩八錢。蓋麻黄性熱，夏月温之，必有發黄發斑之失。凡傷寒熱病，藥性須涼，不可太温。惟冬及春或病人素虚寒者，乃用正方，不在加減例。

甘桔湯 治風熱毒氣，上攻咽喉，咽痛喉痹，腫塞妨悶；及肺壅欬嗽，咯吐膿血，胷滿振寒，咽乾而渴，時出濁沫，氣息腥臭，久久吐膿，狀如米粥。

桔梗 生甘草 各二兩

右爲粗末，每服二錢，水一盞，煎至七分，去滓，食後温服。加荆芥、防風，名如聖湯。熱甚加黄芩。

瀉白散 化痰止嗽，寛氣進食。

地骨皮 桑白皮 炙，各一兩 甘草 炙，半兩

右剉，每服二錢，水一盞，粳米一撮，煎，米熟爲度。

白餅子 治小兒夾食傷寒，其證發熱嘔吐，亦有疼肚者，噯氣辨得分曉，先用此藥一服，推下食積，却用

平和藥發散調理，如惺惺散、加減參蘇飲皆可服，却不可服冷藥。

滑石　天南星　半夏各一錢　輕粉五分　巴豆二十四個，去皮膜，用水一升煮乾研細

右三味，擣羅爲末，入巴豆霜，次入輕粉，又研匀，却入餘藥末，令匀，糯米飲丸如菉豆大，量小兒壯瘦虛實用藥。三歲以下，每服三丸至五丸，紫蘇湯空心下。忌熱物。若三五歲兒壯實者，不以此拘，加至二十丸，以利爲度。

麥煎散　治小兒夾驚傷寒，吐逆壯熱，表裏不解，氣粗喘急，面赤自汗，或狂語驚叫，或不語無汗；及癮疹遍身赤痒，往來潮熱，時行麻痘疹子，餘毒未盡，渾身浮腫，痰涎欬嗽；或變急慢驚風，手足搐弱，眼目上視，及傷風頭疼，并治。一方無地骨皮、赤芍藥、滑石、知母。有鈎藤、桔梗、川芎亦可。

滑石　地骨皮　赤芍藥　石膏　白茯苓　杏仁　知母　生甘草　葶藶子　人參各半兩　麻黄去節，一兩

右爲末，每服一錢，麥子煎湯調下。如初生芽兒感冒風冷，鼻塞身熱，噴嚏多啼，每一字用麥子煎湯調下。有熱加大黄。

九寶飲　治小兒嗽，是肺臟感寒，須是表散了，却服嗽藥。

麻黄去節　薄荷　大腹皮　紫蘇　陳皮　杏仁各一兩　肉桂　桑皮炙　枳殼各半兩　生甘草二錢

右㕮咀，生薑烏梅煎。冷證去薄荷，熱證去肉桂。

華蓋散　治肺感寒邪，欬嗽上氣，胷膈煩滿，項背拘急，聲重鼻塞，頭目昏眩，痰氣不利，呀呷有聲。

麻黄　蘇子炒　桑皮蜜炙　杏仁去皮尖炒　赤茯苓　陳皮去白，各半兩　炙甘草一錢

右爲末，每服一錢，水一盞，煎五分，去滓，食後服。

細辛五味子湯　治肺經不足，胃氣怯弱，或冒風邪，或停寒有飲，欬嗽喘息，不得安卧，胷滿迫塞，短氣，減食乾嘔，作熱，欬唾結痰，或吐涎沫，頭目昏眩，身體疼重，語聲不出，痛引胷脅，不問新久，并宜服之。

細辛　半夏湯泡　烏梅去核　甘草炙，各一兩　罌粟殼去蒂炒，一兩五錢　北五味子三兩　桑白皮炒，二兩

右㕮咀，每服二錢，水一盞，生薑一片，煎六分，服。

金星丸　治小兒風熱壅盛，喉中痰鳴，嗽喘氣粗，面頰紅，腮赤腫疼，咽喉壅塞，目開不得，多眠發熱，狂言，煩躁多渴，則生驚風，大便不通，小便如血，諸般熱壅瘡痍煩躁，并宜服之。

川鬱金　雄黄各二錢半　巴豆七粒，去油　膩粉半錢

右爲末調勻，酢糊爲丸麻子大，薄荷泡湯吞下。

百部丸　治小兒肺寒欬嗽，微喘有痰。

杏仁四十個去皮尖，微炒煮三五沸研　百部炒　麻黄各三兩

右爲末，煉蜜爲丸如芡實大，熱水化下。仲陽加松子仁肉五十粒，胡桃仁十個爲丸，含化。《幼幼方》加甘草。

生犀散　治欬嗽，解時氣，痰逆喘滿，心忪驚悸，風熱。

杏仁炒　人參　桔梗各二錢　前胡一錢半　半夏　五味　茯苓　生甘草各一錢

右㕮咀，生薑薄荷煎。有熱加羌活，或加麻黄。

天麻定喘散　治小兒喘嗽驚風。

明天麻　防風　羌活　生甘草　半夏麯　桔梗各一兩　白朮　川芎各半兩

右㕮咀，每服二錢，水一盞，麥門冬十四個，煎至七分，食後服。有熱去白朮，加芍藥、枳殼。

小青龍湯　治傷寒表不解，惡寒體熱，水停心下，乾嘔發熱，欬嗽喘急；又主肺脹胷滿，鼻塞清涕，欬逆上氣，喘鳴怕寒。仲景曰：治表不解，心有水氣，乾嘔發熱而嗽，或渴或利，或小便不通，或噎，小腹脹滿。

麻黄去節，一兩　赤芍藥　半夏炮　乾薑　甘草炙　桂枝去皮淨，各三錢　北五味子　細辛各半兩

右㕮咀，每服三錢，水一盞，煎七分温服。微利者去麻黄，加蕘花如彈子大，炒令赤色。若噎者去麻黄，加附子半錢炮。若小便不利者，去麻黄，加茯苓一兩。如喘者去麻黄，加杏仁半兩去皮尖。若渴者，去半夏，

加瓜蔞根一兩半。

柴胡石膏湯 治時行瘟疫，壯熱惡風，頭痛體疼，鼻塞咽乾，心胷煩滿，寒熱往來，痰實欬嗽，涕唾稠粘。

柴胡五兩　黄芩三兩　半夏　甘草各二兩半　石膏一斤　知母六兩　粳米六合

右剉，每服二錢，水一盞，生薑二斤，淡豆豉十粒，煎至七分，去滓稍熱服。小兒分作三服，不拘時。無汗，加麻黄、半夏、五味子。

天麻防風丸 治一切驚風，身體壯熱，多睡驚悸，手足抽掣，精神昏憒，欬嗽痰涎不利，及風温邪熱，并宜服之。

明天麻　防風　人參　辰砂研飛　雄黄　甘草炙，各一錢　麝香　牛黄各一分　全蠍炒　殭蠶炒，各半兩

右爲末，煉蜜丸如梧桐子大，每服一丸至二丸，薄荷湯下，不拘時。

化風丹 涼風化痰，退熱定搐。

膽星　羌活　獨活　防風　天麻　人參　川芎　荆芥　粉草　全蠍各一兩

右爲末，煉蜜丸如芡實大，每服二丸，薄荷湯下。一方加辰砂、麝香各半兩。

金沸草散 治傷風痰盛，頭目昏痛，頸項强急，往來寒熱，肢體煩疼，胷膈滿痛，欬嗽喘逆，涕唾稠粘，及時行寒疫，壯熱惡風。

荆芥穗四兩　前胡　麻黄去節　旋覆花　甘草炙，各三兩　半夏製　赤芍藥各一兩

右剉，每服二錢，水一盞，生薑二片，棗一個，煎六分，去滓温服，不拘時。有寒邪，則汗出惡風，加杏仁、五味。

又 治傷寒，中脘有痰，令人壯熱頭疼，脈緊急，時發寒熱，皆類傷風，但不頭疼爲異耳。

前胡　旋覆花各三兩　荆芥穗四兩　赤茯苓　細辛　甘草炙　半夏洗淨，薑汁浸製切，各一兩

右爲末，每服一錢，水一盞，生薑一片，棗二個，煎六分，去滓熱服；未愈再服。

三拗湯　治感冒風邪，鼻塞聲重，語音不出；或傷風傷冷，頭疼目眩，四肢拘急，欬嗽多痰，胷滿氣短。

麻黄不去節　杏仁不去皮尖　生草生用，各等分

右㕮咀，每服三錢，水一盞，生薑三片，煎至六分，去滓温服，取汗爲度。一方加荆芥、桔梗。嗽甚，加五味子、細辛各減半。一方，麻黄去節，杏仁去皮尖，甘草炙，名三和湯，治喘嗽尤妙。有熱加前胡。傷風加荆芥。有痰加半夏。

和解湯　治小兒四時感冒寒邪，壯熱煩躁，鼻塞多涕，驚悸自汗，肢體疼痛，及瘡疹已發未發，皆可服。

羌活　防風　川芎　人參各一兩　乾葛　升麻　生甘草　芍藥各半兩

右㕮咀，每服三錢，水一盞，生薑一片，棗一個，煎至六分，不拘時服。無汗加麻黄。欬嗽者，加杏仁、五味子、桔梗。

藿香正氣散《局方》　治小兒傷寒吐利。

藿香　白朮　厚朴　陳皮　半夏　白茯　白芷　桔梗　大腹皮　蘇葉　甘草

右㕮咀，入生薑三片煎，徐徐服之。如發汗，用蒼朮，去白朮。

補陽湯《醫學綱目》　治小兒初冬間大寒證，明堂青脈，額上青黑，腦後青絡高起，脣青，舌上白滑，喉鳴而喘，大便微青，耳尖冷，眼濇，常常淚下出，仍多眵，胷中不利，卧而多驚，無搐即寒。

柴胡　升麻　麻黄　歸身各三錢　地龍五錢　蠍梢少許　生地　吳茱萸各五分　黄芪二分　陳皮一分　葛根　連翹　黄蘗　甘草各一錢

右爲粗末，作一服，水一盞，煎法如常。乳食後熱服，始漸喜睡，精神出，氣和順，乳食旺。

銀白散《衛生總微》，下同　治傷寒壯熱，頭痛體疼，脈大腹脹，發汗夾驚者，皆可服。

寒水石半斤，煅熟

右研極細，入炒薑黄一錢半，研勻；如淡即添入些小，以紅顔色爲度，每服一錢，生薑湯調下。未能飲者，

稠調抹口，以乳汁送下，無時。

甘露散 治傷寒壯熱，頭疼體痛，解表發汗，及熱多者。

桂府滑石二兩，研細 甘草半兩

右共末拌匀，每服一錢，濃煎蘿蔔湯調下。一方有防風半兩。

香殼丸 治傷寒心胷滿悶不快。

橘皮去穰不拘多少

右爲細末，每服一錢，生薑湯調下，乳前食。

小珍珠丸 治風壅痰實，利咽痛，除欬嗽，止煩熱，清頭目。

半夏湯洗七次，焙乾爲末 白礬火枯研末 寒水石煅通赤，出火毒，研末，各一兩

右拌匀，細麪糊和丸，黃米、麻子、菉豆三等，每服五、七丸至十丸，温生薑湯下，食後，量大小加減與服。

歡喜散 故傷風寒，發熱頭痛，無汗惡風；或温熱鼻塞清涕，涙出嚏噴。

防風 人參 炙草 天麻 前胡各二錢半 細辛 柴胡各一錢半 白茯苓 桔梗各二錢 枳殼麩炒，三錢半 川芎三錢

右爲細末，每三歲以上抄一錢，水六分，薄荷兩葉，同煎三兩沸，通口服，無時。

紅綿散 治傷風寒及夾驚，取汗。

麻黃去根節 全蠍炒 大黃紙裹煨熟切焙 炙甘草 白附子 蘇木剉炒 生天麻各一分

右爲細末，一歲下兒服一字，以上兒半錢，四五歲一錢，水一小盞，以綿少許裹藥煎之，至綿紅色，即去綿温服。

坯煎散 治傷風寒，夾驚潮發，頭痛體熱，欬嗽，手足冷。

麻黃去根節，半兩 人參 茯苓 殭蠶去絲嘴 全蠍 天麻 白附 炙草各一分 朱砂二錢 川烏炮去皮尖，一錢半

右爲末，每服半錢至一錢，水五分，坯子胭脂一豆大，薄荷兩葉，葱白一寸，同煎至四分，放温服，不拘時。

千金丸　治傷寒傷風，夾驚夾食，取微利。

朱砂　膩粉各一錢　全蠍　白丁香各七個　麝香半錢

右爲末，白飯和丸蘿蔔子大，薄荷湯下，一歲兒三丸，量大小加減無時。

茯苓散　治傷寒數日，胷膈不利，調中養胃。

赤茯苓一兩　陳皮三分　桔梗去蘆，一兩　炙甘草半兩

右爲末，每服一錢，水六分，入生薑二片，煎至四分，温服無時。

枳實散　治傷寒已汗未汗，卒胷膈痞痛。

枳實麩炒黄，不拘多少

右爲末，每服一錢或半錢，米飲調下，無時。

竹瀝湯　治傷寒數日，煩躁不解。

竹瀝不拘多少

右用新汲水，如竹瀝多少，盞内和勻，服無時。

真珠散　治傷寒口乾，心神煩躁。

真珠研末　龍腦研　牛黄研，各半錢　瓜蔞根　茯神　朱砂研，各一分　牙硝　寒水石煅，各半分

右爲末，每服半錢，蜜水調下，無時。

秦艽煎　治傷寒，心神煩躁，口乾煩渴。

秦艽半兩，去蘆

右細剉，用牛乳半盞，煎至六分，去滓放温，三四分服，無時。

藕汁蜜　治傷寒煩渴。

生藕擣取汁半盞

右入蜜一錢，調勻，服無時。

葛根湯 治傷寒發熱煩渴。

葛根 人參各半兩 麥門冬去心 白茯苓 炙甘草 澤瀉各一分

右爲末，每服半錢，或一錢，水半盞，薄荷兩葉，煎至四分，去滓溫服，無時。

百合散 治傷寒腹中滿痛。

百合炒黃，半兩

右爲末，每服半錢，或一字，米飲調下，無時。

黃芩散 治傷寒五六日，大便不通，熱躁悶亂。

黃芩 枳殼去穰麩炒 大黃 大腹子各半兩

右爲粗末，每服一錢，水半盞，煎至四分，去滓服，不拘時。

犀角散 治如前。

犀角屑 大黃炮 柴胡各半兩 人參一分 朴硝 甘草各半分

右爲末，每服半錢，水五分，入棗一個，煎至四分，去滓溫服，量大小加減。

石燕散 治傷寒小便不通，小腹脹滿。

石燕火煅爲末

右用葱白湯調下一字，以通爲度，無時。

又方

萱草根

右煎湯，調五苓散服之，乳前食。

葛根汁 治傷寒衄血不止。

生葛汁一小盞，
右分三四服即止，無時。
立應散　治如前。
蒲黄　乾葛根末　石榴花焙乾末，各一分
右爲細末，每服半錢或一字，生地黄汁調下，併二三服止，無時。
又方
蒲黄炒黑
右爲末，每服半錢或一字，新汲水調下，無時。
金汁蜜　治傷寒衄血，數日不止。
生地黄汁　川蜜各小半盞　蒲黄半兩
右和匀，微炒過，每服半盞，或少許，無時。
神白散　治傷寒，吐血，衄血，咯血，大小便血。
槐花一分，微炒　膩粉半兩
右同爲細末，每服一錢或半錢，煎柳枝湯放温調下。如修合不及，但以柳枝爲末，新水調下亦可。
香墨丸　治傷寒衄血，兒小不能服散藥者。
好細墨爲末
右以鷄子清和丸黍米大，每用七丸，飲下或灌之。
地黄汁　治傷寒吐血，心胷不利，煩渴不已；亦治衄血。
生地黄杵絞取汁
右，量兒大小與之。

麥門冬湯　治傷寒欬嗽喘息。

麥門冬　款冬花　人參　紫苑洗焙，各一兩　桂心半兩　甘草一分

右爲末，後入杏仁二十枚，麩炒去皮尖，研細拌匀，每服一錢，水一盞，生薑二片，煎至六分，去滓温服，無時。

一捻金散　治傷寒風熱欬嗽。

白殭蠶去絲嘴，一錢　甘草半兩　延胡索一分

右爲細末，每服一捻，虀汁調下，無時。

潤肺散　治傷寒鼻塞，涎壅欬嗽，肺氣不利，語聲不出。

麻黄去根節　人參去蘆　杏仁麩炒去皮尖　貝母麩炒黄，各一兩　炙草半兩　陳皮一分半　桔梗去蘆　阿膠蛤粉炒，如珠子大，各一分

右爲末，每服一錢，水八分，煎至六分，去滓温服，無時。

赤芍藥散　治傷寒陽證欬逆。

赤芍藥不拘多少，沸湯浸七遍，每遍以瓦盆蓋少時，數足取出，炒燥爲末　每服一錢，豆豉三粒，生薑一片，水七分，煎至五分，放温服，無時。

蓽良湯　治傷寒，寒多欬逆。

蓽澄茄　良薑各等分

右爲末，每服一錢，水六分，煎數沸，入酢少許，攪匀帶熱服。

靈砂膏　治傷寒脈數，熱入胃，嘔吐。

澤瀉二兩半　肉桂一兩　猪苓　赤茯苓　白朮去蘆，各一兩半　朱砂細末，一錢

右爲末，煉蜜和膏鷄頭大，每服一丸，生薑自然汁化破與服。只末用，便是五靈散。亦治發熱煩渴飲水，水入即吐，或小便不利。積熱在裏發黄，濃煎茵陳蒿湯調下，餘病飲調。

四味人參湯　治傷寒脈遲，胃冷嘔吐。

乾薑炮　黄芩　黄連去鬚　人參各等分

右爲粗末，每服一錢，水六分，煎至四分，去滓温服，無時。

附子薑朴丸　治傷寒，寒多嘔吐，手足厥冷。

附子炮去皮臍，半兩　乾薑炮　厚朴薑製，各一分

右爲末，糊丸麻子大，每服五七丸，米飲下無時。

半夏湯　治傷寒嘔逆，不下乳食，及乾哯欲死。

半夏半兩，湯泡七次　生薑一兩

右同剉碎焙乾，每服一錢，水一盞，煎至五分，去滓時時與服，無時。

蘆根飲子　治傷寒乾哯，及反胃嘔吐。

生蘆根切碎　青竹茹各二合　糯米半合　生薑半兩

右㕮咀，先以水一升，煮千里鞋底，取半升澄清，下藥再煮，取二三合，隨意服，量大小加減。

三黄散　治傷寒發黄。

川大黄半兩，剉微炒　黄芩　黄連各一分

右爲末，每服半錢，水六分，煎半去滓，温服無時。

大麥苗汁　治如前。

大麥苗搗爛

右，絞汁與服。小麥苗亦得。

人參柴胡飲子　治體虚傷於寒邪，渾身壯熱，頭目昏重，項背拘急，肢體疼痛，乾噦嘔逆，或作寒熱，發歇無時，煩渴不食。

人參　柴胡　白朮　白茯苓　青皮　桔梗　麥冬　川芎　白芍藥　炙甘草　桑白皮　升麻各等分

右爲末，每服一錢或二錢，水一盞，烏梅一個，同煎至六分，量大小分服，無時。

鷄白調散 治傷寒傷風，發寒熱似瘧，久不瘥，漸變骨間蒸熱。

朱砂 枯礬 鐵華粉 粉霜 鉛白霜各一錢 輕粉 白附子各二錢 蠍梢六個 龍腦 麝香各少許 右爲末，每服半錢，入鷄子白、井花水，共約一茶盞，調勻服，無時。

茵陳散 治傷寒發黃，不可下。

茵陳一兩 白朮 甘草各半兩

右爲散，每服半錢，沸湯調下。小便不利者，加茯苓一兩。

絳雪丹 治傷寒五六日發黃，小便不利，煩躁熱悶，飲水煩躁不解。

朱砂半兩研 水飛硝石二兩研 龍腦少許

右同研勻細，白米和丸，鷄頭子大，沙糖水化下，量大小服。

商陸散 治傷寒，咽喉腫痛。

商陸根切碎杵爛

右炒熟，用手帕子裹熨患腫處，冷即易之。

甘桔防風湯 治傷寒咽喉腫。

桔梗一兩，米泔浸焙用 甘草 防風各二兩，炒

右爲末，每二錢，水一盞，煎六分，放温冷，細細呷服。

黃蘗蜜 治傷寒熱毒，口舌生瘡赤爛。

黃蘗去粗皮

右用蜜漬一宿，微煎過含之，嚥汁勿絶，或以黃蘗爲末，同煎膏含之。

黃芩湯 治傷寒口舌諸病，舌黃、舌黑、舌腫、舌裂、舌上生芒刺、舌上出血，皆治；亦治鼻衄。

黄芩三錢　赤芍藥　炙甘草各二錢

右㕮咀，每二錢，水一盞，煎至六分，去滓温服。

勝金錠子　治傷風結胷氣痞。

大黄半兩　枳殼去穰麩炒黄淨，一兩

右爲細末，煉蜜和劑，捏作餅子，如小錢大。結胷者，用芒硝半錢，用生薑水化半餅或一餅，服之。痞氣者，煎陳皮湯化下，無時。

生熟散　治傷寒結胷硬痛。

草烏頭二個，一生一炮

右同爲末，生薑自然汁和匀爲丸，如鷄頭子大，每一丸，用蜜湯化下。

苦參酒　治傷寒熱毒，結在胷膈，六七日垂死。

苦參半兩

右剉碎，用酒一盞，煎至半盞，去滓放温，分三四服，連併服之，須臾吐出羊膽汁，立愈。

黄連湯　治傷寒，熱入腸胃，下痢膿血。

黄連二兩　黄蘗俱微炒　阿膠各二兩，蛤粉炒　梔子仁半兩

右爲粗末，每服一二錢，水六分，煎至四分，去滓温服，無時。

梔子仁湯　治傷寒熱毒，攻於腸胃，下赤汁，或如爛肉鴨肝，壯熱腹痛。

梔子仁二十一個　豉二合　薤白一握，切

右以水二大盞，同煎至一盞，去滓，量大小，分作數服，無時。

烏仙散　治陰證傷寒，四肢厥逆。

川烏不拘多少

右以童便浸，不計日數，直至浸脱皮時，用水洗淨切碎，晒至八分乾；便以紙袋盛，懸於當風處，用時旋取爲末，臘茶調下半錢，量大小及病勢與之。

燒附散 治傷寒陰盛隔陽，身冷厥逆，脈沉細而煩躁體冷。

大附子一枚，半兩重者

右入急火燒，微存中心二三分取出，用磁器合蓋，放冷爲末，更入臘茶末一錢，同研勻細，每服半錢，水一小盞，蜜少許同煎半盞，去滓温服。服訖，須臾躁止得睡，汗出而解。一方燒附末，每一字或半錢，酒調下，頻服取汗出瘥。小兒本怯者，最宜服。

玉女散 治傷寒，汗後潮熱日發，諸藥不效。

川烏一兩，火炮去皮臍

右爲細末，每服一錢或半錢，水一盞半，入生薑一片，棗一枚，煎至四分，温服無時。

人參化風膏 治風癇發搐，涕欬無時。

天麻一兩，酒浸　全蠍十四個，微炒　殭蠶微炒　人參　川芎　白附子各半兩　羌活　獨活　防風各一錢

右爲細末，煉蜜丸如皂子大，每服一丸，荊芥湯化下，量大小與之，無時。

黑龍散 治小兒傷寒在表，服冷藥，寒伏於中，危困不得汗。

麻黄　竹茹　蘇木　烏龍土乃火團也，各一分　蠍梢二十一個

右爲末，每服半錢，水五分，煎至三分，温服無時。

單方

治小兒傷寒：用葛根汁、淡竹瀝各六合，相和，二三歲兒分三服，百日兒斟酌服。《千金方》，下同

治小兒時氣：桃葉三兩搗，以水五升，煮十沸，取汁，日五六遍淋之；若復發燒，雄鼠屎二枚，水調服之。

小兒流涕是風寒也。白芷末、葱白，搗丸小豆大，每茶下二十丸；仍以白芷末，薑汁調塗太陽穴，乃食熱葱粥取汗汁。《聖惠方》

治小兒吹乳胃寒：白豆蔻仁、縮砂仁各十四個，生甘草、炙甘草各二錢爲末，常摻入兒口中。《得效方》

小兒風寒煩熱，有痰不省人事：荆芥穗半兩焙，麝香、片腦各一字爲末，每茶服半錢。大人亦治。《普濟方》

小兒春月外感風寒：用防風、陳皮各三分，羌活、蘇葉各二分，蟬殼三隻，甘草一分，葱白一寸，生薑一片，煎熱服取汗。《窮鄉便方》

小兒傷寒，百日内患壯熱：用鐵鏵一斤燒赤，水二斗，淬三七次，煎一半，入柳葉七片，浴之。《聖濟録》

小兒風寒：蘿蔔子生研末一錢，温葱酒服之，取微汗大效。《衛生易簡方》

治傷寒時氣，頭痛不可忍：以朴硝研細末，油調塗頂上。《衛生總微》，下同

治傷寒毒攻手足痛者：以羊桃汁，雜鹽豉汁漬之。

治傷寒，因飲水，心下結痞硬痛，名水結。以芫花酢拌，慢火炒熟，用綿裹熨之，冷即易，再炒用，以效爲度。

治傷寒熱毒乘心，神志冒悶，煩躁昏亂：以藍靛一字或半錢，新水調下。

治傷寒，陰證厥逆：以茱萸半升，酒和匀濕，用絹袋二枚盛蒸，令熱甚，以熨脚心，冷即易之。候氣通暢匀煖，即止。

治傷寒，汗後餘熱不退，煩躁發渴，四肢無力，不能食：以牛蒡根杵爛，絞取汁服，看大小多少與之。

醫　案

萬氏《幼科發揮》曰：一小兒外感風邪，服表散之劑，汗出作喘，此邪氣去而脾肺虚也，用異功散而汗喘止，再劑而乳食進。

薛鎧《保嬰撮要》曰：一小兒九歲，素惡風寒，飲食少思，至秋冬口鼻吸氣，陰冷至腹，手足如冰，飲薑湯及燒酒方快，其脈細微，兩尺如無。余謂此稟命門火衰也，用還少丹不應，改用八味丸，旬餘，諸證即愈。

吳江史安卿子傷風　用表散化痰之藥，反痰盛欬嗽，肚腹膨大，面色晄白，此脾土虛不能生肺金也，余用六君子湯加桔梗一劑頓愈。至三日，前證仍作，鼻中流涕；此復傷風寒所致，仍用前藥加桑皮、杏仁、桔梗而愈。

史少參季子喘嗽，胷腹膨脹，泄瀉不食，此飲食傷脾土而不能生肺金也，用六君子湯一劑，諸證悉愈。

史木川子六歲感冒欬嗽，發散過度，喘嗽不食，用六君子湯加桔梗而愈。時四月，隨其父巡視耕種，忽發寒戰，仍復欬嗽，或用發表之劑，痰中有血。余曰：此成肺癰也。次日吐痰兼膿，用桔梗湯而愈。後元氣未復，大便似痢，或用五苓、黄連、枳實之類，痰喘目劄，四肢抽搐。余曰：此脾氣敗而變慢脾風也。辭不治，果然。

古今圖書集成醫部全録卷四百十九

小兒諸熱門

黄帝素問

通評虚實論篇

帝曰：乳子而病熱，脈懸小者，何如？

註　夫病熱者，皆傷寒之類也。凡傷於寒，借陽氣以化熱，熱雖盛不死。然陽氣生於精水之中，男子八歲、女子七歲，腎氣始實。乳子天癸未至，腎氣未盛，故帝有此問焉。夫心主脈而資生於腎，心腎水火之氣，上下時交，腎氣不能上資於心，則心懸如病飢，而寸口之脈懸絶小者，腎氣未盛也。

岐伯曰：手足温則生，寒則死。

註　伯答乳子之生陽，借後天之氣也，四肢皆稟氣於胃，故陽受氣於四末，是以手足温者，胃氣尚盛，故生；寒則胃氣已絶，故死。夫水穀入於胃，津液各走其道。腎爲水臟，受五臟之精而藏之，是先天之精，猶借後天之所資益者也。又别出兩行營衛之道，其大氣之摶而不行者，名曰宗氣，積於胷中，上出於肺以司呼吸，是四肢之原俞，又受資於胃府所生之營衛宗氣。是以手足温者生，寒者死。

帝曰：乳子中風熱，喘鳴肩息者，脈何如？岐伯曰：喘鳴肩息者，脈實大也。緩則生，急則死。

註　此復論後天所生之宗氣而亦不可傷也。宗氣者，五臟六腑十二經脈之宗始，故曰宗氣。肩息者，呼吸摇肩也。風熱之邪，始傷皮毛，喘鳴肩息，是風熱盛而内干肺氣宗氣，故脈實大也。夫脈之所以和緩者，得陽明之胃氣也。急則胃氣已絶，故死。

小兒直訣 宋·錢乙

諸經發熱證治

潮熱者，時間發熱，過時即退，來日依時而發，此欲發驚也。

壯熱者，常熱不已，甚則發驚癇也。

風熱者，身熱而口中氣熱，乃風邪外感也。

温壯者，肢體微熱也。

發熱而不欲飲水者，胃氣虚熱也，用白朮散。

發熱而飲水作渴，喜冷飲食者，胃氣實熱也，用瀉黄散。

註 按《秘藏保嬰集》云：小兒潮熱，或壯熱不退，多是變蒸及五臟相勝，不必用藥。又多食積鬱熱，由中發外，見於肌表，只理其中，清陽明之熱，而表熱自除，不可認作外感，用小柴胡輕利等藥重傷其內。又潮熱不退，恐是出痘，亦當審察，勿便用藥。竊謂發熱飲水者熱在内，不飲水者熱在外也，又當以此辨之。其諸熱證説見各類。

黄疸

若大病後身目皆黄者，黄病也。

身痛背强，大小便濇，一身盡黄，小便黄赤，此黄疸也。瀉者難治。

若百日或半年，不因病而身黄者，胃熱胎疸也；若淡黄兼白者，胃怯也。

註 按大病後身目皆黄，或肢體黄胖者，脾氣虧損而真臟爲病，宜用六君子湯、參苓白朮散，調補元氣。病後發渴者，脾氣虚而津液少也，用七味白朮散。若脾經濕熱壅滯，二便秘，腠理不得疎泄而爲患者，名爲黄疸，用茵陳湯。初生身黄壯熱，不乳便秘，此爲胎熱，用地黄湯。若二便赤濇，腹脹面赤，飲水，用茵陳湯，調五苓散。若清便自調，四肢幷冷，用益黄散；淡黄白，用調中丸。

衛生寶鑑 元·羅天益

小兒季夏身熱痿黄治驗

小兒身體蒸熱，胷膈煩滿，皮膚如潰橘之黄，眼中白睛亦黄，筋骨痿弱不能行立，此由季夏之熱加以濕令而蒸熱薄於經絡，入於骨髓，使臟氣不平，故脾逆乘心，濕熱相合而成此疾也。蓋心火實則身體蒸熱，胷膈煩滿，脾濕勝則皮膚如潰橘之黄，有餘之氣必乘己所勝而侮不勝，是腎肝受邪而筋骨痿弱，不能行立。《内經》言脾熱者色黄而肉蠕動，又言濕熱成痿，信哉斯言也！此所謂子能令母實，實則瀉其子也。若脾土退其本位，腎水得復，心火自平矣。又《内經》曰：治痿獨取於陽明，正謂此也。予用加減瀉黄散主之。

幼科全書 元·朱震亨

發　熱

凡小兒有病皆熱，證既不同，治亦當異，須明虚實，不可妄自汗下。

凡傷風發熱，其證汗出身熱，呵欠面赤，目濇多腫，惡風喘氣。此因解脱受風所致，宜疎風解肌退熱，先服柴葛解肌湯，發去風邪，俟熱之時再服涼驚丸以防内熱。

凡傷寒發熱，其證無汗身熱，呵欠煩悶，項急面赤，喘急惡寒，口中熱氣。此因解脱受寒所致。宜發散寒邪，退熱鎮驚，先服惺惺散，發去寒邪，後服涼驚丸以防内熱。

二證，如小兒禀賦厚者可用涼驚丸，虚怯者用胃苓丸，甚效。

如傷風發熱，又吐又瀉者，不可發散，此脾家虛怯也，以五苓散吞理中湯最效。

凡傷風發熱，多得於夏，其證身熱自汗，作渴昏睡，手足俱熱。此因天氣已熱，包裹太厚，重受其熱也。先用白虎湯，調益元散以解其熱，次服調元生脈散以補元氣。

傷暑發熱，多得於夏，其證身熱自汗，作渴昏睡，手足微冷。此因陰室之中，取涼太過所致。先服調元生脈散補其正氣，次服四君子湯以防吐瀉之患。

如夏月汗出當風，以致身熱自汗不止者，此名暑風。先用四君子湯加麻黃根、黃芪以去其風，次用益元散以清其熱。

傷食發熱，其證手心熱，肚背尤熱，一噯氣便吐乳，大便酸臭，或腹痛多啼，或腹飽脹喘急，不思乳食。此得之飲食過度所傷。宜先利去其積，用丁香醒脾丸；後以集聖丸調之。如傷食已久，日漸黃瘦，作熱無時者，不可下，輕者保和丸，重者集聖丸，百無一失。

痘疹發熱，其證面燥腮赤，目泡亦赤，呵欠煩悶，乍熱乍寒，欬嗽噴嚏，手足指冷，驚悸多睡。此因時行痘疹各相傳染，宜清涼解毒。惟痘疹宜用參蘇飲加木香，麻疹宜荆防敗毒散。不可妄用自發汗，恐生變證。

變蒸發熱，此小兒正病，不須服藥，當於類下求之，不可錯誤。

潮熱者當分二證。有時間發熱，過時即退，來日依時復發，其狀如瘧，此肺熱也；有早晚發熱，每日兩度，如潮水應期，此胃熱也。蓋因感觸邪氣，以致血脈凝滯，不即流通，若不治之，變驚疳者多矣。肺熱者地骨皮散主之；胃熱者三黃丸下之；虛弱者集聖丸調之。

驚熱者，遍身發熱，面青自汗，心悸不寧，脈數煩躁，顛叫恍惚，此心熱也，以涼驚丸退熱，以安神丸定心。

夜熱者，但夜間發熱，晝作便住，此血虛證也，以人參當歸散治之，兼服抱龍丸以防作搐。

餘熱者，傷寒汗下後而熱又來，乃表裏俱虛，氣不歸元，陽浮於外，不可再用涼藥。蓋熱去則寒起，古人戒之，當和胃氣，使陽氣收斂，其熱自退，參苓白朮散主之；甚者四君子湯加乾薑甚效。

疳熱者，形色黃瘦，食不長肉，骨蒸盜汗，泄瀉無常，肚大筋弱，此多得於大病之後，失於將息，又或傷飢失飽而致，集聖丸大有奇功。

壯熱者，一向熱而不已，由血氣壅實，五臟生熱，熨蒸於內，則眠臥不安，精神恍惚；蒸發於外，則表裏俱熱，躁急喘粗，甚則發驚癇也。治法先以導赤散吞瀉青丸以治其熱，後以抱龍丸鎮其驚；如實熱大小便閉者，三黃丸下之。

煩熱者，心躁不安，五臟煩熱，四肢温壯，小便赤濇，宜用導赤散，麥門冬、山梔仁治之，再以涼驚丸撤其餘邪。

積熱者，頰赤口瘡，大小便濇，表裏俱實。或內因酒麵煎煿，熱藥峻補，外用重被厚綿，爐火侵迫，皆能生熱。此內外蘊積之熱，非食積之熱也。先以三黃丸下之，後以涼驚丸調之。

虛熱者，或因汗下太過，津液虛耗；或因大病之後，元氣受傷，皆能發熱。其證困倦少力，面色青白，虛汗自出，神慢噓氣軟弱，手足厥冷。此血氣俱虛，氣虛則發厥，血虛則發熱也。四君子湯加炒乾薑，甚者加熟附子一片；待熱少退，以集聖丸調之。

客熱者邪妨於心也。心若受邪，則熱形於額，故先起頭面，次而身熱，恍惚多驚，聞聲則恐，良由真氣虛而邪氣勝也。邪氣既勝，則真氣與之交爭，發渴無時，進退不定，如客之往來也。先以導赤散去其邪，後以涼驚丸調之。

癖熱者，由乳食不消，伏結於內，致成癖塊以生熱於外也，治法以集聖丸主之。

瘧熱者，寒熱往來。有頭痛汗出者，有嘔吐不食者，有憎寒壯熱而作渴者，有遍身疼痛者，有腹痛者，有吐瀉者，證皆百出，治非一端。頭痛汗出遍身疼痛者，小柴胡湯加羌活、蒼朮治之；腹痛者，脾積丸治之；作渴者，白朮散治之；吐瀉者，理中湯治之。俱用平瘧養脾丸調之。

血熱者，每日已午間發熱，遇夜則涼，此心熱也，輕者導赤散，重者四順飲治之。祖傳治熱，不問其證，肝腎虚弱者，以胃苓丸，竹葉炒米湯吞治之；元氣素厚者，以涼驚丸，竹葉燈心薄荷湯吞治之。

西江月

小兒病則生熱，須知得病根因。風寒外感熱來潮，飲食内傷煩躁。吐瀉瘧痢瘡疥，變蒸痘疹如燒。骨蒸體弱漸成勞，調治般般分曉。

若是風寒外感，面紅又惡風寒。惺惺散子妙難言，有欬參蘇靈驗。飲食内傷可下，三黄脾積相參。再添集聖保平安，莫使脾虚表轉。

吐瀉胃苓最好，痢如赤白香連。瘧家平瘧解邪干，瘡疥胡麻丸散。變蒸小兒常病，不宜妄用湯丸。如逢痘疹别科傳，集聖散調疳款。

治熱汗下休錯，誤汗誤下傷人。應汗而下痞滿侵，應下而汗驚定。只爲不明表裏，致令大命將傾。果難捉摸且因循，用藥胃苓集聖。

奇效良方 明·方賢

小兒諸熱須分主治

夫小兒驚熱者，誤因驚著執以爲常，致令心氣不和，身體微熱，睡夢虚驚，遍身有汗，甚者手足掣縮，變成癎疾。此由氣血不和，實熱在内，心神不定，所以發搐。又小兒變蒸，亦微驚，所以然者，亦熱盛故也。治之以七寶散、天竺黄散、甘露散、辰砂金箔散，皆可治之。小兒因驚則生熱，熱則心不寧，故睡卧不安，身體悚動，心主驚，實則發熱飲水，虚則臥而悸動不安，此其候也。

小兒温壯者，由胃氣不和，氣行壅塞，故蕴積體熱，名曰温壯。若大便糞臭而黄者，此腹内有伏熱，以四順飲子治之。若糞白而酸臭，則挾宿食不消，當服紫霜丸。輕者少服，重者節乳哺，增丸藥，當取微利可也。

小兒壯熱者，因五臟生熱，熏動於外，故身體壯熱。大抵與温壯相類，而有小異。但温温然不甚盛，是温壯也；其壯熱者，一向熱而不止，甚則發驚也，以七寶散、大黄朴硝湯皆能治之。

小兒風熱，若身熱面青，口中亦熱，煩叫不時，有風證者，宜虎睛丸、天竺黄散治之；若熱甚大便祕澁者，四順飲子亦可服之。

小兒煩熱者，由臟腑實熱，血氣盛，表裏俱熱，則苦煩躁不安，皮膚壯熱也，以八珍飲子、七寶散皆可服之。

小兒手足多熱，心煩躁哭，唇深紅，飲水不止，以竹葉石膏湯、加味甘露散治之。

小兒潮熱者，晡間發熱，過時即退，來日依時而發，此欲發驚也。大抵血氣壅盛，五臟驚熱，熏發於外，故温壯相類，或夾伏熱，或帶宿寒。夾伏熱者大便黄而臭，帶宿寒者大便白而帶酸臭，皆緣臟腑冷熱之氣俱盛，腸胃藴積故也。治之以金蓮飲、剋效湯，加味甘露散，過期不解，小柴胡湯或竹葉石膏湯。錢氏云：假如潮熱是一臟實一臟虚而内發虚熱也，法當補母而瀉本臟則愈。且如日中發潮熱者，是心虚也。肝爲心之母，則宜先補肝，肝實而後瀉心，心得母氣則内平，以潮熱愈也。醫見潮熱，妄謂其實，乃以大黄、朴硝輩諸冷藥利之，利既多矣，不能禁約而津液内竭，縱取一時之瘥，鮮有不成疳病而身瘦也。

小兒積熱者，由表裏俱熱，則遍身皆熱，頰赤口乾，小便赤，大便焦黄，先以四順飲子、三解牛黄散，利動臟腑，熱即去。既去，腹熱者，裏熱已解而表熱未解也，當用惺惺散或紅綿散加麻黄微發汗，表熱乃去。表熱既去又發熱者，何也？世醫到此，盡不能曉，或再用涼藥，或再解表，或以爲不可醫，誤致夭殤者甚多。此表裏俱虚，氣不歸原，而陽浮於外，所以再發熱，非熱證也，只用異功散入粳米煎，和其胃氣，則收陽氣歸内，身體便涼。熱重者辰砂金箔散治之，錢氏白朮散亦可。

小兒虚熱者，因患後平復，血氣未匀，四體羸弱，時多發熱，治宜調氣補虚，其熱自退，如錢氏白朮散、異功散、四君子湯之類；或未退，人參、生犀治之爲良。

小兒實熱者，頭昏頰赤，口内熱，小便赤濇，狀如豆汁，大便堅鞕，或秘濇不通，腹急，此熱證也，宜四順飲子、大黄朴硝湯、八珍散，略挨動臓腑即安。

小兒疳熱者，發熱形瘦，多渴，喫食不長肌膚者，謂之疳熱。三四歲後有此疾，蓋吃食則有疳。用金瓜丸、玉蟾丸、肥兒丸之類治之，最爲穩當。

小兒純陽，未有虚羸形瘵之證，温補之劑寡矣。且如前人論小兒發熱，有一十四證，見證立方，多獲功效。今人當效前人之心，觀形察色，切脈論證，以分表裏虚實，設有所誤，非惟夭閼人命，抑且欺於心哉！

幼科發揮

明・萬全

諸熱

肝熱者，目中青，手尋衣領，及亂捻物，瀉青丸、當歸龍薈丸主之。

心熱者，目中赤，視其睡口中氣温，喜合面睡，或仰睡，上竄咬牙，宜導赤散、黄連安神丸主之。如目中熱，心虚也，宜錢氏安神丸主之。

脾熱者，目中黄，瀉黄散、茵陳五苓散主之。

肺熱者，目中混白，甘桔湯、木通散主之。

腎熱者，目無精光畏明，脊骨重，目中白睛多，其顱即解，地黄丸主之。

虚熱者，多在大病後，或温熱，或潮熱，或渴或不渴，大小便如常，宜補之，竹葉湯、調元湯、地骨皮散主之。

實熱者，面赤腮燥，鼻乾焦，喜就冷，或合面臥，或仰臥，露出手足，掀去衣被，大渴飲水，大小便秘，宜瀉之，神芎丸、大金花丸。大便不通者，用膽導法。

或問：治熱以寒，治寒以熱，良工不能廢其繩墨也。今治虚熱乃用温藥者，亦有説乎？予曰：説具《内經》。實熱，邪火也，可以水制，可以實折，故以寒治熱者逆治法也；虚熱者，真火也，水不能制，寒不能折，唯甘温之劑可以勝之，故以温治虚熱者，從治法也。逆之從之，不離乎正。

嬰童百問　明・魯伯嗣

諸熱證

小兒之病，其熱最多。夫熱有虚有實。實則面赤濃黄，氣粗口熱，燥渴脣腫，大小便難，掀揭露衣，煩啼暴叫；虚則面色青白，恍惚神緩，口中清冷，嘘氣軟弱，泄瀉多尿，夜出虚汗。其或乍凉乍温，怫鬱驚惕，上盛下虚，泄瀉水穀不分，此則冷熱不調之證。虚則敗毒散加木香、當歸。然小兒表裏俱熱，面黄頰赤，脣燥口乾，小便赤澁，大便焦黄，先以四順清涼飲爲之疎利，其熱即去。或表未解也，當先用惺惺散少加麻黄去節，以取發出其汗；或用柴胡散則表熱已除，又當和解，其熱自平。若驚熱、風熱、積熱，可服寬熱散下之，保壽散、金粉散以退餘熱可也。

潮　熱

仲陽云：潮熱者，時間發熱，過時即退，來日依時發熱，此欲發驚也。發來潮熱又似瘧熱，總曰潮熱。蓋發作有期，其熱有三：榮熱、衛熱、瘴氣熱，兩日一發，或三日一發，并用梨漿飲治之。王氏云：潮熱乃是血氣壅實，五臟生熱，熏發於外，故令發熱。《傷寒論》云：潮熱者，實熱也，當利大便，大柴胡湯、承氣湯等劑治之；虚熱者，地骨皮散主之，犀角飲、鼈甲散、靈犀飲、秦艽飲、生犀散。《聖濟經》用地骨皮飲、羌活餅等劑。

壯熱温壯

仲陽云：壯熱者一向熱而不已，甚則發驚癇也。温壯者，但温而不熱也。巢氏云：小兒壯熱者，是熱氣盛，熏發於外，故令身體壯熱，其發無漸，大體與温壯相似，少有異者熱加甚也。此候宜服輕藥，惺惺散、羌活散皆可，甚則黄芩、柴胡、乾葛之劑散之。夫温壯者，由小兒臟腑不調，内有伏熱，或挾宿寒，皆搏於胃氣，故令不和。氣行壅澀，故積體熱，名曰温壯。大便黄而臭者，内有伏熱；其大便白而臭酸者，則挾宿寒故也，宜温之，服理中四君子輩加桂治之。伏熱宜五苓散并白虎湯，二藥俱效。其腹中有伏熱温壯，柴苓散主之。其心神不安，大腑秘熱，二黄犀角散主之。温壯常熱不止，牛黄散主之。凡解後餘熱不退，可服地骨皮散、黄龍湯，牛黄膏亦治壯熱，直指羚羊角湯治諸驚壯熱。治下後熱不退，身壯熱百骨節疼，梔子仁湯、大連翹飲、六物黄芩湯、五物人參飲，對證選用之。古法去伏熱則用龍膽湯，去宿滯則紫霜丸，甚效。《聖濟經》用升麻、芍藥等劑治之。

煩躁

論云：嗞煎不安是煩，嗞啀不定是躁。嗞煎者心經有熱，精神恍惚，内煩不安，心煩則滿，自然生驚。嗞啀者，心經有風邪，精神恍惚，心躁生風。熱多不安，煩久而驚；風多不定，躁久而搐。治法凉心經，退熱，通利小便爲佳。熱甚者黄連解毒湯，輕者導赤散、玉露散；風熱者至寶丹、琥珀散、解毒丸皆可服；有傷寒證者，大小柴胡湯、白虎湯，去大黄加乾葛治之；有驚熱者，金箔鎮心丸、七物黄連湯尤妙。

渴證

議曰：小兒渴證，一見唇紅如丹三五分，即發三五分渴；若紅甚，即渴甚。唇紅焦黑者，即久渴熱盛，疾加轉極，證危篤故也。凡小兒三焦虚煩作渴，引飲不歇，宜服三黄丸。小兒傷寒後發渴，唇焦，口乾煩躁盛者，白虎湯主之，竹葉湯亦可服。小兒瀉利作渴者，五苓散去桂，加乾葛尤妙。香薷飲、車前子散皆可服，小柴胡湯加天花粉亦佳，加乾葛尤穩。太熱煩躁而渴者，黄連解毒湯亦可服，七物黄連湯亦可服，極穩。大抵小兒本自盛實，易爲生熱，熱氣熏蒸，故渴而引飲也。

黄疸

仲陽云：身痛背髆强，大小便濇，一身皆黄，面目爪甲俱黄，小便如屋塵汁色，著物皆黄，渴者難治。此黄疸也。二證多病於大病後。别有一證，生下百日及半年，不因病後身微黄者，胃熱也，大人亦同。又有面黄腹大，食吐，渴者，脾疳也。又有初生而身黄者，胎疸也。諸疸皆熱，色深黄者是也。若淡黄兼白者，胃怯不和也，茵陳湯、梔子蘗皮湯、犀角散、連翹赤小豆湯主之。通治黄疸，茵陳五苓散尤爲穩也。又有脾弱痿黄，小便清者，治以温劑，當歸丸散主之，小半夏湯亦可用。

明醫雜著　明·王綸

潮熱

小兒潮熱，或壯熱不退，多是變蒸及五臟相勝，不必用藥。又多是飲食停積，鬱熱由中發外，見於肌表，只理其中，清陽明之熱而表熱自除，不可認作外感，輕易發汗，用小柴胡輕利等藥，重傷其内。又潮熱不退，恐是出痘，亦當審察，勿便用藥！

註　按前證若因飲食停積，或腹痛吐瀉，或肚腹膨脹，宜用保和丸以消導健脾。若飲食既消，或腹痛不食，或肚腹膨脹，宜用四君子以保養胃氣。若因誤行汗下，損傷元氣，宜用參、芪、歸、朮、陳皮、甘草以補中氣。大凡傷食，脾胃必損，宜固胃氣，庶無變證。若寅卯辰時熱者，屬肝經也；巳午未時熱者，屬心經也；申酉戌時熱者，屬肺經也；亥子丑時熱者，屬腎經也。當詳其虛實而治之。凡屬虛熱實熱，投以攻補之劑，其病既不增減，乃是病根深固而藥力未能及耳，須宜多服。功力既至，諸病悉退，切不可改爲別治。設或藥不對證，禍在反掌，愼之！

醫學綱目　明·樓英

黃　病

潔古云：陽黃則大小便赤濇身熱，是脾土與心火相搏，爲陽病，法當先利小便，後下大便。凡治黃病腹脹，當用茵陳蒿湯下五苓散。若欲利小便，去大黃；欲利大便，則加大黃之類。有陽證可服，謂面赤飲水者是也。

陰黃則清便自調，面目及身黃，四肢冷，是脾虛不能制腎水，當用益黃散及使君子丸。淡黃白者，胃不和，下平胃散、調中丸。渴者人參白朮散。

傷寒六書　明·陶華

小兒諸熱

治小兒壯熱昏睡，傷風風熱，瘡疹傷食，皆相似，未能辨認，間服升麻葛根湯、惺惺散、小柴胡湯甚驗。蓋此數藥通治之，不致誤也。惟傷食則大便酸臭，不消化，畏食或吐，宜以藥下之。

證治準繩 明·王肯堂

發熱辨證

風温熱壯熱相似。

風温者，身不熱而口中氣熱。又有風温證者，但温而不熱。

傷寒熱，口熱呵欠，煩悶項急。

傷寒熱，十指梢冷，鼻流清涕，發熱無汗，面慘凌振，右腮有紫紋。

痘瘡熱，噴嚏悸動，耳尖冷。

麻痘熱，面赤足冷，身發壯熱，呵欠煩悶，欬嗽腰疼，時或作驚，腹痛自痢，及中指獨冷者是也。

變蒸熱，脣上白泡珠起，耳冷。

變蒸熱，温温微熱，氣粗驚少，哯乳瀉黄，上脣尖有小泡如水珠子，即變蒸也，不須用藥攻治。

疳熱，面黄吃炭土，羸瘦，鼻下赤爛。

驚風熱，發搐悸痫，脈數煩躁，顛叫恍惚。

驚風熱，遍身發熱，面光自汗，心悸不寧，脈數煩躁，治法與急驚證同，所用藥餌，必先解表。

小兒之病，惟熱居多。夫熱有潮熱、驚熱、夜熱、餘熱、食熱、疳熱、壯熱、煩熱、積熱、風熱、虚熱、客熱、癖熱、寒熱、血熱、瘡疹熱，十六者大同而小異。熱之始發，必有所因也。其潮熱發歇有時，驚熱顛叫恍惚，夜熱夕發旦止，餘熱寒邪未盡，食熱肚腹先發，疳熱骨蒸盗汗，壯熱一向不止，煩熱心躁不安，積熱頰赤口瘡，風熱汗出身熱，虚熱困倦少力，客熱來去不定，痰熱涎嗽飲水，寒熱發如瘧狀，血熱辰巳發熱，瘡疹熱耳鼻尖冷。諸證得之，各有所歸，其間或有三兩證交互者，宜隨其輕重而處治之。

小兒之熱，有肝心脾肺腎五臟之不同，氣實温壯四者之不一，及表裏血氣陰陽浮陷，與夫風濕痰食，各當詳之。心熱者額上先赤，心煩心痛，掌中熱而噦，或壯熱飲水，巳午時益甚。肝熱者，左頰先赤，便難轉筋，尋衣捻物，多怒多驚，四肢困倦，寅卯時益甚。脾熱者，鼻上先赤，怠惰嗜臥，身熱飲水，遇夜益甚。肺熱者，右頰先赤，手掐眉目，喘嗽，寒熱飲水，日西熱甚。腎熱者，頦下先赤，兩足熱甚，骨蘇蘇如蟲蝕，熱甚不能起牀，夜間益甚。仍當辨其虛實：實則面赤氣粗，口燥脣腫，作渴飲冷，大小便難，或掀衣露體，煩啼暴叫，伸體而臥，睡不露睛，手足指熱，宜用表下；虛則面色青白，恍惚神緩，口中虛冷，噓氣軟弱，喜熱惡寒，泄瀉多尿，或乍涼乍温，怫鬱驚惕，上盛下泄，夜則虛汗，屈體而臥，睡而露睛，手足指冷，宜用調補。壯熱者，肢體大熱，熱不已則發驚癇。温熱者，肢體微熱，熱不已則發驚搐。陰虛則內熱，陽盛則外熱。以手輕捫之則熱，重按之不熱，此皮毛血脈之熱，熱在表也；重按之筋骨之分則熱，輕手則不熱，此筋骨之熱，熱在裏也；不輕不重按之而熱，此肌肉之熱，熱在表裏之間也。以虛實分屬表裏而言之：壯熱惡風寒，爲元氣不充，表之虛熱也；壯熱不惡風寒，爲外邪所客，表之實熱也；壯熱飲湯，爲津液短少，裏之虛熱也；壯熱飲水，爲內火銷爍，裏之實熱也。若夫內外皆熱，則喘而渴，齒乾煩寃，腹滿四肢熱，逢風寒如炙於火，能冬不能夏，是皆陽盛陰虛也。脈尺寸俱滿爲重實，尺寸俱弱爲重虛。脈洪大或緩而滑，或數而鼓，此熱盛拒陰，雖形證似寒，實非寒也；熱而脈數，按之不鼓，此寒盛格陽，雖形證似熱，實非熱也。發熱惡熱，大渴不止，煩躁肌熱，不欲近衣，其脈洪大，按之無力，或兼目痛鼻乾者，此血虛發躁也，當補其血；如不能食而熱自汗者，氣虛也，當補其氣。仲景論內外不足，發熱自汗之證，禁不可發汗。如飲食勞役，雖病發熱誤發其汗，則表必虛也。身熱而汗出者，風也；發熱身疼而身重黃者，濕也；增寒發熱惡風，自汗脈浮胸痞者，痰也；發熱頭痛脈數者，食也。寸口脈數，爲陽不足，陰氣上入陽中，則惡寒；尺脈弱爲陰不足，陽氣下入陰中，則發熱；陰陽不歸其分，則寒熱交爭也。晝則安靜，夜則發熱煩躁，是陽氣下陷入陰中也；晝則發熱煩躁，夜則安靜，是重陽無陰也，當急瀉其陽，峻補其陰。至若身熱脈弦，數戰慄而不惡寒者，癉瘧也；發熱惡寒脈浮數者，温病也。若四肢發熱，口舌咽乾，是火熱乘土位，濕熱相合，故煩躁悶亂也；若身體沉重，走注疼痛，乃濕熱相搏，風熱鬱而不得伸也。

五臟熱

肝熱，手尋衣領，及亂捻物，瀉青丸主之。

壯熱，飲水喘悶，瀉白散主之。

肝熱者，左頰先赤，便難轉筋，多怒多驚，四肢困倦，寅卯時益甚，宜瀉青丸、柴胡飲子。

心熱，視其睡口中氣温，或合面睡，及上竄咬牙，皆心熱也，導赤散主之。

心氣熱則心胷亦熱，欲言不能，而有就冷之意，故合面臥也。

心熱者，額上先赤，心煩心痛，掌中熱而噦，或壯熱飲水，巳午時益甚，宜瀉心湯、導赤散、安神丸。

脾熱，則目黃肚大，怠惰嗜臥，身熱飲水，四肢不收，瀉黃散主之。

脾熱者，鼻上先赤，其熱在肌肉，遇夜益甚。

肺熱，手掐眉目鼻面，甘桔湯主之；欬嗽寒熱，壯熱飲水，涼膈散主之；若肺虛熱，脣深紅色，少服瀉白散。

肺熱者，右頰先赤，日西熱甚，輕則用瀉白散，重則用涼膈散及地骨皮散。

腎熱，兩足不喜衣覆，地黃丸主之。

腎熱者，頦下先赤，兩足熱甚，骨酥酥如蟲蝕，熱甚不能起於牀，夜間益甚，宜用滋腎丸。

實熱

實則伸體而臥，睡不露睛，手足指熱等證。

按實中宜分表裏：表實宜汗，裏實宜下，半表半裏宜和解。今一以利下爲主，非通論也。治法并方，更於後表裏條内求之。

小兒實熱在内者，四順飲之類；在上者吐之。

小兒熱病，六一散，妙藥也。

實熱，宜四順清涼飲加柴胡。

虚熱

虚則喜熱惡寒，乍涼乍温，怫鬱驚惕，上盛下泄，屈體而臥，睡而露睛，手足指冷等證。

虚熱，因病後發熱無時，一日三五次者，此客熱乘虚而作，先以胃苓湯加黄芪末，温米清湯調服；次投錢氏白朮散，或固真湯，帶涼服；及用温鹽湯，參入涼水，送下黑錫丹，固守元氣。

風熱，邪熱，四君子湯加生薑、荆芥煎。

小兒客熱在内，先用導赤散，次用益黄散。

薛氏以虚實分屬表裏，及熱盛拒陰、寒盛格陽、血虚氣虚發熱等證，俱仲景、東垣諸聖醫辨證妙法，宜詳玩而熟記之，則虚熱似實熱之證，庶幾不至誤認而全活衆矣。

虚熱宜惺惺散。

表裏

身熱不飲水者，熱在外。

身熱飲水者，熱在内。

四順飲子，治熱在内而不厥。

連翹飲，治熱在外而不厥。

薛氏云：壯熱惡風寒，爲元氣不充，表之虚熱也；壯熱不惡風寒，爲外邪所客，表之實熱也。壯熱飲湯，爲津液短少，裏之虚熱也；壯熱飲水，爲内火銷爍，裏之實熱也。按傷風惡風，傷寒惡寒，豈可以惡風寒爲元氣不充，而不惡風寒爲外邪所客乎？薛氏之意，本圓而語則滯，癡人前豈可説夢？須以東垣外感内傷細辨别之，則無失矣。

表熱

熱而二便調和，風邪藴結於裏而發者，用惺惺散加麻黄汗之。

餘熱

餘熱者，謂寒邪未盡傳經之遺熱也。仁齋曰：傷寒汗下後而熱又來，乃表裏俱虚，氣不歸元，陽浮於外，不可再用凉藥。蓋熱去則寒起，古人戒之。法當和胃氣，使陽氣收斂歸内，其熱自止，宜參苓白朮散主之。有小兒熱證用表裏藥後，其熱俱退，既退復熱者，何也？熱病至此，難以概舉。或再解表攻裏，或施凉劑，熱見愈甚，以陰陽辨之，何者爲是？推其原，乃表裏俱虚而陽浮於外，陰伏於内，所以又發熱，宜用温平之藥和其裏，則體熱自除。投錢氏白朮散去木香加扁豆，水煎，及黄芪六一湯、安神散，自然平復。若日久汗多，煩渴食減，脈微緩，喜飲熱，可服真武湯。雖附子性温，取其收斂陽氣，内有芍藥性寒，一寒一温，停分得宜，用之無不驗矣。

汗後血虚而熱益甚者，六神散加粳米；汗後氣虚而惡寒發熱者，補中益氣湯；汗後陰虚，陽無所附而熱者，用四物湯加參、芪；汗後陽虚，陰無所附而熱者，用四君子湯加芎、歸。

壯熱

壯熱者，一向不止，血氣壅實，五臟生熱，蒸熨於内則眠臥不安，精神恍惚；熏發於外則表裏俱熱，煩躁喘粗，甚則發驚癎也。輕劑火府丹、地黄煎，重劑雙解飲、七寶散、大黄朴硝湯。

温壯

温壯與壯熱相類而有小異：一向熱而不止是壯熱也；但温温然不甚盛，是温壯也。若大便臭而黄者，此腹内有伏熱，以四順飲子治之。若糞白而酸臭則挾宿食不消，當服紫霜丸，輕者少服；重者節乳哺，增加丸藥，當取微利可也。

驚熱

驚熱者，遍身發熱，或熱而不甚，面青自汗，睡夢虚驚，顛叫恍惚。有因驚而生熱者，有因熱而生驚者。錢氏導赤散、涼驚丸安神之類，皆其治也。

骨蒸熱

小兒一歲至十歲，衣絮皆不得著新綿，又不得冬月以火烘衣被，勿冷食桃杏楊梅果實，又不得食炙煿熱麵之類，皆令兒體熱。或因傷寒後食肉太早，令兒體熱者有之，或作骨蒸者，宜服生犀散、克效湯、地骨皮飲、七寶散、金蓮飲子治之。

骨蒸熱，身體虚羸，遇晚而發，有熱無寒，醒後渴汗方止。此乃疳病之餘毒，傳作骨蒸，或腹内有癖塊，有時微痛，用參苓白朮散，薑棗三稜煎湯調服；或投化癖丸先療脾虚宿滯，次以柴胡飲爲治。仍忌鷄酒羊麪毒物。

潮熱

熱有作止，每日應時而發，謂之潮熱，如潮信之不失其期也。

潮熱有風寒、疳積、食癖之分，陰陽、虚實、五臟之異。如汗出身熱，呵欠面赤者，風熱也；傷寒時疫，陰陽相勝，外感熱也；肌瘦口乾，骨蒸盗汗，疳熱也；大小便秘澁，汗下不解，積熱也；腹背先熱，夜發旦止，飲熱也；涎嗽飲水，乳食不消，癖熱也。又有煩熱者，氣粗喘促，心躁不安，頰赤口瘡，兼發癇證；瘡疹熱者，耳鼻尖冷；血熱者，巳午間發，至夜則涼；虚熱者，困倦少力，發於病後。陽邪干心則來去不定，陰陽相勝則寒熱如瘧。前證在小兒，有因乳母或娠娠七情厚味遺熱，或飲食停積，衣衾過煖，及頻浴熱湯而爲患。若寅卯辰時熱而力盛飲水者，肝經實熱也，用柴胡清肝散；熱而力怯飲湯者，肝經虚熱也，用六味地黄丸。巳午時熱，心經也，實用導赤散，虚用秘旨安神丸；申酉戌時熱，肺經也，實用瀉白散，虚用秘旨保脾湯；亥子丑時熱，腎經也，用地黄丸。大凡壯熱飲水，大便秘結，屬實熱，用二黄犀角散下之；熱渴飲湯，大便如常，屬血虚，用四物湯補之。若下後陰虚，陽無所附而仍熱，用四物參芪；汗後陽虚，陰無所生而仍熱，用四君芎歸。若汗下後煩渴面赤，血虚發躁也，當歸補血湯；若見驚搐等證，肝血虚而内生風也，用四物、天麻、鈎藤鈎。頰赤口乾，小便赤澁，大便焦黄，表裏俱實熱也，用清涼飲子。如大便已利，或熱未止，表邪未解也，惺惺散；未應，加麻黄微汗之。既汗而仍熱，此表裏俱虚，氣不歸源，陽浮於外而虚熱也，六神散加粳米。陽氣下陷於陰中而發熱者，用補中益氣湯。若乳下嬰兒，當兼治其母。

曾氏先用百解散發表，次以當歸散及三解散治之。脈實者以大柴胡湯下之，虚浮數者百解散微汗之；若發熱而嘔者，小柴胡湯和解之。

小兒潮熱盗汗，胡黄連、柴胡等爲細末，煉蜜丸芡實大，每二丸，酒化開，入少水煎小沸服。

潮熱有時，胷滿氣短者，桃枝丸。

晝熱

《全嬰方》：小兒每早食後發熱，夜則涼，世醫多謂虚勞，或爲疳熱，不知此血熱證也，宜龍膽丸、地黄膏之類，時時與服即瘥。

按《全嬰方》所云血熱者，巳午發熱，遇夜則涼，與東垣所謂夜則發熱，晝則明了不同。然東垣所云血熱者，指陰虚而生内熱也；夜則發熱，晝則明了，取其晝陽夜陰也。鄭氏所云血熱者，指小兒血盛實而言也。蓋謂巳午者，心火用事之時也。心主血，血氣行至巳午則陽氣盛，陽氣與正氣相搏，故至期而發熱。非其時者，非血熱也。

夜熱

海藏云：夜熱屬陰，四順飲之類，此血熱在夜也。

《脈經》云：小腸有宿食，嘗暮發熱，明日復止，此宿食夜熱也。

風痰熱，晚熱早涼，吃水無時，此候乃痰作潮而生風熱，即宜金星丸下之；或氣弱者，不可下，宜奪命散以控下涎，次服惺惺散加南星、白附子。

積熱

積熱者，久熱也。疳熱亦久，但兼面黄吃炭土，鼻下爛也。

小兒表裏熱，去後又發熱者，非熱證也，只用六神散入粳米煎，和其胃氣，則收陽歸内，身體便涼；熱重者用銀白散。

積熱眼泡浮腫，面黄足冷，發熱從頭至肚愈甚，或聞飲食之氣，惡心及腸疼嘔吐，治法詳載傷積論中。

按曾氏所謂積熱，乃指腹中有癖而熱，與久積之積不同，不妨并存之。

寒熱

寒熱者，證如瘧狀，陰陽相勝也。先寒而後熱，陽不足；先熱而後寒，陰不足。寒多而熱少，陰勝陽也；熱多而寒少，陽勝陰也；寒熱相半，陰陽交攻也。寒熱隔日，陰陽乍離也；陽盛發熱，陰盛發寒也。其有頭疼汗出者，有嘔吐不食者，有增寒而飲水者，壯熱而飲湯者，有筋骨疼痛者。或瀉或秘，或内寒而外熱，或内熱而外寒。又有寒而腹中痛，熱而腹中鳴，是有食積也。治法因於食積者，當用白餅子下之；次行補助，以錢氏白朮散。寒多熱少者，小柴胡湯加桂；熱多寒少者，白虎湯加桂；寒熱相半者，并用小柴胡湯主之。

經曰：陽虛則外寒，陰虛則内熱，陽盛則外熱，陰盛則内寒。寒熱往來，此乃陰陽相勝也。故寒氣并於陰則發寒，陽氣并於陽則發熱。寸口脈微爲陽不足，陰氣上入陽中則惡寒；尺脈弱爲陰不足，陽氣下入陰中則發熱。陽不足則先寒後熱，陰不足則先熱後寒，陰陽不歸其分則寒熱交爭也。又上盛則發熱，下盛則發寒。陽勝則乍熱，陰勝則乍寒。陰陽相勝，虛實不調，故邪氣更作而寒熱往來，故乍寒乍熱也。少陽膽者，肝之腑，界乎太陽陽明之間，半表半裏之分，陰陽之氣易於相乘，故寒熱多主肝膽經證，以小柴胡湯加減調之。若衹見寒熱，起居如常，久而不愈，及大病後元氣未復，悉屬陰虛生熱，陽虛生寒，宜用八珍湯補之，甚者十全大補湯。有食積爲病，亦令寒熱，用保和丸消之；若兼嘔吐泄瀉，用六君子湯。厥冷飲熱，人參理中丸。作渴不止，七味白朮散。食積既消而寒熱尚作者，肝邪乘脾，所勝侮所不勝也，用異功散加柴胡、山梔。其瘧證寒熱，詳見瘧門。

煩躁

仲景云：火入於肺則煩，入於腎則躁。夫心者君火也，火旺則金燔，水虧而火獨存，故肺腎合而爲躁也。

《活人》云：但煩熱者，虛煩也。諸虛煩熱，與傷寒相似。但不惡寒，鼻不疼，故知非傷寒也；頭不痛，脈不緊，故知非裏寒也。不可發汗攻下，當與竹葉湯；兼嘔者，與橘皮湯。又心虛則先煩而後渴，翕翕發熱，其脈浮緊而大是也。蓋煩者，心中煩擾而内熱，故屬陽；躁者，肢體躁動，或裸身欲入井中，爲外熱，故屬陰。外熱者無根之火也，是以爲虛。脈數而實，便秘有熱者，神芎丸，此皆實熱之治法也。若煩而頭痛短氣，口乾咽燥不渴者，虛也，用四君加芎、歸。因藥攻伐而作渴者，用竹茹湯。煩而不得眠者，酸棗仁湯。心神顛倒，煩熱欲吐者，朱砂安神丸。面戴陽，目内赤，六脈洪大，按之全無者，血虛發躁，用當歸補血湯。若躁而裸體欲入井中，脈沉細或浮大，按之如無者，此皆陰盛發躁也，宜用參附湯，有回生之功。

注夏

脾爲太陰，位屬坤土，喜燥而惡濕。故凡脾胃之氣不足者，遇長夏潤溽之令，則不能升舉清陽，健運中氣；又復少陽相火之時，熱傷元氣，則肢體怠惰不收，兩脚痿弱，嗜卧發熱，精神不足，飲食少思，口中無味，呼吸短乏氣促，目中視物䀮䀮，小便赤數，大便不調，名曰注夏。此皆稟賦陰虛元氣不足之證，丹溪補陰論言之詳矣，育子者可不知冬月養陽之道乎？治法用補中益氣湯去升麻、柴胡，加炒黑黄蘗主之。若因勞役發熱，血虛脈大者，用當歸補血湯；氣血兩虛者，八珍湯；肝腎陰虧者，地黄丸；大便作瀉者，人參理中湯。若乳母肝火乘脾，寒熱少食者，柴胡梔子散；胃火作渴者，竹葉石膏湯。小兒多因乳母之氣不調而致，當戒怒氣，調飲食，適寒温，則可以遠病。又如今人夏月皆以香薷湯浸冷，代茶飲之。殊不知香薷利水，大損元陽；厚朴剋伐，大瀉真氣。况脾性喜温而惡寒，夏月陰盛於内，啜冷傷脾，若胃强有火，濕熱爲病之人，固無大害，其脾胃虛弱，中氣不足者，必爲腹痛少食泄瀉寒中之疾矣。此大人亦當戒者，况小兒乎？慎之慎之！

黄疸

《難知》云：色如熏黄，乃濕病也，一身盡痛。

色如橘子黄者，黄病也，身不痛。

乾黄，燥也，小便自利，四肢不沉重，渴而引飲者，梔子蘗皮湯。

濕黄，脾也，小便不利，四肢沉重，似渴不欲飲者，大茵陳湯。

大便自利而黄者，茵陳梔子黄連三物湯。

往來寒熱，一身盡黄者，小柴胡加梔子湯。

湯氏云：身疼，髆背疼，大小便濇，皮膚面目齒爪皆黄，小便如屋塵色，利者易治，濇者難治。宜服五苓散加茵陳煎湯調，又宜服導赤散加茵陳煎。或身熱宜服小柴胡湯，甚者服承氣湯。

凡黄病者，不可一概而論。標本不同，證治亦異。乃脾胃氣虚，感受濕熱，鬱於腠理，淫於皮膚，蘊積成黄，熏發於外，故有此證。或脾胃虚弱，内因癥癖攻之而成，然疳瀉亦主皮黄髮豎，肚大青筋，肌肉消瘦，外無色澤，身必發黄，此又本於疳病而作，致有是證。治法：若感濕熱而得身黄，如煙熏之色，以㕮咀五苓散加麻黄，水薑煎投，汗之即愈；或用茵陳蒿湯調下五苓散亦好。

若得於疳癖者，其形如黄土相類，以醒脾散、化癖丸，醒脾快胃，磨積理疳。胃氣已和，飲食倍進，運化精微，榮養百骸，灌溉臟腑，五色各見於本部，精華乃形於面貌，其黄自除。

經曰：中央黄色，入通於脾。故黄疸者，脾之色也。夫人身之神貴於藏而默用，見於外則内虚矣。其證皆因脾氣有虧，運化失職，濕熱留於肌膚，發而爲疸。錢仲陽所謂身痛背强，二便濇滯，遍身面目爪甲皆黄是也，小便褐色者難治。療法宜固脾爲先，如專用剋伐寛中、淡泄利水之藥，則鮮有不致危者矣。若初生及百日半年之間，不因病而身黄者，胃熱胎黄也。腹大食土爲脾疳，兼作渴飲冷者，用瀉黄散；小便不利者茵陳湯；病後發黄肢體浮腫者，用白朮散；清便自調，肢冷嗜卧者，益黄散；身淡黄白者調中丸，及補中益氣湯加茵陳；身熱膈滿，肌膚面目皆黄者，加減瀉黄散。辨其所以，若閉目壯熱，多哭不已，大小便赤濇，口中熱氣者，乃妊娠厚味胎毒之候也，母子并服生地黄湯，仍忌酒麪五辛熱物。設不自慎，誤傷脾土，急則變爲驚風吐瀉，緩則肢體浮腫，小便不利，眼目障閉，多成疳疾矣。又有脾虚發黄者，當於脾胃中求之。

幼幼近編 明・陳治

潮熱

小兒初病潮熱，或病後潮熱，俱屬食傷太陰脾經，宜參苓白朮散。有瘡瘍潮熱，八珍湯加貝母。

小兒衛生總微論方 宋・撰人未詳

諸身熱

小兒身熱，但温而不甚壯熱，此爲温熱。

小兒身熱，口中氣熱，叫哭無時，呵欠煩悶，面目青色，此爲風熱，甚亦發驚。

小兒身熱，飲水悸惕，手足摇動，上視弄舌，印内青筋見，掌中赤，怕物生涎，此爲驚熱。

小兒身熱面赤，時久不退，睡覺顛叫，氣急發渴，胷高涎壅，此爲積熱，與壯熱相似，但胷高涎壅爲異，乃臟腑積藴熱毒，三焦膈腕壅滯也。又摇頭項硬者，亦三焦膈腕壅也。

已上皆甚則發搐，治在驚癇門中。

小兒身體發熱，氣促鼻塞，清涕噻嚏，寒毛立，眼淚出，或出痰水，此爲傷寒，治在傷寒門中。

小兒身熱，時發時退，退但肚熱，或夜發熱面黄，腹脹吐瀉，乳食不化，糞酸臭異常，此爲食傷，治在傷食門中。

小兒夜發熱，曉即如故，多涎喜睡，此肺虚發熱也，此與食傷夜發熱相似，要須識之。况二證餘候，各皆不同：食傷者可下；肺虚者不可下，下之則失津液發渴引飲。昔錢乙治朱監簿子五歲，夜發熱，曉即如故。衆醫作熱，以涼藥解之不愈。其候多涎喜唾，又以藥下其涎，病益甚。至五六日，請乙治之。乙曰：不可下，乃取白朮散煎湯三升，使任意取足服。朱曰：飲多不作瀉否？乙曰：無生水，不能作瀉。縱利亦不足怪，但不可下耳！朱又曰：先治何病？乙曰：止瀉治痰，退熱清神，皆此藥也。服盡，又作兩次與服，其子不渴無痰，又投阿膠散二服而安。是此證也。錢乙方本集載之。

小兒身熱形瘦，多渴飲食不爲肌肉，此爲疳熱，治在疳門中。

小兒血氣旺盛，發渴引飲，大便黄堅，小便赤少，四肢身體翕然而熱，此爲胃實熱也，治宜下之。

小兒身發熱微驚，耳骩冷，上脣頭有白泡起如魚目珠子，或汗或不汗，此爲變蒸，治在變蒸門中。

小兒身熱，昏睡驚悸，喜嚏，耳尻冷，此爲瘡疹候，治在瘡疹門中。此與食傷變蒸相似，傷寒耳尻皆熱，變蒸脣上有白疣泡珠子爲異。

小兒身熱者，更有内外。在内者多飲水得之，在外者多因風寒得之。錢氏有云：小兒身熱飲水者熱在内，身熱不飲水者熱在外，此大概之驗也。在内者宜下之，在外者宜散之。

閻孝忠論小兒壯熱傷風，温疫傷寒，風熱瘡疹，傷食，率皆相似，未能辨認之間，但與升麻葛根湯、惺惺散、小柴胡湯服之甚驗。蓋此數藥通治之，不致誤也。惟傷食者則大便酸臭，乳不化，畏食或吐，宜與微下。

孫真人論小兒内外氣盛，眠時小驚，或微覺傷風傷食，又慮變蒸身熱者，但以紫圓，或龍膽湯爲治。此二藥無所不療，雖微利動以減盛氣，亦不虚人。小兒糞黄而臭者，此腹中有伏熱也，宜服龍膽湯；若糞白而酸臭者，此挾寒不消也，宜服紫圓。但少與令内消，甚者少增令微稀溏，皆須節乳哺一兩日，令胃氣平和。若不節則病易復，復則復下，傷其胃氣，令腹脹滿；若至再三下之，則過傷矣。

小兒於立夏之後，有病身熱者，慎勿妄爲吐下，但以除熱湯浴之，除熱粉粉之，赤摩膏塗之。

黄　疸

小兒有身體肌膚面目悉黄者，此黄病也。因將息過度，飲食傷飽，脾胃受熱，與穀氣相搏，蒸發於外，脾胃象土，其色黃，候肌肉，故爲是病也。慎不可灸，灸則熱轉甚矣。若身體痛，背髆强，大小便澀，腹脹滿，一身盡黃，及目睛爪甲皆黄，小便如屋塵色，著物皆黄，此疸病也。若發渴，小便濇，腹滿，脈沉細，爲難治也。黄病者稍輕，疸病極重。又有自生下面身深黄者，此胎疸也，因母臟氣有熱，熏蒸於胎故也。經言：諸疸皆變色深黄者是也。若身微黄者，胃熱也。若但面黄腹大，渴而食泥土者，脾疳也。

渴

小兒有渴而飲水者，此因臟腑有熱，熱則臟燥，故多體熱發渴，亡耗津液，即令作渴欲飲水以解之也。又有疳渴、吐瀉發渴、霍亂發渴者，各逐本項具之。閻孝忠云：凡小兒諸渴，因亡失津液，引飲，但多煎錢氏白朮散與服，使任意取足飲之，彌多彌好。

古今圖書集成醫部全録卷四百二十

小兒諸熱門

方

神驗柴胡散《中藏經》　治小兒骨熱，夜間如蒸，甚者不過十數日見效。

土柴胡 不拘多少，去蘆洗淨，炙黄色，不令太焦，亦不須銀州者

右爲末，每服二錢，水一盞，入地骨皮指面大二片子，同煎至七分，食後温服。如虛瘦，但空心服補藥，食後煎下數服，時時如水飲之。

丹參赤膏《千金方》，下同　治少小心腹熱。

丹參　雷丸　芒硝　戎鹽　大黄 各二兩

右五味㕮咀，以苦酒半升浸四種一宿，以鍊成猪肪一觔煎三上三下，去滓，乃内芒硝，膏成以摩心下，冬夏可用。一方，但用丹參、雷丸亦佳。

五物甘草生摩膏　治少小新生，肌膚幼弱，善爲風邪所中，身體壯熱，或中大風，手足驚掣。

甘草　防風 各一兩　白朮　桔梗 各二十銖　雷丸 二兩

右㕮咀，以不中水猪肪一觔煎爲膏，以前藥微火上煎，消息視稠濁，膏成去滓，取如彈丸大一枚，炙手以摩兒百過。寒者更熱，熱者更寒。小兒雖無病，早起常以膏摩顖上及手足心，甚辟風寒。

李葉浴湯　治少小身熱。

李葉 無拘多少

右㕮咀，以水煮去滓，將浴兒良。

柳枝浴湯 治小兒生一月至五月，乍寒乍熱。

柳枝 無拘多少細切

右煮取汁洗兒。若渴，絞冬瓜汁服之。

青木香浴湯 治小兒壯熱羸瘠。

青木香 四兩 麻仁 竹葉 各一升 虎骨 五兩 白芷 三兩

右五味㕮咀，以水二斗，煮取一斗，稍稍浴兒。

十二物寒水石散 治少小身體壯熱，不能服藥。

寒水石 芒硝 滑石 石膏 赤石脂 大黃 青木香 甘草 黃芩 防風 芎藭 麻黃根

右，各等分，合治下篩，以粉一升，藥屑二合相和，復以篩篩之，以粉兒身，日三。

李根湯 治小兒暴有熱，得之二三日者。

李根 桂心 芒硝 各十八銖 麥門冬 去心 甘草 各一兩

右五味㕮咀，以水三升，煮取一升，分五服。

升麻湯 治小兒傷寒變熱毒病，身熱面赤，口燥，心腹堅急，大小便不利，或口瘡者；或因壯熱，便四肢攣掣驚仍成癇疾，時發時醒，醒後身熱如火者，悉主之。

黃芩 一兩 升麻 白薇 麻黃 萎蕤 柴胡 甘草 各半兩 朴硝 大黃 鈞藤 各六銖

右十味㕮咀，以水三升，先煮麻黃去上沫，內諸藥，煮取一升。兒生三十日至六十日，一服二合；六十日至百日，一服二合半；百日至二百日，一服三合。

大黃湯 治小兒肉中久挾宿熱瘠熱，進退休作無時。

生大黃 芒硝 甘草 各半兩 桂心 八兩 石膏 一兩 大棗 五枚

右六味㕮咀，以水三升，煮取一升，每服二合。

蜀漆湯　治小兒潮熱。

蜀漆　甘草　知母　龍骨　牡蠣各半兩

右五味㕮咀，以水四升，煮取一升，去滓。一歲兒少少服半合，日再。

石膏湯　治小兒腹大短氣，熱有進退，食不安，穀爲不化。

大黄　黄芩　甘草　麥門冬　芒硝各半兩　石膏一兩　桂心八銖

右七味㕮咀，以水三升，煮取一升半，三服；期歲已下小兒作五服。

竹葉湯　治小兒夏月患腹中伏熱，温壯來往；或患下痢，色或白或黄，三焦不利。

竹葉切　小麥各五合　柴胡　麥門冬　人參　甘草各半兩　茯苓十八銖　黄芩一兩六銖

右八味㕮咀，以水四升，煮竹葉、小麥，取三升，去竹葉、小麥，下諸藥，煮取一升半，分三服。若小兒夏月忽壯熱燒人手，洞下黄溏，氣力惙然，脈極洪數，用此方加大黄二兩，再服得下即瘥。

又　治五六歲兒温壯，腹中急滿，息不利，或有微腫；亦治極羸不下飲食，堅痞，手足逆冷。

竹葉一升　小麥半升　甘草　黄芩　瓜蔞根　澤瀉　茯苓　知母　白朮　大黄各一兩　桂心二銖　生薑一兩半　人參　麥門冬　半夏各二兩　當歸十八銖

右十六味㕮咀，以水七升，煮竹葉、小麥，取四升，去滓内藥，煮取一升六合，分四服。

大黄牡蠣湯　治小兒壯熱，實滯不去，寒熱往來，微驚悸。

大黄一兩　黄芩　瓜蔞根　甘草各十八銖　滑石二兩　桂心　牡蠣煅　人參　龍骨　凝水石　白石脂　硝石各半兩

右十二味㕮咀，以水四升，煮取一升半，每服三合，一日一夜令盡；雖吐亦與之。一本加紫石英半兩。

調中湯　治小兒春秋月晨夕中暴冷，冷氣折其四肢，熱不得泄則壯熱，冷氣入胃變下痢或赤白滯，起數，小腹脹痛極，壯熱，氣脈洪大或急數者，服之熱便歇，下亦瘥也；但壯熱不吐下者亦主之。

葛根　黄芩　茯苓　桔梗　芍藥　白朮　藁本　大黄　甘草各六銖

右九味吹咀，以水二升，煮取五合，服如後　兒生一日至七日，取一合分三服；生八日至十五日，取一合半分三服；生十六日至二十日，取二合分三服；生二十日至三十日，取三合分三服；生三十日至四十日，取五合分三服，恐喫五合未得，更以意斟酌；百日至三百日兒，一如前篇龍膽湯加之。

生地黄湯　治小兒寒熱進退，啼呼腹痛。

生地黄　桂心各二兩

右二味，以水三升，煮取一升。期歲以下服二合，已上三合。一方七味，有芍藥、寒水石、黄芩、當歸、甘草各半兩。

犀角飲　治小兒心臟熱感。

犀角十八銖　茯神一兩　麥門冬一兩半　甘草半兩　白朮六銖

右五味吹咀，以水九合，煎取四合，分服。加龍齒一兩佳。

加味小柴胡湯《錢氏直訣》，下同　治乳母肝火發熱等證，致兒爲患，子母并服。

柴胡一錢　黄芩七分　人參　半夏各四分　甘草三分　山梔　丹皮各五分

右，水煎。

柴朮參苓湯　治肝火血熱，遍身瘙癢，或起赤暈，或筋攣結核。

白朮炒　人參　茯苓各一錢　柴胡　川芎　山梔　芍藥炒　甘草炒，各五分　熟地黄自製　當歸各八分

右，水煎服。

芍藥參苓散　治肝木剋脾土，目劄面青，食少體倦。

芍藥炒　人參　茯苓　白朮　陳皮各七分　柴胡　山梔炒　甘草炒，各五分

右，薑水煎。

龍膽瀉肝湯　治肝經濕熱，或囊癰便毒，小便濇滯。

龍膽草酒炒，五分　車前子炒　木通　當歸尾　澤瀉各三分　甘草　黄芩　生地　山梔各三分

右，水煎服。

清涼飲　治消中能食而瘦，口乾自汗，大便結燥，小便頻數。

羌活　柴胡　炙甘草　知母酒製　黄芪炒　黄芩酒製，各一錢　生甘草　防己　生地酒製　防風各五分　當歸六分

紅花少許　杏仁　桃仁各五個　升麻四分　石膏　川黄蘗　草龍膽各一錢五分

右，每服一二錢，水煎，入酒少許服。

黄連香薷飲

香薷四兩　厚朴二兩　黄連二兩

右，每服一二錢，將朴、連同生薑炒令紫色，入香薷，水酒各一盞煎，冷服。

連翹飲子《本事方》　治大人小兒五臟積熱，煩燥多渴，脣裂喉閉，目赤鼻頷結硬，口舌生瘡；陽明證傷寒發狂，見鬼譫語，大小便閉，一切風痓，并皆治之。

山梔　甘草　赤芍藥各二兩　大黄　朴硝　連翹　薄荷　乾葛各二兩

右爲散，每服二錢，水一盞，天竹葉七片，蜜三匙，同煎至七分，去滓食後服。惟陽明證傷寒忌下。

全蠍散初虞世方　治小兒驚熱。

全蠍　天南星取心爲末，一錢　人參三錢　蛇蜕三錢

右爲末，蜜湯調下，或薄荷加蜜湯調下。

洗心散《類證活人書》，下同　治小兒遍身壯熱，頭目碎痛，背髆拘急，大熱衝上，口苦脣焦，夜臥舌乾，咽喉痛腫，涕唾稠粘，痰壅，喫食不進，心神躁熱，眼濇睛疼；傷寒鼻塞，四肢沉重，語聲不出，百骨節痛，大小便不利；痘瘡時行瘟疫，狂語多渴，及小兒天弔風夜驚，并宜服之。

大黄四兩，以米泔水浸一炊間，漉乾慢炒取熟 當歸炒 芍藥 炙草 荆芥 麻黄各四兩，炒 白朮一兩，炒

右擣羅爲細末，每服二錢，水一盞，入薑一片，薄荷二葉，同煎至八分，放温，和滓服了，仰臥，仍去枕少時。如五臟壅實，煎四五錢七。若要溏轉則熱服。

惺惺散 治小兒風熱及傷寒時氣，瘡疹發熱，頭痛壯熱，目濇多睡，欬嗽喘粗，鼻塞清涕。

桔梗 細辛 人參 白朮 瓜蔞根 甘草炙 白茯苓 川芎各等分

右擣羅爲細末，每服二錢，用水一盞，生薑二片，薄荷二葉，同煎七分服。三歲已下作四五服，五歲已下分二服。凡小兒發熱，不問傷風風熱，先與此散數服，往往輒愈。《幼科全書》加麻黄。《嬰童百問》無川芎。

麻黄黄芩湯 治小兒傷寒，無汗頭疼，發熱惡寒。

麻黄去節，一兩 黄芩 赤芍各半兩 甘草炙 桂枝去皮，各一分

右擣羅爲細末，每服二錢，滾水調下，日三服。兼治天行熱氣生豌豆瘡不快，益煩躁昏憒，或出尚身疼熱者。

升麻黄芩湯 治小兒傷風，有汗頭疼，發熱惡寒。

升麻 葛根 黄芩 芍藥各三錢 炙草一錢半

右剉如麻豆大，每服二錢，以水一中盞，煎至六分，去滓温服。若時行瘡痘出不快，煩躁不眠者，加木香一錢五分。

甘露飲子 治小兒胃中客熱，口臭不思飲食，或飢煩不欲食，齒齦腫疼膿血，舌口咽中有瘡，赤眼紅瞼，目不欲開，瘡疹已發未發并宜服。

熟地黄 生地黄 天門冬 麥門冬并去心，焙 枇杷葉去毛 枳殼麸炒去穰 黄芩 石斛 山茵陳 甘草炙，各等分

右爲細末，每服二錢，水一盞，煎至六分，去滓，食後臨臥温服。

雙丸 治小兒身熱頭痛，飲食不消，腹脹滿或心腹疼痛，大小便不利，或下重數起，未瘥，可再服。小兒蒸候，哺食減少，氣息不快，夜啼不眠，是腹内不調，并宜用此丸下之。

甘遂半兩　朱砂一錢，另研　麥門冬二兩半　蕤核去仁研，四兩半　牡蠣二兩　炙甘草一兩　巴豆六十枚，去皮心膜研，新布絞去油，日中晒之，白如霜者

右麥門冬、甘草、甘遂、牡蠣四味爲細末，入巴豆、朱砂、蕤仁合和，搗二千杵，更入少蜜搗和極熟，旋丸。半歲兒服如荏子大一雙；一歲兒服如半麻子大，分爲一雙服；如二歲，麻子大一枚，分一雙；三四歲者，服如麻子大二丸；五六歲者服如大麻子大二丸；七八歲者如小豆大二丸；十歲微大於小豆二丸。常以鷄鳴時服。如至日出時不下者，熱粥飲服數合，投之即下，藥丸皆雙出也。下利甚者，濃煎冷粥飲之便止。

石膏麻桂湯　治小兒傷寒，未發熱，欬嗽頭面赤。

麻黄湯泡　黄芩各一兩　炙甘草　石膏　芍藥各半兩　桂心一分　杏仁十枚，去皮尖

右七味爲散，每服二錢，水一中盞，入生薑三片，煎半盞，去滓服。兒若甚小，以意增減之。

連翹飲　治小兒一切熱。

連翹　防風　甘草　山梔子各等分

右件搗羅爲末，每服二錢，水一鍾，煎七分，温服。

麥門冬湯　治少小未滿百日，傷寒鼻衄，身熱嘔逆。

麥門冬三分　石膏　寒水石　炙甘草各半兩　桂心三錢半

右剉如麻豆大，每服三錢，水一盞，煎七分，温服。

五物人參飲　治小兒天行壯熱，欬嗽，心腹脹滿。

人參　甘草各半兩，炙　麥門冬一兩，去心　生地黄一兩半，如無只用生乾地半兩

右剉如麻豆大，每服三錢，水一盞，入茅根半握，煎至七分，去滓温服。

八物麥門冬飲　治小兒諸熱。

麥門冬三兩，去心　炙甘草　人參各一分　紫苑　升麻各二兩　貝母一分半

右剉如麻豆大，每服三錢，水一盞，入茅根半握，煎至七分，去滓，再入竹瀝少許，重煎温服。

棗葉飲 治小兒天行五日以後，熱不歇者。

棗葉半握　麻黄半兩，去根節　淡豉一合　葱白切，一合

右件共童子小便二盞，煎至一盞，去滓分二服。

涼膈散《傷寒直指格論方》　一名連翹飲子。治傷寒表不解，半入於裏，下證未全或復未愈者；或燥熱怫結於内，而煩心懊憹不得眠者；及無問傷寒雜病，大人小兒臟腑積熱，煩躁多渴，面熱頭昏，脣焦咽燥，舌腫喉痹，目赤鼻衄，頷頰結硬，口舌生瘡，痰實不利，欬唾稠粘，睡臥不安，譫語狂妄，腸胃濕燥，便尿閟結；一切風熱壅滯，風眩瘡癬；及傷寒陽明胃熱發斑，下證未全者；或誤服煖藥過多，爲諸熱證，并酒甚熱毒，兼小兒斑疹痘瘡，已出未快者，或熱極黑陷將死者。

梔子仁　連翹　薄荷　黄芩　甘草各一兩半　大黄　芒硝各半兩

右爲粗末，每一兩，水二盞，竹葉七片，煎至一盞，去滓，入蜜少許，食後服；加薑煎亦得。去六經熱，減大黄、芒硝，加桔梗、甘草、人參、防風。治肺經邪熱，欬嗽有痰，加半夏。涼膈與四物各半服，能益血泄熱，名雙和散。錢氏去連翹加藿香、石膏，爲瀉黄散。《寶鑑》：連翹四兩，硝黄各二兩，餘各一兩。

柴葛解肌湯《幼科全書》，下同

柴胡　乾葛　黄芩　桂枝　赤芍　人參　甘草

右，竹葉七片，薑棗作引煎服。

調元生脈散

黄芪　人參　麥門冬　甘草　五味子

右，水煎服。

參蘇飲

人參　半夏　茯苓　甘草　桔梗　枳殼　乾葛　前胡　木香　陳皮　蘇葉

右，薑棗引，煎服。

荆防敗毒散

生大黄　防風　荆芥穗　酒紅花　牛蒡子　升麻　元參　人參　桔梗　酒芩　酒蘗　甘草

右，水煎服。

菉豆粉飲《育嬰家秘》，下同　如小兒誤服熱藥太過者，以致煩躁悶亂，或作吐，或狂或渴，宜先解毒，此飲主之。

菉豆粉一兩　黄連炙　乾葛　生甘草各半兩　三味共末，同菉豆粉杵匀，每服五分至一錢，淡豆豉湯温調服。

豆卷散　如小兒病驚，多用藥性太温及熱藥治之，有驚未退而别生熱證，有病愈而致熱證者，有反爲急驚者甚多，當問病者數日因何得之，曾以何藥調之，可用解毒之藥，無不效也，以此散主之。

大豆黄卷以水浸黑豆生卷是也，晒乾　炙草　貫衆　板藍根　每各一兩爲末，服五分至一錢，水煎去滓服。

玉液丸《片玉心書》，下同　治風壅，化痰利膈，清頭目煩熱，除欬嗽。

寒水石火煅水飛，二兩　半夏製，一兩　枯礬五錢　共爲末，米糊丸如粟米大，薑湯下。感風寒欬嗽，桑白皮湯下；欬血，茅根湯下；常欬，茶湯下；欬而吐，煨薑湯下。

胃苓丸　分陰陽，退潮熱，止吐泄，消浮腫黄疸，調脾胃，止便濁，小兒常用之藥也。

蒼朮米泔水浸，刮去黑皮焙乾　厚朴薑汁炒　陳皮　白朮各五錢　粉草炙　草果各二錢　猪苓　澤瀉　白茯各三錢　官桂一錢　共爲末，水和丸如粟米大，炒米湯下。嘔吐，煨薑湯下；調胃，炒米湯下；白濁，鹽湯下；瀉泄，炒米車前湯下；黄疸，加茵陳五錢，燈心湯下；潮熱，水竹葉炒米湯下；浮腫，長流水煎，燈心五加皮湯下；疝氣，茴香湯下。

神芎丸　治小兒上焦積熱，驚風壅滯，頭目赤腫，咽閉，大小便赤濇，及痰喘之證，并皆治之。

大黄酒蒸　黄芩各一錢　黑牽牛取頭末　滑石各四錢　黄連　川芎　薄荷葉各五錢　共爲末，滴水爲丸如粟米大，竹葉湯下。

敗毒散《嬰童百問》，下同　治小兒傷寒，瘟疫風濕，頭目昏眩，四肢痛，憎寒壯熱，項强目睛疼，尋常風眩拘倦風痰，身體項疼，及寒壅欬嗽，鼻塞聲重，寒熱，并治之。

柴胡洗去蘆　前胡　川芎　枳殼炒　羌活　川獨活　白茯苓　桔梗炒　人參各一兩　甘草半兩

右爲粗末，每服二錢，生薑薄荷煎，加地骨皮、天麻；或㕮散，加蟬蜕、防風。治驚熱，可加芍藥、乾葛、黄芩。無汗，加麻黄。

四順清涼飲　治小兒血脈壅實，臟腑蓄熱，頰赤多渴，五心煩躁，睡臥不安，四肢驚掣；及因乳哺不時，寒溫失度，令兒血氣不順，腸胃不調，小便少，大便濇；或溫壯連滯，欲成伏熱；或壯熱不歇，欲發驚癇；治風熱結核，頭面瘡癤，目赤咽痛，瘡疹毒一切壅滯，并宜服之。

赤芍藥　當歸　甘草　大黄各等分

右㕮散。三歲已上，每服二錢，水一盞，煎至七分，作兩服。《準繩》加薄荷。治挾熱瀉不止，加木香，大黄用煨。欲利小便，用赤芍藥，《準繩》加燈心、木通。虚熱加甘草，下利減大黄。冒風邪，加去節麻黄。中風體强，眼睛上視，加獨活，量兒大小虚實加減，微溏利爲度。可加荆芥。

柴胡散　治小兒傷寒無汗，有表證，壯熱頭疼，身體痛，口乾煩渴，小便赤，大便閉濇，夾驚腮腫。

石膏　黄芩　甘草　赤芍藥　葛根各二錢半　麻黄去節　柴胡半兩

右㕮散，三歲兒每服二錢，水一小盞，生薑少許，葱白三寸，豆豉一撮，煎六分，溫服。

茵陳湯　治陽明病發熱汗出者，此爲熱越不能發也。但頭汗出，身無汗，齊頸而還，小便不利，渴飲水漿者，此爲瘀熱在裏，身必發黄；傷寒七八日身黄如桔色，小便不利，腹微滿者。

茵陳嫩者一兩　大黄三錢半　梔子大者，三枚

右㕮散，以水一大碗，先煎茵陳減半，次用二味煎八分，去滓溫服，日三服，小便當利，如皂角汁狀，色

正赤，一宿身減，黄從小便中去也。量大小加減。

梔子蘗皮湯　治傷寒，身黄，發熱。

梔子八枚　黄蘗一兩　甘草炙，半兩

右剉散，每服二錢，水一盞，煎六分，去滓温服。

犀角散　治小兒黄疸，一身盡黄。

犀角鎊，一兩　茵陳　乾葛　升麻　龍膽草　生地黄各半兩　寒水石七錢半

右剉散，白水煎。

乾葛根汁　治小兒忽發面目黄，皮肉盡黄。

乾葛根汁　右，和蜜服。

連翹赤小豆湯　治小兒傷寒，發黄身熱。

麻黄去節　連翹　生甘草　生薑　赤小豆　生梓白皮各二兩　杏仁四十一粒　大棗十二枚

右剉散，白水煎。

麥苗汁

小麥苗擣汁

右，服之立效。

茵陳五苓散

茵陳五苓散茵陳湯十分，五苓散五分

右二件拌勻，每服一錢，温水調下，日三服。

當歸散　治小兒夜啼者，臟寒而腹痛也，面青手冷，不吮乳是也，宜用此方。

湯下。

甘草炙　桔梗　陳皮　當歸各一錢

右爲末，水煎半盞，時時少與服之。又有熱痛，亦啼叫不止夜發，面赤脣焦，小便赤，與三黄丸，人參湯下。

小半夏湯　治黄疸，小便色不異，欲自利，腹滿而喘者。不可除熱，熱去必噦。

半夏湯洗七次

右剉散，每服三錢，水一盞，薑一片，煎七分，温服。

消食丸　常服寛中快氣，消乳食，正顔色。

縮砂炒　陳皮炒　三稜煨　蓬朮煨　神麯炒　麥芽炒　香附米泔浸一宿炒　枳殼　檳榔　烏梅各半兩　丁香二錢半

右爲末，麵糊丸如菉荳大，食後紫蘇湯下二十丸，或三十丸。

小柴胡湯　治小兒傷寒潮熱，少陽汗出，口渴温熱，身熱惡風，頭痛項强，四肢煩疼，往來寒熱，脅痛耳聾，嘔噦痰實，中暑瘧疾，并服之。

人參　甘草炙，各三錢　黄芩二錢　柴胡八錢　半夏湯泡七次焙乾，二錢半

右剉散，每服二錢，水一盞，生薑三片，棗一枚，煎去滓温服，不拘時。王肯堂曰：愚按前方，若肝膽經風熱，肝火瘰癧，寒熱往來，日晡發熱，潮熱不欲飲食，或怒火，口苦耳聾，欬嗽或脅痛胠滿，小便不利，或泄瀉吐酸苦水，或肢體搐動，脣目抽搐，及乳母有前證，致兒爲患者，并宜服之。

葛根黄連黄芩湯　治太陽病桂枝證，反下之，利遂不止，脈促者，邪未解也，喘而汗出者。

葛根二兩　黄芩　黄連各七錢五分　甘草五錢

右剉散，每服三錢，水一盞，煎七分，去滓加減服。喘甚，加葶藶子。

三黄丸　治小兒三焦積熱，大渴引飲，眼目赤腫，口舌生瘡，心膈煩躁，不美飲食，大小便秘澀，五臟實熱，或下鮮血，瘡癤熱證。

黄連去蘆　黄芩　大黄煨，各十兩

右爲末，煉蜜丸桐子大，每服三十丸，熟水下。如臟腑壅實，加服丸數。小兒積熱可服。

竹葉湯　治小兒傷寒發渴，虚羸少氣，氣逆欲吐，四肢煩熱。

石膏二兩　半夏四錢　人參　甘草炙，各二錢　麥門冬六錢，去心

右剉散，每服二錢，水一盞，青竹葉、生薑各四片，粳米七十粒同煎。嘔加生薑、竹葉。

香薷飲　治夏月中暑，下咽即甦。

香薷一兩　白扁豆炒　厚朴薑製，各半兩

右剉散，每三錢，水一盞，生薑三片，煎服。一方，加黄連治瀉痢。一方，加芎芷香蘇散，治霍亂吐瀉，暑月感冒傷暑之證。

車前子散　治暑月伏熱，霍亂吐瀉。

白茯苓　猪苓　香薷　車前各等分　人參減半

右爲末，每一錢用燈心湯調下。肚疼，加芍藥；瀉不止，加石蓮肉。

黄連解毒湯　治大熱煩躁，渴悶欲死，下咽即活。

黄連三錢　黄蘗五錢　梔子四個，劈　黄芩一兩

右剉散，每服三錢，水一盞，煎六分，去滓温服。

玉露散　治嗞嗟煩躁不安，頰赤咽乾，身熱頭痛，兼中暑發渴，昏悶，小便不通。驚氣入腎，夢中咬牙，加金珠散，薄荷湯調服。

寒水石　石膏各二兩，水飛　甘草三錢

右爲末，每服半錢，麥門冬湯下，湯使隨意。加辰砂、金箔，名桃紅散，亦治急驚。入梔子仁，名金蓮散。加滑石半兩，名玉真散。湯氏曰：前方治小兒秋夏伏暑，多有熱，吐黄涎，頭額温，五心熱，小便赤少，或乾

嘔無物，宜服香薷飲，又宜服玉露散，生薑汁和白湯調下。獨用薑汁，一服而止。

導赤散 治心驚内虚邪熱。

生地黄 甘草 木通各等分

右㕮咀，竹葉煎；加黄芩、赤芍藥、羌活、燈心煎服。

至寶丹 治精神恍惚，心躁生風。

生犀屑 玳瑁屑 琥珀研 朱砂細研水飛 雄黄細研水飛，各一兩 金箔五十片，一半爲衣 銀箔五十片，研 片腦一分，研 麝香一錢，研 安息香一兩半，爲末，以無灰酒飛濾去沙石，約取一兩，慢火熬膏 牛黄半兩

右生犀、玳瑁，擣羅爲細末，研入諸藥令勻，將安息香膏以重湯煮凝成，和擣爲劑，如乾即入少熟蜜，盛不津器中，旋丸桐子大。二歲兒服二丸，人參湯化下。大小以意加減。又治大人卒中不語，中惡氣，中諸物毒，中熱暗風，産後血暈，死胎不下，并用童便少許，生薑自然汁三五滴同温過，化下五丸立效。

琥珀散 治煩躁不寧，消風豁痰。

辰砂一錢半 琥珀 牛黄 殭蠶炒去絲嘴 南星水浸，夏三日，春秋五日，冬七日，牛膽中製佳 全蠍去毒 白附子 代赭石 天麻 乳香 蟬蜕各一錢 麝香五分 片腦一字

右爲末，三歲半字，薄荷湯下。慢驚加附子。

解毒丸 治小兒五臟積熱，毒氣上攻，胷臆煩悶，咽喉腫痛，赤眼癰腫，頭面發熱，脣口乾燥，兩頰生瘡，精神恍惚，心忪悶亂，坐卧不寧；及傷暑毒面赤身熱，心煩躁而渴，飲食不下。

寒水石 石膏研，各八兩 青黛

右研如粉，入青黛和勻，蒸餅七個，水調丸芡實大，每服一丸，食後新汲水化下，或細嚼生薑湯下亦可。中諸毒，并宜服；及小兒驚風潮熱，痰涎壅塞，心胷煩躁，頰赤多渴，坐卧不穩。每三歲兒可服半粒，量大小加減。

七物黄連湯 治夏月傷寒，四肢煩疼發熱，其人喜煩，嘔逆支滿，劇如禍祟，寒熱相搏，故令喜煩。

黄連　茯苓　芍藥各七錢半　黄芩　甘草　乾薑各一兩　小麥三合

右剉散，白水煎。欲止瀉，加枳實半兩。

金箔鎮心丸 治驚悸痰聚上脘，煩躁欠安。

朱砂一兩　白茯苓　人參　甘草各半兩　山藥一兩半　腦子一錢　牙硝錢半　麝五分　紫河車二錢半　黑豆煮　金箔十二帖

右爲末，煉蜜丸，每兩半作五十丸，以金箔爲衣，每服一丸，薄荷湯下，含化亦可。臥時常服，安心鎮神，祛邪熱，涼咽膈，止驚啼。

梨漿飲子 治潮熱、榮熱、衛熱、瘴氣熱，兩日一發，三日一發；積熱、脾熱、痞熱、胃熱、癖熱、瘧熱、邪熱、寒熱，脾瘧、鬼瘧夜發，單瘧獨熱。

青蒿童便浸一日晒乾　柴胡　人參　黄芩炒　前胡　秦艽　甘草炙，各等分

右㕮咀，每服一歲半錢，二歲一錢，水一小盞，入生藕、生梨、薄荷、生地黄，同煎至半，去滓，通口空心食前服。

大柴胡湯 治傷寒十餘日，邪氣結在裏，往來寒熱，大便秘澀，腹滿脹痛，譫語，心中痞硬，飲食不下；或不大便五六日，繞臍刺痛，時發煩躁；及汗後如瘧，日晚發熱，兼臟腑實脈有力者，可服。

柴胡八錢　黄芩　赤芍藥　枳實麩炒，各三錢　半夏湯泡七次，切片焙乾，一錢半

右剉散，薑棗煎，加減服之。欲下，加大黄半兩效。

大承氣湯 治剛痓，胷滿內實，口噤咬齒，大熱發渴，大便閉澀。

大黄半兩　芒硝半兩　厚朴二兩　枳實一兩

右剉散，每服三錢，水一盞，煎六分，不拘時熱服。

地骨皮散 治虛熱，亦治傷寒壯熱，餘熱。

知母　骨皮各一兩炒　柴胡　生甘草　人參　茯苓各半兩　半夏湯泡七次，切片晒焙，三錢

右㕮咀，薑水煎服，每用三錢。《全嬰方》加秦艽，名秦艽飲子。有驚熱，加蟬退、天麻、黄芩。海藏曰：地骨皮散，即小柴胡湯加減法。自汗者地骨皮散，無汗者柴胡湯、三黄湯，仲景所用。錢氏改諸丸散加減，并出古法。

犀角飲 治小兒骨蒸潮熱，盜汗肌瘦。

犀角鎊　鼈甲酥炙　柴胡　知母炒　地骨皮　胡黄連各一兩　大黄　桃枝各半兩

右㕮咀，每三歲一錢，水一盞，煎三分，去滓温服。

鼈甲飲 治小兒骨蒸，潮熱盜汗，欬嗽多渴，心躁多驚，面黄消瘦。

鼈甲酥炙　地骨皮　秦艽　柴胡　枳殼麩炒　知母　當歸各一兩

右㕮咀，三歲一錢，水半盞，桃柳枝各三寸，烏梅一個，煎三分，去滓服，無時。

靈犀飲 治小兒骨蒸潮熱，盜汗欬嗽，不食多渴，面黄肌瘦，腹急氣粗等證；虚熱餘熱通用。

犀角鎊　胡黄連各半兩　茯苓去皮　人參　川芎　秦艽　生甘草　羌活　柴胡　桔梗　地骨皮各一兩

右㕮咀，三歲一錢，水半盞，烏梅、竹葉少許，煎服。

生犀飲 治小兒骨蒸肌瘦，頰赤口乾，目晡潮熱，夜有盜汗，五心煩熱，四肢困倦，飲食雖多，不生肌肉；及大病瘥後，餘毒不解；或傷寒病後，因食羊肉，體熱不除。

地骨皮　秦艽　人參　犀角鎊　大黄蒸　麥冬　枳殼　柴胡　白茯　赤芍　桑白皮　鼈甲酥炙黄，各一兩

右剉，每服二錢，水一盞，入青蒿少許，煎温服，食後。小兒分爲二服。《準繩》加黄芪、烏梅二味。

青蒿散 治小兒室女，肌瘦潮熱。

青蒿三錢　生甘草一寸　烏梅一個，擣碎　小麥五十粒

右㕮咀，河水一碗，煎至三分，去滓服。

柴胡散 治小兒骨蒸潮熱，面黄瘦弱。

柴胡　地骨皮　甘草炙，各半兩

右㕮咀，水一盞，每用二錢，煎七分，去滓服，不拘時。

理中湯　治脾胃不和，中寒上衝，心腹㽲痛，痰逆惡心嘔吐，心下煩悶痞滿，膈塞不通，飲食減少，短氣羸困。温中逐水，止汗去濕。泄瀉注下，水穀不分，腹中雷鳴。傷寒時氣，裏寒外熱。霍亂嘔吐瀉利，手足厥冷。

人參　白朮　乾薑炮，各等分　甘草炙，減半

右剉散，每服二錢，水一盞，薑三片，棗一枚同煎。腹痛加人參；渴減白朮；寒多加乾薑、附子；吐甚，去白朮加生薑；瀉多，還用朮；悸者加茯苓。四肢厥冷，下利轉筋，方可加附子，爲末蜜丸，名理中丸。治厥陰臟寒，蛔上入膈，吐出長蟲，胃虚冷，故先服理中丸。或加茯苓、枳實。

四君子湯　治榮衛氣虚，臟腑怯弱，心腹脹滿，全不思食，腸鳴泄瀉，嘔噦吐逆。

人參　茯苓　生甘草　白朮各等分

右爲末，每服二錢，水一盞，煎七分，通口服，不拘時。鹽少許，白湯點服。温和脾胃，進益飲食，辟寒邪障霧氣。

五苓散　治傷寒温熱病，表裏未解，頭疼發熱，口燥咽乾，煩渴飲水，或水入即吐，或小便不利，汗出表解，煩渴不止；又治霍亂吐利，燥渴引飲。

澤瀉二兩半　猪苓　白朮　茯苓各一兩半　肉桂一兩

右爲末，每服二錢，熱湯調下，不拘時。多飲熱湯，有汗出即愈。又治濕熱在裏，身發黄疸，濃煎茵陳湯下，食前服。疸病發渴，及中暑引飲，亦可用水調服。小兒加白朮末少許。如發虚，加綿黄芪、人參末少許服之。

白虎湯　治傷寒大汗出，表證已解，心胷大煩，渴欲飲水；及吐或下後七八日，邪毒不解，熱結在裏，表

裏俱熱，時時惡風，大渴舌上乾燥而煩，欲飲數升者，宜服。又治夏月中暑毒，汗出惡寒，身熱而渴。

知母三兩　甘草炙，一兩　石膏八兩，另研　粳米三合

右㕮咀，每服三錢，水一盞，煎六分，米熟爲度，去滓温服。《聖惠方》加乾葛。

柴芩散　治小兒腹中有伏熱，温壯來去。

柴胡七錢半　麥門冬去心　人參　赤茯苓　甘草各半兩　黄芩一兩

右剉散，每服二錢，水一盞，入小麥一撮、竹葉三片，煎五分，去滓温服，量大小加減與之。

二黄犀角散　治小兒身體温壯，心神不安，大腑秘熱。

犀角屑　大黄酒浸蒸　鈎藤　梔子　生甘草　黄芩各五分

右爲末，每服五分，量大小加減，熱湯調下。

牛黄散　治小兒温壯，身體常熱不止，或寒熱往來。

牛黄研　生甘草各五分　柴胡去苗　梔子炒　龍膽草　黄芩各二錢半

右爲末，每服五分，以金銀薄荷湯調下，無時。

黄龍湯　治傷寒身熱不退，或寒熱往來。

柴胡五錢　黄芩　生甘草各二錢　赤芍藥三錢

右㕮咀，每服二錢，薑一片，棗一枚，水一盞，煎至五分，去滓温服，無時。

牛黄膏　治小兒天弔驚風，手足搐搦，面唇紅赤，咽喉痰響，渾身頭額壯熱，唤問不知，不醒人事，或只左手左脚偏搐，或只右手右脚偏搐，或只唇口眼鼻顫搐，此疾則多肚腹緊脹，熱極則胷膈久積驚涎，忽被風邪所觸，故作是候也。此患大忌不得針灸，若針灸乃誤矣。凡中此疾，須辨認有前項形證，宜服此劑。

蠍尾四十九枚　巴豆去殼，一錢半，不去油　梅花片腦半字　辰砂研，二錢　麝香一字　鬱金三錢，以皂角水煮過　牛黄少許

右六味爲末，每遇小兒中前項證候，周歲半字，三四歲一字。仍觀孩兒身體肥瘦，臟腑虚實，及病勢輕重，

則加藥。用熟蜜水一二分調勻灌下，或薄荷湯亦可。服藥後良久，壓下痰涎，疎去風氣，當宣瀉兩三行，其瀉出如鷄子白，是應效。或胷膈痰涎壅盛痞滿，服此藥宜吐風痰，亦爲美也。下藥後，或吐或瀉，手足搐搦稍定，喉嚨不響，頭額腹肚漸涼，眼目不翻，識得人事，面紅赤色，但時時有少温壯驚潮風，熱來未退，便續下保壽散三兩服，金粉散一二服，早晨更可下。均氣補虛，進乳哺，白朮散，一日早晨與一服。或服此數件藥後，只覺得腹肚至夜微熱，不進乳食，宜空心與進一服寬熱散，微微通去腹中餘熱風涎。或有是疾，服藥少退，忌兩日不可見風。一方，加粉霜二錢，名朱砂膏。

羚羊角湯　治諸驚壯熱。

羚羊角屑　蟬蛻　茯神　麥門冬　柴胡　地骨皮各一錢　黄芩　甘草炒，各五分

右剉散，每服二錢，薑棗煎服。

梔子仁湯　治陽毒傷寒壯熱，百節疼痛，下後熱不退者。

梔子仁　赤芍　大青　知母　柴胡各一兩　甘草半兩　杏仁去皮尖雙仁者，麸炒微黄色　升麻　黄芩　石膏各二兩

右剉散，每服三錢，水一盞，生薑三片，煎六分，去滓，不拘時温服。

大連翹湯　治瘡疹壯熱，小便不通，諸般瘡癤，丹毒臍風。

連翹　瞿麥　荊芥　木通　赤芍藥　當歸　防風　柴胡　滑石　蟬蛻　甘草炙，各一錢　山梔子　黄芩各五分

右剉細，每服一錢，加紫草煎，温服。熱甚加大黄。更詳證加減爲佳。

龍膽湯　治胎驚月内氣盛發熱。凡臍風撮口，壯熱，皆可用。治嬰兒出腹，血脈盛實，寒熱温壯，四肢驚掣，發熱大吐哯者。若已能進哺，中食實不消，壯熱及變蒸不解，中客人鬼氣，并諸驚癇方，悉主之。十歲以下小兒皆服之。小兒，龍膽湯第一。此是新出腹嬰兒方，若日月長大者，以次依上爲例。若必知客忤及有魃氣者，可加人參、當歸，各如龍膽多少也。一百日兒加三銖，二百日兒加六銖，一歲加半兩。

龍膽草　鈎藤皮　柴胡　黄芩　桔梗　芍藥　茯苓　生甘草各六錢　蜣螂二枚，去翅炙　大黄一兩，煨

右㕮咀，以水一升，煮取五合爲劑也，服之如後節度。有藥虛實宜足數合水也。兒生一日至七日，分合爲三服；兒生八日至十五日，分一合半爲三服。以漸加服，皆得下即止，勿再服也。《直指方》爲末，每服一錢，北棗煎服。或加防風、麥門冬以導心熱，黃芩減半，去蜣螂亦可。

紫霜丸 治食積，亦是傷寒之藥。治乳哺失節，宿滯不化，胃腹痞滿，嘔吐惡心，便利不調，乳食減少。又治傷寒温壯挾熱實，大便酸氣，食不消化；或已得汗，身熱不止；或變蒸發熱，多日不解；或因食而發癎，先寒後熱，并宜服之。

代赭石火煅，用醋淬七次　赤石脂各一兩　杏仁五十粒，去皮尖炒　巴豆三十粒，去皮膜油炒

右先將杏仁、巴豆，入乳鉢内細研如膏，却入代赭石脂末，研和勻，以湯浸蒸餅，丸如粟米大。一歲兒，五丸米飲下；一二百日兒，三丸。亦要看肥瘦加減，微瀉爲度。大凡變蒸與傷寒調理同，此一藥并治之。此仍是瀉食積之劑，量虛實用。

古今圖書集成醫部全録卷四百二十一

小兒諸熱門

方

升陽散火方《趙氏醫貫》，下同　因冬煖，小兒服之，升陽散火清滯。

山楂五分　黄芩四分　甘草　乾葛　柴胡　陳皮各二分　黄連　芍藥　防風　連翹　當歸尾　蔓荆子各三分

右，水一鍾，薑一片，煎六分，食遠服。如飲食過傷，山楂倍用。

退内熱方　治小兒内熱，神不爽，胷高。

芍藥酒炒　茯苓　麥門冬　白扁豆各五分　山藥　當歸各四分　甘草　貝母　乾葛　陳皮各三分　桔梗　黄連各二分

水一鍾，薑一小片，煎六分，食遠服。

梔子清肝散《證治準繩》，下同　一名柴胡梔子散。治三焦及足少陽經風熱發熱，耳内作癢生瘡，或出水疼痛；或胷乳間作痛，寒熱往來。

柴胡　梔子炒　牡丹皮各一錢　茯苓　川芎　芍藥　當歸　牛蒡子炒，各七分　甘草三分

右，水煎服。

柴胡清肝散　治肝膽三焦風熱怒火，或乍寒乍熱，往來寒熱，發熱，或頭發瘡毒等證。

柴胡。山梔炒，各一錢半　黄芩炒　人參　川芎各一錢　連翹　甘草各五分　桔梗八分

右，水煎服。

柴胡飲子　解肌熱、蒸熱、積熱，或汗後餘熱，脈洪實弦數，大便堅實。

黄芩七分　甘草四分　大黄八分　芍藥七分　柴胡　人參各五分　當歸一錢

右，每服一錢，薑水煎。

龍腦飲子　此瀉脾經熱，可代瀉黄散。用治小兒藴熱，咽喉腫痛，赤眼口瘡，心煩鼻衄，咽乾多渴，睡卧不寧，及除痰熱欬嗽，中暑煩躁，一切風壅。

甘草四兩，炙　大梔子三兩，炒　藿香葉半兩　石膏一兩　縮砂　瓜蔞各七錢半

右爲末，每服一錢，蜜調水服，不拘時。治傷寒餘毒，潮熱虚汗，加竹葉煎服。

滋腎丸　治腎熱。

黄蘗酒拌炒焦，三錢　知母二錢　肉桂五分

右爲末，熟水丸桐子大，每服二十丸至三十丸，食前百沸湯下。

三解牛黄散　治實熱潮熱。

白殭蠶　全蠍炙　防風　白附子　桔梗　川大黄　甘草炙　白茯苓　川黄芩　人參　川鬱金皂角水煮

右各等分爲末，每服半錢或一錢，薄荷蜜湯調。

牛黄涼膈散　治風壅痰實，藴積不散，頭痛面赤，心煩潮熱，痰涎壅塞，咽膈不利，精神恍惚，睡卧不安，口乾多渴，脣焦咽痛，頷頰赤腫，口舌生瘡。

牛黄一兩　甘草炙十兩　寒水石　牙硝枯　石膏各二十兩　紫石英飛　腦　麝各五兩　膽星七兩半

右末之，蜜丸，每兩作三十丸，温薄荷人參湯，嚼一丸，食後服。常服半丸。治急驚，并薄荷水化。

當歸補血湯　治肌熱躁熱，目赤面紅，煩渴，晝夜不息，其脈洪大而虚，重按全無，此脈虚血虚也，若誤服白虎湯必死，宜此主之。

黄芪三錢　當歸一錢

右，水煎服。

補中益氣湯　治中氣虛弱，體疲食少，或發熱煩渴等證。

當歸三分　人參　黄芪各八分　白朮　甘草　陳皮各五分　升麻　柴胡各二分

右，薑棗水煎，空心，午前服。

加味逍遥散　去牡丹皮、山梔，即逍遥散，治肝脾血虚等證。

當歸　甘草炙　芍藥酒炒　茯苓　白朮炒　柴胡各一錢　牡丹皮　山梔炒，各七分

右，水煎服。王肯堂曰：愚按前方，若乳母肝脾血虚，内熱寒熱，遍身瘙癢，肢體作疼，頭目昏重，怔忡頰赤，口燥咽乾；或發熱盜汗，食少不寐；或口舌生瘡，耳内作痛，胷乳腹脹，小便不利，致兒爲患，尤宜用之。又治婦人陰虛發熱，兒飲其乳，以致患瘡者。

清解散　治感風發熱，頭疼鼻塞涕流及温壯，悉主之。

北參　防風　天麻　北前胡　茯苓　北梗　枳殼剉　甘草各二錢　細辛　柴胡各一錢半　川芎三錢

右末，每一錢，水一小盞，乾薄荷三葉，略煎温和服。

集驗荆朮散　治小兒傷風傷寒，或瘡或疹。此藥無寒無熱，疎風順氣，一切諸熱證。

荆芥穗　赤芍藥各一兩　蒼朮二兩，泔製　甘草半兩，炒　細末隨大小一二錢。又名沖和散。傷風傷寒，壯熱欬嗽，鼻塞聲重，生薑葱白湯下；傷風潮熱，或變蒸發熱，薄荷湯下；風熱傷肺，鼻涕氣粗，紫蘇湯下。暴卒急驚風熱，宜急驚門疎風散；久病後急慢驚熱，保嬰全蠍散。發汗，去節麻黄湯調；盜汗自汗，牡蠣、浮麥湯調；丹毒風熱，煎四順飲調；眼暴赤熱腫，煎羌活、黄芩、生地黄湯調；口舌腮項熱腫生瘡，煎防風、牛蒡子湯調；咽喉重舌，煎升麻、枳殼、大黄、防風、薄荷湯調。

人參羌活散　治傷寒發熱，頭痛身疼，或潮熱煩渴，痰實欬嗽。

羌活　白獨活　柴胡　川芎　人參　甘草炙　白茯苓　枳殼各一兩　前胡　桔梗　地骨皮　天麻酒浸焙，各半兩

吹咀，每一錢，水半盞，薑一片，棗半個，薄荷一葉煎，温服無時。瘡疹未發亦可服。

羌活散 治傷風時氣頭痛發熱，身體煩疼，痰壅欬嗽，失音鼻塞，聲重，及解時行下痢赤白。

人參去蘆 羌活 赤茯苓去皮 柴胡去蘆 前胡去蘆 川芎 獨活 桔梗剉炒 枳殼 蒼朮各如前製 甘草各一兩

右剉，每服二錢，水一盞，薑二片，薄荷三葉，煎七分，無時熱服。發散風邪，入葱白同煎。痢證，薑、倉米煎。

人參辛梗湯 治小兒傷風發熱，鼻塞欬嗽，時行瘡疹。

人參七分 細辛五分 桔梗 乾葛 升麻 白朮 茯苓 柴胡各七分 薄荷 甘草各五分 每服，水一鍾，薑三片，煎五分，不拘時服。

紅綿散 治小兒四時感冒風寒，遍身發熱，變蒸、諸驚、胎驚、丹毒等熱，并皆治之；及急慢驚風，亦宜服之。

人參二錢五分 天麻洗 殭蠶炒 麻黄去節 全蠍去毒，各二錢 甘草炙 辰砂一錢五分，研

右爲末，入朱砂和勻，再乳極細，每服半錢，用水半盞，煎數沸，入乾胭脂少許，再煎一沸，不時溫服

大黄朴硝湯 治小兒驚熱涎風，前後不通。

川大黄蒸 生甘草 朴硝各一兩

右剉碎，每服二錢，水半盞，入蜜少許，煎至三分，不拘時服。

五和湯 主宣利臟腑積熱，調和榮衛。

當歸酒洗 赤茯苓去皮，各半兩 甘草炙 大黄 枳殼水浸，去穰剉，麥麩炒微黄，各七錢半

右㕮咀，每二錢，水一盞，煎七分，無時溫服。

寬熱飲 主伏熱在裏，風壅滿氣促昏悶，或脾胃停滯，日久飲食減少，面黄脈實，發熱無時，并宜服之。

粉草七錢五分 元明粉二錢五分 大黄 枳殼去穰，各一兩，剉片；巴豆十五粒，作兩片去殼膜心同炒，枳殼見微黄色，去巴豆

右剉焙爲末，臨時入元明粉，乳鉢内同藥末杵勻，無時調服半錢至一錢，兒小止抄一字，并用薑蜜湯或薄

荷湯。

七寶散　治小兒温壯伏熱，傷寒煩躁，面赤氣喘，夜熱曉涼。此藥涼心臟，消風熱。

川大黄蒸　赤芍藥　甘草炙　當歸各二錢半　麻黄　白朮　荆芥穗各二錢

右爲末，一歲一錢，水半盞，葱白一寸，薄荷一葉，煎至三分，不拘時温服。

實脾散　治小兒餘熱不除。

川芎　茯苓　甘草　白朮

右剉散，用水煎，食遠服。

參苓白朮散　主脾胃虚弱，飲食不進，多困少氣，中滿痞噫，嘔吐逆。此藥不寒不熱，性味和平，常服調脾悦色，順正去邪。

人參　白茯苓　粉草　白朮土炒　白扁豆　山藥去皮　桔梗剉炒　蓮肉去心　縮砂仁　薏苡仁各一兩

右剉焙爲末，每服半錢至一錢，用棗湯空心調服，或温米湯亦可。

安神散　治吐瀉諸病后，心虚煩悶，觸物易驚，氣鬱生涎，涎與氣搏，睡不得寧，預防變生他證。

人參　白茯苓　半夏製　甘草炙　陳皮去白　枳實製，各五錢

右剉，每服二錢，水一盞，薑兩片，棗一枚，竹茹小團，煎七分，無時温服。有微熱渴，入麥門冬去心同煎。

簡易凝神散　治小兒經汗下，熱去復作，收斂胃氣，清涼肌表，神效。

人參　白朮　白茯苓　山藥炒，各一兩　扁豆　粳米　知母　生地黄　甘草各半兩　淡竹葉　地骨皮　麥門冬各一分

細末，每二錢，水小盞，薑二片，棗一枚煎，無時。

地黄煎　治小兒壯熱煩心，眠臥不安。

生地黄汁一升　白沙蜜　酥　麥門冬汁各三合

右，重湯煑至成膏，每服數匙。

火府丹 治小兒壯熱。

生地黄 木通 甘草 黄芩

右，水一鍾煎服。

金蓮飲子 治小兒藴積壯熱，赤眼口瘡，心煩躁悶，咽乾多渴，潮熱不止。

防風 炙甘草 連翹 柴胡 山梔各半兩

右爲末，每服二錢，用水六分，煎至三分，食後服。

天竺黄散 治小兒驚風熱。

天竺黄研 鬱金 山梔 白殭蠶炒去絲嘴 蟬殼去土 甘草各等分

右爲末，一歲半錢，熟水薄荷湯皆可服，不拘時。

甘露散 治小兒驚熱，通利小腸，去驚涎，清心腑，止煩渴，安神穩睡。加朱砂，名加硃甘露散。

寒水石 石膏各二兩 生甘草末一兩

右件爲末和勻，量兒大小，或一錢、或半錢，熱月冷服，寒月熱服，用薄荷湯調、或燈心湯調。被驚心熱不安臥，皆可服。小便不通快，麥門冬燈心湯。若驚熱，入朱砂少許，不拘時服。一方，有赤茯苓一兩。《蘇沈方》用滑石，不是石膏。錢氏名玉露散，或服一字，或半錢，或一錢，食後温白湯調下。

辰砂金箔散 治小兒心膈邪熱，神志不寧，驚惕煩渴，恍惚怔忡，夜臥不安，齒齗腫爛；及痰實欬嗽，咽膈不利。

辰砂 桔梗各二錢半 人參 白茯各一錢半 蛤粉四錢，飛 牙硝一錢半 炙草一錢二分半 片腦一分半 金箔一片

右爲末，一歲半錢，薄荷湯調，不拘時。百晬小兒，臟腑多熱，睡臥不穩，大便不利，蜜湯調一字。

地骨皮飲 治小兒骨蒸，潮熱往來，心膈煩悸，及傷寒後氣未解。

柴胡　地骨皮各二兩　知母　炙草　黄芩　鼈甲酢炙黄　人參各二錢半　赤茯苓五錢

右剉碎，一歲二錢，水六分，薑、梅各一片，煎三分，不拘時服。

柴胡散　治骨蒸疳氣，五心煩熱，日晡轉盛，口乾無味，渴多身瘦，胷滿痰緊，小便黄色，食減神昏。

北柴胡　人參　當歸酒洗　黄芩　赤芍藥　甘草炙，各一兩　大黄　桔梗剉炒　北五味　半夏各半兩

右剉，每服二錢，水一盞，小烏梅一個，薑二片，煎七分，無時温服。

一粒金丹　治小兒五臟蘊熱，胷膈煩悶，五心煩熱。

人參　犀角　玳瑁　琥珀　防風各一錢　白茯苓　寒水石煅　甘草各二錢　龍腦　朱砂水飛，各半錢

右爲細末，入麝半錢，用陳米糊丸芡實大，金箔二十五片爲衣，麥門冬去心煎湯下。

絳雪丹　治小兒煩熱。

芒硝　朱砂各一兩

右爲末，飯丸芡實大，三歲一丸，砂糖水化下。

地黄煎丸　治小兒風壅，上膈煩熱，鼻衄口瘡，咽喉腫痛，口舌生瘡；或血熱，五心常熱，多渴飲水。

生地黄　熟地黄各二兩　薄荷葉二兩一錢　甘草炙　山梔仁　黑參各七錢半　片腦半錢

右爲末，煉蜜丸如芡實大，每服一丸，白湯磨化，乳後服。

錢氏秦艽散　治潮熱減食蒸瘦。

秦艽切焙　炙草各一兩　薄荷葉切焙，半兩

右爲粗末，每服二錢，水一鍾，煎八分，食後温服。

人參芎歸散　治小兒虚勞，内熱潮熱，或遍身瘡。

北參　當歸　遠志浸取肉，薑製焙　北前胡　柴胡　地骨皮　防風　北桔梗　枳殼製　半夏麯各一錢五分　川芎　赤芍藥　茯苓　麥門冬去心，各二錢　甘草三錢，焙

右剉細，每服二錢，水小盞，薑三片，紫蘇葉三四葉。發瘡者兼服猪肚黄連丸。别作小丸，不惟治瘡治渴，其發熱而脹者，可與服二十丸。

十味人參散 治潮熱，身體倦怠。

柴胡 甘草 人參 茯苓 半夏 白朮 當歸 芍藥 葛根 黄芩

右㕮咀，水一鍾，薑二片，煎服。

曾氏百解散 主和解百病，虚慢陰證不宜。

乾葛二兩半 升麻 赤芍各二兩 黄芩一兩 麻黄製，七錢半 薄桂二錢五分 甘草一兩五錢

右碎，每服二錢，水一盞，薑二片，葱一根，煎七分，無時温服。有風熱盛，加薄荷同煎。

當歸散 順調氣血，和解表裏，爽利心腹，疎理百病；及治温熱停積自痢，煩躁不寧。

當歸酒洗 赤芍各二兩 甘草半生半炙，一兩 大黄半生半炮，一兩二錢 川芎 麻黄各半兩

右碎，每服二錢，水一盞，薑二片，煎七分，無時温服。

三解散 一名寧心湯。主上焦藴熱，傷風面紅目赤，狂躁氣急，飲水，驚啼煩悶，丹毒口瘡，痰嗽搐掣。

人參 防風 天麻 茯神 鬱金如無，山梔代 白附子 大黄各二錢半 赤芍藥 黄芩 殭蠶各五錢 全蠍十五尾，去尖毒 枳殼二錢 粉草六錢

右碎焙爲末，每服半錢至一錢，用温薄荷湯無時調下，或燈心湯。

龍膽丸 治小兒食後發熱，夜則凉，此血熱證；疳熱皆可治。

宣黄連去毛 赤芍藥各半兩 龍膽草去苗 青皮去穰，各二錢半 檳榔一大個 麝香少許

右爲末，猪膽汁少入麵糊爲丸蘿蔔子大，每三二十丸，米飲空心服。

六合湯 治小兒血熱，每日巳午間發熱，遇夜則凉。

當歸 大黄 川芎 熟地黄

右爲末，三歲水半盞，煎至三分，無時服。

金星丸　治風熱結聚，喉内痰鳴，喘粗欬嗽，面紅顋腫，咽膈壅塞，發熱，狂躁，多渴。

川鬱金末　雄黄另研，各一分　膩粉半分　巴豆七枚，去油

右爲末，米酢糊丸麻子，薄荷臘茶下。

四物二連湯　治血虚勞，五心煩熱，晝則明了，夜則發熱，脅肋并一身盡熱，日晡肌熱。

當歸　生地黄　白芍藥　川芎　川黄連　胡黄連各等分

右，水煎服。

紅綿散

白殭蠶炒　天南星切薄片，油浸黄，各二兩　蘇木節另研，二兩半　天麻生用，一兩

右爲末，每服一錢，水一小盞，入紅綿少許，同煎至六分温服。凡小兒風熱，頭目不清，并宜服之。若傷寒有表證發熱者，每服入去節麻黄末五分；有裏熱心燥渴者，入滑石末半錢，同煎服之。

六神散

人參　白茯苓　乾山藥　白朮　白扁豆　甘草炙，各等分

右爲末，每服一大錢，水一小盞，棗一枚，薑二片，同煎至五分服。治胃冷加附子，治風證加天麻，治痢加罌粟殼。

銀白散

乾山藥　白朮　白茯苓各半兩　人參　白扁豆　知母　炙草　升麻各等分

右爲末，每服一大錢，水一小盞，棗一枚，薑二片，同煎温服，不拘時。

桃枝丸　疎取積熱及結胷。又名桃符丸。

巴霜　大黄　黄蘗各一錢　輕粉　硇砂各半錢

右細末，麵糊丸粟米大，煎桃枝湯下。一歲兒五七丸，五七歲二三十丸，未晬兒二三丸，臨臥服。

梔豉飲子 治小兒蓄熱在中，身熱狂躁，昏迷不食。

梔子仁七枚 豆豉半兩

右用水三盞，煎至二盞，看多少，服之，無時。或吐，不吐亦效。

梔子湯 治小兒積熱心臟，小便赤腫，口内生瘡。

梔子仁 木通 當歸尾 白芷各二錢 防風 甘草各一錢

右爲細末，麥門冬煎湯送下。

益元散 解暑毒，利小便，理煩渴，除驚悸。

滑石六兩 粉草一兩，細剉

右二味，或晒或焙，研爲細末，每服一錢至二錢，温水無時調服，涼水亦可。

萬安飲 推陳致新，除邪輔正，和益脾胃，宣通氣血，調順飲食，疎解風寒，寧心化痰，去煩理熱，不拘證在表裏，并宜可投。常服，百病不生。真元益固，補養諸虛，亦有奇驗。此與《宣明論》當歸飲相類不遠，治法最多，其藥品之外，惟加枳殼、半夏。

人參去蘆 當歸酒洗 大黄生用 柴胡去蘆 枳殼去瓤炒 半夏泡製 芍藥洗淨 黄芩 防風去蘆 甘草各一兩 滑石末六兩

右剉，除滑石末，臨入和匀，每服二錢，水一盞，薑二片，煎七分，無時温服；或加棗一枚同煎。

調胃散 桃枝丸取積熱後服之。

人參三錢 白朮二錢半 甘草炙 藿香 罌粟子各一錢 白附子製，半分 白茯苓 丁香各半錢

右爲末，紫蘇湯下半錢或一錢。

橘皮湯

橘皮去白，一兩半 炙甘草 竹茹各半兩 人參二錢五分

右，每服五錢，薑水煎，食前服。

酸棗仁湯

酸棗仁去殼取白　炙甘草　生地黄　梔子仁　麥門冬　人參　當歸身各等分

右剉細，加燈心，水一盞，煎七分，去滓温服，不拘時。

清暑益氣湯　治暑邪干衛，身熱自汗。

黄芪　蒼朮泔浸去皮，各一錢　升麻七分　人參　白朮　陳皮炒　神麯炒　澤瀉各五分　甘草　黄蘗酒浸炒　當歸身　麥門冬去心　青皮炒　葛根各三分　五味子九粒，杵

右，水煎服。

清燥湯　治小兒自汗，或因熱傷元氣，大小便秘濇。

黄芪炒　蒼朮各五分　白朮　陳皮　澤瀉　人參　白茯苓　升麻　麥門冬去心　當歸身　生地黄　神麯炒　猪苓　黄蘗酒拌炒，各三分　五味子五粒，杵　黄連炒　甘草炙，各二分

右，薑一片，水一鍾，煎服。

加減瀉黄散　此藥退脾土，復腎水，降心火。

黄連　茵陳各五分　黄蘗　黄芩　山梔　茯苓各三分　澤瀉二分

右㕮咀，都作一服，水一盞，煎至六分，去滓稍熱服，食後。一服減半，待五日再服而良愈。經云：土位之主，其瀉以苦。又云：脾苦濕，急食苦以燥之。故用黄連、茵陳之苦寒，除濕熱爲君。腎欲堅，急食苦以堅之，所以黄蘗之苦辛寒强筋骨爲臣。濕熱成煩，以苦瀉之，故以黄芩、山梔子之苦寒，止煩滿爲佐。濕淫於内，以淡泄之，故以茯苓、澤瀉之甘淡利小便，導濕爲使也。

張涣蘆根湯　治黄病。

蘆根一兩　茵陳　山梔　黄芩　甘草各半兩

右件擣羅爲細末，每服一錢，水八分，入薄荷三葉，煎至五分，去滓放温服。

子芩散 治黄病。

黄芩 瓜蔞根 茯神去木，各一兩 甘草 胡黄連各半兩

右件爲細末，每服一錢，水八分，煎五分，去滓温服。

茵陳湯 治小兒發黄等病，身如橘色。

山茵陳 山梔子仁各一兩 川大黄 川芒硝 木通 寒水石各半兩

右，煎服法同前。

雙連丹 治疸病。

川黄連去鬚 胡黄連各一兩

右件擣羅爲細末，用黄瓜一枚去穰，留一小蓋子，入二藥末後，以蓋子蓋定，用麵裹，慢火燒令麵焦，去麵擣熟，如菉豆大，每服七粒至十粒，温水下。量兒大小，以意加減。

當歸丸 治小兒冷熱不調，大便青黄，心腹多痛，或腹中氣滿，或時嘔逆，不欲飲食。加枳殼尤妙。亦治陰黄。

當歸 白芍藥 人參 川芎各三錢 炙甘草 白朮各半兩

右爲末，水煮麵糊爲丸如麻子大，三歲兒每服十丸，粥飲下，日三服，量兒大小加減。冷甚，加陳皮。

茯苓滲濕湯 治小兒黄疸寒熱，嘔吐而渴欲飲水，身體面目俱黄，小便不利，不得安卧，不思飲食。

茯苓五分 澤瀉三分 茵陳六分 猪苓 山梔 黄連 防己 白朮 蒼朮 陳皮 青皮 枳殼 黄芩各二錢

右㕮咀，水煎，徐徐温服。

丹溪稜朮散 治小兒吐瀉黄疸。

三稜 蓬朮 青皮 陳皮 神麯 麥芽 黄連 甘草 白朮 茯苓各等分

右爲末，温熟水調服。若傷乳食吐瀉，加山楂；時氣吐瀉，加滑石；發熱，加薄荷。

搐鼻瓜蔕散　治小兒忽發心滿堅硬，脚手心熱，變爲黄疸，不急治則殺人。

瓜蔕七枚　赤小豆七粒　秫米七粒

右爲末，用一字吹兩鼻内，令黄水出；余末盡，水調服之，得吐出黄水即愈。

又

瓜蔕一兩　赤小豆四兩

右爲末，每一錢，温湯調服，服後即臥，當吐清黄汁爲效。虚者不宜服。

秦王九疸散　兼治大人小兒。

胃疸，食多喜飲，梔子仁主之。心疸，煩躁心中熱，茜根主之。腎疸，唇乾，葶藶子主之。脾疸，尿赤出少，惕惕恐，瓜蔞主之。膏疸，飲水尿多，秦椒、瓜蔕主之。膏一作肺。舌疸，渴而數便，鍾乳主之。肉疸，小便白，凝水石主之。髓疸，目深，多嗜卧，牡蠣、澤瀉主之。肝疸，胃熱飲多水激肝，白朮主之。右一十一味等分，隨病所在加半，擣篩爲散，飲服五分匕，日三；稍稍加至方寸匕。兒小者量與之。

黄黑等疸方〔一〕《千金翼方》治大人小兒黄黑等疸。

當歸三兩　桂心六兩　乾棗十七枚，去核　麥門冬一升，去心　生大黄一兩　茵陳　黄芩　黄芪一本無　乾薑　茯苓　芍藥　黄連　石膏碎　人參　甘草炙，各二兩

右十五味㕮咀，以水一斗，煮取三升半，分四服。小兒減服。

赤苓散　主黑疸，身皮大便皆黑。通治大人小兒。

赤小豆三十枚　茯苓　女萎各六銖　雄黄一銖　瓜丁四銖　甘草炙，二銖

右六味，以水三升，煮豆、茯苓，取八合；擣四味爲散，和半錢匕服之，須臾當吐，吐則愈。亦主一切黄。

註〔一〕黄黑等疸方　原作千金翼方，據《千金翼》卷十八改。

小兒服半字匕。

犀角圓《衛生總微》，下同 治小兒積熱痰實，三焦蘊毒；及風熱面赤，大小便秘濇。

生犀末一分 人參 枳實 檳榔各半兩 大黄酒浸切片，以巴豆一百個去皮，貼在大黄上，紙裹飯上蒸三次，切碎炒黄焦，去巴豆，只用大黄 黄連去鬚，各一兩

右爲細末，煉蜜和圓如麻子大，每服一二十圓，臨臥熟水下。未利，加圓數疎導，極穩。

勝金散 治小兒潮熱温壯。

雄黄一錢，水飛 白附子半錢 甘草半兩，炙 芍藥半兩，水煮十沸晒乾 天南星半兩，泡 荆芥穗一分

右爲末，每服半錢，水一小盞，入薄荷三葉，煎至五分，去滓，温服無時。

金花散 治小兒潮熱發躁。

川大黄一兩 秦艽半兩

右爲末，每服一字或半錢，水一小盞，入青蒿三兩葉，葱白二寸，同煎至五分，去滓温服。若變骨蒸勞氣，用童子小便浸青蒿、葱白煎藥。

涼肌圓 治小兒温壯，身熱臉赤，煩渴躁悶。

龍膽草二兩 元參一兩 當歸洗淨，一兩

右爲細末，煉蜜和圓菉豆大，每服二十圓，竹葉湯下，兒大增之，無時。

牛黄膏 治小兒温壯風熱。

寒水石四兩，煆 雄黄水飛 牙硝各一兩 山梔一錢半 炙草一分 鉛白霜半兩

右爲細末，入麝香少許，煉蜜和，旋取皂子許，薄荷水化下，乳食後。

剋效散 治小兒温壯風熱，睡臥不穩，欬嗽喘急。

薄荷二兩 白殭蠶炒去絲嘴 元胡索各半兩

右爲末，每服半錢，或一錢，蜜湯調下，無時。

鎮心丹　治小兒風熱驚熱，眠睡不安。

鐵粉一分　蛇黄一兩　代赭石俱煅醋淬七次　馬屁勃各半兩　麝香一分，别研

右爲細末，煉蜜入糊，圓如小豆大，每服一粒，磨剪刀環水化下，食後。亦治驚癇發搐。

梨汁粥　治小兒風熱昏塞，躁悶不食。

鵝梨三枚

右切碎，以水二升，煮取汁一升，去滓，入粳米一合，煮粥食之。

龍齒散　治小兒驚熱如火；亦治温壯。

龍齒

右爲末，調服，或以爛龍角研濃汁，服一二合。

人參牛黄散

人參　牛黄

右等分爲末，以薄荷水調下，最佳。

竹瀝湯

竹瀝二合

右温之，分三四服。無即刮竹茹，以酢煎温服。

青金丹　治小兒積熱啼叫，三焦壅滯。

青黛四兩　生甘草二兩　蟬殼去足，一兩　麝香一錢，研　辰砂一分，研，水飛　牛黄研　腦子各三銖　龍齒末　天竺黄各半兩

右爲細末，以飴糖和圓雞頭大，每一粒分四服，温水化下，無時。

四順飲子　治小兒諸熱。

地骨皮去骨　防風去蘆并椏枝　山梔仁　連翹各等分

右爲細末，每用一錢或二錢，水一小盞，入燈心、竹葉少許，煎至五分，放冷服，無時。

甘露散　治小兒諸熱。

薄荷葉一兩　大黄　甘草各半兩　牙硝　芎藭　雄黄水飛，各一分

右爲末，每服半錢，蜜水調下，無時。

牛黄散　治小兒諸熱煩躁。

鬱金大者濕紙裹，慢火煨熟

右爲末，入牛黄少許，冷水調下，大者一錢，小者半錢，無時。

鷄卵蜜

鷄卵一枚　右，和白蜜服之。

除熱湯　小兒立夏後有病，身熱者，慎勿妄爲吐下，但以此浴之。

白芷根苗各等分

右爲粗散，用清漿水煎，更入鹽少許，以浴兒，浴畢，用粉粉之。

又

白芷　苦參　秦皮

右煎湯；或無衆藥，但得一味煮湯皆可。

又

楮葉一升

右用水七升，煎至五升，適温煖用之澡浴。

涼肌粉

白芷 楓葉 藁本 苦參 黃連

右等分爲細末，每用三錢，以蛤粉二大塊同研勻細，入生絹袋子，每浴了以撲身，遍令勻。亦治夏月伏暍，遍身生赤痱子，用之極妙。

猪膽圓 治小兒血熱，早食後發熱，至晚則涼。

胡黃連 宣黃連去鬚，各半兩 赤芍藥一兩

右爲細末，以豶猪膽汁和成劑，却入在膽皮中，懸銚上，用漿水煮，勿令漿水入，煮熟取出，圓如菉豆大，每服三十圓，米飲湯下，食後臨臥，日三。有生瘰癧一證，亦早食後身熱頗相似，但以鼻衄泄瀉，宜審辨之。

升麻葛根湯 治小兒温壯驚風，及傷寒身體發熱，或作瘡疥，身熱未辨之間，并宜服此。

乾葛細剉 升麻 芍藥 甘草炙，各等分

右爲粗末，每服二錢，水一小盞，煎至五分，去滓温服，無時。

桔梗湯 治小兒風熱温壯，或傷寒時氣，瘡疹未發，并宜服之；仍兼小黑膏服尤善。

桔梗 細辛 人參 瓜蔞根 白朮 甘草 川芎 白茯苓各等分

右爲末，每服二錢，水一盞，入生薑三片，薄荷三葉，同煎至七分。三歲以下兒，作四服，無時。

小黑膏

川烏 南星各一枚，大者

右入一小瓶子內，用濕紙密搭封口，慢火燒之。候火滅取出，削出中心所存白處，如皂子大用之，須燒數枚，擇中度者，方用爲末，次入薄荷、元參末各五錢匕，研勻，煉蜜和成劑，每用旋剥豆許圓之，葱白湯下，頻頻服。若筋脈或緩或急，加乳香，同葱白湯下之。

腦子圓 治小兒發熱極甚，因伏留心經，昏迷不醒，或誤服熱藥，蓄熱所致，用之神效。

生梅花腦子半字或一字

右取新殺猪心中血一兩滴，同研作一圓，新汲水少許化下，大良。未醒即再服一粒。

薄荷散 治小兒風熱温壯，及傷寒傷風，痘疹未辨之間，皆可服之。

薄荷葉　藿香葉去土　荆芥穗　甘松去土　白芷　防風去蘆，并稏枝　川芎　桔梗去蘆　白殭蠶去絲嘴　甘草炙　藁本去土，各一兩　細辛去苗，半兩

右爲末，每服一錢，茶調温服。亦治大人風氣不順，頭面風等疾，大能清利頭目，止昏眩，聰明耳目。

單方

小兒寒熱及熱氣中人：用猪後蹄甲燒灰，乳汁調服一撮，日二服。《千金方》，下同

治小兒傷寒發黄：搗土瓜根汁三合服之。

又：搗韭根汁澄清，取大豆許滴兒鼻中，即出黄水，立瘥。

又：搗青麥汁服之。

小兒出汗有熱：雷丸四兩，粉半斤，爲末撲之。

小兒熱痛，口噤體熱：青竹茹三兩，酢二升，煎一升，服一合。《子母秘録》

小兒發熱，不拘風寒飲食，時行痘疹，并宜用之。以葱涎入香油内，手指蘸油，摩擦小兒五心頭面項背諸處，最能解毒涼肌。《直指方》

小兒陽明經風熱濕氣相搏，陰莖無故腫或痛縮，宜寬此一經自愈。廣木香、枳殼麩炒二錢半，炙甘草二錢，水煎服。《曾氏小兒方》

小兒潮熱往來，盜汗：用南番胡黄連、柴胡等分爲末，煉蜜丸芡子大，每服一丸至五丸，安器中，以酒少許化開，更入水五分，重湯煮二三十沸和滓服。《孫兆秘寶方》

小兒熱渴久不止：葛根半兩，水煎服。《聖惠方》，下同

小兒天行壯熱頭痛：木香六分，白檀香爲末，清水和服，仍温水調塗顖頂，取瘥。

小兒骨蒸，體瘦心煩：天靈蓋酥炙黃連等分研末，每服半錢，米飲下，日二服。

小兒熱病壯熱頭痛：用瓜蔞根末，乳汁調服半錢。

小兒頭熱，鼻塞不通：濕地龍糞捻餅，貼顖上，日數易之。

小兒身熱：苦參煎湯浴之，良。《外臺秘要》，下同

小兒蒸熱，脾虛羸瘦，不能飲食：用白朮、白茯苓、白芍藥各一兩，甘草半兩爲散，薑棗煎服。

小兒五心煩熱：胡黃連末，米飲服一錢。《易簡方》

小兒心經實熱：瀉心湯。用黃連三錢半，水一盞，煎半盞，食遠温服。《和劑局方》

小兒發黃，皮肉面目皆黃：用生瓜蔞根擣取汁二合，蜜二大匙和勻，煖服，日一服。《廣利方》

小兒疳熱肚脹，潮熱髮焦：不可用大黃、黃芩傷胃之藥，恐生別證；以胡黃連五錢、靈脂一兩爲末，雄猪膽汁和丸菉豆大，米飲服，每服一二十丸。《全幼心鑑》

小兒五心煩熱，渴欲飲水者：煮黑豆與食之，安。《古今醫統》

小兒夏月傷暑：用赤茯苓、猪苓、澤瀉、炒扁豆、薑製厚朴、香茹各三分，用生薑一片煎。如有吐，加藿香。《窮鄉便方》

小兒渴疾：桑葉不拘多少，逐片染生蜜，綿繫蒂上，陰乾細切，煎汁，日飲代茶。《勝金方》

小兒熱渴：蓮實二十枚，炒浮萍二錢半，生薑少許，水煎分三服。《聖濟總録》，下同

小兒身熱汗出拘急，因中風起：丹參半兩，鼠屎三十枚爲末，每服三錢，漿水下。

小兒熱病，壯熱煩渴頭痛：生地黃汁三合，蜜半合和勻，時時與服。《普濟方》，下同

小兒挾風，蘊熱體熱：太陰元精石一兩，石膏七錢半，龍膽半兩爲末，每服半錢，新汲水下。

小兒身熱：石膏一兩，青黛一錢爲末，糕糊丸龍眼大，每服一丸，燈心湯化下。

小兒腦熱，嘗欲閉目：大黄一分，水三合，浸一夜，一歲兒服半合；餘者塗頂上，乾即再上。《至寶方》，下同

小兒狂語，夜後便發：竹瀝，夜服二合。

小兒多熱：熟湯研鬱李仁如杏酪，一日服二合。

小兒黄疸：胡黄連、川黄連各一兩爲末，用黄瓜一個，去瓤留蓋，入藥在内，合定麵裹煨熟，去麵搗丸菉豆大，每量大小，温水下。《總微論》，下同

小兒躁渴：粉霜一字，大兒半錢，蓮花湯調下；冬月用蓮肉。

小兒積熱毛焦，睡語欲發驚者：牛黄六分，朱砂五錢，同研，以犀角磨汁調服一錢。

針灸

《古今醫統》曰：小兒飲水不歇，面目黄者，灸陽剛二穴各一壯，在十四椎下兩傍各開一寸陷中。

醫案

《錢氏直訣》曰：朱監簿子五歲，忽發熱。醫曰：此心熱也。腮赤而脣紅，煩躁引飲。遂用牛黄丸三服，以一物瀉心湯下之。來日不愈，反加無力而不能食；又下之，便利黄沫。錢曰：心經虚而有留熱在内，必被寒藥下之致此，虚勞之病也。宜先用白朮散，生胃中津液，次以生犀散治之。朱曰：大便黄沫如何？曰：胃氣正，即瀉自止，虚熱也。朱曰：醫用瀉心湯如何？錢曰：瀉心湯者，黄連一物耳。黄連性寒，多服則利，能寒脾胃也。坐久衆醫至，皆曰實熱。錢曰：虚熱。若實熱，何以瀉心湯下之不安？又加面黄頰赤，五心煩躁，不食而引飲。醫曰：既虚熱，何大便黄沫？錢笑曰：便黄沫者，服瀉心湯故也。錢與胡黄連丸治愈。

鄭人齊郎中者，家好收藥散施。其子忽臟熱，齊自取青金膏三服，并一服餌之。服畢至三更，瀉五行，其子困睡。齊言子睡多驚，又與青金膏一服，又瀉三行，加口乾身熱；齊言尚有微熱未盡，又與青金膏。其妻曰：

用藥十餘行未安，莫生他病否？召錢氏至，曰：已成虛羸。先用白朮散時時服之，後服香苽丸十三日愈。

朱監簿子五歲，夜發熱，曉即如故。衆醫有作傷寒治者，有作熱治者，以涼藥解之，不愈。其候多涎而喜睡，他醫以鐵粉丸下涎，其病益甚。至五日，大引飲。錢曰：不可下之。乃取白朮散一兩，煎藥汁三升，使任意取足服。朱曰：飲多不作瀉否？錢曰：無生水不作瀉，縱多不足怪也，但不可下耳。朱曰：先治何病？錢曰：止瀉治痰，退熱清神，皆此藥也。至晚服盡。錢視曰：更可服三升。又煎白朮散三升，服盡得稍愈。第三日又服白朮散三升，其子不渴無涎，又投烏膠散二服而安。

曹宣德子三歲，面黃，時發寒熱，不食飲水。或用牛黃、麝香二丸，不愈；用止渴乾葛散，反吐。師謂食伏於胃脘，先以白餅子下之，又以消積丸磨之而愈。

《儒門事親》曰：蔡寨成家一童子，年十五歲，病疸一年，面黃如金，遍身浮腫乏力，惟食鹽與焦物。戴人以茶調散吐之，涌涎一盂，臨晚又以舟車丸七八十粒、通經散三錢，下四五行。待六七日，又以舟車丸、濬川散，下四五行。鹽與焦物見而惡之，面色變紅。後再以茶調散涌之，出痰二升方愈。

萬氏《幼科發揮》曰：一兒發熱，至日晡尤甚，其醫作瘧治不效，又作潮熱治亦不效。予曰：此胃虛有宿食也。謂瘧疾則寒熱有發有止；謂潮熱則發有時如水之潮，過即退，次日依時復發。此兒身嘗溫熱，至申酉時則甚，故知是宿食發熱也。彼曰：有所據乎？曰：出仲景傷寒正理論陽明病證云：潮熱者實也，宜下之。以三化丸下之愈。

一兒驚風時熱不退，羣醫有議用小柴胡湯者，有欲用竹葉湯者，有欲用涼驚丸者。予曰：大驚之後，脾胃已虛，宜溫補之。三藥寒涼，不可服也。乃作理中湯，用炒乾薑，一劑熱除。

《明醫雜著》曰：李閣老子患潮熱，飲食如故，自申酉時甚，至子丑時方止，遍身似疥，大便秘結，小便赤濇，熱渴飲冷。余以爲脾胃實熱，傳於肺與大腸，先用清涼飲四劑，結熱始退；又用四物湯加柴胡、黃連數劑，其瘡漸愈。彼欲速效，另用槐角丸之類，諸證益甚，遂求於施院長。亦用四物湯加柴胡、黃連，加桃仁、赤芍藥，至百劑而愈。

《保嬰金鏡録》曰：一小兒四歲，發熱飲冷，口内生瘡，額鼻黄赤，吐舌流涎。余謂心脾有熱，用導赤、瀉黄二散而愈。後復作，余因他往，服清熱化痰等藥，前證益甚，更弄舌。余用異功散加鈎藤鈎而安；又用六君子湯而愈。蓋吐舌者，爲脾經實熱而舌長出也；弄舌者，乃脾臟虚熱也，令舌時舒而即收也。治者審之！

一小兒發熱，飲食少思，大便不實，常服蘆薈等丸。視其鼻赤，此寒凉之劑，復傷脾土而虚熱也。用五味異功散數劑而元氣復。

一小兒小便不利，鼻乾衄血，鼻間色赤，屬脾肺有熱，用濟生犀角地黄湯，前證已愈。後頦間常赤，作渴有痰，此禀賦腎氣不足，用地黄丸而諸證皆痊。

一小兒發熱欬嗽，右顋色赤，此肺金有熱，用瀉白散而愈。復感冒風邪，前證更作，又加聲重流涕，用參蘇飲加杏仁、桑皮而愈。但右顋仍赤，兼額微赤，此兼心火乘肺金也，用人參平肺散，一劑遂痊。

一小兒五歲，作渴，右顋鼻準微赤，或飲冷水，或服涼藥，即時嘔吐。余曰：右顋微赤，肺經虚熱也；鼻準微赤，胃經虚熱也。此胃虚不能生肺耳。先用四君子加升麻一劑，服之而不吐；又用白朮散二劑而不渴；再用四君子四劑而安。

一小兒潮熱煩渴，大便乾實，氣促欬嗽，右顋色赤，此肺與大腸有熱，用柴胡飲子一服，諸證頓退。後因微驚，又發搐咬牙煩悶；此肝脾氣血虚也，用四君子加芎、歸、鈎藤鈎而愈。

一小兒潮熱煩躁，左顋青赤；此心肝血虚，用秘旨安神丸及四物湯加防風、酸棗仁治之，尋愈；又用六味地黄丸調補肝腎而愈。

《保嬰撮要》曰：一小兒先壯熱便秘，服清涼飲之類，愈而復作；服地骨皮散而潮熱不已；服四物連芩之類不時而熱甚。余曰：不時而熱，或晝見夜伏，晝伏夜見，是虚火也，當滋化源。不信，仍服寒藥，愈甚。余夕用六味丸，朝用補中益氣加山藥、山茱萸而痊。

一小兒五歲，發熱作渴，右顋鼻準微赤，或與冷水涼藥，即時嘔吐。余曰：右顋微赤，肺經虛熱也，鼻準微赤，胃經虛熱也，此胃虛不能生肺耳。先用四君子加升麻三分一劑而不吐，又用白朮散二劑而不渴，再用四君子四劑而頓安。

一小兒發熱作渴，用瀉黃散，大便重墜，口角流涎，仍欲瀉火。余曰：鼻準青白，脾虛肝木所侮也；口角流涎，胃氣不能攝涎也；大便重墜，脾氣不能升也。不信，另服涼劑，果眉脣微動，四肢微抽。余曰：此元氣虛極而變慢脾風也。用六君子加炮薑、當歸、木香、鈎藤鈎二劑，益甚。彼欲更劑。余曰：此藥力不及也。設藥不對其證，禍在反掌。仍以前藥加炮薑、附子一片，服之即安；乃去附子，又二劑而愈。

一小兒旬日內先兩目發黃，漸及遍身，用瀉黃散服之，痊。

一小兒因母食鬱而致飽脹噦酸，遍身皆黃。余以越鞠丸治其母，以瀉黃散治其子，并愈。

一小兒患前證，服五苓散消食丸之類，其黃不退，作渴飲湯，腹膨少食。余謂胃氣虛，津液少，故喜飲湯；脾氣虛，故腹脹少食也。先用白朮散漸愈，又用補中益氣湯而痊。

一小兒飲食不調，腹脹身黃，小便金色，雜用治疸劑，作渴飲水。余謂胃氣實熱，先用瀉黃散二劑，其渴頓止；用梔子蘗皮湯，其黃亦退；用白朮散而飲食進。

一小兒寅卯時發熱，或兼搐有痰，服抱龍瀉青二丸而愈。後復患，服前藥，兼欬嗽氣喘，不時發搐，面赤色或青黃，或浮腫，或流涎。予謂欬嗽氣喘，脾肺氣虛也；不時發搐，肝木乘脾也；面青而黃，肝入心脾也；浮腫流涎，脾氣虛也。用益智丸以養心血，補中益氣湯以補脾氣而愈。

一小兒巳午時發熱驚悸，發時形氣倦怠，面黃懶食，流涎飲湯。予謂心氣不足所致。不信，反服涼心之藥，更加吐瀉，睡而露睛，手足并冷，幾致慢脾風。先用六君薑桂湯，佐以地黃丸而愈。

一小兒申酉時發熱面赤，腹中作痛，或用峻利之劑下之，致發搐吐痰，作渴腹痛，按之即止，此脾胃傷而變證也，用七味白朮散、補中益氣湯頓安。

一小兒亥子時發熱，形氣倦怠，面黄懶食，流涎飲湯，用益黄散而愈。後又復發，服前藥及清熱之劑，病發不時，嗜臥露睛，作渴少食，大便頻黄，此脾虚而肝木勝之，兼元氣下陷也。用補中益氣湯，佐以地黄丸而愈。

一小兒夜間發熱腹脹，此脾虚肝盛，朝用五味異功散，夕用四味肥兒丸，熱止；乃朝用六味地黄丸，夕用異功散而痊。

一女子年十四，患注夏，經行之後，發熱晡熱，煩躁作渴，面赤脈洪大，按之如無，此血脱發躁，先用當歸補血湯四劑，又用八珍湯而安。

一小兒每春夏口乾發熱，怠惰嗜臥，勞則頭痛，服清涼化痰之藥，喘瀉煩躁不安；服香薷飲，脈大神思昏憒。余用補中益氣湯去升麻、柴胡，加五味、麥門、炮薑一劑，未愈；又加肉桂五分即甦；更用六味丸而愈。

一小兒稟脾腎虚弱，注夏發熱，二便不調，朝用補中益氣湯，夕用地黄丸而愈。後因乳母怒氣，致兒發熱驚搐，用柴胡梔子散，母子并服而瘥。

一小兒素有食積，注夏發熱，倦怠少食，大便不實，朝用五味異功散，少加升麻、柴胡，夕用四味肥兒丸而尋愈。

一小兒稟賦腎虚，患注夏之疾，因乳母大勞，則發熱益甚，用補中益氣湯，令母子并服而愈。後因乳母多食膏粱，又患瘡疾，煩躁作渴，先用竹葉石膏湯及補中益氣湯將瘥；母著怒氣，大熱發搐，用柴胡梔子散、加味逍遥散而痊。

一小兒注夏，食生冷之物，腹中作痛之甚，則發搐厥冷，用人參理中丸而愈。

一小兒吐瀉後患渴證，飲食少思，肌體消瘦，用七味白朮散渴漸止，五味異功散加升麻，飲食漸進；又用補中益氣湯，肌肉頓生。

一小兒嗜膏粱甘味，發熱作渴，小便白濁，用四味肥兒丸，佐以瀉黄散，稍愈；復傷食吐瀉，服消食丸；

胃氣復傷，飲食少思，肢體倦怠而渴，先用七味白朮散而渴止，次用五味異功散而痊。

一小兒面目色白，患渴證，吐痰發熱，服清熱化痰之藥，大便洞瀉，小便頻數，此脾腎虚而復傷也，朝用補中益氣湯，夕用四神丸，諸證漸愈；又佐以六味地黄丸而愈。

一小兒煩躁驚悸，熱渴飲冷，額間色赤，此心經實熱，先用瀉心湯一服稍緩，又用柴胡梔子散而瘥。

嘉靖甲寅，敬臣之女年十二，患脾胃素弱，自夏入秋，時瀉時止，小腹微痛。至八九月間，隨成痞積之證，發熱凡二十餘日不止，汗泄熱解，汗已復熱，自中脘至小腹，膨脹堅直，大便溏，氣喘欬嗽，作噯，俱晝輕夜重，徹夜煩躁不睡，鼻塞眼暗，讝語，其家以爲必死矣。余診之曰：脈浮大而無根，此大虚證也，非獨參湯不可。乃用參一兩，加熟附三分，煨生薑三片，日進二劑，乃併渣煎服之，大下痞積，其氣則腥，腹漸寬，熱漸減，脈漸斂，然手猶尋捻不已，鼻孔出血。余曰：此肝證也，煎六味丸料與之，一服如脱。乃晝服獨參薑附湯，夜服六味丸料，脈漸有根，諸證漸退。先此手足恒熱，至是乃始覺寒。余喜曰：此病邪盡退，而真氣見矣。然猶飲食不進，乃單用六君子湯加炮薑，遂能食，欬嗽獨甚，與補中益氣湯，嗽遂止，夜始安睡而痊。

《證治準繩》曰：羅謙甫治一小兒季夏身體蒸熱，胷膈煩滿，皮膚如漬橘之黄，眼中白睛亦黄，筋骨痿弱，不能行立。此由季夏之熱，加以濕氣而蒸熱，搏於經絡，入於骨髓，使臟氣不平，故脾遂乘心，濕熱相合而成此疾也。蓋心火實則身體蒸熱，胷膈煩滿，脾濕勝則皮膚如漬橘之黄，有餘之氣，必乘己所勝而侮不勝，是腎肝受邪，而筋骨痿弱，不能行立。《内經》言脾熱者色黄而肉蠕動，又言濕熱成痿，信哉斯言也！所謂子能令母實，實則瀉其子也。蓋脾土退其本位，腎水得復，心火自平矣。又《内經》曰：治痿獨取於陽明，正謂此也。加減瀉黄散主之。

《景岳全書》曰：余之仲兒，生於乙卯五月，於本年初秋，忽爾感寒發熱，脈微緊。然素知其臟氣屬陰，不敢清解，遂與芎、蘇、羌、芷、細辛、生薑之屬，冀散其寒。一劑下咽，不惟熱不退而反大瀉作，連二日瀉不止而喘繼之，愈瀉則愈喘。斯時也，將謂其寒氣盛耶，何以用温藥而反瀉？將謂其火刑金耶，豈以清瀉連日而尚堪寒凉？將謂其表邪之未除耶，則何以不利於疎散？束手無策，疑懼已甚，且見其表裏俱劇，大喘垂危，又豈淺易之劑所能挽回？因沉思良久，漸有所得。乃用人參二錢，生薑五片，煎汁半盞，然未敢驟進，恐再加喘，必致不救。因用茶匙挑與二三匙，即懷之而旋走室中，徐察其呼吸之進退。然喘雖未減，而亦不見其增甚，乃又與三四匙。少頃則覺其鼻息似乎少舒，遂放膽與以半小鍾，更覺有應。自午及酉，完此一劑。適一醫至，急呼曰：誤矣！誤矣！焉有大喘如此而尚可用參者？速宜以抱龍丸解之。余諾之而不聽，乃復以人參二錢五分，如前煎湯，自酉至子，盡其劑，劑完而氣息遂平，齁齁大睡，瀉亦止而熱亦退矣。此所以知其然者，觀其因瀉反喘，豈非中虛？設有實邪，自當喘隨瀉減，是可辨也。向使誤聽彼醫，易以清利，中氣一脱，即當置之死地，必仍咎余之誤用參也。孰是孰非，何從辨哉？余因紀此，以見温中散寒之功，其妙有如此者。

古今圖書集成醫部全録卷四百二十二

小兒嗽喘門

黄帝素問

通評虚實論

帝曰：乳子中風熱，喘鳴肩息者，脈何如？岐伯曰：喘鳴肩息者，脈實大也。緩則生，急則死。

註　此復論後天所生之宗氣而亦不可傷也。宗氣者，五臟六腑十二經脈之宗始，故曰宗氣。肩息者，呼吸摇肩也。風熱之邪，始傷皮毛。喘鳴肩息，是風熱盛而内干肺氣宗氣，故脈實大也。夫脈之所以和緩者，得陽明之胃氣也。急則胃氣已絶，故死。

小兒直訣　宋·錢乙

欬嗽兼變證治

夫嗽者，肺感微寒證也。八九月間，肺氣大旺，欬嗽面赤，痰盛身熱，當以葶藶丸下之；若久病，不可下也。

十一月十二月嗽者，乃傷風嗽也。風從背脊第三椎肺俞穴而入，當以麻黄湯汗之。有熱證面赤，飲水咽喉不利者，兼用甘桔湯治之。

若五七月間身熱甚，唾粘者，以褊銀丸下之；若無熱證而但嗽者，以葶藶丸主之，後用化痰藥。

欬而後喘面腫者，肺火盛也，用瀉白散瀉之。

欬而哽氣，喉中有聲，或嗽久肺亡津液者，皆肺虛也，并用阿膠散補之。痰盛者先實脾土，後用褊銀丸微下，涎退即補肺。

嗽而吐青綠水者，百祥丸下之；嗽而吐痰涎乳食者，白餅子下之；嗽而咯膿血者，甘桔湯主之；嗽而痰實面赤飲水者，褊銀丸下之。治初嗽下之，久則補之，更量虛實以意增損。

註 按前證，或兒自因腠理不密，外邪內蘊，或因乳母七情厚味鬱熱。若風邪外傷者，用麻黃湯表散；鬱熱內蘊者，用葶藶丸疏導；鼻流清涕，或頭痛聲重者，用參蘇飲散之，更用四君子以固肺氣。若心火刑肺，用人參平肺散以清肺金，用六味地黃丸以滋腎水；若嗽而吐青綠水者，用六君子加柴胡、桔梗，平肝補脾；若嗽而吐痰乳者，用六君子加桔梗，補土生金；若嗽而吐膿血者，用桔梗湯排膿理肺。潔古先生云：嗽而兩脅痛，肝火侮肺也，用小柴胡湯。嗽而嘔苦水，膽汁溢上也，用黃芩半夏生薑湯。嗽而喉中作梗，心火刑金也，用甘桔湯。嗽而下氣，小腸失約也，用芍藥甘草湯。嗽而喘急，風邪傷肺也，用麻黃湯。嗽而嘔長蟲，胃氣虛也，用烏梅丸。嗽而痰涎壅盛，風傷脾也，用升麻湯。嗽而遺屎，大腸氣虛也，用赤石脂禹餘糧湯；不止，猪苓湯。嗽而腰背痛，痛甚則欬涎，風邪傷腎也，用麻黃附子細辛湯。嗽而遺尿，膀胱氣虛也，用茯苓甘草湯。嗽而腹滿，面腫不食，脾虛氣逆也，用五味異功散。丹溪先生云：上半日嗽者，胃中有火也；黃昏嗽者，脾肺氣虛也；午後嗽者，腎中陰火也。大抵欬嗽之證，多因肺氣虛，腠理不密，外邪所乘。若風中於衛則呼氣不出，熱至於榮則吸氣不入。風熱相搏，血氣稽留於肺。若寸口脈數而虛爲肺痿，脈數而實爲肺癰，此因汗下過度，重亡津液所致。其麻黃湯乃發汗解表之劑，葶藶丸乃內疎通利之劑，白餅子亦疎利之劑，審有是證，方可暫用之。苟泛投施治，重亡津液，必致敗證。

儒門事親 元・張從政

風熱涎嗽

小兒風熱涎嗽，可用通聖加半夏，多煎，少少服之，不過三五日愈。

幼科全書 元·朱震亨

哮喘

其證有二，不離痰火。有卒感風寒而得者，有曾傷鹽酢湯水而得者。故天陰則病發，連綿不已。輕則以五虎湯一服即止，重則葶藶丸治之，皆一時解急之法。若欲斷根，當内服五聖丹，外用灸法，取對心穴左背上、足三里，各灸三壯。仍禁酸鹹辛熱之物。

西江月

哮喘多成宿疾，天陰欲雨纏綿，治法發表又行痰，九寶時常靈驗。表邪未除五虎，裏實葶藶爲先，不宜砒石作成丸，悮了孩兒命短。

欬嗽

治法有三：有發汗者，有下瀉者，有清補者。如初起挾風寒外感者，輕則蘇沉九寶湯，重則五虎湯，一服如神。

如欬久身熱而喘急者，此肺中伏火也，以葶藶丸利之。

如欬久肺虚，連綿不已者，即當補肺，治法以阿膠丸主之。

如欬久連聲不已，且口鼻俱出血者，治法以茅根湯主之，甚效。

如夏月得欬嗽者，以加味白虎湯治之，不可汗下。

如欬喘盛者，以利痰丸主之。

如欬嗽而嘔吐者，以二陳湯加薑汁治之。
如欬久而成龜胷者，治以葶藶丸主之。
如欬嗽咽痛聲嗄者，治以甘桔湯主之。
祖傳治欬嗽，只用玉液丸，細茶湯下。
凡欬嗽日久，面色恍白，目無神彩，氣急痰壅，一連百十聲不止，晝夜如是，人是虛弱作熱者，不治。
面青而光，其氣喘促哽氣，又時常脣白如練，此肝氣旺而肺氣絶，不治。
一胷高而喘，肩動胷脅動，更加驚搐者，不治。
一潮熱喘急欬之時，面青黑目上攛，血從口鼻出者，此木火旺盛而肺已絶，不治。
一面白或青，脣白目閉，悶亂頭摇手擺，此肺將絶也，不治。
一喉舌生痰，其聲嗄者，不治，俱日久論。

西江月

肺乃五臟華蓋，皮毛易感風寒，初醫發汗最爲先，麻黄杏仁靈驗。草菓黄芩桔梗，石膏薄荷人參，前胡枳殼臘茶煎，一服風寒發散。
久欬不宜發散，化痰順氣爲宜，潤下玉液有神奇，不效再行湯劑。貝母陳皮枳殼，茯苓甘桔芩梔，前胡薄荷杏仁泥，有熱石膏堪取。
久欬痰壅發熱，看他二便何如？若還清利是中虛，只用抱龍醫處。如果結閉實熱，或因日久肺虛，要分虛實不須拘，此是嬰兒命主。
久欬連聲血出，清金降火爲佳，芩梔甘梗款冬花，知母二冬多下。去白陳皮枳殼，前胡地骨蔞霜，茯苓元參麥芽加，此個方兒無價。

大凡欬嗽治法，必須清化痰涎，化痰順氣最爲先，氣順痰行喘減。順氣陳皮枳殼，化痰半夏天南，黄芩梔子火邪干，桔梗茯苓開滲。

久欬連聲不止，面青目擷長吁，胷高眉顑汗如珠，臉白脣青背曲。骨瘦如柴潮熱，鼻高髮燥神虚，啞嗄驚搐不堪除，縱有靈丹無處。

虚欬時常作熱，面黄氣短無神，當歸陳皮白茯苓，梔子黄芩桔梗。知貝前胡天麥，甘草枳殼人參，再加黄蘗妙如神，前胡生薑作引。

嬰童百問　明·魯伯嗣

喘急

議曰：小兒有因驚暴觸心肺，氣虚發喘者；有傷寒，肺氣壅盛發喘者；有感風欬嗽，肺虚發喘者；有因食鹹，鹹鹺傷肺氣，發虚痰作喘者；有食熱物毒物，冒觸三焦，積熱熏蒸清道，肺肝氣逆作喘者。喘與氣急有輕重之別耳。喘即口開欲言不能，隘於胷臆，息短促急，心神迷悶。其因驚發喘逆觸心肺暴急張口虚煩神困者，大效雄朱化痰定喘丸主之，佐以天麻定喘飲，乃效。其傷寒肺氣壅盛發喘者，是表不解，以小青龍湯、麻黄杏子甘草石膏湯，辨其冷熱而施治焉。其感風欬嗽肺虚發喘者，則三拗湯加減治之。其食鹹鹺而喘者，啗以生豆腐；有熱，治之以涼肺定喘之劑。又有哮喘者，以許叔征十六般哮喘之法治之，無不愈。又有汗下之後而喘急者，葛根、黄連、黄芩主之；喘甚者加葶藶子。又有葶藶丸寬氣進食，千金射干湯治欬逆喘急大效。

齁船

《聖濟經》論齁船證，肺經受風寒，因欬嗽肺停冷血生痰，致使腑臟有熱，睡臥不安，故成齁船，咽喉間如拽鋸之聲。小兒若有此候，可服通關梅花飲子，并半夏丸，及保壽散、小歸命散、解肌散，三兩服自安。若齁䶎如瘕證，喉間若拽鋸聲者，乃肺感風邪，上氣喘急，面脣青色，項下有深凹陷坑，痰涎粘如膠漆，口生腥臭惡氣舌縮者，皆不可治也。

醫學正傳 明·虞摶

喘

或問小兒氣喘，世俗例以爲犯土，謂犯其土皇也。或安碓，或作竈，或浚井填塞，開通溝渠等事，適遇小兒氣喘，遂云犯土無疑矣。信聽術士退土；或書符命貼於動土之處；或呪法水焚符調服，或按家之九宮謂土皇居於何宮，太陽落在何宮，當取太陽之土與兒飲之，能釋土皇之厄而喘定，間亦有驗者。夫歷代醫書，汗牛充棟，何不該載，而遺此證，爲黃冠之流醫治歟？請明以告我！曰：夫小兒發喘，多由風寒外束，腠理壅遏而肺氣不得宣通而爲病耳。治法當用錢氏瀉白散，或三拗湯等劑，使腠理開通，肺氣舒暢而喘息定矣。或因吐瀉之後，而中氣不足，亦使氣短而喘，治用錢氏益黃散、東垣補中益氣湯，或用伏龍肝，湯泡放温飲之，其喘立定者有之。蓋脾土大虛，必借土氣以培益之，術士窺竊此意，而巧立名色，謂太陽之土能安土也。夫小兒之證不一，或慢驚直視而喘，或肺脹氣促而喘，縱取太陽土，盈盎以沃之，亦莫能救其萬一。醫者自宜檢方按法調治，毋聽末流之俗以致惑焉！

保嬰撮要 明·薛鎧

肺臟

小兒腠理不密，外邪所感而肺病者，用清肺丸；若脾胃氣虛，不能相生而肺病者，用六君子湯；若脾胃氣實大腸不利而肺病者，用瀉黄散；若心火炎爍肺金而肺病者，用地黄丸。

欬嗽

錢仲陽云：嗽者肺感微寒，八九月間肺氣正旺，若面赤身熱，其病爲實，當用葶藶丸下之；久嗽者不宜下。若在冬月，乃傷風嗽，當用麻黄湯汗之。面赤飲水，欬嗽吐膿痰，咽喉不利者，以甘桔湯清之。先欬後喘，面腫身熱，肺氣盛也，以瀉白散平之。嗽而唾痰涎乳者，以白餅子下之。潔古云：嗽而兩脅痛者，屬肝經，用小柴胡湯。欬而嘔苦水者，屬膽經，用黄芩半夏生薑湯。欬而喉中如梗者，屬心經，用甘桔湯。欬而失氣者，屬小腸，用芍藥甘草湯。欬而右脅痛者，屬脾經，用升麻湯。欬而嘔長蟲者，屬胃經，用烏梅丸。欬而喘息吐血者，屬肺經，用麻黄湯。欬而遺屎者，屬大腸，用赤石脂湯。欬而腰背痛，甚則欬涎者，屬腎經，用麻黄附子細辛湯。欬而遺尿者，屬膀胱，用茯苓甘草湯。欬而腹滿不欲食，面腫氣逆者，屬三焦，用異功散。若欬嗽流涕，外邪傷肺也，先用參蘇飲。喘嗽面赤，心火刑肺也，用人參平肺散，及六味地黄丸。嗽而吐青緑水，肝木乘脾也，用異功散加柴胡桔梗。嗽而吐痰乳，脾肺氣傷也，用六君子加桔梗。若嗽吐膿痰者，熱蘊於肺而成肺癰也，用桔梗湯。凡風邪外傷，法當表散而實腠理；其用下藥，非邪傳於内，及胃有實熱者，不宜輕用。面色白，脈短濇者，肺之本證也，易治；面色赤，脈洪數者，火刑金也，難治。

喘

喘急之證，多因脾肺氣虚，腠理不密，外邪所乘，真氣虚而邪氣實者爲多。若已發則散邪爲主，未發則補脾爲主；設概攻其邪則損真氣，逕補其肺則益其邪。凡喘嗽之證，若小便不利，則必生脹，脹則生喘，要分標本先後。先喘而後脹者主於肺，先脹而後喘者主於脾。蓋肺金司降，外主皮毛，肺朝百脈，通調水道，下輸膀胱，肺既受邪，則失降下之令，故小便漸短，致水溢皮膚而生脹滿，此則喘爲本而脹爲標也，治當清金降火爲主，而行水次之。脾土惡濕而主肌肉，土能剋水，若脾土受傷不能制水，則水濕妄行，浸漬肌肉，水既上溢則邪反侵肺氣，不能降而生喘矣，此則脹爲本而喘爲標也，治當實脾行水爲主，而清金次之。苟肺證而用燥脾之藥，則金燥而喘愈甚；脾病而用清金之藥，則脾寒而脹益增。觀其證若中氣虛弱者，用六君子湯；中氣虛寒者，前方加炮薑；鬱結氣滯者，用歸脾湯加柴胡、山梔；肝木剋脾土者，用六君柴胡、山梔；肺氣壅滯者，用紫蘇飲加白朮；食鬱壅滯者，用養胃湯加木香；肺中伏熱，水不能生而喘者，用黃芩清肺飲及五淋散；脾肺虛弱，不能通調水道者，用補中益氣湯及六味丸；膏粱厚味，脾肺積熱而喘者，用清胃散及滋腎丸；心火刑金，不能生水者，用人參平肺散，亦用滋腎丸；腎水虧，虛火爍金，小便不利者，用六味丸及補中益氣湯；肝木乘脾，不能相制而喘者，用六君、柴胡、升麻；脾胃虛寒，臍突腹脹者，用八味地黃丸；脾腎虛寒不能攝水如蠱脹者，用加減腎氣丸。凡虧損足三陰而致喘脹，或二便不調，及牽引作痛者，俱用六味、八味加減腎氣等丸治之。仍參傷風欬嗽證。

愚按《活人方》云：喘者肺氣盛而有餘，然氣盛當認作氣衰，有餘當認作不足。蓋肺氣盛者，肺中之火盛也；有餘者，肺中之邪有餘也。其脈右寸必浮而有力，右頰色赤，用瀉白散以瀉之。前證若乳母感冒風寒，肺經蘊熱，致兒爲患，用參蘇飲；若乳母膏粱醇酒積熱，致兒是病，用清胃散。

古今醫統 明・徐春甫

欬嗽

小兒初生，百日內欬嗽，肺葉脆弱，最爲難治。平常冷熱邪入肺中，無能得出，又不堪吐利，必明病源，清解風寒，化痰順氣，益肺生津，胃開氣壯，嗽即漸減，不可强攻！

冷嗽，鼻流清涕，面白痰薄，日輕夜重，或微有邪熱。

熱嗽，面微紅，鼻乾熱痰稠，脈浮數。

胃熱不因風寒而得，以兒啼便乳，壅結心肺不散，即嗽而逆，以玉餅子下。錢氏治嗽之法，先實脾，脾母得實，肺則和平。

小兒欬嗽者，腠理受風邪感激，臉紅喘促，應辨虛實；若見脣縮胷前陷，鼻枯乾黑，皆爲不治。

證治準繩　明・王肯堂

肺　論

肺主喘。

實則悶亂喘促，有飲水者，有不飲水者。

虛則哽氣長出氣。

肺病悶亂，哽氣長出氣，氣短喘急。

肺熱，手掐眉目鼻面，甘桔湯主之。

肺盛復有風冷，胷滿短氣，氣急喘嗽上氣，當先散肺，後發散風冷，散肺瀉白散、大青膏主之。肺只傷寒，則不胷滿。

肺虛熱，脣深紅色，治之散肺虛熱，少服瀉白散。

肺臟怯，脣白色，當補肺，阿膠散主之。若悶亂氣粗，喘促哽氣者難治，肺虛損故也。

脾肺病久則虛而脣白。脾者肺之母也，母子皆虛，不能相營，故名曰怯。脾主脣，白而澤者吉，白如枯骨者死。

此以脣診肺之法也。脣白色者，肺臟怯也，阿膠散主之。若手尋衣領及亂捻物者，肝熱也，宜瀉青丸。手搯眉目鼻面者，肺熱也，宜甘桔湯之類是也。
肺病見春，金旺肺勝肝也，當瀉肺。輕者肺病退，重者目淡青必發驚，更有赤者當搐。海藏云：爲肝怯，故目淡青也。
肺主燥，自病則喘嗽，燥則潤之。
實則喘而氣盛，瀉白散主之。
虛則喘而少氣，先益黃散，後阿膠散主之。
心乘肺，賊邪，熱喘嗽，先地黃丸、中導赤散、後阿膠散主之。
肝乘肺，微邪，惡風眩冒昏憒嗽，羌活膏主之。
腎乘肺，實邪，憎寒，嗽清利，百部丸主之。
脾乘肺，虛邪，體重吐痰泄瀉嗽，人參白朮散主之。
凡肺之得病，必先觀心脾二臟之虛實。若心火爍金，即當先抑心氣，後吃肺藥。若心氣和，即便看脾脈，若脾氣虛冷，即不能相生而肺家生氣不足，則風邪易感，故患肺寒者，皆脾虛得之。若脾氣盛實，則亦痞隔中焦，而大腸與肺表裏不能相通。夫中焦熱隔，則肺與大腸不通，其熱毒之氣必上蒸於肺而生痰，故患肺熱者，多脾實得之。心氣盛者瀉之，脾氣虛者益之，脾氣實者通之，然後隨其肺之寒熱以治之，故有抑心氣、益脾氣、通肺氣三藥。若診其脈氣心脾兩臟俱和，而肺自生疾，則但察肺家虛實而治之。
肺經鬱熱，用瀉白散；肺氣自虛，用四君子湯；外邪所乘，用參蘇飲；心火炎燥，用人參平肺散；中焦實痞，用大承氣湯；脾不能生肺，用異功散。夫肺氣盛者，肺中之邪氣盛也，其脈右寸必浮而有力，宜用瀉白散以瀉之。若肺虛而有熱者，執肺熱還傷肺之説，而不用人參則誤矣，仍參其證治之。
肺苦氣上逆，急食苦以瀉之，訶子皮。一作黄芩。
肺欲收，急食酸以收之，白芍藥；以酸補之，五味子；以辛瀉之，桑白皮。

肺虚，以五味子補之；如無他證，錢氏補肺阿膠散主之。虚則補其母，脾乃肺之母，以甘草補脾。肺實以桑白皮瀉之；如無他證，以瀉白散主之。實則瀉其子，腎乃肺之子，以澤瀉瀉腎。

欬嗽

《内經》曰：五臟六腑皆令人欬，非獨肺也。皮毛者，肺之舍也。皮毛先受邪氣，邪氣以從其舍也。五臟之欬，久乃移於六腑。又《病機式要》云：欬謂無痰而有聲，肺氣傷而不清也；嗽謂無聲而有痰，脾濕動而爲痰也，欬嗽，謂有聲有痰也。因傷肺氣，動於脾濕，故欬而嗽也。又生氣通天論云：秋傷於濕，冬必欬嗽。大抵素秋之氣宜清而肅，反動之則氣上衝而爲欬嗽，甚則動於脾濕而爲痰也。蓋風乘肺者，日夜無度，汗出頭痛，痰涎不利。熱乘肺者，急喘而嗽，面赤潮熱，手足寒冷，小兒多有之。火乘肺者，欬嗽上壅，涕唾出血，甚者七竅血溢。燥乘肺者，氣壅不利，百節内痛，頭面汗出，寒熱往來，皮膚乾燥，細瘡燥癢，大便秘澀，涕唾稠粘。寒乘肺者，或因形寒飲冷，冬月坐臥濕地，或受冷風春秋之氣，或因外感。夏是火氣炎上最重，秋是濕熱傷肺，冬是風寒外來也，各宜隨其證而治之。

潔古曰：肺之生病而成嗽。大抵秋冬則實，春夏則虚。更詳五臟兼見之證，以辨虚實。若實則面赤飲水，身熱痰涎盛，涕唾稠粘，咽乾不利，喘嗽，面腫，吐食，皆當先補脾，益黄散；後瀉肝，瀉青丸。若咯膿血，是肺痿也，用清肺散治之。若虚則面白脱色，氣少不語，喉中有聲，唾痰清利，法當阿膠散補之。若亡津液，用白朮散主之。

曾氏曰：欬嗽者，固有數類，但分冷熱虚實，隨證疎解。初中時未有不因感冒而傷於肺。《内經》曰：肺之令人欬，何也？岐伯曰：皮毛者，肺之合也。皮毛先受邪氣，邪氣以從其合。故《難經》云：形寒飲冷則傷肺。使氣上而不下，逆而不收，衝壅咽膈，淫淫如痒，習習如梗，是令嗽也。乍煖脱著，暴熱遇風，邪氣侵於皮膚，肺先受之而爲欬嗽。若初得時面赤脣紅，氣粗發熱，嗽來痰鳴，此是傷風壅痰作嗽，用清肺飲、五拗湯，及小柴胡湯、羌活散，皆可解表；次青木香湯。

有小兒汗出未乾，遽爾戲水，亦致傷風欬嗽，外證眼泡微浮，額汗痰鳴，亦宜清肺飲、瀉肺湯與之，疎風化痰，解利邪熱；小柴胡湯亦可。

若嗽日久，津液枯耗，肺經虛矣。肺爲諸臟華蓋，臥開而坐合，所以臥則氣促，坐則稍寬，乃因攻肺下痰之過，名爲虛嗽，聲連不斷，喉中痰鳴，氣息欲絶，嗽罷則吐白沫，欲乾嘔，此肺虛而氣不順也，面脣皆白而慘，嗽過，額上多汗，哽氣長出，乳食減少，致脾虛胃亦虛，宜其有吐。投茯苓厚朴湯及藿香飲；次温脾潤肺，理中湯加杏仁、北五味子，水煎服。蓋此藥補而益肺，借土氣以生金，則自愈矣。或嗽而頰紅，有紫黯色，理中湯再加乾薑爲用，亦良法也。

有脾虛亦能作嗽，當投補劑，用醒脾散、茯苓厚朴湯，令脾氣實；然後間以清肺飲煎服，疎解肺經風寒，及藿香飲助脾養胃，亦救子益母之法也。

有一證欬嗽至極時，頓嘔吐乳食，與痰俱出盡，方少定，此名風痰壅盛，肝木剋脾土，宜以白附飲投之即效。

百晬内嗽

此名乳嗽，實難調理，亦惡證也，當審虛實而施治焉。實者散之，虛者補之。其證氣粗痰盛，口瘡眼熱，發散後可利之，比金圓等藥主之，散其實也。其證嘔吐，嗽後驚悸困倦自汗者，當用補肺散、益黄散、天麻散，補其虛也。大抵治驚嗽，琥珀散主之。天麻圓乃要藥也，治未滿百晬，欬嗽不止，遠勝諸藥。

百日内嬰孩，偶欬嗽痰壅，睡中不寧，亦因産後感風而得，但不可過用發散之劑，先以解表散一二服，次投貝母湯及惺惺散治之。

脾胃内熱者，用抱龍丸，風邪外感者，用惺惺散。痰熱既去而氣粗痰盛，或流涎者，脾肺氣虛也，用異功散加桔梗。口瘡眼熱，大便堅實者，用三黄丸。大便不實者，用白朮散。若嘔吐不乳，困倦自汗，或自利腹脹者，脾胃氣虚也，用六君子加柴胡。若驚悸困倦，痰盛不乳者，心脾血虚也，四君加芎、歸、酸棗仁。或因乳母食五辛厚味，致兒爲患者，仍參喘嗽諸證。

嗽作呀呷聲

《聖惠》云：夫小兒嗽而呀呷作聲者，由胷膈痰多，嗽動於痰，上搏於咽喉之間。痰與氣相擊，隨嗽動息，呀呷有聲。其欬嗽本體雖同，至於治療，則加消痰破飲之藥，以此爲異耳。

齁　䶎

郭氏曰：小兒此疾本因暑濕所侵，未經發散，邪傳心肺，變而爲熱。有熱生風，有風生痰，痰實不化，因循日久，結爲頑塊，圓如豆粒，遂成痰母。推本其原，或啼哭未休，遽與乳食，或飼以酸鹹，氣鬱不利，致令生痰；或節令變遷，風寒暑濕侵襲；或墮水中，水入口鼻，傳之於肺，故痰母發動而風隨之，風痰潮緊，氣促而喘，乃成痼疾。宜急去風化痰，先以五苓散同寬氣飲、寬熱飲，用少薑汁和勻，沸湯調服；次進知母湯、雄黄散、如意膏、半夏丸。

驚膈嗽

小兒患驚風，驚止而嗽作，謂之驚膈嗽。茅先生下金杏丸，夾勻氣散與服。

喘

曾氏云：小兒喘疾重於欬嗽，然有虚實冷熱之分，不可概舉。實熱者，投清肺飲加五和湯，水薑葱煎；及瀉肺湯、碧玉丸爲治。經云：喘急多因氣有餘，蓋肺主氣故也。虚冷者投枳實湯，水薑煎，并如意膏、補肺散、坎離湯自效。此肺虚感風，氣不升降所致也，用定喘飲常驗，不拘冷熱皆可服。涎壅失音，二聖散主之。

雲岐云：小兒結熱上氣喘者，四順清涼飲子。

丹溪云：痰嗽痰喘，并用湧法吐之。重劑瓜蒂散；輕劑苦參、赤小豆末，須鹹虀汁調服。

小兒衛生總微論方 宋・撰人未詳

肺論

肺氣盛者，肌膚瑩白滑膩，髮細黑淺；肺氣怯則肌膚沮敗。若無皮而血凝，故《寶鑑》亦名血凝。孫真人言小兒出腹，肌肉猶是血也，漸漸堅化。肺主皮膚，肺氣不充，則血沮敗不成肌膚，故若無皮毛而血凝，面目繞鼻口悉黄，閉目撮面，口中乾燥，四肢不能伸縮，哭無聲，不吮乳，此皮毛不斂也，多是不育。《千金》治以龍膽湯方。

肺臟

肺候應白色，莫使見絶形。鼻青孔燥黑，腹脹眼眶傾。

肺主鼻，絶則肝逆乘之而色青。又肺絶則無涕，故孔黑燥也。肺主眼泡，絶則陷之。

項直喘聲急，胷凸没迴聲。

肺主氣，絶則喘急項直，以引氣也。氣絶則胷中滿凸，但有出氣而無迴氣也。

秋間逢此候，四方別托生。

欬嗽論

治嗽大法，盛則下之，久則補之，風則散之。更量大小虛實，意以施治。是以慎護小兒，須素著夾背心，雖夏月熱時，於單背心上，當背更添襯一重。蓋肺俞在背上，恐風寒傷而爲嗽，嗽久不止，亦令生驚。若百晬内兒病嗽者，十中一二得全，亦非小疾也。

又有停飲作痰者，由兒乳飲失宜，致脾胃不和，停滯其飲不散，留結成痰，隨氣上干於肺而嗽者，此爲痰嗽。若不嗽者，則肺壅不利，咽塞唾涎，脅腹膈滯。

活幼精要　明·董鳳翀

肺臟形證論

肺臟形證，在天爲燥，在地爲金，在人爲肺，在時爲秋。脾土爲母，腎水爲子，剋制肝木，主氣藏魄。聲則爲哭，液則爲涕，其味好辛，鼻爲其竅。外應皮毛，其色主白，白喜光澤，不欲灰色。形寒體冷，則傷肺經，面白則病，面赤則逆。肺經若虛，鼻涕嗌乾，喘乏欬血。肺經若實，乾嗽鼻寒。肺經若絶，汗出如雨，發喘不休。秋脈應時，輕虛以浮。若是賊脈，浮大而牢。若是危脈，毛如風吹。肺實瀉腎，肺虛補脾。

肺部所主，鼻尖準頭，孔名井竈，不宜翻露。鼻孔黑陷，如煤焦黑，肺家已絶，其候難治。鼻中赤癢，蛔長疳盛，或瀉白涕，腦寒喜困。時或流涕，傷風喜睡，鼻下生瘡，潰爛生疳。鼻中常息，積熱爲殃。

欬嗽

小兒欬嗽，乳母之過，丸散狼虎，醫士之過。凡見欬嗽，須究表裏。有熱解表，温平順氣。和順三焦，滋潤肺經。化痰退熱，避風慎冷。不可妄汗，不可妄下！鼻流清涕，面白痰薄，日輕夜重，微有邪熱，冷嗽之因。鼻熱面赤，痰稠脈數，日重夜輕，熱嗽之源。治嗽之法，先實脾土，脾土得實，肺自和平。脣縮胷陷，鼻塞不治，失聲喘急，神仙難醫。

東醫寶鑑 朝鮮·徐浚

痰涎喘嗽

痰乃風苗，火静則伏於脾，火動則壅於肺。痰火交作，則欬嗽喘急，宜瀉白散合導痰湯。脾肺，母子也，二臟俱虛，則生頑涎。頑涎者，脾肺所出也。涎則流溢在於咽喉，如水鷄之聲，喘嗽煩悶，宜抱龍丸、奪命散。馬脾風宜用馬脾風散、牛黄奪命散、保命丹。

方

竹瀝湯《千金方》，下同 治小兒出胎二百許日，頭身患小小瘡，治擭小瘥復發，五月中忽小小欬嗽，微温和治之，因變癇，一日二十過發，四肢縮動，背脊躷䠷，眼反，須臾氣絶，良久復蘇。已與常治癇湯，得快吐下，經日不間。爾後單與竹瀝汁，稍進，一日一夕中合進一升許，發時小踈。明日與此竹瀝湯吐下，發便大折，其間猶稍稍與竹瀝汁。

竹瀝五合 黄芩三十銖 木防己 羚羊角 白朮各六銖，一作白鮮 大黄二兩 茵芋三銖 麻黄 白薇 桑寄生 萆薢 甘草各半兩

右十二味㕮咀，以水二升半，煮取藥減半，内竹瀝，煎取一升，分服二合。相去一食久，進一服。一方無萆薢。

紫菀湯　治小兒中冷及傷寒暴嗽，或上氣，咽喉鳴，氣逆，或鼻塞清水出。

紫菀　杏仁　黄芩　當歸　甘草　橘皮　青木香　麻黄　桂心各六銖　大黄一兩

右十味㕮咀，以水三升，煮取九合，去滓。六十日至百日兒，一服二合半；一百日至二百日兒，一服三合。

五味子湯　治小兒風冷入肺，上氣氣逆，面青喘迫，欬嗽晝夜不息，吐則食不下。

五味子　當歸各半兩　麻黄　乾薑　桂心　人參　紫菀　甘草各六兩　白朮　款冬花　細辛各二銖　大黄一兩半

右十二味㕮咀，以水二升半，煮取九合，去滓。兒六十日至百日，一服二合半；一百日至二百日，一服三合。其大黄别浸一宿下。一方，無款冬花、大黄，有大棗三枚。

地黄門冬湯　治小兒寒熱欬逆，膈中有癖，乳吐不欲食。

乾地黄四兩　麥門冬　五味子　蜜各半兩　大黄　硝石各二兩

右六味㕮咀，以水三升，煮取一升，去滓，内硝石、蜜，煮令沸，服二合，日三。胷中當有宿乳汁一升許出。大者服五合。

射干湯　治小兒欬逆，喘息如水鷄聲。

射干　麻黄　紫菀　甘草　生薑各一兩　半夏五枚　桂心五大寸　大棗二十枚

右八味㕮咀，以水七升，煮取一升五合，去滓，内蜜五合，煎一沸，分温服二合，日三。《嬰童百問》加細辛、阿膠。

半夏湯

半夏四兩　紫菀　桂心　生薑　細辛　阿膠　甘草各二兩　款冬花二合　蜜一合

右九味㕮咀，以水一斗，煮半夏，取六升，去滓，内諸藥，煮取二升五合。五歲兒服一升，二歲服六合。量大小多少加減服之，立效。

杏仁圓　治小兒欬逆上氣。

杏仁三升，熟搗如膏

右，蜜一升爲三分，以一分内杏仁搗令强，更内一分搗之如膏，又内一分搗熟止，先食已含嚥之，多少自在，日三。每服不得過半方寸匕，則利。

半夏圓

半夏二斤，去皮，河水洗六七度　白礬一斤，爲末　丁香　甘草　草荳蔻　升麻　縮砂各四兩

右七味，以好酒一斗，與半夏拌和勻，同浸，春冬三七日，夏秋七日，密封口，日足取出，用冷水急洗，風吹乾。每服一粒，嚼破，用薑湯下，或乾吃。候六十日乾，方得服。

八味生薑煎　治少小嗽。

生薑七兩　乾薑四兩　桂心二兩　甘草　款冬花　紫菀各三兩　杏仁　蜜各一升

右合諸藥爲末，微火上煎，取如飴餔，量其大小多少，與兒含嚥之。百日小兒如棗核許，日四五服，甚有驗。

四物圓　治小兒嗽，晝瘥夜甚，初不得息，不能復啼。

款冬花　紫菀各一兩五錢　伏龍肝六銖　桂心半兩

右爲末，蜜和如泥，取如棗核大，敷乳頭，令兒飲之，日三。敷之漸漸，令兒飲之。

菖蒲圓　治小兒暴冷嗽，及積風冷嗽，兼氣逆鳴。

石菖蒲　烏頭　杏仁　白礬石　北細辛　猪牙皂各六銖　款冬花　乾生薑　桂心　紫菀各十八銖　蜀椒五銖　吴茱萸六合

右十二味爲末，蜜丸如梧子。三歲兒飲服五丸，加至十丸，日三。兒小，以意減之；兒大，以意加之。暴嗽，數服便瘥。

桂枝湯　治少小十日以上至五十日，卒得謦欬，吐乳嘔逆，暴嗽，晝夜不得息。

桂枝半兩　甘草二兩五錢　紫菀十八銖　麥門冬一兩十八銖

右四味㕮咀，以水二升，煮取半升，以綿著湯中，捉綿滴兒口中，晝夜四五過與之，節乳哺。

麻黄湯　治少小卒肩息，上氣不得安，此惡風入肺。

麻黄四兩　甘草一兩　桂心五寸　半夏　生薑各二兩　五味子半升

右六味㕮咀，以水五升，煮取二升，百日兒服一合，大小節度，服之便愈。

瀉白散《錢氏直訣》，下同　治肺經實熱，欬嗽痰喘。

桑根白皮炒，瀉肺氣之有餘，有餘者，邪有餘也　地骨皮各一兩　炙甘草五錢

右爲末，每服一二錢，入粳米百粒，水煎。薛己曰：按《活人方》云：喘者，肺氣有餘也。氣盛當認作氣衰，有餘當認作不足。肺氣盛者，乃肺中之火盛也。有餘者，肺中之邪有餘也。故用前藥以瀉之。若土虛不能生肺，用補中益氣湯；火來剋金，用人參平肺散；腎水奪母之氣，或陰火上炎，用地黄丸。若肺虛肝木乘侮，先用阿膠散，後用瀉青丸。若因乳母肺經受證，致兒爲患，母服前散。若因乳母感冒風寒，肺經鬱熱，致兒爲患，用十味參蘇飲。若因乳母膏粱醇酒積熱，致兒爲患，用加味清胃散。

瀉黄散　治脾胃氣熱，大腸不利，致令肺病。

藿香　甘草各七錢五分　山梔仁炒，一兩　石膏五錢　防風二兩

右，蜜酒微炒爲末，水煎服。

地黄丸　治心火炎爍肺經，致令肺病。

熟地黄八錢，杵膏　山茱萸肉　乾山藥各四錢　澤瀉　牡丹皮　白茯苓各三錢

右爲末，用地黄膏量加米糊，丸桐子大，空心白湯化下。其地黄用生者，自製杵膏。

阿膠散　治肺虛肺瘖，欬嗽痰吐稠粘，口乾作渴。《幼科全書》云：此補肺之藥。

明阿膠一兩，麩炒能補氣不足　炙甘草一錢　馬兜鈴五錢，主肺熱欬嗽，清肺補肺　糯米一兩　杏仁七個，去皮尖，下喘治氣　鼠黏

子二錢五分

右爲末，每服二錢。薛己曰：按前證，若因脾胃弱而肺氣虚者，宜用補中益氣湯；若肺金自虚者，宜用四君子湯。

百部丸 治肺寒壅嗽微喘。

杏仁去皮尖，四十個，微炒水煮三五沸 百部炒 麻黄去節，各三錢

右研如泥，用煉蜜丸皂子大，每服一二丸，薑湯化下。一方加松子仁五十個，蜜丸，更加胡桃含化大妙。一方加甘草二錢。

麻黄湯 治傷風發熱無汗，欬嗽喘急。

麻黄去節，三錢，水煮去沫，漉出晒乾 肉桂二錢 炙甘草一錢 杏仁七個，去皮尖，麩炒黄研膏 每服一錢，水煎服，以汗出爲度。自汗者不宜服。薛己曰：按前方，乃發表出汗之劑，審其寒邪在表，宜用。若邪既去，宜補脾肺以實其表，庶風邪不能再入。往往表散之後，熱嗽不退，復行發表，多變壞證。

葶藶丸 治傷風欬嗽，面赤身熱，痰盛喘促。

甜葶藶隔紙略炒 黑牽牛炒 杏仁炒黄研膏 漢防己各一兩

右爲末，入杏膏蒸棗肉搗丸麻子大，每服十丸，薑湯下。薛己曰：按前方行氣導濕之峻劑。若脾肺虚熱而致諸證者，當調補中氣爲主。若果係前證，宜用惺惺散、參蘇飲、清肺丸、茯苓半夏湯選用之。

惺惺散 治傷寒時氣，風熱痰壅欬嗽。

桔梗 細辛 人參 炙草 白茯苓 白朮炒 瓜蔞根各等分

右爲末，每服二錢，入薄荷五葉水煎。

參蘇飲 治感冒風寒，或腹脹少食，泄瀉嘔吐，或手足幷冷，喘促痰涎。

人參 紫蘇 陳皮 前胡 半夏 茯苓 枳殼麩炒 桔梗炒 乾葛 甘草炒，各五分 木香三分

右爲末，每服一二錢，薑棗水煎服。

茯苓半夏湯　治胃氣虚弱，痰涎惡心，或飲食不化，嘔吐發搐，或睡卧不寧，口流痰涎；或乳母脾胃虚弱，飲食不節，以致兒患前證，亦宜用此藥主之。

白朮土炒　茯苓　半夏　神麯炒，各一錢　大麥炒，五錢　陳皮　天麻各三錢

右，每服一二錢，水煎。

甘桔散　治欬吐熱涎，咽喉不利，小兒肺熱，手掐眉目鼻面。

甘草炒，二兩　桔梗一兩，米泔浸焙

右爲末，每服二錢，入炮阿膠半片，水煎服。薛己曰：按前證若風熱藴於肺而欬膿血，用桔梗湯；若心剋於肺而吐痰涎，用人參平肺散。

桔梗湯　治欬嗽吐膿，痰中有血，已成肺癰證。

桔梗炒　貝母　當歸酒浸　薏苡仁　瓜蔞仁　枳殼麩炒　桑白皮炒　百合蒸，各一錢五分　五味子炒　甜葶藶炒　地骨皮　知母炒　甘草節　防已　黄芪炒　杏仁各五分

右，每服一二錢，水煎。

人參平肺散　治心火剋肺，欬嗽喘嘔，痰涎壅盛，胷膈痞滿。

人參　广橘紅　炙甘草　地骨皮各五分　茯苓　知母炒，各七分　五味子炒　青皮　天門冬各四分　桑白皮炒，一錢

右，每服一二錢，水煎。

涼膈丸《聖惠方》　治小兒熱嗽。

甘草二兩，猪膽浸五宿，炙研末

右，蜜丸菉豆大，食後，薄荷湯下十丸。

奪命散《儒門事親》　治小兒胷膈喘滿。

黑牽牛　白牽牛皆當各半，生熟用之　檳榔　大黃各等分

右爲細末，蜜水調服之。

麻黄定喘湯東垣　治小兒寒鬱而喘，喉鳴，腹内鳴，堅滿，鼻流清涕，脈沉急而數。

麻黄　草豆蔻各一錢　益智仁一分半　厚朴　吴茱萸各二分　甘草　柴胡　生黄芩各一分　歸尾　蘇木　升麻　神麴各半分　紅花少許　全蠍一枚

右，分二服，水一大盞，煎七分，稍熱服，食遠。忌風寒，微汗效。

五聖丹《幼科全書》，下同

南星煨　陳皮鹽水炒，各一兩　半夏泡，二兩　杏仁另研，四十九粒　甘草五錢　先以南星、半夏二味另研，同薑汁，皂角汁拌勻，合作麯，取出，再用甘草、陳皮研爲細末，别取竹瀝一碗，將前末捏成餅子焙乾，又浸又焙，瀝盡爲度，再研入杏泥蒸蜜和丸，臨臥噙一丸，薄荷湯嚥下。

蘇沈九寶湯　此發散之輕藥也。

桑白皮去赤　甘草　大腹皮　官桂　薄荷葉　蘇葉　麻黄不去根節　陳皮　杏仁不去皮尖

右加烏梅、薑一片，煎服微汗。

五虎湯　此發散之重藥也。

麻黄七分　杏仁一錢　甘草四分　細茶八分　白石膏錢半

右，水煎服取汗，禁風。

茅根湯

陳皮去白　半夏製　茯苓　甘草　天冬　片芩　梔仁　貝母　知母　石膏　生大黄　桔梗　杏仁泥　瓜蔞霜

右，水一盞，以茅根搗取自然汁和之，煎服。

甘桔湯

桔梗 甘草 杏仁泥

右，水煎服，同竹瀝半鍾和之，細細嚥下。

久嗽方《醫貫》 治小兒食積嗽。

陳皮 枳殼各四分 半夏麯 甘草 桔梗 黄連薑炒，各三分 茯苓 地骨皮 麥冬 山楂肉各八分 黄芩 蔞實各六分 知母 桑皮 葛粉各五分 水薑煎服。

天麻散《嬰童百問》，下同 治嬰兒百晬内欬嗽有痰，氣壅面紅。

南星春秋浸五日，冬七夏三，半兩 天麻三錢 朱砂一錢 麝香一字

右爲末，每服一字，用杏仁湯調下，人參湯亦可。

琥珀散 治小兒急慢驚風，涎潮昏冒，目瞪搐搦，驚弔肚疼，及和順痘瘡小可，驚哭，眠臥不安。

辰砂一錢半 琥珀 牛黄 殭蠶炒去絲嘴 全蠍去毒 白附子 乳香另研 蟬蜕去土 代赭石煅酢淬七次 牛膽南星各一錢 麝香 冰片各一字

右爲細末，每服一錢，薄荷湯下。《證治準繩》有天麻。慢驚加附子。

天麻丸 治小兒未滿百晬，欬嗽不止，名曰乳嗽。

川芎一兩半 生甘草二兩 硼砂半兩 天麻 蟬蜕 殭蠶 人參 辰砂 天竺黄 雄黄 白附子 坯各一兩 金箔五片

右爲末，煉蜜丸如芡實大，金箔爲衣，每服一丸，薄荷湯下。《證治準繩》加牛膽南星。

葛根芩連湯 治太陽病反下之，利遂不止，脈促者喘而汗出。

葛根二兩 黄芩 黄連各七錢半 生甘草半兩

右㕮咀，每服三錢，水一盞，煎七分，去滓加減服。喘甚加葶藶子。

梅花飲子 治嬰孩驚熱、潮熱、虚熱、積熱、五臟蘊熱、上焦壅熱、手足心熱，喉中多痰，面色或紅或白，

變蒸嗞呀，鼻流清涕，氣急，肝肺壅熱，目赤欬嗽；或被人物所驚，夜啼睡臥不安，心中驚怖，情緒不快；或傷寒漸安，尚有餘熱未除，亦宜進此三兩服。常服鎮心壓驚，化痰退熱安神，可除未來之患。

硼砂　馬牙硝　芒硝俱另研　甘草炙，各半兩　人參一兩　辰砂二錢半　片腦　麝香各一字

右八味爲末，以磁器收之，遇有此證，服一匙，麥門冬湯調下。氣喘欬嗽，桑白皮湯調下；常服薄荷湯下。

吴子玉方　治證同前。

白色信石一字，并下豆粉研泡過用　生南星　枯矾各一錢　鵝管石　硼砂各半錢　菉豆粉　雄黄各一錢半

右爲末，糊丸如蘿卜子大，臨臥用冷茶清吞下五丸。

半夏丸　治肺氣不調，欬嗽喘滿，痰涎壅塞，心下堅滿，短氣煩悶，風壅痰實，頭目昏眩，咽膈不利，嘔吐惡心，神思昏憒，心忪面熱，涕唾稠粘，并皆治之。

枯矾二兩五錢　半夏三兩，湯洗去滑，薑汁浸一宿

右爲細末，生薑自然汁爲丸梧桐子大，每服十丸或二十丸，食後臥時生薑湯下。小兒丸如麻子大。

保壽散

白茯苓　人參　川雄　牙硝　甘草炙，各一兩　片腦四字　麝香一字　牛黄少許，無亦得

右八味細研，入錫合内收之，湯使如金粉散。

小歸命散　治小兒變蒸，傷寒潮熱，驚熱嗞呀，鼻流清涕，欬嗽，渾身温壯，咽喉有涎，兼前項傷寒等證；及退驚熱，墜涎安神，百病不生。

白茯苓　人參　白朮各半兩　甘草三錢　辰砂二錢　片腦　麝香各少許

右七味爲末，每服半錢，薄荷湯調下。

解肌散　治嬰孩傷寒傷風，面部紅赤嗞呀，渾身壯熱，有前項等形證，兼服人參散，後得熱退，可觀患勢輕重，若患稍輕，脈候不洪數，面不大赤，不加煩躁，然須呻吟讝語，此爲輕可之候，但只進此。

人參　鈎藤　桔梗　甘草　川芎各三錢　葶藶一錢，炒　白茯苓二錢　杏仁四十九個　石膏煅　麻黄去節，各四兩

右剉散，每服二錢，棗一枚，水一盞，煎半盞服。如初中傷寒，先下此藥，是須要仔細辨認形證，若是麻痘瘡疹，便不得下此藥。蓋麻痘之證，則面青白耳珠，脚膝尻骨俱冷如冰，身體温壯，亦狂躁讝語，夢中驚笑，乃是此候也。若小兒傷寒等服此解肌散，漸得熱退，次第可服大歸命散、保壽散、輕粉白朮散等調理。

白玉丸　利膈下痰涎，去心胷噎塞不止，并欬嗽多痰。

南星　半夏　殭蠶　白礬生熟，各二錢半

右爲末，杏仁七個去皮尖，巴豆一粒同研勻，再用去皮生薑汁爲丸如粟米大，每服一二十丸，薑湯送下，不拘時。

古今圖書集成醫部全録卷四百二十三

小兒嗽喘門

方

六君子湯《薛氏醫案》，下同　治脾胃氣虚，不能相生，致令肺病。

人參　白朮　茯苓　甘草　陳皮　半夏各等分

右，每服二錢，薑棗水煎。

大青膏　治肺盛復有風冷，胷滿短氣，氣急喘嗽上氣。

天麻　青黛各一錢　白附煨　烏蛇肉酒浸焙　蠍尾各五分　天竺黄　麝香各一字

右爲末，蜜丸豆大，每用半粒，薄荷湯化下。

黄芩清肺散　治肺熱而小便不通。

黄芩一錢　梔子一個，打破

右，水煎服。不利，加鹽豉二十粒。

導赤散　治小兒肺經邪熱。

生地黄　木通　甘草各等分

右爲末，每服一錢，入淡竹葉，水煎。

益黄散《證治準繩》，下同　治肺經虚怯，喘而少氣，面赤飲水，身熱，痰涎盛，涕唾稠粘，咽喉不利，喘嗽面腫吐食。

陳皮一兩　青皮　訶子肉　炙甘草各五錢　丁香二錢

右爲末，每服二錢，水煎。

羌活散　治肝乘肺微邪，惡風眩冒昏憒。

防風　川芎　人參　白附炮　赤茯苓各半兩　天麻一兩　白殭蠶湯浸炒黄　乾蠍炒去毒　白花蛇肉酒焙，各一分　川附子炮去皮臍　麻黄去節，各三錢　肉豆蔻　沉香　母丁香　藿香　木香　輕粉　真珠末　牛黄各一錢半　麝香　辰砂　雄黄各一錢，已上六味各另研　羌活半兩，龍腦半字另研

右爲細末，煉蜜作劑，旋丸如菉豆大，每服三丸，食前服，或薄荷湯或麥門冬湯化下。實熱急驚，勿服，性温故也。

人參白朮散　治脾乘肺虚邪，體重吐痰，泄瀉，嗽。

人參　白朮土炒　藿香葉　木香　甘草　白茯苓各一錢　乾葛二錢

右剉細，加生薑一片，水一盞，煎七分，去滓温服，無時。

四君子湯《秘録》　治小兒肺氣虚弱。

人參　白朮　茯苓　甘草各等分

右，每服二錢，水煎。

大承氣湯《薛氏醫案》　治小兒中焦實痞。

大黄　芒硝各五錢　厚朴一兩，薑製　枳實麩炒

右，水煎服。

異功散《錢氏直訣》　治脾不能生肺，氣逆嗽而腹滿，面腫不食。

人參　白朮　茯苓　甘草炒　陳皮各等分

右爲末，每服三錢，薑棗水煎。

百合湯《衛生總微》　治肺經風寒，痰壅不利。

百合　紫菀洗焙　白朮　人參各一兩　白茯苓　青皮　甘草　麥門冬各半兩

右爲末，每服一錢，水八分，淡竹葉三片，薄荷二葉，煎至五分，去滓温服，不拘時候。

蟬殼湯張渙方　治肺氣不利病。

蟬殼　北五味子　人參各一兩　陳橘皮　甘草各半兩

右件搗羅爲細末，每服半錢，煎生薑湯調下。

桔梗湯《證治準繩》　治小兒欬嗽呀呷，胷膈不利，并内有熱證，面赤飲水。

桔梗　半夏泡　紫蘇葉　石膏　炙草各半兩　皂莢燒灰存性，一分

右件搗羅爲細末，每服一錢，水一盞，入生薑三片，煎五分，放温，時時與兒服。

褊銀丸《薛氏醫案》　治欬嗽，身熱唾粘，及乳食不消，腹脹喘粗。

巴豆去油膜皮心，細研霜，半兩　水銀五錢　鉛二錢半，同水銀炒結砂　墨火燒醋淬研，八錢　麝香另研，五分

右將巴豆末并墨再研勻，和入砂子、麝香，陳米粥和丸如菉豆大，一歲兒一丸，二三歲二三丸，五歲以上五六丸，煎薄荷湯放冷送下，不得化破。更量虛實加減。

清肺飲《證治準繩》，下同　治肺受風邪客熱，嗽聲不斷，氣促喘悶，痰壅鼻塞，流涕失音。

柴胡洗淨，二兩　人參半兩　杏仁湯泡去皮尖　桔梗剉炒　赤芍藥　荆芥　枳殼麩炒微黄　桑白皮炒　北五味　麻黄去節湯泡濾過焙　半夏湯煮透濾過剉焙乾，各一兩　旋覆花五錢　甘草一兩半

右剉，每服二錢，水一盞，薑二片，葱一根，煎七分，無時温服。或入薄荷同煎。

清肺散　治小兒嗽咯膿血。

麻黄一錢五分　麥門冬　桔梗各二錢　知母　荆芥　天花粉各一錢　訶子　菖蒲各八分

右剉，分爲二服，入竹瀝薑汁，水煎服。

解肌丸《王氏手集方》　治外搏風邪，内挾痰飲，寒熱往來，煩渴頰赤，心忪減食，熱在上焦，欬嗽有血。

防風　地骨皮各一分

右件，燒沙糖爲丸，每服一丸，食後，煎紫蘇湯下。

團參丸　治嗽血。

阿膠　皂子黄　人參各半兩

右，除膠爲細末，湯少許烊膠，和鷄豆大，白湯化下。

鷄清散朱氏方　治欬嗽出血下涎。

鬱金半兩，用皂莢水一盞，或酸菜汁煮乾爲度　生滑石半兩　雄黄半兩，醋煮半乾用

右爲細末，每服一字，常服薄荷湯調下；止嗽，螺粉水下；嗽血，鷄子清調下。

加味惺惺散《證治準繩》，下同　主傷風傷寒，痰嗽欬逆，理虚和氣，寧心清肌，止啼去煩，利咽，解失音。

人參半兩　桔梗剉炒　白茯苓　白朮炒　天花粉各一兩　細辛二錢　防風　川芎　南星生用，各二錢半　甘草半生半炙，七錢

右件㕮咀，每服二錢，水一盞，薑二片，薄荷三叶，慢火煎七分，無時温服。

百祥丸　治小兒嗽吐青緑水。

紅芽大戟不以多少，陰乾，漿水煮軟，去骨，日中曝乾，復納汁煮，汁盡焙乾爲末

右，水丸如黍米大，每服一二十丸研，芝麻湯下，吐利同，無時。

白餅子　治小兒嗽吐痰涎乳食。

滑石　輕粉　半夏湯洗，焙　南星各一錢，爲末　巴豆二十四粒，去皮膜，水一升煮，水盡爲度

右，研勻巴豆後，入衆藥，以糯米飯爲丸小菉豆大，揑作餅子，兒四歳已上三五餅，三歳以下一二餅，葱白湯下，臨臥服。

小柴胡湯《薛氏醫案》，下同　治肝火侮肺，嗽時兩脅痛甚，或氣粗發熱，喘嗽痰鳴。

人參二錢　甘草微炙，二錢　麥門冬去心，二錢　龍膽草酒炒黑　防風各一錢　柴胡五分

右，每服一錢，水煎。

黃芩半夏生薑湯　治膽腑欬，嘔苦水若膽汁。

黃芩　生薑各一錢　甘草炙　芍藥各六分　大棗二個　半夏一錢五分

右，水煎服。

芍藥甘草湯　治小腸腑欬，欬而矢氣。

芍藥　甘草炙，各一錢

右，水煎服。

烏梅丸　治胃腑欬，欬而嘔，嘔甚則長蟲出。

烏梅三十個　細辛　附子製　桂枝　人參　黃蘗各六錢　乾薑　黃連各一兩　當歸　蜀椒各四兩

右爲末，用酒浸烏梅一宿，去核蒸之，與米飯搗和，丸如桐子大，每服十丸，白湯下。

升麻湯　治脾臟欬，欬而右脅下痛，痛引肩背，甚則不可以動，動則欬涎。

甘草　白芍藥　升麻　乾葛各等分

右爲末，每服一錢，水煎服。

赤石脂禹餘糧湯　治大腸欬，欬而遺屎。

赤石脂　禹餘糧各二兩，并打碎

右，每服二錢，水煎。

麻黃附子細辛湯　治腎臟欬，欬則腰背相引而痛，甚則欬涎。又治寒邪犯齒，致腦齒痛，宜急用之，緩則不救。

麻黃　細辛各二錢　附子一錢

右，每服一錢，水煎服。

茯苓甘草湯　治膀胱欬，欬而遺溺。

茯苓二錢　桂枝二錢半　生薑五大片

右，每服二錢，水煎。

瀉青丸《證治準繩》，下同　治面赤飲水，身熱痰涎盛，涕唾稠粘，咽喉不利，喘嗽，面腫吐食。

當歸　川芎　龍膽草各一錢　大黃五分　羌活　山梔仁各等分

右爲末，煉蜜丸芡實大，每服一丸，沙糖湯下。一方，加甘草、芍藥。

白朮散　治小兒欬嗽，内亡津液。

白朮一兩，微炒　當歸　地榆微炒　木香　赤芍藥　炙甘草各半兩

右件藥搗，粗羅爲散，每服一錢，以水一小盞，煎至五分，去滓，不計時候，量兒大小分減。

五拗湯　治小兒面赤脣紅，氣粗發熱，嗽來痰鳴。

麻黃不去根節　杏仁不去皮尖　荊芥不去梗　桔梗蜜水拌炒，各五錢　甘草二錢半

右，每服二錢，水一盞，煎七分，無時温服。

羌活散　治同上。

人參去蘆　羌活　赤茯苓去皮　柴胡去蘆　前胡去蘆　川芎　獨活　桔梗剉炒　枳殼　蒼朮各如前製　甘草各一兩

右剉，每服二錢，水一盞，薑二片，薄荷三叶，煎七分，無時温服。發散風邪，入葱白同煎。

青木香湯　治同上。

青木香　枳殼浸去穰麩炒，各半兩　甘草二錢半

右，每服二錢，水一盞，煎七分，不拘時温服。

茯苓厚朴湯　治小兒面脣慘白，嗽過，額上多汗，哽氣長出氣，乳食減少作吐。

白茯苓　半夏湯煮，剉焙，各七錢半　炙草三錢　厚朴五錢，去粗皮，剉碎，每斤用生薑一斤切薄片杵爛拌匀，浸一宿，慢火炒乾用

右件㕮咀，每服二錢，水一盞半，薑三片，煎七分，無時服。或加棗一枚，去核同煎。

藿香飲 治同上。

人參 半夏如前製 赤茯苓 炙甘草各一兩 蒼朮米泔水浸一宿濾，剉片炒至微黃色，二兩 陳皮 藿香各七錢半 厚朴製，一兩半

右件㕮咀，每服二錢，水一盞，薑二片，棗一枚，煎七分，空心溫服。或入燒鹽同煎。

理中湯 治同上。

人參 白朮各一兩 乾薑炮 炙甘草各二錢半

右件剉焙爲末，每服半錢或一錢，用溫白湯空心調服。或加杏仁、北五味子同煎。

醒脾散 治脾虛作嗽。

白朮陳壁土炒 人參 甘草 橘紅 白茯苓 全蠍各半兩 半夏 木香，各一分 白附四個 南星兩枚，以上二味各炮 陳倉米二百粒

右爲末，每服一錢，水半盞，薑二片，棗半個，煎二分，漸漸服之。一方，無白朮、半夏，加蓮肉一錢亦可。

白附飲 治小兒風痰壅甚，肝木剋制脾土，欬嗽過甚，頓作嘔吐，乳食與痰俱出，方得少定。

白附子 生南星 生半夏 生川烏去皮臍 明天麻 陳皮 南木香 全蠍去尾尖毒 殭蠶去絲 丁香各二錢

右件剉，每服二錢，水一盞半，薑三片，慢火煎七分，作五次空心溫服。

三拗湯 治感冒風邪，鼻塞聲重，語音不出，或傷風冷，頭疼目眩，四肢拘緊，欬嗽多痰，胷滿氣短。

麻黃不去節 杏仁不去皮尖 甘草生用

右各等分剉散，每服三錢，水一盞，生薑三片，煎至六分，去滓溫服，取汗爲度。一方，加荊芥、桔梗。嗽甚，加五味子，細辛各減半。又方，麻黃去節，杏仁去皮尖，甘草炙，名三和湯，治欬嗽尤妙。加減在乎活法。有熱加前胡，傷風加荊芥，有痰加半夏。

加減三拗湯

麻黄去根節，三錢，水煮去沫，焙乾　桂枝二錢　杏仁七個，去皮尖炒黄，另研如膏　炙甘草一錢

右爲粗末，入杏膏拌勻，每服一錢，水六分，煎至四分，去滓温服，無時，以汗出爲度，量大小加減。若自汗者，不宜服之。

金沸草散　治傷風化痰，頭目昏痛，頸項强急，往來寒熱，肢體煩疼，胷膈滿，痰涎不利，欬嗽喘滿，涕唾稠粘；及治時行寒疫，壯熱惡風。

荆芥四兩　前胡　麻黄去節　旋覆花各三兩　炙甘草　半夏湯洗七次薑汁浸　赤芍各一兩

右剉散，每服二錢，水一盞，生薑三片，棗一枚，同煎六分，去滓，不拘時。有寒邪則汗出。嗽甚，加杏仁、五味子。

麥煎散《薛氏醫案》，下同　治小兒夾驚傷寒，吐逆壯熱，表裏不解，氣粗喘急，面赤自汗，或狂語驚叫，或不語無汗；及癮疹遍身赤癢，往來潮熱，時行麻痘疹子，餘毒未盡，渾身浮腫，痰涎欬嗽；或變慢驚風，手足搐搦，眼目上視，及傷風頭疼，并治之。

滑石　地骨皮　赤芍　石膏　白茯苓　杏仁　葶藶子炒　人參各半兩　麻黄去節，一兩半

右爲末，每服一錢，麥子煎湯調下，如初生牙兒，感冒風冷，鼻寒身熱，噴嚔多啼，每一字，用麥子煎湯調下。一方，去地骨皮、滑石，加羌活、川芎，薄荷煎湯調下。

小青龍湯　治傷寒表不解，惡寒體熱，水停心下，乾嘔發熱而嗽，或渴或利，小便不利，或噎，小腹滿喘。

麻黄　赤芍　半夏炮　細辛　乾薑炮　肉桂　甘草各七錢半　五味子半兩

右剉散，每服三錢，水一盞，煎七分，去滓加減服。微和者，去麻黄，加蕘花如彈子大，炒令赤色。若噎者，去麻黄，加附子半錢炮。若小便不利者，加茯苓一兩。若喘者，加杏仁去皮尖。若渴者，去半夏加瓜蔞根。

人參荆芥散潔古方　治身熱痰嗽，胷膈不利，宜下痰去熱。

人參半兩　荆芥穗一兩　大黄二錢

右爲細末，水煎，調檳榔、木香細末五分，輕粉一字，乳後服。如身熱潮熱，宜服清涼飲子，去大黃；三服之後，一二日，却入大黃服之，令疎利則愈，不可便動臟腑。

解表散《證治準繩》，下同　主傷風感冷，欬嗽痰喘，嘔吐瀉利，驚悸有熱，證在表裏，幷宜可投。

麻黃製　杏仁湯泡去皮尖　赤茯苓各一兩　川芎　防風　枳殼去穰，麩炒微黃，各一兩半　甘草半生半炙，七錢五分

右剉，每二錢，水一盞，薑二片，葱白一莖，煎七分，温服無時。有熱，入薄荷同煎。

和解湯　治小兒感冒寒邪，壯熱煩躁，鼻塞多涕，驚悸自汗，肢體疼痛，及瘡疹已發未發，皆可服。

羌活　防風　人參　川芎各一兩　乾葛　升麻　甘草　芍藥各半兩

右剉散，每服三錢，薑棗煎服。一方加荆芥。無汗加麻黃。欬嗽者，加杏仁、五味子、桔梗。

天門冬散《聖惠方》，下同　治小兒心胷煩悶，體熱欬嗽。

天門冬去心焙　桑根白皮剉　赤茯苓　柴胡　百合　紫菀洗去苗土　藍葉　炙甘草各半兩

右件搗羅爲散，每服一錢，以水一小盞，入生薑少許，煎至五分，去滓，量兒大小，以意分減温服。

百部散　治小兒欬嗽煩熱，令乳母服。

百部　貝母煨微黃　紫菀洗　葛根各一兩　石膏二兩

右件搗羅爲散，每服三錢，以水一小盞，入竹葉二七片，煎至六分，去滓，每於食後服，令兒飲乳甚佳。

黃芩散《證治準繩》，下同　治小兒嗽。

黃芩不拘多少，用童子小便浸三日，取出剉碎焙乾

右爲細末，每服一字或半錢，白湯少許調下，乳食後服。

柴胡石膏湯　治時行瘟疫，壯熱惡風，頭疼體疼，鼻塞，心胷煩滿，寒熱往來，欬嗽涕唾稠粘。

桑根白皮　黃芩各三錢半　升麻二錢半　石膏　前胡　赤芍　乾葛　柴胡各五錢　荆芥穗三錢

右爲末，每服一二錢，薑二片，淡豉十粒，水煎。

養肺湯

紫菀洗去土焙乾　半夏湯洗七遍　款冬花　真阿膠炙，各一兩　人參　桂心各半兩

右件搗羅爲細末，每服一錢，水一小盞，入生薑二片，糯米五粒，煎至五分，去滓，放温時時服。

菖蒲煎《證治準繩》，下同　治肺中風邪，喘鳴肩息。

石菖蒲一寸九節者　款冬花　紫菀洗焙干　人參　桂心各一兩

右件搗羅爲細末，煉蜜，同石臼中搗一二百下，和如皂子大，每服一粒，煎糯米飲化下。

木香半夏丹　治胃寒欬嗽。

木香　半夏湯洗七次，焙乾　肉荳蔻各一兩　藿香葉　丁香　白朮各半兩

右件搗羅爲細末，取生薑自然汁和如黍米大，每服十粒，煎人參湯下，量兒大小加減。

順肺湯　治心肺不利，欬嗽。

紫蘇葉　半夏湯洗七遍，焙，各一兩　五味子　款冬花　陳橘皮湯浸　桂心　木香各半兩

右件搗羅爲細末，每服一錢，水八分，入生薑人參各少許，煎四分，去滓温服。

陳橘皮散《聖惠方》　治小兒欬嗽，胷中滿悶，不欲乳食。

陳橘皮湯浸去白焙乾　桔梗去蘆　鷄蘇　杏仁湯浸去皮尖，麩炒微黄　人參去蘆，各一兩　貝母煨微黄，半兩

右件搗羅爲粗散，每服一錢，以水一小盞，入燈心十莖，煎至五分，去滓温服，日三四服，量兒大小，以意加減。

麥門冬煎《證治準繩》，下同　治小兒欬嗽壯熱，胷膈壅滯。

麥門冬一兩　生薑半兩取汁　酥　蜜各二合　杏仁湯浸去皮尖雙仁，一兩

右件藥，先以水一大盞，煎麥門冬及杏仁至四分，入砂盆内研，絞取汁，却入銀器中，次内生薑汁，慢火熬成，收於瓷器中，每服以清粥飲調下半茶匙，日三服，夜一服，量兒大小以意加減。

茅先生奶豆膏

瓜蔞穰　蜜各半盞　人參　鈆白霜各半兩　陳槐花一分　瓜蔞子百二十粒

右將瓜蔞穰及蜜煉成膏，入諸藥末，同爲膏，每服一大黄豆大，用杏仁煎湯調服。

注脣膏　治小兒諸般欬嗽。

鬱金三大個，剉，用薑汁浸一宿　直白殭蠶七條　鈆白霜半錢，研　腦子一字

右件爲細末，煉蜜爲膏，用菉豆大，注孩兒脣上，二三歲桐子大，十歲已上皂子大，薄荷生薑湯化下。

生犀散　治欬嗽，解時氣，痰逆喘滿，心忪忡驚悸風熱。

杏仁去皮尖炒　桔梗各二錢　茯苓　甘草　人參　半夏各一錢　五味子　前胡各一錢半

右剉散，生薑薄荷煎服。有熱加羌活，或加麻黄、細辛。

保肺湯　治肺胃受風熱痰盛，欬嗽喘吐不止，及治久嗽不愈。

乾山藥　白茯苓　紫蘇葉　黄芩　防風　杏仁麩炒　五味子　桔梗　百部各六分　藿香　百合各五分　白殭蠶二錢，去絲嘴炒

右水煎，食後服。

天麻防風丸　治驚風欬嗽，身體壯熱，多睡驚悸，手足抽掣，精神昏憒，痰涎不利，及風邪温熱。

天麻　防風　人參　辰砂　雄黄　麝香　甘草炙各一錢五分　全蠍炒　殭蠶炒，各半兩　牛黄少許

右爲末，煉蜜丸桐子大，每服二三丸，薄荷湯下。一方有牛膽南星，無麝香。

紫蘇子散　治小兒欬逆上氣，因乳哺無度，內挾風冷，傷於肺氣；或小兒啼氣未定，與乳飲之，與氣相逆，氣不得下。

紫蘇子　訶子肉　杏仁去皮尖炒　蘿蔔子炒　木香　人參各三兩　青皮　甘草各一兩半，炒

右爲細末，每服二錢，水一盞，生薑三片，煎至五分，去滓，不拘時服，量兒加減。

紫菀散　治小兒欬嗽。

紫菀六分　貝母二分　款冬花一分

右搗爲細散，每服如豆大，著乳頭上，令兒和乳嚥之，日三四。乳母忌食大鹹醋物。《聖惠》用清竹飲調下一字。

馬兜鈴丹張涣方　治小兒肺壅欬嗽，大便不利。

馬兜鈴　紫蘇子　人參各一兩　款冬花　木香各半兩，并爲細末　杏仁七錢五分，另細研

右件同拌匀，煉蜜和如黍米大，每服十粒，煎生薑湯下，量兒大小加減。

人參半夏丹《證治準繩》，下同　消痰飲止嗽。

人參　半夏湯洗七遍焙乾　白朮　川麯　天南星微炮，各一兩

右件搗羅爲末，取生薑汁，打麵糊和如黍米大，每服十粒，煎生薑湯下。月内百晬嬰兒如針頭大，沾在乳頭上，令兒吮之。

貝母湯　治肺中風，欬嗽喘滿。

貝母炒黄色　半夏白礬湯洗七遍焙乾，各一兩　干薑　麻黄去根節　款冬花　甘草各半兩

右件搗羅爲細末，每服一錢，水一小盞，入生薑三片，杏仁二粒，去皮尖，同煎至五分，去滓温服。

黄芪湯潔古方　治小兒欬嗽喘逆，身熱鼻乾燥者，是熱入肺經爲客熱，呷呀有聲。

黄芪二兩　人參　甘草各二錢半　地骨皮五錢　桑白皮三錢

右㕮咀，水煎放温，頻頻服之。

加味四君子湯海藏方　治涎嗽。

人參　白朮土炒　白茯苓　甘草　杏仁　桑白皮各等分　半夏麯減半

右，水煎服。又治欬嗽，用四君子末，煎紫蘇湯調下。

細辛五味子湯《證治準繩》，下同　治肺經不足，胃氣怯弱，或冒風邪，或停寒有飲，欬嗽倚息，不得安臥，胷

滿短氣，乾嘔作熱嗽，吐結痰，或吐涎沫，頭目昏暈，身體疼重，語聲不出，痛引胷脅，不問新久，幷宜服之。

細辛　半夏湯炮，各一兩　罌粟殼去蒂蓋炒　五味子各三兩　烏梅去核　炙甘草各一兩半　桑白皮炒，六錢

右剉散，每服二錢，水一盞，生薑五片，煎至六分，去滓温服。

白朮五味湯　治欬逆，氣逆，上喘。

五味子　白朮　丁香　人參　款冬花各半兩　細辛去土，一分

右搗羅爲細末，每服一錢，水八分，入薑三片，煎至四分，去滓放温，令時時呷之。

貝母湯　主百日内嬰孩，欬嗽有痰。

貝母二兩　甘草半炙半生，二錢

右件剉焙爲末，每服一字或半錢，用陳米煎湯，空心調服；痰盛，淡薑湯調下。

比金圓《奇效良方》　治百晬内嗽，氣粗痰盛，口瘡眼熱，發散後用之。

人參　白茯苓　遠志去心　山藥　辰砂　明天麻　石菖蒲　川芎　炙甘草各一分　天南星炮，二錢，生薑汁製　麝香一字

右爲細末，煉蜜爲丸皂子大，每服一粒，煎薄荷湯下。

抱龍丸《全幼心鑑》　治小兒風痰熱毒壅滯，涼心壓驚。

牛膽南星一兩，入金箔十片　丹砂一錢半　龍腦　麝香各一字

右研末，煉蜜丸芡子大，每服一丸，竹葉湯化下。

四物湯《外臺》小品　治少小十日以上至五十日，卒得暴嗽，吐乳嘔逆，晝夜不得息。

桔梗　紫菀各三分　炙草一分　麥門冬七分

右藥，以水一升，煮取六合，去滓，分五服，以瘥爲度。《千金》有桂心，無桔梗，以水二升，煮取一升，以綿著湯中，捉綿滴兒口中，晝夜四五過，節哺乳。

雄黄膏張涣方　治月裏兒欬嗽，幷三歲以下皆可服。

半夏七個，童子小便浸一宿，切作片子，焙乾爲末　雄黄一錢，細研　杏仁七粒，去皮尖

右一處研匀，用生薑自然汁半兩，蜜半兩，一處入藥末於罐子内，重湯中熬，用柳枝子攪成膏，每服以皂子大塗奶頭，與兒吮，或糯米飲調下。

抱龍丸《衛生總微》　治小兒百晬内，脾胃内熱欬嗽。

南星如無牛膽者，只將生者剉炒熟用，四兩　天竺黄一兩　雄黄水飛　辰砂另研，各半兩　麝香另研，一錢

右爲細末，煮甘草膏，和丸皂莢子大，温水化下。百日小兒，每丸分作三四服，五歲兒一二丸。

三黄丸《證治準繩》，下同　治百晬内嗽，口瘡眼熱，大便堅實。

黄連　黄芩　大黄煨，各等分

右爲末，煉蜜丸桐子大，量大小加減服，白滚湯下。

金華散《衛生總微》　治嬰小欬嗽。

鬱金半兩　防風去蘆及椏枝　半夏各一分　巴豆二十一粒　皂角一錠

右以水一升，於銀器内煮諸藥，至水乾，去巴豆皂角不用，外三味别用温湯洗淨，焙乾爲細末，每嬰孩一字，二三歲半錢，四五歲上者一錢，薄荷蜜水調下，不拘時候。

杏仁煎《聖惠方》，下同　治小兒嗽聲不出。

杏仁湯浸去皮尖入水一盞研，濾汁，二兩　酥　蜜各一合

右件藥，先以杏仁汁於鐺中，以重湯煮減去半，入酥、蜜，又湯煮二十沸，却入貝母、紫菀末各一分，甘草末半分，更煎攪如餳，收瓷器中。每服以清粥飲下半錢，日三服，夜一服。嗽止爲度，量兒大小加減。

又方

貝母半兩，煨　牛黄細研，一錢　炙甘草一分

右件藥搗羅爲散，每服以温水調下半錢，日三四服，量兒大小加減。

又方
麥門冬去心焙　杏仁去皮尖麩炒黄　甘草炙　貝母煨　款冬花各一分　紫菀去土，半兩
右件藥擣，細羅爲散，每服以乳汁調下半錢，日三四服，量兒大小加減以意。
又方
杏仁一兩，去皮尖雙仁，以水一中盞研絞取汁　紫菀末半兩
右以杏仁汁，幷紫菀末入蜜一合，同煎如膏。每服以清粥飲，調下半茶匙，量兒大小加減。
陳橘皮散　治小兒欬嗽，咽中作呀呷聲。
陳橘皮湯浸去白焙　杏仁湯浸去皮尖麩炒黄　甘草炙微赤剉　甜葶藶隔紙炒令微紫色　桑根白皮剉，各一分
右件藥擣，粗羅爲散，每服一錢，以水一小盞，煎至五分，去滓放温，量兒大小加減服。
蘿蔔子散《證治準繩》，下同　治小兒欬嗽喘急，作呀呷聲。
蘿蔔子炒　麻黄去根節，各一分　燈心一束　皂莢子十枚，煨去皮　甘草炙微赤剉，半分
右件藥擣粗羅爲散，每服一錢，以水一小盞，煎至五分，去滓，不計時候，量兒大小，以意加減温服。
蟬殼散　治小兒心胷痰壅，欬嗽咽喉不利，常作呀呷聲。
蟬殼微炒　半夏湯洗七遍去滑　炙草剉　防已各一分　桔梗　陳橘皮湯浸去白焙，各半兩
右件藥擣細羅爲散，每服以生薑粥，調下一字，三歲已上加之半錢。
知母湯　治齁䶎氣喘，痰鳴發熱，欬嗽惡風。
知母　甘草各半兩　貝母　羌活　滑石別研　大黄　小麥各三錢　麻黄去根節湯泡去沫焙　苦葶藶　訶子肉各一錢半　薄荷去梗，二錢
右件㕮咀，每服二錢，水一盞，薑二片，煎七分，無時温服。
雄黄散　主暴中急慢驚風，齁䶎痰涎滿口，及雨侵閉，汗不通，或凉或熱，坐卧生煩。

雄黄二錢五分　白芍藥　川烏炮裂去皮臍　草烏炮裂去皮　明天麻　川芎各半兩

右除雄黄外，餘五味剉焙，同雄黄爲末。驚風痰壅，每服半錢或一錢，用薑汁茶清調下；發汗，水、薑、葱、薄荷同煎，併投三服取效。

如意膏　治痰喘氣促，欬嗽連聲不已，冷熱二證皆可投。

半夏炮製　南星炮製，二味各一兩五錢

右二味爲末，以生薑汁和匀，捻作小餅如錢样，用慢火炙乾，再爲末，復取薑汁如前，經兩次炙乾，仍焙爲末，煉蜜丸芡實大，每服一丸至二丸，仍用薑蜜湯，無時化服。有熱以薄荷湯下。

雄黄丹　治小兒齁艄，喘滿欬嗽，心胷煩悶，傷熱蠲毒。

雄黄　朱砂各一錢，另研　杏仁十四粒，炒　巴豆七粒　淡豆豉二十一粒

右杏、巴、豉三味，用米酢半盞，乾薑一片指大，煮令乾，研成膏，皂角一寸蜜炙焦，先去子與皮，法製牛膽一分，同雄、朱與杏膏研細和匀，麵和爲丸如麻子大，每一歲兒五丸，壯者七丸，二歲十丸，淡生薑湯下。

貝母丸《玉訣》　治小兒齁艄。

貝母　天南星薑汁製　人參　茯苓　炙草　白附子各等分　皂角子七枚，炮

右末之，煉蜜丸小豆大，每服五七丸，薄荷湯吞下。

油滚丸《證治準繩》　治小兒齁艄及蟲積。

雷丸　五靈脂各一分　巴豆十五粒，去油

右末之，滴水丸，每服三五丸，麻油滚過，井水吞下。

五苓散《全幼心鑑》　治小兒齁艄，去風化痰。

澤瀉　猪苓　白茯苓　白朮　官桂各等分

右爲末，每服一錢，温湯調，不拘時服。

寬氣飲《證治準繩》，下同　治同上。

枳殼水浸去穰，麩炒微黃　枳實製同上，各一兩　人參去蘆　甘草炙，各半兩

右剉焙爲末，每服半錢至一錢，淨湯無時調服。

寬熱飲　治同上。

大黃一兩　粉草七錢半　元明粉二錢半　枳殼去穰一兩，剉片，巴豆十五粒，作二片，去殼膜心同炒，枳殼見微黃色，去巴豆

右大黃、粉草、枳殼剉焙爲末，臨入元明粉，乳鉢内同前藥末杵勻，無時調服半錢至一錢。兒小者抄一字，并用薑蜜湯，或薄荷湯。

半夏丸　治同上。

半夏生用，二兩　赤茯苓去皮　枳殼製，各一兩　風化朴硝二錢半

右前三味剉焙爲末，入乳鉢，同朴硝杵勻，用生薑自然汁煮糯米粉爲丸菉豆大，每服三十丸至五十丸，仍以淡薑湯臨睡送下。兒小煮丸如粟穀大。

潤肺散劉完素方　治小兒膈熱，欬嗽痰喘，久不得瘥。

瓜蔞實一枚，去子用穰

右爲末，以寒食麵和爲餅子，炙黃爲末，每服一錢，温水化乳糖下，日三服，效乃止。

内金丸《證治準繩》，下同　治小兒齁鮯欬嗽。

鷄内金　雄黃細研水飛過去水，露三日方使　生半夏　延胡索各等分

右爲末，棗肉爲丸如小豆大，周歲三丸至四丸，燈心湯下。

吉氏家傳治妳齁方

天竺黃　蚌粉炒

右件等分研勻，蜜調塗妳頭上與吃。

腦子散　治小兒傷風欬嗽不住，兼治瘕呷。

大黄一分　鬱金二錢

右件二味，先以猪牙皂角煮一復時，取切片子，焙乾爲末；次入粉霜腦子各少許，再同研，令研匀，每服一字，沙糖水調下，量兒肥瘦加減用之。

九寶飲　治小兒嗽，是肺臟感寒，須表散，却服嗽藥。

麻黄去節　薄荷　大腹皮　紫蘇各半兩　陳皮　杏仁去皮尖研　桑白皮炙　肉桂　枳殼各二錢半　甘草一錢半

右剉散，每服一錢，生薑烏梅煎服。冷證去薄荷。熱證去陳皮、肉桂。

華蓋散　治肺感寒邪，欬嗽上氣，胷膈煩悶，項背拘急，聲重鼻塞，頭目昏眩，痰氣不利。

麻黄去節　紫蘇子隔紙炒　桑白皮蜜炙　杏仁去皮尖炒　赤茯苓　陳橘皮去白，各半兩　甘草炙，一錢

右剉散，每服二錢，水半盞，煎至三分，去滓，量大小加減，食後温服。

瓜蔞散《聖惠方》　治小兒久嗽不止，心神煩悶。

瓜蔞一顆，熟者去仁，以童便一升相和，研絞取汁　酥一兩　生甘草一分爲末　蜜二兩

右件藥，以銀鍋子中慢火煎如稀餳，每服以清粥飲調下半錢，日四五服，量兒大小加減。

不灰木散《證治準繩》，下同　治小兒嗽久不止。

不灰木用牛糞火燒通赤　貝母煨令微黄　甘草炙微赤，已上各半兩

右件藥搗粗羅爲散，每服一錢，以新汲水一小盞，點生油一二滴，打令匀，煎至五分，去滓，分温二服，日四服，量兒大小加減。

桑白皮煎　治小兒嗽經時不瘥，及傷肺見血。

桑根白皮東引者切，五片　白狗肺一具，切　甘草　茯苓　升麻　具母各錢二分　芍藥　杏仁炒，各十分　李根白皮切，四分　款冬花　麥門冬各六分　黄芩十一分　淡竹青皮八分　蜜　地黄汁各一升

右以水一斗，煮及三升，去滓，下杏膏、地黄汁、蜜，微火上煎，不住攪，至二升三合，綿濾絞汁，二三

歲兒一合温服之，日進三服，夜三合。

知母散 治小兒久嗽不止，吐痰喘悶氣噎。

知母 川貝母 柴胡 黄芪炙 紫菀洗 馬兜鈴 杏仁研去皮尖 半夏白礬水煮乾 桑白皮炙 白礬研 款冬花各等分

右爲細末，每服一錢，水七分盞，同煎三分，去滓時時服，或生薑自然汁，煮糊爲丸，每服五七丸，生薑湯下。

貝母散 治小兒久欬嗽氣急。

貝母煨 杏仁去皮炒 麥冬 款冬花各一分 紫菀半兩

右爲末，用乳汁調下半錢。

金杏丸 治小兒驚風後欬嗽。

杏仁去皮尖 甜葶藶 漢防己 馬兜鈴去皮

右等分爲末，用蜜爲丸小豆大，每服十丸，用麥門冬熟水吞下。茅先生亦於前欬嗽門中，已有此方，謂各有牽引，不可除，故兼存之。

匀氣散 治同上。

桔梗去蘆頭淨洗乾，五兩 甘草二兩 縮砂仁 檂香洗 陳橘皮各一兩 白薑一分

右爲末，每服半錢，用霜木瓜煎湯調下；如無，即用紫蘇鹽煎湯下。

藿香散《衛生總微》，下同 治不因風寒所得，肺胃氣不和而欬嗽。

藿香葉二十一個 枳殼一片，去穰，濕紙裹煨熟 蚌粉如枳殼大一塊

右爲細末，嬰小服一字，二三歲半錢，蜜水調下，不過二三服安。兒大，以意加之，無時。

生薑煎 治小兒欬嗽。

生薑一兩 乾薑六錢 桂心一分 炙草四錢 杏仁去皮尖炒黄，一兩 款冬花 紫菀各四兩

右爲末，以蜜一兩入藥在内，微火上煎之如飴，量大小多少與含化嚥。百日兒如棗核大，日三次甚效。

款冬花丸　治小兒欬嗽，日瘥夜甚，初不得息，不能睡者。

款冬花　紫菀各兩半　桂心半兩　伏龍肝三分

右同爲細末，煉蜜和如泥，每取棗核大，敷乳上，令兒吮之，漸漸與兒飲，一日三次。

五味子湯　治小兒風冷入肺，欬嗽氣逆，面青喘急迫，晝夜不息，飲食不下。

五味子去枝梗　當歸去蘆，各半兩　麻黄去節　乾薑炮　桂心　人參　紫菀　甘草各一分　細辛去苗，半分　大棗三枚

右爲粗末，每服二錢，水一盞，煎至半盞，去滓温服，量兒大小。

人參半夏湯　治小兒痰逆，欬嗽不止。

人參　半夏麯　白芷各半兩　藿香葉一分　丁香　杏仁霜各半分

右爲細末，每服二錢，水一鍾，生薑五片，陳粟米五十粒，煎至七分，去滓時時呷服，日三四。忌酢鹹炙煿生冷。

款肺散　治小兒風壅痰盛，欬嗽氣急，壯熱頰赤，昏憒嘔吐，面目浮腫，飲食減少。

白殭蠶五兩，淨洗去絲，頭足焙乾　元胡索三兩

右爲末，每服一字或半錢，淡虀汁温調服之無時。嬰孩只乳汁調半字。

皂莢豉湯　治小兒欬嗽。

皂莢燒灰

右研細末，每服半錢或一錢，豉湯調下，無時服。

五靈脂丸　治久嗽漸成羸弱，恐變疳勞。

蟾頭一枚，酥炙黄　五靈脂去沙土　蟬殼微炒　款冬花各半兩　青黛研　雄黄各一分，研水飛

右同研勻，細糯米飯和丸黍米大，每服十丸，煎人參湯下，食後。

人參犀角散　治時氣寒壅，欬嗽痰逆，喘滿驚悸，風熱。

前胡八錢　人參　炙草各三錢　桔梗　杏仁浸去皮尖晒乾爲末，各五錢

右將上四味爲末，入杏仁末拌匀，粗羅篩過，每服二錢，水一盞，煎至七分，去滓温服，食後。

辰砂半夏丸 治寒痰欬嗽。

瓜蔞根蜜炙 天南星湯洗 半夏湯洗七次 乾薑炮，各半兩

右爲末，生薑自然汁和丸麻子大，朱砂爲衣，每服十丸，生薑湯下，不拘時候。

玉珠丸 治諸涎嗽。

半夏一兩，湯洗七次 硝石一分

右爲細末，滴水丸麻子大，每服三五丸，生薑湯送下，不拘時候。

露蜂房丸 治肺胃虚寒，欬嗽喘滿，嘔逆不食。

蛤蚧一隻，重四錢 露蜂房炒 蟬殼去土炒 木香 丁香 人參 地黄 麻黄去根節 馬兜鈴子 五倍子去蟲，各二錢 北五味子 貝母去心焙 杏仁童子小便浸二宿，去皮尖炒 半夏麯各二錢半 款冬花去枝梗，半兩

右爲細末，煉蜜和丸菉豆大，每服二三十丸，生薑湯下，日三四服，食後。

杏仁膏 治小兒欬嗽聲不出。

杏仁一兩，湯浸去皮尖及雙仁，以水一鍾擣取汁 紫菀半兩，洗去土，爲末

右將紫菀末入杏仁汁中，更入蜜一合，同煎成膏，每服半茶匙，清粥飲調下，無時服。

一捻金散 治風痰欬嗽，頰赤痰盛，喘促氣急，吐嘔浮腫，乳食減少。

直白殭蠶去絲嘴，一兩 炙草半兩 元胡索一分

右爲細末，每服一捻，虀汁調下，嬰兒只乳汁調下半字，食後。

緩息湯 治風傷，肺氣虚喘，欬嗽上氣。

桑白皮一兩半 白茯苓 殭蠶去絲炒 白朮 杏仁去皮尖研後入 桔梗去蘆 陳皮各半兩 甘草 人參去蘆，各一分

右爲細末，每服一錢，水一盞，生薑三片，杏仁二個，煎至六分，去滓，時時温服。

本事方　總治十六般哮嗽。

阿膠剉炒　馬兜鈴　炙草　半夏薑汁浸三日　杏仁去皮尖，各一兩　人參半兩

右剉散，每服二錢，臥食後服，湯使備後。心嗽，面赤或汗流，加乾葛。肝嗽，眼中淚出，入烏梅一個，糯米十四粒。哮嗽，聲如拽鋸，入半夏三個。脾嗽，不思飲食，或惡心，入生薑二片。胃嗽，吐逆吐酸水，入蚌粉。膽嗽，令人不睡，用藥半錢，茶清調下。肺嗽，上氣喘急，入桑白皮。膈嗽，出痰如圓塊，生薑自然汁調下。勞嗽，入秦艽末。冷嗽，天晚嗽甚，入葱白三寸。血嗽，連頻不住，入當歸末、棗子。暴嗽，涕唾稠粘，入烏梅、生薑。産嗽，背甲痛，入甘草三寸，黄蠟少許。氣嗽，腹疼脹滿，入青皮。腎嗽，時復三兩聲，入黄芪、白飴糖。以上十六般嗽疾，依法煎服，無不效驗。

歸脾湯《薛氏醫案》，下同　治小兒鬱結，氣滯作喘。

人參　黄芪　茯神　甘草　白朮炒　遠志　酸棗仁　龍眼肉　當歸各一錢　木香五分

右，加柴胡、山梔煎服。

養胃湯　治小兒食鬱，壅滯作喘。

人參　厚朴　蒼朮　半夏炮　藿香　草果仁　茯苓各五錢　炙草　橘紅二錢半

右，每服二三錢，加木香少許，水煎。

五淋散　治肺中伏熱，水不能生而喘者。

赤茯苓　赤芍各五分　山梔炒　當歸各三分　甘草二分

右用燈心十根，水煎。

黄芩清肺飲　治證同上。

黄芩一錢　梔子一個，打破

右，水煎服。不利，加鹽豉二十粒。

滋腎丸 治小兒脾肺積熱作喘。

黃蘗酒拌炒焦，三錢 知母二錢 肉桂五分

右爲末，熟水丸桐子大，每服二十丸至三十丸，食前百沸湯下。

四順清涼飲 治小兒結熱，上氣作喘。

赤芍藥 當歸 甘草 大黃各等分

右，每服一錢，水煎作兩服。

八味地黃丸 治脾胃虛寒，臍突腹脹，作喘。

熟地黃八錢 山茱萸肉 乾山藥各四錢 五味 肉桂 澤瀉 牡丹皮 白茯苓各三錢

右爲末，入地黃膏，量加米糊，丸桐子大，每服數丸，温水空心化下。

加減腎氣丸《金匱》方 治脾腎虛寒，不能攝水，如蠱脹作喘。

熟地黃八兩 乾山藥 山茱萸各四兩 澤瀉 白茯苓 牡丹皮各三兩 肉桂 附子炮 車前子炒 牛膝酒微炒，各一兩

右各另爲末，米糊丸小豆大，每服三四十丸，空心，食前白湯下。

馬通粟粒丸《衛生總微》，下同 治小兒喘急，肩息氣逆，脅下作痛，寒熱往來，不進乳食，漸成羸瘦。

馬通中粟粒三分 杏仁湯浸去皮尖 紫菀 細辛各半兩 石膏 秦艽 半夏湯泡七次 茯苓 五味子各一分

右爲末，煉蜜丸小豆大，每服十丸，薑湯下，日三服，加至二十丸，不拘時候。

絳朱丹 治痰涎喘滿。

南星泡 半夏湯洗去滑 滑石煅，各二兩 枯白礬兩半 鉛白霜一分

右爲細末，麵糊和丸麻子大，朱砂爲衣，每服十粒，薑湯送下，食後臨卧服。

碧玉丸《證治準繩》，下同 治痰嗽氣喘，胷滿，飲食減少，睡不得寧，煩躁有熱。

青黛 生礬 生南星 滑石各二錢五分 巴豆四十九粒，去殼膜心存油碎入乳鉢細研 輕粉十五貼 全蠍十五尾，去毒

右除輕粉、巴豆外，餘五味或晒或焙爲末，仍前二味同在乳鉢杵匀，薑汁煮糯米粉爲糊，丸粟大，每服七丸至九丸，或十一丸，用淡薑湯空心投。熱甚者，薄荷湯下，不拘時。

坎離湯 治虚喘晝輕夜重，食減神昏。

華澄茄　石菖蒲各一錢　白朮　白茯苓　南木香各一錢　炙草　半夏湯煮透剉焙　紫蘇子略炒杵碎，各四錢

右剉，每二錢，水一盞，煎七分，温服無時。

杏仁煎《聖惠方》 治小兒欬嗽，心煩喘粗。

杏仁湯浸去皮尖雙仁，麸炒微黄　天門冬去心　寒食麵各一兩　蜜　酥各一合　貝母半兩，炒　生地黄汁一大盞

右件，煎貝母及天門冬至五分，傾研絞取汁，入杏仁膏等同熬如稀餳，每服用温水調下半錢，量兒大小以意加減。

八味理中丸《證治準繩》 治小兒心肺不和，息數脈急，上下不升降，中膈痞滿，鬱溢胷臆，坐臥煩悶，神情不樂，飲食不下。

人參　炙甘草　白朮　乾薑　枳實製炒　白茯苓　五味子　桑白皮

右件等分爲細末，煉蜜爲丸，小指頭大，每服一丸，淡豆豉五粒，水一小盞，煎至半去豉，通口服，不拘時候。

平氣散《聚寶方》 治小兒氣不和，定喘和氣，補虚思食。

人參　白茯苓　百合　炙甘草　白朮土炒　桔梗各等分

右六味爲末，每服一錢，水八分，生薑少許，同煎至五分，温服。

補中益氣湯《薛氏醫案》 治同上。

當歸一錢　人參　黄芪各八分　白朮　甘草　陳皮各五分　升麻　柴胡各二分

右件藥㕮咀，量病斟酌水盞大小，去滓，食遠稍熱服。

生白丸《證治準繩》，下同 治小兒痰涎不利，上喘欬嗽。

白附子新羅者　天南星各半兩　半夏一兩

右爲末，用生薑汁打麵糊爲丸如菉豆大，每服二十丸至三十丸，生薑湯下，量兒大小加減。

枳實湯　主傷風傷寒，胷滿氣促，欬嗽不活，食多夾痰吐出。

枳實去瓤剉片麸炒微黄　赤茯苓去皮，各半兩　甘草六錢　半夏一錢，湯煮透濾，仍剉焙乾　桔梗七錢半，剉炒

右件㕮咀，每服二錢，水一盞，薑三片，煎七分，無時服。

清胃散《醫學入門》　治小兒過食膏粱厚味，脾胃積熱作喘。

升麻五分　生地黄　牡丹皮　川黄連炒　當歸各三分

右，水煎服。

大效雄朱化痰定喘丸《薛氏醫案》　治小兒因驚發喘，逆觸心肺，暴急張口，虚煩神困。

雄黄　朱砂各一錢，研　蟬蜕　全蝎炒　地龍　白殭蠶　天南星　白附子炮，各二錢五分　輕粉半錢

右爲末，麵糊丸如麻子大，每服三十丸，薄荷茶清送下，食後服。

天麻定喘飲《證治準繩》，下同　治小兒喘嗽驚風。

天麻　防風　羌活　甘草　人參　桔梗　白朮　川芎　半夏麴各等分

右剉散，每服二錢，水一盞，麥門冬十四粒，煎至七分，食後服。有熱去白朮，加芍藥、枳殼。

紫蘇飲子　治肺受風寒，喘熱痰嗽。

紫蘇葉　桑白皮　青皮　五味　杏仁　麻黄　炙草　陳皮各二分　人參　半夏各三分

右，薑三片，水煎温服。

麻黄杏子甘草石膏湯　治傷寒發汗後，不可更行桂枝湯，汗出而喘，無大熱；下後喘，亦治。

麻黄二兩，湯泡去黄汁焙杵　杏仁二十五個　石膏四兩，研　炙草一兩

右剉散，每服二錢，水一小盞，煎六分，去滓温服。

小青龍加石膏湯《金匱要略》　治小兒肺脹，欬而上氣，煩躁而喘，脈浮者，心下有水。

麻黄去節，三兩；《千金》四兩　石膏二兩　芍藥　桂枝　細辛各三兩；《千金》各二兩　炙甘草　乾薑各三兩　半夏半升　五味半升，《千金》一升

右九味㕮咀，以水一斗，先煮麻黄減一升，去上沫，内諸藥，煮取三升，去滓，强服一升，羸者減之，日三服；小兒服四合。

瓜蔞方吉氏方　治小兒傷冷，氣喘涎多。

瓜蔞一大個，開一蓋子　阿膠一分　沙糖半兩

右件將二味投入瓜蔞内，以蓋子依旧封著，白紙都糊，入飯甑蒸兩遍，傾出，隨兒大小，約多少冷服。

真珠散《證治準繩》，下同　治小兒氣喘多涎。

真珠末　生犀角鎊各半錢　香附子四錢　龍腦少許

右爲末，每服半銅錢，煎桃仁湯調下。嬰兒一字，一歲以下者半錢。

茅先生方　治小兒諸喘氣急。

海螵蛸　黑牽牛末　牡蠣　馬兜鈴去皮

右各稱二錢，爲末拌匀，每服抄一錢，用鯽魚淡煮湯調下。

又

海螵蛸　牡蠣煅

右等分爲末，每服一錢，用淡生薑湯調下。

二聖散　治風痰壅閉，語音不出，氣促喘悶，手足動搖，似搐非搐。

訶子肉十大枚，半生半炙　大腹皮洗焙，五錢

右剉，每服二錢，水一盞，煎七分，無時温服。

五和湯 治小兒實熱作喘。

當歸酒洗 赤茯苓各半兩 炙甘草 大黄 枳殼水浸潤去穰剉片麸炒微黄，各七錢半

右件㕮咀，每二錢，水一盞，煎七分，無時温服。

定喘飲 治夾風痰喘，氣促，不拘冷熱二證。

人參去蘆頭 麻黄不去根節 防己去黑皮 訶子去核 半夏湯洗去滑 甘草各五錢

右剉，每服二錢，水一盞，薑二片，煎七分，無時温服。

奪命散《東醫寶鑑》 治同上。

青礞石 焰硝各一兩。同入鍋内煅，待硝盡，候礞石如金色取用

右爲末，用薄荷汁入蜜調服。

單方

治小兒欬逆短氣，胷中吸吸，呵出涕唾，嗽出臭膿。燒淡竹瀝，煮二十沸，一服一合，日五服，不妨食息乳哺。《千金方》，下同

小兒欬嗽：生薑四兩，煎湯浴之。

小兒寒嗽，或作壅喘：用松子仁五個，百部炒，麻黄各三分，杏仁四十個去皮尖，以少水略煮三五沸，化白砂糖，丸芡子大，每食後含化十丸，大妙。錢乙《直訣》

小兒欬嗽聲不出者：紫菀末、杏仁等分，入蜜同研，丸芡子大，每服一丸，五味湯化下。《全幼心鑑》，下同

小兒猝嗽，百日内欬嗽痰壅：貝母五錢，甘草半生半炙二錢，爲末，沙糖丸芡子大，每米飲化下一丸。

小兒痰喘：巴豆一粒杵爛，綿裹塞鼻，男左女右，痰即自下。龔氏《醫鑑》

小兒欬嗽：蜂房二兩，洗淨燒研，每服一字米飲下。《勝金方》

小兒風寒，煩熱有痰，不省人事：荆芥穗半兩焙，麝香、片腦各一字爲末，每茶服半錢。大人亦治。《普濟方》

小兒齁喘：活鯽七個，以器盛，令兒自便尿養之，待紅煨熟食，甚效。一女年十歲，用此永不發也。《集驗方》

小兒喘欬發熱，自汗吐紅，脈虚無力者：人參、天花粉等分，每服半錢，蜜水調下，以瘥爲度。《經濟方》

小兒喘嗽齁鮯：用糯米泔少許，磨茶子滴入鼻中，令吸入口服之，口咬竹筒，少頃涎出如綫，不過二三次絶根，屢驗。《經驗良方》

小兒痰喘，欬嗽膈熱，久不瘥：瓜蔞實一枚，去子爲末，以寒食麪和作餅子，炙黄再研末，每服一錢，温水化下，日三服，效乃止。劉河間《宣明方》

小兒風痰：膽礬末一字，温醋湯調下，立吐出涎便醒。《譚氏小兒方》

小兒涎喘，服藥不退者：用無雄鷄子一個取清，入輕粉抄十錢，拌和，銀器盛，置湯瓶上蒸熟，三歲兒盡食，當吐痰或泄而愈。氣實者乃可用。演山《活幼口議》，下同

小兒吐痰，或風壅所致，或欬嗽發熱，飲食即嘔：半夏泡七次半兩，丁香一錢，以半夏末水和包丁香，用麪重包，煨熟，去麪爲末，生薑自然汁和丸麻子大，每服二三十丸，陳皮湯下。

治小兒欬嗽：以皂莢燒灰研細末，每服半錢，或一錢，豉湯調下無時。《衛生總微》，下同

治諸欬嗽，墜化痰涎：以葉子雌黄，不拘多少，研細入鍋子内，微火中燒令成汁，候冷取出，再研細，軟飲和丸蘿蔔子大，熟水下丸二個，臨睡。

治小兒嗽：用瓜蔞皮不拘多少，用蜜塗，慢火上炙焦，赤色爲末，每服一錢，蜜調成膏，時時抹兒口内。《證治準繩》，下同

小兒定喘化痰：用猪蹄四十九個，淨洗控乾，每個指甲，内半夏、白礬各一字，入罐子内封閉，勿令煙出，火煅通赤，去火細研，入麝香一錢，上喘欬嗽，用糯米飲下；小兒半錢，至妙。

小兒痰齁多年：海螵蛸末，米飲服一錢。葉氏《摘元方》，下同

小兒鹽哮：芝麻瓦稓内燒存性，出火毒，研末，以淡豆腐蘸食之。

小兒哮病：向南牆上年久螺螄爲末，日晡時，以水調成，日落時，舉手合掌皈依吞之，即效。

小兒痰熱，欬嗽驚悸：半夏、南星等分爲末，牛膽汁和入膽内，懸風處待乾，蒸餅丸菉豆大，每薑湯下三五丸。

治小兒未晬欬嗽：用白殭蠶直者爲細末，塗少許奶頭上，令兒吃立效。《趙氏方》

針灸

《幼科全書》曰：小兒哮喘，灸法取對心穴左背上足三里，各灸三壯。仍禁酸鹹辛熱之物。

《古今醫統》曰：小兒欬嗽不瘥，灸肺俞穴，在背上第三椎下兩傍各一寸五分。

《證治準繩》曰：小兒喘脹，俗謂之馬脾風，又謂之風喉者，以草莖量病兒手中指裏，近掌紋，至中指尖截斷，如此二莖自乳上微斜，直立兩莖，於梢盡頭，横一莖，兩頭盡頭點穴，灸三壯。此法多曾見愈。

醫案

錢氏《直訣》曰：杜氏子五歲，仲冬欬嗽吐痰，此風寒傷肺也，用麻黄丸以瀉肺，後用阿膠散以實肺，如此者三，其病愈虚。師曰：瀉肺而肺病不退，補肺而肺病猶存，無能爲矣。果大喘而歿。

李運使孫八歲，欬嗽胷滿短氣，或謂肺經有熱，用竹葉湯牛黄膏各二服，三日加喘。師曰：此肺氣虚而寒邪所乘，用補脾肺之藥而愈。蓋竹葉、牛黄治心藥也，用以治肺誤矣。

張氏孫九歲，喘嗽悶亂，飲水不止，食不能下，或用涼藥，月許無效。師曰：此涼藥寒胃也，以益胃散補脾土，以瀉白散瀉肺金而愈。

段齋郎子四歲，病嗽身熱，吐痰數日咯血，或用甘桔湯防己丸，其涎上攻，吐喘不止，用褊銀丸一服下之，復以補肺散治之。或曰：證屬肺虚，何以下？師曰：肺經咯血而有熱故也，況痰實上攻，亦使發搐，故宜先下其痰，隨補脾肺而愈。

《幼科發揮》曰：一小兒欬嗽，服抱龍丸，反吐瀉不乳，腹脹發熱，用六君子湯，母子并服而瘥。後因母飲酒仍嗽，用清胃散加麯芽，母服而子亦愈。

一小兒患嗽，或用清痰等藥，反吐乳發熱，搐搦腹脹，此脾胃復傷而内虚熱也，用異功散加鈎藤鉤漸愈，又用前藥加當歸而安。

一小兒患欬嗽服牛黄清心丸，加喘促腹脹；此脾肺氣虚也，用六君子湯頓愈。

蘄水舉人蔡沙江，有子病欬，久不止，請予治。予往，見其連聲不止，欬時面青，右手嘗自擺動。謂沙江曰：令郎不可治也。沙江問何故？曰：嗽者肺病也，肺屬金；面青者，肝之色也，肝屬木；手擺者，肝風欲發之狀也。木來侮金，寡乎畏也。維金十月，金病木生之時，四時之序，將來者進，成功者退。火生而進，金病而退，發搐不可治也。甲乙日劇。果甲乙日搐而死。

《醫學綱目》曰：肺中風，多因嗽而始，但服嗽藥，不能散其風邪，入於肺臟之絡，其喉喘急，面色青黄，目能認人，口不能言，醫不能明其證，坐以待盡，不亦陋乎？紹興王尚書女，伴老嫗得此病，半月相繼而死，庸醫俱不能識。又張南軒亦得此病而逝。後有樓八哥之子病此證，是時乃一氣之行，諸醫皆言無术而退。子父來告急，余往視之。以橘皮、桑白皮、罌粟殼三件煎湯，化百部丸二服，急灸肺俞，其喘立定，而忽能言，繼時索粥，自此生矣。

《保嬰金鏡録》曰：一小兒患欬嗽，服牛黄清心丸，加喘促腹脹。余視其右臉赤，脈紋形如鎗，屬脾氣復傷，用六君子湯頓安。

古今圖書集成醫部全録卷四百二十四

小兒諸卒中門

千金方 唐·孫思邈

嬰孺客忤

論曰：少小所以有客忤病者，是外人來氣息忤之，一名中人，是爲客忤也。雖是家人，或别房異户；雖是乳母及父母，或從外還，衣服經履鬼神粗暴惡氣，或牛馬之氣，皆爲忤也。執作喘息，乳氣未定者，皆爲客忤。其乳母遇醉及房勞喘後乳兒最劇，能殺兒也，不可不慎！凡諸乘馬行，得馬汗氣臭，未盥洗易衣裝，便向兒邊，令兒中馬客忤。兒卒見馬來，及聞馬鳴驚，及馬上衣物馬氣，皆令小兒中馬客忤。慎護之，特重一歲兒也。凡小兒衣布帛綿中不得有頭髮，履中亦爾。白衣青帶，青衣白帶，皆令中忤。凡非常人及諸物從外來，亦驚小兒致病。欲防之法，諸有從外來人，及有異物入户，當將兒避之，勿令見也。若不避者，燒牛屎，令常有煙氣置户前則善。

小兒中客爲病者，無時不有此病也。而秋初一切小兒皆病者，豈是一切小兒悉中客邪？夫小兒所以春冬少病，秋夏多病者，秋夏小兒陽氣在外，血脈嫩弱，秋初夏末，晨夕時有暴冷，小兒嫩弱，其外則易傷暴冷折其陽，陽結則壯熱，胃冷則下痢，是故夏末秋初，小兒多壯熱而下痢也，未必皆是中客及魃也。若治少小法，夏末秋初，常宜候天氣温凉也。有暴寒卒冷者，其少小則多患壯熱而下痢也，慎不可先下之，皆先殺毒後下之爾。

《玄中記》云：天下有女鳥，名曰姑獲，一名天帝女，一名隱飛鳥，一名夜行遊女，又名鈎星鬼，喜以陰雨夜過，飛鳴徘徊人村裏喚得來者是也。鳥純雌無雄，不産，陰氣毒化生，喜落毛羽於人中庭，置兒衣中，便令兒作癇病，必死，即化爲其兒也。是以小兒生至十歲，衣被不可露也。七八月尤忌。

凡中客忤之爲病，類皆吐下青黄白色，水穀解離，腹痛夭糺〔一〕，面色變易，其候似癇，但眼不上插耳，其脈急數者是也。宜與龍膽湯下之，加人參、當歸，各如龍膽秤分等多少也。小兒中客，急視其口中懸癰左右，當有青黑腫脈核如麻豆大，或赤或青或白，如此便宜用針速刺潰去之，亦可爪摘决之，并以綿纏釵頭拭去血也。少小中客之爲病，吐下青黄赤白汁，腹中痛及反倒偃側，喘似癇狀，但目不上插少睡耳。面變五色，其脈弦急。若失時不治，少久則難治矣。欲療之方，用豉數合，水拌令濕，搗熟，丸如鷄子大，以摩兒顖上、手足心各五六遍畢，以丸摩兒心及臍上下行轉摩之，食頃破視其中當有細毛，即擲丸道中，痛即止。

幼科發揮　明·萬全

客忤

心主驚，心藏神，兒心氣怯弱，或聞大聲，見異物異人，未有不動其神也，謂之客忤。

客忤者，口中吐青黄白沫，水穀鮮雜，面色變異，喘息腹痛，反側瘈瘲，狀似驚癇，但眼不上竄耳。治法宜辟邪正氣，散驚安神，蘇合丸、至聖保命丹主之。

客忤者，謂客氣忤犯主氣之病也。如五氣之邪，自鼻而入，則忤其心肝；五味之邪，自口而入，則忤其脾胃。有所驚恐則忤其神，有所拂逆則忤其意，當博求之。故曰：心誠求之，雖不中，不遠矣。

兒性执拗，凡平日親愛之人，玩弄之物，不可失也，失則心思，思則傷脾，昏睡不食；求人不得則怒，怒則傷肝，啼哭不止，此忤其心也。平日未親愛之人，未見之物，不可使之見，見則驚，驚則傷心。凡未見之人，不可使之近，迫近則恐，恐則傷腎，令兒成癇，此皆客忤病也。今之爲父母者，則稱所畏者以止之，如長老止

註〔一〕夭糺　原作「大糾」，據《千金》卷五改。

夜啼之故事，爲醫者因兒不服藥，則持針以搏，灸以迫之，令兒生病。

嬰童百問　明・魯伯嗣

風證風熱

小兒中風者，以其血氣未定，寒温失調，内則盛熱蘊蓄，外則腠理開虚，故風邪乘其外虚而暴中之，其狀昏不知人，壯熱狂躁，搐掣氣粗，口噤涎潮是也。心中風，則偃臥不能傾側，發熱失音，其舌焦赤，若汗流脣赤者可治，灸心俞。或脣間白黑青黄，乃心壞爲水；或面目青黑，時時竦動者，并不治。肝中風，則踞坐不得低頭，左脅疼痛，諸筋攣急，頭目轉動，上視多怒，其目青，若繞兩目，連額微青，脣青面黄者可治，灸肝俞。大段青無，其目一黄一白，不治。腎中風，則踞坐面浮，腰脊痛引小腹，其耳黑，若兩脅未有黄色起者可治，灸腎俞。或脅間如黄土，髮直而齒黄赤者，不治。肺中風，則偃臥胷滿，喘急欬嗽，躁悶汗出，其鼻白，若目下至鼻四圍及脣口皆白色，可治，灸肺俞。或色帶黄，乃肺壞爲血，不治。脾中風，則踞坐腹滿，皮肉瞤動，四肢不收，其脣黄，若一身通黄，口吐鹹涎者，可治，灸脾俞。或手足青而厥冷者，不治。凡人爲風邪所中，皆自背上五臟俞而入，風入於頷頰之間，則口喎而牙噤，風塞于咽喉聲音之間，則語不出而失音，風與氣搏，氣與痰隔，則喉間如鼾鮯之聲嚮。是風也，始入於膚腠，次達於經絡，而搏於經脈，筋得寒則拘急攣痛，得熱則緩弛不隨；風挾寒邪，即攣急也；風挾熱氣，即緩弛也。拘攣脈必浮緊，緩弛脈必浮洪。寒者小續命湯，熱者追風蚪毒散之類。脈浮者病在表，脈實者病在裏，脈促者病在上。在表者散之，在裏者利之，在上者湧之。若虚而寒者，則烏附之類又不可缺。古人治法，雖以灼艾之類爲本，亦當消息權度而投劑焉。雖然，風寒暑濕，皆能中人，況又有因氣而中風者。人之驟病，莫急於中風，倉卒之際，若未能精審，且與下氣豁痰，蓋中風皆因痰鬱氣滯而作，先用通關散以疎之，急以南星、生薑、木香煎湯，調蘇合香丸灌下。牙緊者，南星、細辛末，入麝香、烏梅肉點擦，牙自開。進藥之後，痰消氣下，病勢稍蘇，即詳審五臟外證而調理之，宜省風湯羌活散。勢甚者，防風通聖散、化風丹、牛黄散、鈎藤散、至寶丹等劑，可選而用之。

物觸候

古今醫統　明·徐春甫

大抵小兒隨其心性，不可觸逆。凡有所愛之物，不可强直取之。心神所好，若不遂欲，心氣解散，神逐物遷，不食不言，神昏如醉，四肢垂嚲，狀如中惡，醫士見之，莫之措手。如有此證，詢其母及左右，順其所欲，然後用藥則安也。

小兒中暑

小兒伏中暑證，發熱汗出引飲，或吐瀉霍亂腸痛；又有脈虛手足微寒發渴口熱者；又有煩熱而嘔，吐利不食，至成搐搦如驚，狀似傷寒者。不可便作驚病及傷寒用藥，只可與五苓散、六和半夏湯，消息之，萬無一失。有偏寒偏熱者，以意用藥，甚不可執一也。

證治準繩　明·王肯堂

中　風

張渙等方，有中風方論，今見小兒絶無患者，而用藥多犯香燥，恐血熱生風，類中風證，誤用之則爲害不淺，故一切削而不載。薛氏云：中風之證，西北方有之。東南氣温，腠理疎泄，人患之者，皆類中風也。況小兒元氣未充，皮毛不固，易虛易實，外邪乘之，則壯熱抽掣，氣粗涎涌，甚至昏憒口噤，即似中風，誤以續命等湯投之，多至不救。大人且無真中，況小兒乎？凡有前證，當辨其因。若陽明經氣虛，風邪所乘，筋脈拘急者，爲外因。足厥陰肝火熾盛，筋脈偏急者，爲内因。脾肺虛弱，腠理不密，外邪乘入，或驚風過服金石之劑，耗損肝血，或吐瀉後内亡津液，不能養肝，致口眼喎斜者，皆肝血不足，肝火生風之類，中風之類證也。

偏風口噤

小兒偏風者，屬少陽厥陰肝膽二經證也。噤者，筋急中風。木太盛而乘於脾，以勝水濕則金太燥，然燥金主於收斂勁切故也。又曰：風之爲病，善行而數變，或左或右，其因一也，治須審而藥之。若足陽明胃經氣虛，風邪所乘，其筋脈偏急者，屬外因。若足厥陰肝經風熱乘脾，筋脈偏急者，屬内因。若脾肺虛弱，腠理不密，外邪所乘，或服金石之劑，耗損肝血，或吐瀉後内亡津液，不能養脾，致口眼歪斜，或半身不遂諸證，皆屬肝血不足，肝火生風，宜滋腎水，養肝血，壯脾土。治法：脾胃虛而動風者，異功散加柴胡、鈎藤鉤。脾肺虛而外邪所乘者，用鈞藤飲。肝火血燥者，用六味地黃丸。津液不足者，用白朮散。若兼目緊上視，寒熱往來，小便淋瀝，面色帶青，兩脅脹痛之類，皆肝經之本病也。或脣口歪斜，腹痛少食，目泡浮腫，面色青黃，肢體倦怠之類，皆肝木乘脾之證也，當審五臟相勝而主之。設執其見證，概投風藥，反成壞證者有矣。

中人忤

茅先生曰：小兒生下，犯人噤候，面青黑，合兩眼閉，吐逆，不下乳，此候因生下來不免外人看問，或有腋氣，或因婦人月信不淨，或外人帶邪神觸著，生下來夾故乳哺，使觸異氣之物，氣血未就，又被風邪所擊致此。治者，先用朱砂膏乳上吮下，後用鎮心丸夾醒脾散與服，即愈。如見不下乳，眼視肚硬，死候。大凡初生下兒子，家中人不見，不可便與外人入房看問，人家各有神祇。又恐婦人腋氣及月信不淨，觸著恐中客忤，此即是養兒之法。

中　惡

巢氏曰：小兒中惡者，是鬼邪之氣，卒中於人也。無問大小，若陰陽順理，榮衛平調，神守强則邪不干正。若精氣衰弱，則鬼毒惡氣中之，其狀先無他病，卒然心腹刺痛，悶亂欲死是也。凡中惡腹大而滿，脈緊大而浮者死，緊細而微者生。餘勢不盡，停滯臟腑之間，更發後變爲疰也。

治法：先下蘇合香丸；未醒，以皂角末搐鼻。次服沉香降氣湯加人參、茯苓，又能辟邪。客忤亦宜服。

卒　死

巢氏云：小兒卒死者，是三虚而遇賊風，故無病倉卒而死也。三虚者，乘年之衰，一也；逢月之空，二也；失時之和，三也。有人因此三虚，復爲賊風所傷，使陰氣偏竭於内，陽氣阻隔於外，而氣壅閉，陰陽不通，故暴絶而死也。若臟腑未竭，良久乃蘇，亦有兼挾鬼神氣者，皆須邪退乃生也。凡中客忤，及中惡卒死，而邪氣不盡，停蓄心腹，久乃發動，多變成疰也。

茅先生云：卒死候，眼合嚌齒，遍身如綿，面青黑，口鼻冷，此候本因生下而遍身熱，或因有驚患，醫人一向退熱，不曾下得驚積及嬭積，遂積聚被邪氣至此。

右前件三个候都來，一般只是要辨元初受患根源，治之急下奪命散，與吐下風涎。醒後，便下匀氣散二服補除，後下朱砂膏、鎮心丸與服。如有伏熱來時，即下大附散與調理二三日，安樂。前件三个形候，只是此一般調理。上件疾見鴉聲上啼，偏搐，汗如珠，不得睡，眼障淚出，死候，不治。

鬼　持

巢氏云：小兒神氣軟弱，精爽微羸，而神魂被鬼所持，其狀不覺有餘，疾直爾痿黄，多大啼喚，口氣常臭服藥急須看。

鬼氣歌云：鬼氣皮膚裏，相傳臟腑間。腫虛如水病，瘈瘲似驚癎。熱發渾身濇，心攣痛所攢。小兒還有此，

是也。

《嬰童寶鑑》小兒鬼持歌云：小兒氣弱命中衰，魂魄多應被鬼持。其候痿黄多哭啼，不須用藥可求師。

疰病

巢氏云：疰之言住也，謂其風邪鬼氣留人身内也。人無問大小，若血氣虛衰，則陰陽失守，風邪鬼氣因而客之，留住肌肉之間，連滯臟腑之内，或皮膚掣動，遊易無常，或心腹刺痛，或體熱皮腫，沉滯至死，死又疰易傍人，故爲疰也。小兒不能觸冒風邪，多因乳母解脱之時，不避温涼暑濕，或抱持出入早晚，其神魂軟弱，而爲鬼氣所傷，故病也。

尸疰

巢氏云：尸疰者，是五尸之中，一尸疰也。人無問小大，腹内皆有尸蟲，尸蟲爲性忌惡，多接引外邪，共爲患害。小兒血氣衰弱者，精神亦羸，故尸疰因而爲病，其狀沉嘿，不的知病之處，或寒熱淋瀝，涉引歲月，遂至於死，死又疰易傍人，故名之爲尸疰也。

張涣論小兒亦有疰病，與大人所病無異，久後疰易傍人，傳染骨肉，如尸疰蠱毒之類是也。

蠱疰

巢氏云：人聚蛇蟲雜類，以器皿盛之，令相噉食，餘一存者，即名爲蠱，能變化，或隨飲食入腹，食人五臟。小兒有中者，病狀與大人老子無異，則心腹刺痛懊悶，急者即死，緩者涉歷歲月，漸深羸困，食心臟，盡

利血，心臟爛乃死，死又疰易傍人，故爲蠱疰也。

馬脾風

暴喘而脹滿也。

田氏云：暴喘，俗傳爲馬脾風也。大小便哽，宜急下之，用牛黄奪命散，後用白虎湯平之。

馬脾風，在百日内者不治。

小兒衛生總微論方 宋・撰人未詳

中風論

小兒血氣柔弱，肌肉脆薄，若寒温失度，則皮膚開爲風邪所中，始著俞穴而行經脈，次隨氣血而入腑臟，從其所著，即生病焉。其入腑臟者，唯心肺二臟，居膜膈之上，空隙之處，又俞穴亦在於上，故風乃易中，而有患者，其狀昏困不省，手足抽掣，心胷滿，氣短多汗，此尤爲急。大抵其餘腑臟皆居膜膈之下，疊實之處，又俞穴亦在於下，故風乃難中而無患者。其入於經脈者，爲病甚多，今采其有患者具之。風痓者一云風痙，風邪傷中陽經也。或因解脱，或臍瘡未合爲風所傷，皆令發痓，其狀口噤不開，項背身體强直，耳中策策而痛，一向昏憒不省，其脈如弦直上下也，雖與驚癇相似，然發而時省身軟者，驚癇也。若發不時醒，身硬强直者，風痓也。其卒然身痓者，死。凡角弓反張者，亦由風傷陽經也，故令背腰反折，不能俛屈，如角弓之狀，此亦頗似痓病。然痓病身體强直，此病身體反折，所以異也。中風口噤者，手三陽之筋入絡頷頰，足陽明之筋上夾於口，風邪中於諸陽之筋，使機關攣急不利，故使口噤不能開也。診其脈遲者，主中風拘攣及不隨者，風邪寒熱入於經絡，搏於筋脈，筋脈受邪，冷則四肢拘攣，熱則緩縱不隨也。診其脈，脈急細如弦者，筋急拘攣也。若脾脈緩弱者，四肢不隨也。中風口眼喎斜者，由風邪入於頷頰之筋，其脈偏急，故令口眼喎斜，目不能平視，語不能正也。診其脈浮而遲者可治。又云：夜臥當耳有隙，因風入耳，亦令人口喎也。中風癔不省者，由風邪先中於陰，病發於五臟，其狀奄忽，不知人事，喉中噫噫有聲，舌强不能言，汗出身軟，眼下、鼻兩邊、人中左右，有色白可治。若一黑一赤，吐沫者難治；汗不出，體直者死。

三疰論

小兒疰病有三：一者鬼疰。小兒神魂氣弱，早晚抱持，出入無時，爲鬼厲邪氣所干，其候皮膚掣痛，游易無常，或心腹刺痛，夭矯悶亂，乃名中惡，甚者卒致於死，緩者延引歲月，更變沉滯，以至於死，又注傍人。二者尸疰。人腹中有蟲曰尸疰，小兒血氣嫩弱，邪氣外傷，留滯身中，尸蟲移引，相乘爲病，其候沉沉嘿嘿，不知的病之處，或寒或熱，或心腹悶痛，涉引歲月，遂至於死，又注傍人。三曰蠱毒疰。謂諸毒蟲之中，有一能噉其餘者，即爲之最，名之曰蠱。或因人作，或因引注，隨飲食入小兒腹中，食兒臟腑，其候心腹刺痛，懊悶欲絶，利下無時，或便血片，急者即死，名曰中蠱之毒。緩者涉引歲月，以至臟爛乃死，又注傍人。

方

增損續命湯《千金方》，下同　治小兒卒中風惡毒，及久風四肢角弓反張不隨，幷𨈆曳僻，不能行步。

麻黄　甘草　桂心各一兩　芎藭　葛根　升麻　當歸　獨活各十八銖　人參　黄芩　石膏各半兩　杏仁二十枚

右十二味㕮咀，以水六升，煮麻黄去上沫，乃納諸藥，煮取一升二合，三歲兒分爲四服，一日令盡，少取汗，得汗以粉粉之。

石膏湯　治小兒中風惡痱，不能語，口眼了戾，四肢不隨。

石膏一合　麻黄八銖　甘草　射干　桂心　芍藥　當歸各四銖　細辛二銖

右八味㕮咀，以水三升，先煮麻黄三沸，去上沫，内餘藥，煮取一升，三歲兒分爲四服，日三。

大黄牡蠣湯　治少小中風，狀如欲絶。

大黄　牡蠣煅　龍骨煅　瓜蔞根　甘草　桂心各二十銖　赤石脂　寒水石各六銖

右八味㕮咀，以水一升，内藥重半兩，煮再沸，絞去滓，半歲兒，服如鷄子大一枚，大兒盡服，入口中即愈，汗出粉之。藥無毒，可每日二服。有熱加大黄，不汗加麻黄。無寒水石，朴硝代之。

二物石膏湯　治少小中風，手足拘急。

石膏如鷄子大一塊，碎　真珠一兩

右以水二升，煮石膏五六沸，内真珠，煮取一升，稍稍分服。

桂枝湯　治少小中風，脈浮發熱，自汗項强，鼻鳴乾嘔。

桂心　生薑　甘草　芍藥各一兩　大棗四枚

右五味㕮咀，以水三升，煮取一升，分三服。

二物驢毛散　治少小新生中風。

驢毛取背前交脊上會中，拔取如手母指大一把　麝香二豆大

右以乳汁和，銅器中微火煎令焦熟，出爲末，小兒不能飲，以乳汁和之，葦筒貯，瀉著咽中，然後飲乳，令入腹。

一物猪蹄散　治小兒寒熱，及赤氣中人。

猪後脚懸蹄

右燒末擣篩，以乳汁飲一撮，立效。

二物燒髮散　治少小見人來，卒不住，腹中作聲者用。

向來者人顖上髮十莖　斷兒衣帶少許

右合燒灰，細末和乳，飲兒即愈。

一物馬通浴湯 治少小中忤。

馬通 三升

右燒令煙絶，以酒一斗煮三沸，去滓浴兒，即愈。

一物猪通浴湯 治小兒中人忤躽啼，面青腹强者。

猳猪通 三升

右以熱湯灌之，適寒温浴兒。

千金湯 治小兒暴驚啼絶死；或有人從外來，邪氣所逐，令兒得疾，衆醫不治。

蜀椒 左顧牡蠣 各六銖，碎

右二味，以酢漿水一升，煮取五合，每服一合。

雀屎圓 治小兒卒中風口噤，不下一物。

雀屎 如麻子

右丸之，飲下即愈，大良。鷄屎白亦佳。

太乙備急散 主卒中惡客忤，五尸入腹，鬼刺鬼痱；及中蠱疰，吐血下血；及心腹卒痛腹滿，傷寒陰毒病六七日。

雄黄 芫花 桂心 各二兩 丹砂 研水飛 蜀椒 各一兩 黎蘆 巴豆 各一分 野葛 三分 附子 炮裂去皮臍，五分

右九味，巴豆别治如脂，餘合治下篩，以巴豆和合，更搗令匀調，以銅器中密貯之，勿泄。有急疾，水服一字匕，可加至半錢匕，兒小者半之。痛在頭當鼻衄，在膈上吐，在膈下利，在四肢當汗出。此之所謂如湯沃雪，手下皆愈。秘之，非賢不傳。

獺肝丸 治疰病相染易，及霍亂中惡，小兒客忤長病。

獺肝一具　雄黄　莽草　丹砂　鬼臼　犀角　巴豆各一兩　麝香二分　大黄　牛黄各一兩　蜈蚣一條

右十一味，末之，蜜圓，空腹服如麻子大，一丸加至三丸，以知爲度。

治鬼持方《圖經》

虎睛爪并指骨毛

右繫小兒臂上，辟惡鬼。

深師五邪丸《外臺》　療邪狂鬼魅，妄言狂走，恍惚不識人，此爲鬼忤，當得殺鬼丸。

丹砂　雄黄俱飛，各八錢　龍骨　馬目毒公　鬼箭各五兩　鬼臼二兩　赤小豆研，三兩　芫青一枚　桃仁百枚，去皮尖熬别研

右九味，搗下篩，細絹篩合諸藥，拌令勻調，後内蠟和之，大如彈丸，絳囊盛之，繫臂，男左女右，小兒繫頭。合藥勿令婦人鷄犬見之。所服蜜和丸如梧子大，一服三丸，日三服。忌五辛生血物。

沉香順氣飲《古今醫統》，下同　治小兒物忤逆觸。

沉香　茯神　紫蘇葉　人參　炙草各一錢

右爲細末，紫蘇梗煎湯調化，不拘時服。

安息香煎　治同前。

安息香　蘇合香　檀香　藿香葉　甘草　膽南星各等分

右爲細末，薑汁調作小餅，每用磨化塗孏上，及焚煙。避一切客忤及物觸。

三生丸《全幼心鑑》　小兒暑風暑毒入心，痰塞心孔，昏迷搐搦。此乃危急之證，非此三生料瞑眩之劑，不能伐之。

白附子　天南星　半夏并去皮，各等分

右生研，猪膽汁和丸黍米大，量兒大小，以薄荷湯下，令兒側臥，嘔出痰水即甦。

緑云丹經驗方　小兒風痰卒中。

銅綠不計多少

右研粉，醋麵糊芡子大，每用薄荷酒化服一丸，須臾吐涎如膠，神效。

通關散《嬰童百問》，下同 治卒暴中風，不省人事，牙關緊急，藥不得嚥下。

細辛 薄荷 牙硝 雄黃各等分

右爲末，每用少許，吹入鼻中候嚏，然後進藥，或用白梅擦牙，更以菖蒲末著舌下，牙關即開。

追風剉毒散 治中風內外皆熱。

大黃 郁李仁炒，各二錢 桑白皮炒 檳榔 防風各半兩 羌活一兩

右剉散，每服二錢，黑豆三十粒同煎，乳食後服。

省風湯 治驚風口噤，筋脈攣急，抽掣疼痛，風盛痰實，旋暈僵僕，胷膈煩滿，恍惚不定等證。

生南星 防風各四兩 甘草 半夏湯浸一宿 黃芩去粗皮，各二兩

右剉散，每服二錢，生薑一片，去滓温服，不拘時。

羌活散 治傷風寒驚熱，或中風體硬。

羌活 川獨活 前胡 柴胡 川芎 白茯苓 桔梗 枳殼 人參 地骨皮 天麻各等分 甘草減半

右剉散，生薑、薄荷煎，不拘時服。一方加麻黃、乾葛、薏苡仁。加蟬蜕治驚熱。

防風通聖散 治小兒熱甚驚風，或斑疹出不快者，更熱劇黑陷將欲死者，或風熱瘡疥久不愈者，諸般風熱。

防風 川芎 大黃 當歸 薄荷葉 芍藥 麻黃去根節 芒硝各半兩 石膏 黃芩 桔梗各一兩 滑石六兩 生甘草二兩 白朮 荆芥 山梔子各二錢半

右剉每二錢，薑二片，水一盞，煎七分，不拘時服。

化風丹 祛風化痰，退熱定搐。

羌活 獨活 防風 天麻 膽星 人參 川芎 荆芥 粉草 全蠍各等分

右爲末，煉蜜丸如芡實大，薄荷湯調下一二丸。一方加辰砂、麝香。

鈎藤散　治吐利，脾胃氣虚生風。

鈎藤鈎三錢　蟬蜕　天麻　防風　蠍尾　人參各半兩　麻黄　白直殭蠶炒　炙草　川芎各二錢半　麝香不拘多少

右剉散，白水煎，寒多加附子末半錢。

至寶丹　治諸癎急驚，心熱卒中客忤，不得眠睡，煩躁風涎搐搦；及傷寒狂語，伏熱嘔吐，并皆治之。

生犀角屑　生瑇瑁屑　真琥珀研細水飛　雄黄各一兩　金箔一半爲衣　銀箔各五十片　真片腦研　真麝香研　真牛黄研，各一錢　安息香一兩半爲末，以無灰酒濾去沙石，約取一兩，慢火熬成膏

右件將犀角、瑇瑁屑，擣羅爲細末，研入諸藥，令調匀，將安息膏以重湯煮化，和擣爲劑，如乾即添入少熟蜜，盛磁器中，旋丸如桐子大，二歲兒却服二丸，人參湯化下，大小以意加減。又治大人諸卒中不語，中諸惡氣，中諸物毒熱暗風，産前後血暈，死胎不下，并用童子小便一合，生薑擣自然汁三五滴，同温過，化下五丸，立效。

辟邪膏張渙方　嬰兒血氣未實，皆神氣軟弱，除父母及乳養之常照管外，不可令見生人，及抱往別房異户，及不可見牛馬獸畜等。其父母家人之類，自外及夜行歸家，亦不可見兒，恐經履鬼神粗惡暴氣，若犯之，令兒吐下青黄赤白，水穀解離，其狀似發癎者，但眼不上戴，脈不弦急，名曰客忤。

真降香剉　白膠香　沉香　虎頭骨微炒　鬼臼去毛　草龍膽　人參　白茯苓

右件各半兩，擣羅爲細末，次入水磨雄黄半兩，細研水飛，次研麝香一錢，都拌匀，煉蜜和如鷄頭大，每服一粒，煎乳香湯化下，及別丸如彈子大，用緑絹袋子盛，令兒衣服上帶之，仍臥内常燒，神妙。凡斷乳小兒，亦有中惡卒暴者，亦宜服。

雌黄丹張渙方　治尸疰病。

雌黄　雄黄各細研　川大黄錦紋者，慢火炮黑　鬼臼去毛，各一兩　桃仁三十個，湯浸，去皮尖研　白頭翁半兩。已上并爲細末，次用

麝香研，一分　巴豆十粒，去皮心膜，紙裹壓去油

右件都研勻，以羊脂五兩，熔諸藥成膏，服如黍米大三粒至五粒，荆芥湯冷下，量兒大小加減。

立效湯

川大黄炮　乾桃柳葉洗焙乾，各一兩　梔子仁　赤芍藥各半兩　已上搗羅爲細末，次用朱砂細研水飛一兩，麝香别研、雄黄别研各一分，都拌勻，每服一錢，蜜湯調下，量兒大小加減。

紫參丸《外臺》　治小兒蠱疰百病，癥瘕積聚，瘦削骨肉，大小便不利，卒忤遇惡風，䐜脹腹滿，淋水，轉相注，殫門盡户，延及男女外孫，醫所不能療。

紫參　人參　半夏湯洗　藜蘆　代赭石　桔梗　白薇　肉蓯蓉各三分　石膏　大黄　牡蠣熬　丹參各一分　癩蝦蟆燒灰爲末　烏頭炮，各四分　狼毒七分　附子炮，五分　巴豆七十粒，去心皮熬

右件藥搗篩，蜜和爲圓，以飲下如小豆一丸，日三服，老小以意減之。蜂蠆所螫以塗其上，神良。忌猪羊肉冷水。一方無蝦蟆，有乾薑四分。

羚羊角散《聖惠方》，下同　治小兒中蠱，腹内堅如石，面目青黄，小便淋瀝，變易無常。

羚羊角屑　蘘荷各一兩　梔子仁七枚　赤芍　丹皮　黄連去鬚，各一分　犀角屑半兩

右件藥搗粗羅爲散，每服一錢，以水一小盞，煎至五分，去滓温服，日三四服，更量兒大小加減。

木香散　治小兒尸疰，心腹滿脹，疼痛不可忍。

木香　鬼箭羽　桔梗去蘆頭　當歸剉微炒　紫蘇莖葉各半兩　檳榔三分

右件藥搗羅爲粗散，每服一錢，以水一小盞，入生薑少許，煎至五分，去滓，不計時候温服，更量兒大小加減服之。

桃奴散　治小兒中惡，心腹堅脹疼痛，顔色青黑，大便不通。

桃奴五枚　炙草一分　麝香另細研，一錢　杏仁二十枚，湯浸去皮尖雙仁，麩炒微黄　桔梗　赤芍　黄芩　柴胡　川升麻　川

大黄剉微炒　鬼臼去毛，各半兩

右件藥擣粗羅爲散，每服一錢，以水一小盞，煎至五分，去滓，不計時候温服，以利爲度，量兒大小以意加減。

鬼箭羽散　治小兒中惡，心堅强，卒痛欲困。

鬼箭羽　真珠末各一分　羚羊角屑　桔梗　川朴硝　川升麻　赤芍　柴胡　黄芩各半兩　桃仁十枚　大黄一兩

右，製服法同前。

雄黄丸　治小兒中惡心痛，辟除邪氣。

雄黄　真珠各半兩　麝香　牛黄各細研，一錢　巴豆二十粒，去皮心膜研，紙裹出油

右件藥都研令勻，入棗瓤及煉蜜，和丸如粟米大，每服以薄荷湯下兩三丸，量兒大小加減服之。

鬼箭羽湯嬰孺　治小兒中惡，心腹堅硬，卒痛欲困。

鬼箭羽三分　朱砂一分　羚羊角屑　桔梗　鬼臼　朴硝湯成下，各半分　升麻　芍藥　柴胡各五分　生黄芩六分　川大黄八分　桃仁四十九個，炒去皮尖

右以水四升，煮一升二合，二歲兒爲四分，更量兒大小與服之。

殊聖方譚氏　治客忤。

忽爾連連哭不休，渾身壯熱脈如鉤。驚啼不得寃神鬼，客忤傷心不自由。犀角雄黄相共擣，桃符煎水看稀稠。人參茯苓車前子，丸吃三服請不憂。

雄黄丸《證治準繩》，下同　治小兒疰病，諸蠱魅精氣，入心入腹刺痛，黄瘦骨立。

雄黄　雌黄各四分　丹砂研飛　野丈人　徐長卿各三分　大黄五分　麝香三棗大　羚羊角屑，五分

右爲末，以青羊脂和丸，百日兒，酒服黍大三丸，日進一服；或豆大亦可。

雄麝散　專治蠱毒病。

雄黃細研 麝香別研 羚羊角屑 赤芍藥 敗鼓皮炙微黃，各一兩 馬兜鈴根 薺苨 鬼臼去毛，各半兩。已上除雄黃、麝香外，擣羅爲細末

右件八味，都一處拌勻研細，每服半錢，濃煎甘草湯調下，食前。

犀麝湯

犀角屑 鬼箭 安息香 雄黃細研，各一兩 苦參 牡丹皮各半兩 已上擣羅爲細末，次用麝香半兩細研，都拌勻，

每服一錢，水一大盞，煎至五分，去滓放温，時時服。

犀角散 治小兒尸疰，及中惡諸病，皆主之。

犀角屑 川升麻 木香 川大黃剉碎微炒 桑根白皮炒 檳榔各半兩 麝香一錢，細研 桃仁二七枚，湯浸，去皮尖雙仁，麸炒微黃

右件藥擣細羅爲散，每服以温水調下半錢，日四五服，更量兒大小加減服之。

真珠散 治客忤驚風，鬼疰驚邪，痰熱，心舍不寧，精神不定，心常怔忡，睡中驚跳，時或咬牙，五心煩熱，有汗兼喘，面赤舌白，呵欠煩渴，小便赤澀，或吐利黃沫。常服辟邪安神。

真珠 海螵蛸 滑石 生珠另研，各一錢 白茯苓 人參 白附 炙草 全蠍 麝香 腦子另研，各五錢 金箔三十片 銀箔二十片

右末和勻半錢，煎燈心麥門冬湯，入蜜少許調服，日午臨臥各一。

安神丸

生犀角末半錢 雄黃研 人參 白茯苓 車前子各一分

右爲末，取桃白皮一兩，桃符一兩，二味以水三升，同煎至一升，去滓，更煎成膏和前藥，丸如麻子大，每服三丸，芍藥湯下。

真珠散 小兒哽氣築心連，喘息多愁胃口涎。惟有此疾宜早治，爲緣客忤氣相煎。看看病狀醫難效，速取真珠散半錢。龍腦生犀香附子，小兒餐了保身安。

真珠末四錢 生犀角末二錢 香附末一錢 龍腦半字

右同研，每服一字，桃仁湯調下。乳母忌生冷油膩一切毒物半月。

蘇合香丸　治傳尸骨蒸，諸項勞瘵，順氣化痰，卒暴心痛，鬼魅瘧疾，霍亂吐瀉，赤白下利，小兒驚搐。

丁香　青木香　白檀香　沉香　蓽撥　香附　訶子煨取肉　烏犀鎊屑　朱砂研水飛，各一兩　薰陸香　片腦俱另研，各五錢　麝香七錢半　蘇合香油五錢，入安息香膏内　安息香一兩，另爲末，用無灰酒半斤熬膏

右爲細末，用安息香膏入煉蜜和劑，丸如芡實大，空心用沸湯化下。小兒一丸，老人四丸。酒下亦可。用蠟紙裹一丸彈子大，用緋絹袋盛常帶之，一切邪神不敢近。去腦，名麝香蘇合丸，治一切邪神及胷膈噎塞，腸中虚鳴，宿食不消。餘證并同。

沉香降氣湯

降真　沉香　白膠香　虎脛骨酥炙　人參　鬼箭　草龍膽各五錢

右爲末，次入雄黄五錢，麝香一錢，煉蜜丸，乳香湯化下。又令兒帶，及燒臥内，尤妙。

敗鼓皮散　治小兒中蠱。

敗鼓皮三分，炙黄　苦參　蘘荷根各一兩

右件搗粗羅爲散，每服一錢，以水一小盞，煎至五分，去滓温服，日三四服，更量兒大小加減服之。

升麻散　治小兒初中蠱毒。

川升麻　桔梗　瓜蔞根各半兩

右搗羅爲粗散，每服一錢，以水一小盞，煎至五分，去滓温服，日四五服，量兒大小加減。

雄黄散　治小兒飛蠱，狀如鬼氣者，宜服。

雄黄　麝香各細研　犀角末，各半兩

右件藥都研令勾，每服以温水調下半錢匕，日四五服，量兒大小加減。

玉箸散　治小兒馬脾風。

甘草一寸，煎水　甘遂末，一字

右同油蜜生薑，銀釵兒攪調下，後用冷水半盞，調奪命散。

牛黄奪命散　治小兒兩鼻竅張，悶亂嗽喝，聲嗄而不鳴，痰涎潮塞，俗云馬脾風，若不治，死在旦夕。

白牽牛　黑牽牛各一兩，半生半熟　川大黄　檳榔各一兩

右爲細末，三歲兒每服二錢，冷漿水調下，涎多加膩粉少許，無時。

無價散　治風熱喘促，悶亂不安，俗謂之馬脾風。

辰砂二錢半　甘遂麵裹煮焙乾，一錢五分　輕粉五錢

右爲細末，每服一字，用温漿水少許，入滴油一點，挑藥在上，沉下去，却以漿水灌之，立效。

白虎湯　治馬脾風。

知母三兩　甘草一兩，炙　石膏八兩，另研　糯米三合

右每服二三錢，水煎至米熟爲度。

保命丹《東醫寶鑑》，下同　治馬脾風。

南星炮，三錢，膽星尤佳　白附子　防風　天麻　蟬殼去土　白直殭蠶炒，各二錢　麝香半錢　全蠍十四個

右爲末，飯丸梧子大，朱砂爲衣，每一丸薄荷湯下。

雄麝散　治客忤。

雄黄一錢　乳香五分　麝香一字

右爲末，每一字，刺雄鷄冠血調灌之，仍以母衣覆兒身，即愈。

單方

小兒中蠱欲死者：甘草半兩，水二盞，煎五分服，當吐出。《金匱玉函》，下同

小兒卒死而吐利，不知是何病：用狗屎一丸，取汁以灌之。無濕者，水煮乾者取汁。

治少小中客忤，强項欲死：急取衣中白魚十枚爲末，以敷母乳頭上，令兒飲之，入咽立愈。一用二枚，著兒母手，掩兒臍中，兒吐下愈。亦以摩兒項及脊强處。《千金方》，下同

治少小客忤：用竈中黄土、蚯蚓屎等分搗合，水和如鷄子黄大，塗兒頭上及五心，良。一方用鷄子清和如泥。

又：吞麝香如大豆許，立愈。

治少小犯客忤，發作有時者：以母月衣覆兒身上，大良。

治小兒卒中忤：剪取驢前髆胛上旋毛，大如彈子，以乳汁煎之，令毛消藥成，著乳頭飲之，下喉即愈。

又：燒母衣帶三寸，幷髮，合乳汁服之。

又：取牛鼻津服之。

又：取牛口沫傅乳頭飲之。

治少小卒中客忤不知人者：取熱馬屎一丸，絞取汁，飲兒下咽便愈。亦治中客忤而軀啼，面青腹强者。

治小兒卒客忤：用銅鏡鼻燒令赤，著少許酒中，大兒飲之，小兒不能飲者，含與之，即愈。

治小兒疰：用竈中灰鹽等分相和熬熨之。

小兒卒癇：大蜂房一枚，水三升，煮濃汁浴之，日三四次佳。

治卒忤，即今人所謂中惡者，與卒死鬼擊相類，皆用鹽八合，以水三升，煮取一升半，二服得吐即愈。

治小兒卒死，或先病痛，或常居寢臥奄忽而絶，皆是中惡：取葱黄心刺其鼻，男左女右，入七八寸，小兒量度之，若使目中血出佳。《肘後方》，下同

又：令二人，以衣壅口，吹其兩耳，極則易人，可以筒吹之，并捧其肩上，側身遠之，莫臨死人上。

又：以葱葉刺耳，耳中鼻中血出者，莫怪，無血難治，有血是候。時當捧兩手，忽放之，須臾死人自當舉

手撈人，言痛乃止。又男刺左鼻，女刺右鼻中，令入七八寸餘，大效。小兒量度之。亦治自縊死。

又：以綿漬好酒中，須臾置死人鼻中，手按令汁入鼻中，并持其手足，莫令驚。

又：視其上脣里弦，有丸如黍米大，以針決去之。

又：以小便灌其面，數迴即能語。

又：末皂莢如大豆，吹其兩鼻中，嚏則氣通矣。

又：割雄鷄頸，取血以塗其面，乾復塗，并以灰縈死人一周。

又：以管吹下部，令數人互吹之，氣通則活。

小兒客忤卒死：真丹方寸匕，蜜三合和灌之。

救卒死而壯熱者：用礬石半觔，水一升半，煮消以漬脚令没踝。

小兒中蠱下血欲死：搗青藍汁頻服之。《聖惠方》，下同

兒中馬毒客忤：燒馬尾煙於前，每日熏之，瘥乃止。

治小兒卒死：取女青末半錢，用牛乳汁調服之。《聖惠方》

又：燒豮猪糞，水解取汁服之。

又：以苦參醋煮汁少許，内口中即蘇，水煮亦得。又酒煮爛棺木板取汁，服少許。

又：煎鹽湯，令極鹹，以物拗口開灌之，令入腹即活。

又：以熱湯和灰，厚擁身上，逡巡即蘇。

治小兒不知所病，便死絶：取雄鷄冠，臨兒口上割血，滴入口下，即活。

治鬼擊，若小便不通：筆頭七枚，燒作灰末，和服之，即通。《備急方》

小兒汗出中風，一日頭項腰熱，二日手足不屈：用慎火草乾者半兩，麻黄、丹參、白朮二錢半爲末，每服半錢，漿水調服，三四歲服一錢。《聖濟總録》，下同

小兒身熱汗出拘急，因中風起：丹參半兩，鼠屎炒三十枚爲末，每服三錢，漿水下。

小兒卒驚，似有痛處而不知：用燕窠中屎，煎湯洗浴之。《救急方》

小兒客忤死不能言：桔梗燒研三錢，米湯服之，仍呑麝香豆許。張文仲《備急方》

小兒無故卒死者：取葱白納入下部，及兩鼻孔中，氣通或噫即活。《經驗方》

小兒卒痫：刺白犬血一升食之，并塗身上。葛氏方

客忤因而驚忤者：治用竈中黄土研二兩，鷄子一枚去殼，二件相和入少許水調，先以桃柳枝湯浴兒，後將此藥塗五心及項門上。田氏方

小兒客忤：擣菖蒲汁内口中。《元和紀用經》，下同

又：生艾汁納口中。

又：磨刀水三四滴妙。

又：用好墨擣篩，和水温服半錢匕。

治小兒中馬毒客忤：取馬口角沫，塗兒口中，效。《簡要衆方》

小兒客忤，口不能言：細辛、桂心等末，以少許納入口中。《外臺秘要》，下同

小兒飛尸走馬：巴豆去心皮熬，杏仁去皮尖，各二枚，二味取綿纏，槌令極碎，投熱湯二合，捻取白汁服之，須臾瘥。未瘥，更一服。兒大小量之。通療鬼擊，有尸疰者，常蓄此藥用驗。忌野猪肉、蘆笋。

小兒卒然肚皮青黑，乃血氣失養，風寒乘之，危惡之候也。大青爲末，納口中，以酒送下。《保幼大全》，下同

小兒中暑，吐瀉煩渴：穀精草燒存性，用器覆之，放冷爲末，每冷米飲服半錢。

治小兒五種蠱毒：擣馬兜鈴根細羅爲散，每服一錢，以水一小盞，煎五分去滓，空腹頓服。當時隨吐蠱出，未快吐，即再服。《證治準繩》，下同

又：用敗鼓皮一片，燒灰細研爲粉，空心以粥飲調服一錢。病人須臾當呼蠱主姓名，病便愈。

又：用薺苨一兩，擣羅爲末，以粥飲調下一錢，甚效。量兒大小加減服之。

治小兒畏忌中蠱欲死：用甘草半兩生剉，以水一中盞，煎至五分，去滓，分爲二服，當吐蠱出。

若平生預防蠱者：宜熟炙甘草煮汁服之，即内消，不吐，神效。

治小兒中蠱毒，令腹内堅痛，面目青黄，淋露骨立，病變無常：用桃株寄生二兩擣細羅爲散，如茶點服之，日四五服。

又：用麝香半錢細研，空腹以温水調服，即吐出蠱毒，未效再服。

治小兒中蠱毒，下血欲死：取生赤雌鷄翅下血服之，立效。

又：有擣青藍汁，頻頻與半合服。

治鬼魘不寤：末伏龍肝吹鼻中。

救卒死而目閉者：用騎牛臨面擣薤汁，灌之耳中。

又救卒死而四肢不收失便者：取牛洞一升，温酒灌口中。洞者，稀糞也。

卒死無脈，無他形候，陰陽俱竭故也。用牽牛臨鼻上二百息，牛舐必瘥。牛不肯舐，著鹽汁塗面上，牛即肯舐。

治魘死不自覺者，宜慎燈火，勿令人手動，牽牛臨其上即覺。若卒不能語，取東門上鷄頭末之，以酒服。

治卒魘死：擣韭汁灌鼻孔中，劇者灌兩耳。

針灸

葛氏《肘後方》曰：小兒卒死而四肢不收，屎便者，灸心下一寸，臍上三寸，臍下四寸各一百壯。兒小者隨年。又灸鼻下人中，一名鬼客廳，又治尸厥。

徐春甫《古今醫統》曰：小兒客忤久瘧，針間使三分，灸則五壯。間使，掌後三寸兩筋間陷中，心包絡脈所行爲經金。

小兒客忤驚風，針隱白一分，灸則三壯。隱白在足大指端内側，去爪甲角如韭葉，脾脈所出爲井木。

王肯堂《證治準繩》曰：葛氏肘後灸法，以繩圍其死人肘腕，男左女右畢，伸繩從背上大椎度以下，又從此灸横行各半繩，此法三灸各三即起。又令爪其病人人中取醒。不起者，卷其手，灸下文頭，隨年壯。又灸鼻中三壯也。又灸頤下宛宛中名承漿穴十壯，大效。又灸兩足大指爪甲聚毛中七壯，效。此華佗法。一云三七壯。又灸臍中百壯也。

祝由

孫思邈《千金方》曰：治小兒中馬客忤而吐不止者，灸手心主間使、大都、隱白、三陰交各合三壯，可用粉丸如豉法。并用唾，唾而咒之。咒曰：摩家公，摩家母，摩家子兒苦，客忤從我始。扁鵲雖良，不如善唾良。咒訖，棄丸道中。按《證治準繩》用粉爲丸如豉法，摩兒手足心頭、臍上下行轉摩之，而咒中客中人皆可用之。

又法：取一刀横著竈上，解兒衣，發其心腹訖，取刀持向兒咒之，唾，輒以刀擬向心腹，啡啡曰：煌煌日，出東方，背陰向陽。葛公葛公，不知何公，子來不視，去去不顧，過於生人忤。梁上塵，天之神；户下土，鬼所經。大刀鐶犀對竈君，二七唾客愈兒驚。唾啡啡。如此二七啡啡，以刀擬之，咒當三遍乃畢，用豉丸如上法五六遍訖，取此丸，破視其中有毛，棄丸道中，客忤即愈矣。

醫案

萬氏《幼科發揮》曰：一兒半歲，忽日慘然不樂，昏睡不乳。予曰：形色無病，將謂外感風寒，則無外感之證；將謂内傷乳食，則無内傷乳食之證。此兒莫有所思，思則傷脾，乃昏睡不乳也。其父母悟云：有一小廝相伴者，我使他往，今三日矣。乳母亦云：自小廝去後，便不欣喜，不吃乳。父急命呼之歸，兒見其童嘻笑。父曰：非翁之妙術，不能知也。

古今圖書集成醫部全録卷四百二十五

小兒驚癇門

黄帝素問

奇病論篇

帝曰：人生而有病巔疾者，病名曰何？安所得之？岐伯曰：病名爲胎病。此得之在母腹中時，其母有所大驚，氣上而不下，精氣幷居，故令子發爲巔疾也。

此女子胞之爲病也，有所大驚，則氣暴上而不下。夫精以養胎，而精氣幷居者也。母受驚而氣上，則子之精氣亦逆，故令子發爲巔疾也。愚謂巔當作癲。按嬰兒癲癇，多因母腹中受驚所致。然癲疾者，逆氣之所生也，故因氣上逆而發爲癲疾。

千金方 唐·孫思邈

驚癇論

論曰：少小所以有癇病及痓病者，皆由臟氣不平故也。新生即癇者，是其五臟不收斂，血氣不聚，五臟不流，骨怯不成也，多不全育。其一月四十日已上，至期歲而癇者，亦由乳養失理，血氣不和，風邪所中也。病先身熱掣瘲，驚啼叫喚，而後發癇，脈浮者爲陽癇，病在六腑，外在肌膚，猶易治也。病先身冷，不驚掣，不啼呼，而病發時脈沉者爲陰癇，病在五臟，内在骨髓，極難治也。病發身軟時醒者，謂之癇也。身强直反張如弓，不時醒者，謂之痓也。諸反張，大人脊下容側手，小兒容三指者，不可復治也。凡脈浮之與沉，以判其病在陰陽表裏耳。其浮沉復有大小滑濇虚實遲快諸證，各依脈形爲治。《神農本草經》説小兒驚癇有一百二十種，其證候微異於常，便是癇候也。初出腹，血脈不斂，五臟未成，稍將養失宜，即爲病也。時不成人，其經變蒸之後有病，餘證并寛，惟中風最暴卒也。小兒四肢不好驚掣，氣息小異，欲作癇，及變蒸日滿不解者，并宜龍膽湯也。凡小兒之癇有三種：有風癇，有驚癇，有食癇。然風癇驚癇時時有之，十兒之中未有一二是風驚者。凡是先寒後熱發者，皆是食癇也。驚癇當按圖灸之；風癇當與猪心湯；食癇當下乃愈，紫丸佳。凡小兒所以得風癇者，緣衣煖汗出，風因入也。風癇者，初得之時，先屈指如數乃發作者，此風癇也。驚癇者，起于驚怖大啼乃發作者，此驚癇也。驚癇微者急持之，勿復更驚之，或自止也。其先不哺乳，吐而變熱後發癇者，此食癇。早下則瘥，四味紫丸、逐癖飲最良，去病速而不虚人；赤丸瘥快，病重者當用之。

註　本無赤丸方，諸醫方并無。按此服四味紫丸不得下者，當以赤丸。赤丸瘥快，病重者當用之。今次後癖結脹滿篇中，第一方八味，名紫雙丸者，用朱砂色當赤，用巴豆，又用甘遂，比紫丸當快，疑此即赤丸也。

凡小兒不能乳哺，當與紫丸下之。小兒始生，生氣尚盛，但有微惡，則須下之，必無所損。及其愈病，則致深益。若不時下則成大疾，疾成則難治矣。凡下，四味紫丸最善，雖下不損人，足以去疾。若四味紫丸不得下者，當以赤丸下之；赤丸不下，當倍之。若已下而有餘熱不盡，當按方作龍膽湯稍稍服之，并摩赤膏。風癇亦當下之，然當以猪心湯下之。驚癇但按圖灸之，及摩生膏，不可大下也。何者？驚癇心氣不定一作足，下之内虚，益令甚爾。驚癇甚者，特爲難治。故養小兒常慎驚，勿令聞大聲；抱持之間當安徐，勿令驚怖。又天雷時，當塞兒耳，并作餘細聲以亂之也。凡養小兒皆微驚以長血脈，但不欲大驚。大驚乃灸驚脈。若五六十日灸者，驚復更甚。生百日後灸驚脈，乃善。兒有熱，不欲哺乳，卧不安，又數驚，此癇之初也，服紫丸便愈。不愈，復與之。兒眠時小驚者，一月輒一，以紫丸下之，減其盛氣，令兒不病癇也。兒立夏後有病，治之慎勿妄灸，不欲吐下，但以除熱湯浴之，除熱散粉之，除熱赤膏摩之。又以膏塗臍中，令兒在涼處，勿禁水漿，常以新水飲之。小兒衣甚薄，則腹中乳食不消，不消則大便皆醋臭，此欲爲癖之漸也，便將紫丸以微消之。服法先從少起，常令大便稀，勿大下也。稀後便漸減之，不酢臭，乃止藥也。凡小兒冬月下無所畏，夏月下難瘥。然有病者不可不下，下後腹中當小脹滿，故當節哺乳數日，不可妄下。又乳哺小兒，當令多少有常劑，兒漸大，當稍稍增之。若減少者，此腹中已有小不調也，便微服藥，勿復哺之，但當與乳，甚者十許日，微者五六日止，哺自當如常。若都不肯食哺，而但欲乳者，此是有癖，爲疾重要，當下之。不可不下，不下則致寒熱或吐而發癇，或更致下痢，此皆病重不早下之所爲也，此即難治矣。但先治其輕時，兒不耗損而病速愈矣。凡小兒屎黄而臭者，此腹中有伏熱，宜微將服龍膽湯。若白而酢者，此挾宿食〔一〕不消也，當服紫丸。微者少與藥令內消，甚者小增藥令小下，皆復節乳哺數日，令胃氣平和。若不節乳哺，則病易復，復下之則傷其胃氣，令腹脹滿。再三下之尚可，過則傷矣。凡小兒有癖，其脈大，必發癇，此爲食癇，下之便愈。當審候掌中與三指脈，不可令起而不時下，致於發癇，則難療矣。若早下之，此脈終不起也。脈在掌中，尚可早療，若至指則病增矣。凡小兒腹中有疾生則身寒熱，寒熱則血脈動，動則心不定，心不定則易驚，驚則癇發速也。

候癇法

夫癇，小兒之惡病也。或有不及求醫而致困者，然氣發於內，必先有候，常宜審察其精神而采其候也。

手肉白魚際脈黑者是癇候，魚際脈赤者熱。　脈青大者寒，脈青細者爲平也。　鼻口乾燥，大小便不利，是癇候。　眼不明，上視喜陽，是癇候。　耳後完骨上有青絡盛，臥不静，是癇候。　青脈，刺之令血出也。　小兒髮逆上，啼笑面暗，色不變，是癇候。　鼻口青，時小驚，是癇候。　閉目青，時小驚，是癇候。　身熱，頭常汗出，是癇候。　身熱，吐晛而喘，是癇候。　身熱，目時直視，是癇候。　喜欠，目上視，是癇候。　身

註〔一〕宿食《千金》卷五作「宿寒」。

熱，目視不精，是癇候。目瞳子卒大黑於常，是癇候。臥惕惕而驚，手足振摇，是癇候。臥夢笑，手足動摇，是癇候。意氣下而妄怒，是癇候。咽乳不利，是癇候。身熱小便難，是癇候。吐痢不止，厥痛時起，是癇候。弄舌摇頭，是癇候。

已上諸候二十餘條，皆癇之初也。見其候，便爪其陽脈所應灸，爪之皆重手，令兒驟啼，及足絶脈，亦依方與湯。直視瞳子動，腹滿轉鳴，下血身熱，口噤不得乳，反張脊强，汗出發熱，爲臥不寤，手足掣瘲喜驚，凡八條，癇之極者也。如有此，非復湯爪所能救，便當時灸之。

小兒直訣　宋・錢乙

急驚風證治

小兒急驚，因聞大聲或驚而發搐，搐止如故，此熱生於心，身熱面赤，引飲，口中氣熱，二便黄赤，甚則發搐，蓋熱盛生風，陽盛而陰虚也。宜以利驚丸除其痰熱，不可用巴豆之藥。

註　按《保嬰集》云：急驚風之候，牙關緊急，壯熱涎涌，竄視反張，搐搦顫動，口中氣熱，頰赤脣紅，脈浮洪數者，此肝經血虚，火動生風。蓋風生則陰血愈散，陰火愈熾，火動則肺金愈虧，肝木愈盛，宜滋肝血，養脾氣。若屢服祛風化痰瀉火辛散之劑，便宜認作脾虚血損，急補脾土。若風火相搏，發熱抽搐，目瞤筋攣，痰盛者，用四物、鈎藤鈎以生肝血清肝火，用四君子加當歸以補脾土生肺金。若肝經血燥發熱，驚搐目瞤，筋攣痰盛者，用六味丸以滋腎水，四君子以補脾土。若肺金尅肝木，用六君子湯以實脾土，加芍藥、木香以平肺金。若屢服驚藥而脾胃虚寒者，須用六君子湯以補脾胃，丁香、木香以培陽氣，否則必變慢驚。

慢驚風證治

小兒慢驚，因病後或吐瀉，或藥餌傷損脾胃，而肢體逆冷，口鼻氣微，手足瘈瘲，昏睡露睛，此脾虚生風無陽之證也，温白丸主之。

註　按《保嬰集》云：急驚屢發屢用，直瀉則脾損陰消而變爲慢驚者，當補脾養血，佐以安心清肺制木之藥，最爲切當。竊謂前證多因脾胃虧損，肝木所勝，但用五味異功散加當歸，佐以鈎藤飲子，以補脾土、平肝木，亦多得效。如不應，用六君加炮薑、木香，温補脾土；更不應，急加附子以回陽。若用逐風驅痰之藥，反促其危也。每見小兒脾胃弱者，一病即成慢驚，不可泥爲久病誤藥而後成也。《内經》云爲慢脾風，言脾虚受病也，其意可見矣。

發搐證治

驚癇發搐，男則目左視無聲、右視有聲，女則右視無聲、左視有聲，相勝故也，故有發時之證。

註　按前證多因胎中受患，或乳母鬱怒傳兒，或小兒乳傷自病，其證吐乳面青，若痰實壅積，則壯熱面紅，當兼調治其母，切不可損其元氣。若欲驗逆順，男則握拳拇指叉入食指中爲順，於外爲逆；女則叉入食指中爲逆，於外爲順。仍參吮乳不能類以治其母。後倣此。

若寅卯辰時身體壯熱，目上視，手足摇動，口出熱涎，頸項勁强，此肝旺也，當補腎治肝，用地黄丸、瀉青丸主之。

註　按前證若煩熱作渴，飲冷便結者，宜用瀉青丸。若發熱飲温，大便不結者，宜用柴芍參苓散。若自汗盜汗，腎虚液不歸源也，用地黄丸。若服峻劑，或久病流涎，脾虚涎不歸源也，用六君子湯。所云肝旺者，乃肝木虚而邪氣旺也，故先補其母，後瀉其子。

若巳午未時發搐，心神驚悸，竄視睛赤，牙關緊急，口中流涎，手足摇動，此心旺也，以地黄丸補肝，導赤散、涼驚丸治心。

註　按前證屬邪氣實而真氣虚，故用地黄丸。其流涎不止，則爲心火虚而脾土弱也，宜佐以六君子湯。

若申酉戌時微搐而喘，目微斜，身似熱，睡而露睛，手足逆冷，大便淡黄，肺旺也，當用益黄散以補脾，導赤散以治心，瀉青丸以治肝。

註　按前證屬脾土真寒，不能生肺氣而假熱，故宜用益黄散以補肺金之母，如用六君、炮薑尤效。若手足不冷，屬虚弱，用五味異功散加木香。其導赤散、瀉青丸，初病元氣未虚者，酌量用之。若久病元氣已虚者，必用六君子湯，秘旨安神、六味地黄二丸主之。

若亥子丑時微搐，身體發熱，目睛緊斜，喉中有痰，大便白色，多睡不省，當用益黄散以補脾，導赤散、涼驚丸以治心。

註　按前證屬形病虚寒，宜用六君子加炮薑温補脾土，用清心安神丸、六味丸調補心血。潔古張先生云：此證皆因大病後脾胃虧損所致，其旨明矣。若非六君子湯以固本，必變慢脾風也。

若傷風發搐，口中氣熱，呵欠煩悶，手足動摇，當以大青膏發散之。

註　按潔古先生云：傷風發搐，當辨有汗無汗，用大青膏、小續命湯。竊謂前證若口中氣熱，搐而有力，屬形病俱實，宜用大青膏以散風邪。若口氣不熱，搐而無力，屬形病俱虚，宜用異功散以補脾土，六味丸以滋腎水，鈎藤飲以清肝火。若因風邪鬱熱，而變見諸證，當理肺經，清風邪。若外邪既解，而諸證不愈，當實脾土，補肺金。若徑治其肺，恐脾氣復傷，諸證蜂起矣。

若傷食後發搐，身温多睡，或吐不思食者，宜先定搐，搐止用白餅子下之，後用安神丸主之。

註　按前證若飲食停滯，嘔吐不食，腹脹便秘者，屬實熱，宜用白餅子下之。若下後搐熱益甚，嘔吐不食者，屬虚熱，用異功散補之。若脾胃既傷，肝木所勝，用六君加鈎藤鉤以健脾氣，平肝木。大凡飲下而不愈者，但調補脾胃，則諸邪自退矣。

百日内發搐，真者不過兩三次必死，假者頻發不死。真者内生驚癇，假者外傷風冷，血氣未實，不能勝任，故發搐。口中氣熱，用大青膏塗顖、浴體二法。

註　按前證多因胎中受患，或乳母鬱怒傳兒，或兒脾傷自病，當固元氣爲主，而兼調治其母，仍參吮乳不能類治之。後倣此。

小兒初生，壯熱吐哯，身體强直，手足抽掣，目反直視，是胎驚風證也。

註　按前證多因娠婦忿怒驚恐，調攝乖常，或挾外邪，内傷於胎。蓋母有所觸，胎必感之，當用猪乳膏拭兒口中；或用惺惺散加漏蘆，令母煎服，使藥通乳中，兒病自愈矣。

驚啼者，邪氣乘心也，當以安神丸主之。

竇漢卿《瘡瘍全書》云：驚哭有淚是肚腹痛，用蘇合香丸，酒服良。

註　按哭而不啼多淚，是驚悸也；啼而無淚，是痛也。若因心血不足，用秘旨安神丸；心火熾盛，用導赤散；水火相搏，用柴胡梔子散；肝血不足，用六味丸。所云十啼者，蓋亦大同小異耳。

癲癇證治

凡治五癇，皆隨臟治之。每臟各有一獸之形，并用五色丸，治小病也。發而重者死，病甚者亦死。若反折上竄，其聲如犬，證屬肝也。若目瞪吐舌，其聲如羊，證屬心也。若目直腹痛，其聲如牛，證屬脾也。若驚跳反折手縱，其聲如鷄，證屬肺也。若肢體如尸，口吐涎沫，其聲如猪，證屬腎也。

註　按妊娠若遇驚恐，則必內應於胎。故一月足厥陰脈養，驚則肝受病；二月足少陽脈養，驚則膽受病；三月手少陰脈養，驚則心受病；四月名爲離經；五月足太陰脈養，驚則脾受病；六月足陽明脈養，驚則胃受病；七月手太陰脈養，驚則肺受病；八月手陽明脈養，驚則大腸受病；九月足少陰脈養，驚則腎受病。是臟腑納氣於丹田，自肝至腎十經滋養而生，此則胎中所致也。若旣生之後，或驚怪所觸，或乳哺失節，或乳母飲食起居六淫七情臟氣不平，亦致是證。須察見證屬於何經，更別陰陽虛實，寒熱緩急，以調補脾胃爲主，否則不時舉發，甚至不救。

河間六書　金·劉完素

驚風

小兒驚風潮搐，手足掣縮，用驗命散吐之。

身熱惡寒，戰慄驚惑，皆屬熱證，爲少陰君火。暴强直，肢軟戾，裏急筋縮也，皆屬風證，爲厥陰風木。

夫小兒六歲之上爲小兒，十八歲已上爲少年。其六歲以下者，諸經不載，是以乳下嬰兒，有病難治，無可定也。然小兒與大人不可一例，各異治之。雖小兒誕生襁褓之後，骨肉脆軟，腸胃細微，可以乳食調和臟腑，乃得平安，肌膚滋潤，筋骨輕嫩，以綿衣之，故生壅滯，内有積熱乘於心，心受邪熱，乃發爲驚，驚不止，反爲潮搐則爲病也。大概小兒病者純陽，熱多冷少。

註《素問》驚駭驚愕，少陰君火也。

小兒驚風者，皆由心火暴甚而制金，不能平木，故風火相搏，而昏冒驚悸潮熱，此證皆爲熱甚而風生。

儒門事親 元·張從政

驚　風

戴人常曰：小兒風熱驚搐，乃常病也。常搦時，切戒把捉手足，握持太急，必半身不遂也。氣血偏勝，必痹其一臂，漸成細瘦，至老難治。當其搐時，置一竹簟鋪之涼地，使小兒寢其上，待其搐風力行遍經絡，茂極自止，不至傷人。

發驚潮搐

小兒三五歲時，或七八歲至十餘歲，發驚潮搐，涎如拽鋸，不省人事，目瞪喘急，將欲死者，《内經》曰，此皆得於母胎中所授悸惕怕怖驚駭恐懼之氣，故令小兒輕者爲驚弔，重者爲癇病風搐、爲腹中積熱、爲臍風。已上證候，可用吐涎及吐之藥。如吐訖，宜用朱犀腦麝清涼墜涎之藥。若食乳之子，母亦宜服安魂定魄之劑，定志丸之類。如婦人懷孕之日，大忌驚憂悲泣，縱得子，必有諸疾。

慢　驚

小兒内瀉，轉生慢驚，及兩目直視，魚口出氣者，亦不宜下，止宜調養，温以和之。

衛生寶鑑 元·羅天益

急慢驚風

小兒急慢驚風者，古無之，惟曰陰陽癇，所謂急慢驚者，後世名之耳，正如赤白痢之類也。陽動而速，故陽病曰急驚；陰静而緩，故陰病曰慢驚。此陰陽虚實寒熱之别，治之不可誤也。急驚由有熱，熱即生風，又或因驚而發，則目爲連劄潮涎，搐搦身體，與口中氣皆熱，及其發定，或睡起，即了了如故，此急驚證也。當其搐勢漸減時，與鎮心治熱之劑一二服，候驚勢已定，須臾以藥下其痰熱，利下痰熱，心神安寧即愈。慢驚得於大病之餘，吐瀉之後，或悮取，轉致脾胃虚損，風邪乘之，似搐而不甚搐，此名瘈瘲，似睡而精神慢，四肢與口中氣皆冷，睡中露睛，或胃痛而啼哭如鵶聲，此證已危，蓋脾胃虚損故也。

東垣十書 元·李杲

治小兒驚論

外物驚宜鎮心，以黄連安神丸。若氣動所驚，宜寒水石安神丸。大忌防風丸治風，辛温之藥必殺人。何也？辛散浮温，熱者火也，能令母實，助子之氣盛，皆殺人也。因驚而泄青色，先鎮肝以朱砂之類，勿用寒涼之氣，大禁涼驚丸。風木旺必克脾胃，當先實其土，後瀉其木。閻孝忠編集錢氏方，以益黄補土悮矣。其藥有丁香辛熱助火，火旺土愈虚矣。青橘皮瀉肺金，丁香辛熱大瀉肺與大腸。脾實當瀉子，今脾胃虚反更瀉子而助火，重虚其土，殺人無疑矣。其風木旺證，右關脈洪大，掌中熱，腹皮熱，豈可以助火瀉金？如寒水來乘脾土，其病嘔吐腹痛，瀉痢青白，益黄散聖藥也。今立黄芪湯，先瀉火補金，大補其土，是爲神治之法。

平治會萃 元·朱震亨

急慢驚風

發熱口瘡，手心伏熱，痰熱痰喘痰嗽，并用涌法，重則用瓜蒂散，輕則用苦參、赤小豆末，須酸虀汁調服吐之；後用通聖散蜜丸服之。

驚有二證：一者熱痰，主急驚，當直瀉之；一者脾虛，乃爲慢驚，所主多死，當養脾。

東垣云：慢驚者先實脾土，後散風邪。

急者，只用降火下痰養血。

慢者，只用朱砂安神丸，更於血藥中求之。

幼科全書 元·朱震亨

驚風

驚自是驚，風自是風，最要分别得明白，不可混治。驚者，因見非常之形，異類之物，或因爭鬬，或因跌仆，或水火或禽獸之類，以致驚其神，氣結於心而痰生焉。痰壅氣逆，結成搐搦，口眼喎斜，口吐涎沫，一時即醒，如常無事。或一日一發，或一日再發，或三五日一發，或一月一發，或半年一發。若不急治，變成癇疾，則爲終身之痼疾也。治法當先利痰順氣，後用清心安神。風者，或因外感風寒，或因内傷飲食，以致熱生於内，因熱生痰，因痰生搐，其狀口眼喎斜，手足牽動，氣喘涎潮，口吐涎沫，發過略醒，潮熱不退，須臾復發，治法當先瀉火開痰，後用清熱安神。

驚風有二：有急有慢。急驚風爲實爲熱，當用涼瀉；慢驚風爲虛爲寒，當用温補。不可一例混治，恐致悞人。急驚風者，小兒元氣素實，或因恐怖，或因風寒，或因傷飲食而致，要詳審明白，先察其證而後施治法。

如曾因恐怖而成驚者，其證發過即如常，若無他病，先以利痰丸順氣開痰，後用安神丸調之。

如因風寒而成風者，其證發過略醒，須臾復發，輕者只用導赤散一服而風即止，後用涼驚丸、抱龍丸調之。重者痰涎壅閉，先以導赤散吞下五色丸，降火却痰；次以導赤散吞下瀉青丸，以瀉心肝之火；後以抱龍丸治痰，保命丹治風，緩緩調之。

如曾傷飲食而成風者，其證發過略醒，醒多啼哭，須臾復發，不思乳食，先用陳皮麥芽煎湯，吞下五色丸，推去食則痰自降；後用辰砂五苓散治之。

凡治急驚法，除傷飲食一證外，不可遽用下藥。必先問其大小便如何，若小便清，大便通，其邪在表，只用導赤散加防風，或瀉青丸去大黄加全蠍作湯服之，發去表之寒邪，其風自退；後以辰砂五苓散調之，不可犯麝香，恐引邪入裏也。若果小便赤濇，大便閉結，此邪在裏，可用五色丸下之，後用牛黄清心丸、抱龍保命丹調之。

凡急驚喘急痰氣者，定喘湯加竹瀝治之。

凡急驚風涎痰壅塞不開者，可用吐法。

凡病退後潮熱不退，此脾虛熱也，四君子湯加炒乾薑治之。若小便赤，大便硬，兩腮紅，足脛熱者，此餘邪未盡，不可作虛看，用涼驚丸并牛黄清心丸，薄荷燈心湯調之。

凡熱退後昏睡不醒者，此心脾二經之邪未盡去也，安神丸加鬼神丹治之。

凡小兒但有微熱，觀其兩頰若赤，雙目上視者，必作驚風也，當先以導赤散加燈心薄荷以去其熱，次用抱龍丸以安其神，則風自不作也。

凡驚風之時，手散眼閉，口張顖陷，魚口氣急，吐沫噴藥，昏不語不啼，口噤絶不飲食，遺尿失屎，面赤如粧者，皆不可治。

慢驚風小兒，胎稟氣弱，又多疾病，或大吐大瀉，久瘧久痢，或悮服吐瀉之藥，皆致精神虛弱，漸成搐搦，十無一痊，蓋由元氣虛弱，又逢恐怖而成也。其證發過即如常，但多啼哭，睡中不寧，不可妄用利痰之藥，先以青州白丸子加青礞石以去其痰，次服安神丸以四君子湯送下調之。如吐瀉大病之後，手足逆冷，昏睡目睛微露而無搐掣者，此欲成慢驚風證也，急溫補之，四君子湯加酸棗仁炒、乾薑炮、大棗作引，水煎頻服，以手足溫爲度，甚者加熟附子一片。愈後以集聖丸調之。

凡治慢驚風，不可妄用辛香之藥，寒涼之劑，蓋辛香能走攛元氣，寒冷反傷脾胃故也。

凡吐瀉後手足厥冷，吐瀉不止，口舌生瘡，閉目無魂，口張不合，髮直摇頭，汗出如油，昏睡氣急，喉中涎響，哭作鴉聲，大小便不禁，眼上攛，角弓反張，頭軟，手足一邊牽引者，皆不可治。

凡欬嗽久，目閉神倦，面白手摇者，不治。

凡瘡疥忽平復，腹脹氣急悶亂者，不治。

如小兒夜多啼哭，目睛上視，日則略定者，此内鈞驚也。蓋因受寒氣腹中作痛，以致痛極目定，治法以燈心燒灰，調滚白水化下理中丸，痛止病退。

如小兒日夜啼哭，目覩物不轉者，身後仰者，此外鈞驚也。蓋因食積作痛，其身强直，面赤目定，治法以竈心土泡滚白水送下丁香脾積丸，痛止病退。

如小兒肺脹喘滿，胷膈氣急，兩肋扇動，陷下作坑，兩鼻竅張，悶亂欬嗽，作渴聲嗄，痰涎壅塞，大小便閉，此爲脾風也。若不急治，或治不識證，死在旦夕。宜先用牛黄奪命散治之，後用白虎湯調之。

如小兒忽然氣急痰響，口眼如常，手足不搐，身上無熱，此乍傷風寒肺經受邪也，用芎蠍散一服即止。

如小兒兩手輪指，目略直視者，此白虎證也。但身不發熱，手足不掣耳。治法宜向本年白虎方上取土，泡滾白湯，吞下蘇合香丸散。

如小兒痘發驚者，只用導赤散調辰砂末，一服即效。不可妄用涼驚、抱龍、保命等藥。

西江月

小兒驚風證候，須分急慢根由。急爲實熱瀉涼求，慢是虚寒温補。急因風寒食積，慢因久病綢繆。如斯辨認不差繆，才顯神功妙手。

急驚卒然大熱，因而熱則生風。痰涎哽塞角張弓，口眼歪斜沉重。先用嚏驚妙散，後將導赤疎通。合灸少商與中衝，瀉青涼驚選用。

慢驚先因大病，精神頓減脾虚。懨懨沉困氣長吁，口眼開張不乳。搐搦時時發舉，四肢逆冷何如。理中附子急驅除，不瘥艾燒左乳。即期門穴。

若屬風寒外感，先須發汗爲宜。瀉青丸子作湯醫，加上蠍蠶二味。果是内傷飲食，又當解利相隨。三黃五色任施爲，積去熱除驚止。

要識驚風死證，面如紅粉塗搽。口張涎出緊關牙，髮直氣粗聲啞。喉内嚮如拽鋸，毛端汗似珠般。目瞪眼小不堪誇，大叫悶亂由怕。

拘掣乍作乍止，痰氣無了無休。昏昏鼾睡喚何蘇，藥食不知吞吐。尿屎遺時少覺，四肢僵直難收。啼聲潮熱汗如油，縱有靈丹難救。

奇效良方 明・方賢

驚風搐搦不治證

如驚風搐搦略定，精神如常，神思不改，即是躁冒。煩躁不安，須急急調理，稍緩則不及事，亦懼不療。

須要兩眼鮮明爲吉。其餘難療之證，須詳細審察。

驚風搐搦，兩眼不開，不治。

驚風定了，兩眼亦開不得，不治。

叫不出，説不得，更不唧聲，不治。

驚風連搐不止，不治。

手抓胷膈及咽喉間，不治。

口中不時吐出鮮血，不治。

吐不出者，不一月死。

顖門腫起，紅青脈交横見，不治。

大便瀉紫血黑血，不治。

信門如坑陷，青脈現，不治。

驚風搐動，連日不下，不治。

尋常無事時，嗹口嗹眼，連日搐動，不治。

痰涎滿口，咽喉間如解鋸，不治。

痰涎如水鷄聲，乃二氣爭，不治。

聲音不出口，不治。

驚風治證

諸方書所載，急驚風易治，慢驚風難治，此古今之通論也。意之度之，出自至人傳授，别是一宗機杼精思，其訣録方術，真神仙之妙旨也。有若小兒受病之原，即驚風寒暑痰食，各有由屬，若治療之法，迴出人一頭地。

如寒屬膀胱，驚熱屬心，風屬肝，痰食屬脾胃。究湯氏幼幼之說，驚風痰常相繼於表裏，大要察其部位脈色，燭見其病之底蘊，剋時獲效矣。

驚

脈在顖門、額上、印堂三處。
紅嫩則初驚方熱。
紫脈則重驚而熱。
顖門屬腎。髮際屬膀胱。印堂屬心。
顖門先紅及印堂青，此心之微邪淫水。
顖印皆紫紅，此同前上證皆輕。
顖門青及印堂紅，此腎之正邪剋心火，必危。
顖印皆青，同上證病危。
如加之左太陽上紅，傷風內熱。
日角紅至眉中，變蒸兩熱，生驚。
左太陽紅，食了乳母傷風乳汁。
右太陽紅青，喫乳母傷寒乳汁。

風

脈看左太陽及風池。
左太陽與風池紅，風邪輕；青，受風邪重。

左太陽屬膀胱。左太陰屬腎。左風池屬肝。右風池屬命門。
加之左太陽紅，傷風初熱。
左太陰紅，感寒初熱。
左文臺紅熱，有五七日，傳經了。
左太陽紫，傷風再受。
左太陰紫，傷寒再得。
左文臺紫，二四次熱。
右文臺紫，久熱不退。
左太陽青，風變蒸。
左太陰青，生驚了。
左文臺青，再傳經熱不解。
印堂紅生風，熱生驚。

痰

右太陽屬三焦。右太陰屬脾。右文臺屬肺。右武臺屬胃。
右太陽紅青，喫母感冒熱孋。
印堂青，右太陰青，右文臺青，此三處主痰與食。
印堂紅，心熱生痰。
印堂青黑，主胎中驚痰飲。
印堂紫，主有熱痰。

印堂青黄，主有風痰。

右太陰青紫，傷寒夾風熱嬭。

左太陰青，傷寒嬭。

食

右太陰青及文臺青、武臺青，皆是食。

如食傷因飽食不節，或爲冷硬之物，或油膩之物，致令頭疼發熱，嘔吐宿食，肚疼如傷，在膈上痞塞者，藜蘆散吐之；停於肚中，嘔吐肚疼，宜用三物湯瀉之。

有滯食，緣胃弱尅化不選，心胷滿閉，肚疼，與化鐵丸消食，二陳湯快膈。有中食，因其兒脾胃怯，常有停飲，或食飽兼飲滯而不化，痞塞三焦，如驚風搐搦，或迷悶而不省，似夢如醉，神思昏亂發熱，金星丸主之。

五癎

五癎爲病，廢手足，或一手一足，或兩手兩足，如癱不隨，或嗹眼，或嗹口，或口喎，牽引頰車。

食癎爲病，傷肉食，手足搐動，角弓反張，或拳攣，或張狂大聲，如羊如犬大叫，吐出飲食方定。其飲食盡被痰涎包裹在其中。

驚癎爲病，廢頭目，弔口目，或一目雙目，或昏或盲，或邪視，或頭喎，或摇頭，或戰腦。

痰癎爲病，此患似張狂，作之不常，或半年一作，或一年或一月，或一日一次，或一日三次，一身驚搐，不廢手足，不廢頭目，其人張狂，如夢中，如半醉，燈下不知人，皆從夢寐中作，所以無常也。忽耳不能聞，目不能視，如狂。

飲癎爲病，此患喫食不知飽，忽然連三五日不甚思食，手足搐動，多自夢寐中，食太飽亦便發作。

痓

若痓病如寒邪中，得患者，十有九死。又熱温病及中暑發患熱者，十無一生。頭疼發熱頸項强硬，不能回顧，摇頭口噤，問之全不應人，漸漸角弓反張，痰在咽喉響者，死。仲景瓜蔞葛根湯、小續命湯入麝、局方大防風湯主之。且小方脈著書立方者一百餘家，各有所長，惟錢氏比諸家優於切脈。後之學者，熟讀玩味，治嬰孩之疾，則百發百中矣。

幼科發揮　明·萬全

驚

急驚風者，肝風甚而心火從之。木生火，從前來爲實邪，實則泄之，宜用瀉青丸以瀉肝之風，導赤散以瀉心之火。慢驚風，錢氏云：脾虚則吐瀉生風，此脾土敗而肝木乘之。肝屬木而脾屬土，從所不勝來者爲賊邪，故慢驚爲難治也。脾虚生風，虚則補之，東垣用調元湯加白芍主之，此以黄芪、人參補脾之虚，白芍藥、甘草以瀉肝之實，誠千古不傳之秘法也。予加桂在内，乃黄芪建中湯，木得桂而枯，古方治慢驚者，如醒脾散、蜆膏散，皆良法也，可用之。

或問曰：上工治未病，急慢驚何以預治之？曰：方其熱甚之時，顋紅面赤，兩目如怒，直視不轉者，此驚風之候也，宜服河間當歸龍薈丸，以瀉肝膽之火，則不成急驚風也。當吐瀉不止之時，見其手足冷，睡露睛，口鼻氣出冷者，此慢驚風欲成之候也，急用參苓白朮散以補脾，琥珀抱龍丸去枳殼、枳實加黄芪以平肝，則慢驚不能生矣。此吾家傳秘法。

驚後其氣不散，鬱而生痰，痰生熱，熱生風，如此而發搐者，陳氏所謂氣逆而作，搐而發驚者是也。此驚風二字所以不同。

凡因驚而發搐者，此心火旺而肝木乘之，宜先止其搐，導赤散作湯，吞下河間當歸龍薈丸；後安其神，錢氏安神丸主之。有痰涎壅塞者，先降其痰，辰砂膏主之。次止其搐，後安其神。

急驚風屬陽，病在六腑易治，宜用涼瀉。

慢驚風屬陰，病在五臟難治，宜用溫補。

或問：病有急慢陰陽者，何也？曰：肝主風，木也。飄驟急疾，莫甚於風。心主驚，火也。暴烈飛揚，莫甚於火。木火陽也，故病在於心肝者，謂之急而屬陽。脾胃者土也，沉重遲滯，莫甚於土。脾土者，至陰之屬也。故病在於脾者，謂之慢而屬陰。肝常有餘，有餘則瀉而損之，脾常不足，不足則補而益之。至於心主驚，肝主風，似宜前論，然火資風勢，風資火威，相扇而發搐，故不可別論也。驚風之病，有兼證，有類證者，不可不辨也。

急驚風有三因

有外因者：如感冒風寒溫濕之氣而發熱者，宜即發散之，和解之，以除其熱可也。苟失而不治，熱甚發搐，此外因之病也，宜導赤散、瀉青丸主之。

有內因者：如傷飲食發熱者，即宜消導之下之，如保和丸、三黃枳朮丸之類以除其熱可也。苟失而不治，熱甚發搐，此內因之病也。當視大小便何如：如大便不通，先去其宿食，宜木香檳榔丸及膽導法；大便潤，宜辰砂五苓散、琥珀抱龍丸主之。

有不內外因者：如有驚恐或客忤中惡得之。蓋心藏神，驚有傷神，腎藏志與精，恐則傷腎。經云：隨神往來謂之魂，并精出入謂之魄。故神傷則魂離，精傷則魄散。小兒神志怯弱，猝有驚恐，所以精神潰亂，魂魄飛揚，氣逆痰聚，乃發搐也。客忤中惡，出其不意，大人且驚，况小兒乎？宜先去其痰，辰砂膏主之；後安其神，琥珀抱龍丸主之。有熱者，東垣安神丸。下痰之藥，慎勿用輕粉、巴豆之類，恐傷元氣，損脾胃，誤殺小兒。

驚後

搐後成癱瘓者，左氏謂風淫末疾是也。肝主筋，肝熱則筋弛而長，長則軟弱，手足伸而不能屈矣。肝寒則筋縮而短，短則拘攣，手足屈而不能伸矣，并宜六味地黄丸主之。拘攣者，加附子、肉桂；軟弱者，加黄蘗、知母、當歸、牛膝、續斷，蜜丸服之。

驚風後瘖不能言，宜六味地黄丸加巴戟、遠志、石菖蒲。

癎

蓋心藏神，驚則傷神，腎藏志，恐則傷志。小兒神志怯弱，有所驚恐，則神志失守而成癎矣。如書傳所謂請僧寄名，僧爲摩頂誦呪，兒被嚇而成癎，後見穿皂衣人即發是也。亦有驚久成癎者，初起即可治，定志丸主之。父母怠忽，久而不治，遂成終身之患。

天釣内釣

天釣内釣，足厥陰肝經之脈，起足大指而上环陰器，左交右，右交左，上入小腹，下會督脈，循脊膂過而上至於巔。如風傷肝則發天釣，其狀眼上翻，頭頂向後仰，身反折，渾如角弓之狀。錢氏云：肝有風，甚則角弓反張者是也。天釣屬木，宜發散，瀉青丸中去大黄，加天麻、全蠍、殭蠶、釣藤。

内釣者，肝受寒則小腹痛，大叫哭，目直視，但不搐耳。宜急温其内，當歸茱萸湯及木香丸。

或問：天釣内釣病痓盤腸，屬何臟？何以辨之？曰：經云：身半已上，天氣主之；身半已下，地氣主之。故天釣在上，生於風熱，宜發之；内釣在下，生於寒，宜温之。二釣者，皆足厥陰之脈，外則與督脈同行，循脊而上入於巔之頂，所以病則目上翻，背後仰，如角弓之反張也。内則循陰氣而入於小腹，所以病則小腹切痛爲囊腫也。諸風掉眩，皆屬肝木，故二釣皆有搐掣似驚。但天釣或哭或笑，内釣則多啼爲異耳。痓病屬足太陽膀胱經，上起兩目，上頭循頂而下行手背，循腰而下，於是與厥陰之脈下行者同，所以角弓反張之證亦相似也。但天釣有搐掣，而痓病無搐掣也。盤腸痛屬手太陽小腸經，内行於小腹，與厥陰之脈内行者不同，所以小腹忽痛也。但内釣有瘈瘲，而盤腸痛無瘈瘲可辨也。

育嬰家秘　明·萬全

天釣内釣

一天釣似癇。天釣者，壯熱驚悸，眼目飜騰，手足搐掣，或哭或笑，喜怒不常，甚者爪甲皆青，如祟之狀，此肝病也，但不睡卧耳。宜解利風邪則愈，釣藤散主之。

一内釣似癇。内釣者，腹痛多啼，唇黑囊腫，傴僂反張，眼内有紅筋斑血者，此肝病也，但不昏困耳，乃受寒氣所致。先是内臟抽掣，極痛狂叫，則泄瀉縮脚，腸痛而啼。内釣一過，外證抽掣又來，内外交攻，極難調理，須分内外用藥治之。内釣甚者，宜乳香膏主之。

按天釣内釣二證，百日内小兒多有之。此二者，皆肝之病也。蓋厥陰肝經，内行於小腸，外行於背，故外感風熱則爲天釣，内傷寒冷則爲内釣。故曰：天釣者陽也，内釣者陰也。

古今圖書集成醫部全録卷四百二十六

小兒驚癇門

嬰童百問　明·魯伯嗣

發搐

凡急驚欲發，先看握拳，指内陰順，指外陽順，男左女右搐，須令全用藥通關，大忌悶涎入肺，逆入心經，不能語言，即與涼心鎮驚下痰藥始安。如逆搐者，便不可救。若因吐瀉後變證，却難調治。大凡此證，要看握拳順逆，若搐順則易調理，搐逆恐其復潮，先用通關勝撚兒、保命丹省風湯，後用疎風化痰退熱等藥，便可無事。又有驚風搐搦，吐瀉多啼，急搐，眼後有淚，面紅則難瘥。愛哭，心中聚涎，臉有紅筋，乃是癇疾。指亂青紋，痰病又傳下驚風，鎮墜太過，風痰不散，與氣相逆，搐不能定，當下轉氣疎風藥，温膽湯加酸棗仁，次服省風湯化蘇青丸。又有急驚偏搦，面青背冷，男左女右，不妨；男右女左，難治。如手心冷汗，搐眉搐肚，終日終夜不定者，名真搐。兩肩都動，此乃掣證，不惟定搐，亦要順氣。當下參湯，平其胃氣；却進川烏、全蠍等藥，幷順氣藥，亦要斡旋。仲陽論傷風後發搐：若傷風後得之，口中氣出熱，呵欠煩悶，手足動摇，當發散，大青膏主之。傷食後發搐：若傷食後得之，身體温，多睡多唾，或吐不思飲食而發搐，當先定搐，搐退，白餅子下之，後服安神丸。又百日内發搐，真者不過三兩次必死，假者頻發不爲重。真者内生驚癇，假者外傷風冷。蓋血氣未實，不能勝任，乃發搐也。欲知假者，口中氣出熱也，治宜發散，大青膏主之，仍用塗顖浴體法，珍珠丸下痰即定。有熱不大便者，七寶洗心散，寬熱散下之即效。却用截風定搐，天麻防風丸、龍齒散、鈎藤散等劑調理。有熱瘡疥或不語，防風通聖散、大連翹湯，皆可服。

急驚

急驚者，小兒熱痰客於心胃，因聞聲非常，則動驚搐矣。若熱極，雖不因聞聲及驚，亦自發搐。急驚之候，牙關緊急，壯熱涎潮，竄視反張，搐搦顫（搦者十指開合）動，脣口眉眼，眨引頻幷，口中熱氣，頰赤脣紅，大小便黄赤，其脈浮數洪緊。蓋由內有實熱，外挾風邪，心經受熱而積驚，肝經生風而發搐。治法大要用藥有序，通關以後，且與截風定搐，痰熱尚作乃下之，痰熱一泄，又須急與和胃定心之劑。如搐定而痰熱少者，則但用輕藥消痰除熱可也。蓋急驚須當下，切不可過用寒涼，及銀粉巴硝輩蕩滌太驟，此等重劑，醫家不得已而用之，僅去疾即止。或不當用而用，或當用而過焉，往往由此而成慢驚矣。此證亦用搐鼻通關，打噴涕，牙關開後，用疎風化痰退熱藥，導赤散、柴胡、天麻等劑，便可無事。琥珀散通治諸經驚狂之要藥，至寶丹亦可服。

慢驚

凡慢驚之候，或吐或瀉，痰鳴微喘，眼開神緩，睡則露睛，驚跳搐搦，乍發乍静，或身熱身冷，四肢熱，口鼻冷氣，面色淡白淡青，或眉青脣青，其脈沉遲散緩，蓋由急驚過用寒涼，或轉下太驟傳變成之。又有吐利不止而成者，有氣虚暴吐瀉而成者，有臟腑虚洞泄而成者，有久利氣脱而成者，有取瀉下積而成者，有吐血下血而成者，有感風不解傷寒傳變而成者，有久嗽作癎不已者，有蟲積冲心者，有疝氣腹痛者。或日夜汗出，脾困多睡，煩躁引飲，四肢浮腫，大小便閉，丹瘤腫毒，龍帶纏腰，走馬急疳，幷傳慢候。惟吐瀉積利成虚致之，則證變甚速，治法須當審問源流，不可一概用藥曰慢候。如吐瀉得之，則理中湯加木香以温其中，五苓散以導其水。如臟寒洞泄得之，則先與朮附湯。下積取轉得之，則先與調氣散調和脾胃。如外感風寒，則可與桂枝湯、葛根湯輩，其他可以類推。然慢驚雖屬陰，亦須準較陰陽虧盛淺深如何，不可純用温藥及燥烈大熱之劑，惟於生胃氣中，加以截風定搐，如全蠍、花蛇、殭蠶、白附、天麻、南星輩爲良方。傳慢候而尚有陽證者，不必回陽，但與截風調胃，可冷可熱，惟均平陰陽而已。太乙寶生丹、聚寶丹、蟬蠍散、神寶既濟丹、來復丹、王氏惺惺散、醒脾散、大醒脾散、温白丸，可選而用之。若陽虧陰盛，病已傳過，純屬慢驚，無搐掣反引竄視之證，而但昏沉者，與星香全蠍散、定命飲子、四聖散、烏蠍四君子湯、天南星散、烏沉湯、沉香散之屬。若手足冰冷者，方可回陽，用硫黄、附子。慢驚下痰：身緩者天南星丸、蘇合香丸、白丸子，痰盛者神寶既濟丹、礞石散，虚甚不可下痰者靈脂丸、七珍丸。如腦麝巴霜寒涼通關利腸之輩，一切禁止。如未發慢驚，先要睡，吐舌摇頭，面青毛髮豎，吐乳作腥，額上有汗，此證乃吐後胃虚生風，當下截風醒脾散，或四君子湯加全蠍、防風、銀白散，或鈎藤飲去麻黄。更宜多方早變藥餌，不可輕忽。又有慢驚正發，泄瀉吐乳，冷汗，雙眼閉，脣紅舌出，摇頭髮直，兩脅動，心悶氣粗，口瘡，當用南星末貼脚底心，常進參湯尤好。少間口瘡不納乳食，名曰鎖膈，却難救。凡小兒病證，見口如魚口作鵶聲者，不治。《聖濟經》有琥珀丸、南星煎等劑，皆可服。論曰：心藏神而惡熱。小兒體性多熱，若感風邪，則風熱搏於腑臟，其氣鬱憤，内乘於心，令兒神志不寧，故發爲驚。若驚甚不已，則悸動不寧，是爲驚悸之病，紫金散、牛黄散、大丹砂丸治之。其急驚則有龍齒散、巨勝散等劑可選而用之。

脾　風

慢脾風之候，面青舌短頭低，眼合不開，困睡中摇頭吐舌，頻嘔腥臭，噤口咬牙，手足微搐而不及收，或身冷，或身温而四肢冷，其脈沉微，陰氣極盛，胃氣極虚，十救一二。蓋由慢驚之後，吐瀉損脾，病傳已極，總歸虚處，惟脾所受，故曰脾風。若逐風則無風可逐，若療驚則無驚可療，但脾間痰涎虚熱往來，其眼合者，脾困氣乏，神志沉迷，痰涎凝滯然爾。世所謂慢風難療者，慢脾風是也。然慢脾風一名虚風。凡小兒或吐或瀉之後，面色虚黄，大勢虚損。若因虚而發熱，繼此必得慢脾風，才見摇頭直視，以手摸人，昏困喜睡，額上汗多，身亦粘汗，其聲沉小而焦，即是脾風之證，不必皆由急慢傳風。治法大要，生胃回陽，黑附湯、川烏散、金液丹、白丸子各一半，生附四君子湯可斟酌。胃氣漸復，則異功散輩温平而調理之，如蠍附散、陰癇散等亦可參用。若其眼半開半合，手足不冷，證候尚在慢驚，則不必用回陽；或已入慢脾而陽氣未甚脱者，亦不可用硫黄附子丸。服回陽湯劑，手足漸煖者，仍用醒脾散等，繼其後以調之，不可輕易用極劑也。

急慢脾風下痰輕重

慢驚下痰輕者，神寶既濟丹、白殭蠶丸，重者神砂膏，甚則七寶妙砂丹。灸慢脾慢風驚逆惡證候諸藥不效者，如有太衝脈，則取百會穴灸之，此治慢脾風之大要然也。急驚亦下劑有三：輕下則用定命丹、利驚丸、防風湯、宣風散、枳殼散、小柴胡湯輩，重下則用青金丸、天麻丸、蘆薈散、牛黄涼膈丸、青金丹、王監京墨丸輩，稍重下則用揭風湯、朱砂膏、疎風散、柴胡加大黄湯輩。下之後，宜和氣助胃，如生氣散、銀白丸、茯苓二陳湯、異功散、天麻蘇合香丸、參苓白朮散、和中散、醒脾散之類，皆可選用。凡急驚眼睛翻轉，口中出血，兩足擺，腹肚搐，摸體循衣，氣促噴藥，口中痛絶大叫者，難治。慢驚四肢厥冷，吐瀉欬嗽，面黑脣慘，鴉聲，兩脅動氣，口生白瘡，髮直摇頭，眼睛不轉，涎鳴喘噎，口眼手足一邊牽引者，難痊。慢脾身冷粘汗，直臥如尸，喘嗽頭軟，大小便不禁，口噤頭摇者，最難爲力。若急驚甚者，服鎮心丸化痰鎮心，或金箔鎮心丸；亦可服珍珠丸，下痰亦效。熱甚大便閉者，寛熱散下之可也。

驚癇

發癇者，小兒之惡病也。幼小血脈不斂，骨氣不聚，爲風邪所傷，驚怪所觸，乳哺失節，停滯經絡而得之。其候神氣怫鬱，瞪眼直視，面目牽引，口噤涎流，腹肚膨緊，手足搐掣，似牛似死，或聲或默，或項背反張，或腰脊强直，但四肢柔軟，發而時醒者，爲癇。若一身强硬，終日不醒，則爲痙痓矣。癇曰五癇，病關五臟，面赤目强，吐舌噛齒，心下煩躁，氣短息數者，曰心癇。面脣俱青，其眼上竄，手足拳攣抽掣反折者，曰肝癇。面黑而晦，振目視人，口吐清沫，不動如尸者，曰腎癇。面如枯骨，目白直視，驚跳摇頭，口吐涎沫者，曰肺癇。面色痿黄，眼睛直視，腹滿自利，四肢不收者，曰脾癇。此五臟之證然也。調理之法，惟以驚風食三種，陰陽二證，別而治之。風癇者，汗出解脱，風邪乘虚，其初屈指數而有熱生痰是也。驚癇者，震駭恐怖，打墜積驚，其初驚叫大啼，恍惚失魄是也。食癇者，食時得驚，停宿結滯，其初吐乳不哺，大便酸臭，或結成乳癖，先寒後熱是也。別之以陰陽，始者身體有熱，抽掣啼叫，是爲陽癇。陽病脈浮，面色光澤，病在六腑肌膚，此猶易愈。始者身體無熱，手足清冷，不抽掣啼叫，是爲陰癇。陰病脈沉，面色黯晦，病在五臟骨髓，此最難痊。或以仰卧屬陽，復卧屬陰，亦可參驗。蓋陽證不可用温，陰證不可用寒。風癇先爲之散風，驚癇則爲之利驚，食癇則先爲之消積，續以定癇等劑主之。大概血滯心竅，邪氣在心，積驚成癇。通行心驚，調和心血，順氣豁痰，又其要也。繼令小兒有熱有痰，不欲乳哺，眠睡不安，時常驚悸，此皆發癇之漸，即以紫霜丸導之。時間量與紫霜丸減其盛氣，則無驚風癇釣之患。其證方萌，耳後高骨間，必有青紋紛紛如綫，見之急爲抓破，須令血出啼叫，尤得氣通。瀚濯兒衣，不可夜露，恐爲無辜鳥羽糞所落污染，未有不爲癇也。挾邪怪者，其色變易不常，見人怕羞。諸癇瘖不能言者，蓋咽喉爲氣之道路，風傷其氣，以掩其道路之間，抑亦血滯於心，心竅不通所致耳。南星調雄猪膽汁少許，名星蘇散，啖之輒效。若錢氏五癇丸并南星散，以菖蒲煎湯調下，甘遂猪心湯，以和蘇合香丸，皆治癇之要藥也，故表而出之。許叔微治小兒顛癇欲發，眼暗瘈瘲，聲惡嚼舌，雌黄丸主之。治風癇宜服薄荷散，有熱宜服細辛大黄湯。又有蛇黄丸、養生必用方、斷癇丹、散風丹、保安丸、獨活湯、牛黄丸、比金膏、虎睛丸、七寶鎮心丸、清神湯、密陀僧飲。食癇通用妙聖丹、天麻丸、斷癇丸、當歸大黄湯、蠍虎散、代赭石散、日應丹、地龍散、全蠍五癇丸、星硃散，可選而用之。輕者化風丹亦可服。

驚　風

驚者，虚惕怔忡，氣怯神散，痰涎來去，其瀉必青，漸生風而未至風也。驚邪入心，則面紅臉赤，惕惕夜啼。驚邪入肝，則面目俱青，眼睛竄視。驚邪入腎，則面黑惡叫，嚙奶咬牙。驚邪入肺，則面目淡白，喘息氣乏。驚邪入脾，則嘔吐不食，虛汗多睡，面色淡黄。據脈觀之，虛則散而濡，實則數而快。治法鎮驚化痰，安神定志，亦須究竟何臟受病之處而調理之。然有所謂温驚，有所謂利驚，有所謂凉驚。虛者温之，實者利之，熱者凉之，是謂治法。睡中驚啼，聲浮者易治，沉者聲不嚮，難痊。又有驚積者，受驚日久，積而成之，其狀額上有汗，喘息煩渴，潮熱往來，肚腹有熱，睡中覺腹中有物跳動，瀉下如白脂豆沙是也。治法，量輕重而疎導之，仍與調氣和胃取愈。大凡小兒腹中，或熱或脹或硬，皆爲内實，法當疎利，辰砂膏、青龍丸主之。凡疎利之劑，皆可隨證用之。熱甚心經煩渴者，至寶丹解之。羌活散、防風導赤散、蟬蜕鈎藤飲、天麻丸等劑皆可服。大便秘濇者，七寶洗心散加辰砂治之。大小便不利者，神芎丸、寬熱散極效。輕者化風丹可服，安神丸亦效。

天鈎内鈎

天鈎者，蓋由乳母酒肉過度，煩毒之氣入乳，乳兒遂使心肺生熱，痰鬱氣滯，加之外挾風邪，致有此耳。治法：解利風熱則愈。又有内鈎者，蓋寒氣壅結，兼驚風而得之。經云：内鈎脅高，時復漸安，眼尾紅脈見是也。此乃胎中有風有驚，故有此證。先是内臟抽掣，極痛狂叫，或泄瀉縮脚，忍疼啼叫，内證一過，外證抽掣又來，内外交攻，極難調理，却要分作二項下藥，内證服聚寶丸、鈎藤膏、魏香散，外搐服鈎藤飲、保命丹，最要進得乳，可以加得，小兒受此病間有好者，楊氏乳香丸、木香丸，皆要藥也。

醫學正傳

明·虞摶

急慢驚風論

《内經》曰：諸風掉眩，皆屬肝木。夫小兒八歲已前曰純陽，蓋其真水未旺，心火已炎，故肺經受制，而無以平木，故肝木常有餘，而脾土常不足也。爲父母者，有失於保養，其或衣服寒暄不調，以致外邪侵襲，或飲食飢飽失節，以致中氣損傷，是故急慢驚風之候作矣。夫惟急驚屬肝木風邪有餘之證，治宜清凉苦寒瀉氣之藥；慢驚屬脾土中氣不足之候，治宜中和甘温補中之劑。若夫急驚之候，因聞不常之聲，或遇驢馬禽獸之唬，以致面青口噤，或聲嘶而厥，發過則容色如故，良久復作，其身熱面赤，引飲口鼻中氣熱，大小便黄赤色，惺惺不睡，蓋熱甚則生痰，痰甚則生風，偶因驚而發耳。宜用錢氏利驚丸、瀉青丸、抱龍丸、宜風散、五福化毒丹等藥。慢驚之證，多因飲食不節，損傷脾胃，以致吐瀉日久，中氣大虚而致，搐發則無休止時，其身冷面黄不渴，口鼻中氣寒，大小便青白，昏睡露睛，目上視，手足瘈瘲，筋脈拘攣。蓋脾虚則生風，風盛則筋急，俗名天弔風者，即此候也。治宜東垣黄芪湯、錢氏鈎藤丸、温白丸、丹溪參朮湯，送下朱砂安神丸之類。錢氏謂急驚爲無陰之證，因心經實熱，而陰不能以配陽，是爲陽盛陰虚之候也。謂慢驚爲無陽之證，因脾土虚甚，而陽不能以勝陰，是爲陰盛陽虚之候也。愚按小兒急慢驚風之證，其虚實寒熱，如天淵之隔，故急驚者十生一死，慢驚者十死一生。俗醫多不諳此理，混爲一途而治，悞人多矣。業幼科者，宜推幼幼及人之心爲心，庶幾斯世無夭折之赤子矣。幸甚幸甚！

明醫雜著

明・王綸

小兒病多屬肝脾二經

小兒病大率屬脾土肝木二經。肝只是有餘，有餘之病，似重急而爲治却易，見效亦速。脾只是不足，不足之病，似輕緩而爲治却難，見效亦遲。二經爲病，惟脾居多，用藥最要分別。若肝木自旺，則爲急驚，目直視，或動揺，手足搐搦，風痰上壅等證，此爲有餘，宜伐木瀉肝，降火清心。若脾胃虚而肝木來侮，亦見驚搐動揺諸證，但其勢微緩，名曰慢驚，宜補養脾胃，不可錯認，將脾經誤作肝經治也。

註　按急驚乃風火之證，脾土受制，肝經實熱者，用瀉青丸徑伐其肝，或導赤散以瀉其子。肝經虛熱者，用六味地黄丸以滋腎水，補中益氣湯以養脾土，則風木自息，脾土自安矣。若因乳食不調，脾胃虧損，木來侮土，似慢驚而見抽搐摇頭，劄目咬牙等證，宜用六君子加鈎藤鉤。若脾胃虧損，寒水反來侮土，成慢驚而見前證，用前藥加薑、桂；如未應，更加附子，多有復甦者。

急　驚

急驚是有餘之證，屬肝木心火，陽邪太旺，宜直瀉之，降火下痰是也。五臟俱有陰陽，如肝氣爲陽，爲火，肝血爲陰，爲水，肝氣旺則肝之血衰矣，火妄動則水被煎沸不寧矣。陽旺陰消，風火相搏，陰血走散，勢所必至也，故亦宜養血。急驚雖屬肝心，然木火旺則肺金受虧，不能平木，木來剋土斯損矣，故亦宜養脾。況治驚諸藥，大率祛風化痰瀉火峻厲，及腦麝辛散之味，易於消陰血，損脾胃者。故治有餘急驚之證，先須降火下痰，一二服後加養血安神之藥。若飲食少，大便溏或吐瀉，則當兼補脾胃。若脾胃原虛，當於直瀉藥中，加補脾藥。若屢作屢服利驚驅逐之藥，便宜認作脾虛血散，治驚藥内加養血補脾藥，不可用温熱丁香等藥，恐助胃火，宜參、朮、芍藥等，以補脾中氣血，麥門冬、黄連以清金制木。

註　按前證，若肝經風熱抽搐目瞤筋急痰盛等證，用四物湯以生肝血，鈎藤鈎以清肝火，更用四君子以補脾土。若肝經血燥發熱驚搐眼瞤痰盛，筋攣，用六味丸以滋腎水、生肝血，用四君子湯加芍藥以補脾土、生肺金。若肺金剋肝木，用六君子以實脾土，芍藥、木香以平肺金。若屢服利驚之藥，而脾胃虛寒者，須用六君子以補脾胃，加木香、丁香以培陽氣。若脾土虛寒，腎水反來侮土，而致中寒腹痛吐瀉少食等證者，用益黄散以補脾土而瀉寒水，庶幾不致慢驚矣。治當審察虛實，凡證屬有餘者病氣也，不足者元氣也，故有餘當認爲不足，思患預防，斯少失矣。

急驚變慢驚

急驚屢發屢治，用直瀉藥既多，則脾損陰消，變爲慢驚，當主以補脾養血，佐以安心清肺制肝之藥。

註　按前證多因吐利，脾胃虚損，肝木所乘，或腎水反來侮土所致，故似搐而不搐，先用鈎藤飲子；如發搐少退，乃用寶鑑天麻散。若吐利不食，急用木香異功散，實其脾土，其病自已。如未應，用六君子加木香、炮薑，温補脾土。更不應，急加附子以回陽。蓋慢驚之證，外虚熱而内真寒也，無風可逐，無痰可驅，但温補脾胃爲主。大凡發搐因風，則目青面赤，因驚則叫呼搐搦，因食則噯吐氣悶，肺脾虚則生粘痰，喉間作鋸聲，乃心火不能生脾土，脾土不能生肺金，以致肺不能主氣，脾不能攝涎，故涎氣泛上，而喉中作聲耳。若用祛風治痰理氣之劑，則氣散陰消而促其危矣。

驚　搐

小兒驚搐之證，必有痰，或因驚而痰聚，或因痰而致驚。古人治驚方中，俱兼痰藥，必須先治其痰，然後瀉火清神。若痰壅塞胷膈不去，則瀉火清神之藥，無所施其功也。二陳湯加竹瀝，入少薑汁最穩。痰重者滚痰丸、白餅子利驚丸下之。滚痰丸下熱痰，白餅子、利驚丸下痰積。在上者宜吐之，重則用藥吐，輕則探吐之。若不必吐下，以二陳爲主。脾虚有熱痰，加白朮、芩、連；風痰稠結，加南星、貝母、枳實；胃虚生痰，加白朮、麥芽、竹瀝。

註　按前證若因心肝二經，風熱熾盛，兩目連劄，四肢抽搐，宜治肝清心。若因心經藴熱，叫呼戰慄，宜清熱安神。若因肺感風邪，氣急喘促，宜治痰理肺。若因飲食停滯，噯吐困睡，宜消導健脾。若因脾肺虚弱，而風痰壅盛，以致前證，但宜補中益氣爲主。若執用祛風治痰理氣之劑，則氣散陰消而促其危矣。

小兒忽然驚搐，目上視，摇頭咬牙，證候怪異，世俗多作肝經有餘之證，投以驚藥，豈知飲食停滯，痰涎壅積，亦多類驚者？便須審察有無傷積，腹痛胷滿，嘔吐惡食，輕則消滯化痰，重則探吐滯積而後調之。又有因感冒吐瀉而發熱，氣血虚爲熱所迫，雖見驚證，不可即服驚藥，但調治吐瀉感冒，則氣自定，熱自退，而驚自除矣。

註　按前證若因肝木侮脾土，用六君子加芍藥、木香、柴胡。若因脾土虚而自病，用五味異功散。大凡飲食停滯，痰積壅滿而見驚證，實因脾土虛弱，不能運化所致，但健脾胃，則食自消，痰自化。若輕用驚藥風藥，反所以成其風而重其病也。況脆嫩臟腑，安能受峻厲之劑耶？若專治其病則誤矣。

小兒用藥不宜峻厲

小兒驚藥，皆些小丸散，多峻厲，取其易於成功，以之治肝心有餘之證，對病則可，中病宜即止，不可以爲常也。病勢輕淺，只用輕劑，病退便宜和中調理。如牛黄丸三四十味，亂雜殊甚。涼驚丸，非氣壯實肝火旺者不宜。抱龍丸亦多不見效，且麝、腦香辛太甚，走散真氣，又傷脾胃，元氣虛則病愈生矣。

註　按小兒之證，有餘便屬肝經，不足便屬脾經，蓋有餘是病氣也，不足是元氣也。凡病氣有餘，元氣不足，當補不當瀉，況脆嫩臟腑，安能受峻厲之藥？前論厥有旨哉！

驚後目動咬牙

驚後目微動及咬牙，固爲肝虛，亦虛中有熱。虛者血不足，熱者氣有餘。水不足，無以制火而火動故也。但牙牀屬胃脾，胃虛而有熱，亦見微咬，不可專歸肝腎，當以補脾爲主，加黄連、芍藥、川芎，便是瀉肝氣、補肝血也。生地黄涼心血，故導赤散宜用之。熟地黄補腎血，故地黄丸宜用之。凡肝腎虛證見者，於脾胃藥加地黄可也。或以目劄咬牙爲肝腎虛，專服地黄丸，豈不泥膈生痰，適有以妨於脾胃也。

註　按前證亦有肝熱生風，風入於目，目系牽動，則目連劄，熱入於目，筋脈拘緊，則目直視。若面赤仰臥，摇頭咬牙，此則心熱之所致也。又當別其虛實：肝實則瀉青丸，虛則地黄丸；心實則導赤散，虛則粉紅丸。若脾胃虛熱，補中益氣湯，和芍藥、山梔以實脾土、制肝木。若肝腎虛熱，用六味地黄丸以補腎水、生肝木。

出痘發搐

小兒若因出痘而生驚搐，不必治驚。若身熱耳冷尻冷，疑似未明，古方服升麻葛根湯。痘已出及出完，調理氣血，只依丹溪痘瘡法，分氣血虛實，看紅紫淡白稠密稀疎，及參時令用藥，常以脾胃爲主。虛寒用陳文秀溫補法，實熱用解毒法，全在活法通變。

註　按小兒痘瘡未出則補托之，已出及出完則調理之。更當察色聽聲，辨其多寡表裏虛實而治之，庶不有誤。世皆宗丹溪、錢氏、陳氏三家之論，又必會而通之，與時宜之，不致膠柱而鼓瑟也。竊謂黑陷耳尻冷咬牙吐瀉者，乃脾土虛敗，寒水反來侮土歸腎之惡候也，用百祥丸瀉之，急以四君子、丁香、陳皮、木香、厚朴、炮薑以溫補脾土。身熱飲水，黑陷復起，十救一二。蓋此證因脾土虛敗，寒水乘侮，故陳文秀先生云：若治寒水於既侮之後，何不保脾土於未敗之先？此發前人之未發，救後世之誤妄。況痘瘡發出，成膿收靨，即癰疽起發，腐潰生肌，皆脾土元氣使然。若黑陷，寒戰咬牙，泄瀉喘嗽，即癰疽陽氣脱陷寒氣内淫之陰證，急用異功散，倍參、芪、歸、朮、薑、附，溫補脾胃，不可泥其日期而行解毒托裏等法，但見其虛弱，便宜滋補脾胃，以顧收靨。觀丹溪先生治一叟發熱而昏倦，其脈大而似數，與參、芪、歸、朮、陳皮大料二十劑而痘出，又二十劑而膿泡成，身無全膚，又六十劑而安，其義可見。

驚搐等證誤用藥餌

小兒或因驚搐，或變蒸，或食積，或寒熱往來，誤服解表瀉利之藥，傷損脾胃，氣血難以發生，面黄肌瘦，目動咬牙，髮稀足弱，不能行步，此屬胃虛，非肝腎也。當長緩調理，復全胃氣可也。

註　按藥餌偏勝之味，脾胃非所宜也。況小兒之疾，多因乳食不調，寒溫失節，虧損脾胃，元氣根本不固，而邪得以致之；亦有因乳母六淫七情，飲食起居所致。苟不明其本末，辨其緩急，而誤用峻厲之藥，重傷脾胃生生之氣，變證百出，促其夭亡，誰之咎也！丹溪先生慈幼論，言之詳矣。

保嬰撮要　明·薛鎧

肝　臟

錢仲陽云：肝主風，實則目直大叫，項急頓悶；虛則咬牙呵欠。氣熱則外生風，氣溫則内生風，大青膏散之。若能食，飲水不止，用大黄丸微下之。肝熱則目直不搐，手尋衣領，及亂捻物，瀉青丸主之。壯熱飲水，喘悶，瀉白散主之。肝病秋見，肺怯不能勝肝也，當用益黄散補脾，瀉青丸治肝。肝有風則目連眨，得心熱則搐，用瀉青丸治肝，導赤散治心。甚則身反張，目直不搐，心不受熱也，當用地黄丸補腎，瀉青丸治肝。脣白者不治。又張潔古云：肝主風，自病則風搐拘急。若心乘肝爲實邪，肺乘肝爲賊邪，腎乘肝爲虚邪。凡肝得病，必先察肺腎。腎者肝之母，肺者肝之賊。今肝之得病，若非腎水不能相生，必是肺金鬼邪來尅。故其來在肺，先治其肺，攻其鬼也。其來在腎，先補其腎，滋其源也。然後審其本臟之虚實而寒温之。竊謂前證若肝經實熱而外生風者，宜用大青膏散之。若既服而前證仍作或益甚者，此邪氣已去，而脾氣虧損也，宜用異功散加芎、歸補之。若肝經虚熱，或因尅伐而内生風者，宜用異功散地黄丸補之。若風邪入臟，能食飲冷，大便秘結者，此邪氣内實也，宜用大黄丸下之。若既下而食少飲湯，或腹作脹者，此脾氣内虚也，宜用白朮散補之。氣血素弱，或因病後或服攻伐之劑，而手尋衣領，咬牙呵欠，目淡青者，乃肝經虚甚也，急用地黄丸以補腎肝。哽氣、短氣、長出氣，乃肺經虚甚也，急用異功散以補脾肺。若申酉時叫哭直視，呵欠煩悶，項急驚悸，手足摇動，發熱飲水者，此風火相搏而勝肺金也，用柴胡梔子散以治肝火生肝血，用異功散補脾土生肺金。若脣白者，爲脾絶不治。夫嬰童之證，多因姙娠厚味七情，或兒乳哺失宜，或乳母飲食鬱怒所致，病氣既見，形氣已虚，當推其所因用藥，加漏蘆以治其母，兒飲一二匙。後倣此。

心臟

錢仲陽云：心主驚，實則叫哭發熱，飲水而搐，虚則困卧，驚悸不安。又云：熱則睡中口氣温，及上竄咬牙而合面卧，有就冷之意，皆心熱也，導赤散主之。若仰面卧者，乃心氣實，氣不得上下流通也，瀉心散主之。心病冬見，火勝水也，當補腎治心。輕者病自愈。下竄不語者，腎虚怯也。又張潔古云：心主熱，若肺乘心爲微邪，肝乘心爲虚邪，脾乘心爲實邪，腎乘心爲賊邪。凡心臟得病，必先謂其肝腎，肝氣通則心氣和，肝氣滯則心氣乏，此心病先求其肝，清其源也。五臟受病，必傳其所勝，腎之邪必傳於心，故先治其腎，逐其邪也。若肝腎脈俱和，然後察其心家虚實治之。竊謂仰面卧者，因其心胷實熱，故喜仰面而向虚也。合面卧者，因心胷虚熱，故喜合卧而就實也。實則調治心肝，虚則調補脾肺，二者别之，盡其狀矣。其咬牙等證，多有雷同，不必拘泥。如用瀉心導赤等劑，邪氣雖去而病仍作，當調補元氣；或反甚，急温補元氣。其心氣冬見，或亥子時病益甚，或下竄不語者，乃腎水虚而心火甚也，用地黄丸。其乳下嬰兒，須母服之。

發　搐

寅卯辰時搐而發熱，作渴飲冷，便結，屬肝膽經虚熱，用柴芍參苓散。作渴引飲，自汗盜汗，屬肝膽經血虚，用地黄丸。口吻流涎，屬肝木剋脾土，用六君子湯。

巳午未時發搐，若兼作渴飲水，屬風火相搏，以地黄丸補肝，導赤散、涼驚丸治心。若作渴飲湯，體倦不乳，土虚而木旺也，用地黄丸以補腎，六君子以補脾。

申酉戌時微搐而喘，目微斜，身似熱睡而露睛，大便淡黄，屬脾肺虚熱，用異功散。手足逆冷，或喘瀉不食，屬脾肺虚寒，用六君、炮薑、木香。久病而元氣虚者，用六君子、六味丸二藥主之。

亥子丑時微搐，身熱，目睛緊斜，吐瀉不乳，厥冷多睡，屬寒水侮土，用益黄散；未應，用六君、薑、桂。

傷風發搐，口氣不熱，肢體倦怠，用異功散補脾土，鈎藤飲清肝木。若因風邪内鬱，發熱而變諸證者，當理肺金，清風邪。若外邪既解，而内證未除，當理肺補脾。若肺經虧損而致驚搐等證者，當補脾肺以平肝心，則驚搐自止矣。若停食發搐，嘔吐乳食者，宜用消食丸。若食既消而前證仍作，或變他證者，脾土傷而肝木乘之也，用六君子加鈎藤以健脾平肝。若百日内搐者，因胎氣所禀，亦有乳母七情厚味所致者，當兼治其母，而以固胃爲先，不可逕治其兒也。

驚癇

錢仲陽云：小兒發癇，因血氣未充，神氣未實，或爲風邪所傷，或爲驚怪所觸，亦有因妊娠七情驚怖所致者。若眼直目牽，口噤涎流，肚膨手搐，背項反張，腰脊强筋，形如死狀，終日不醒，則爲痓矣。如面赤目瞪，吐舌嚙脣，心煩氣短，其聲如羊者，曰心癇。面青脣青，兩眼上竄，手足攣掣反折，其聲如犬者，曰肝癇。面黑目振，吐涎沫，形體如尸，其聲如豬者，曰腎癇。面如枯骨，目白反視，驚跳反折，摇頭吐沫，其聲如鷄者，曰肺癇。面色痿黄，目直，腹滿自利，四肢不收，其聲如牛者，曰脾癇。五癇通用五色丸爲主，仍參以各經之藥。心癇屬血，虚者用養心湯；發熱飲冷爲實熱，用虎睛丸；發熱飲湯爲虚熱，用妙香散。肝癇者，虚證用地黄丸；抽搐有力爲實邪，用柴胡清肝散；大便不通，用瀉青丸。腎癇者，用地黄丸、紫河車丸之類。腎無瀉法，故徑從虚治之。肺癇者，屬氣虚，用補肺散；面色痿黄者，土不能生也，用五味異功散；面色赤者，陰火上冲於肺也，用地黄丸。脾癇者，用五味異功散；若面青瀉利，飲食少思，用六君子加木香、柴胡。若發熱抽掣仰卧，面色光澤，脈浮，病在腑爲陽，易治。身冷不搐，覆卧，面色黯黑，脈沉，病在臟爲陰，難治。凡有此證，先宜看耳後高骨間，先有青脈紋，抓破出血，可免其患。此皆元氣不足之證也，須以紫河車丸爲主，而以補藥佐之。設若泛行剋伐，復傷元氣，則必不時舉發，久而變危，多致不救。又有驚風食癇三種，詳見後方，仍參驚風胎風治之。

急驚

急驚者，陽證也，俱腑受病而屬實，乃少陽相火旺。經曰：熱則生風，風生痰。痰熱客於心膈間，則風火相搏，故抽搐發動。經所謂木太過曰發生，其動掉眩顛疾是也。當用利驚丸、導赤散、瀉青丸等藥，搐止與安神鎮驚丸。婁全善亦曰：急驚屬木火土實。木實則搐而有力，及目上視動劄頻睫；土實則身熱面赤而不吐瀉，偃睡合睛。治法宜涼宜瀉，而用涼驚利驚等丸。亦有因驚而發者，牙關緊急，壯熱涎潮，竄視反張，搐搦，顫動脣口，眉眼眨引，口中熱氣，頰赤脣紅，二便秘結，脈浮洪數緊，此內有實熱，外挾風邪，當截風定搐。若痰熱尚作，仍微下之。痰熱既泄，急宜調養胃氣，搐定而痰熱少退，即宜調補脾氣。東垣云：若因外物驚者，宜黃連安神丸。因氣動所驚者，宜安神鎮驚丸之類，大忌防風丸。如因驚而瀉青色，宜朱砂丸，大忌涼驚丸。蓋急驚者，風木旺也，風木屬肝，盛則必傳剋於脾，欲治其肝，當先實脾，後瀉風木，若用益黃散則誤矣。經曰：邪氣盛則實，正氣奪則虛。前所云實者，乃病氣有餘而形氣不足也，當先瀉而後補，虛甚急當補脾爲先，少以攻邪之藥佐之。其所云虛者，乃病氣形氣俱不足也，當純補真氣爲要。若肝經風火相搏，抽搐目瞤，筋急痰盛者，當用四物湯以生肝血，加鈎藤鈎、山梔以清肝火，更用四君子以補脾，六味丸以滋腎。若肺金剋木而兼呵欠者，用瀉白散以泄肺邪，地黃丸以益肝血。若邪入肝，則用柴胡清肝散加龍膽草亦可。邪入心，用梔子清肝散加炒黃連亦通。邪入腎，用六味地黃丸。邪入肺，用地骨皮散。邪入脾，用六君子加柴胡、山梔。此證屬肝膽經血虛，風火相搏，而善行數變者爲多。若不養肝血，不補脾氣，純用祛風化痰之藥，則脾益虛，血益損，邪氣延綿，必傳慢驚矣。

慢驚

蓋慢驚者，陰證也，俱臟受病而屬虛。因吐瀉脾肺俱虛，肝木所乘，而致瘈瘲微搐。婁全善所謂木虛則搐而無力，經所謂木不及曰委和，其病搖頭是也。謂手足搐動泄瀉心悸。火虛則身寒，口中氣冷，土虛則吐瀉，睡而露睛，治宜溫補脾胃，用六君子湯、五味異功散之類。徐用誠云：乙木屬陰，乃肝臟病，故慢而難治，況有夾熱夾食夾痰，與外感證相似者，當宗錢氏方主之。《保嬰集》云：急驚屢發而屢用直瀉之藥，則脾陰愈消，而變爲慢驚多矣。大率吐瀉痰鳴，氣喘，眼開神緩，昏睡露睛，發跳搐搦，乍發乍静，或身熱身冷，面淡青白，或眉脣青赤，其脈遲沉而緩是也，當溫補脾氣爲主，而佐以安心制肝。東垣亦云：慢驚風由脾胃虛而生。脾虛者，因火邪乘其土位，火旺能實其木，木旺故來剋土，當於心經中以甘温補土之源，更於脾土中瀉火以甘寒，補金以酸涼，致脾土中金旺火衰，風木自虛矣。禀賦不足，或久病脾虛，及常服剋伐之藥者，多致此證。若因土虛不能生金，金不能平木，木來侮土而致前證者，以五味異功散加當歸、酸棗仁，佐以鈎藤飲子，補土平木。若脾土虛寒者，用六君子加炮薑、木香；不應，急加附子以回陽氣。蓋陰血生於脾土，宜四君子湯當歸、酸棗仁。凡元氣虧損而至昏憒者，急灸百會穴。若待下痰不愈而後灸之，則元氣脱散而不救矣。此乃臟腑傳變已極，總歸虛處，惟脾受之，無風可逐，無驚可療。因脾虛不能攝涎，故津液妄泛而似痰者，當依前法自效。若不審其因，泛用祛風化痰之劑，則脾氣益傷，陰血益損，病邪益盛而危矣。

驚搐目直

小兒忽然驚搐目直者，皆肝之風熱也。若肝虛生風，則目連劄而不搐，及多欠咬牙。若肝經風實，則目直大叫，呵欠，項急頓悶。若肝經有熱，則目直視不搐，得心熱則搐，氣熱則外生，氣温則內生，其證手尋衣領及亂捻物，宜用瀉青丸。壯熱飲水喘悶，宜用瀉白散。凡病之新久，皆能引肝風，風內動則上入於目，故目爲之連劄；若熱入於目，牽其筋脈，兩眥俱緊，不能轉視，故目直也。亦有飲食停滯中焦，致清陽不升，濁陰不降，肝木生發之氣不得升，致生虛風者，須詳審之。若胷滿腹痛，嘔吐惡食，輕則消導化痰，重則探吐滯積，更須審其所傷寒物熱物。亦有因感冒吐瀉，致使土敗木侮而生虛風者，不可遽服驚藥，宜用六君子加芍藥、木香、柴胡，制肝補脾。若因脾土虛而自病者，用五味異功散。凡飲食停滯，痰涎壅滿而見驚證者，實因脾土虛弱，不能生金，金虛不能平木，故木邪妄動也，宜健脾消食，其證自愈。若輒用驚風之藥，反成其風而益其病也。况臟腑脆嫩，不可投以峻厲之劑，治者慎之！

目動咬牙

小兒驚後目微動咬牙者，皆病後亡津液，不能榮其筋脈也。亦有肝經虛熱而生風者，當審其氣血有餘不足而治之。其日中發熱飲冷而動者，氣有餘也，用瀉青丸。夜間盜汗及睡不寧而動者，血不足也，用地黄丸。或因肝經風邪，傳於脾腎者，亦令咬牙，先用柴胡清肝散，次用五味異功散、六味地黄丸。若因脾胃虚熱，用補中益氣湯加芍藥、山梔，實熱用瀉黄散，蓋牙牀屬手足陽明故也。若肝腎熱，用六味地黄丸。

睡中驚動

小兒睡中驚動，由心腎不足所致。蓋心主血與神，肝藏血與魂，肺主氣與魄，腎主精與恐。小兒臟腑脆弱，易爲驚恐，恐則氣下，驚則心無所依，神無所歸。且夫人之神氣，寤則行於目，寐則棲於腎。今心腎既虚，則不能寧攝精神，故睡中驚動也。治宜清心安神，用茯苓補心湯加酸棗仁、茯神、五味。亦有驚嚇而作者，因擊動其肝，故魂不安也，治宜鎮驚定魂，用安神鎮驚丸。若飲食間因驚而停滯者，用六君子加神麯、厚朴。食既消而驚未定，用茯苓補心湯。若木火太過，而心神不寧者，用導赤散。風熱相搏者，用柴胡梔子散。食鬱生痰，驚動不安者，用四君子以健脾，神麯、半夏以化痰，山梔、芍藥以清熱。

天釣内釣

天釣者，發時頭目仰視，驚悸壯熱，兩目反張，淚出不流，手足搐掣，不時悲笑，如鬼祟所附，甚者爪甲皆青，蓋因乳母厚味，積毒在胃，致兒心肺生熱痰鬱滯，或外挾風邪爲患，法當解利其邪，用釣藤飲。上氣喘粗者，用烏蠍四君子湯。内釣者，腹痛多喘，唇黑囊腫，傴僂反張，眼尾赤，此胎中受風及外驚所致。若内臟抽掣作痛狂叫，或泄瀉縮脚，内證一作，外證亦然，極難調理。内證服聚寶丹，外證服釣藤飲，進乳食者可治。若腹痛唇黑囊腫之類，用聚寶丹。若外驚内臟抽搐之類，用釣藤飲。若因乳母醇酒厚味，積毒在胃，用加味清胃散。若因乳母鬱怒，積熱在肝，用加味逍遥散、加味歸脾湯，俱加漏蘆，子母俱服。凡母食膏粱厚味，飼兒之時，先擠去宿乳，然後乳之。

驚　風

驚風者，虛惕怔忡，氣怯神散，痰涎來去，泄瀉色青。若驚入心，則面赤夜啼，用梔子清肝散加黃連；入肝則面青眼竄，用柴胡清肝散；入脾則面黃嘔吐，虛汗嗜臥，用六君加柴胡、山梔；入肺則面白喘急，用異功散加柴胡、桔梗；入腎則面黑嚙齘咬牙，用六味地黃丸。若因乳母恚怒肝火，或膏粱積熱遺兒爲患，或兒吐瀉傷脾，清氣不升，風木陷入太陰傳變等因，皆能致此，當隨主治，否則必成慢脾也，須預慎防爲善。

痓　證

痓證因傷風汗出，誤發汗或濕證汗多所致。若項背强直，腰背反張，摇頭掣瘲，噤口不語，發熱腹痛，病在足太陰也。若面目赤色，無汗惡寒，牙關緊急，肢體反張，痰涎壅盛，昏憒煩渴，小便赤濇，先譫語而發者名剛痓，當發汗。若大便滑泄，不語不渴，有汗而不惡寒，先手足厥冷而發者，名柔痓。并以小續命湯加減主之。剛痓去附子用麻黃，柔痓用附子去麻黃。若壯熱譫語口乾，手足微寒，大便滑泄，此兼剛柔，無汗用葛根湯，有汗用桂枝加葛根湯。若痰塞氣盛，用南星、半夏、茯苓以消痰，枳實、陳皮、紫蘇以順氣。更審其熱輕者用敗毒散，熱甚者用小柴胡湯。壯熱有汗，胷滿口噤，咬牙便閉爲內熱，以大承氣湯下之，後用大柴胡湯解之，過三日則難治。此皆治六淫外傷元氣，形病俱實之法也。若小兒多因驚駭停食，或乳母六淫七情飲食起居失宜所致，更當審之，兼治其母。大要因驚目直呵欠，項强煩悶，屬肝經實熱，用抑肝散。咬牙呵欠，手尋衣領，屬肝經虛熱，用地黃丸。若肺金不能平木，用異功散。脾不能養肝，用六君子湯。水不能生木，用地黃丸。

摇頭便血

經曰：諸風掉眩，皆屬肝木。木得風則摇動，乃肝經火盛而生虛風也。湯氏治鄭都丞子，摇頭便血七年，用祛風藥止血藥，百試無效。此肝經風熱所乘，土受木剋，不能攝血，而漬入大腸，故便血不止，遂制清肝益胃湯以平肝益脾，祛風熱，兼服胃風湯，旬餘諸證悉愈。便血者，風木摇動，則土受凌虐，而不能統血也。或食酸味過多，以益其肝，致令陰結。經曰：結陰者，便血一升，再結二升，三結三升。又邪在五臟則陰脈不和，陰脈不和則血留之。結陰之病，陰氣内結，不得外行，滲入腸間，故便血也。血亦有乳母恚怒，風熱熾盛，或肝木傷脾，使清氣不升，或風邪侵入大腸者。治法若因風熱，用柴胡清肝散。若因怒火，用加味小柴胡湯。若清氣不升，脾氣下陷者，用補中益氣湯。若風邪侵於大腸者，用清肝益胃丸。肝經血熱妄行者，用六味地黄丸。脾土不能培肝木者，用六君、柴胡、鉤藤鉤。肝木勝脾土者，用四君、芍藥、鉤藤鉤。結陰者，用平胃地榆湯。

古今醫鑑 明·龔信

驚風不治證

急驚眼睛翻轉，口中出血，兩足擺跳，肚腹搐動，或神緩而摸體尋衣，或證篤而神昏氣促，噴藥不下，通關不嚏，心中熱痛忽大叫者，不治。

慢驚四肢厥冷，吐瀉欬嗽，面黯神慘，鵶聲胃痛，兩脅動氣，口生白瘡，髮直摇頭，眼睛不轉，涎鳴喘噎，頭軟，大小便不禁，手足一邊牽引者，皆不治。

慢脾身冷粘汗，直臥如尸，喘嗽頭軟，背直，口噤摇頭，痰如牽鋸之聲，縮脣氣粗者，不治。

八　候

夫小兒有熱，熱盛生痰，痰盛生驚，驚盛發搐，搐盛則牙關緊急而八候生焉。搐、搦、掣、顫、反、引、竄、視是也。搐者兩手伸縮，搦者十指開合，掣者勢如相撲，顫者頭偏不正，反者身仰向後，引者臂若開弓，竄者目直似怒，視者睛露不活，是謂八候也。其四證，即驚風痰熱是也。而化風丹悉能主之。

醫學綱目 明·樓英

急驚

急驚者，陽證也，俱腑受病，熱痰客於心肺，是少陽相火旺。經云：熱則生風，因聞大聲而作。蓋謂東方震卦得火氣而發搐，火本不動，焰得風而動，當用利驚丸、導赤散、瀉青丸、地黄丸。搐止，宜服安神丸。

急驚内有熱即生風，又或因驚而發，則目上連劄，潮涎搐搦，身體與口中氣皆熱，及其發定或睡起，即了了如故，此急驚證也。當其搐勢漸減時，與鎮心治熱之藥一二服，如麝香丸、鎮心抱龍丸、辰砂丸、紫雪之類。候驚勢已定，須臾以藥下其痰熱，如利驚丸、軟金丹、桃枝丸之類。利下痰熱，心神安寧即愈。

癇痓

身軟時醒者爲癇。身强直，反張如弓，不時醒者爲痓。痓候十無一生。

古今醫統 明·徐春甫

驚風候各有所屬

小兒非時釣上眼睛，是肝風驚；白日無時喜笑，驚風在心；夢中五指捻動，驚風在筋；畏人恐怖，驚在脾；夢中非時手足抽動，驚風在肝心二臟；面色赤非時作黑，驚在腎；無時咬人，驚風在骨；非時手足拿人，驚風在三焦；夢中吐舌，驚在心；睡時喉中嚮拽，驚在肺弁胃脘；面色青白，無時發熱戰，驚在脾；無時面上黑色惡叫，驚在腎。

古今圖書集成醫部全録卷四百二十七

小兒驚癇門

證治準繩 明·王肯堂

肝

肝病，哭叫，目直視，呵欠，煩悶，項急。

外生感風，呵欠煩悶，口中氣熱，當發散，大青膏主之。凡病或新或久，皆引肝風。風動而上於頭目，目屬肝，風入於目，上下左右，如風吹不定，兒不能任，故目連箚也。若熱入於目，牽其筋脈，兩眦俱緊，不能轉視，故目直也。若得風熱則搐，以其子母俱有實熱，風火相搏故也。

潔古曰：肝主謀勇，熱則尋衣捻物，目連箚直視不能轉視，或極則身反强直折，皆風熱也。目者肝之竅，屬木，木性急，故如是。

肝病秋見一作日晡，肝强勝肺，肺怯不能勝肝，當補脾肺。治肝益脾者，母令子實故也。補脾，益黄散；治肝，瀉青丸主之。

肝病春見一作早晨，肺勝肝，當補腎肝，治肺臟。肝怯者，受病也。補肝腎，地黄丸；治肺，瀉白散主之。

五臟相勝，輕重肝病，見秋木旺，肝勝肺也，宜補肺瀉肝。輕者肝病退，重者脣白而死。

婁氏曰：五臟相勝，病隨時令，乃錢氏擴充《内經》臟氣法時論之旨，實發前人所未發者也。假如肝病見於春及早晨，乃肝自病於本位也。今反見於秋及日晡肺之位，知肺虛極，肝往勝之，故當補脾肺瀉肝也。餘倣此。

潔古曰：肝主風，自病則風搐拘急，急食甘以緩之，佐以酸苦，以辛散之。

實則風搐力大，瀉青丸主之。

虚則風搐力小，地黄丸主之。

心乘肝，實邪壯熱而搐，利驚丸、涼驚丸主之。

肺乘肝，賊邪氣盛則前伸呵欠微搐，法當瀉肺，先補本臟。補肝，地黄丸主之；瀉肺，瀉白散主之。

脾乘肝，微邪多睡，體重而搐，先當定搐，瀉青丸主之。搐止再見後證，則别立法治之。

腎乘肝，虚邪增寒呵欠而搐，羌活膏主之。

劉氏曰：凡肝得病，必先察其肺腎兩臟，根其病之所起，然後審其肝家本臟之虚實，方可治療。然腎者肝之母，金者木之賊，今肝之得病，若非腎水之不能相生，必是肺金之鬼，來相攻擊，不得不詳審而求之。故其來在肺，先治其肺，攻其鬼也。其來在腎，先補其腎，滋其根也。然後審其肝家本臟之虚實而寒温之。

海藏曰：肝苦急，急食甘以緩之，甘草。

肝欲散，急食辛以散之，川芎。

以辛補之，細辛。

以酸補之，芍藥。

肝虚以生薑、陳皮之類補之。虚則補其母，腎者肝之母也，以熟地、黄蘗補腎。如無他證，錢氏地黄丸補之。

補肝丸，四物湯内加防風、羌活等分爲細末，煉蜜爲丸是也。

鎮肝丸，即瀉青丸去梔子、大黄是也。治肝虚，錢氏補腎地黄丸。

肝實以白芍藥瀉之。如無他證，錢氏瀉青丸主之。實則瀉其子，心乃肝之子，以甘草瀉心。

心

心病多叫哭驚悸，手足動摇，發熱飲水。

潔古曰：心主熱，自病或大熱，瀉心湯主之。

實則煩熱，黄連瀉心湯主之。

虚則驚悸，生犀散主之。

肺乘心，微邪喘而壯熱，瀉白散主之。

肝乘心，虚邪風熱，煎大羌活湯、大青丸主之。

脾乘心，實邪泄瀉身熱，瀉黄散主之。

腎乘心，賊邪恐怖惡寒，安神丸主之。

劉氏曰：凡心臟得病：必先調其肝腎兩臟，腎者心之鬼，肝氣通則心氣和，肝氣滯則心氣乏，此心病先求於肝，清其源也。五臟受病，必先傳其所勝。水能勝火，則腎之受邪，必傳於心，故先治其腎，逐其邪也。故當退腎氣、益肝氣兩方。或診其脈，肝腎兩臟俱和，而心自生疾，然後審其心家虚實治之。

若叫哭發熱，作渴飲水，抽搐有力，仰面而睡者，屬心經實熱，用瀉心湯、導赤散。若發熱飲湯，抽搐乏力，驚竄咬牙，合面睡者，屬心經虚熱，用補心散。若喘嗽面赤，壯熱飲水，肺乘心也，用瀉白散。若摇頭箚目，身熱抽搐，肝乘心也，用柴胡清肝散。若合目昏睡，泄瀉身熱，脾乘心也，用瀉黄散。若竄視驚悸，咬牙足熱，腎乘心也，用安神丸。

海藏曰：心苦緩，急食酸以收之，五味子。

心欲輭，急食鹹以軟之，芒硝。

以鹹補之，澤瀉。

以甘瀉之，人參、黃芪、甘草。

心虛，以炒鹽補之。虛則補其母，肝乃心之母，以生薑補肝。如無他證，錢氏安神丸是也。

驚悸

人身有九臟。心藏神，肝藏魂，二經皆主於血。血虧則神魂失寧而生驚悸也。經曰：東方青色，入通於肝，其病發驚駭。又曰：二陽一陰發病，主驚駭。驚者，心卒動而恐怖也；悸者，心跳動而怔忡也。二者因心虛血少，故健忘之證隨之，用四物、安神之類。丹溪謂亦有屬痰者，宜用温膽湯，加辰砂、遠志之類。若思慮便動，虛也，用養心湯。時作時止，痰也，用茯苓丸。觸事易驚，心膽虛怯也，用温膽湯。卧驚多魘，血不歸源也，用真珠母丸。夢寐不寧，肝魂失守也，用定志丸。恐畏不能獨處，膽氣虛冷也，用茯神湯。睡卧煩躁，膽氣實熱也，用酸棗仁丸。眩運驚悸，風痰内作也，用本事辰砂遠志丸。思慮鬱結，脾虛氣滯，用歸脾湯。前證雖曰屬心與肝，而血之所統，實主於脾，脾之志曰思，思慮多則血耗損而不能滋養於肝。心者脾使之也，思慮内動，未嘗有不役其心者。夫心爲君火之臟，十二官之主也。夫君之德，不怒而威，無爲而治，故宜鎮之以靜謐，戒之以妄動。動則相火翕合，煽爍陰精，精血既虧，則火空獨發，是以驚悸怔忡之所由生，五志之火，心所不能制者矣。故治脾者，不可不知養心；養心者，不可不知鎮靜而寡慾。然人孰無思也，思之正則無妄動之慾矣。朱子曰：必使道心常爲一身之主，而人心每聽命焉。此善於養心者也。

驚

婁氏曰：驚搐一也，而有晨夕之分，表裏之異。身熱力大者爲急驚，身冷力小者爲慢驚，仆地作聲、醒時吐沫者爲癇，頭目仰視者爲天弔，角弓反張者爲痓，而治各不同也。

補瀉法

潔古曰：脾病肝强，法當補脾，恐木賊害，宜先瀉心肝以挫其强，而後補脾爲當。因潮熱發搐，在亥子丑時者，此腎用事之時也。不甚搐而卧不穩，身體温壯，目睛緊斜視，喉中有痰，大便銀褐色，乳食不消，多睡不省，當補脾治心，皆因大病後脾胃虚損，多有此疾。

表裏

潔古曰：小兒生來怯弱者，多傷風發搐。因傷風而得之，證同大人傷風寒痰之類，開發則愈。傷食發搐，謂不因他證忽然而搐，此因飲食過度，致傷脾胃，故兒多睡多吐，不思飲食，脾胃既虚，引動肝風則發搐，當先定其搐，如羌活、防風煎下瀉青丸，後用白餅子下，其食漸消，用調中丸、異功散養其氣。

婁氏曰：外物驚者，元氣本不病，故治以黄連安神之苦寒。氣動驚者，不因外物驚，元氣自有病，故治以寒水石安神之甘寒也。

急慢驚總論

小兒急慢驚風，古謂陰陽癇也。急者屬陽，陽盛而陰虧；慢者屬陰，陰盛而陽虧。陽動而躁疾，陰静而遲緩，皆因臟腑虚而得之。虚能發熱，熱則生風，是以風生於肝，痰生於脾，驚出於心，熱出於肝，而心亦熱。以驚、風、痰、熱合爲四證，搐、搦、掣、顫、反、引、竄、視爲八候。凡眨眼摇頭，張口出舌，唇紅臉赤，面眼唇青，及瀉皆青，髮際印堂青筋，三關虎口紋紅紫或青者，皆驚風候也。大抵肝風心火二者交爭，必挾心熱而後發，始於搐，故熱必論虚實，證先分逆順，治則有後先。蓋實熱爲急驚，虚熱爲慢驚，慢驚當無熱，其發熱者虚也。急驚屬陽，用藥以寒；慢驚屬陰，用藥以温。然又必明淺深輕重進退疾徐之機，故曰熱論虚實者此也。男搐左視左，女搐右視右；男眼上竄，女眼下竄；男握拇指出外，女握拇指入裏；男引手挽左直右曲，女引手挽右直左曲。凡此皆順，反之則逆。亦有先搐左而後雙搐者。但搐順則無聲，搐逆則有聲。其指紋弯弓入裏者順，反外者逆，出入相半者難痊，故曰證分逆順者此也。陽病陰脈，陰病陽脈，亦爲反。凡熱盛生痰，痰盛生驚，驚盛生風，風盛發搐。治搐先於截風，治風先於利驚，治驚先於豁痰，治痰先於解熱。其若四證俱有，又當兼施幷理，一或有遺，必生他證，故曰治有先後者此也。綱領如此，若分三者言之，暴烈者爲急驚，沉重者爲慢驚，至重者肝風，木剋脾土則爲慢脾風矣。

婁氏曰：急驚證屬木火土實也。木實則搐而力大，目上目劄，所謂木太過曰發生，其動掉眩癲癇是也。火實則身熱面赤，土實則不吐瀉，睡合睛，故其治法合涼瀉，而用涼驚丸、利驚丸之類。慢驚證屬木火土虛也，木虛則搐而力小，似搐而不甚搐，經所謂木不及曰委和，其病搖動注恐是也。謂手足搐動，腹注泄心恐悸也。火虛則身冷口氣冷，土虛則吐瀉睡露睛，故其治法合温補，而用羌活膏、益黄散。有熱者用東垣黄芪益黄散。至東垣非錢氏羌活膏治慢驚者，謂土虛泄瀉火木乘之，謂手掌與腹俱熱之證。若火木土俱虛而搖動恐悸，注瀉，手腹冷者，非羌活膏不能治之。

丹溪曰：小兒驚風有二：急驚屬痰熱，宜涼瀉；慢驚屬脾虛所主，多死，宜温補。急驚用降火下痰丸，養血藥作湯下之；慢驚當補脾，兼用朱砂安神丸，清米湯下。更於血藥中求之，如四物、四君、東垣黄芪益黄散之類，世以一藥通治之甚妄。

急驚

急驚之候，亦曰真搐，牙關緊急，壯熱涎潮，竄視反張，搐搦顫動，唇口眉眼眨引頻併，口中氣冷，臉赤唇紅，大小便黄赤，其脈浮數洪緊，此内挾實熱，外感風邪，心家受熱積驚，肝家生風發搐，肝風心火二臟交爭，血亂氣幷，痰涎壅盛，百脈凝滯，關竅不通，風氣蓄盛，無所發泄，故暴烈也。又有搐搦反張斜視而牙關不緊，口無痰涎而氣熱，未可直指以爲驚風，恐是傷風傷寒，夾食夾驚，疹痘等證，此即錢氏假搐之説，又各依本證施治矣。又急驚搐搦，不可把握，但扶持之，否則風癇逆入經絡，遂使手足拘攣成廢疾。

急驚本因熱生於心，身熱面赤引飲，口中氣熱，大小便黄赤，劇則發搐，蓋熱甚則風生，風屬肝，此陽盛陰虚也，故利驚丸主之，以除其痰熱，不可用巴豆及温藥大下之，恐搐虚熱不消也。小兒熱痰，客於心胃，因聞大聲非常，則動而驚搐矣。若熱極雖不聞聲及驚，亦自發搐。

閻氏曰：急驚内有熱即生風，又或因驚而發，則目上連劄，潮涎搐搦，身體與口中氣皆熱，及其發定或睡起，即了了如故，此急驚證也。當其搐勢漸減時，與鎮心治熱藥一二服，如麝香丸、鎮心丸、抱龍丸、辰砂丸、紫雪之類。候驚勢已定，須臾以藥下其痰勢，如利驚丸、軟金丹、桃枝丸之類，利下痰熱，心神安寧即愈。

潔古曰：急驚者，陽證也，俱腑受病。熱痰客於心肺，是少陽相火旺。經云：熱則生風，因聞大聲而作。蓋謂東方震卦，得火氣而發搐，火本不動，焰得風而動，當用利驚丸、導赤散、瀉青丸、地黄丸。搐止，宜服安神丸。

丹溪曰：急驚風發熱口噤，手足心伏熱，痰嗽痰喘，并用湧法，間以桑樹上桑牛陰乾研末調服，以平其風。桑牛比楊牛則色白黄者是。又以北薄荷葉、寒水石各一兩，青黛、白殭蠶、辰砂各一錢，全蠍二枚，猪牙皂角、槐角各五分，并爲末，燈心湯和乳汁灌之。角弓反張，目直視，因驚而致，宜南星、半夏，入薑汁、竹瀝灌之，更灸印堂。

初驚用防風導赤散：生乾地黄、川木通、防風、甘草等分，用竹葉三錢煎服。須用寧神膏：麥門冬去心、天竺黄、茯神、朱砂各一兩，麝香一錢，各搗研極細，煉蜜和捏作小餅子，臨卧薄荷湯化下，一夜一餅。

老醫常言小兒驚搐多是熱證，若先便用驚風藥，白附子、全蠍、殭蠶、川烏之類，便是壞證。後有醫幼科者，只用導赤散加地黄、防風進三服，導去心經邪熱，其搐便止。次服寧神膏，神效。

從孫道潤幼時患驚搐甚危。延京口諸有名幼科療之，益困篤。其祖易庵兄求方於余，以是授之二服，立愈。

自後常以救人，無不效者。恐人忽易，故著之。

曾氏曰：急驚之論，前代書所不載，惟曰陽癇。大概失所愛護，或抱於當風，或近於熱地，晝則食多辛辣，夜則衾蓋太厚，鬱蒸邪熱積於心，傳於肝，再受人物驚觸，或跌撲叫呼，雷聲鼓樂，鷄鳴犬吠，一切所驚，未發之時，夜卧不穩，困中或笑或哭，齧齒齘乳，鼻額有汗，氣促痰喘，忽爾悶絶，目直上視，牙關緊急，口噤不開，手足搐掣，此熱甚而然。況兼面紅脈數可辨。蓋心有熱而肝有風，二臟乃陽中之陽。心火也，肝風也，風火陽物也，風主乎動，火得風則煙焰起。此五行之造化，二陽相鼓，風火相搏，肝藏魂，心藏神，因熱則神魂易動，故發驚也。心主乎神，獨不受觸，遇有驚則發熱，熱極生風，故能成搐，名急驚。治之之法，先以五苓散加黄芩、甘草水煎，或百解散發表；次通心氣，木通散、三解散；疎滌肝經，安魂退熱，牛蒡湯、防風湯主之。驚風既除之後，輕者投半夏丸，重者下水晶丹，與之去痰，免成癡疾，但不可用大寒涼藥治之。熱去則寒起，亢則害，承乃制。若倉卒之間，驚與風證俱作，只用五苓散加辰砂末，薄荷湯調服，少解其證。蓋五苓散内，有澤瀉導小便。心與小腸爲表裏，小腸流利，心氣得通，其驚自減。内有桂，木得桂則枯，是以能抑肝之氣，其風自停。況佐以辰砂，能安神魂，兩得其宜。大略要解熱涼心肝後，惟可用平和湯散調理，稍熱之劑則難用，醫者宜審之！

愚嘗感慨諸人，每見驚風搐作，不明標本，混爲一證，遽然全用金石腦麝蜈蠶蛇蠍大寒搜風等劑投之，耗傷真氣，其證愈甚，多致弗救。殊不知驚生於心，風生於肝，搐始於氣，是爲三證。其驚與風，首已詳及。然所謂蓄氣而成搐，陳氏之論，最爲明理，但未著其方。余於此證，則用寛氣飲治之，只以枳殻、枳實爲主。蓋其氣也，四時平和則身安，一息壅滯則疾作。況小兒哭啼不常，其氣藴蓄，内則不能升降，外則無由發泄，展轉經時，亦能作搐。善醫者，審察病源，從而療之，萬無一失。更辨陰陽虛實，不可輕忽。若陽實證，煎五和湯調三解散主之，此急驚有搐之類。若陰虛證，煎固真湯調寛氣飲治之，此慢驚有搐之類。若暴感此證，未别陰陽虛實，先用五苓散和寛氣飲，及少加寛熱飲，三藥合用，薑汁沸湯調灌即解。大抵治搐之法，貴以寛氣爲妙，氣順則搐停，此自然之理。

大凡幼稚，欲令常時驚悸不作，在乎腎臓和平。故戴氏曰：治驚不若補腎。謂心屬火，火性燥，得肝氣則煙焰起，致生驚悸，補腎則水升火降，邪熱無侵，雖有肝風，不生驚駭。其法當於申時進補腎地黄丸一服，或琥珀抱龍丸。用申時者，蓋水生於申，佐之以藥，則腎水得平，心火不炎，自無驚矣。

鈴方治法：大要用藥有次序，有輕重。通關以後，且與截風定搐，風搐既定，却下痰熱，理爲至當。若患在痰熱，未有驚風，只可退熱化痰，不可妄投驚風藥。蓋藥中多用寒涼，恐引人痰熱入經絡。凡病在熱，不可妄治痰，止當解表。病在驚，不可妄治風。蓋驚由痰熱得，只可退熱化痰而驚自止。病在痰，不可便治驚，急須退熱化痰。病在風，不可便治搐。蓋風由驚作，只可利驚化痰，其風自散也。有搐須用截風散驚，至妙之道。若治驚而痰不化，熱亦不退，驚安得自止？化其痰，熱若不退，風亦不散，痰安得去？是知不治之治，所以治之之謂歟。急驚初傳，風搐得定，而痰熱一泄，又須急與和胃定心之劑。若搐定而痰熱無多，則但用輕藥消痰除熱可也。然急驚雖當下，切不可過用寒涼，及水銀、輕粉、巴豆、芒硝等蕩滌太驟。或當下之，皆不得已，但使疾去即止。或不當用而用，或可用而過焉，由此遂成慢驚矣。且如只下痰熱，不必太驟，但斟酌處用大黄一品足矣。且急驚證源在於去肝風，降心火，幼幼書以爲至要之説也。

薛氏曰：急驚之候，牙關緊急，壯熱涎涌，竄視反張，搐搦顫動，口中氣熱，頰赤唇紅，脈浮洪數者，此肝經血虛，火動生風。蓋風生則陰血愈散，陰火愈熾，火動則肺金愈虧，肝木愈盛，宜滋肝血，養脾氣。若屢服祛風化痰瀉火辛散之劑，便宜認作脾虛血損，急補脾土。初有痰熱，未有驚風，先且解表，祛肝風，降心火。

和劑香蘇散，解肌加乾葛。

急驚初傳，且可通關，定驚搐。

諸風搐搦，關竅不通，痰涎潮塞，氣實使之。先用蘇合香丸，以薑自然汁浸薄荷湯，調與服，使氣下則痰下，關竅自通。凡欲下之，須當審問前人已下未下，或曾經吐瀉否。已下及吐瀉者，不可再下，但驅風化痰消熱而已。大約痰熱十分，且泄其三之二。下劑中須用枳殼、菖蒲寬心通氣之類佐之。急驚急在一時，治不可緩，緩則候加深。若一時體認不明，又不可妄施藥餌。

急驚既傳，截風定搐次第：風驚已定而痰熱下劑有三，初且輕下，又稍重下，又加重下之。劑下後，和胃助氣，而後定志寧神，驅風鎮驚，防其再發。若下後諸證猶存，未易痊愈，更勿再下，當作慢驚推詳。

慢驚

慢驚之候，或吐或瀉，涎鳴微喘，眼開神緩，睡則露睛，驚跳搐搦，乍發乍静，或身熱，或身冷，或四肢熱，或口鼻冷氣，面色淡白淡青，眉脣間或青黯，其脈沉遲散緩。蓋由急驚，過用寒涼，或轉太驟傳變成之。又有吐利不止而成者，有氣虛暴吐瀉而成者。有夏月脾胃伏熱，大吐瀉當解暑熱，不可專曰固陽。有臟虛洞泄成者，有久痢氣脱而成者，有下積取瀉成者，有吐血瀉血而成者，有傷寒轉變陰證成者，有得之久嗽作癇者，有得之發癇不已者，有得之蟲積衝心者。有得之卵腫疝氣腹痛，其或汗出太過，脾困煩渴，四肢浮腫，大小便閉，走馬急疳，幷傳慢候。惟吐瀉積痢成虛致之，則證變甚速。凡才經吐瀉，便是慢驚，須用溫中扶裏。或搐來緊急，乃慢驚初傳，尚有陽證，不可悮作急驚用藥。世言搐慢爲慢驚，非也。若泥此，往往以慢脾爲慢驚矣。凡慢驚男子以瀉得之爲重，女子以吐得之爲重。又吐有五證，瀉有五證，各明所因主治。古云病家怕驚不怕瀉，醫家怕瀉不怕驚。如因泄瀉不止，且先治瀉。若更治風，則驚風愈甚。如因他證，例當循原施治也。其慢驚候，若從急驚傳來，只可截風調胃，均平陰陽。不可全用陽藥，使陽歸陽，復作急驚之候。用藥施治，無過不及可也。

急驚以關格不通，略施腦麝開通，定其搐搦尚可。慢驚陰重陽虧，諸經已虛，不宜通關，又涼其臟，易作慢脾風。慢驚危急，如眼睛昏定，定而眨，雖眨不左右顧，或竄視，四肢厥冷，汗出如流，口面黲黯，指甲黑，四體垂嚲至重。慢驚證，眼半開半合，似睡不睡是也。其脈或浮或沉，身或熱或涼，或吐或瀉，或不吐瀉，或食乳，或阻乳，名半陰半陽合病，即如傷寒半表半裏也。治法，大要審問源流施治，不可概曰慢驚證。如因吐瀉得之，用湯氏醒脾散之類，他證可以類推，次第於後。然慢驚已傳屬陰，亦須準較陰陽虧盛淺深，不可温燥之劑太過。

潔古曰：慢驚者，陰證俱臟受病，蓋小兒吐瀉病久，脾胃虚損，若不早治，則成慢驚，名曰瘈瘲，似搐而不甚搐也。因脾胃虚損，故大便不聚，當去脾間風，先用宣風散導之，後用益黄散、使君子丸平之，則其利自止。既已失治，則脾胃俱虚，致被肝木所乘，是爲慢驚，當用温補，羌活膏主之。

閻孝忠編集錢氏方，以益黄補土悮矣。其藥有丁香辛熱助火，火旺土愈虚矣。青橘皮瀉肺金，丁香辛熱，大瀉肺與大腸，脾實當瀉子，今脾胃虚，反更瀉子而助火，重虚其土，殺人無疑矣。其風木旺證，右關脈洪大，掌中熱，腹皮熱，豈可以助火瀉金？如寒水來乘脾土，其病嘔吐腹痛，瀉痢青白，益黄散聖藥也。今立一方，先瀉火補金，大補其土，是爲神治之法。以黄耆二錢，人參一錢，炙甘草五分，加白芍藥一錢，此四味皆甘温，能補元氣。甘能瀉火。《内經》云：熱淫於内，以甘瀉之，以酸收之。白芍藥酸寒，寒能瀉火，酸味能瀉肝，而大補肺金，所補得金土之位，金旺火虚，風木何由而來剋土？然後瀉風之邪。夫益黄散、理中丸養神之類，皆治脾胃寒濕太盛神品之藥也。若得脾胃中伏火勞役不足之證，及服熱藥巴豆之類，胃虚而成慢驚之證，用之必傷人命。夫慢驚風者，皆由久瀉，脾胃虚而生也。錢氏以羌活膏療慢驚風誤矣。脾虚者，由火邪乘其土位，故曰從後來者爲虚邪。火旺能實其木，木旺故來剋土，當於心經中以甘温補土之源，更於脾土中瀉火以甘寒，更於脾土中補金以酸涼，致脾土中金旺火衰，風木自虚矣。

海藏曰：驚啼手足瘈瘲，睡卧不穩，四君子加全蠍去尾尖毒炒、鈎藤、白附子炒，等分同煎。

脾胃虚弱，生風多困，四君子加炒半夏麯、没石子等分爲細末，入冬瓜子少許，同煎服。

丹溪曰：頻吐瀉，將成慢驚，用錢氏白朮散加山藥、扁豆炒、肉豆蔻麵煨各一錢，入薑一片煎服。若慢驚已作，加細辛、天麻各一錢，全蠍三個去梢，白附子八分麵煨。驚而瀉，用參、苓、芍藥酒炒、白朮，薑煎。

夏月加黄連、甘草、竹葉服之。

曾氏曰：治慢驚者，考之古書，亦無所據，惟載陰癇而已。蓋慢驚屬陰，陰主静而搐緩，故曰慢。其候皆因外感風寒内作吐瀉，或得於大病之餘，或傳誤轉之後，目慢神昏，手足偏動，口角流涎，身微温，眼上視或斜轉，及兩手握拳而搐，或兼兩足動掣。各辨男左女右搐者爲順，反此爲逆。口氣冷緩，或顖門陷，此虚極也。脈沉無力，睡則揚睛而兩目半開半合，此眞陽衰耗，而陰邪獨盛，陰盛生寒，寒爲水化，水生肝木，木爲風化，木尅脾土，胃爲脾之腑，故胃中有風，瘈瘲漸生。其瘈瘲證狀，兩肩微聳，兩手垂下，時復動揺不已，名爲慢驚，宜以青州白丸子、蘇合香丸入薑汁杵匀，米飲調下；虚極者，加金液丹。次用沖和飲，同七寶散，加煨薑煎服，使氣順風散，少解吐瀉，間以胃苓湯救其表裏。若吐不止，可投定吐飲；瀉不減，宜服六桂散。或曰：生湯去胃風，定瘈瘲，清神氣；五苓散導其逆，調榮衛，和陰陽。若痰多脣白，四肢如冰，不省人事，此虚慢之極，用固眞湯速灌之，以生胃氣；胃氣既回，投醒脾散、沉香飲調理。

慢脾風

慢脾風之候，面青額汗，舌短頭低，眼合不開，睡中揺頭吐舌，頻嘔腥臭，噤口咬牙，手足微搐而不收，或身冷身温而四肢冷，其脈沉微，陰氣極盛，胃氣極虚，十救一二。蓋由慢驚之後，吐瀉損脾，病傳已極，總歸虚處，惟脾所受，故曰脾風。若逐風則無風可逐，若治驚則無驚可治。但脾間痰涎，虚熱往來，其眼合者，脾困氣乏，神志沉迷，痰涎凝滯而已。然慢脾之名，又曰虚風。小兒或吐或瀉之後，面色虚黄，因虚發熱，才見揺頭斜視，昏困額汗，身亦粘汗，聲沉小而嘶，即脾風之證，不必皆因急慢風傳次而至，又當識之。又慢脾之候，言脾而不言胃，何也？蓋胃爲腑屬陽，非若脾乃陰臟也。故小兒病傳在腑多自愈，在臟不可不治。蓋小兒純陽之氣，在腑爲順，在臟爲逆。古人皆理其臟，未言治腑也。又腎一臟，常主虚，不可攻治。若腎臟有患，但清心肺，緣心與腎，即既濟也。肺與腎，又子母也。無與腎藥及諸補藥也。慢脾唯吐與瀉，積與痢，傳入慢候，其證變至速，虚又速也。治必循次平和，無令速愈之理，藥和且平，調脾養胃，不可過劑也。錢氏有黄土湯以土勝水，水得其平則風自止，以脾土爲本也。

治法大要，生胃回陽。若眼半開半合，手足不冷，證候尚在慢驚，則勿用回陽，或已入慢脾，而陽氣未甚脱者，亦未可即用硫黄、附子等劑，手足漸煖，仍以醒脾散等調之。

曾氏用青金丹、天麻飲灌服，或六柱散固真湯。

小兒誤服涼藥，或用帛蘸水緻口，因此傷動脾胃，或泄瀉，或腹脹，或腹中響。

小兒面少血色，常無喜笑，不看上而視下。

小兒顖顱高急，頭縫青筋，時便青糞。

小兒肥壯，糞如清涕，或如凍汁。

小兒時時扎眼，糞便青白沫，有時乾硬。

已上五證，忽然嘔吐者，必成陰癎，俗謂慢驚是也。

小兒頭雖熱，眼珠青白而足冷，或腹脹而足冷，或瀉而足冷，或嘔而足冷，或渴而足冷。

頭熱目赤，痰塞鼻喉，皆無根之火逆也。

已上五證，忽然吐而作搐者，名曰慢脾風，速與補脾益真湯，一服三錢，重加蠍一枚。如因驚而搐者，前朴散一服三錢，重加附子、前胡各半錢同煎。

右陳文中治慢驚法。其治之次第自成一家，故另録之以備采用。其醫案所言芎蠍散、油珠膏，累累取效。

通治急慢驚

急驚合涼瀉，慢驚合温補，此定法也。其間有急驚涼瀉而不癒，變爲慢驚，有慢驚温補而不愈，變爲急驚者，宜用通治急慢驚藥。

小兒急慢驚風，發熱口瘡，手足伏熱，痰熱痰喘痰嗽，并用涌法。重劑以瓜蒂散，輕劑苦參、赤小豆末，酒、酸虀汁調服之。後用通神散，蜜丸服之。間以桑牛陰乾研末調服，以平其氣。

目睛瞤動

目者，肝之竅也。肝膽屬風木二經，兼爲相火。肝藏血，血不足則風火内生，故目睛爲之瞤動。經曰：曲直動摇，風之象也。宜用四物益其血，柴胡、山梔清其肝，陰血内榮則虚風自息矣。若因肝經血燥而自病者，用六味丸以滋其源；因肺金尅肝木者，用瀉白散以平金邪。若眼眶瞤動者，肝木乘脾土也，用抱龍丸。若愈後驚悸不寐，或寐中發搐咬牙，目睛瞤動者，血虚不能榮筋脈也，用補中益氣湯，或歸脾湯加茯苓、五味。蓋有餘者，邪氣實也。不足者，真氣虚也。凡病氣有餘，當認爲不足。此證兼屬肝脾，多爲慢驚之漸，尤當審之。

脣口蠕動

脣爲脾之華，口乃脾之竅。又陽明之脈，環脣口而交人中。陽明胃也，是以脾胃虚者，多有此證，不獨病後而已。夫脾主涎，脾虚則不能收攝，多兼流涎，或誤認爲痰，而用祛逐之藥，則津液益枯，不能滋養筋脈，遂致四肢抽搐，病勢愈甚。原其治法，與慢脾風相同，當用大補脾胃之藥，加升麻、柴胡，切勿用青皮、龍膽草之類。兼察其色黄者，脾弱也；青者，肝勝也；青黄不澤，木來尅土也；青赤相兼，木火風熱也；黑爲寒水，反來侮土；白爲氣虚亡陽。凡此宜用六君子湯加小柴胡湯。若四肢微搐，或潮熱往來，或泄瀉嘔吐，面色萎黄，皆脾胃有傷也，宜用白朮、黄芪、川芎、當歸、人參、陳皮、肉豆蔻、神麯、乾葛、白芍藥、黄連、炙甘草、白茯苓以補胃氣。若脾胃虚弱者，用五味異功散，虚寒加木香、炮薑。若脾氣下陷者，用補中益氣湯以升其陽。作渴者，用七味白朮散以生津液。若肝木侮脾者，用補中益氣湯加茯苓、半夏、芍藥以制肝補脾。

泄瀉

小兒驚瀉者，肝主驚。肝，木也，盛則必傳剋於脾，脾土既衰，則乳食不化，水道不調，故泄瀉色青，或兼發搐者。蓋青乃肝之色，搐乃肝之證也。亦有因乳母脾虛受驚，及怒動肝火而致者。經曰：怒則氣逆，甚則嘔血及飧泄，法當平肝補肺，慎勿用峻攻之藥，脾氣益虛，肝邪彌甚，甚至抽搐反張者，亦肝火熾盛，中州虧損之變證也。凡見驚證，即宜用四君、六君、異功散等方，加白附子定風，柴胡平肝，引經以杜漸，則必不至瀉搐而自安矣。今已見瀉吐驚搐，尚不知補脾平肝，以保命、抱龍、鎮驚等藥治之，其亦去生遠矣。

煩渴

閻氏曰：驚風或泄瀉等證，煩渴者，皆津液内耗也，不問陰陽，宜煎錢氏白朮散，使滿意取足飲之，彌多彌好。

潮熱似瘧

曾氏曰：又有急驚天釣之後，變作潮熱，手足逆冷，有似瘧疾。蓋因病瘉之後，不善將護，外感風邪，乘虛而入於經絡，再未解散以致如此。經曰：重陽必陰。又曰：亢則害，承乃制。此其蓋也。宜服柴胡加桂湯及當歸散。氣實者，則以烏犀丸、水晶丹，略與通利匀氣散止補，後以參苓白朮散調理，自然平瘉。此證所用藥品，間使苦寒之味務在消陽盛之火，肺金得勝，肝木自平而風邪亦散，斯爲良法。

雜驚類證

海藏曰：心神不安，四君子加辰砂半分，棗湯調下。

又有一證，欲發瘡疹，先身熱驚跳，或發搐搦，此非驚風，當用發散藥。

曾氏曰：暑風一證，因夏月感冒風熱太甚，致面垢脣紅，脈沉細數，忽發驚搐，不省人事，治用消暑清心飲、辰砂五苓散，及琥珀抱龍丸自安，切勿以温劑調補。

診

錢氏曰：咬牙甚者，發驚。

目直面青，身反折者，生驚。

呵欠面青者，驚風。

呵欠面黄者，脾虛驚。

目赤兼青者，發搐。

驚癎發搐，男發搐，目左視無聲，右視有聲；女發搐，目右視無聲，左視有聲，相勝故也。更有發時證。

潔古先生曰：男爲木，故左視木位無聲，右視金位相擊則有聲。女爲金，故右視金位無聲，左視木位亦相擊有聲。又肺虛不瀉者，何也？曰：假令男目右視，木克金，肝旺勝肺，而但瀉肝；若更病在春夏，金氣極虛，故當補其肺，慎勿瀉也。

湯氏曰：凡搐男左女右爲順，易治；男右女左爲逆，難治。

《脈訣啓蒙》曰：小兒脈促急，爲虛驚。

《直指》云：浮數洪緊爲急驚。沉遲散緩爲慢驚。虎口脈紋青紫爲驚風。紅者風熱輕。赤者風熱盛。紫者驚熱。青者驚積。青紫相半，驚積風熱俱有，主急驚風。青而淡紫，伸縮來去，主慢驚風。紫絲青絲，或黑絲隱隱相雜，似出而不出，主慢脾風。形勢彎入裏者順，出外者逆。

不治證

搐而不休，休而再搐，驚叫發搐，汗出足冷，痰滿胷喉，口開目直。

急驚眼睛翻轉，口中出血，兩足擺跳，肚腹搐動，或神緩而摸體尋衣，或證篤而神昏氣促，噴藥不下，通關不嚏，心中熱痛，忽大叫者，不治。

慢驚四肢厥冷，吐瀉欬嗽，面黯神慘，鵶聲胃痛，兩脅動氣，口生白瘡，髮直摇頭，眼睛不轉，涎鳴喘噎，頭軟，大小二便不禁，手足一邊牽引者，皆爲不治。

慢脾身冷粘汗，直臥如尸，喘嗽頭軟，背直，口禁，摇頭，痰如牽鋸之聲，面無潤澤之色，縮脣氣粗者，不治。

角弓反張

錢氏曰：肝有風，甚則身反張，强直不搐，心不受熱，當補腎治肝。補腎，地黄丸；治肝，瀉青丸。

丹溪曰：痓比癇爲虚，宜帶補，多是氣虚有火兼痰，用人參、竹瀝治之，不用兼風藥，此論實發前人所未發。

湯氏雖云痓候十無一生，蓋未嘗有此法施於人也。

錢仲陽曰：角弓反張者，由風邪客於太陽經也。經曰：風從上受，足太陽主周身之氣，其脈起於目内眦而行於背，肝屬木，主風，所以風邪易侵也。夫小兒肌膚未密，外邪易傷，肝爲相火，其怒易發。若身反張强直，發熱不搐者，風傷太陽也，宜用人參羌活散、小續命湯。若因暴怒而擊動其肝火者，宜用瀉青丸。若飲前劑，其證益甚者，此邪氣已去而脾氣虧也，宜用異功散加芎、歸補之。若因肝經虚熱，或因剋伐真氣，虚熱生風者，宜用異功散、地黄丸補之。若因下而脾氣困憊，肚腹膨脹者，此中氣損也，宜用白朮散補之。若氣血素弱，或服攻伐之劑，而手尋衣領，咬牙呵欠者，肝經虛甚也，急用地黄丸以補之。

天釣

天釣亦驚風之證，但天釣發時，頭目仰視，驚風則無也。

湯氏曰：小兒瘈瘲不定，翻眼抬睛，狀若神祟，頭目仰視，名爲天釣。凡有此疾，宜服蘇合香丸，灸兩手大拇指兩甲肉相半，男先灸左，女先灸右，及兩足大拇指中間各三五壯，又灸前後手心各五壯。此皆得效之法。

張氏曰：小兒心膈壅滯，邪熱痰涎，蘊積不得宣通，或乳母飲酒食肉，煩毒之氣，流入乳中，令兒宿滯不消，邪熱毒氣乘於心神，致使驚悸眼目翻騰，壯熱不休，四肢瘈瘲，其病名曰天釣。甚者爪甲皆青，狀如神祟，今集經效名方之治於後。

癇

婁氏曰：驚癇即急慢之證，但驚癇發時，仆地作聲，醒時吐沫；急慢驚則不作聲，不吐沫也。

仁齋曰：癇，小兒之惡候也。蓋小兒血脈不斂，氣骨不聚，爲風邪所觸，爲乳哺失節，停結癖積而得之。其候神氣怫鬱，瞪眼直視，面目牽引，口噤涎流，腹肚膨脹，手足搐掣，似死似生，或聲或啞，或項背反張，或腰脊强直，但四體柔弱，發而時醒者爲癇。若一身强硬，終日不醒，則爲痓證矣。

陰陽二癇

陽癇初作時，病先身熱，瘈瘲驚啼叫喊而後發，脈浮者爲陽癇，乃急驚也。内在六腑，外在皮膚，爲易治。若病先身冷，不驚瘛不啼呼而作，脈沉者爲陰癇，乃慢驚也，此病内在五臟，外在骨髓，劇者難治。

曾氏曰：陽癇者，因感驚風三次發搐，不與去風下痰則再發。然三次者，非一日三次也，或一月或一季一發驚搐，必經三度，故曰三次。所謂驚風三發便爲癇，即此義也。其病主身熱自汗，兩目上視，嚼沫咬牙，手足掣搦，面色紅紫，六脈浮數，以百解散加五和湯水煎疎解；次下痰，用水晶丹或半夏丸。陰癇者，因慢驚後去痰不盡，痰入心包而得，四肢逆冷，吐舌摇頭，口嚼白沫，牙關緊閉，但不甚驚搐作啼，面色或白或青，脈息沉微。故孩兒寶書云：睡中吐舌更摇頭，正此之謂。治以固真湯加回生湯同煎，調寬氣飲和解。

風驚食三癇

按《千金》論三癇，蓋有三因之分。風癇屬外因，驚癇屬内因，食癇屬不内外因也。又按《全嬰方》云：風癇，因將養失度，血氣不和，或厚衣汗出，腠理開舒，風邪因入之。其病在肝，肝主風，驗其證，目青面紅發搐，宜驅風膏、大青膏、琥珀散鎮驚藥，有熱四順飲，退後與利驚丸下其痰涎。驚癇，因血氣盛實，臟腑生熱，或驚怖大啼，精神傷動，外邪所入爲之。其病在心，心主驚，驗其證，忽然叫聲發搐，宜琥珀散、紅龍散、鎮心丸，有熱四順飲、利驚丸下之，不生别病也。食癇，其病在脾，脾納食，驗其證，噯吐餿氣即發搐，此病或大便酸臭，紫丸子下之。已上三證，大同小異，幷屬陽也。若目睛偏斜，手足潮搐，或作豬聲，發過即瘥，皆十生一死也。

五臟癇

《三因》云：古方有五癇、五臟癇、六畜癇等各證不同，難於備載。《别録》有五癇之證：一曰馬癇，作馬嘶鳴，以馬屬在午，手少陰君火主之，故其病應於心；二曰羊癇，作羊叫聲，以羊屬未，足太陰濕土主之，應乎脾；三曰鷄癇，作鷄叫聲，以鷄屬酉，足陽明燥金主之，應乎胃；四曰猪癇，作猪叫聲，以猪屬亥，手厥陰心包主之，應乎右腎；五曰牛癇，作牛吼聲，以牛屬丑，手太陰濕土主之，應乎肺。此五癇應乎五畜，應乎五臟者也。發則旋暈顛倒，口眼相引，目睛上摇，手足搐搦，背脊强直，食頃乃甦，各隨所感，施以治法。

凡治五癎，重者死，病後甚者亦死，輕者五色丸主之。按《千金》叙六畜癎無五臟之分屬，錢氏始分之，而無馬癎一證。曾氏謂初發作羊犬聲者，咽喉爲風痰所梗，聲自如此，其理甚明。言六畜者，特强名耳。故丹溪謂於經既無所據，而治法亦未見有五者之分，所以不必分五也。

治法

仁齋曰：大概血滯心竅，邪氣成心，積驚成癎，通行心經，調平血脈，順氣豁痰，乃其要也。假令小兒有熱有痰，不欲乳哺，眠睡不安，常常驚悸，此皆發癎之漸，即以紫霜丸導之。時間量與紫霜丸，減其盛氣，則無驚風癎釣之患。癎證方萌，耳後高骨間，必有青紋紛紛如綫，見之則爲爪破，須令出血啼叫，尤得氣通。諸癎發不能言者，蓋咽喉爲氣之道路，風傷其氣，以掩聲音道路之門，抑亦血滯於心，心竅不通所致耳。南星炮爲末，雄猪膽汁調和少許，啖之輒效。若夫錢氏五癎丸幷南星散，以菖蒲煎湯調下甘遂猪心湯，和蘇合香丸一丸，皆治癎之要藥也。

劉氏曰：小兒神尚弱，驚則神不守舍，舍空則痰涎歸之。或飲食失節，脾胃有傷，積爲痰飲，以至痰迷心竅而作者，治法當清火導痰，而前人多用鎮墜清心之藥，固可以治熱，可以清痰。若有頑痰膠固者，此藥未易驅逐。在上者必用吐，吐後方宜服此藥。有痰實在裏者，亦須下之，隨病輕重而用之也。

潔古曰：如有客痰發熱而有聲，煎大黄荆芥湯，下五色丸。

潮熱有時，積熱也，桃枝丸主之。壯熱不退，當用地骨皮湯下五色丸。

風熱，當用防風黄芩湯，下大青膏。

身温不熱，當用白虎湯加蒼朮，下五色丸。

風癎

《口議》曰：先用化痰寬利胷膈，開通關竅，安鎮心神，然後與治風癎藥服之。又云：先用化風丹去其風熱，次服奪魂散定癇。

驚　癇

口議曰：先涼三焦，利驚去熱，安神定志，平調臟腑，温化痰涎，然後與治驚癇藥服之。

不治證

小兒癇病，目直無聲，目覩不轉，眼生白障，眼慢脣黑，瞳人瞬動，目閒青黑，面青指黑，口出涎沫如白膿，口禁肚脹不乳，喉如牽鋸之聲，多睡不乳，身熱下血不乳，身體痿軟不醒，腹内虚鳴，脣逆而痛，吐利不止，汗出壯熱不止，卧久不寤，身體反張，大人脊下容一手，小兒脊下容三指，并不治。

尋衣撮空

尋衣撮空，許叔微謂之肝熱。夫肝主筋，筋脈血枯而風引之，故手指爲之撮斂也，宜確服六味地黄丸，間有回生之功。錢仲陽用瀉青丸，此治肝經實熱，蓋尋衣撮空，皆病後之敗證耳。求其實熱，則百無一二矣，治者審之。王海藏經治血脱尋衣，撮空摸牀，手揚摇頭，錯語失神，脈弦浮而虚，血脱内躁，熱之極也，氣粗鼻乾，此爲難治，用生地黄連湯主之。

驚癱鶴膝

肝者，東方青龍木也，其動則應於風，病則主驚駭。諸熱引肝風，有風則生痰，有痰則作搐，小兒驚風之際，手足動掣，當听其自定，然後療之，免生異證。或父母見其病勢可畏，從而按伏之，豈知筋者肝之合也，臨病發時，若按束其手足則筋不舒伸，遂至經絡爲風所閉，終爲廢人。《内經》曰：顛弱名緩風，疼重名濕痹。

又有四肢痿痹不仁，致手足梢脹痛不堪忍者，此風毒之氣使然。故傳曰：風淫末疾是也。凡小兒心悸不常，及遍身腫痛，或手足不隨，此爲驚癱候也。若治之稍遲，至臂腕膝脛骨節之間，流結頑核，或膝大而腫，肉消骨露，如鶴膝之狀，或爲癱爲瘸，此名鶴膝候也。已上形證，幷宜發汗爲先，使腠理開通，則風熱可除，有濕亦去，用百解散和㕮咀五苓散，倍加麻黄，水薑葱煎服，微得汗爲度，或以麻黄湯發散尤佳；次防己湯、祛風散及獨活湯，加桑寄生投服，幷防風湯或黑虎丹作小丸子間服，使風不生而痰不作，則其疾易愈。若爲癱爲瘸痰重者，用黑牽牛半生半炒，略研碎煎，無灰酒調下五苓散，以除流注之寒濕，則腫毒可消。如大腑閉而不通，此是風熱内蘊，其右腮紅紫，及右手三部脈浮而實滑，宜五和湯或當歸散、枳殼丸治之。其加減之法，尤在臨機審處，若泥一方，非良醫也。更宜間服排風湯。

薛氏曰：鶴膝風者，其腿漸細，其膝愈粗，狀如鶴膝，是以名之。此因稟腎經不足，外邪所乘而患之。初則膝内作痛，外色不變，伸屈艱難，若一二月間，焮腫色赤而作膿者可治，腫硬色白而不作膿者難治。初起者用大防風湯爲主，佐以益氣養榮湯；膿成者用補中益氣湯爲主，佐以大防風湯。切勿用十宣流氣等藥。若不潰不斂或發熱等證者，須調補脾胃爲善，否則必變敗證矣。

古今圖書集成醫部全録卷四百二十八

小兒驚癇門

小兒衛生總微論方 宋·撰人未詳

驚癇咬牙

小兒驚癇發搐，有咬牙不休，及未發發過時亦常咬牙者，予醫李統制一子病證如是，遂請衆醫調治，有言是驚入於腎者，此乃喬岳漢東王先生歌中睡里咬牙驚入腎之句，其意謂牙爲骨，骨入腎，故以言之。此常流無據語也，古書無有，亦無驚入腎之理，果用藥無驗。今詳校其證，特爲明之，乃足陽明之病也。足陽明爲胃之經，起鼻交頞，循鼻外，入齒中，還出俠口環脣，下交承漿過頤，後出大迎，循頰車，且發搐爲風，風屬木，胃屬土，木能刑土，是以牙齒受風則癢，頰車邪干則緊，故使咬牙不休，以緩頰車之急，以解牙齒之癢也，治當去胃中風。

暗癇

暗癇，其病似驚癇，又似中風痓病。遇其發時，則暗地急至，令人僵仆，心神昏塞，志意迷悶，氣亂不省，手足彈撥，戰掉搐搦，喉中涎響，或吐痰沫，或作吼叫，其脈三部陰陽俱盛，每發遠則終日或半日，近則一兩時辰，發過便起，却如不病之人，俗呼謂之癇病，稍輕者謂之暗風。古人又云：小者發則爲驚，大者發則爲癇。小者氣血怯嫩，發即難當而傷多；大者氣血壯盛，即易任而失少。

驚癇餘證

小兒驚癇搐搦，至發定之後，有諸餘證不退者，雖大勢已罷，而病本尚在，或服冷熱藥過多，或汗下之失宜，故癇搐難退而有餘證也。

驚癇兼別病

小兒病久發搐，則五臟俱虛，幷受其病，故發則血亂心，氣幷肺，搐搦肝，昏困脾，體冷腎。又有因虛而別病兼發，或別病而因帶驚癇，或有一方兼治之者，幷采而具之。

幼幼近編 明·陳治

急慢驚

驚有急慢，治隔雲泥。急驚者，或因感冒發熱，或因乳食停滯，或忽見忽聞，或跌磕受驚，驚則入通於肝，由是風邪內作，火得風而動，風火相扇，故手足牽引，竄眼摇頭，張口出舌，涎潮上壅也。頃爾發過則如故。其脈洪數浮緊急促，緣風火之性急暴故也。錢氏謂無陰之證者，蓋因心經實熱，陰不能以配陽，是爲陽盛陰虛之候也。痰盛者，用稀涎散直取其痰，後用瀉青丸、利驚丸、鎮驚丸去肝風，降心火。如口噤不能下者，即從鼻中灌入，牙關少舒，隨用吐藥。痰盛不得吐者，用竹瀝、薑汁吐之。或以小牛黄丸或滚痰丸下取其痰，仍須別其所因而治。因食過傷者消其食，因冒風寒者散其邪，因受驚恐者鎮其心，不可概治以驚藥。若驚久不醒，急以搐鼻散撚紙條取嚏，如不嚏，或啼聲不出，口噤不省，額汗如珠，遺尿噴藥，皆死證也。

慢驚起於吐瀉，或久病後因脾肺俱虛，則肝木横行，土爲風木所乘，故作驚狀，似搐而不甚搐，似睡而不穩睡，面青身冷，睡則露睛，四肢與口鼻中氣俱冷，其脈沉遲虚敗，錢氏謂無陽之證者。蓋脾土虚甚，陽不能以勝陰，是陰盛陽虚之候也，治宜温補脾胃爲主。總有痰涎，亦由脾胃虚不能運化而成，不可驟去，縱見發搐，亦由脾土弱而自招木剋，不可截風。慢驚本無熱，縱或發熱，亦是虚熱，切禁涼驚，惟温補脾胃則肝木自寧。譬猶土薄而上有大木，不能乘載，故無風而自動，厚培其土，俾根深本固，自無風邪之害矣。亦須較量陰陽微甚用藥。若方傳慢候，尚有陽證者，不必回陽，止宜異功散以温養脾胃，微加天麻、全蠍、白附子、膽星以截風定搐。若陽虧陰盛，身涼面青，純屬慢驚者，宜加味朮附湯、加味回陽散。若四肢厥冷，二便不禁，髮直頭摇，目睛不轉涎喘鴉聲，皆死證也。

凡驚用鎮驚豁痰藥勿效，即宜安神補心。蓋驚屬心氣不足，愈下則愈虚，痰涎驚氣，乘虚入客，則不可治矣。

胎　驚

小兒生下百日内，不因驚恐，不時發搐，或箚眼噤口，或涎潮嘔吐，拳握身强，名曰胎驚。先用利驚丸，後用抱龍丸。

發　搐

發搐者皆因熱痰滯於胷腹，風火相扇，故手足牽引也。有搐時男左視無聲，右視有聲者，女右視無聲，左視有聲者，此金木相勝故也。有目連箚者，因肝風内動，上入於目也。有目直視者，因熱入於目，牽其筋脈，兩眦俱緊，不能轉盼故也。若急驚及風癇發搐，宜利驚丸、滚痰丸，俱用薄荷、天麻、鈎藤煎湯送下。若吐瀉後，病後慢驚發搐，此脾胃虧損之虚象也。無風可祛，無痰可逐，宜六君子加天麻、鈎藤、芍藥、木香、柴胡，制肝補脾。陽氣脱陷者，補中益氣湯加薑、桂。陽氣虚敗者，參附湯。若因飲食停滯，痰涎壅滿，而見此證者，乃脾土弱不能生金，金虚不能平木，故木邪妄動也，宜健脾消食，其證自愈，不可用涼驚等藥。凡搐頻者，風在表也，易治，宜發之。搐稀者，風在臟也，難治，宜補脾。

天釣

天釣屬心肺積熱所致，其證涎潮搐搦，項强痰鳴，雙眸翻上，爪甲色青，皆痰熱壅滯上焦所致，宜先用滚痰丸，去其積熱與痰，後以涼膈散，隨虚實增損調治之。

内釣

内釣屬脾胃虚寒，寒主收引，故傴僂拳曲，腹痛多啼，脣黑囊腫也。宜理中湯加木香、吴茱萸、肉桂。

寓意草 清·喻昌

傷寒即是驚風

門人問曰：驚風一證，雖不見於古典，然相傳幾千百年，吾師雖辟其謬，頑鈍輩尚不能無疑，請明辨之以開聾聵！答曰：此問亦不可少。吾爲子輩大破其惑，因以破天下後世之惑。蓋小兒初生以及童幼，肌肉筋骨，臟腑血脈，俱未充長，陽則有餘，陰則不足，不比七尺之軀，陰陽交盛也。惟陰不足，陽有餘，故身内易至於生熱，熱盛則生痰生風生驚，亦所恒有。設當日有立名曰熱痰風驚，則人不眩。因四字不便立名，乃節去二字，以驚字領頭，風字煞尾，後人不解，遂以爲奇特之病。且謂此病有八候，以其頭摇手動也，而立抽掣之名；以其卒口噤脚攣急也，而立目邪心亂搐搦之名；以其脊强背反也，而立角弓反張之名。相傳既久，不知其妄造，遇見此等證出，無不以爲奇特。而不知小兒之腠理未密，易於感冒風寒，風寒中人，必先中入太陽經，太陽之脈，起於目内眦，上額交巔入腦，還出别下項，夾脊抵腰中，是以病則筋脈牽强，因筋脈牽强，生出抽掣搐搦角弓反張種種不通名目，而用金石藥鎮墜外邪，深入臟腑，千中千死，萬中萬死。間有體堅證輕得愈者，又詫爲再造奇功，遂至各守顓門，雖日殺數兒，不自知其罪矣。百年之間，千里之遠，出一二明哲，終不能一一盡剖疑關。如方書中有云，小兒八歲以前無傷寒，此等胡言，竟出自高明，偏足爲驚風之説樹幟。曾不思小兒不耐傷寒，初傳太陽一經，蚤已身强多汗，筋脈牽動，人事昏沉，勢已極於本經，湯藥亂投，死亡接踵，何由見其傳經解散耶？此所以悮言小兒無傷寒也。不知小兒易於外感，易於發熱，傷寒爲獨多，世所妄稱爲驚風者即是也。小兒傷寒要在三日内即愈爲貴，若待經盡方解，必不能耐矣。又剛痙無汗，柔痙有汗。小兒剛痙少，柔痙多。世醫見其汗出不止，神昏不醒，往往以慢驚風證爲名，而用參、芪、朮、附等藥，閉其腠理，熱邪不得外越，亦爲大害，但比金石藥爲差減耳。所以凡治小兒之熱，但當徹其出表，不當固其入裏也。仲景原有桂枝法，若舍而不用，從事東垣内傷爲治，毫釐千里，最宜詳細。又新産婦人去血過多，陰虚陽盛，其感冒發熱，原與小兒無别。醫者相傳，稱爲産後驚風，尤堪笑破口頰。要知吾辟驚風之説，非謂無驚病也，小兒氣怯神弱，凡遇異形異聲，驟然跌仆，皆生驚怖，其候面青糞青，多煩多哭，嘗過於分别，不比熱邪塞竅，神識昏迷，對面撞鐘放銃，全然不聞者，細詳勘驗，自識驚風鑿空之謬。子輩既遊吾門，日引光明勝義，洗濯肺腸，忽然靈悟頓開，便與飲上池無二。若但於言下索解，則不能盡傳者多矣。

痙

小兒之體脆神怯，不耐外感壯熱，多成痙病，後世妄以驚立名，有四證生八候之鑿説。實則指痙病之頭摇手勁者，爲驚風之搐搦，指痙病之項背反張者，爲驚風之角弓反張，幼科翕然宗之，病家坦然任之，不治外淫之邪，反投金石腦麝之藥，千中千死而不悮也。

景岳全書 明・張介賓

癲癇

錢仲陽曰：小兒發癇，因血氣未充，神氣未實，或爲風邪所傷，或爲驚怪所觸，亦有因妊娠時七情驚怖所致。若眼直目牽，口噤涎流，肚膨發搐，項背反張，腰脊强勁，形如死狀，終日不醒，則爲痓矣。凡治五癇，皆隨臟治之，每臟各有一獸之形，通用五色丸爲主，仍參以各經之藥。發而重者死，病甚者亦死。如面赤目瞪，吐舌嚙脣，心煩氣短，其聲如羊者，曰心癇。血虚用養心湯；發熱飲冷爲實熱，用虎睛丸；發熱飲湯爲虚熱，用辰砂妙香丸。面青脣青，兩眼上竄，手足攣掣反折，其聲如犬者，曰肝癇。肝之虚者，用地黄丸；抽搐有力爲實邪，用柴胡清肝散；大便不通，用瀉青丸。面黑目振，吐涎沫，形體如尸，其聲如猪者，曰腎癇，用地黄丸、紫河車丸之類。腎無瀉法，故徑從虚治之。面如枯骨，目白反視，驚跳反折，摇頭吐沫，其聲如鷄者，曰肺癇。肺氣虚者，用補肺散；面色痿黄者，土不能生也，用五味異功散；面色赤者，陰火上冲於肺也，用地黄丸。面色萎黄，目直腹滿，自利，四肢不收，其聲如牛者，曰脾癇，用五味異功散。若面青瀉痢，飲食少思，用六君子加木香、柴胡。若發熱抽掣，仰卧，面色光澤，脈浮者，病在腑，爲陽證，易治。身冷不搐，覆卧，面色黯黑，脈沉者，病在臟，爲陰證，難治。凡有此證，先宜看耳後高骨間，若有青脈紋，先抓破出血，可免其患。此皆元氣不足之證也，須以紫河車丸爲主，而以補藥佐之。設若泛行剋伐，復傷元氣，則必不時舉發，久而變危，多致不救。又有驚癇、風癇、食癇三種，治驚癇宜比金丸、茯神丸、錢氏養心湯、辰砂妙香散、清神湯、虎睛丸之類主之，風癇用錢氏牛黄丸、消風丸、星蘇散之類主之，食癇用妙聖丹主之。

驚風

驚風之要領有二：一曰實證，一曰虚證而盡之矣。蓋急驚者，陽證也，實證也，乃肝邪有餘而風生熱，熱主痰，痰熱客於心膈間，則風火相搏，故其形證急暴而痰火壯熱者，是爲急驚，此當先治其標，後治其本。慢驚者，陰證也，虚證也，此脾肺俱虚，肝邪無制，因而侮脾生風，無陽之證也，故其形氣病氣俱不足者，是爲慢驚，此當專顧脾腎以救元氣。雖二者俱名驚風，而虚實之有不同，所以急慢之名亦異。凡治此者，不可不顧其名以思其義。

小兒驚風，肝病也，亦脾腎心肺病也。蓋小兒之真陰未足，柔不濟剛，故肝邪易動。肝邪動則木能生火，火能生風，風熱相搏則血虚，血虚則筋急，筋急則爲掉眩反張、搐搦强直之類，皆肝木之本病也。至其相移，木邪侮土，則脾病而爲痰，爲吐瀉；木盛金衰，則肺病而爲喘促，爲短氣；木火上炎，則心病而爲驚叫，爲煩熱；木火傷陰，則腎病而爲水涸，爲血燥，爲肝渴，爲汗不出，爲搐爲痓，此五臟驚風之大概也。治此之法，有要存焉。蓋一曰風，二曰火，三曰痰，四曰陽虚，五曰陰虚，但能察此緩急，則盡之矣。所謂風者，以其强直掉眩，皆屬肝木，風木同氣，故云驚風而熱，非外感之證，今人不明此義，但爲治風必須用散，不知外來之風可散，而血燥之風不可散也。故凡如防風、荆芥、羌活、獨活、細辛、乾葛、柴胡、紫蘇、薄荷之類，使果有外邪發熱無汗等證，乃可暫用。如無外邪，則最所當忌。此用散之不可不慎也。所謂痰火者，痰凝則氣閉，火盛則陰虧，此實邪之病本也。若痰因火動，則治火爲先；火以痰留，則去痰爲主。火之盛者，宜龍膽草、山梔子、黄連、黄蘗、石膏、大黄之屬；火之微者，宜黄芩、知母、元參、石斛、地骨皮、木通、天麻之屬。痰之甚者，宜牛黄、膽星、天竺黄、南星、半夏、白芥子之屬；痰之微者，宜陳皮、前胡、海石、貝母、天花粉之屬。此外如朱砂之色赤體重，故能入心鎮驚；内孕水銀，故善透經絡，墜痰降火。雄黄之氣味雄悍，故能破結開滯，直達横行。冰片、麝香乃開竅之要藥。琥珀、青黛亦清利之佐助而已。又如殭蠶、全蠍、蟬蜕之屬，皆云治風。在殭蠶，味鹹而辛，大能開痰涎，破結氣。用佐痰藥，善去肝脾之邪，邪去則肝平，是即治風之謂也。全蠍生於東北，色青屬木，故善走厥陰，加以鹽味鹹而降痰，是亦同氣之屬，故云治風，較之殭蠶，此其次矣。蟬蜕性味俱薄，不過取其清虚輕蜕之義，非有實濟，不足恃也。凡驚風之實邪，惟痰火爲最，而風則次之。治實之法，止於是矣。然邪實者易制，主敗者必危。蓋陽虛則陰邪不散，而元氣不復；陰虛則營氣不行，而精血何來？所以驚風之重重在虛證。不虛不重，不竭不危。此元精元氣，相爲并立，有不容偏置者也。故治虛之法，當辨陰陽。陽虛者宜燥宜剛，陰虛者宜溫宜潤。然善用陽者，氣中自有水；善用陰者，水中自有氣。造化相須之妙，既有不可混，又有不可離者如此。設有謂此非小兒之藥、此非驚風之藥者，豈驚風之病不屬陰陽，而小兒之體不由血氣乎？若夫人者開口便可見心，又烏足與論乾坤合一之道。

驚風反張强直轉筋等病，在經筋篇曰：足少陰之筋病，足下轉筋，及所過而結者皆痛。病在此者，主癇瘛及痓。在外者不能俛，在内者不能仰。故陽病者腰反折不能俛，陰病者不能仰。又曰：經筋之病，寒則反折筋急，熱則筋弛縱不收，陰痿不用。陽急則反折，陰急則俛不伸。

急驚風

急驚之候，壯熱痰壅，竄視反張，搐搦顫動，牙關緊急，口中氣熱，頰赤脣紅，飲冷便結，脈沉洪數，此肝邪風熱，陽盛陰虛證也。治此之法，當察緩急。凡邪盛者，不得不先治其標。若痰甚喘急者，宜抱龍丸、琥珀散、清膈煎、梅花飲之類主之。火盛而煩熱者，宜涼驚丸、抑青丸或黃連安神丸、牛黃散，及山梔、黃連、龍膽草之屬。火盛燥熱而大便秘結者，宜瀉青丸。或以爲湯煎服之，或利驚丸亦可。若外感風寒，身熱爲驚者，當解其表，宜抑肝散倍加柴胡，或參蘇飲、五積散、星蘇散之類，擇而用之。若表邪未解而内亦熱者，宜錢氏黃龍湯。若驚風漸退而火未清者，宜安神鎮驚丸。凡以上者，皆急則治標之法，但得痰火稍退，即當調補血氣，如後附薛氏之法，或參用慢驚諸治以防虛敗，此幼科最要之法。前哲有云：小兒易爲虛實，攻伐之藥，中病即止，不可過劑，誠至言也。大抵此證多屬肝膽脾腎，陰虛血燥，風火相搏而然。若不顧真陰，過用祛風化痰之藥，則脾益虛，血益燥，邪氣綿延，必成慢驚矣。

婁全善曰：急驚屬木火土實。木實則搐而有力，及目上視動劄頻睫；土實則身熱面赤而不吐瀉，偃睡合睛。

治法宜涼宜瀉，而用涼驚、利驚等丸。亦有因驚而發者，以致牙關緊急壯熱等證，此内有實熱，外挾風邪，當截風定搐。生痰熱尚盛，宜微下之；痰熱既泄，急宜調養胃氣；搐定而痰熱少退，即宜調補脾氣。

慢驚風

慢驚之候，多由吐瀉，因致氣微神緩，昏睡露睛，痰鳴氣促，驚跳搐搦，或乍發乍静，或身涼身熱，或肢體逆冷，或眉脣青赤，面色淡白，但其脈遲緩，或見細數，此脾虚生風，無陽證也。小兒慢驚之病，多因病後或以吐瀉，或因誤用藥餌，損傷脾胃所致。然亦有小兒脾胃素弱，或受風寒，則不必病後及誤藥者亦有之，總屬脾腎虚寒之證。治慢驚之法，但當速培元氣，即有風痰之類，皆非實邪，不得妄行消散，再傷陽氣，則必致不救。凡脾土微虚微瀉，而内不寒者，可平補之，宜六神散、四君子湯，或五味異功散。脾腎俱虚而臟平無寒者，宜五福飲。且陰血生於脾土，又宜四君子加當歸、棗仁。脾氣陽虚微寒者，宜温胃飲、理中湯、五君子煎。脾氣虚寒多痰者，宜六君子湯或金水六君煎。脾腎陰陽俱虚而寒者，惟理陰煎爲最妙。脾腎虚寒之甚，或吐瀉不止者，宜附子理陰煎，再甚者宜六味回陽飲，或四味回陽飲，量兒大小與之。脾腎虚寒泄瀉不止者，宜胃關煎。

急驚屢發，屢用攻瀉，則脾損陰消，而變爲慢驚者多矣。當補脾養血，佐以安心清肺制木之藥，最爲切當。竊謂前證多因脾胃虧損肝木所勝，外虚熱而内真寒也，但用五味異功散加當歸，佐以鈎藤飲，以補脾土、平肝木，亦多得效；如不應，用六君加炮薑、木香，温補脾土；更不應，急加附子以回陽。若用逐風驅痰之藥，反促其危也。愚按附子温中回陽，爲慢驚之聖藥，如元氣脱用之，無有不效。氣脱甚者，急宜炮用之。

大驚卒恐

小兒忽被大驚，最傷心膽之氣。口問篇曰：大驚卒恐，則氣血分離，陰陽破散，經絡厥絶，脈道不通，陰陽相逆，經脈空虛，血氣不次，及失其常，此《内經》概言受驚之病有如此。矧小兒血氣，尤非大人之比。若受大驚，則其神氣失散，潰亂不堪，尚何實邪之有？斯時也，收復正氣，猶恐不暇，顧可復爲清散耶？即如朱砂、琥珀之類，不過取其鎮重之意，亦非救本之法。今幼科諸書，皆以大驚之證，例作急驚論治，誤亦甚矣。不知急驚慢驚，一以風熱，一以脾腎之虛，皆不必由驚而得，而此以驚恐致困者，本心膽受傷神氣陡離之病，所因不同，所病亦異，胡可以同日語也？

治大驚氣散之病，當以收復神氣爲主，宜秘旨安神丸、七福飲、茯神湯、團參散、獨參湯之類，加金銀等物煎服之。

驚啼

小兒驚啼證，本與驚風不同，亦與大驚卒恐者有異。蓋小兒肝氣未充，膽氣最怯。凡耳聞驟聲，目視驟色，雖非大驚卒恐，亦能怖其神魂，醒時受怖，寢則驚惕，或振動不寧，或忽而啼叫，皆神怯不安之證，總宜安神養氣爲主。如獨參湯、團參散、七福飲、秘旨安神丸之類，皆其所宜。若微煩熱者，宜生脈散；熱甚者，宜朱砂安神丸，或導赤散。驚哭多淚，忽啼忽止者，是驚惕。啼叫無淚，聲長不揚者，是腹痛。

發搐

搐，抽搐也，是即驚之屬。但暴而甚者，謂之驚風；微而緩者，謂之發搐。發搐不治，則漸成驚風矣。雖錢氏等書，皆以時候之氣，五臟之證爲論治，然病變不測，有難以時氣拘者，是不若察見在之形證，因臟腑之虛實，隨宜施治者之爲得也。總之，小兒之實證無他，惟東方之實及中央之滯耳。蓋東方木實生火生風而爲熱爲驚，中央土實則生濕生滯而爲痰爲積，知斯二者，則知所以治實矣。若小兒之虛證，則五臟皆有之。如心虛則驚惕不安，肺虛則氣促多汗，脾虛則爲嘔吐、爲暴泄、爲不食、爲痞滿倦卧、爲牙緊流涎、爲手足牽動，肝虚則爲筋急血燥，爲抽搐勁强，爲斜視目瞪，腎虚則爲二便不禁，爲津液枯槁，爲聲不出，爲戴眼，爲肢體厥逆，爲火不歸源，知此五者，則知所以治虚矣。然此虚實之證，固亦多有疑似者，但以形色聲音脈息參而察之，則無有不燎然者。諸治實之法，當從急驚；治虚之法，當從慢驚；及如後夜啼諸治法，已盡其蘊，當幷察之。總之諸言實者，乃邪氣之實，非元氣之實也。故治此者，切不可傷及元氣。若病已久，尤當專顧腎脾，則根本完固，諸無不愈矣。

若曲腰啼叫，哭而無淚者，多係腹痛，宜木香散，或用温胃飲加木香。若脾腎寒甚，而兼帶作痛者，宜陳氏十二味異功散。若過用乳食，停滯作痛，邪實無虚而啼者，宜保和丸、和胃飲加減主之，甚者宜消食丸。若陰盛陽衰，心氣不足，至夜則神有不安而啼叫者，宜四君子湯、五味異功散，或七福飲、秘旨安神丸。若面青手冷，陽氣虚寒，心神驚怯而啼者，宜五君子煎或六味異功煎，甚者宜七福飲加炮乾薑、肉桂。若兼泄瀉不乳，脾腎虚弱也，宜六神散，甚者養中煎、胃關煎。若兼吐瀉少食，脾胃虚寒也，宜五君子煎、温胃飲或六味異功煎加炮木香。若大便不化，食少腹脹，脾氣虚弱也，宜五味異功散，或五君子煎加木香。若面色白，黑睛少，至夜分陰中陽虚而啼者，此肝腎之不足也，宜六味丸、八味丸、理陰煎。若見燈見火愈啼者，心熱也，心屬火，見火則煩熱内生，兩陽相搏，故仰身而啼，其證面赤，手腹俱煖，口中氣熱是也。火之微者，宜生脈散、導赤散；火之甚者，宜朱砂安神丸、人參黄連散。若肝膽熱甚，木火相搏者，宜柴胡清肝散。大都此證或因吐瀉，内亡津液；或稟賦腎陰不足，不能滋養肝木；或乳母恚怒，肝火侮金，當用六君子湯補脾土以生肺金，地黄丸壯腎水以滋肝木。若乳母鬱悶而致者，用加味歸脾湯；乳母暴怒者，加味小柴胡湯；乳母心肝熱搏者，柴胡清肝散；若因驚夜啼者，宜從前驚啼論治。

東醫寶鑑 朝鮮·徐浚

驚風證

小兒之病，急慢驚風，與夫痘疹等證，最爲酷疾，以其吉凶反掌，生死須臾故也。

小兒驚風三發則爲癇，乃惡證也。

小兒疾之最危者，無越驚風之證，驚有急驚、慢驚、慢脾風三者之異。

驚風先見證

凡乳兒欲發驚風者，先神志不定，恍惚懼人，箚眼上視，左顧右盼，伸手握拳，悶鬱努氣，情态不如尋常，皆驚風先見證也。

肝有風，目連箚不搐；有熱則目直視亦不搐；得心熱則搐。其子母俱有實熱，風火相搏故也。

王氏曰：木能勝土，熱動心神而生驚。

錢氏曰：肝風心火，二臟交爭而致搐也。

四證八候

四證者，驚風痰熱也。其肝主風，其脾主痰，其肺作熱，其心發驚。四證相臨，重者先發。

八候者，一搐二搦，三掣四顫，五反六引，七竄八視。

一搐者，臂肘搐縮。

二搦者，十指開合，搦之不已，即成握拳。男子看大拇指，其指握在外爲順，在裏爲逆。女子反看之。

三掣者，肩髆搐掣，或連身跳起。

四顫者，或手或脚，或頭或身，四體顫動。

五反者，身首反張。

六引者，以手有如挽弓狀。男左手直，右手曲爲順；右直左曲爲逆。女子反看之。

七竄者，眼上竄覷高。男子上竄爲順，下竄爲逆。女子反看之。

八視者，男子斜目視，左爲順視，右爲逆視。女子反看之。

痰搐

凡搐痰，因氣順則痰化而搐自止，先以蘇合香丸，以薄荷湯入薑汁化下，或星香散。

驚搐之證有五

驚搐一也，而有晨夕之分，表裏之異。身熱力大者爲急驚，身冷力小者爲慢驚，仆地無聲醒時吐沫者爲癎，頭目仰視者爲天弔，角弓反張者爲痓，治各不同也。

搐搦瘈瘲輕重

其有搐搦反張斜視，而牙關不緊，口無痰涎者，多是外感，或内傷夾驚而成，謂之假搐，非内生驚癎也。宜參蘇飲、人參羌活散。

搐搦者，手足牽引，一伸一縮，即瘈瘲之甚者也。

閻孝忠曰：似搐而不甚搐，此名瘈瘲。

急驚初則搐搦俱作，久而搐住只搦，有急有緩，但只肩動瘈瘲者，候之輕也，搐則盛也，搦又重也。

急驚風

急驚乃卒然得之，心受驚，肝主風，致筋脈搐搦，肝又主筋，宜通心飲、瀉青丸、涼驚丸、大青膏。

急驚者，因聞不常之聲，或遇禽獸之吼，以致牙關緊急，壯熱涎潮，竄視反張，搐搦顫動，口中熱氣，頰赤脣紅，大小便黄赤，其脈浮數洪緊。蓋由内有實熱，外挾風邪，心家受熱而積驚，肝家生風而發搐，肝風心火，二臟交爭，血亂氣併，痰涎壅塞，所以百脈凝滯，關竅不通，風氣蕃盛而無所泄，故暴烈也。

治法：通關截風，定搐去痰。其熱尚作，則當下之，一泄已後，急須和胃鎮心，截風定搐。先與開關散、嚏驚散，次與驅風膏、鎮心丸、鎮肝丸、錢氏安神丸、鎮驚丸、保幼化風丹、靈神膏。痰盛宜抱龍丸、截風丸。鎮心安神，宜金箔鎮心丸、寧心膏。

所謂温驚丸、利驚丸、涼驚丸者，蓋虛則温之，實則利之，熱則涼之，是謂活法。

驚風形證不明，若言陰證則渾身又温，若作陽證則又不大搐，乃陰陽不分，宜用防風温膽湯，下大驚丸、小驚丸。

急驚先當定搐。搐由風也，風由熱也，搐既已作，方可下熱退驚。熱若不退，驚亦不散。

急驚截風定搐爲要，風搐既定，次與下熱，去則無風，散則不搐。

慢驚風

慢驚者，得於大病之餘，吐瀉之後，及過服寒涼藥，其證眼慢騰騰或露睛，手足瘈瘲，面色青白，渾身四肢冷，默默聲，其脈沉遲，用白朮散、益黃散，加防風、冬瓜仁煎服。

慢驚陰證，急驚陽證。傳來才經吐瀉，便是慢驚。男子以瀉得之爲重，女子以吐得之爲重。

慢驚純陰證，宜烏蠍散；陽證尚在，宜蟬蠍散。

方傳慢候，而尚有陽證，不必回陽，但與截風調胃，用蟬蠍散、醒脾散；若手足冰冷，方可回陽，用硫黃、附子。如腦、麝、銀粉、巴、硝輩，一切禁斷。

古云：病家怕驚不怕瀉，醫家怕瀉不怕驚。如泄瀉不止，且先治瀉，若便治風則驚風愈甚。

瀉滑青者，防慢驚，蓋瀉青色者，乃夾驚，木剋土也。

凡兒瀉出青色者，由脾土受肝木剋勝而見本質，由其臟之虛寒，黃芪益黃散主之。

小兒慢驚，或吐利不止，變成虚風搐搦者，非風也，胃氣欲絶故也。用來復丹五粒，研碎末飲，送下即效。慢驚宜用温驚丸、神效散、觀音散、全蠍觀音散、三味天漿子散、補脾湯、保生丹、延生丹，參朮半夏湯、防風丸、銀白散。涎盛宜奪命散、雙金丸、南星飲。

慢驚風不治證

似搐而不甚搐，似睡而精神慢，四肢與口中氣皆冷，睡中露睛，或胃痛而啼哭如鴉聲，此證已危，蓋脾胃虚損也。慢驚欲絶之時，虚痰上攻，咽喉引氣，呼吸粗大，脈來浮數，是謂陰盛强陽。錯認以爲陽氣已復，直與峻藥下痰，痰隨藥下，藥隨痰絶，人人咎醫殺之，此不識覆燈將絶之候，雖不下藥，亦無生意矣。

急慢驚風通治

宜備急丸、牛黄抱龍丸、保命丹、至聖保命丹、千金散、星香散、朱粉散、奪命散、探生散。

慢脾風

若見眼合，即是脾風。

慢驚竄視爲要，眼睛昏定爲重，竄視爲重，四肢厥冷爲重，睛定不眨爲重，雖眨不左右顧亦重，汗出如油亦重，口面忽作黲黵色至重。眼在半合半開之間，乃知陰氣所盛，傳入臟間，陽氣已虧，脾經屬陰，次第入脾，故言慢脾風候。

慢驚其眼半開半合，則當預作慢脾風調理之。

慢脾風用藥，乃不得已也，其危如燈無油，漸見昏滅，錢氏用金液丹與青州白丸子各半研勻，飯飲薄荷湯下一錢，此截風回陽也。

小兒頭雖熱，眼珠青白而足冷；頭雖熱，或腹脹而足冷；頭雖熱，或泄瀉而足冷；頭雖熱，或嘔吐而足冷；頭雖熱，或渴而足冷。已上五證作搐者，名曰慢脾風，速與補脾益真湯加全蠍一枚，或全蠍觀音散。

慢脾風不治證

身冷粘汗，直卧如尸，喘嗽頭軟，背直口噤，頭摇，大小便不禁，脣縮氣粗，痰如牽鋸之聲者，不治。慢脾風若見一臟絶，即不可用藥。如眼無光，指甲黑，四肢垂嚲，五體俱冷，并不須下藥。

天釣驚風

孫真人曰：乘馬遠行，當沐浴更衣，然後方可近於嬰兒，否則多爲天弔急驚之疾。錢仲陽曰：步履糞穢之氣，無使近於嬰兒，令兒急驚風搐也。天弔亦驚風之證，但天弔發時，頭目仰視，驚風則無也。此由乳母過飱熱毒，心肺生熱，加以外感風邪所致，宜用九龍控涎散、釣藤散。熱盛則保命丹，痰盛則抱龍丸。傴僂反張，外腎腫，尿如米泔，眼有紅筋血點，乃寒氣壅結，宜釣藤膏。

痓痙

痓與痙，亦驚風之類。痓者手足冰冷，痙者氣身强直。痓痙本一病，當以陽剛陰柔别之。剛者有汗，柔者無汗。其證肢體强直，腰身反張，甚於風癇，大抵不治。

癲癇

驚風三發則爲癇者，小兒惡病也。大人曰癲，小兒曰癇，其實一也。又曰十歲以上爲癲，十歲以下爲癇。

驚癇即急驚之證，但驚癇發時，仆地作聲，醒時吐涎沫，急慢驚則不作聲，不吐沫也。

癇者，卒然暈倒，目瞪流涎，神氣鬱勃，四肢搐搦，沉默昏憒，似死似生，其聲惡叫，過後惺惺。

錢氏方有五癇，病關五臟，用五色丸。

治法惟以驚風食三種，陰陽二證，別而治之。

驚癇者，恐怖積驚而發，啼叫恍惚，宜定魄丸、沉香天麻湯。

風癇者，邪外襲，先屈手指如數物乃發，宜追風祛痰丸。

食癇者，乳食時遇驚停積，或成癖，或大便酸臭，宜紫霜丸。

始也身熱抽掣啼叫，是爲陽癇，易治，宜龍腦安神丸、清心滾痰丸。

始也身無熱，手足清冷，不抽掣，不啼叫，是爲陰癇，難治，宜五色丸引神歸舍。

因急驚爲癇，宜五癇丹。

因慢驚成癇，取來復丹，薄荷泡湯化下一二丸，得利即愈。

又有胎中受驚成癇，宜燒丹丸。

《内經》有云：厥成爲癲疾。又曰：邪搏陽則爲癲疾。風眩之病，起於心氣不足，胸上蓄熱，實痰熱相感而動風，風心相亂則悶瞀，故謂風眩。

痰在膈間，則眩微不仆，痰溢膈上，則眩甚仆倒於地而不知人，名之曰癲癇。大人曰癲，小兒曰癇，其實一也。又曰：仆倒不醒，皆由邪氣逆上陽分，而亂於頭中也。癲癇者，痰邪逆上也，痰邪逆上則頭中氣亂，氣亂則脈道閉塞，孔竅不通，故耳不聞聲，目不識人，而昏眩倒仆也。以其病在頭巔，故曰巔疾。

癇有五：肝曰鷄，心曰馬，脾曰牛，肺曰羊，腎曰猪，以病狀偶類，故爲名，其實痰火與驚三者而已。

大率多因痰結於心胸間，宜開痰鎮心神。若神不守舍，狂言妄作，經年不愈，如心經蓄熱，當清心除熱。如痰迷心竅，當去痰寧心，宜大吐大下而愈。

凡癲癇仆時口中作聲，將醒時吐涎沫，醒後又復發，時作時止而不休息。中風中寒中暑尸厥之類，則仆時無聲，醒時無涎，後不再發。

癲者異常也，平日能言；癇則沉默，平日不言。癲則呻吟，甚則僵仆直視，心常不樂，言語無倫，如醉如痴。癇者，卒然暈倒，咬牙作聲，吐涎沫，不醒人事，隨後醒。醒胎癇宜燒丹丸。又身熱脈浮爲陽癇，宜妙香丸。身涼脈沉爲陰癇，宜五生丸。肥人多痰，宜追風袪痰丸、加味壽星丸、引神歸舍丹。瘦人火盛，宜清心滾痰丸、龍腦安神丸。痰迷心竅，宜金箔鎮心丸、控涎丸。痰火俱盛者，宜甘遂散吐下之。因驚者，宜驚氣丸、抱龍丸。因怒者，宜寧神導痰湯、當歸龍薈丸。心臟虛損，氣血不足，宜滋陰寧神湯、清心温膽湯、歸神丹。婦人宜加味逍遥散、朱砂膏。五癇通治，宜龍腦安神丸、五癇丸、六珍丹、錢氏五色丸、育魂丹、丑寶丸、鴟頭丸、活虎丹、蝙蝠散、礬丹丸。癇愈復發，宜斷癇丹。

古今圖書集成醫部全録卷四百二十九

小兒驚癇門

方

龍膽湯《千金方》，下同　治嬰兒出腹，血脈盛實，寒熱温壯，四肢驚掣，發熱大吐哯者。若已能進哺，中食實不消，壯熱及變蒸不解，中客人鬼氣，并諸驚癇，方悉主之。十歲已下小兒皆服之。小兒龍膽湯第一，此是新出腹嬰兒方。若日月長大者，以次依此爲例。若必知客忤及有魃氣者，可加人參、當歸，各加龍膽多少也。一百日兒加三銖，二百日兒加六銖，一歲兒加半兩，餘藥皆準此耳。

龍膽　釣藤皮　柴胡　黄芩　桔梗　芍藥　茯苓一作茯神　甘草各六銖　蜣螂二枚　大黄一兩

右十味吹咀，以水一升，煮取五合爲劑也。服之如後節度：兒生一日至七日，分一合爲三服；兒生八日至十五日，分一合半爲三服；兒生十六日至二十日，分二合爲三服；兒生二十日至三十日，分三合爲三服；兒生三十日至四十日，盡以五合爲三服。皆得下即止，勿再服也。

大黄湯　治少小風癇，積聚腹痛，夭矯二十五癇。

大黄　人參　細辛　乾薑　當歸　甘皮各三銖

右六味吹咀，以水一升，煮取四合，服如棗許，日三。

白羊鮮湯　治小兒風癇，胷中有疾。

白羊鮮二銖　蚱蟬二枚　大黄四銖　甘草　釣藤皮　細辛各三銖　牛黄如大豆四枚　蛇蜕皮一寸

右八味吹咀，以水二升半，煮取一升二合，分五服，日三。若服已盡而癇不斷者，可更加大黄、釣藤各一銖，以水漬藥半日，然後煮之。

艾虎湯　治小兒驚，辟惡氣，以此湯浴之。

艾一斤　虎頭骨一枚

右，以水三斗，煮爲湯浴，但須浴即煮用之。

茵芋圓　治少小有風癇，至長不除，或遇天陰節變便發動，食飲堅强亦發，百脈攣縮，行步不正，言語不便者，服之永不發。

茵芋葉　鈆丹熬　秦艽　鈎藤皮炙　石膏　杜蘅　防葵各一兩　菖蒲　黄芩各一兩半　松蘿半兩　蜣螂十枚　甘草三兩

右十二味爲末，蜜丸如小豆大，三歲已下服五丸，三歲已上服七丸，五歲已上服十丸，十歲已上可至十五丸。

鎮心圓　治小兒驚癇百病，鎮心氣。

銀屑十銖　水銀二十銖　真牛膽黄六銖　紫石英　珍珠　防葵　鐵精各四分　茯神　茯苓三分　遠志　防己　白斂　雄黄　人參　芍藥各二分　大黄六分

右十六味，先以水銀和銀屑如泥，別治諸藥和丸，二歲兒如麻子二丸，隨兒大小增之。一方無牛黄一味。

丹參摩膏　治小兒驚癇發熱。

丹參　雷丸各半兩　猪膏二兩

右同煎，七上七下，濾去滓盛之，每以摩兒身上，日三次。

雙金散《直指方》　治小兒天弔驚風，目久不下，眼見白睛，及角弓反張，聲不出者。

大蜈蚣一條，去頭足，酥炙，用竹刀批開，記定左右　麝香一錢，亦分左右各記明

右研末包定，每用左邊者吹左鼻，右邊者吹右鼻，各少許，不可過多。若眼猶未下，再吹些，須眼下乃止。

神穴丹《靈苑方》　治急驚風癇疾，天弔疳熱等證。

紫色蛇黄四兩，煅過　獖猪屎一兩，小者泥固煆　鐵粉二兩　朱砂半兩　麝香一錢

右爲末，糯米糊丸芡子大，漆盤晒乾，看之每丸有一小穴，故名神穴。每服一丸，薄荷酒化下，立甦。痟結，冷水化下。

奪命散《湯氏嬰兒寶方》　治小兒急慢驚風，痰涎壅塞咽喉，命在須臾，服此墜下風痰，乃治驚利痰之聖藥也。

真礞石一兩　焰硝半兩

右同煆過爲末，每服半錢或一錢。急驚痰熱者，薄荷荆芥湯，入生蜜調下。慢驚脾虚者，木香湯入熟蜜調下。按礞石、焰硝利痰雖有奇功，若因脾胃虚弱而致者，非所宜也。　王肯堂曰：此藥大能控風涎。不問急慢驚風，痰潮壅盛，塞於咽喉，其響如潮，名曰潮涎，百藥不能過咽，命在須臾，但先用此藥入喉，痰即墜下，功有萬全，奪天地之造化也。又曰：急驚風痰壅上，身熱如火，用生薄荷自然汁入蜜調微温服之，良久，其藥自裹痰墜下，從大便出如稠涕膠粘，乃藥之功也；次服退熱祛風截驚等藥。慢驚風亦以痰涎潮上，塞住咽喉，藥食俱不能入，醫者技窮勢迫，以待其盡，但用此藥，以青州白丸再研爲末，煎如稀糊，熟蜜調下，其涎即墜入腹；次服花蛇、川烏、全蝎、蜈蚣等藥。

萬金散《聖惠方》，下同　治小兒急驚。

蜈蚣一條，全者去足炙爲末　丹砂　輕粉各等分

右研匀，陰陽乳汁和丸菉豆大，每歲一丸。

返魂丹　治小兒慢驚及天弔夜啼。

蝙蝠一枚，去腸翅，炙黄焦　人中白乾　全蝎焙　麝香各一分

右爲末，煉蜜爲丸菉豆大，每服乳汁下三丸。

不驚丸陳文中小兒方　治小兒驚風吐逆作搐，痰涎壅塞，手足掣瘲，眼睛邪視。

枳殼去穰麸炒　淡豆豉各等分

右爲末，每服一錢，甚者二錢。急驚薄荷自然汁下。慢驚荊芥湯入酒三五點，日三服。

中分散 《普濟方》，下同 治小兒驚風定搐。

螳螂一個 蜥蜴一條 赤足蜈蚣一條，各中分之，隨左右研末，記定，男用左，女用右

右每以一字吹鼻内搐之，吹左即左定，吹右即右定也。

醒脾散 治小兒慢脾驚風。

馬芹子 丁香 白殭蠶

右等分爲末，每服一錢，炙橘皮煎湯下之。

活脾散 治小兒慢脾驚風。

羊屎二十一粒 炮丁香一百粒 胡椒五十粒 共爲末，每服半錢，用六年東日照處壁土煎湯調下。

乳香丸 治小兒慢驚風，心神悶亂煩懊，筋脈拘急，胃虚蟲動，反折啼叫。

乳香半錢 胡粉一錢，研匀 白頸蚯蚓去土搗爛 共和爲丸麻子大，每服七丸至十五丸，葱白煎湯下。

蘇合香丸 《惠民和劑局方》 治小兒驚癇客忤。

白朮 香附子 青木香 白檀香 沉香 丁香 麝香 華撥 訶梨勒煨去核 朱砂 犀屑各二兩 龍腦 薰陸香 蘇合油各一兩 安息香末二兩，以無灰酒熬成膏，入蘇合油内 爲末，以香膏加煉蜜和成劑，蠟紙包收。每服旋丸梧子大，早朝取井華水，温冷任意化服，每服一丸。

抱龍丸 《全幼心鑑》，下同 小兒風痰熱毒壅滯，涼心壓驚。

牛膽南星一兩 薄荷十片 丹砂錢半 龍腦 麝香各一字

右研末，煉蜜丸芡子大，每服一丸，竹葉湯化下。

肥兒丸 治嬰孩驚瘖風後，失瘖不能言。

蕪荑炒 神麯炒 麥芽炒 黃連炒，各一錢

右爲末，猪膽汁打糊丸黍米大，每服十丸，木通湯下。黄連能去心竅惡血。

墜痰丸《衛生寶鑑》　治小兒風癇痰迷。

天南星九蒸九晒

右爲末，薑汁麵糊丸梧子大，每服二十丸，人參湯下，石菖蒲麥冬湯亦可。經驗方曰：小兒驚風用墜涎散。天南星一兩重一個，換酒浸七伏時取出，安新瓦上，週迴炭火炙裂，合濕地出火。每爲末，入朱砂一分，每服半錢，荆芥湯調下，每日空心一服，午時一服。

瀉青丸《小兒直訣》，下同　治肝經實熱。急驚搐搦。

羌活按壬乙同歸一治也　大黄瀉諸實熱　川芎入手足厥陰，辛以緩肝　山梔仁瀉心火，實瀉其子　龍膽草炒，益肝膽氣止驚　當歸入足厥陰藏血　防風各等分

右爲末，煉蜜丸芡實大，每服半丸，煎竹葉湯入砂糖化下。一方加甘草、芍藥。一方無當歸。薛己曰：前方足厥陰肝經，解散肌邪，疎通內臟之熱，苦寒藥也。若大便秘結，煩渴飲冷，飲食如常，屬形病俱實，宜用此瀉之。若大便調和，煩渴飲冷，目淡青色，屬病氣實而形氣虚，宜用抑青丸平之。若大便不實，作渴飲湯，飲食少思，肢體倦怠，屬形病俱虚，宜用地黄丸補之。若肝經血虚生風，先用四物湯加鈎藤鈎以生肝血，繼用四君子湯以補脾土。若因肝經血燥生痰，用地黄丸生腎水，益肝血。若土不能培木，用四君子湯加當歸以補中，用地黄丸以滋腎。若因肺金尅肝木，用六君子湯加芍藥、木香，實脾土以平肺金。若因心虚奪母之氣，或腎水虚不能生肝木者，並用地黄丸主之。若屢服峻劑而脾胃虚寒者，必用六君子湯加丁香、木香，補脾胃以培陽氣。若因乳母恚怒，肝火妄動，致兒爲患者，母服加味小柴胡湯。若因乳母肝脾血虚發熱，致兒爲患者，母服加味逍遥散，子亦服數滴。《得效方》曰：一名涼肝丸。肝主風，宜先涼肝而風自退。

抑青丸

即前方去山梔、大黄。

抑肝散 治肝經虛熱發搐，或發熱咬牙，或驚悸寒熱，或木乘土而嘔吐痰涎，腹膨少食，睡卧不安。

軟柴胡 五分。入少陽厥陰瀉肝火，須用黃連佐之 川芎 八分 當歸 白朮 炒 茯苓 保心驚悸 鈎藤鈎 各一錢。主寒熱十二驚癎客忤胎風 甘草 三分

右水煎，子母同服。

瀉心散 治心經實熱，瀉丁心。

黃連 一兩，去鬚

右爲末，每服五分，臨卧温水化下。海藏曰：易老單方瀉心湯出於此，乃實邪也。實則瀉其子。薛己曰：按前證若叫哭發熱，作渴飲水，抽搐有力，仰面而睡者，屬心經實熱，宜用瀉心湯或導赤散。若發熱飲湯，抽搐乏力，驚竄咬牙，合面而睡者，屬心經虛熱，用補心散。若欬嗽面赤，壯熱飲水，肺乘心也，用瀉白散。若頭摇目劄，身熱抽搐，肝乘心也，用柴胡清肝散。若合目昏睡，泄瀉身熱，脾乘心也，用瀉黃散。若竄視驚悸，咬牙足熱，腎乘心也，用安神丸。若因乳母致證，亦用前藥以治其母。

導赤散 治小腸實熱，小便秘赤，瀉丙小腸。

生地 心小腸藥 木通 利小腸熱，故導赤也 甘草 炙，各等分，生用瀉心火

右爲末，每服一錢，入淡竹葉凉心經，水煎。一方加黃芩、赤芍藥、羌活、燈心煎。一方不用甘草用黃芩。薛己曰：按瀉心湯、導赤散，瀉心小腸實火之劑。蓋心爲脾母，脾爲心子。然心既病則脾土益虛矣，用者審之。味此説當保脾土。

生犀散 治心經虛熱。

地骨皮 赤芍 柴胡 乾葛 各一兩 甘草 五錢

右爲末，每服一二錢，水煎。犀角二錢鎊，主風熱驚癎，鎮肝除心熱。丹溪曰：犀角痘後用以散餘毒。若無毒而血虛者，或已燥熱發散者而誤用之，禍立至。薛己曰：按前方云治心經虛熱，然其所用藥，多屬瀉心瀉

肝之劑。蓋虚熱二字，恐傳寫之誤。假如心經自病而血虚熱者，用秘旨安神丸。脾虚奪心之氣而熱者，用秘旨補脾湯。肝木不能生心火而虚熱者，用地黄丸。

秘旨安神丸　治心血虚而睡中驚悸，或受驚嚇而作。

人參補五臟止驚悸　半夏湯泡，燥脾土健胃　酸棗仁炒，寧心志　茯神各一錢，開心益志　五味子五粒，杵　當歸酒洗　橘紅　赤芍藥炒，各七分　甘草炙，三分

右爲末，薑汁糊丸芡實大，每服一丸，生薑湯下。

瀉黄散　治脾胃實熱。

藿香葉入手足太陰經，開胃止嘔　甘草各七錢半　石膏五錢，瀉胃火　山梔仁一兩　防風二兩

右用蜜酒微炒爲末，每服一二錢，水煎。薛己曰：按前證若作渴飲冷，卧不露睛，手足甚熱，或遍身發黄，屬胃經實熱，宜用瀉黄散。若作渴飲湯，卧而露睛，手足并冷，屬胃經虚熱，宜用異功散。若面青搐搦，乳食少思，肝乘脾也，用秘旨補脾湯。若面赤驚悸，身熱昏睡，心乘脾也，用秘旨安神丸。若面白喘嗽，肢體倦怠，肺乘脾也，用補中益氣湯。若脣黑泄瀉，手足指冷，腎乘脾也，用益黄散。病後津液不足，口乾作渴，宜用七味白朮散。若乳母膏粱厚味，七情鬱火所致，當審其因而治其母。

瓜蔞湯　治慢驚。

瓜蔞根二錢　白甘遂一錢

右，慢火炒黄爲末，每一三分，煎薄荷麝香湯下。薛己曰：按徐用誠云：錢氏治慢驚用瓜蔞湯，恐傳寫誤耳。蓋驚主風木，甲木屬陽，病急易治；乙木屬陰，病緩難治。況小兒五臟之氣未實，神氣未完而自病之慢驚，非病後及吐瀉脾胃虚損而得者，慎勿用此峻厲之劑。王肯堂曰：右瓜蔞湯，錢氏治慢驚法，脈有力者宜用。蓋濕痰積於膈中，使風火不得開發而身冷，故用瓜蔞湯刧去濕痰，使風火得伸，而身温搐止。若脈無力者，不宜用之，便當補脾，及温白丸、羌活膏之類。

温驚丸 治慢驚風證。一名粉紅丸。

南星 爲末，入臘月牛膽中，陰乾百日爲末，四兩 朱砂 一錢半 天竺黄 一兩 坯子胭脂 半錢 龍腦 五分，另研

右用牛膽汁和丸如鷄頭大，每服一丸，小者半丸，砂糖水下。薛己曰：按慢驚屬脾胃無陽，肝木所勝之寒證，故用温驚丸以温之。但所用之藥，乃辛散陽氣，祛逐痰涎，治者審之。

人參理中丸 治中氣虛熱。

人參 白朮 炒 甘草 炙，各等分

右爲末，薑汁糊丸菉豆大，每服二三十丸，白湯下。一方用乾薑等分，加棗二枚。

調中丸 治脾胃虛寒。

白朮 人參 甘草 炒，各五錢 乾薑 炮，四錢

右爲末，用蜜丸菉豆大，每服二三十丸，白湯下。薛己曰：按前二方本經自病之藥，即人參理中丸也。若腎水侮土而虛寒者，當加半夏、茯苓、陳皮；或嘔吐，更加藿香；泄瀉加木香。

張氏温脾散 治脾胃虧損，腹脅虛脹，乳食不進，困倦無力。

訶子肉 人參 各七錢 白朮 木香 桔梗 茯苓 藿香 陳皮 黄芪 各五錢 炙草 二錢半

右，每服二三錢，薑棗水煎。薛己曰：按前方治脾肺虛弱之證，若肺病已去，前證未已，但用六君子湯以調補脾胃。

清心丸 治驚熱煩躁。

人參 茯神 防風 朱砂 柴胡 各二錢 金箔 三十片

右爲末，煉蜜丸桐子大，每服一二丸，竹瀝調下。此定驚安神，一切小驚要藥。

安神丸 治邪熱驚啼，心肝壯熱，面黄頰赤。

麥門冬 牙硝 白茯苓 山藥 寒水石 甘草 各五錢 朱砂 一兩 龍腦 二分半

右爲末，煉蜜丸芡實大，每服半丸，砂糖水化下。薛己曰：按前方降火化痰，辛散寒凉之劑，不宜過服，恐反傷脾胃。若睡中驚悸不安，宜用秘旨安神丸。若因乳母脾氣鬱熱，致兒爲患者，宜用加味逍遥散。若因乳母怒氣肝經發熱，致兒爲患者，宜用加味小柴胡湯。若因乳母飲酒，胃經發熱，致兒爲患者，宜用葛花解醒湯。

朮附湯　治風濕相搏，身體煩疼，不能轉側，不嘔不渴，大便堅硬，小便自利，及風證頭目眩重等證。

白朮四兩　甘草炒，二兩　附子炮去皮臍，一兩半

右爲末，入附子，每服三錢，薑五片，棗一枚，水煎服。薛己曰：愚按附子温中回陽，爲慢脾之聖藥也。如元氣未脱用之，無有不應。須用每只重一兩三四錢，端正不尖，底平，周圍如蓮花瓣者佳，否則烏川烏也。製法：切去皮尖，以童便浸之，秋冬七日，春夏五日，每日一换，浸畢，切作四塊，以濕草紙包數層，微火煨半日，取出切开，無白星爲度。如急用，炮至裂紋，即投童便中良久，浸透切片，如色白，再微炙之。氣脱甚者，急生用亦效。

太乙保生丹　治慢驚尚有陽證者。

全蠍青者，十四個　白附子生用　直殭蠶　膽星　蟬殼　琥珀　防風　朱砂各一錢　麝香五分

右爲末，米糊丸桐子大，金箔爲衣，每服一二丸，薄荷湯化下。

聚寶丹　治慢驚。

人參　茯神　琥珀　天麻　直殭蠶　全蠍炙　防風　膽星　白附子生用　烏蛇肉酒焙，一錢　硃砂半錢　麝香少許

右爲末，煉蜜丸桐子大，每服二丸，菖蒲湯下。

金箔鎮心丸　治風壅痰熱，心神不寧，驚悸煩渴，脣焦頰赤，夜卧不安，譫語狂妄。

朱砂一兩　白茯苓　人參　甘草各半兩　山藥一兩半　片腦　牙硝各一錢半　麝五分　金箔十二貼，爲衣　紫河車二錢半，黑豆煎煮

右爲末，煉蜜丸，每用五錢作五十丸，以金箔爲衣，每服一丸，薄荷湯化下，含化亦得。

烏蠍四君子湯

即四君子加生川烏、全蠍各少許

右爲末，每服半錢，薑棗水煎服。次服去川烏。

天南星散 治吐瀉慢驚，驅風豁痰，或誤服冷藥，脾虚生風痰。一名回生散。又名天王散。

南星重八九錢者一個，掘地坑深尺許，先炭五斤燒通紅，以好米醋一碗洒坑中，即投南星，以火炭密蓋。又用盆覆時許取出

右爲末，入琥珀、全蠍各一錢，每服二字，煎生薑防風湯下。一方入天麻末一錢，麝香一字。

烏沉湯 治慢驚，驅風助胃。

天麻二錢 人參 真川烏生用 全蠍焙 南星焙 木香 沉香各一錢 甘草炒，半錢

右爲末，每服三五分，薑水煎服。

沉香散 助胃氣，止吐瀉。

茯苓二錢 沉香 丁香 木香 藿香 厚朴 甘草炙，各一錢

右爲末，每服一字，米飲湯調下。

蘇青丸

蘇合香丸一分 青州白丸子二分

右和勻，每服五分，薑湯調下。

銀白散 治胃虚吐瀉。

糯米炒，二兩半 扁豆蒸 丁香 藿香各二錢 白朮炒，一兩 甘草炙，三錢

右爲末，紫蘇米飲調下。《直指方》加炮白附子、全蠍、木香、石蓮，薑水煎。一方加天麻、砂仁、白茯苓，快脾正色。又名雙白散。

黑附子湯 治慢脾風，四肢厥冷。

附子炒去皮，三錢　木香　人參各一錢五分　白附子一錢　甘草炙，五分

右爲散，每服三錢，薑五片，水煎。若手足既温，即止後服。

生附四君子湯　治吐瀉不思乳食。凡虚冷病，先與數服以正胃氣。

人參　白朮　附子　木香　茯苓　橘紅　甘草各等分

右爲末，每服五七分，薑棗水煎服。一方無木香、橘紅。

辰砂膏　治慢脾，冷痰壅滯，手足冷而微搐者。

黑附子一枚，重一兩以上者，去皮臍，頂上挖一孔，入辰砂末一錢，仍用附子塞之，炭火燒熟存性　膽星半兩　白附子炮　五靈脂　蠍梢各二錢半

右爲末，煉蜜丸桐子大，每服二三錢，生薑汁泡湯下。

利驚丸　治急驚痰盛，發熱潮搐。

青黛　天竺黃　輕粉各二錢　牽牛末半兩

右爲末，麵糊丸豌豆大，每服十丸，薄荷湯下。

四物湯　治血虚發熱煩躁，或晡熱作渴，頭目不清。若因脾虚不能生血者，用四君子湯。

當歸　熟地黃各二錢　芍藥　川芎各一錢

右，水煎服。

黃連安神丸　治心經血虚頭暈，神魂驚悸。

黃連六錢，酒洗　炙甘草五分　生地　當歸各一錢半　朱砂飛過，五錢

右爲末，飯糊丸梧桐子大，每服十五丸，空心白滾湯下。如二三服不應，當服歸脾湯補之。

牛黃清心丸　治諸風瘈瘲，語言蹇濇，健忘恍惚，頭目眩運，胷中煩鬱，痰塞喘嗽，精神昏憒等證。或小兒風熱上壅，抽搐發熱，或急驚痰盛發搐，目反口噤，或大人傷寒汗下之後，煩躁發熱不解，并宜服之。

麝香　龍腦　羚羊角各一錢　當歸　防風　黄芩　白朮　麥門冬　白芍各一錢半　牛黄　柴胡　桔梗　白茯苓　杏仁去皮尖　芎藭　肉桂　大豆黄卷　阿膠各一錢二分半　蒲黄　人參　神麯各二錢半　雄黄八分　甘草五分　白斂七分　犀角二錢　山藥七錢　乾薑三錢　金箔一百二十片　大棗十個，蒸熟爛研

右爲末，煉蜜丸，每兩作十丸，金箔爲衣，每服一丸，温水化下。

涼驚丸　治驚疳熱搐，心神驚悸，白睛赤色，牙關緊急，潮熱流涎，手足動搐。

黄連五錢　龍腦一錢研　龍膽草酒拌炒黑　防風　青黛三錢，研　鈎藤鈎子二錢　牛黄　麝香各一字

右各另爲末，麵糊丸粟米大，每服三五丸至一二十丸，煎金銀花湯下。薛己曰：按前方治心肝二經風熱，若心肝虚而見驚搐潮熱，用秘旨安神丸。肝木乘脾者，用異功散加柴胡、鈎藤鈎。心脾虚弱而潮熱流涎者，用異功散；若虚寒更加木香；不應，更加炮薑。疳者，津液乾涸之證，前丸乃心肝二經，清熱祛風化痰之寒劑，不宜多服，恐傷胃氣，無以滋腎水也。

擦牙通關散　治風搐搦，關竅不通，痰塞中脘，留滯百節，牙關緊閉，藥不能下。

南星二錢　麝香一字　牙皂二錠，燒存性　赤脚蜈蚣一條　殭蠶一錢

右爲末，薑汁蘸藥少許擦牙，或調服二三點，涎自出。

至聖保命丹　治胎驚内釣，肚腹緊硬，啼叫不安，及急慢驚風，眼目上視，手足抽掣，不省人事。

全蝎十四個，去毒　防風二錢　白附子　蟬殼　炮南星　殭蠶去絲嘴炒　天麻　朱砂各一錢　麝香五分　金箔四十張

右爲末，米糊和，每兩作四十丸，每服一丸，白湯化下。有熱者，以膽星易炮星。一方有冰片、硼砂各少許。一方，有人參、白茯苓各二錢。

大黄丸　治風熱裏實，口中氣熱，二便秘赤，飲水不止。

黑牽牛半生半炒　川芎各半兩　甘草一錢　大黄一兩，酒洗飯上蒸

右爲末，糊丸麻子大，每服數丸，温蜜水乳後服，以溏利爲度，大小量用。薛己曰：愚按前證既屬裏實二

便秘，法當疎下。若初服雖未通利，而病勢已退，不可再服。如二便未利，病勢未退，當減數丸研化服之，恐過劑則元氣傷而變病也。

十味安神丸　治驚。

人參　茯神　麥冬　山藥各二錢　片腦二分　龍齒煅，一錢　朱砂　甘草　寒水石各五分　金箔二片

右爲末，蜜丸鷄豆大，燈心湯調下。一方有馬牙硝。

浴體法

蠍尾去毒　朱砂各五分　烏蛇肉酒浸焙　白礬　青黛　天麻各二錢　麝香一字

右爲末，每服三錢，水三碗，桃枝一握，煎至數沸温浴之，勿浴背。

塗顖法　治發搐。

麝香一字　蠍尾去毒　薄荷葉三分　蜈蚣　牛黄　青黛末各一字

右同研，用熟棗肉劑爲膏，新綿上塗勻貼顖上，四方可出一指許，火上炙手頻熨，百日裏外小兒可用此。

五色丸　治五癇。

朱砂　真珠各五錢　水銀　雄黄各一錢　黑鉛三兩，同水銀結成砂

右爲末，煉蜜丸麻子大，每服三四丸，煎金銀薄荷湯下。一方無黑鉛。薛己曰：愚按前證，有因驚因風因食之不同，雖痰迷心竅，然當補脾氣爲主。

斷癇丹　治癇瘥後復作，證候多端，連綿不除者。

黄芪蜜炙　鈎藤鈎　細辛　甘草炙，各五錢　蛇蜕三寸，酒炙　蟬蜕四個　牛黄一字，另研

右爲末，煮棗肉爲丸麻子大，每服五七丸，人參煎湯下。

宣風散　治驚風痰熱四證極效，能疎風導熱。

陳皮　甘草各五錢　牽牛四兩，半生半炒　檳榔二個

右爲末，每服三五分，蜜湯調下。薛己曰：愚按肝氣爲陽爲火，肝血爲陰爲水。肝氣熱則生風，風熱搏則驚搐而肝血必損也。然有餘當認爲不足。若屢服利驚宣風之劑，未免虧損脾胃，以成慢驚矣，慎之！

褊銀丸 治風涎膈熱，及乳食不消，腹脹喘促。

巴豆 水銀各五錢 京墨八錢，火燒醋淬研 黑鉛二錢半，水銀煎 麝香五分，另研

右爲末，陳米粥丸菉豆大，每服二三丸，煎薄荷湯下。薛己曰：愚按前方治顛癇驚搐，消積下痰之藥也。其用牽牛、巴豆等，蓋以痰飲癖積，結聚堅固，非此不能除。故潔古張先生云爲斬關奪旗之將，形病俱實者用之，誠有回生起死之功。必須詳審，不可輕率。

羌活膏 治脾虛肝熱，熱盛生風，或吐瀉，或悞藥爲慢驚之證。亦治傷寒，無不效。

羌活 人參 川芎 白附炮 赤茯苓各五錢 明天麻一兩 白殭蠶酒炒 乾蠍炒去毒 白花蛇肉酒浸焙 雄黃 辰砂各另研，一分 附子炮 防風 麻黃 肉豆蔻 鷄舌香 藿香 沉香 木香各二錢 輕粉 真珠 牛黃各一錢半 龍腦二分 麝香一錢，各另研

右爲末，煉蜜丸豆大，每服一二丸，薄荷湯下或麥冬湯下。按前方性温，大熱實熱，急驚勿服。薛己曰：按前方藥味雜亂，果脾氣虛而成慢驚者，當審用之。恐發散真氣，重損陰血故也。

抱龍丸 治傷風温疫，身熱昏睡，風熱痰實壅嗽。又治驚風潮搐，及蠱毒中暑，沐浴後并可服。壯實小兒，宜時與服之。

雄黃二錢五分 辰砂五錢另研 天竺黃一兩 牛膽南星四兩 麝香五分，另研

右爲末，甘草湯丸皂子大，每服一丸，白湯化下。丹溪曰：抱龍丸，心肺肝藥也。抱者，保也；龍者，肝也。肝爲母，心爲子，母安則子安。況心藏神，肝藏魂，神魂既定，驚從何生？薛己曰：按前丸化痰祛邪清熱之功居多，屬肝心實熱而致者，用之殊效。若脾肺虛弱而見昏睡痰嗽，當用寶鑑天麻散，以調補元氣。萬氏曰：壯實兒宜用之。然內有雄硃金石之藥，不可服。如麝香之耗真氣，能引風邪入裏，如油之入麵不得出也。故人

皆禁之，不輕用也。王肯堂曰：前藥，百日小兒，每丸分作三四服；五歲兒一二丸；大人三五丸。亦治室女白帶，伏暑用鹽少許嚼一二丸，新汲水送下。臘月雪水煮，甘草和藥尤佳。一法用漿水或新水，浸南星三日候透，煮軟三五沸取出，乘軟切去皮，只取白軟者，薄切焙乾炒黄色，取末八兩，以甘草二兩半拍破，用水二碗，浸一宿，慢火煮至半碗，去滓，漸漸傾入南星末内慢研，令甘草水盡，方入餘藥。

天麻散　治急驚脾胃虚弱，或變慢驚者。

半夏七錢　天麻二錢五分　炙草　白茯苓　白朮各二錢

右入生薑三錢，磁器内水煮，候乾爲末，每服一錢五分，薑棗湯調下。

鈎藤鈎飲　治吐利脾胃虧損，虚風慢驚。

鈎藤鈎三分　蟬殼　防風炒　人參　麻黄　殭蠶炒　天麻　蠍尾去毒炒，各五錢　炙草　川芎各二錢五分　麝香一錢，另研

右爲末，每服一二錢，水煎。一方有蜣螂三個，去頭足炙黄。虚寒加附子一錢。薛己曰：按慢驚之證，屬脾胃虧損所致。前方乃辛温散表之藥，而無調補之功，須審用之！

大青膏　治傷風吐瀉，痰熱發搐。

天麻　青黛各一錢　白附子　乾蠍去毒　烏梢蛇肉酒浸焙　朱砂五分　天竺黄二錢　麝香二分

右爲末，生蜜和膏，每服一豆粒許，月中兒用半粒，薄荷湯化服。五歲以上，同甘露散服之。薛己曰：愚按大青膏，乃表散之劑也，必外邪蘊結於肺，而肺氣未損者，乃可施之。況前證屬脾肺氣虚，而邪之所湊，必以固脾胃爲主，否則虚虚之禍，恐不能免矣。

温白丸　治驅風豁痰定驚，泄瀉瘦弱，冷疳洞利，及久病而成慢驚。

天麻五錢　白殭蠶炮　白附子　乾蠍去毒　天南星湯炮，焙，各二錢五分

右爲末，麵糊丸菉豆大，每服十丸，米飲下。一方有人參、防風。一方前藥仍用寒食日麵裹養，七日取出，用薑湯下。薛己曰：愚按前證屬脾氣虚寒無陽之證，無風可散，無痰可逐，當兼用六君子湯十二味異功散、木

香散。

牛黃丸 治驚熱，消疳積。

雄黃研水飛 牽牛各一錢 天竺黃二錢

右爲末，麵糊丸粟米大，每服五七丸，薄荷水下。

白餅子 治腹中有癖，傷食嘔吐，肚痛噯氣，先用此藥，一服推下食積；却用惺惺散、加減參蘇飲，不可服冷藥。

滑石 輕粉 半夏湯浸焙 南星各一錢 巴豆二十四粒，去皮膜，水煮另研

右爲末，糯米飯丸菉荳大，捻作餅，每服二三餅，煎葱白湯下，忌熱物。量兒加減。薛己曰：按前方乃斬關奪門起死回生之重劑也，必審形病俱實，方可施之。恐致失手，命在反掌。經云：邪之所湊，其氣必虛；留而不去，其病乃實。實者，病氣實而形氣則虛也。東垣先生云：形病俱實者，當瀉不當補；形病俱虛者，當補不當瀉。治者審之！

蛇黃丸 治驚癇，因震駭恐怖，叫號恍惚是也。

蛇黃真者三個，火煅醋淬 郁金七分，一處爲末 麝香另入一匙

右爲末，飯丸桐子大，每服一二丸，煎金銀磨刀水化下。

牛黃丸 治風癇，因汗出解脱，風邪乘虛，迷悶搐掣，涎潮屈指如計數是也。

牛膽南星 全蠍焙 蟬蜕各二錢半 防風 白附子生用 天麻 直殭蠶炒，各一錢半 麝香半字

右爲末，棗肉和丸，水銀半錢，研細入藥，丸菉豆大，每服一二丸，荆芥生薑湯下。

妙聖丹 治食癇，因驚而停食吐乳，寒熱，大便酸臭是也。

赭石煅酢淬，二錢半 巴豆三個，去心油三錢 雄黃 蠍梢 朱砂各一錢 輕粉 麝各一匙 杏仁微炒，二錢

右爲末，棗肉丸梧子大，每服一二丸，木賊草煎湯送下。

消風丸　治風癎先宜此藥。

牛膽南星二錢　羌活　獨活　防風　天麻　人參　荆芥　川芎　細辛各一錢

右爲末，蜜丸桐子大，每服二丸，薄荷紫蘇湯調化下。

祛風保安丸　諸風久遠治之幷驗。

川烏去皮尖，二錢半，生用　五靈脂半兩

右爲末，猪心血丸桐子大，每服一二丸，薑湯化下。

比金丸　治驚癎先用此藥。

人參　琥珀　白茯苓　遠志薑製取肉炒　朱砂　天麻　石菖蒲細密者　川芎　南星　青黛各一錢　麝香一匙

右爲末，蜜丸桐子大，每服一二丸，金銀薄荷湯下。一方有山藥、甘草，無琥珀、青黛。

虎睛丸　治驚癎邪氣入心。

虎睛細研　遠志薑汁浸，去心　犀角鎊屑　大黄濕紙包煨　石菖蒲　麥門冬各等分　蜣螂去足翅炒，三枚

右爲末，米糊丸桐子大，每服一二丸，竹葉煎湯，或金銀薄荷煎湯下。

清神湯　治驚癎。

犀角鎊屑　遠志薑汁焙　白蘚皮　石菖蒲　人參　甘草炒，各一錢半

右爲末，每服五七分，麥門冬煎湯調下。

密陀僧散　治心癎不語，及諸驚失音。

密陀僧

右爲極細末，每服一匙，米酢湯調下，大人服一錢，熱酒下。

蠍虎散　治驚癎。

褐色生蠍虎一個，連血細研

右入朱砂、麝香末少許同研，用薄荷湯調作一服。數年者亦效。蓋癎疾皆心血虚滯，生蠍虎管守其血。繼服二陳湯。若無生蠍，以帶性雄猪心血代用。入代赭石散尤妙。

代赭石散 治陰陽癎。

代赭石 煅醋淬研爲末，水飛過晒乾

右爲末，每服半錢，以金銀煎湯，和金箔銀箔調，連進二服。脚脛上有赤斑，乃邪氣發出，可治；無赤斑則難治。

化風丹 涼風化痰，退熱定搐。

牛膽南星二錢 羌活 獨活 防風 天麻 人參 川芎 荆芥 粉草各一錢 全蠍一個

右爲末，煉蜜丸皂角子大，每服一錢，薄荷湯化下。一方無全蠍，有甘草、細辛。一方加辰砂、麝香。

茯神湯 治膽氣虚寒，頭痛目眩，心神恐懼，不能獨處，或是驚癎。

茯神 棗仁炒 黄芪炒 柏子仁炒 白芍炒 五味子炒，各一兩 桂心 熟地黄自製者 人參 甘草炒，五分

右每服二三錢，薑水煎。

酸棗仁丸 治膽氣實熱驚癎，或睡卧不安，驚悸怔忡。

茯神 酸棗仁炒 遠志 柏子仁炒 防風 枳殼麩炒 生地杵膏，各半兩 香竹茹二錢半

右各另爲末，蜜丸粟米大，每服七八十丸，白滚湯送下。

定志丸 治心神虚怯，所患同前；或語言鬼神，喜笑驚悸。

人參 茯苓各一兩五錢 菖蒲 遠志各一兩

右各另爲末，蜜丸如前服。

養心湯 治心血虚，祛驚癎。或驚悸怔忡，盜汗無寐，發熱煩躁。

黄芪 白茯苓 茯苓 半夏麯 當歸 川芎 辣桂 柏子仁 棗仁 五味子 人參各三錢 甘草炒，四錢

右每服一二錢，薑棗水煎。

妙香散　治心氣不足，驚癇，或精神恍惚，虚煩少寐，盜汗等證。

辰砂三錢　麝香一錢　木香煨，二錢五分　茯苓　山藥　茯神　遠志　黄芪炒，各一兩　桔梗　甘草炒　人參各五錢

右各另爲末，每服一錢，温酒或白湯調服。

大黑龍丸《平治會萃》，下同　治小兒急慢驚風神效。

牛膽南星　礞石各一兩，焰硝等分煅　天竺黄　青黛各半兩　蘆薈二兩五錢　朱砂三錢　殭蠶五分　蜈蚣二錢半，火燒存性

右爲細末，煎甘草膏，丸如鷄豆大，每服一丸或二丸，急驚薄荷湯下，慢驚桔梗白朮湯下。

神聖牛黄奪命散

檳榔半兩　木香三錢　大黄二兩，麵裹煨爲末　白黑牽牛各一兩，粗末，俱一半生用，一半炒用

右爲一處研作細末，入輕粉少許，每服二錢，用蜜漿水調下，不拘時候，微利爲度。

碧云散《儒門事親》　治小兒驚風有涎。

膽礬半兩　粉霜一錢　銅青　輕粉各一分

右研爲細末，每服一字，薄荷湯調下用之。如中風，用漿水調服。

古今圖書集成醫部全録卷四百三十

小兒驚癎門

方

利痰丸《幼科全書》，下同

牛膽南星　枳殼去核　陳皮去白，各一錢　大黄五錢　牽牛頭末二錢　共爲細末，皂角煮水，燈心煎湯吞。

安神丸

黄連去根鬚　石菖蒲　遠志去心　當歸身　麥門冬去心　山梔仁炒，各二錢　茯神八錢　共爲末，粟米糊和，猪心血爲丸，朱砂爲衣，燈心湯下。

神鬼丹

雄黄　桑寄生　天竺黄　鈎藤鈎各三錢　全蠍去足　牛膽　南星　梧桐淚　殭蠶炒　朱砂各二錢　珍珠　牛黄　琥珀各一錢　冰片少許

右爲末，用粟米粉糊爲餅，金箔爲衣，薄荷燈心竹葉湯送下。

導赤散

牛黄　木通　甘草梢　麥門冬去心　山梔仁　竹葉七片

右，水煎服。瀉心火之藥也。發散加防風、薄荷。

五色丸

黄芩　黄連各二錢　大黄三錢　不用顔色是三黄丸，加顔色名五色丸。共爲細末，分作五分，滴水爲丸。一分青黛爲衣，名青丸；一分朱砂爲衣，名紅丸；一分雄黄爲衣，名黄丸；一分皂角燒灰存性爲衣，名黑丸。

定喘湯

陳皮　南星炮　梔仁　軟石膏　杏仁泥　薄荷葉　赤茯苓

右，水煎，入竹瀝。

青州白丸子　治小兒驚風。

半夏炮　川烏　白附子各五兩　南星三兩

右爲細末，以生絹袋盛，用井水擺盡爲度，放磁器内，日晒夜露，一日一換水，必攪數轉，候如玉片再研細。又用青蒙石一錢另研細，以焰硝五分，同石末入銅鍋内，火煅通紅，硝盡爲度，放冷，入上藥和勻，以糯米爲丸，以薄荷入蜜送下，其痰自墜。

調元湯《内經》云：熱淫於内，以甘瀉之，以酸收之。此之謂也。

黄芪一錢　人參　白芍各五分　炙草二分半

右，水煎服。

黄芪湯《蘭室秘藏》，下同　治慢驚，大便瀉青色。此肝木剋脾土，先實其土，後瀉其木，是爲神治之法。

黄芪二錢　人參一錢　炙草五分

右㕮咀，作一服，水一大盞，煎至半盞，去滓，食遠服。加白芍藥尤妙。此三味皆甘温，能補元氣。甘能瀉火。内經云：熱淫於内，以甘瀉之，以酸收之。白芍藥酸寒，寒能瀉火，酸味能瀉肝而大補肺金，所補得金土之位大旺；火虚，風木何由而來剋土？然後瀉風之邪。夫益黄散、理中丸、養神丸之類，皆治脾胃寒濕大盛神品之藥也。若得脾胃中伏熱勞役不足之證，及服熱藥巴豆等之類，胃虚而成慢驚之證，用之必傷人命。夫慢驚風者，皆由久瀉脾胃虚而生也。錢氏以羌活膏療慢驚風悞矣。脾虚者，由火邪乘其土位，故曰從後來者爲虚邪。火旺能實其木，木旺故來剋土，當於心經中以甘温補土之源，更於脾土中瀉火以甘寒，於脾土中補金以酸涼，致脾土中金旺火衰，風木自虛矣。損食多進藥自愈，前藥是也。

益黃散 治胃中風熱。

黃芪二錢 陳皮 人參各一錢 芍藥七分 生甘草 熟甘草各五分 黃連少許

右共爲細末，每服二錢，水一盞，煎至五分，食前服。一方加白茯苓。

補陽湯 時初冬一小兒二歲大寒證，明堂青脈，額上青黑，腦後青絡高起，舌上白滑，喉鳴而喘，大便微青，耳尖冷，目中常常淚下，仍多胷中不利，臥而多驚，無搐則寒。

吳茱萸 生地黃 地龍各五分 黃蘗 橘皮 葛根 連翹 蠍梢 炙甘草各一分 升麻 黃芪 柴胡各二分 當歸身 麻黃各三分

右㕮咀，都作一服，水一大盞半，煎至六分，去滓，乳食後熱服。服藥之后，添喜笑，精神出，氣和順，乳食旺。

琥珀抱龍丸《育嬰家秘》，下同 理小兒諸驚，四時感冒風寒，溫痰邪熱，致煩躁不寧，痰嗽氣急，及瘡疹欲出發搐，并宜服之。

真琥珀 天竺黃 檀香細剉 人參去蘆 白茯苓去皮，各一兩半 生粉草三兩，去節 枳殼麩炒 枳實俱水浸，去穰炒微黃，各一兩 山藥去黑皮，一斤，剉作小塊，慢火炒令熱透冷用 南星一兩，剉碎，用臘月雄黃牛膽釀經一夏 朱砂五兩，先以磁石引去鉄屑，次用水乳鉢內細杵，取浮者飛過，淨器內澄清，去上餘水，如此法一般精製，見朱砂淨盡，晒乾用 取見成藥末一兩，同金箔百片，在乳鉢內研極細，仍將前末共一處和均，取新汲井水爲丸，如豌豆样大粒，陰乾，每服用薄荷湯化下。琥珀抱龍丸內，用補益之藥，人皆喜而用之。然有枳殼、枳實二味，能散滯氣。無滯氣者，能損胷中至高之氣。如慢驚及元氣弱者，減去此二味，可用當歸、川芎各二兩以代之。然琥珀、天竺黃二味，須擇真者。王肯堂曰：前十二味，除朱砂、金箔不入碾內，餘十味檀香不過火外，九味或晒或焙，同研爲末，和勻，朱砂、金箔每一兩重，取新汲井水一兩，重入乳鉢內略杵勻，隨手丸如鷄頭子大，陰乾。晴霽略晒，日色燥甚則折裂。宜頓放當風處，取其自乾。治法并用葱湯，無時化服，或薄荷湯。痰壅嗽甚，淡薑湯下。痘瘡見形有驚，温淨湯下。心悸不安，燈草湯下。暑天悶迷，麥門冬熟水下。百日内嬰兒，每丸作三次投。二歲已上者，止一丸或二丸。其品劑修合之時，但缺一味，不依製度，必無效矣。常用瓦瓶入麝香同收，毋使散泄氣味。入珍珠末一兩合和，名金珠散。珍珠能鎮心寧肝，墜痰尤效。治法湯使同前。又曰：抱龍之義，抱者保也，龍者肝也。肝應東方青龍木，木生火，所謂生我者父母也。肝爲母，心爲子，母安則子安。心藏神，肝藏魂，神魂既定，驚從何生？故曰：抱龍丸理小兒諸驚，四時感冒風寒，温疫邪熱，致煩躁不寧，痰嗽氣急，及瘡疹欲出發搐，并宜可投。其藥性温平，不僭不燥。常服袪風化痰，鎮心解熱，和脾胃，益精神。

抱龍丸 抱者養也。龍者純陽之物，蓋震爲龍，東方乙木也，爲少陽之氣。時至乎春，乃萬物發生之始氣也。乙者肝木也，肝爲風木，初生小兒，純陽無陰，龍之象也。肝爲有餘，少陽之氣壯也。肝主風，小兒病則有熱，熱則生風。上醫慮之，製此方以平肝木，防驚風，此抱龍之名義也。小兒必用此藥，所以養其陰而濟之，令不太過也。又青龍位肝木屬之，小兒肝常有餘，脾常不足，故以此藥抑肝扶脾，乃名抱龍。治形實壯熱，昏睡氣粗，或痰壅嗽驚風搐搦。

天竺黄 辰砂各一錢 牛黄二分 麝香半分 珍珠 琥珀 白檀香 枳殼 枳實各三分 牛膽星五錢，臘月取牛膽一個，將南星去皮臍研爲末放於膽中，陰乾備用

共爲末，山藥打糊爲丸如黄豆大，金箔爲衣。潮熱，燈心湯化下；驚風，薄荷湯下；欬嗽，滚白水下。

涼驚丸《片玉心書》，下同 退五臟熱，泄心肝火，治急驚，解胎毒。如小便黄，大便秘，丹毒斑疹，衄血口瘡，併皆治之。

黄連泄心火 黄芩泄肺火 山梔仁泄肝火 黄蘗各五錢，泄腎火 龍膽草三錢，泄膽火 大黄泄脾胃火 雄黄解毒 辰砂鎮心，各二錢

右爲末，水糊丸如粟米大，竹葉燈心湯下。急驚，薄荷湯燈心湯下；胎熱，竹葉燈心湯下；衄血，茅根湯下；丹毒斑疹，升麻湯下；口瘡水，竹葉薄荷湯下。

至聖保命丹 治急驚風夜啼，常服清心安神。

全蠍十四個 麝香半分，另研 辰砂水飛 天麻 膽星 防風 殭蠶炒 白附炮，各一錢 蟬蛻去翅足 使君子肉煨 珍珠各五分 金箔四十張 共爲末，粟米粉糊和勻，印成錠子，薄荷湯磨服。驚風，薄荷燈心湯下；夜啼，燈心燒灰，温水化下。

神芎丸 治小兒上焦積熱，驚風痙滯，頭目赤腫，咽閉，大小便赤澁，及痰喘之證，併皆治之。

大黃酒蒸乾 黃芩各一錢 黑牽牛頭末 滑石各四錢 黃連 川芎 薄荷各五錢 共爲末，滴水爲丸如粟米大，竹葉湯下。

玉液丸 治風痙，化痰利膈，清頭目煩熱，除欬嗽。

寒水石煅水飛，二兩 半夏製，一兩 枯礬五錢 共爲末，米糊丸如粟米大，薑湯下。感風寒欬嗽，桑白皮湯下；欬血，茅根湯下；常欬，茶湯下；欬而吐，煨薑湯下。

參苓白朮散萬氏《幼科發揮》，下同

人參 白朮 白茯苓 山藥各一兩五錢 扁豆去殼，薑汁浸炒 甘草 桔梗 薏苡仁 蓮肉各一兩 爲細末，棗湯送下。

辰砂膏 下小兒痰甚妙，治驚熱驚積。

辰砂研水飛，三錢 硼砂 馬牙硝各錢半 元明粉二錢 全蠍去毒 珍珠研，各一錢 麝香一字

右，另爲末和勻，好油單紙包起，自然成膏，每用一粒許，月内調塗乳頭令吮。狂躁惡叫，生地黃自然汁調下；諸驚，薄荷湯調下；胎驚，猪乳汁和棗湯下；潮熱，生甘草湯下。

當歸茱萸湯 治内釣。

當歸 吴茱萸泡焙乾 小茴香炒 甘草 木香

右，水煎服。

五福丸《本草綱目》 治小兒急驚。

生蚯蚓一條，研爛，入五福化毒丹一丸，同研 以薄荷湯少許化下。《普濟方》云：梁國材言，洋州進士李彦直家專貨

此藥，一服千金，以糊十口。梁傳其方，親試屢驗，不可不筆於册以救嬰兒。

千金小驚丸 治小兒驚，大小便秘，釣氣。

金皂角水洗煮　黄連　牙硝　木香　膽草　藿香各五分　全蠍六個，去毒　末之，麵糊丸，用雄黄、朱砂、麝香、金箔爲衣。鎮驚，薄荷燈心湯下；大便秘，枳殼、大黄、朴硝，煎湯化服；釣氣，釣藤湯下。量兒大小用。

千金保命丹 治小兒一切痰喘，急慢驚風，撮口臍風，但能開口灌下，無不活者。

牛黄　冰片　琥珀另研，各一錢　甘草二分　黄連薑汁炒　全蠍　薑蠶各三分　朱砂　明天麻麵裹煨　膽星各四分　共爲細末，磁罐蠟封，勿令出氣，每五七釐，薄荷燈心金銀煎湯，不拘時温服。

乳黄散 治小兒天釣，壯熱翻眼，手足搐掣，皆因痰滯經絡，頭目反仰，名曰天釣。由乳母過食熱物蘊毒，兼挾風邪所致。但解利風熱，則應手而愈。

滴乳一錢，另研　天竺黄一錢半　雌黄另研　臘茶　枯礬各一錢　炙甘草　荆芥穗炒　菉豆一百粒，半生半炒　赤脚蜈蚣一條，酒浸炙　細末之，每服半錢，煎人參薄荷湯調下。

全蠍散 治小兒天釣潮熱。

釣藤　人參各半分　全蠍　天麻各一分　犀　甘草炙，各半分　末之，每服一錢半，水半鍾，煎五分，温服。

久癇方《醫貫》方　治小兒積癇。

陳皮　黄連　白朮各五分　半夏　膽星　黄芩　棗仁　遠志去心，各六分　白茯苓　麥冬各八分　甘草　枳實　柴胡　薄荷　乾葛　元參各三分

右，水二鍾煎，加薑汁三匙，不拘時服。其南星製法：臘月八日取牛膽一個，將南星打碎，即以膽汁拌匀，復入膽内，扎口懸風處陰乾。用水二鍾煎，加薑汁三匙，不拘時服。

拟定治驚癇諸方《明醫雜著》，下同　治小兒肝經火旺，目睛頻動，痰氣上升，或壯熱驚搐，面色紅，脈有力，脾胃無傷，宜瀉肝火。

當歸　柴胡　橘紅　枳殼炒　天麻各六分　白茯苓　川芎　白芍藥炒，各八分　甘草　黃連酒炒，各四分　薄荷三分

右，每服二錢，薑水煎服。薛己曰：愚按前證，若肝經風熱而自病，宜用本方。若肝經血燥而自病，宜用六味丸。若肝木剋脾土，宜用四君子湯加升麻、柴胡。若肺金剋肝木，宜用瀉白散。若腎水不能生肝木，宜用六味丸。若愈後驚悸不寐，或寐中發搐咬牙，宜用歸脾湯加茯苓、五味。蓋有餘者，邪氣實也；不足者，真氣虛也。凡病有餘，當認爲不足。經云：邪之所湊，其氣必虛。

又　治小兒脾經不足，土敗木侮，目睛微動，四肢微搐，或潮熱往來，脾胃有傷，飲食少進，或泄瀉嘔吐，面色黃脈無力，宜補脾胃。

白朮一錢三分　黃芪蜜炙　川芎　當歸酒洗　陳皮　人參　肉蔻煨　神麴　乾葛各五分　白芍一錢，酒炒　黃連　甘草炙，各四分　半夏　白茯苓各七分

右，薑水煎服。薛己曰：愚按前證若因脾胃虛弱，用五味異功散補之；虛寒者加木香，或再加炮薑溫之。若因脾氣下陷，用補中益氣湯舉之；作渴者，用七味白朮散主之。若因脾胃虛弱，寒水侮土，用六君子加木香、炮薑溫之。若因脾胃虛弱，肝木侮土，用補中益氣湯加苓、芍、半夏調之。若因肝木太過，脾土受制，用小柴胡湯加炒山梔平之。若因傷魚肉等物，用六君子湯，更加山楂、砂仁消之。若因傷生冷腹痛，或瀉利清白，宜六君子湯加砂仁、木香、炮薑溫之。若因傷辛熱，停滯嘔吐酸水，或大便清利不快，用六君子湯加黃連、吳茱萸、木香和之。若因積去而泄瀉不止，用四君子湯加肉荳蔻、補骨脂、木香、煨薑以補脾腎。若泄瀉止而飲食少思，宜用白朮散以補脾胃。

又　治小兒心血虛，睡中驚動不安，或受驚嚇而作，主清心安神降痰。

人參　半夏湯泡　酸棗仁炒　茯神各一錢　當歸酒洗　橘紅　赤芍各七分　五味五粒，杵　炙草三分

右，水煎，入薑汁竹瀝少許。入牛黃半分尤妙。若溫煖月，心經多熱，加生地黃、山梔仁各五分，麥門冬七分，淡竹葉。若方飲食因驚而停滯者，須先消飲食，然後治驚，驚藥內仍加白术、麥芽以理脾胃。蓋驚則氣

散，宜收補其氣；驚則痰聚，宜消化其痰。薛己曰：愚按前證，若心血不足，而心神驚悸者，宜用本方。若木火太過而心神不寧者，宜用導赤散。若木火翕合，風熱相搏而病者，用柴胡梔子散。若肝心虛弱，木火未濟而病者，用六味丸。若因脾胃食鬱生痰，驚動不安者，宜用四君子湯以健脾，神麯、半夏、麥芽以化痰，山梔、芍藥以清熱。若因飲食停滯，肚腹膨脹，或嘔吐泄瀉，宜用六君子湯以健脾，用厚朴、神麯以消食。如有痰搐驚證，仍用本方調治。如見肝經之證，加鈎藤鈎，方内赤芍藥易以白芍藥。

安神鎮驚丸　驚退後調理，安心神養血，和平預防之劑。

天竺黄另研　人參　茯神　南星薑製，各五錢　酸棗仁炒　麥門冬　當歸酒洗　生地黄酒洗　赤芍藥炒，各三錢　薄荷　木通　黄連薑汁炒　山梔炒　辰砂　牛黄俱另研　龍骨煅，各二錢　青黛一錢，另研

右爲末，蜜丸菉荳大，淡薑湯送下，每服三五丸。薛己曰：愚按前方根本之治，防微杜漸之法也。但内多苦寒辛散分利之味，病後不宜輕用，恐復傷胃氣而變生他證也。若飲食停滯而見他證，當消導爲主。若脾胃損傷而見他證，當健中氣。大凡病後元氣未復，或因剋伐之劑，元氣復傷而見前證，但用升補陽氣爲主，諸證自愈，若專攻其病則誤矣。

地黄丸《嬰童百問》，下同　王肯堂曰：治小兒肝經虛熱血燥，或風客淫氣而患瘰癧結核，或四肢發搐，眼目抽動，痰涎上涌。又治腎疳腦熱肢體消瘦，手足如冰，寒熱往來，滑泄肚脹，口臭乾渴，齒齦潰爛，爪黑面黧，或遍身兩耳生瘡，或耳内出水，或發熱自汗盜汗便血諸血失音等證，其功不能盡述。

熟地黄　山茱萸　乾山藥各四錢　澤瀉　牡丹皮　白茯苓去皮各三錢

右爲末，煉蜜丸如桐子大，空心，温水化下三十丸。王肯堂曰：八味地黄丸，即六味地黄丸加附子、肉桂各一兩。治稟賦命門火衰，不能生土，以致脾土虛寒，或飲食少思，或食而不化，臍腹疼痛，夜多漩溺等證。經云：益火之原以消陰翳，蓋謂此也。或乳母命門火衰，兒飲其乳致前證者，子母并服之。又曰：加減八味丸，即地黄丸加肉桂一兩、五味子四兩。治稟賦腎陰不足，或吐瀉久病，津液虧損，口乾作渴，或口舌生瘡，兩足

發熱，或痰氣上涌，或手足厥冷等證。

嚏關散 治急驚慢驚，昏迷不省。

生半夏一錢 皂角半錢

右爲末，用一豆許，用管子吹入鼻，立醒。

開關如聖散

赤蜈蚣一條，中分爲兩片，各用葱汁浸一宿，焙乾 全蠍一個，亦中分爲兩片，各記左右，分兩處 牡丹皮 白茯苓去皮，各三錢

右各爲末，左眼翻、左手搐，以左藥末吹入左鼻孔，右眼翻、右手搐，以右藥末吹入右鼻孔，雙眼翻雙手搐，兼之。

省風湯 治驚風口噤，筋脈攣急，抽掣疼痛，風盛痰實，旋暈僵仆，頭目眩，胷膈煩滿，恍惚不定，神志昏憒。

天南星生用 防風去蘆，各四兩 生甘草 半夏米泔浸一宿 黄芩去粗皮，各一兩

右㕮咀，每服二錢，生薑一片，煎去滓，不拘時服。

珍珠丸 治小兒急驚風，涎潮壯熱，痰氣上壅。

白附子 滑石 輕粉各一錢 全蠍半錢 巴豆十五粒，去油

右爲末，糊丸如小豆大，三歲一丸、二丸，葱湯下。

七寶洗心散

白朮土炒，一錢半 甘草炙 當歸 荆芥穗 麻黄 芍藥 大黄麵裹煨，去麵切焙，各六錢 前胡 生地各四錢 薄荷少許

右爲末，每服一錢，水一盞，入生薑一片，煎服。

寛熱散

枳殼以水潤之，以巴豆四十九粒，同炒，去巴豆 大黄各一兩 朴硝 生甘草各半兩

右爲末，以瓶器收之，每服一字，薄荷湯調下。

天麻防風丸 治小兒驚風身熱，喘粗多睡，驚悸，手足搐搦，精神昏憒。

天麻 防風 人參 辰砂 雄黄 麝香 炙甘草各一分 全蠍炒 殭蠶各半兩，炒 牛黄一字

右爲末，煉蜜爲丸如桐子大，每服一丸，薄荷湯下。一方有膽星，無麝香。

龍齒散

龍齒 蟬蜕 鈎藤 羌活 茯苓 人參各等分

右爲末，每服半錢，薄荷湯下。

防風通聖散

白朮 荆芥穗 梔子各二錢半 川芎 當歸 薄荷 綿紋大黄 芍藥 麻黄 防風 連翹 芒硝各半兩 細紋石膏 黄芩 桔梗各一兩 滑石六兩 生甘草二兩

右剉，每服二錢，水一盞，薑二片，煎七分，去滓服。

大連翹湯 治瘡疹壯熱，小便不通，諸般瘡癤，丹毒臍風。

連翹 瞿麥 荆芥 木通 赤芍藥 當歸 防風 柴胡 滑石 蟬蜕 甘草炒，各一錢 山梔仁 黄芩各半錢

右剉，每服一錢，加紫草煎，温服。熱甚加大黄。更詳證加減爲佳。

琥珀散 治小兒急慢驚風，涎潮昏冒，目瞪搐搦，驚弔肚疼，及和順痘瘡小可，驚哭眠臥不安，入口立效。驚癇時攻發作，常服永除病根。

辰砂一錢半 琥珀 牛黄 天麻 殭蠶炒 全蠍去毒 白附子 乳香 蟬蜕各一錢 麝半錢 代赭石煅，醋淬七次，一錢 片腦一字 膽星一字 共爲末，三歲一錢，薄荷湯下。慢驚加附子一分。

調氣散 小兒慢驚之後，以此調之。

木香 香附 人參 橘皮 藿香 炙草各一錢

右，薑棗煎服。

桂枝湯 治太陽中風，陽浮而陰弱；陽浮者熱自發，陰弱者汗自出；嗇嗇惡寒，翕翕發熱，鼻鳴乾嘔者。

桂枝去皮 芍藥 生薑各一兩半 生甘草一兩

右剉，每服三錢，棗二個，水一盞，煎八分服。須臾，啜粥一盞，以助藥力。温覆，令一時許，通身熱微汗出爲佳。桂枝，自西北二方居人，四時行之，無不應驗。江淮惟冬及春可行之。自春末及夏至已前桂枝證，可加知母、石膏各半兩，或加升麻一分。若病人素虚寒者，正用古方。

葛根湯 治太陽病項强几几，惡風無汗，不惡寒，剛痓。

葛根四兩 麻黄三錢 桂二兩 生甘草 芍藥各二兩

右剉，每服五錢，水一盞半，生薑五片，棗二個，煎一盞服，取微汗。

蟬蠍散 治方傳慢驚。

全蠍七個，去尾 蟬脱念一個 炙草二錢半 南星一個，炮

右爲末，每服半錢，煎服。一方入薑三片，棗二枚。

神寶既濟丹 分陰陽，平冷熱，定吐瀉，豁痰涎。

硫黄 焰硝俱熔汁再研 五靈脂 青皮 陳皮 半夏麯炒，各等分

右爲末，粟米糊丸麻子大，每服三丸，米飲送下。

來復丹 此藥配類二氣，均調陰陽，奪天地沖和之氣，有水火既濟之功，補損扶虚，妙難盡述。

硝石同硫黄并爲細末，微火略炒，用柳篦子，不住手攪，令陰陽氣相入，不可火太過 硫黄舶上透明 太陰元精石研飛，各一兩 五靈脂澄去砂石乾 青皮 陳皮各二兩

右用靈脂、二皮爲細末，次入元精石末，及前二藥末拌匀，以好酢打和爲丸如豌豆大，每服三十粒，空心粥飲下。甚者五十粒，小兒三粒，新産嬰兒一粒。小兒慢驚風，或吐痢不止，變成虚風搐搦者，非風也，胃氣

欲絶故也，用五粒吃下。

王氏惺惺散　治小兒吐瀉脾弱，内虚生驚。

人參　茯苓　木香　天麻　白扁豆　陳皮炒　全蠍焙

右爲末，每服半錢，薑棗略煎服。一方去陳皮，用陳米。

醒脾散　治吐瀉脾困不食，痰作驚風。

全蠍焙，半錢　白附子炮　天麻焙　甘草炙　人參　白茯苓　石菖蒲　木香　石蓮肉　白朮各一錢

右剉，每服三錢，薑二片，棗一個，水二小盞，煎服。有熱者，去木香加殭蠶，或加南星、半夏、陳皮、炒米。

大醒脾散　昏困者服之。

南星　白茯苓　橘紅各一錢　全蠍焙　人參　甘草炙　白附子炮　石蓮子　木香各半錢　陳倉米二百粒

右剉，每服三字，薑棗煎服。驅風醒脾兩方通用。亦可釀乳。小兒胃虚不消乳食，尤須節約。

星香散　治慢驚風已傳，昏迷痰搐。

南星煨，二錢　木香　人參　橘紅各一錢　全蠍炙，三個　甘草炙，半兩

右剉，每服一錢，入紫蘇薑棗濃煎，旋以匙送下。有熱加防風。

定命飲

半夏　茯苓　木香　生薑各一錢　白朮　甘草炙　天麻各五分

右爲末，每服半錢，薑棗煎湯調下。

四聖散　治慢驚，吹入鼻中。

全蠍七個　殭蠶十四個　天南星七錢半　川烏二錢

右將南星爲末，水調作餅，裹蠶、蠍、川烏，外用濕紙重包，慢火中煨令赤色，頓地上一復時。每服一字，

煎金銀湯，點好茶清少許調下。

天南星丸

天南星一斤，每一個重一兩上下者，用溫湯浸洗，刮去裏外浮皮，酒浸一宿，用桑柴蒸，不住添湯，令釜滿甑內氣溢，更不住洒酒，常令藥潤，七復時滿，取出用銅刀切開一個大者，嚼少許，不麻舌爲熟，未即再炊，以熟爲度，然後用銅刀切細焙乾　麝香研　丁香　辰砂另研水飛，各一兩　龍腦研，兩半

右爲末，煉蜜并酒丸，朱砂爲衣，薑湯下一豆許。

靈脂丸

五靈脂　白附子焙　木香　直殭蠶炒，各一分　全蠍焙去毒　大南星濕紙包火內煨，各半錢　朱砂一錢

右爲末，米酢煮，生半夏糊丸麻子大，薑湯下三丸。

七珍丸　治頑痰壅盛。

細辛　川靈脂　直殭蠶一錢半　白附子一錢　朱砂半錢　全蠍四個，焙

右爲末，大南星煮糊爲丸麻子大，薑湯下，每五丸。

四君子湯　治榮衛氣虛，臟腑怯弱。

人參去蘆　茯苓去皮　生甘草　白朮各等分

川烏散　祛風回陽。

生川烏一錢　全蠍　木香各半分

右末，每服三字，薑三片，煎取其半，旋滴入口中。嘔吐加丁香。

金液丹　治吐利日久，脾胃虛損，手足厥逆，精神昏睡，寒多露睛，口鼻氣冷，欲成慢驚風者。

舶上硫黃十兩，先飛揀去砂石稱，研爲細末，入罐內，再入赤石脂，封縫，鹽泥固濟，炭火煅三晝夜，取出候冷用

右以柳木槌研爲細末，每服二錢，生薑湯下。

生附四君子湯　助胃回陽。

即前四君子湯，加附子末四分之一，厥冷者對加。每服半錢，水煎，以匙送下。

蠍附散 治慢脾風，回陽氣，豁風痰。

全蠍一個 附子炮，二錢 南星炮 白附子炮 木香各一錢

右爲末，每服半錢，薑三片煎服。

白殭蠶丸 方傳慢脾，陽氣未甚脱者可用。亦能截風。

膽星二錢 直殭蠶炒 五靈脂 地龍乾 全蠍焙，各一錢

右爲末，水煮生半夏糊丸麻子大，每五丸薑湯下。

七寶妙砂丹 治風痰奇效。慢驚慢脾，通以辰砂爲主，木香佐之。

開元通寶錢皆背後上下有兩月片者，其色淡黑，頗小，諸錢以一個放鐵匙，於炭火内燒，少頃四圍上下各出黄白珠子，將出候冷，傾入盞中

右作一服，南木香湯送下，人參湯尤妙。

防風丹 治風熱痰壅，大便不通。

羌活 防風 枳實 川芎 大黄濕紙裹煨 甘草炒，各一錢半

右剉，每服三字，薑棗煎服。一方或加赤芍藥。

枳殼散 治小兒疳氣腹脹喘急。

枳殼一兩，麸炒 巴豆二十一粒，同上炒黄去之

右爲末，三歲小兒半錢，砂糖湯調下。

蘆薈散 治驚風痰盛發搐。

全蠍五個，焙 巴霜一字 輕粉半錢 蘆薈 南星炮 朱砂各一錢 冰片 麝香各一字 郁金一分，皂角水煮焙

右爲末，每服一字，煎金銀薄荷湯調下。

牛黄涼膈丸 治熱盛涎潮。

牙硝　寒水石煅　石膏　生甘草各半兩　膽星二錢半　紫石英一錢　牛黄　片腦　麝香各半分

右爲末，甘草膏丸芡豆大，每服一丸，橘皮湯調下。

青金丹　疎風利痰。

蘆薈　牙硝　青黛各一錢　使君子　硼砂　輕粉各半錢　蠍梢十四個

右爲末，香墨水丸麻子大，每服一丸，薄荷湯下。

王監京墨丸　治痰熱驚積。楚州王監賣此藥著名者。

青黛　使君子炒熟　蘆薈　膽星各二錢　川墨一錢　膩粉　麝香半錢　冰片一字

右爲末，飛麵糊丸桐子大，每服一丸，薄荷湯調下。

揭風湯　治利下痰熱。

青黛　蘆薈　全蠍各一分　朱砂一錢半　南星半兩爲末調作餅，包裹前三項，煨令赤色　牙硝　輕粉各三字

右爲末，每服一字，煎金銀薄荷湯調下。

靈脂朱砂膏　治驚風痰盛。

朱砂　牙硝　靈脂　蘆薈各一錢　麝香　冰片各一字

右末，甘草膏丸芡豆大，金箔爲衣，薄荷湯下一丸。

柴胡加大黄湯

柴胡一兩　黄芩炙　人參　半夏如法製　生薑各三錢半　甘草炒，一錢半　大黄少許

右剉散，每服一錢，入棗煎服。

生氣散　治諸風，疎利以此調氣。

丁香七分半　白朮　青皮　甘草炙　木香　人參各二錢

右爲末，每服半錢，沸湯點服。

茯苓二陳湯　和胃氣，化痰涎。

半夏五錢　陳皮二錢五分　白茯苓四錢　生甘草一錢半

右剉，每服三錢，薑三片，煎服。

天麻蘇合香丸

天麻　防風　人參　辰砂　雄黄　麝香　甘草炙，各一分　全蠍炒　殭蠶炒，各半兩　牛黄少許　南星一錢　蘇合油一盞

右爲末，煉蜜丸如桐子大，每服一丸，薄荷湯下。

參苓白朮散

扁豆炒　人參　茯苓　白朮土炒　炙草　乾山藥各二錢　米仁　縮砂仁　白蓮肉　桔梗各一錢　天麻　藿香各五分

右爲末，每二錢，棗湯下。

鎮心丸

朱砂　龍齒　牛黄各一錢　鐵粉　琥珀　人參　茯苓　防風各二錢　全蠍七個，焙

右爲末，煉蜜爲丸如桐子大，每服一丸，薄荷湯下。

星蘇散　治諸風口噤不語。

天南星略炮剉散，每服一錢

右薑四片，紫蘇五葉，煎取其半，却入雄猪膽少許，温和服。凡不語者，大小便須要疎導。治慢風不語，只用南星，以人參、石菖蒲爲佐。

五癇丸　治食癇。

朱砂水飛，半兩　水銀二錢半　雄黄一兩　真珠一兩，細研

右爲末，煉蜜爲丸麻子大，每服二丸，金銀湯送下。

薄荷散

薄荷葉半兩　羌活　全蠍　生甘草　麻黄　殭蠶炒去絲嘴　天竺黄　白附子各一錢半

右爲末，薄荷湯下。熱極生風，加竹瀝少許與服。一方有柴胡、台芎、桔梗、茯苓，無全蠍、殭蠶、天竺黄、白附子。

養生必用蛇黄丸

蛇黄一枚，煅酢淬　礞石　辰砂　雄黄各二錢　鐵鏵粉四錢，研極細

右爲末，蜜爲丸，用金銀煎湯，五歲已上呑下，幼小化下，如麻子大丸。

散風散　治風癇，先用此。

牛膽南星一錢　羌活　獨活　防風　天麻　人參　荆芥　川芎　細辛各一錢

右爲末，煉蜜爲丸桐子大，每服二丸，薄荷紫蘇湯調下。

日應丹　治顛癇連年不瘥。

黑錫　硫黄　水銀　鐵粉研，各半兩　金銀箔三十片

右水銀、鐵粉、金銀箔夾和一處，先將黑錫於銚内熔開，次入硫黄，不住手就銚内碎攪，候硫黄煙氣欲息，次入餘藥，就火上同攪，少頃時傾出地上一宿，出火毒，再研細，粳米飯丸麻子大，朱砂爲衣，每服三丸，食後，人參湯下。

全蠍五癇丸　治小兒五癇。

赤蜈蚣一条，去頭足酒浸炙　南星炮，二錢半　麝香一字　全蠍　防風　朱砂　遠志薑製　白附　蘆薈　延胡索各一錢　金銀箔三十片

右爲末，入麝，糕糊丸桐子大，每服一丸，菖蒲紫蘇湯調下。

星朱散　定癇利痰。

南星濕紙裹炮香熟，一兩　朱砂一錢

右爲末，帶性猪心血爲丸，桐子大，每服一丸，防風湯調下。

開牙散

細辛　天南星　朴硝各一錢　麝香五分　蠍梢七個

右爲末，以少許用烏梅肉揉和擦牙，兼用細辛、皂角、荆芥末，吹入鼻中，治諸風搐搦驚癎用此。

青龍丸　治驚積有熱。

青黛　茯苓　蘆薈　南星炮，各一錢　輕粉　麝香　巴霜各一字　全蠍焙，三錢

右先將巴豆研如泥，次入諸藥，研極細，丸如梧桐子大，朱砂爲衣，每服一丸，薄荷湯下。

至寶丹　治諸癎急驚，心熱卒中客忤，不得眠睡，煩躁，風涎搐搦，及傷寒狂語，伏熱嘔吐，并宜治之。

安息香兩半末，以酒濾去沙，取一兩，慢火熬成膏　生犀角屑　生玳瑁屑　真琥珀研細水飛　雄黄研細水飛，各一兩　金箔五十片，半爲衣　銀箔五十片　片腦研　麝香各一錢，研細　牛黄半兩，研

右，生犀、玳瑁屑搗羅爲細末，研入諸藥令匀，將安息香膏以重湯煮化，和搗爲劑，如乾即入少熟蜜，盛磁器內，旋丸如桐子大，二歲兒服二丸，人參湯化下，大小以意加減。又治大人卒中不語，中惡氣，中諸物毒，中熱暗風，産後血暈，死胎不下，并用童子小便一合，生薑自然汁三五滴，同温過，化下五丸，立效。

神妙奪命丹

取七月青蒿節內蟲

右入朱砂、麝香爲丸，加片腦。

防風導赤散　治小兒初驚。

生地黄　木通去節　防風　生甘草各等分

右剉散，每服三錢，水一盞，竹葉少許同煎。有熱加黄芩、赤芍藥、羌活。

蟬蜕鈎藤飲　治肚疼驚啼。

鈎藤　天麻　茯苓　川芎　白芍藥各一錢　生甘草　蟬蛻各一錢

右剉散，燈心煎。一方加木通、麥門冬、防風、羌活。

寬熱飲

石膏　黄芩　生甘草　赤芍　葛根各二錢半　麻黄　柴胡各半兩

右剉散，三歲兒每服二錢，水一小盞，生薑少許，葱白三寸，豉一撮。

七寶洗心散 治小兒煩熱生瘡，兼治驚風。

生地黄　荆芥穗　防風　生甘草　黄芩　羌活　赤芍藥各等分

右爲末，入辰砂減半，加當歸尤妙。每服一錢，燈心薄荷湯下，空心食前服。

安神丸

人參　茯神　麥門冬　山藥各二錢　龍腦　龍齒各一錢　寒水石　生甘草　朱砂各五分　金箔二片

右爲末，煉蜜爲丸，如芡實大，每服一錢，燈心湯下。

鈎藤膏 治小兒腹中極痛，乾啼后躽，名盤腸内鈎。

乳香　没藥　木香俱另研　薑黄各一錢　木鼈子去油，三個

右爲末，蜜丸芡實大，鈎藤湯磨半丸，入蜜服。先用此藥，定痛後服魏香散。

魏香散

蓬朮五錢　阿魏二錢

右先將温酒化阿魏浸蓬朮一晝夜，焙乾爲末，紫蘇米飲調下。

鈎藤飲 治小兒夜啼，乃臟冷也。陰盛於夜則冷動，冷動則爲陰極發躁，寒盛作疼，所以夜啼不歇也，鈎藤飲主之。

鈎藤鈎　茯神　茯苓　川芎　當歸　木香　生甘草　白芍藥各一錢

右爲末，每服一錢，薑棗略煎服。其或心熱而煩啼，必有臉紅舌白小便赤澁之證。鈎藤飲去木香加朱砂末一錢研和，每服一錢，木通湯調下，或剉散煎服亦可。治驚啼加蟬脫、防風、天麻。

保命丸　治小兒胎驚内釣，腹肚緊硬，眠睡不安，夜多啼哭，及治急驚慢風，眼目上視，手足抽掣，不省人事，悉皆主之。冷證用此。

全蠍十四個，去毒　防風　殭蠶炒去絲嘴　天麻各二錢　南星炮　白附子　麝香五分　金箔十片　蟬蛻　朱砂各一錢

右爲末，粳米糊丸，每兩作四十丸，常服鎮心安神化痰。除一切驚風諸證，湯臨時換。一方加人參、白茯苓二錢。一方加琥珀二錢。有熱證，加牛黄、片腦、硼砂。

乳香丸　治驚風内釣腹疼驚啼。

乳香半錢　没藥　沉香各一錢　蠍梢十四個　鷄心檳榔一錢半

右爲末，煉蜜爲丸如桐子大，每服二丸，菖蒲鈎藤湯下。

木香丸

乳香　没藥　全蠍各半錢　鈎藤　舶上茴香　木香各一錢

右先將乳香、没藥另研，次入諸藥末，和畢，取大蒜少許研細，和丸桐子大，每服二丸，鈎藤湯下。

小續命湯　治中風不省人事，涎鳴反張，失音厥冷。

麻黄　人參　黄芩　川芎　白芍藥　杏仁　防已　肉桂　生甘草各半兩　防風七錢半　附子炮，二錢半

右除附子、杏仁在外，俱爲粗末，入杏、附夾和，每服三錢，薑三片，棗一枚煎服。有熱去附子，官桂減半。經云：諸暴强直，皆屬於風。故收此方，非的風證勿用。

桂枝加葛根湯　治頭疼，項背强几几，汗出惡風者。

桂枝　芍藥　生甘草各六錢　葛根一兩三錢

右剉散，每服三錢，生薑棗子煎服。

人參敗毒散 治傷風瘟疫風濕，头目昏眩，四肢疼痛，增寒壯熱，項强目睛疼，尋常風眩拘倦，風痰及寒壅欬嗽，鼻塞聲重，并治之。

柴胡 前胡 川芎 枳殼炒 羌活 獨活 茯苓 桔梗 人參各一兩 甘草半兩

右爲粗末，每服二錢，生薑薄荷煎。一方加地骨皮、天麻。或剉散，加蟬蛻、防風。治驚熱，可加芍藥、乾葛、黄芩。無汗加麻黄。

小柴胡湯 治伤寒温熱病，身熱惡風，頸項强急，胷脅滿痛，嘔吐噦逆，煩渴，寒熱往來，身面皆黄，小便不利，大便秘濇，或過經不解，或潮熱不除，及瘥後勞复發熱，疼痛煩熱，經血適來適斷，寒熱如瘧。

人參 甘草炙 黄芩各三錢 柴胡八錢 半夏湯泡七次焙乾，二錢半

右剉散，每服二錢，水一盞，生薑三片，棗一枚，煎去滓温服，不拘時。王肯堂曰：小柴胡湯加山梔牡丹皮，名加味小柴胡，治肝膽經風熱瘰癧，寒熱往來，日晡發熱，潮熱身熱，不欲飲食，或怒火口苦，耳聾欬嗽，或脅痛胷滿，小便不利，或泄瀉吐酸苦水，或肢體搐動，脣目抽劄，并宜用之。

大承氣湯 治剛痓胷滿，内實，口噤咬牙，大熱發渴，大便秘。

大黄 芒硝各半兩 厚朴 枳實各一兩

右剉散，每服三錢，薑三片，水一盞，煎半盞，温服。

大柴胡湯 治伤寒十餘日，邪氣結在裏，往來寒熱，大便閉濇，腹滿脹痛，譫語，心中痞硬，飲食不下；或不大便五六日，繞臍刺痛，時發煩躁；及汗後如瘧，日晚發熱，兼臟腑實脈有力者可服。

柴胡去蘆，八錢 黄芩炒 赤芍藥各三錢 半夏泡焙，一錢半 枳實去穰麸炒，半錢

右剉散，薑棗煎，加減服之。欲下，加川大黄三錢。

古今圖書集成醫部全録卷四百三十一

小兒驚癎門

方

參蘇飲《證治準繩》，下同 解驚風煩悶，痰熱作搐，欬嗽氣逆，脾胃不和。

人參去蘆 紫蘇和梗 前胡去蘆 乾葛 半夏 赤茯苓各七錢半 枳殼 陳皮 桔梗剉炒 甘草各五錢

右剉，每服二錢，水一鍾，薑二片，煎七分，無時温服。《鈐方》去人參加川芎。

人參羌活散 治初作急驚，散風邪，除風熱。

羌活 獨活 柴胡 川芎 人參 甘草炙 白茯苓各二兩 前胡去蘆 桔梗 地骨皮 天麻酒浸焙，各半兩 枳殼一兩，麩炒

右㕮咀，每服一錢，水半盞，薑一片，薄荷一叶、棗半個，煎服。瘀痘未發亦可服。《直指方》每服三字末，紫蘇薄荷湯調。搐掣緊急者，去節麻黄煎湯調。或惺惺散加荆芥、防風亦可，免得遽施腦、麝。或中風體硬，加麻黄、乾葛、薏苡仁。加蟬蜕治驚熱。

惺惺散 除風熱及傷寒時氣，瘡疹發熱。

白茯苓 細辛 桔梗 花粉 人參 甘草炙 白朮 川芎各等分

右爲末，每服一錢，水半盞，姜一片，薄荷三葉，同煎。湯氏細辛減半。

獨活湯 治胎驚，發散風邪。

羌活 獨活各一分 檳榔 天麻 麻黄去節 甘草炙，各半分

右剉散，每服半錢，水煎。於内加天南星末，蜜調，可貼顖門。

木通散 治小兒肝心有熱，驚悸，用此瀉肝風，降心火，利驚熱。

羌活　山梔各二錢　大黄煨　木通　赤茯苓　甘草各一錢

右剉碎，每服二錢，入紫蘇些少，用水一盞，煎至二分，不拘時服。

已風丹　祛風退驚。

天竺黄細研　防風　鈎藤各一兩　白殭蠶　乾全蝎　白附子各半兩

右爲細末，煉蜜和如芡實大，每服一粒至二粒，麝香荆芥湯化下。

加味導赤散

生地黄　木通俱上　防風　麥冬　甘草俱中　山梔子　薄荷葉俱下　入燈草竹葉水煎。

仁齋犀角湯　治心驚熱盛。

犀角　防風　木通　赤茯苓　桑白皮炒　炙甘草各等分

右剉細，每三字，水煎服。

茅先生奪命散　治天釣臍風，客忤卒死，撮口鵝口，木舌喉痹，痄顋風痓吐涎，後依證調理。

銅青　朱砂各二錢　膩粉半錢　麝香另研　蝎尾十四個，去針

右爲末，每服半錢，薄荷臘茶清調下。

三因方　治陽癇驚風熱證，面赤身熱發搐，直視牙緊。

蘆薈　白附子　生甘草各二錢　胡黄連　朱砂各一錢　膩粉　麝香各半錢　蝎梢　殭蠶炒，各七個　金箔七片　赤脚蜈蚣一条，炙

右爲末，二歲已上服半錢，金箔薄荷湯下。

睡紅散　治小兒急慢驚風，手足搐搦，目瞪神昏。

牛黄　硼砂　腦　真珠　水銀砂，各半錢　青黛　蝎尾炒　京墨燒　南星　半夏薑製一宿　蛇含石淬，各一錢　金銀箔各二〔一〕片　麝香一字　烏蛇尾井項下七寸，酒浸一宿取出，去皮骨炙，一錢

注〔一〕一原作「十」，據《全嬰方》改。

右爲末，三歲一字，薄荷湯下。按此治風熱痰藥，通關透肌骨之劑也，非風邪下陷者，不可輕用。

定搐散 治小兒急驚定搐。

赤脚蜈蚣大者一条，酒浸炙　白附子　羌活　麻黄　直殭蠶炒　代赭石醋煅淬七次　南星　蠍梢　川薑黄各二錢　朱砂一錢

右爲末，每服一字，荊芥紫蘇煎湯調下。如搐不止，加烏蛇肉。

順搐散 解男右女左搐不順者。

枳殼　鈎藤去鈎　荊芥　羌活　防風去蘆　甘草各半兩

右碎，每服二錢，水一盞，順切，薑二片，煎七分，無時温服，或入薄荷同煎。

羅氏鎮肝丸 治小兒急驚風，目直上視，抽搐昏亂，不省人事，是肝經風熱也，此方瀉青之變。

天竺黄研　生地黄　當歸　竹葉　草龍膽　川芎　大黄煨　羌活　防風各二錢半

右爲細末，煉蜜丸如鷄頭大，每服二丸，沙糖水化下。先服此，後服天麻散。

定命丹 治急驚天弔撮口，通利痰熱。

全蠍七個　天麻　南星炮　白附子各二錢半　朱砂　青黛各一錢半　輕粉　麝香各半錢　龍腦一字

右爲細末，粟米糊丸菉豆大，每一丸，荊芥薄荷湯調下。先研半丸，吹入鼻中。

疎風散 治驚風痰熱四證俱盛。

檳榔　陳皮去白，各二錢　牽牛　大黄煨，各三錢

右爲末，每服半錢，生蜜調下。演山加朴硝一錢。《保嬰方》曰大黄、黑牽牛、白牽牛三味，各半生半熟，檳榔各半兩，細末蜜湯調。痰多加輕粉。

截風丹 演山治四證已作，八候未具。

全蠍去毒炒　殭蠶炒　白附子炮　南星炮　天麻各二錢半　朱砂一錢　麝香一字　赤足蜈蚣一條，酒炙

右爲末，煉蜜丸梧子大，每服三丸，金銀薄荷湯化下。一方有防風。

定搐散 治急驚四證，八候併作。

天麻 白附炮，各半錢 乳香一錢 蠍梢炒 白花蛇頭酒炙，各二錢半 朱砂 雄黄各一錢 南星炮，五錢 代赭石一兩，米醋煆淬七次 赤脚蜈蚣一條，酒炙 龍腦 麝香各一字

右爲細末，每服半錢，金銀薄荷湯下。煉蜜丸調亦佳。

牛黄清心丸 治四證八候，去風痰，散驚熱。

天南星 半夏 白附 川烏各一兩，并洗 川郁金半兩

右五味爲粗末，用臘月黄牛膽兩三枚取汁，和藥入膽中，扎懸当風處一月，乾取出，入馬牙硝、朱砂、雄黄、硼砂各一錢，腦、麝少許。如膽藥一兩，硝砂四味各一錢。稀麵糊丸麻子大，金銀薄荷湯下，一歲十丸，二歲倍之。

鄭氏比金丸 治急驚壯熱，喘粗痰嗽，大小便不利。

輕粉 滑石各錢半 南星一錢 青黛半錢 爲末，稀糊丸小豆大，一歲二丸，薄荷湯調下。急驚頭熱，足冷口噤，面青痰瘈，加一丸，桃皮湯下，名桃符丸，疎流藴積涎熱，瘡痘餘毒宜服。去毒黛加蠍梢半錢，名小青丸，同治。

太白散 急驚搐搦涎盛。

粉霜二錢 輕粉 白牽牛炒，各一錢

右爲末，每服一字，薄荷湯調，吐痰效。

防風丸 治驚風痰熱，神昏驚悸。

天麻 防風 人參 川芎各一兩 全蠍 甘草 殭蠶 朱砂 雄黄 牛膽 南星各二錢五分

右爲末，蜜丸鷄頭大，每一丸薄荷湯下。一方無川芎、南星。

全蠍散　治急慢驚風發搐，服之神效。急慢二證加減方法在内，製法更佳。

全蠍 二十四個，新薄荷葉包，以竹托住，慢火炙乾　殭蠶 半兩炒，去絲嘴，依前炙，或乾薄荷葉，酒潤用　南星末 以薑片各一兩，新薄荷二兩，同搗作餅乾　白附子 炮，二錢　防風 去蘆　天麻　甘草 炙　朱砂 水飛　川芎 各半兩

右爲末，一歲兒服一字，二歲兒服半錢，薄荷湯調下，量大小歲數加減。身熱發搐前後，火府散調；慢驚吐瀉後發搐，生薑湯調；急驚搐，煎火府散加大黃湯調。如急驚不用南星，加大黃一兩煨。若慢驚不用大黃，加製南星。

火府散　面赤咬牙發熱，唇口乾燥，小便赤濇，一切虚實邪熱并治。

生地黄　木通 各一兩　黄芩　甘草 炙，各半兩

右㕮咀，每服二錢，水煎温服，無時。

湯氏金星丸　治急驚，壯熱痰壅，大便不通。

郁金 末　雄黄 各二錢五分　膩粉 半錢　巴豆 七個，取霜

右爲末，酢糊丸黍米大，一歲二丸，薄荷湯下。

小黑龍丸　治小兒急驚輕者。

青礞石 煅，一兩　青黛 一錢　蘆薈 一錢半　膽星 一兩

右爲極細末，甘草湯爲丸，如鷄頭大，每一丸，薑蜜薄荷湯下。大小黑龍丸，俱以礞石、膽星治痰之劑爲君，痰多者宜之。

謝氏奪命丹　治急驚不省人事，眼定不動，牙關不開，唇白并黑者。

南星　半夏 各四錢，爲末，并以薑汁和作餅，晒乾　真珠 白者，二錢　巴豆 去油净，一錢　朱砂 四錢　金箔　銀箔 各十片　輕粉　麝香 各半錢

右各爲末和匀，飛羅麵打糊爲丸如黍米大，每一歲兒一丸，燈心湯下。

比金丸 治小兒風熱丹毒，急慢啞驚。

前奪命丹中，減去金銀箔，加真郁金末三錢，丸如上法。

利驚丸

前比金丸中，去郁金，加腦子半錢，白頸蚯蚓一條，用刀截斷首尾兩頭齊，跳者用之，去土，秤二錢，丸服如上法。按此三方，導痰藥也。白餅子加減法。

演山青金丸 治驚風痰熱，四證壅盛。

巴霜半錢匕 青黛二錢半 南星半兩，炮 輕粉一錢 滑石 全蠍去毒炒，各二錢

右爲末，稀糊丸如麻子大，一歲五丸，二歲七丸，大小加減，薄荷茶清下，以通爲度。一方加白附子。一方無輕粉。

真珠天麻丸 治驚風痰熱壅盛，及弔腸鎖肚撮口，絶效。

南星炮 天麻 白附子炮，各一錢 膩粉半錢 巴霜一字 蕪荑炒 全蠍麵炒 滑石各一錢半

右爲末，糊丸粟米大，一歲五七丸，二歲十丸，大小加減，薄荷湯點茶清送下。

鄭氏驅風膏 肝風筋脈拘急，面紅目青，眼上驚搐，及胎風。

辰砂 蠍尾 當歸 龍膽草 川芎 山梔仁 大黄 羌活 防風 甘草各一錢

右爲末，入麝香一字，煉沙糖丸鷄頭大，三歲三丸，薄荷竹葉蜜湯化下。

安睡散 治急慢驚風潮搐，不得安睡。

辰砂研水飛 乳香 血竭各一錢，并細研 麝香半錢，研 人參 酸棗仁炒 南星炒 白附各半兩 蜈蚣一條，酥炙黄酒浸一宿 全蠍二十一枚

右爲末，一歲一字，薄荷汁好酒煎沸調下，得睡效。

蛇頭丸 治急慢驚風涎，搐搦來去，不問陰陽二候。

蛇頭一個，炙　赤足蜈蚣三條　朱砂三錢　鉛白霜　輕粉各二錢　龍腦　麝香各一錢　鐵液粉　百草霜各半兩　蛇含石一兩，酢淬

右爲末，米糊丸鷄頭大，三歲半丸，薄荷湯磨下。一方加全蠍一分。慢驚加附子半兩去皮尖，血竭一分。

直指天麻丸　利驚下痰，弔腸鎮肚撮口，可通用。

天南星炮，二錢　白附炮　馬牙硝　明天麻　川靈脂　全蠍焙，各一錢　輕粉半錢　巴霜一字

右爲末，稀糊丸麻子大，每一丸，薄荷生薑泡湯送下。右重下之劑，惟上壅下閉，血氣充實，脈沉而有力者宜之。又閻氏所謂候搐勢定，下其痰熱之類，是已利驚後，調胃助氣，定志寧神，防作慢驚。

直指銀白散　助胃驅風，嘔吐作慢驚候者通用。

蓮肉　白扁豆炒　白茯苓各二分　人參　天麻　白附子炮　全蠍炒　木香　甘草炙　藿香各半分　陳米炒香，三錢

右爲末，每一錢，薑一片，入冬瓜子仁七粒同煎，或陳米湯調下。一方加白朮一分。醒脾散、大醒脾散、王氏惺惺散，皆和胃助氣，可通用。

定志丸　治驚風已退，神志未定，以此調之。

琥珀　茯神　遠志肉薑製　人參　白附炮　天麻　天門冬去心　甘草炙　酸棗仁炒

右爲末，煉蜜丸皂子大，朱砂爲衣，每服一丸，燈心薄荷湯調下。御院有乳香。

加味地黃丸

地黃八兩　山藥　山茱萸各四兩　澤瀉　牡丹皮　茯苓各三兩　羌活　防風各二兩

右爲末，煉蜜丸如桐子大，量兒大小加減。

五福化毒丹　治驚熱，涼心膈。

生地黃　熟地黃焙，各五兩　天冬去心焙　麥門冬去心焙，各三兩　淨甜硝　乾黑參　甘草各二兩，炙　青黛一兩半

右上六味爲細末後，研入硝黛，煉蜜丸如鷄豆大，每服半丸或一丸，食後熱水化下。海藏曰：五福丸治急

驚風，生蚯蚓一條研爛，入五福化毒丹一丸，再研如泥，煎薄荷湯少許，調化旋灌，量小兒大小加減服之。右三方，乃甘寒瀉火之劑爲君，小兒血氣虛而急驚者宜之。又潔古、閻氏所謂：候搐止勢減，宜安神鎮心之類是已。

五苓散 解傷寒温濕暑毒霍亂，分陰陽，理煩渴飲水，小便不利。

澤瀉去粗皮，二兩半　白茯苓去皮　猪苓去皮　白朮各一兩半　肉桂去粗皮，七錢半，不過火

右碎，入桂同研爲末，每服一錢，温湯調下，不拘時。若作㕮咀，用赤茯苓，分兩同前，每服二錢，水一盞，煎七分温服。加辰砂一兩，治熱驚。

百解散 主和解百病，虛慢陰證不宜。

乾葛二兩半　升麻　赤芍各二兩　黄芩一兩　麻黄製，七錢半　薄桂肉二錢半　甘草一錢半

右碎，每服二錢，水一盞，薑二片，葱一根，煎七分，無時温服。有風熱盛，加薄荷同煎。

木通散 主上膈熱，小腑閉，煩躁生嗔，及淋證，諸瘡丹毒。

木通去皮節　地扁蓄去老梗，各半兩　大黄　甘草　赤茯苓去皮，各三錢　瞿麥去乾根　滑石末　山梔仁　車前子　黄芩各二錢半

右件㕮咀，每服二錢，水一盞，燈心三莖，煎七分，無時温服。或入薄荷同煎。

三解散 主上焦蘊熱傷風，面紅目赤，狂躁氣急，渴水驚啼煩悶，丹毒口瘡，痰嗽搐掣。

赤芍藥　黄芩各五錢　全蠍十五尾，去尖毒　粉草六錢　茯神　枳殼去穰剉，麸炒黄，各二錢　防風　天麻　大黄　郁金　白附各二錢半　人參二錢五分　殭蠶五錢

右碎焙爲末，每服半錢至一錢，用薄荷湯無時調下，或燈心湯。

牛蒡湯 主傷風發熱煩躁，鼻塞氣喘，痰嗽驚啼，及諸瘡赤紫，丹毒咽喉腫痛。

牛蒡子三兩，略焜研碎　大黄一兩半　防風　薄荷各一兩　荆芥四兩　甘草一兩一錢半

右件㕮咀，每服二錢，水一盞，煎七分，無時温服。

防風湯 治急驚後，餘熱未退時復，手足搐掣，心悸不寧；及風邪中入肝經，兩目視人，開眨不常。

防風去蘆 川芎 大黄 香白芷 黄芩 甘草各半兩 細辛去葉，二錢 薄荷葉二錢半

右件剉焙爲末，每服一錢，用温湯，無時調服。

半夏丸 治痰證神效。若驚搐後風涎潮作，服之神效。

半夏生用，二兩 赤茯苓 枳殻制，各一兩 風化朴硝二錢半

右前三味爲末，入乳鉢同朴硝杵勻，用生薑自然汁煮糯米粉爲丸菉豆大，每服三十丸至五十丸，仍以淡薑湯食後臨睡送下。兒小煮丸如粟穀大。

寬氣飲 主通利關節，除胷膈痞結，消痰逐水，進美飲食；及治蓄氣而成搐，傳變急慢驚風，氣逆不和，精神昏倦。

枳殻水浸去穰，麸炒微黄 枳實製同上，各一兩 人參 甘草炙，各半兩

右剉焙爲末，每服半錢至一錢，淨湯無時調服。驚風發搐，薑汁葱頭湯同調。熱極者，入寬熱飲，薄荷蜜湯調下，或麥門冬湯。

五和湯 主宣利臟腑積熱，調和榮衛。

當歸酒洗 赤茯各半兩 甘草炙 大黄 枳殻水浸潤，去穰剉片，麸炒微黄，各七錢半

右件㕮咀，每服二錢，水一盞，煎七分，無時温服。

茯神湯 治心氣不足，虚而驚悸，日常煩哭；及嬰孩生下，羸瘦多驚。宜子母同服，自然有效。

茯神一兩 人參 當歸去蘆尾酒洗，各半兩 甘草炙，二錢

右件㕮咀，每服二錢，水一盞，煎七分，無時温服。有微熱煩躁，入麥門冬，去心同煎。

鎮驚丸 主急慢二驚，風痰上壅，手足抽掣，口眼喎斜，煩躁生嗔，精神昏悶。常服寧心鎮驚，疏風順氣。

人參三錢 粉草半生半炙 茯神 殭蠶去絲 枳殻同前製，各五錢 白附子 南星製 白茯苓 硼砂 牙硝 朱砂水飛，

各二錢半　全蠍十尾，去尖毒　麝香一字

右除牙硝、硼砂、麝香、朱砂四味，用乳鉢細研，余九味焙爲末，入乳鉢内和勻前四味，用糯米粉水煮清糊爲丸梧桐子大，就帶潤以銀朱爲衣，每服三丸至五丸或七丸。急驚用温茶清磨化服；慢驚以生薑、熟附子煎湯，研化温服，薄荷湯化下。或麥門冬湯。

截驚丸　治驚風搐掣，煩躁有熱，兩目上視，口禁牙關。

龍膽草　防風　青黛　鈎藤和鈎　淨黄連　牛黄　甘草　朱砂各五錢　薄荷葉二錢半　麝香半錢

右除牛黄、麝香外，餘八味剉炒爲末，仍同前二味，乳鉢内杵勻，煉蜜丸如芡實大，每用一丸至二丸，温湯化服，或茶清。

朱砂膏　主五心煩熱，喉痰壅盛，驚風搐搦，渴飲無時，睡中不寧，見人煩躁，口瘡糜爛。

朱砂五錢　馬牙硝　硼砂　元明粉各二錢半　真麝香　金箔銀箔各十五片　白附子　枳殼麩炒微黄，各三錢　川芎　粉草各四錢　人參　黄芩　薄荷葉

右前七味，入乳鉢細研，後七味剉焙爲末，仍入鉢中，同前藥和勻，煉蜜丸芡實大，每服一丸至二丸，用麥門冬熟水，無時化服。

不驚丹　治因驚氣而吐逆作搐，痰涎壅塞，手足掣縮，目睛斜視，常服疎風順氣，自不作驚，和脾胃，進飲食。

枳殼去穰麩炒黄，一兩　淡豆豉焙乾　南星　茯神去皮根木，各半兩　蠍梢五十尾，去尖毒　淨蕪荑二錢半，先入乳鉢内，研爛極細

右除蕪荑外，餘五味焙爲末，再同蕪荑乳鉢内杵勻，酢煮糯米粉糊爲丸，周歲内嬰孩粟穀大，每服三十丸至五十丸，乳汁下；三歲以上者，麻仁大，每服五十丸及六十丸，温米清湯下，候一時，得吃飲食。

參朮柴苓湯　治肝經風熱，脾土受剋，其證善怒，睡中抽搐，徧身作癢，飲食少思。

人參　白朮　茯苓　陳皮各一錢　柴胡　升麻各七分　山梔炒，八分　鈎藤鈎一錢　甘草炒，五分　每服一二錢，薑

棗水煎。

青州白丸子　治小兒驚風。

生半夏七兩　生南星三兩　生白附子二兩　生川烏半兩，去皮臍

右爲末，以生絹袋盛，井花水擺出，如未出者，更以手揉出，如有滓更研，再入絹袋擺盡爲度，於磁盆中，日晒夜露，至曉撇去舊水，別用井花水攪，又晒至來日早，再換新水攪。如此法春五日，夏三日，秋七日，冬十日，去水晒乾後，如玉片研細，以糯米粉煎粥清，丸菉豆大，每服三五丸，薄荷湯下，無時。

海藏返魂丹　治小兒諸癲癇潮發瘈瘲，口眼相引，項背强直，牙關緊急，目直上視，及諸病久虚，變生虚風多睡者，因荏苒不解，速宜服之。

烏犀屑，二兩　水銀　天麻酒洗焙　檳榔　硫黄研末入水銀，置磁石器内慢火炒成沙　殭蠶去絲嘴微炒，各半兩　白附子炮　獨活　川烏炒通赤留煙少許入碗内，以一盞子蓋上，新土圍之，待冷取出　乾蝎去毒炙　川萆薢炒　肉桂去粗皮　當歸酒浸焙乾炒　細辛根　防風　天南星薑汁煮軟，炒黄　阿膠杵碎炒　藿香去土　羌活　烏蛇酒浸一宿炙熟，去皮骨　沉香　槐膠　白花蛇酒浸一宿炙熟，去皮骨　麻黄去根節　半夏薑汁浸三宿炒　羚羊角鎊　陳皮去白炒，各一兩　天竺黄研　广木香　乾薑炮　茯苓去皮　晚蠶沙微炒　人參　蔓荆子去白皮　敗龜板醋酒炙黄　藁本去土　桑螵蛸炒　白芷　何首烏米泔浸一宿煮焙　虎骨酒醋塗炙黄　砂仁　白术泔浸一宿切焙　枳殼炒去白　丁香　厚朴各三分　蟬殼炒　川芎　附子泡去皮尖　石斛去根　龍腦另研　肉豆蔻去殼炒　雄黄研飛　朱砂研飛，各一兩　膩粉　麝各另研，一錢　烏鷄一隻，去毛嘴翅足　狐肝三具，二味臘月入瓦器，固濟煅赤，候冷研用　金箔三十片爲衣

右藥五十八味，炮製如法，煉蜜合和，搗三五千下，丸如桐子大，金箔爲衣，每一歲兒，温薄荷自然汁化下，無時。右閻氏宗錢氏治慢驚法，脈無力者宜之。其法以青州白丸子兼異功散、羌活膏、温白丸、鈎藤飲子之類服之，至有往往死中得生者。湯氏曰：凡吐瀉成虚風慢脾，先用奪命散、青州白丸子末，煎如稀糊，入蜜調，控下涎，後服祛風醒脾等藥。

八仙散　風盛者服之。

白天麻　白附子　花蛇肉　防風　南星　半夏　冬瓜子　全蠍各等分

右㕮咀，每服一錢，水半盞，薑二片，棗半枚，煎二分熱服。加薄荷尤佳。一方加川烏。

釀乳方

人參　木香　藿香　沉香　橘皮　神麯　麥芽各等分　丁香減半

右㕮咀，每服四錢，水一碗，薑十片，紫蘇十葉，棗三枚，煎至半碗，乳母食後，須去乳汁盡，方取服之，即仰臥霎時，令藥入乳之絡，次令兒吮數口，不可過飽，此良法也。如嘔定一日，急宜截風，服八仙散，兩日後宜醒脾散。如前件藥俱用不效，危困可憂，須診太衝脈未絶者，當灸百會一穴，前後髮際兩耳尖折中，乃是穴也。方书所載但云頂上旋毛中，殊不審有雙頂者，又有旋毛不正者，庸醫之輩，習循舊本，悮人多矣。灸後即當控涎，用青州白丸子末，再煎如稀糊，入煉蜜，調奪命散，良久涎下；細研靈砂，米飲調，旋抹口中，漸看退證。如風盛服八仙散，昏困服醒脾散。常令減乳，母服釀乳藥，如此調理，無不愈者。間有禀受不堅，五行數短者，雖神聖工巧，不能奪其造化矣。若涎已離膈，但在喉中如鋸，藥不能入，又不可控，當用別法撩之，兼搐鼻噴嚏得出，次服奪命散，庶免再作。

撩痰方

川烏尖　白附尖各七個，去皮生用　蠍梢七枚　石綠少許

右爲末，一處和勻，用鷄翎蘸藥，入喉中，逐漸抽出，頻用帕子拭之。右湯氏治慢驚法，先用奪命散、白丸子控涎，候涎下一回，用八仙醒脾等一回，令乳母用釀乳法。如危極者，却灸百會及撩痰法，但奪命用礞石，氣虛者難用，必與東垣益黃散相兼服之可也。陳氏曰：治慢驚風，先用芎蠍散，用手法斡出寒痰冷涎，自不痴呆；次服油珠膏；後服益真湯，温壯元氣；時服前朴散，寬上實下。

芎蠍散　治小兒腦髓受風，顖顱開解，皮肉筋脈急脹，腦骨縫青筋起，面少血色，或腹中氣響，時便青白色沫，或嘔吐痰涎，欲成慢驚，搐足脛冷者。

川芎　華撥各一兩　半夏酒浸一宿湯洗焙　細辛各二錢　蠍梢去毒，一錢

右細末，一周兒抄一銅錢，用數沸湯調稍熱，或用薄荷湯，飢服。如痰滿胸喉中，眼珠斜視，速與服。若目上直視不轉睛者，難救。或痰氣壅塞，不能嚥藥，用一指於兒喉嚨齶中探入，就斡去痰涎，氣稍得通；次用補脾益真湯，或以油珠膏選用。此方累世活人多矣。

油珠膏　治氣逆嘔吐，風痰作搐。

石亭脂硫黄中揀取如蠟者　滑石各半兩　黑附炮去皮臍　半夏酒浸一宿湯洗七次焙　南星酢浸一宿，湯洗七次焙，各一錢

右細末，每服一錢，用冷清虀汁半盞，滴麻油一點，如錢抄藥，在油珠上，須臾墜下，却去虀汁，與兒服之，再用清虀汁三五口嚥下，肚飢服，服訖後一時，方與乳食。

補脾益真湯　治胎弱吐乳便清而成陰癇，氣逆涎潮，眼珠直視，四肢抽掣，或因變蒸客忤，及受驚誤服涼藥所作。

木香　當歸　人參　黄芪　丁香　陳皮　訶子　厚朴薑製　炙草　肉荳蔻　草果　白朮　桂枝　茯苓　半夏　附子炮，各半兩　全蠍炒，每服加一枚

右㕮咀，每服三錢，水一盞半，薑一片，棗一枚，煎六分，稍熱飢服。服訖令揉心腹以助藥力。候一時方與乳食。渴者，加茯苓、人參、甘草，去附子、丁香、肉蔻。瀉者，加丁香、訶子肉。嘔吐，加丁香、半夏、陳皮。腹痛者，加厚朴、良薑。欬嗽，加前胡、五味子，去附子、官桂、草果、肉蔻。足冷，加附子、丁香、厚朴。惡風自汗，加黄芪、官桂。痰喘，加前胡、枳實、赤茯，去附子、丁香、肉蔻、草果。氣逆不下，加前胡、枳殼、檳榔，去當歸、附子、肉蔻。腹脹，加厚朴、丁香、前胡、枳殼。

前朴散　治心腹結氣，或嘔噦吐瀉，肚腹脹痛，驚悸。

前胡　白朮　人參　陳皮　良薑　藿香　甘草　厚朴各等分

右剉，每服三錢，水一盞，煎七分，稍熱，空心服。

沖和飲 治感冒風寒，头疼發熱，肩背拘急，惡心嘔吐，腹痛膨脹，兼寒濕相搏，四肢拘急，冷氣侵襲，腰足痛疼。

蒼朮米泔浸一宿，去粗皮剉，炒微黄，一兩二錢 人參 前胡 桔梗炒，各五錢 枳殼麸炒微黄 麻黄 白芷 半夏湯洗七次薑汁浸，晒乾 陳皮 川芎 甘草各七錢半 當歸酒洗 薄桂去粗皮 白芍 赤茯苓去皮，各一錢半 乾薑 厚朴去粗皮，薑汁浸一宿，慢火炒，各二錢

右剉，每服二錢，水一盞，薑二片，葱一根，煎七分，無時温服。傷冷惡心嘔吐，煨薑同煎。開胃進食，加棗子煎，空心温服。寒疝痛，入鹽炒茱萸、蘹香同煎。

七寶散 治時氣傷風傷寒，頭昏體熱欬嗽，及脾胃肺臟不和，口中腥氣異常，或牙縫微有鮮血，兼調理諸病後小證得中，以其品味不僭不燥爲佳。

紫蘇去老梗 香附各三兩 甘草 陳皮 桔梗剉炒，各二兩半 川芎 白芷各一兩

右㕮咀，每服二錢，水一盞，薑二片，煎七分，無時温服。痰嗽，加製半夏；口腥氣，入鹽煎；調理諸疾，加棗子煎。

六柱散 治吐利泄瀉，胃虚脾慢，手足俱冷，六脈沉微。

人參去蘆 白茯苓去皮 熟附子 南木香 肉荳蔻 白朮六味各半兩

右碎，每服二錢，水一盞，薑二片，棗一枚，煎七分，不拘時温服。

日生湯 治吐瀉痢後，將傳慢驚慢脾，神昏脈弱，飲食不進，睡露揚睛，晝輕夜重，急宜投服。

北南星一兩，瓦器盛東壁土，同醋煮，濾乾剉焙 人參 冬瓜仁打碎，各五錢

右件㕮咀，每服二錢，水一盞半，薑三片，慢火煎七分，候温無時少與，緩投服之，急必吐。

固真湯 主吐瀉痢後，胃虚脾慢，四肢口鼻氣冷，沉困不省人事。

人參 附子炮製 白茯苓 白朮各二錢半 山藥 黄芪蜜塗炙 肉桂 甘草炙，各二錢

右㕮咀，每服二錢，水一盞，薑三片，棗一枚，煎七分，空心温服無時。

醒脾散　主醒脾養胃，止吐利，進飲食，及調理病後神昏目慢，貪睡多困，脈弱，微有痰涎，并宜投服。

人參　白茯　藿香　白朮　甘草炙，各五錢　大南星八錢，剉作小塊，紙裹，水透濕炮過用　縮砂仁四十粒　丁香四十粒，不見火

右碎，每服二錢，水一大盞，薑三片，冬瓜子仁五十粒，搗碎，慢火煎七分，空心緩投服之，急必吐。

沉香散　治吐利後，神昏倦怠，飲食減少，脾胃氣虛，水穀不化，或隨時值五心煩熱，盜汗常出，或聞食惡心。

沉香　丁香　南木香　藿香葉各二錢半　陳皮　白朮　半夏湯洗七遍薑汁製　白茯苓　肉荳蔻各五錢　粉草炙，三錢

右除沉香、丁香、木香不過火，餘七味或晒或焙，仍同三味研爲細末，每服半錢至一錢，用紫蘇木瓜湯，空心調服。棗湯亦好。

天麻飲　治諸般風搐，不省人事。

明天麻　川烏炮製去皮臍，各七錢

右剉，每服二錢，水一盞，薑三片，慢火煎若稀糊，無時，勤與温服。

觀音全蠍散　治小兒外感風寒，內傷脾胃，致吐瀉不止，遂成慢驚等證。

全蠍二十一個　天麻炮　防風　羌活各錢半　白芷　炙草　扁豆薑製　黄芪蜜炙，各二錢　砂仁　赤茯苓各五錢

右爲末，每服一錢，用冬瓜仁煎湯，不拘時調服。

吉州醒脾散　治小兒慢驚，神昏目慢，多困有痰。

人參　白朮　木香　白茯苓　白附子　天麻　全蠍炒　殭蠶炒去絲嘴，各等分

右剉碎，每服二錢，水一盞，生薑三片，棗一枚，煎至五分，不拘時服。

本事醒脾丸　治小兒慢脾風，因吐利後虛困昏睡，欲生風癇。

厚朴　白朮　硫黄入豆腐中煮三五沸　天麻　全蠍　防風　官桂　人參各一錢

右爲細末，酒浸蒸餅，和丸如鷄豆大，每一丸搥碎，温米飲下。

蠍梢丸 治小兒胎虛氣弱，吐利生風，昏困嗜臥或潮搐。

全蠍微炒　白附子煨裂，各半兩　硫黃製　半夏薑汁製，焙乾，各一兩

右爲末，薑汁糊丸如麻子大，每服三十丸，荊芥湯下，量兒大小加減服之。

天麻湯 治小兒慢驚風，身冷瘈瘲。

天麻　防風　川烏　全蠍去翅足，薄荷葉包煨　南星

右㕮咀，等分煎服。

烏蠍湯 湯氏治慢驚方。

真川烏一枚，去皮生用　全蠍等分

右二件，㕮咀，分二服，水二盞，薑一片，煎半盞，旋旋滴入口中。

陰癇散 陰癇即慢驚風，此能祛風豁痰，回陽正胃。

黑附子生用去皮臍　生南星　半夏各二錢　白附子一錢半

右研細，井水浸七日，每日換水，浸訖控乾，入朱砂二錢，麝香一錢研勻，每服一字，薄荷湯調下，量兒加減。一方用生黑附子，去皮臍爲末，每服二錢，以水一盞半，生薑二片，煎至半盞，分二服，量兒加減。吐者入丁香五個同煎，空心服。或水浸炊餅爲丸如粟米，每服二十丸，生薑湯下亦可。

夏朴散

厚朴　半夏湯洗七次，薑汁浸半日，晒乾，各一錢

右，米泔三升同浸一百刻，水盡爲度。如百刻水未盡，少加火熬乾，去厚朴，只將半夏爲末，每服五分或一字，薄荷湯調下，無時。

豆卷散 治小兒慢驚，多因藥性太温及熱藥治之。有驚未退而別生熱證者，有因病愈而致熱證者，有反爲

急驚者甚多，當問病幾日，因何得之，曾以何藥療之。可用解毒藥，無不效，宜此方。

大豆黄卷水浸，黑豆生芽是也，晒乾　管仲　板藍根　甘草炙，各一兩

右爲末，每服半錢，水煎服，甚者三錢。藥水内入油數点煎，又治吐蟲，服不拘時。右諸家雜治慢驚，後一方解藥太過之毒，尤見憂人之切也。

平肝湯　治驚而有熱。

人參　茯苓　白芍藥酒炒　白朮

右，入生薑煎服。暑月加黄連、生甘草，竹葉煎服。

朮苓湯　治小兒驚因脾虚肝乘之，手足搐動，四肢惡寒而食少。

白朮二錢　茯苓一錢

右煎湯，入竹瀝，熱下龍薈丸三十丸，保和丸二十丸。

生氣散

丁香三字　白朮　青皮各二錢　甘草炙　木香　人參各一錢

右爲末，每服半錢，沸湯點服，或用《和劑》方調氣散亦可。

演山觀音全蠍散　因吐後傳慢驚候，清神固氣，補虚益脈，開胃止吐。

黄芪　人參各一分　木香　炙草　蓮肉炒　白扁荳炒　白茯苓　香白芷　全蠍　防風　羌活各一錢　天麻二錢　爲末，每一錢，棗半個煎，無時服。慢脾尤宜服。

湯氏醒脾散　吐瀉不止，痰作驚風，脾困不食。

白朮　人參　甘草炙　淨陳皮　白茯苓　全蠍去毒，各半兩　半夏麯　木香各一分　白附四個，炮　南星一個，炮　陳倉米二百粒

右爲末，每服一錢，水半盞，薑二片，棗半個煎，時時服。

大醒脾散 治慢脾風內虛，昏悶不省。

人參 茯苓 木香炮 全蝎焙 石蓮肉 白朮 陳皮 砂仁 甘草炙 丁香 白附子炮，各等分 陳米一撮，炒

右剉碎，每服二錢，用水一盞，生薑三片，棗一枚，煎至五分，不拘時服。量兒大小加減與服。

實脾散 治脾胃虛冷，吐瀉不止，乳食不進，慢脾等證。

人參 白茯苓 白朮 砂仁 麥芽 神麴 陳皮 石蓮肉 乾山藥 良薑炮 青皮 冬瓜仁各五錢 丁香 木香 薏苡仁炒 扁荳薑汁炒 香附炒 炙草 陳米炒，各二錢 肉荳蔻二枚，煨

右爲細末，每服半錢或一錢，用米湯不拘時調服。右皆慢脾風之主藥也。

保命丹 治小兒急慢驚風，四肢逆冷，眼直口噤，涎不止。

虎睛一對，安新瓦上，覆以瓦蓋之，慢火逼乾 朱砂半兩 全蠍 麝各半錢 天麻一分 蜈蚣二條，去頭尾，赤脚者

右爲細末，煉蜜丸如大豆大，瓦罐貯之，又入腦麝窨定。急驚薄荷蜜湯化下，慢驚薄荷湯化下，各三丸。

鎮驚丸

琥珀 辰砂 真珠母 青皮 甘草各二錢半 青黛 蘆薈 柴胡 青礞石硝煅，各半兩 天竺黃 膽星各二兩 天麻 乳香各一兩 雄黃一錢半

右爲末，甘草膏丸如鷄豆大，慢驚參朮湯下，急驚薄荷薑蜜湯下。

辰砂丸 小兒急慢驚風。

全蠍四十九個，微炒黃 辰砂半兩，研極細和勻

右取蚯蚓十條洗淨，入小瓶內，以温火煅蚯蚓化爲水，和丸如胡椒大，每服三丸，用順流水化下。

又 小兒急慢驚風。

殭蠶炒，三條 辰砂豆大，一粒 全蠍炒，一個 真珠末，一撮

右末，取蓬蒿中小蟲兒，每一個研作一丸如麻子大，每一粒用乳汁下。

琥珀抱龍丸 專治小兒急慢驚風，發熱欬嗽，作搐，痰喘驚悸，生薑薄荷湯下。

琥珀二錢半，包在精猪肉内煨过，取出研末，二錢　牛膽南星一兩六錢，臘月用牛膽製作者妙　殭蠶二錢，炒　雄黄研　辰砂研飛　人參　白茯苓各三錢　天竺黄五錢　真牛黄五分　釣藤全用鉤子，一兩五錢　真麝香一錢

右各味不可短少分釐，碾爲極細末，用粉甘草八兩剉碎，以水四大碗熬膏一盞，入藥末爲丸，每一丸重五分，金箔爲衣，外用黄蠟包之，一料作二百丸。時行痘疹，發熱嘔吐驚跳，白湯下；伤風發熱，欬嗽鼻塞，驚哭，葱湯下。因著驚發熱，睡臥不寧，燈心湯下；夏月發熱嘔吐，麥門冬湯下；因母發熱過乳，温熱不寧，甘草湯下；脾胃不和，頭熱，黄瘦懶食，砂仁湯下。周歲小兒服一丸，未及者半丸。連进一二丸，無不效驗。忌食魚腥生冷。食乳者乳母同服。

又 治病法如前。

琥珀一兩半，研　牛黄一錢，研　人參　檀香　白茯苓各一兩半　朱砂研　珍珠各五錢，研　枳殼炒　枳實　牛膽南星　天竺黄各二兩　山藥十兩　甘草三兩。以上各爲細末再用　金箔四百片　蜂蜜二斤　黄蠟二十五斤　此藥一料五百丸，每丸重五分。專治嬰孩小兒諸驚，四時感冒，瘟疫邪熱，煩躁不寧，痰嗽氣急，瘡疹欲出，發搐，并皆治之。其藥性温平，不寒不躁，驅風化痰，鎮心解熱，安魂定驚，和脾健胃，添益精神。葱白煎湯，或薄荷湯下。痰壅欬甚，生薑湯下；痘疹見形有驚，白湯下；心悸不安，燈心湯下，并不拘時服。初生數月者，每丸作四次服，或三分之一，或半丸；數歲者每服一丸。更量兒大小加減酌用可也。

奪命散 治急慢驚風諸藥無效，此藥隨手奏功。

白附三錢　黑附炮去皮臍，半兩，急驚不用　南星炮，一兩　天麻三錢　辰砂另研，二錢半　防風　半夏各半兩　全蠍七枚　蜈蚣炙，一條　麝香半錢　殭蠶炒，慢驚不用

右爲末，三歲兒半錢，薄荷生薑自然汁，加好酒沸湯，各少許調服。急驚加輕粉、腦子各少許。

保生丹 治慢驚甚驗。

赤脚蜈蚣酒炙，一全條 白直殭蠶炒，七個 辰砂另研，一字 全蠍用薄荷葉包炙，七枚 青州白丸子三十丸

右爲末，入麝香少許，慢驚人參麥門冬湯調下；急驚加腦子、牛黄各少許，金銀薄荷湯下。

天麻散 治小兒急慢驚風。

半夏七錢 天麻二錢半 甘草炙 茯苓 白朮各三錢

右用水一盞，入磁罐内煮藥，令水乾，將老薑三錢同煮，候乾爲細末，每服一錢五分，薑棗湯調下。

雄黄散 主暴中急慢驚風，齁鮯痰涎滿口，及雨侵閉，汗不通，或凉或熱，坐臥生煩。

紅亮雄黄二錢半 白芍 川烏頭炮去皮臍 草烏頭炮去皮 明天麻 川芎各半兩

右除雄黄外，五味剉焙，同雄黄爲末，驚風痰涌，每服半錢或一錢，用薑汁茶清調下。發汗，薑葱薄荷水煎。併投三服取效。

南星散 治驚風墜涎。

天南星一個，重一兩者，換酒浸七周時取出，新瓦上炭火炙乾烈，地上去火毒，擣細末，入朱砂二錢半

右研爲細末，每服五分，荆芥湯，空心及午時各調下一服。

天麻防風丸 治小兒驚風身熱，喘粗多睡，驚悸搐掣神昏，痰涎不利等證。

天麻 防風 人參各一兩 蠍尾去毒，半兩 甘草 朱砂 雄黄 牛黄 麝香各一錢 殭蠶炒，半兩

右爲末，煉蜜丸如櫻桃大，朱砂爲衣，每服薄荷湯下一二丸。

七味羌活膏 治急慢驚風壯熱。

羌活 獨活 明天麻 全蠍去毒 人參 殭蠶炒，各半兩 烏蛇肉酒浸一宿焙乾，一兩

右爲末，煉蜜和丸如皂子大，每兩作五十丸，每服一丸，荆芥湯下。

全蠍散 治小兒驚風。

全蠍二錢，不去頭尾，用薄荷葉裹炙乾

右同研爲末，作四服，白湯下。

褊銀丸　治小兒急慢驚風積癎。

青黛三錢　水銀一皂角子大，同黑鉛炒砂子　寒食麵　黄明膠炒焦爲末，各二錢　腦麝少許　輕粉炒，豆許　雄黄　粉霜　朱砂各一兩　巴豆二十一粒，去油

右研細，滴水爲丸如麻子大，捏匾曝乾，磁盒盛之。一歲一丸，隨意加減，煎棗子湯送下，不得化破。

劫風膏　治急慢驚搐，臍風撮口，牙關緊閉，痰涎壅盛，咽喉腫痛。

葳靈仙去蘆，一兩半，細剉焙研爲末

右用皂莢三兩，去皮弦搥挪，温水一碗，絹濾過，慢火熬若稀糊，入醇醋半兩，再熬三五沸，去火候冷，用前藥末停分乳鉢内杵勻，丸芡實大。先用鹽梅肉擦牙根；次以此膏一丸或二丸，温白湯濃調，抹入左右牙關内即開，續進別藥。熬時得瓦器爲上，銀器尤佳。如解風痰壅盛，淡薑湯調化，無時少與含嚥。咽喉腫痛，温茶清調下或薄荷湯。以上諸方，通治急慢驚風。蓋謂虛實兩見，急慢互出，故有通治之法。合而言之，急慢雖異，皆本之於痰，故礞石、星、半之屬，通能治之者也。分而言之，礞石之屬瀉痰，青黛之屬瀉木，朱砂之屬瀉火，皆治氣實之劑；參、草之屬補土，天麻、全蠍之屬補木，烏、附之屬補火，又皆治氣虛之劑。故補瀉兼施，虛實通治之法也。

古今圖書集成醫部全録卷四百三十二

小兒驚癇門

方

霹靂散《證治準繩》，下同　解急慢驚風，不省人事。

猪牙皂角三錢　細辛　川芎　白芷各二錢　躑躅花一錢半

右剉晒爲末，每以少許用大燈心三寸長，蘸點鼻內，得噴嚏爲驗。前藥不可焙，焙則不應。

蟬蜕鈎藤飲　治肚疼驚啼。

鈎藤鈎　天麻　茯苓　川芎　白芍藥各三錢　甘草　蟬蜕各一兩

右入燈心，水煎服。

消暑清心飲　解伏熱中暑，煩躁作渴，神氣不清，及有驚搐，名暑風證，投之即效。

香薷　澤瀉各一兩　白扁豆炒熟去殼研　淨黄連　羌活　猪苓　厚朴薑汁浸透炒　白朮　乾葛　赤茯苓　升麻　川芎各半兩　甘草三錢

温膽湯　治心膽虚怯，觸事易驚，或夢寐不祥，遂致心驚膽懾，氣鬱生涎，涎與氣搏，變生諸證，或短氣悸乏，或復自汗，膽虚不能制脾，則脾之水飲作矣。

半夏湯洗　竹茹　枳實麩炒　橘皮各二兩　甘草　白茯苓一兩半

右每服四錢，水一盞半，薑五片，棗一枚，煎七分，食前服。

寧志丸　治心虚多驚，若有痰宜吐之。

人參　白茯苓　茯神　柏子仁　琥珀　當歸　酸棗仁温酒浸半日去殼　遠志炒，各半兩　乳香　朱砂　石菖蒲各三錢
右爲末，蜜丸桐子大，每服三十丸，食後棗湯下。

茯神散　治五臟氣血虚弱，驚悸怔忡，宜用此安神定志。
茯神去木　人參　龍齒另研　遠志　桂心　防風　獨活　酸棗仁　細辛　白朮炒，各三錢　乾薑炮，三兩
右爲末，每服四五錢，水煎服，蜜丸亦可。

治要茯苓補心湯　治心氣不足，喜悲愁怒，衄血面黄，五心煩熱，或咽喉間痛，舌本作强。
茯苓四錢　桂心　甘草炒，各三分　紫石英煅　人參　麥門冬去心，各一錢　大棗二枚
右，水煎服。

治要茯苓散　治心經實熱，口乾煩渴，眠卧不得，心神恍惚。
茯神去木　麥門冬去心，各一兩五錢　通草　升麻各一兩二錢半　紫菀　桂心各七錢五分　知母一兩　大棗一十二枚　淡竹茹五錢　赤石脂一兩七錢五分
右，每服一兩，水煎。

朱雀丸　治心病怔忡不止。
白茯苓二兩　沉香半兩
右爲末，蜜丸小豆大，每服三十丸，人參煎湯下。

丹溪朱砂丸　治勞役心跳。
朱砂　當歸身　白芍藥　側柏葉各三錢　川芎　陳皮　甘草　黄連炒，各一錢半
右用猪心血爲丸粟米大，每服百丸，龍眼湯下。

本事辰砂遠志丸　消風化痰，鎮心安神。
人參　石菖蒲去毛　遠志去心　茯神各一兩　川芎　山藥　白附子　麥門冬　細辛　鐵粉　辰砂各五錢

右爲末，用生薑汁入水糊丸菉豆大，以朱砂爲衣，每服一二十丸，臨睡生薑湯下。

加味歸脾湯 去丹皮、山梔，即歸脾湯。治脾虚弱損，健忘惊悸等證。

人參　黄芪　茯神去木　白朮炒　遠志去心　棗仁　龍眼肉　當歸　丹皮　山梔炒，各一錢　甘草　木香各五分

右，水煎服。王肯堂曰：愚按前方，若乳母憂思傷脾，血虚發熱，食少體倦；或肝虚不能統攝，以致陰血妄行；或健忘怔忡，驚悸少寐；或心脾作痛，自汗盜汗；或肢體腫痛，大便不調；或婦人經候不調，晡熱内熱；或𤸇脣流注等證，致兒爲患者，令子母俱服之。

辰砂膽星膏 治小兒痰熱氣熱，氣急喘嗽，驚悸不安。

辰砂　膽星各一兩　琥珀　青礞石末各一錢　天竺黄二錢　甘草五分　麝香少許

右爲細末，煉蜜丸如芡實大，每服半丸，不拘時，生薑湯化下。

木通散 治小兒肝心有熱，驚悸，用此藥瀉肝風，降心火。

羌活　山梔子各二錢　大黄煨　赤茯苓　木通　甘草各一錢

右㕮，每服二錢，入紫蘇葉些少，水一盞，煎至五分，不拘時服。

九味養脾湯 治小兒大病後面黄肌瘦，目動咬牙，髮少未能强步，因悮服解表瀉利傷剋諸藥而至者，宜長緩調理，全復胃氣。

白朮一錢二分　白芍酒炒　白茯苓各八分　人參　陳皮　川芎各六分　甘草炙　半夏　麥冬各五分　黄芪蜜炙　當歸酒洗，各四分

右，用薑棗水煎服。

八物定志丸 補益心神，安定魂魄，治痰去胷中邪熱，理肺腎，治驚熱。

人參二兩　菖蒲　遠志　茯神　茯苓各一兩　朱砂研水飛，二錢　白朮　麥門冬各五錢　牛黄二錢，另研

右爲細末，煉蜜丸如桐子大，米飲湯下三十丸，無時。髓竭不足，加生地黄、當歸。肺氣不足，加天門冬、麥門冬、五味子。心氣不足，加上党參、茯神、菖蒲。脾氣不足，加白朮、白芍藥、益智仁。肺氣不足，加天

麻、川芎。腎氣不足，加熟地黄、遠志、牡丹皮。膽氣不足，加細辛、酸棗仁、地榆。神昏不足，加朱砂、預知子、茯神。

紫河車丸　此補劑斷癇。

紫河車肥厚者一個，洗淨，重湯蒸爛研化入　人參　當歸各二兩，爲末

右和勻爲丸如芡實大，每服五七丸，乳汁化下。

獨活湯　治小兒風癇，解表通裏。

獨活　麻黄去節　川芎各一錢　熟大黄　甘草炒，各半錢

右剉碎，每服二錢，用水一鍾，生薑二片，煎至四分，不拘時温服。

細辛大黄湯　治小兒風癇内熱。

明天麻　防風各半兩　北細辛　大黄焙　川芎各二錢半　炙甘草一錢半

右剉碎，每服二錢，入犀角少許，用水一鍾，煎至四分，不拘時服。

鎮驚丸　治小兒一切驚癇。

茯神　遠志薑製焙　紫石英燒酢淬研　人參　琥珀　滑石　蛇黄煅酢淬　南星炮，各二錢半　龍齒　熊膽　鐵粉各半分　輕粉三分

右爲細末，煉蜜爲丸如梧桐子大，朱砂爲衣，每服三五丸，煎金銀湯磨化，不拘時服。

七寶鎮心丸　治小兒驚癇心熱。

遠志薑製焙　雄黄　鐵粉　琥珀各二錢　朱砂一錢　金銀箔四片　麝香少許

右爲細末，煮棗取肉爲丸如梧桐子大，每服三五丸，煎麥門冬湯化下，不拘時服。

清神散　治小兒驚癇。

犀角　白蘚皮　石菖蒲　遠志去心薑製焙　半夏湯泡，各二錢五分　茯神半兩　大黄焙　人參　甘草炙，各一錢半

右爲末，每服半錢，煎麥門冬湯調，不拘時服。

天麻丸 治小兒食癇有痰。

南星泡二錢 白附炮 天麻 牙硝 川靈脂 全蠍焙，各一錢 輕粉半錢 巴豆去油，二錢半

右爲末，稀麵糊爲丸如麻子大，每服十丸，用薄荷煎湯，或薑湯送下亦可，不拘時服。

清鎮蛇黄散 治小兒諸癇。

蛇黄一個，煅酢淬七次研 郁金 雄黄各二錢 青礞石 朱砂各一錢 鐵粉篩淨細研，三分

右爲末，搗粳米飯爲丸如梧桐子大，每服三五丸，人參煎湯磨化，不拘時服。

地龍散 治小兒諸癇，發歇無時。

乾地龍半兩焙 虎睛一對，炙 人參二錢半 金箔 銀箔各三十片 天竺黄 朱砂研 代赭石煅酢淬 鐵粉各二錢半 雄黄一錢半 輕粉半錢

右爲末，每服半錢，紫蘇湯調，不拘時服。

龍腦安神丸

茯苓三兩 人參 地骨皮 甘草 麥門冬 桑皮各二兩 牙硝 朱砂研飛，各二錢 龍腦 麝香各三錢 真牛黄五錢 烏犀鎊，一兩 金箔三十五片

右爲細末，煉蜜爲丸如彈子大，金箔爲衣。如風癇，冬月温水化下，夏月涼水化下，不以時。一二三歲者，日進二服。小兒一丸分二服。虛勞發熱欬嗽，新汲水下。

奪魂散 定癇。

殭蠶去絲炒黄，半兩 蛇含石燒酢淬七八次碾 白附炮，各二分 生銀 生金 牛黄 白茯苓 烏梢蛇頭七八寸許，酒炙 明天麻各二錢 南星末一分，薑汁浸焙 半夏末二錢，薑汁浸焙 赤脚蜈蚣一條，酒浸炙焦 犀角鎊屑，二錢 腦子少許 麝香少許

右件爲末，蒸棗肉爲丸如麻子大，每服十丸至十五丸二十丸，煎金銀薄荷湯下，朱砂爲衣。

古鏡方　主驚癇邪氣，小兒諸惡疾。

古鏡 味辛無毒

右煮取汁，和諸藥煮服之，彌古者尤佳。

鎮癇雌黄丸　治小兒癲癇欲發，眼暗瘈瘲，聲惡嚼舌。

雌黄　黄丹 各一兩　麝香 研，一錢

右爲末，拌令極勻，用牛乳汁半升熬成膏，入前藥末，杵三五百下，丸如菉豆大，每服三丸，温熱水下，一日三服。此方得自名醫之家，極有神效。

拔萃妙香丸　安神通關，辟惡氣。

辰砂 研九兩　龍腦　膩粉　麝香 研，各七錢半　牛黄 半兩　金箔 十九片研

右合研勻，煉蜜去蠟，淨，入沙蜜白者七錢半，同煉勻爲丸，每兩作三十丸，米飲化下。

鎮心丸

朱砂　龍腦　牛黄 各一錢　鐵粉　琥珀　人參　茯神　防風　全蠍 七個，炙

右爲末，燈心湯調下，三歲一字。

神應丹

辰砂 不拘多少研

右以猪心血和之得所，以蒸餅裹劑，蒸熟取出，就丸如桐子大，每服一丸，食後臨臥，煎人參湯下。

治癇方　治太陽陽明二經爲患。

荆芥穗 四兩　白礬 爲細末，二兩

右棗肉爲丸如桐子大，每服二十丸，荆芥湯下；次三十丸、四十丸，又次五十丸，俱食前。

礬丹

虢丹　晉礬各一兩

右，丹墫鑿一窠，可容二兩許，先安丹在下，次安礬在上，以炭五觔，煅令炭盡，取出細研，以不經水猪心血爲丸如菉豆大，每服十丸至二十丸，橘皮湯下。

元戎二白丸

白礬一塊約一兩

右用生蒸餅劑裹，蒸熟去皮，可丸，入輕粉一字或半錢，量虛實加減，丸桐子大，每服一二三十丸，生薑湯下，小兒丸小。

朱砂滾涎丸　治小兒五癇。

朱砂　白礬生用　赤石脂　硝石各等分

右爲細末，研蒜膏爲丸如菉豆大，每服三十丸，食後荊芥湯下。

琥珀壽星丸

大南星一個，掘坑火煅，坑紅出炭淨。入好酒一升在穴內，再安南星蓋穴，勿令通氣，過一宿取出焙末　琥珀四兩　朱砂二兩半爲衣

右以猪心血打乾糊丸如桐子大，每服五十丸，煎人參湯送下。

南星五生丸

南星　半夏　川烏　白附子　大豆去皮，各一兩

右爲細末，滴水爲丸，每服二丸至五丸，不過七丸，薑湯下。

斷癇丸　治小兒諸癇痰盛。

皂角盈尺以上者三挺，搥碎去皮淨，用水三升，浸七日，收汁濾過，須磁石器內，桑柴慢火熬成膏　白礬煅研細，一兩半　蠍梢另炒　直殭蠶炒　雄黃　朱砂俱水飛另研　白附子各半兩　麝香一錢，另研　烏蛇酒浸取肉焙乾，一錢半　南星濕紙裹炮，一兩　赤蜈蚣一條，酒炙去頭足

右爲末，用水煮半夏糊，和前項皂角膏爲丸如梧桐子大，每服三五丸，用生薑湯磨化，不拘時服。

定癇丸　治小兒五癇。

赤脚蜈蚣去頭足，一條，酒浸炙　蠍梢去毒　烏蛇肉如前酒炙　生白附子　大南星末　圓白半夏末用薑汁和一宿，各二錢半　熊膽　白礬新瓦上煅，各一錢二分半

右爲末，稀麵糊爲丸如梧桐子大，朱砂爲衣，每服二三丸，用薄荷湯磨化，不拘時服。

又　治小兒驚癇。

膽星二兩　全蠍去尖毒炒，半兩　白附子　殭蠶炒　川芎各一兩　薄荷半兩

右爲末，粥丸青黛爲衣，每服一二丸，薑湯下。

吐痰碧穹丹

石緑研九度水飛，十兩　附子尖　烏頭尖　蠍梢各五十個

右爲末，入石緑令勻，麵糊丸如鷄頭，每服用薄荷汁半盞化下一丸，更以酒半合温服之，須臾吐出痰涎，然後隨證治之。

下痰控涎丸

生川烏　半夏　殭蠶薑汁浸一宿，各半兩　全蠍去尖，七個　鐵粉三錢　甘遂二錢半

右爲末，生薑自然汁或薄糊丸如菉豆大，朱砂爲衣，每服十五丸，薑湯下，忌甘草。

元戎小靈寶丹

附子炮，一兩　天麻　全蠍　白殭蠶　藿香葉　南星炮　白附子炮，各半兩

右爲末，酒糊丸桐子大，温酒下一十五丸。

當歸大黄湯　治小兒諸癇作熱，利下心中惡血。

大黄濕紙裹煨　炙草　當歸　赤芍藥各三錢　半夏製　川芎各二錢　爲末，每服一錢或二錢，水八分鍾，煎四分，無時服。

沉香天麻湯 治小兒因驚成癇，發搐，痰涎壅塞，目多白睛，項背强急，喉中有聲，神思如痴，先灸兩蹻脈各二七壯。

沉香 益智 川烏炮去皮臍，各二錢 天麻 防風 半夏湯炮 附子炮去皮臍，各三錢 羌活五錢 甘草炙 當歸 薑屑各一錢半 獨活四錢

右㕮咀，每服五錢，生薑三片，水煎温服。舉痛論云：恐則氣下，精怯而上焦閉。又云：從下上者，引而去之。以羌活、獨活苦温味之薄者，陰中之陽，引氣上行；又入太陽之經爲引用，故以爲君。天麻、防風辛温以散之，當歸、甘草辛甘温以補氣血之不足，又養胃氣，故以爲臣。黑附子、川烏頭、益智仁大辛温，行陽退陰，又治寒客傷胃爲佐。腎主液入脾爲涎，以生薑、半夏燥濕化痰。十劑云重可去怯，沉香辛温，體重氣清，去怯安神，故以爲使。氣味相合，升陽補胃，恐怯之氣，自得平矣。

牛黄丸 治因驚中風，五癇天釣，客忤潮涎灌壅。

白花蛇肉 白附 全蠍 生川烏半兩者，一枚 天麻 薄荷葉各半兩。已上六味，先爲細末，次入雄黄五兩 辰砂 牛黄各三錢 腦子半兩 麝香一錢

右爲一處和勻，麻黄去根二兩，酒一升，煎麻黄至一盞，去麻黄，用酒熬藥得所，勿至焦赤，衆手疾丸如芡實大，密器盛之。一丸作五服，煎金銀薄荷湯磨化，大能發散驚邪。

治五癇得效方

露蜂房焙 石緑各一兩 桂心 遠志去心 人參各半兩 朱砂一錢

右爲末，粥丸如桐子大，每服二三十丸，白湯下。

生地黄連湯 治血脱，尋衣撮空，摇頭妄語。

川芎 生地 當歸各七錢 赤芍 梔子 黄芩 黄連各三錢 防風一錢五分

右，每服三錢，水煎服。

大青膏

天麻末，一分　生白附末，一錢半　青黛一錢，研　生蠍尾末　烏梢蛇肉酒浸焙乾末，各半錢　朱砂研

右同再研細，生蜜和成膏，每服半皂子大至一皂子大。月中兒粳米大，同牛黄膏温薄荷水化一處服之。五歲已上，同甘露散服之。

鎮心丸　涼心經，治驚熱痰盛。

甜硝白者　人參去蘆取末，各一兩　甘草炙　寒水石燒，各一兩半　乾山藥　白茯苓各二兩　朱砂一兩　龍腦　麝香各一錢，三味俱另研

右爲末，熟蜜丸如鷄豆大。如要紅，入坯子臙脂二錢。温水化下半丸至一二丸，食後服。一方用金箔爲衣。

大防風湯　治鶴膝風腫痛不消，或潰而不斂。

附子炮　牛膝酒炒各一錢　白朮　羌活　人參　防風各二錢　杜仲薑製　川芎　肉桂　黄芪炒　熟地黄自製　芍藥炒，各一錢五分　甘草一錢

右，每服三五錢，水煎，仍量兒大小用之。

獨活寄生湯

獨活　桑寄生　杜仲炒　細辛　牛膝酒炒　秦艽　茯苓　白芍藥炒　桂心　川芎　防風　甘草　人參　熟地黄　當歸各等分

右，每服二三錢，水煎，空心，乳母同服。

防己湯　治感冒風濕之氣，失於解表，流注兩足，疼痛至兩膝浮腫，不能屈伸，傳成癱瘓。

麻黄去節存根，功全表裏，剉碎湯泡，濾過焙乾用　防己去黑皮　薄桂去粗皮，各半兩　赤芍藥　蒼朮米泔水浸一宿，去粗皮濾剉片火，炒至微黄　赤茯苓各一兩　甘草炙，七錢半

右件㕮咀，每服二錢，水一盞，薑二片，葱一根，煎七分，空心熱服，或入薤白同煎。

祛風散　治卒暴中風，不能言全，口眼喎斜，驚癱搐掣，痰實煩躁，神昏有熱，睡臥不穩。

防風 生南星 生甘草 半夏如前法製 黄芩各一兩

右碎，每服二錢，水一盞半，薑三片，慢火煎七分，不拘時温服。

獨活湯 治驚癱鶴膝，及中風濕日久，致腰背手足疼痛，晝輕夜重，及四肢痿痹不仁。

川獨活黄色如鬼眼者，佳半兩 當歸酒洗 白朮 蜜黄芪 薄桂 川牛膝酒洗，各二錢半 甘草炙，三錢

右件㕮咀，每服二錢，水一盞，薑二片，薤白一根，煎七分，空心熱服。或無時。

黑虎丹 治諸般風證。

草烏去黑皮，一兩，生用 川烏去黑皮生用 甘草各七錢半 麻黄 甘松 熟乾地黄 藿香葉 白芷 油煙墨燒存性 猪牙皂莢 川芎 當歸 何首烏 赤小豆 南星生用 殭蠶 羌活 白膠香 水鼈子去油，各半兩

右件剉碎，或焙或晒，研爲細末，糯米粉煮糊，丸麻仁大，每服三十丸，或五十丸或七十丸，稍空心，用淡薑湯下。兒小者，丸作粟穀大，治法如前。

排風湯 治中風狂言，失音不語，精神昏困，驚癱鶴膝等證；及腫疾才愈後，偶感外風，滿面遍體虚浮，并宜可服。

白蘚皮 白朮炒 白芍藥 薄桂 防風 川芎 當歸酒洗 炙草 杏仁去皮尖，各半兩 川獨活 麻黄去根节 白茯苓各七錢半

右每服二錢，水一盞，薑二片，煎七分，無時温服。

加味天麻散《幼幼近編》，下同 治小兒急驚初起，悸動有痰。

天麻 柴胡 殭蠶 半夏 膽星 白茯苓 白朮 黄連 鈎藤 枳實 生甘草

加味温膽湯

半夏 枳實 茯苓 陳皮 竹茹 酸棗仁 鈎藤 生薑

人參羌活湯 治急驚，散風邪，除風熱。

羌活　獨活　柴胡　前胡　天麻　薄荷　殭蠶　茯苓　桔梗　半夏　人參　生甘草　枳殼　木通　川芎
地骨皮

千金散　治一切痰喘驚風，及急驚痰喘不乳，雖至死，但灌藥，下喉即活。

全蝎炙　白殭蠶　朱砂　黄連　明天麻　牛膽南星各四分　牛膽黄　冰片各一分　生甘草二分　每用一分，薄荷燈心金銀煎湯下。一方無牛黄、冰片、甘草，有天竺黄，用竹瀝薑汁丸服。

利驚丸　治急驚，併臍風撮口。

半夏　天南星各五錢，薑製　滑石　蛤粉煅　朱砂各三錢　雄黄五錢　巴荳一錢　麝香　輕粉各三分　飯爲丸，如梧桐子大，薑湯下十丸。

加減利驚丸　治下痰甚捷。

牽牛末二兩　花青五錢　巴霜二錢半　麵糊爲丸豆大，湯下二三丸。

抱龍丸　治驚風伤風，驚駭悸動，痰熱諸痰風痰驚痰等證。

膽星二兩　天竺黄七錢　辰砂　雄黄各五錢　直殭蠶　全蝎去鹽　鈎藤　天麻各五錢半　牛黄　麝香各一錢　珍珠三錢
甘草膏丸芡實大，薄荷湯下一丸。一方有琥珀。

小牛黄丸　治急驚風痰盛。

膽星　朱砂各一兩　巴霜五錢　麵糊同牙皂膏爲丸如梧子大，每服三丸。

清心涼膈丸　治驚搐弄舌痰喘。

南星　半夏　白附各一兩　郁金　川烏各三錢　爲末，黄牛膽汁拌匀，仍入膽內，紮口高懸，透風陰乾，陳久更妙。臨用，每兩入青黛、焰硝、硼砂、明礬、雄黄、辰砂，各一錢，片腦一分，麵糊爲丸黍米大，薑湯送下。

鎮驚丸

真琥珀　辰砂飛　青皮　生甘草　珍珠　雄黄各二錢五分　青黛　青礞石　蘆薈　柴胡各五錢　天麻　乳香各一兩

膽星　天竺黄各二兩　甘草膏爲丸。慢驚，參朮湯下；急驚，薄荷薑蜜湯下。

保生錠　治急驚諸傷食傷風驚駭等證。

蛇含石四兩，醋煅七次　南星一兩，湯泡薑汁炒　白附子一兩　珍珠　朱砂各五錢　麝香一錢

右，米糊爲錠。

礞石丸　治驚風痰盛。

膽星　礞石各二兩　天竺黄　青黛各五錢　朱砂　蘆薈各三錢　蜈蚣燒存性　殭蠶各錢半　甘草膏丸芡實大。

通關散　治驚風已退，但聲啞無音。

南星泡　石菖蒲各等分　豶膽汁下，即能言語。

搐鼻散

半夏　細辛各一錢　荆芥七分　牙皂三錢　麝香二分半　爲細末，紙條蘸藥取嚏。

袪痰鎮驚丸　治急驚風，鎮驚甯神，退熱化痰。幼科去痰食聖藥，妙不可言。

牛膽南星一兩　竺黄　殭蠶各五錢　珍珠　全蠍去毒，各一錢　琥珀二錢　朱砂三錢　麝香三分　真金三帖　入藥蜜丸芡實大，薄荷薑蜜湯下。一方有牛黄二錢。

金棗丹

巴豆四十九粒，每日换水，浸二十一日取起，入紅棗内，濕紙包煨熟打爛，拌前藥爲丸，外用金衣，一歲一分，薄荷湯下。

天竺丸　治小兒癎證，或驚風不止。

天竺黄　明天麻　鈎藤鈎各五錢　棗仁　麥冬各二兩　人參　遠志　白芍藥酒洗　天冬去心，各一兩　茯神一兩半　桔紅七錢　蜜丸如彈子大，水飛朱砂爲衣，燈心湯下，每服一丸。

青黛丸

白附子五錢　南星　天麻　天竺黄各一兩半　巴霜一錢半　青黛二兩

右，蜜丸。

異功散 治吐瀉將成慢驚。

人參 白朮 茯苓 炙甘草 陳皮 木香 大棗 生薑

右，水煎。一方無木香。搐加全蠍、天麻、蟬蜕，吐加半夏、藿香，瀉加訶子、升麻、肉豆蔻，遍身厥冷加附子，語言不出加菖蒲。

醒脾散 治吐瀉脾困，欲發驚搐，用此祛風醒脾。

人參 白朮 蓮肉 炙甘草 茯苓 全蠍 白附子 天麻 菖蒲 木香 陳米炒黄 入薑棗同煎。

加味朮附湯 治慢驚吐瀉身冷，或因臟寒洞泄。

人參 白朮炒 茯苓 甘草炙 肉果煨 附子炮 每三錢薑棗同煎。一方加木香。

加味回陽散 治慢驚面青，四肢逆冷，泄瀉不止。

人參 白朮 山藥 茯苓 甘草 附子 赤石脂煅 殭蠶 全蠍 薑湯下二錢。

星附散 治慢驚。

人參 防風 全蠍 殭蠶 蕲蛇 膽星 白附子 蟬蜕 白茯 琥珀 朱砂各一分 麝香 冰片各半厘 牛黄半分 蝦蟆膽汁調藥抹口中，用蚌汁灌之。

回生錠 治慢驚神效。

人參 白朮 山藥 茯苓各一兩 赤石脂煅 桔梗 牛膽南星各五錢 炙甘草 辰砂 礞石煅，各三錢 乳香二錢 牛黄 麝香各一錢 粽搗爲錠，陰乾，薄荷湯下。

紫河車丸 治胎驚。

人參 天麻 炙草 犀角 遠志甘草汁浸 滑石 白芍炒，各一兩 茯神 棗仁各一兩半 天竺黄 朱砂研，各五錢 紫河車一具，烘研 臍帶新瓦上炙焦另研，三條 共研細末，用鈎藤汁四兩，和煉蜜半觔，搗和爲丸，重錢二分，飢時臨臥，以燈心薄荷湯化服。如治急驚，前方去紫河車、臍帶、人參，加白殭蠶蜜炙六錢，全蠍六錢，牛黄一錢二分，琥珀一錢，膽星八錢，麝香三分。

定魄丸《東醫寶鑑》，下同　治因驚發癇。

人參　琥珀　茯神　遠志　朱砂　天麻　石菖蒲　天門冬　酸棗仁　甘草各等分

右爲末，蜜丸皂子大，朱砂爲衣，每丸燈心、薄荷煎湯化下。

紫霜丸　治食癇及腹中有食積痰癖，吐哯乳。

代赭石煅醋淬七次　巴荳三十粒，去皮油　赤石脂各一兩　杏仁五十個，去皮尖

右先將杏仁泥、巴豆霜入二石末相和搗千杵，若硬入少蜜，貯密器中。月内兒服麻子大一粒，乳汁化下，百日内服小豆大。一方赭石二錢，巴豆二十一粒去皮油，杏仁二十一個，

右末，飯丸粟米大。食癇用此取積，并不虛人。凡兒有熱，不欲飲乳，眼睡不寧，常常驚悸，此皆發癇患之漸，即以此藥導之，減其盛勢，則無驚風釣癇之患矣。

五癇丹　治急驚爲癇。

蜈蚣一條　牛膽南星二錢　全蠍　防風　白附　遠志　蘆薈　元胡索　辰砂各一錢　麝香一字　金銀箔各三片

右爲末，糊丸梧子大，金銀箔爲衣，每一丸，以薄荷湯化下。

太乙散　治胎驚。

天漿子　天南星　白附子　天麻　防風　白茯各二錢　全蠍　硃砂各一錢　麝一字

右爲末，每取五分，乳汁化下。

保幼化風丹　治驚風四證八候，去風痰驚熱。

南星　半夏　川烏　白附各一兩　郁金五錢

右爲末，裝入臘月黄牛膽内，陰乾，百日取出，研爲末，每一兩入雄黄、朱砂、硼砂、焰硝各一錢，片腦、

麝香各少許，共爲末，蜜丸豌豆大，燈心薄荷湯，研化下一二丸。

靈神膏

赤茯神　朱砂水飛，各一兩　麥門冬五錢　麝香二錢半

右爲末，蜜和作小餅子，每一餅，臨睡以薄荷湯化下，神效。一老醫乃三世小兒科家傳，只有四五藥，愈病無數。如小兒驚搐，多是熱證，不宜便用驚風藥，只以導赤散加防風、竹葉同煎，用二三貼導去心驚邪熱，其搐便止；次服靈神膏。

金箔鎮心丸　治驚風鎮安心神。

全蠍七個，以薄荷葉包裹，慢火炙乾　赤茯苓　天麻　防風　羌活　牛黄　犀角　朱砂　麝香　甘草各一錢

右爲末，蜜丸皂子大，金箔爲衣，每服一二丸，薄荷湯化下。

寧心膏　治小兒不定，恍惚不寧，恐畏多哭，睡中驚魘。

朱砂二錢　人參　白朮　白茯　茯神　山藥　羌活　甘草各一錢　龍腦　麝香各一字

右爲末，蜜丸芡實大，薄荷湯化下。

防風温膽湯　治驚風，消痰疎風順氣。

人參二分　半夏　枳殼　赤茯各五分　陳皮　防風各二分半　甘草一分半

右剉，作一貼，入生薑一片，紫蘇二叶，煎水調下大驚丸小驚丸服之。

大驚丸　治驚風，安神定驚，又治心熱夜啼。

酸棗仁去皮䏶粉炒　炙甘草各五錢　人參　赤茯苓　白朮　朱砂飛　麥門冬　木香　代赭石煅醋淬，各二錢五分　白直殭蠶炒　桔梗各一錢二分　全蠍三個　金銀箔各三片

右爲末，蜜丸梧子大，金銀箔爲衣，薄荷湯化下一二丸。一名大安神丸。

白朮散　治吐瀉日久不止，津液枯竭，煩渴引飲，欲成慢驚風。

葛根二錢　人參　白朮　白茯苓　木香　藿香　甘草各一錢

右粗末，每二錢水煎，任意服。泄瀉加山藥、白扁豆、肉豆蔻。已成慢驚，加天麻、細辛、全蠍、白附子。

驚風泄瀉煩渴，皆津液内耗也，不問陰陽，多煎滿意取足飲之，彌多彌好。一名清寧散。

烏蠍散　治慢驚純陰證，吐瀉不止。

四君子湯加　川烏　全蠍　南星各一錢

右剉，入薑三棗二，水煎服之。

神效散　治慢驚風。

一粒丁香一個蠍，一字辰砂一点血。

右三味，俱爲末，男用男左手中指血，女用女右手中指血，蘸药末擦兒唇上，即愈。

觀音散　治脾困多瀉，不思乳食，精神昏困，四肢冷，欲成慢驚。

人參一錢　蓮肉　神麯各二分　白朮　黄芪　木香　白扁豆　甘草各一分　白茯苓一分半

右剉，入薑二棗一，藿香三葉，同煎服。

全蠍觀音散　治吐瀉後成慢驚風，亦治慢脾風。

即前方加羌活、防風、天麻、全蠍也。

三味天漿子散　治慢驚風。

天漿子　白殭蠶　全蠍各三枚

右爲末，每一字薄荷湯調下。

補脾湯　治慢驚風。

白朮一錢三分　白芍藥酒炒一錢　白茯苓　半夏各七分　陳皮　黄芪蜜水炒　人參　當歸　川芎　肉蔻煨　乾葛　神麯炒，各五分　黄連炒　甘草炒三分右剉，作一貼，水煎，稍稍服。

保生丹　治慢驚風。

朱砂　天麻　白附炮　殭蠶炮　全蠍各二錢　乾薑炮　牛黄　麝香各一錢

右爲末，蜜丸麻子大，薄荷湯下三丸。

延生丹　治同上。

南星炮二錢半　朱砂　牛黄　羌活各一錢二分　麝香六分　蠍梢七枚　白殭蠶三枚

右爲末，棗肉和丸菉豆大，薄荷湯化兩丸服之。

參朮半夏湯　治慢驚風，子母俱服。

人參　白朮各二錢　半夏　天麻各七分　白茯苓　陳皮各五分　北細辛　薄荷葉　甘草各二分　全蠍炒，一枚

右剉，作一貼，薑三片，水煎服。

南星飲　治慢驚脾困涎盛，不思乳食。

大南星一個，炒　冬瓜仁　白扁豆薑汁炒，各二錢

右爲末，每二錢，以薑二片，防風少許，同煎服。

雙金丸　治吐瀉日久，脾胃虚損，手足厥冷，精神昏塞，多睡露睛，口鼻氣冷，欲成慢驚風。

金液丹　青州白丸子各等分　同研，生薑米飲調灌之，惟多服乃效。雖至危者，往往死中得生，十救八九。

沈存中曰：金液丹治慢驚垂危，才服之得活，須多服方驗，真小兒吐瀉之妙劑也。

備急丸　治急慢驚風。

五月五日取白頸蚯蚓不拘多少，去泥焙乾爲末

右加朱砂等分，糊丸菉豆大，金箔爲衣，每一丸白湯下。一法取蚯蚓以竹刀中斷之，看取急跳者治急驚，

慢跳者治慢驚，各另研爛，和朱砂末作丸菉豆大，入二器貯之，記而用之，神妙。

星香散 治急慢驚風搐搦，竄視潮涎。

南星泡，二錢半 木香 橘紅各一錢 全蠍二個

右剉作一貼，薑四片，水煎頻灌，大便去涎，即愈。

朱粉散 治急慢驚風。

一粒朱砂一片雪輕粉也，七个殭蠶三個蠍，不問驚風與慢風，服時須用生人血乳汁也。右先將蠶、蠍微炒燥，取出待冷，同砂粉研爲細末，却以母乳汁調抹於兒口內，立效。

探生散 治急慢驚風諸藥不效，用此吹鼻，定其死生。

雄黃 没藥各一錢 乳香五分 麝香一字

右爲末，吹少許入鼻，如眼淚鼻涕俱出者可治。

補脾益真湯 治慢脾風。

丁香 木香 訶子皮 陳皮 厚朴 草果 肉豆蔻 白茯 人參 白朮 桂枝 半夏 附子炮 甘草炙，各二分 全蠍炒，一枚

右剉，入薑二棗一，水煎灌服，服訖，令揉心下以助藥力。

九龍控涎散 治天釣。

蜈蚣一條，酒炙 臘茶 雄黃 甘草各二錢 乳香 天竺黃 枯白礬 荆芥穗各一錢 菉豆半生半炒，一百粒

右爲末，每半錢，人參薄荷湯調下。

鈎藤散 治同上。

人參 犀角各五分 全蠍 天麻各二分 甘草一分 鈎藤六分

右剉，水煎服。

燒丹丸　治胎驚發癎。

太陰元精石　輕粉各一錢　粉霜　硼砂各五分　研細，入寒食麵一錢，水丸成餅，再用麵裹煨黄，取去麵，再研細，滴水和丸如米大，一歲兒五丸，二歲十丸，温水送下，下惡物爲度。

古今圖書集成醫部全録卷四百三十三

小兒驚癇門

單方

小兒慢驚虛風：用平正附子去皮臍，生研爲末，以白頸蚯蚓於末内滚之，候定刮蚓上附末，丸黄米大，每服十丸，米飲下。《百一方》

驚癇發熱：丹參、雷丸各半兩，猪膏二兩同煎，七上七下，濾去滓盛之，每以摩兒身上，日三次。《千金方》，下同

小兒暴驚，啼哭絶死：蜀椒、左顧牡蠣各六銖，以酢漿水一升，煮五合，每灌一合。

小兒驚熱：天竺黄二錢，雄黄、牽牛各一錢，研勻，麵糊丸粟米大，每服三五丸，薄荷湯下。《小兒直訣》，下同

小兒慢驚發搐，帶有陽證者：血甘遂末即蚤休末一錢，瓜蔞根末一錢，同於慢火上炒焦黄研勻，每服一字，煎麝香、薄荷調下。

小兒驚竄，兩眼看地不上者：皂角燒灰，以童尿浸刮，用火烘乾研末，貼其顖即甦。《王氏小兒方》

小兒癇疾：棘枝上雀甕研其間蟲出，取汁灌之。《聖惠方》，下同

小兒天弔，目睛上視：用壁魚兒乾者十個，濕者五個，用乳汁和研灌之。

小兒天弔，驚癇客忤：取家桑東行根，研汁服。

小兒驚風内釣：胡椒、木鼈子仁等分爲末，醋調，黑豆末和杵，丸菉豆大，每服三四十丸，荆芥湯下。

小兒天弔驚風，翻眼向上：用乾蠍全者一個，瓦炒好朱砂三菉豆大爲末，飯丸菉豆大，外以朱砂少許，同

酒化下一丸，頓愈。

小兒軀啼驚癎，腹滿，大便青白色：用柏子仁末，温水調服一錢。

小兒慢脾風，因吐泄後而成：麻黄長五寸十個去節，白朮指面大二塊，全蝎二個，生薄荷葉包煨爲末，二歲以下一字，三歲以上半錢，薄荷湯下。

驚癎發熱：乾藍、凝水石等分爲末，水調敷頭上。

小兒急慢驚風，口眼喎斜，搐搦痰盛：用天漿子房去皮生用三枚，乾蝎生用七枚，朱砂一錢研勻，飯丸粟大，每服二丸，荆芥湯送下。

小兒風癎掣瘲戴眼，極者日數十發：莽草、雷丸各一鷄子黄大，化猪脂一斤，煎七沸，去滓，摩痛處，勿近目及陰，日凡三四次。《外臺秘要》，下同

小兒癎疾：白魚酒，用衣中白魚七枚，竹茹一握，酒一升，煎二合，温服之。

小兒驚風癎疾，喉閉牙緊：鉛白霜一字，蟾酥少許爲末，烏梅肉蘸藥，於齦上揩之，仍吹通關藥，良久便开。《普濟方》，下同

小兒癎疾：鷄子黄和乳汁攪服，不過三兩枚，自定。

小兒急驚：遠年白田螺殼燒灰，入麝香少許，水調灌之。

小兒癎疾：羖羊角燒灰存性，酒服少許。

小兒慢脾驚風：馬芹子、丁香、白殭蠶等分爲末，每服一錢，炙橘皮煎湯下。

小兒驚風：用大蒜七個，先燒紅地，以蒜逐個於地上磨成膏，却以殭蠶一兩，去頭足安蒜上，碗覆一夜，勿令泄氣，只取蠶研末，每用㗜鼻，口内含水有效。

驚癎中風，壯熱掣瘲，吐舌出沫：用豚卵一雙切細，當歸二分，以醇酒三升，煮一升分服。

治小兒癎利痰：天南星煨香一兩，朱砂一錢爲末，猪心血丸梧子大，每防風湯下一丸。

驚風煩熱：慎火草煎水浴之。

小兒　啼：黃芩、人參等分爲末，每服一字，水飲下。

小兒驚癇疳痢，或夜啼：青黛量大小水研服之。歌云：孩兒雜病變成疳，不問强羸女與男。煩熱毛焦鼻口燥，皮膚枯槁四肢癱。腹中時時更下痢，青黃赤白總一般。眼濇面黃鼻孔黑，穀道開張不可看。此方便是青黛散，孩兒百病服之安。《宫氣方》

小兒驚熱，心肺積熱，夜臥多驚：鉛霜、牛黃各半分，鐵粉一分研勻，每服一字，竹瀝調下。《聖濟録》，下同

小兒急驚搐搦：丹砂半兩，天南星一個一兩重者，炮製酒浸，大蠍三個爲末，每服一字，薄荷湯下。

小兒驚癇：磁石鍊水飲之。

小兒癇疾：水銀能壓一切熱，用小豆許安盞中，沉湯內煮一食頃，與服，勿仰兒頭，恐入腦也。

小兒急驚墜涎：水銀半兩，生南星一兩，麝香半分爲末，入石腦油同搗和，丸菉豆大，每一丸薄荷湯下。

小兒癇病瘥後，血氣上虛，熱在皮膚，身面俱腫：萎蕤、葵子、龍膽、茯苓、前胡等分爲末，每服一錢，水煎服。

小兒驚癇瘈瘲：用熊膽以竹瀝化兩豆許服之，去心中涎，甚良。孟詵方

小兒癇疾：用鼈甲炙研，乳服一錢，日二；亦可蜜丸服。《子母秘録》

小兒天弔，頭目仰視，痰塞內熱：用金牛兒即蟬蛻，以漿水煮一日，晒乾爲末，每用一字，冷水調下。《衛生易簡方》

小兒驚風：白殭蠶、蠍梢等分，天雄尖、附子尖各一錢，微炮爲末，每服一字或半錢，以薑湯調灌之，甚效。《寇氏衍义》

小兒風癇：取蠍五枚，以大石榴割頭剜空，納蠍於中，以頭蓋之，紙筋和黃泥封裹，微火炙乾，漸加火煨赤，候冷去泥，取中焦黑者，細研，乳汁調半錢灌之便定。兒稍大，以防風湯調服。《篋中方》

小兒驚癇：用入蟄蝙蝠一個，成塊硃砂三錢，在腹内，以新瓦合煆存性，候冷爲末，空心分四服。兒小分五服，白湯下。《醫學集成》，下同

小兒驚癇一百二十種：用荊芥穗二兩，白礬半生半枯一兩爲末，糊丸黍米大，朱砂爲衣，每薑湯下二十丸，日一服。

小兒發熱，眼目喎斜，手足搐掣，將成風痰：用天麻、殭蠶、防風、陳皮、半夏、石菖蒲、膽星各三分，荆芥、羌活、甘草各二分，薑三片同煎。《窮鄉便方》

小兒急慢驚風：震靈丹二十粒，來復丹十粒，白丸子十粒，三味研勻，糯米糊丸菉豆大，大者三丸，小者二丸，慢驚用北棗陳皮湯吞下，急驚用生薑自然汁百沸湯下。《古今醫統》

小兒内釣腹痛：木香、乳香、没藥各五分，水煎服之。《阮氏小兒方》

小兒驚風卒死：用烏骨白鷄血少許抹脣上，即活。《嫏嬛記》

小兒慢脾驚風，利痰奇效：用開元通寶錢背後上下有兩月痕者，其色淡黑頗小，以一個放鐵匙上，炭火燒，四圍上下各出珠子，取出候冷，傾入盞中作一服，以南木香湯送下，或人參湯亦可。錢雖利痰，非胃家所好，須以木香佐之。

小兒驚忤不語，打撲驚忤，血入心竅，不能言語：朱砂爲末，以雄猪心血和丸麻子大，每棗湯下七丸。《直指方》，下同

小兒驚後瞳斜不正者：人參、阿膠糯米炒成珠各一錢，水一盞，煎七分温服，日再服乃止，效。

小兒諸癇：雄黄、朱砂等分爲末，每服一錢，猪心血入虀水調下。

小兒急慢驚風，弔眼撮口，搐搦不定：代赭石火燒醋淬十次，細研水飛，日乾，每服一錢或半錢，煎真金湯調下，連進三服。兒脚脛上有赤斑，即是驚風已出，病當安也。無斑點者不可治。

小兒截驚：以芭蕉汁、薄荷汁煎勻，塗頭頂，留顖門，塗四肢，留手足，心勿塗，甚效。《鄧筆峰雜興》

小兒盤腸内釣，腹中急痛，乾啼：用乳香、没藥、木香、薑黄各四錢半，另研，木別十二個去殼，研成膏，以木別膏和四味，入煉蜜少許，丸櫻桃大，煎釣藤湯化下；次服魏香散，用莪朮五錢，真阿魏一錢，先以温湯化開阿魏，浸莪朮一日夜，焙乾末之，每服半錢，紫蘇米飲，空心服。《身經通考方》

小兒痰熱，咳嗽驚悸：半夏、南星等分爲末，牛膽汁和入膽内，懸風處待乾，蒸餅丸菉豆大，每薑湯下三五丸。《摘元方》

小兒内釣多啼：銀硃半錢，乳香、煨蒜各一錢爲末，研丸黍米大，半歲五丸，薄荷湯下。《全幼心鑑》，下同

小兒癎後瘖不能言：以天南星濕紙包煨爲末，雄猪膽汁調服二字。

小兒慢脾驚風：白附子半兩，天南星半兩，黑附子一錢，并炮去皮爲末，每服二錢，生薑五片，水煎服。《楊氏家藏》

小兒慢驚搐搦，涎壅厥逆：生川烏頭去皮臍一兩，全蠍十個去尾，分作三服，水一盞，薑七片，煎服。《嬰孩寶鑑》

小兒慢驚，昏沉或搐：烏藥磨水灌之。《濟急方》

小兒慢脾驚風，久病後或吐瀉後生驚，轉成慢脾：用蠍梢一兩爲末，以石榴一枚剜空，用無灰酒調填入蓋定，坐文武火上，時時攪動熬膏，取出放冷，每服一字，金銀薄荷湯調下。《本事方》，下同

又治吐利後，昏睡生瘋癎慢脾證：全蠍、白朮、麻黄去節等分爲末，二歲以下一字，三歲以上半錢，薄荷湯下。

小兒脾風多，用人參、冬瓜仁各半兩，南星一兩，漿水煮過爲末，每用一錢温服。

小兒驚癎不知人，嚼舌仰目者：用犀角濃磨水，服之立效；爲末亦可。《廣利方》，下同

小兒驚癎嚼舌，迷悶仰目：牛黄一豆許研，和蜜水灌之。

小兒急驚：青礞石磨水服。《衛生方》

小兒風癇瘈瘲：用人參、蛤粉、辰砂等分爲末，以豭猪心血和丸菉豆大，每服五十丸，金銀湯下，十日二服，大有神效。《衛生寶鑑》

小兒急慢驚風：乳香半兩，甘遂半兩，同研末，每服半錢，用乳香湯下，童便亦可。《王氏博濟方》

小兒驚邪：安息香一豆許燒之，自除。《奇效良方》

慢驚瘈瘲：用血竭半兩，乳香二錢半，同搗成劑，火炙熔，丸梧子大，每服一丸，薄荷煎湯化下，定魄安神益氣。夏月用人參湯。《御藥院方》下同

小兒慢驚：曼陀羅花七朶，重一字，天麻二錢半，全蠍炒十枚，天南星炮、丹砂、乳香各二錢半，爲末，每服半錢，薄荷湯調下。

小兒急驚，搐搦涎盛：粉霜二錢，白牽牛炒、輕粉各一錢爲末，每服一字，薄荷湯下，吐涎爲效。《全嬰方》下同

小兒急驚，昏迷不醒人事：石緑四兩，輕粉一錢爲末，薄荷汁，入酒調一字，服取吐。

小兒驚風：用蠍一個頭尾全者，以薄荷四葉裹定，火炙焦同研爲末，分四服，白湯下。《經驗方》下同

小兒驚癇掣瘲：用虎睛細研水調灌之，良。

治小兒癇：用甘遂末一錢，猪心一個，取三管頭血三條，和甘遂末，將猪心批作兩片，入藥在内，以綿縛定，外濕紙包裹，入文武火煨熟，不可過度，取藥細研，入辰砂末一錢和勻，分作四丸，每服一丸，猪心湯化下。再服，另取猪心煎湯，神效。《證治準繩》下同

小兒急慢驚風，牙關緊急不可開者：用皂角末水調塗牙齦上，入咽即活。

小兒驚風，發搐天弔：用天麻、荆芥、防風、薄荷、全蠍、殭蠶各八分，膽星、甘草各五分，薑汁糊丸彈子大，水磨下一丸。《幼幼近編》下同

小兒不時驚發，此肺虚不能平肝，宜温肺爲主：用人參、五味子、肉桂。若不用桂，用細辛一分亦可。

小兒失跌受驚，肝系受風，致瞳神不正，視東則見西，視西則見東，名曰通睛。用石楠一兩、瓜蒂五枚爲

末吹鼻，一日三次，内用牛黄平肝之藥。

慢脾風：用羊屎二十粒，丁香百粒，胡椒五十粒，每五分，陳壁土前湯下。

治急驚：白石膏十兩，辰砂一兩，共爲末，量兒大小，蜜水調下。

小兒内釣多啼：銀朱半錢，乳香、煨蒜各一錢爲末，研丸黍米大，半歲五丸，薄荷湯下。

小兒驚熱：牛黄一杏仁大，竹瀝、薑汁各一合，和勻與服。《衛生總微》，下同

小兒牛癎：白牛屎中豆，日日服之，良。

小兒驚風，不拘急慢：用蜣螂一枚杵爛，以水一小蓋，於百沸湯中盪熱，去滓飲之。《本草綱目》，下同

小兒癎疾：青羊肝一具，薄切水洗，和五味醬食之。

小兒口噤牙關不開：天南星一枚，煨熟，紙裹斜包，剪一小孔，透氣於穴中，牙關自開也。一用生南星用薑汁擦之，自開。

小兒瀉後，眼上三日不乳，目黄如金，氣將絶，此慢驚肝風也，宜治肝。用水飛代赭石末，每服半錢，冬瓜仁煎湯調下，愈。

小兒天釣驚風，發歇不定：鸛屎炒研半錢，入牛黄、麝香各半錢，炒蠍五枚爲末，每服五分，新汲水服。

小兒痓風，頭及四肢皆往後，以鴨涎滴之。

小兒驚風，吐逆作搐，痰涎壅塞，手足掣瘲，眼睛斜視：枳殼去穰麩炒、淡豆豉等分爲末，每服一字，甚者半錢，急驚薄荷自然汁下，慢驚荆芥湯下，入酒三五点，日三服。

小兒驚熱：釣藤一兩，硝石半兩，甘草炙一分，爲散，每服半錢，温水服。

驚癎發熱：鐵粉水調少許服之。

急驚涎潮壯熱悶亂：鐵粉一錢，朱砂一錢爲末，每服一字，薄荷湯調下。

嬰孩驚風後，瘖不能言：用蕪荑炒、神麯炒、麥芽炒、黄連炒各一錢爲末，猪膽汁打糊，丸黍米大，每服

十丸，木通湯下。黄連能去心竅惡血。

急慢驚風：用青蒿蠹蟲搗和，朱砂、汞粉各五分，丸粟粒大，一歲一丸，乳汁服。古方不見用者，《保嬰集》用治驚風，云十不失一。其詩云：一半朱砂一半雪，其功只在青蒿節。任教死去也还魂，服時須用生人血。

針灸

晉·皇甫謐《甲乙經》曰：驚癇脈五，針手足太陰各五，刺足太陽者五，刺手足少陰經絡傍者一，足陽明一，上踝五寸刺三針。

小兒驚癇，本神及前頂、顖會、天柱主之。如反視，臨泣主之。

小兒驚癇，加瘈瘲脊急，强目轉上插，縮筋主之。

小兒驚癇，瘈瘲脊强，互相引，長强主之。

小兒癇發，目上插，攢竹主之。

小兒癇痓，嘔吐泄注，驚恐失精，瞻視不明，眵䁾，瘈脈及長强主之。

小兒驚癇不得息，顱顖主之。

小兒驚癇如有見者，列缺主之，并取陽明絡。

小兒癇瘈，手足擾，目昏口噤，溺黄，商丘主之。

小兒癇瘈，遺精溺，虚則病諸癇癲，實則閉癃，小腹中熱，善寐，大敦主之。

小兒馬癇，僕參及金門主之。

風從頭至足，癇瘈口閉不能開，每大便腹暴滿，按之不下，噓悲喘，崑崙主之。

唐·孫思邈《千金方》論曰：小兒新生無疾，慎不可逆針灸之。如逆針灸則忍痛，動其五脈，因喜成癇。河洛關中土地多寒，兒喜病痙，其生兒三日，多逆灸以防之。又灸頰以防噤。有噤者，舌下脈急，牙車筋急。

其土地寒，皆決舌下去血，灸頰以防噤也。吴蜀地温，無此疾也。古方既傳之，今人不詳南北之殊，便按方而用之，是以多害於小兒也。所以田舍小兒任其自然，皆得無有夭横也。小兒驚啼，眠中四肢掣動，變蒸未解，慎不可針灸爪之，動其百脈，仍因驚成癇也。惟陰癇噤痙，可針灸爪之。凡灸癇當先下兒使虚，乃乘虚灸之，未下有實而灸者，氣逼前後不通，殺人。癇發平旦者在足少陽，晨朝發者在足厥陰，日中發者在足太陽，黄昏發者在足太陰，人定發者在足陽明，夜半發者在足少陰。

右癇發時，視病所在，視其發早晚，灸其所也。

肝癇之爲病，面青，目反視，手足摇，灸足少陽、厥陰各三壯。

心癇之爲病，面赤，心下有熱，短氣，息微數，灸心下第二肋端宛宛中，此爲巨闕也。又灸手心主及少陰各三壯。

脾癇之爲病，面黄腹大，喜痢，灸胃管三壯，俠胃管傍灸二壯，足陽明、太陰各二壯。

肺癇之爲病，面目白，口沫出，灸肺俞三壯，又灸手陽明、太陰各二壯。

腎癇之爲病，面黑，正直視不摇，如尸狀，灸心下二寸二分三壯；又灸肘中動脈各二壯；又灸足少陽、少陰各三壯。

膈癇之爲病，目反四肢不舉，灸風府；又灸頂上、鼻人中、下唇承漿，皆隨年壯。

腸癇之爲病，不動摇，灸兩承山；又灸足心、兩手勞宫；又灸兩耳後完骨，各隨年壯；又灸臍中五十壯。

右五臟癇證候。

六畜之癇，或在四肢，或在腹内，當審其候，隨病所在灸之，雖少必瘥。若失其要，則爲害也。

馬癇之爲病，張口摇頭，馬鳴，欲反折，灸項風府、臍中三壯；病在腹中，燒馬蹄末服之，良。

牛癇之爲病，目正直視，腹脹，灸鳩尾骨及大椎各三壯；燒牛蹄末服之，良。

羊癇之爲病，喜揚目吐舌，灸大椎上三壯。

猪癎之爲病，喜吐沫，灸完骨〔一〕兩傍各一寸七壯。

犬癎之爲病，手屈拳攣，灸兩手心一壯，灸足太陽一壯，灸肋户一壯。

鷄癎之爲病，摇頭反折，喜驚自摇，灸足諸陽各三壯。

右六畜癎證候。

小兒暴癎灸兩乳頭，女兒灸乳下二分。

治小兒暴癎者，身軀正直如死人，及腹中雷鳴，灸太倉及臍中上下兩傍各一寸凡六處。又灸當腹度取，皆以繩繞頸下至臍中竭，便轉繩向背，順脊下行盡繩頭，灸兩傍各一寸五壯。

若面白啼聲，色不變，灸足陽明、太陰。

若目反上視，眸子動，當灸顖中。取之法，横度口盡兩吻際，又横度鼻下亦盡兩邊，折去鼻度半，都合口爲度，從額上髮際上行度之，灸度頭一處，正在顖上未合骨中隨手動者，是此最要處也。次灸當額上入髮二分許，直望鼻爲正；次灸其兩邊，當目瞳子直上入髮際二分；次灸頂上迴毛中；次灸客主人，穴在眉后際動脈是；次灸兩耳門，當耳開口則骨解開動張陷是也；次灸兩耳上，卷耳取之，當卷耳上頭是也，一法大人當耳上横三指，小兒各自取其指也；次灸兩耳後完骨上青脈，亦可以針刺令血出；次灸玉枕，項後高骨是也；次灸兩風池，在項後兩轅動筋外髮際陷中是也；次灸風府，當項中央髮際，亦可與風池三處高下相等；次灸頭兩角，兩角當迴毛兩邊起骨是也。

右頭部凡十九處，兒生十日可灸三壯，三十日可灸五壯，五十日可灸七壯。病重者俱灸之，輕者惟灸顖中、風池、玉枕也。艾使熟，炷令平正著肉，火勢乃至病所也。艾若生，炷不平正，不著肉，徒灸多炷，故無益也。

若腹滿短氣轉鳴，灸肺募，在兩乳上第二肋間宛宛中，懸繩取之，當瞳子是；次灸膻中；次灸胷堂；次灸臍中；次灸薜息，薜息在兩乳下第一肋間宛宛中是也；次灸巨闕，大人去鳩尾下一寸，小兒去臍作六分分之，

注〔一〕完骨　原作「脊骨」，據《千金》卷五驚癎改。

去鳩尾下一寸是也，并灸兩邊；次灸胃管；次灸金門，金門在穀道前，囊之後，當中央是也，從陰囊下度至大孔前，中分之。

右腹部十二處，胷堂、巨闕、胃管，十日兒可灸三壯，一月已上可五壯。陰下縫中可三壯，或云隨年壯。

若脊强反張，灸大椎并灸諸臟俞及督脊上當中。从大椎度至窮骨中屈，更從大椎度之，灸度下頭是督脊也。

右背部十二處，十日兒可灸三壯，一月已上可灸五壯。

若手足掣瘲驚者灸尺澤，次灸陽明，次灸少商，次灸勞宮，次灸心主，次灸合谷，次灸三間〔一〕，次灸少陽。

右手部十六處，其要者陽明、少商、心主、尺澤、合谷、少陽也，壯數如上。

又灸伏兎，次灸三里，次灸腓腸，次灸鹿溪，次灸陽明，次灸少陽，次灸然谷。

右足部十四處皆要，可灸，壯數如上。

手足陽明謂人四指，凡小兒驚癇皆灸之。若風病大動，手足掣瘲者，盡灸手足十指端，又灸本節後。

竇漢卿《瘡瘍全書》曰：慢驚灸法，以醬一匕，塗在百會穴，用艾叶如半粒黄豆大者，灸五壯爲度。五壯之内，不拘次第。嬰兒哭聲如平時無異者生，其聲嘶不嚮亮者死，累試累效。百會穴在頭頂心旋毛中是穴。凡嬰兒月内雖無驚病，依法灸之，能免一世之驚恐。泄瀉灸之，亦妙。

《幼科全書》曰：凡急驚風發時，牙關緊閉不醒者，急用艾炷灸兩手中指，合而灸之即醒，而後施治法也。先以兩手大指相合，於甲側縫處燒一二炷；又以兩手中指相合，於甲縫中心燒一二炷，即醒。若灸不知痛者，則不治。

《古今醫統》曰：小兒急驚，針小谿。驚癇啼叫灸百會，或針神門三分，灸三壯。

小兒慢驚，灸尺澤、印堂三壯。尺澤在肘中約紋上屈肘横紋筋骨罅陷中，手太陰肺脈所入爲合水，肺實瀉之。

小兒瘈瘲，針陽谷二分，灸則三壯。陽谷在手外側腕中鋭骨下陷中，手太陽大腸所行爲經火。

注〔一〕三間　原作「三關」，據《千金》卷五驚癇改。

小兒發癎瘈瘲，針崑崙三分，灸則三壯。崑崙在足外踝後跟骨上陷中，細脈動應手，足太陽膀胱脈所行爲經火。或針瘈脈一分，灸三壯。瘈脈一名資脈，耳本後鷄足青絡脈。或針前頂一分，灸則三壯，前頂在顖會後一寸半骨間陷中。

小兒吐嘔，瀉痢無時，驚恐目濇，眵膏，針瘈脈一分，灸則三壯。瘈脈一名資脈，耳本後鷄足青絡脈，刺出血如豆汁，不宜多出。

小兒風癎，角弓反張，灸神闕三壯，禁針。神闕，一名氣舍，當臍中。

小兒嘔吐，瘈瘲發癎，身熱頭痛，不得臥，聤耳腫及膿汁，灸顱息七壯，禁針。顱息，耳後間青絡脈中。

小兒張口摇頭，身反，針金門一分，灸則三壯。金門一名梁關，在外踝下，申脈下一寸，足太陽郄，陽維別屬。

小兒瘈瘲，針長强三分，灸則五壯。長强一名氣之陰郄，一名撅骨，在脊骶骨端，計三分，伏地取之乃得，足少陰少陽結会督脈，別走任脈。

小兒睡中驚掣，灸足大指次指之端，去爪甲如韭葉許，各一壯。

小兒身强角弓反張，灸鼻上入髮際三分三壯，次灸大椎下節間三壯。

小兒急驚風，灸前頂一穴三壯，取法在百會前一寸；若不愈，再灸兩眉心及鼻下人中一穴，炷如麥大。

小兒風癎治不瘥，灸耳上入髮際一寸五分，嚼而取之。

小兒睡中驚，目不合，灸屈肘横紋中上三分各一壯。癎病者，小兒惡疾也，呼吸之間，不及求師，致困者不少。諺云：世無良醫，枉死者半。小兒諸癎病，如口穢吐清沫，灸巨闕穴三壯，在鳩尾下一寸陷中。

王肯堂《證治準繩》曰：小兒癲癎，驚風目眩，灸神庭一穴七壯，在鼻柱直上入髮際五分。

小兒鷄癎善驚，及掣目摇頭，灸少陰二壯，取法在掌後去腕半寸陷中。

小兒驚癎者，先驚叫乃發也，灸頂上旋毛中三壯，及耳後青絡脈，炷如小麥大。

小兒驚癇，灸鬼禄一穴三壯，取法在上唇内中央絃上是穴。

小兒食癇者，先寒熱洒淅乃發也，灸鳩尾穴上五分三壯。

小兒牛癇，目直視腹脹乃發也，灸鳩尾一穴三壯，取法胷蔽骨下五分陷中是穴。

小兒馬癇，張口摇頭，身折反馬鳴也，灸僕參穴各三壯，取法在足跟骨下白肉際陷中，拱足取之是穴。

小兒羊癇，目瞪吐舌羊鳴也，灸第九椎下節間三五壯。

按《靈樞經》云：暴攣，足不任身，取天柱。天柱穴，足太陽也。又云：癲癇瘈瘲，不知所苦，兩蹻之下，男陽女陰。潔古云：晝發灸陽蹻，夜發灸陰蹻，各二壯。陽蹻起於跟中，循内踝上行至咽喉，交貫衝脈照海穴也。

李梴《醫學入門》曰：小兒驚風，灸本神，臨泣外一寸半。小兒驚癇，於俠谿上一寸半陷中，針三分，灸三壯。

《身經通考》曰：小兒急驚，灸百會穴前一寸；若不瘥，灸兩肩頭及人中各三壯，艾小麥大。

《醫學綱目》曰：角弓反張，鼻上入髮際三分灸三壯，大椎下節間灸三壯。

《王日新小兒方》曰：小兒驚風，大叫一聲就死者，名老鴉驚，以散麻纏住脅下及手心足心，以燈火爆之；用老鴉蒜晒乾，車前子等分爲末，水調，貼手心，仍以燈心焠手足心及肩膊、眉心、鼻心即醒也。

《小兒驚風秘訣》曰：凡小兒驚風昏迷，搐搦竄視諸病，又頭風脹痛，視頭額太陽絡脈盛處，以燈心蘸麻油點燈焠之。

仰向後者，燈火焠其顖門、兩眉際之上下。

眼翻不下者，焠其臍之上下。

不省人事者，焠其手足心心之上下。

手拳不開口往上者，焠其頂心、兩手心。

撮口出白沫者，焠其口上下、手足心。

凡小兒驚風通身都烏者，名烏紗驚，急推向下，將黄土一碗擣末，入久醋一鍾炒熱，包定熨之，下引至足，刺破爲妙。

醫　案

錢氏《小兒直訣》曰：廣親宅七太尉方七歲，潮熱數日欲愈，錢謂父二大王曰：七使潮熱將安，八使預防驚搐。王怒曰：但使七使愈，勿言八使病。錢曰：八使過來日午間即無苦也。次日，午前果作搐，急召錢治之，三日而愈。蓋預見其目直視而顋赤，必肝心俱熱。更坐石杌子乃欲就冷，此熱甚也。又肌膚素肥盛而本實，其脈急促，故發搐。尅言午時者，自寅至午，皆心肝用事之時，治之乃瀉心肝補腎，自安矣。

李司户孫百日發搐，日三五次，或作胎驚治之，不應，即用大青膏豆許幷塗顖、浴體二法，三日而愈。蓋嬰兒血氣未實，不能勝外邪而發搐，故用浴體法。凡搐頻者，風在表易治，宜發散；搐稀者，風在臟難治，宜補脾。

朱監簿子五歲，夜半發熱，曉則如故，用涼藥解之，反多涎喜睡，大便青白，作渴引飲。師曰：此當健脾胃，則諸證退。遂用白朮散一兩，水煎，恣飲二劑稍愈，三劑渴止涎消；又投阿膠散二服而安。

徐氏子三歲病潮熱，每日酉則發搐，身微熱而目微斜露睛，四肢冷而喘，大便微黄，請錢與李同治。錢問李曰：病何搐也？李曰：有風。何身熱微温？曰：四肢所作。何目斜睛露？曰：搐則目斜。何肢冷？曰：冷厥心内熱。曰：何喘？曰：搐之甚也。曰：何以治之？曰：涼驚丸鼻中灌之，必搐止。錢又問曰：既謂風病，温壯搐引，目斜露睛，内熱肢冷，及搐甚而喘，併以何藥治之？李曰：皆此藥也。錢曰：不然。搐者，心肝實也；身微熱者，日西肺用事之時也。肺主身温，今且熱者，肺虚也。目微斜露睛者，肝肺相乘勝也。四肢冷者，脾虚也。肺若虚甚，則脾母亦弱。木氣乘脾，四肢即冷。治之當先補脾肺，用益黄散、阿膠散，得脾虚證退，然後治其心肝，瀉青丸、導赤散、涼驚丸治之。九日愈。

王駙馬子五歲，目直視而不欲食，或以爲鬼祟，用符水噴之，反加發搐，此肝經實火之證也，用瀉青丸而愈。

王氏子患吐瀉，或用藥下之，睡而露睛，瘈瘲身冷，此慢驚也，即用瓜蔞湯治之而目開身温。但二便不利，或用八正散，復冷不食，即用益黄散、使君子丸，温補脾胃，諸證悉愈。後又有不語，用地黄丸以補腎，半月而愈。

李寺丞子三歲發搐，自卯至巳，目右視，大叫哭。錢見曰：此逆也。男爲陽，本發左視無聲則順，右視有聲則逆。所以然者，左肝木也，右肺金也。逆則二臟相戰，金木相擊而有聲也。治宜瀉强補弱。假令女發搐，目左視，是肺來乘肝，肝不能任，故叫哭也。當瀉其肺，後治其心，續治其肝。若病在秋（日酉時同），肺兼旺位，當大瀉其肺。若病在春（早晨時同），此肝旺之時，尚不能勝肺，是肺强而肝火弱也，當補其肝腎，大瀉其肺。若男發搐，目右視，是肝來勝肺而叫哭，當瀉其肝心。若病在春夏（早晨日中時同），肝心旺時，當大瀉其肝。若病在秋冬（日晡時同），此肺旺之時，尚不能勝肝，是肝强而肺極虚也，當補其肺，大瀉其肝。所以言目反視者，乃肝主目也。凡搐則是風熱相搏於内，風屬肝，故外見於目也。今此病先瀉其肺，以瀉肺湯主之，二日不悶亂，知病退也。後用地黄丸補腎，三服後用瀉青丸各二服以瀉心肝，五日而愈。然此證男反女，故男易治於女也。假令女發搐，目左視，肺之勝肝，又病在秋，即肺旺肝不能任，故哭叫，當大瀉其肺，然後治心續肝。所以言男目右視者，木反侮金，肝旺勝肺，當瀉其肝。若更病在春夏，金氣極衰，又當補其肺，慎勿瀉也。

竇漢卿《瘡瘍全書》曰：一小兒七歲，聞雷則昏倒不知人事，以人參、歸身、麥冬，少入五味，盡一斤後，聞雷自若。

張從政《儒門事親》曰：李氏一小兒，病手足搐搦，以示戴人。戴人曰：心火勝也。勿持捉其手，當從搐搦。此由乳母保抱太極所致。乃令掃淨地以水洒之，乾令復洒之，令極濕，俛臥兒於地上，良久渾身轉側，泥涴皆滿，仍以水洗之，少頃而瘥矣。

李東垣曰：陳氏女八歲時得癇病，遇陰雨則作，遇驚亦作，口出涎沫，聲如羊鳴。余視之曰：此胎受驚也，其病深痼。調治半年，病亦可安，仍須淡味以佐藥力。與燒丹丸，繼以四物湯入黃連，隨時加減，半年而安。

丹溪心法曰：孫女因胎中受濕熱，日午發搐，脣黑面青，每日作一次，未半周，難與藥，且釀乳飲之，用白朮、陳皮、半夏、芍藥、青皮各五分，人參、川芎、木通各三錢，黃連二錢，炙草一錢，分八服，薑五片，與乳母煎服。

羅天益《衛生寶鑑》曰：魏敬甫之子四歲，一長老摩頂授記，衆僧念咒，因而大恐，遂驚搐，痰涎壅塞，目多白睛，項背强急，喉有痰聲，一時許方省。後每見衣皂之人輒發，多服朱砂、龍腦鎮墜之藥。四十餘日，前證仍在，又添行步動作神思如癡，命余治之。診其脈沉弦而急。《黃帝針經》云：心脈滿大，癇瘛筋攣；又肝脈小急，癇瘛筋攣。蓋小兒血氣未定，神氣尚弱，因而驚恐，神無所依，又動於肝，肝主筋，故癇瘛筋攣。病久氣弱，小兒易爲虚實，多服鎮墜涼定之藥，復損其氣，故行步動作如癡。《内經》云：暴攣癇眩，足不任身，取天柱穴者是也。天柱穴乃足太陽之脈所發陽蹻附而行也。又云：癲癇瘛瘲，不知所苦，兩蹻主之，男陽女陰。潔古老人云：晝發取陽蹻申脈，夜發取陰蹻照海，先各灸二七壯。陽蹻申脈穴在外踝下容爪甲白肉際陷中，陰蹻照海穴在足内踝下陷中是也。次與沉香天麻湯，服三劑而全愈。

萬氏《幼科發揮》曰：英山縣大尹吳清溪子病驚風，諸醫作風治之不效，急差人請余。余往見尹曰：非風也，乃因驚得之。風從肝治，驚從心治。不識病原，如何有效？乃取至聖保命丹治之，搐止矣。尹曰：名不虚傳，果良醫也。

一小兒驚後成癇，余製一方：天水散一料，碾爲細末，分作三劑：一兩三錢，入真青黛五錢碾匀，名倩魂散，寅卯時煎竹葉湯調服一錢，以平肝火；一劑二兩三錢，入硃砂水飛五錢，名安神散，巳午時煎燈草湯調服，以鎮其神；一劑二兩三錢，入真輕粉二錢研匀，名定魂散，申酉時煎淡薑湯服，以去其痰，旬日而安。

一小兒十歲，久得癇疾，余視兩目渾白無睛光，語言蹇濇，舉動癡迷，乃語其父曰：不可治矣。後請醫治之，竟無成功。

本縣汪前川兒驚病，一月之間嘗發二三次。余曰：不治必成癇也。求治於余，乃立一方，用枳實、黃連、半夏、白茯苓，各等分折半，朱砂飛又折半，同前研末，神麯糊丸芡實大，朱砂爲衣，每服一丸，用豮猪心一個批開，入藥在内，綫紮定，放瓦罐中，煮熟取出，猪心和藥食之，以湯送下，後竟不發，名斷癇丸。

舊縣張月山長子病急驚風，十七日不醒，待請余到，舌色黑矣。余嘗見父念《玉函經》：傷寒舌黑洗不紅，藥洗分明見吉兇。余問曰：用何藥洗之？父曰：薄荷湯。乃依法急取薄荷湯洗之，舌變紅色。余曰：可治也。用瀉青丸二錢煎湯服之，一飲而盡，口燥渴已止也。其夜搐止熱退而安。此子不遇余，幾死也。

汪元津幼子七月間因傷食病瘧，七日發搐。余見之，肝風雖甚，脾未至困，當瀉其肝，後補其脾可也。乃以瀉肝散三服而搐止。後用調元湯以補其脾，琥珀抱龍丸以平其肝。喜睡，二目不能開。余思喜睡者，非脾困也，乃神昏欠惺惺也。目屬肝，兩泡屬脾，合目不開者，非亡魂也，乃神倦也。今兒目欲開欲合可知也。只用前方，又二日，令其家中平日相與嬉戲者，取其小鼓小鈸之物，在房中牀前唱舞以譟之，未半日，目開而平復也。凡十日而安。

一女子五个月内發搐，余以瀉青丸投之，三四服搐不止，轉甚。余思痰壅氣鬱，乃發搐也。丸散頗粗，與痰粘滯於咽喉之間，致氣不通而搐愈甚也。用竹葉煎作湯，取綿紙濾去其渣滓，澄清服之，搐止而安。其父嘆曰：醫之貴於變通也，如是夫！

有兒脾胃素弱，一日病瀉，以理中丸服之，瀉未止，口内生瘡。乃謂前藥性熱助火，復以冷藥投之，身微熱，睡則揚睛。余見之曰：此發慢驚風也。令郎脾胃本虛，瀉則益虛，口中生瘡者，脾虛熱也，誤服冷藥，則中氣益損，昏睡不乳，虛損之極也，當急作調元湯倍加人參服之，調理半月而愈。

胡鳳崖有子痘瘡後傷食疳，肌瘦髮穗，有醫童一册見之曰：不是疳證，乃血虛也。其家惑之。始則生一病如癇非癇，晝則安靜，夜則夢寐，抱其乳母叫云：我怕我怕，如人捕之狀。詢其病原，此兒性不喫藥，一册來餧藥，必將針火以恐吓之，而得斯疾也。蓋胃爲戊土，腎爲癸水，合而化爲火。腎主恐，恐則傷腎。此因脾胃虚弱，不能生肺，腎無化原，亦從而虚也。腎藏志，腎虚則神志不寧而生驚恐。寤則神棲於心，寐則神棲於腎，脾志往來出入之門户也。必以補脾爲主，安神次之。補脾，肥兒丸；安神，錢氏安神丸。調理半年而安。

一小兒七月，發搐無時，昏睡不醒，不哭不乳，掐之灸之不痛，嗃之鼻不嚏，灌藥不入。余曰：此真搐也，不可治矣。本縣大尹吴子生四月，病驚風，搐過則昏睡不乳，發搐則醒，眼邪視，右手搐搦，請余。余曰：此真搐，不可治。辭而退。

一兒發搐痰壅，有醫用白餅子下之不退，凡三下，病益深，合目昏睡，不哭不乳，喉中氣鳴，上氣喘促，大便時下。余曰：五臟氣絶，病不可治，轉下之過也。彼醫曰：白餅子，錢氏下痰神方也。余曰：盡信書，不如無書。錢氏小兒皆出於門人附會之事也。蓋人之有痰，猶木之有津。時令大熱，草木流津，痰自熱生，此明驗也。痰猶水也，附氣自行，過顙在山，豈水之性哉？乃搏激使之也。今痰隨火上，不如降火而反下之，損其胃氣，胃氣既敗，五臟俱損。故目不開者肝絶也，昏睡不乳者脾絶也，啼聲不出者心絶也，喘促痰響者肺絶也，便溺遺失者腎絶也。果不可治而死。

邑中有儒醫，治病有奇方，惟性太執，不知變通。時有小兒發搐，余謂急驚之證，當用涼瀉，導赤散、瀉青丸是也。彼謂驚風者，肝火鬱遏而成也。火鬱則發之，小續命湯是也。人不能決，兩從之。余所治者，一日而安。彼治者死。悔不信吾言，無及矣。

一小兒發搐，先取善推法推之，止向後發，病益危甚。余曰：推法者，乃針灸按摩之遺意也。經曰：無刺大虚人。推掐之法，壯實者可用之。如怯弱者，其氣不行，推則有汗，反傷元氣也。其家不信余言。余曰：不死必成癇疾。半月後果死。

癸亥二月，英山縣大尹前縣吴某一子發搐，彼醫以二陳湯、薑汁、竹瀝治之，不退。吴初來任，過羅，與余有識，乃差人請余。比往，視其外候，三關青氣，兩頰赤色，目常直視，指如撚物。曰：此得之外感，未與發散，熱入於裏。錢氏曰：肝有熱則目直視，得心熱則發搐。又曰：兩頰赤而目直視，必作驚風。小兒肝常有余，又乘木旺之時，當與瀉肝，若二陳湯陳皮、半夏、生薑之辛，皆助肝之物。經曰：以辛補之。所以無效。乃用瀉青丸以瀉肝木之有餘，導赤散以瀉心之火，一服而搐即止。余見其胎稟素怯，脾胃且弱，恐後作搐，便成癇疾，又作琥珀丸與之，常服而安。

蘄水沙坂徐淑道一子患驚風，先取醫張姓者治之，數日不效。請余往，痰喘正急，驚搐頻發。余先治其痰，次治其搐，以次而定。惟身熱猶熾。張姓者欲用解毒湯、竹葉湯、小柴胡湯，余皆不可，謂之曰：小兒肝常有餘，脾常不足。病發於肝，風木本旺，脾土受傷，此乃虛熱，勿用寒涼，致損中氣也。乃用四君子湯加炙黃芪、炒黑乾薑，一服而安。

一小兒年五歲，夢中驚哭，抱其母叫怕，此因被驚嚇得之。余製一方，用人參、麥門冬、茯神、黃連、酸棗仁、柏子仁、炙甘草、朱砂各等分，一半水煎，一半入地黃加炙甘草爲末，山藥粉糊丸黍米大，每服二十五丸，燈草煎湯下，未盡劑而安。

余初習醫，治一兒二歲發搐而死，但面色未脱，手足未冷，乃氣結痰壅而悶絶，非真死也。取艾作小炷，灸兩手中衝穴，火方及肉而醒，大哭，遂用家傳治驚方，以雄黃解毒丸十五丸利其痰，凉驚丸二十五丸去其熱，合之，煎薄荷湯送下。須臾利下黃涎，搐止矣。

一兒周歲發熱而搐，以瀉青丸投之不效，乃問其發搐之狀。其母曰：搐過後只好睡，醒時則戲作猫兒聲，見人則笑。余曰：醫要識證，藥要對證。以導赤散服之，一劑而安。其父問是何故？余曰：心臟屬火，其聲爲笑。火生於寅屬虎，猫者虎之類也，猫聲而笑，知非肝病，乃火病也。故以導赤散瀉其心火而安。

一兒發搐，因有推法暫退，一月後，至期復發，又推之，或一月一發，或一月再發。余曰：病成癇矣。推法者，乃發表之意，痰聚在心不得出也。幸初成癇者尚可治，若久則爲終身痼疾，不可治也。因立方用黃連五錢，朱砂二錢五分，飛白甘遂三分，膽星一錢爲末，粟米糊丸，豮猪心血杵匀，丸芡實大，每服一丸，燈草煎湯化下，夜服三，日服一，遂安。

王綸《明醫雜著》曰：一小兒三歲，因驚抽搐，發熱痰盛，久用抱龍丸等藥，以清風痰，反致面色或赤或青。余謂始因肝有實邪，故宜用前藥。今面色青赤，乃肝經虚熱而傳心不足之象也。先用六味地黄丸以滋養肝腎，佐以六君子湯少加柴胡、升麻以調補脾胃，諸證頓退而痊。

奚氏女六歲，忽然發驚，目動咬牙，或睡中驚搐，痰涎壅盛，或用化痰祛風等藥益甚。余曰：面青而見前證，乃屬肝木尅製脾土，不能攝涎而上涌也。當滋腎水，生肝血，則風自息而痰自消矣。遂用六味丸而愈。

一小兒患前證，痰涎自流，用驚風之藥，其證益甚，脾胃益虚，視其面色萎黄，口吐痰涎，用六君子、補中益氣湯而愈。

一小兒兩目動劄，手足發搐，數服天麻防風丸之類，以祛風化痰，前證不愈，其痰益甚。得飲食，諸證稍愈。視其準頭及左頬色青黄。余曰：脾主涎，此肝木制脾土，不能統攝其涎，非痰盛也。遂用六君子湯加升麻、柴胡、鈎藤二劑，飲食漸進，諸證漸愈。又用補中益氣而安。

舉人余時正子傷食發丹毒，服發表之劑，手足抽搐；服抱龍丸，目瞤，氣喘痰盛。余謂：此脾胃虧損而變慢驚也，無風可祛，無痰可逐，乃虚象也。遂用六君子加附子一劑而安，再劑而愈。

一小兒病后遇驚即痰盛，咬牙抽搐，摇頭作瀉，却服腦、麝、朱砂等劑，以致慢驚而卒。

一小兒七歲患急驚，將愈而發熱驚悸，或用祛風化痰之劑，更加驚搐，吐痰喘嗽，腹脹少食，惡寒；又用抱龍等丸，更加大便似痢，寒熱往來，殊類風證。先君視之，以爲脾氣虧損，諸經無所資養而然。用四君子湯，少用升麻、柴胡，以升補陽氣而愈。

大尹劉應昌子患瘰癧，恪用化痰之劑，虚證悉至，殊類驚風。又服祛風至寶丹，小便頻數，肢體抽搐，或兩目連劄，咬牙呵欠，或作嘔懶食，大便重墜或泄瀉，此土傷而木勝也，用補中益氣湯、六味地黄丸而痊。

冬官朱小溪子項間結核，面色萎黄，肌體消瘦，咬牙抽搐，頭摇目劄，此肝木剋脾土也，用六君子湯、九味蘆薈丸而愈。

憲幕顧斐齋元孫二周，項結核，兩臂反張，索敗毒之藥。余意其證屬風熱傷肝，血燥筋攣，未取付藥。翌早請治，果係前證，遂與六味丸一服，侵晨灌之，午後肢體如常。

儒者王文遠子患瘰癧，痰盛發搐，服金石香燥之劑，手足筋攣，此肝血復傷而致急驚風也，遂用加味小柴胡加鈎藤、山梔、芎、歸一劑，又以六味丸料加五味、麥冬煎服而安。

《保嬰金鏡録》曰：一小兒發熱拘急，或四肢瘈瘲，左顋色赤，此心肝二經風熱相搏，先用柴胡清肝散以清心肝之熱，次用六味地黄丸以生肝腎之血，頓安。

一小兒發搐啼叫，手足指冷，左顋青黑，此肝脾虛弱，腎水反侮脾土，用六君子湯加薑、桂一劑頓安，又以四君子加芎、歸及補肝散而愈。

一小兒潮熱發搐，痰涎上涌，手足指冷，左顋至申酉時，青中隱白，手足時搐，此肝經虛弱，肺金所勝而潮搐，脾土虛弱而手足冷也。用補中益氣湯以調補脾肺，用六味地黄丸以滋補肝腎而愈。蓋病氣有餘，當認爲元氣不足，若用瀉金伐肝清熱化痰則誤矣。

一小兒印堂青黑，至夜啼搐。余謂脾土虛寒，用鈎藤飲而安。後因驚發搐夜啼，用鈎藤飲，前證頓止。又用異功散而愈。

一小兒目内色青發搐，目直上視，叫哭不已，或用牛黄清心丸，不愈，反咬牙頓悶，小便自遺，此肝經血氣虛甚故耳。余用補中益氣湯及六味地黄丸而痊。

一小兒發搐目劄，屬肝膽經風熱，先用柴胡清肝散以清其肝，後用六味地黄丸以補其腎而痊。

一小兒發熱作渴，用瀉黄散，大便重墜，口角流涎，仍欲瀉火。余曰：鼻準青白多而黄色少，屬脾胃虛寒，肝木所侮。蓋口角流涎，胃氣不能統攝也。大便重墜，脾氣不能上升也。不信，另用涼劑，果眉脣微動，四肢微搐。余曰：此虛極而變慢脾風也。用六君子加當歸、木香、炮薑、鈎藤鉤二劑益甚，意欲更劑，余曰：此藥力未及也。設前藥不對其證，禍在反掌矣。仍以前藥加炮附子一片，服之即安。乃去附子，又二劑調理而愈。

一小兒瘈瘲啼叫，額間青黑，此驚風肝木乘脾，腹中作痛也。先用六君子湯加木香、柴胡、鈎藤鈎，啼叫漸緩，更加當歸，又二劑而安。

一小兒嘔吐不食，手足搐搦，痰涎上涌，手足指冷，額黑脣青，此腎水勝心火也。用五味異功散，加木香、炮薑頓安，乃去炮薑，再劑而愈。

一小兒煩躁驚悸，熱渴飲冷，額間色赤，此心經實熱所致，先用瀉心湯一服稍緩，又用柴胡梔子散而痊。

一小兒睡臥驚悸，發熱痰盛，脈形如弓之向外，此因驚木旺，傷脾而食不消也。先以天麻防風丸祛風定驚，用五味異功散壯脾止搐而痊。

一小兒沉默昏卷，肢冷驚悸，其絞如弓之向裏，此脾胃氣虛而外感寒邪也。先用惺惺散以解外邪，調胃氣，諸證頓愈。但手足逆冷，又用六君子湯調補元氣，數日而安。

《醫學綱目》曰：肝風摇頭，諸方不載。鄭都丞子患七年摇頭，三年下血，已服百餘方，前後所服治摇頭者無非風藥，止血者或作痢或作腸風，百藥無效。余既視其病，又知其詳，亦不明其標本。退而思，乃肝血液盛外有風熱乘之。肝屬木，盛則脾土爲木所尅。脾與肺是子母，俱爲肝所勝，而血遂漬於大便，故便血不止。遂處一方，但損肝祛風而益脾，用犀角屑、甘草各一分，瓜蔞根半兩，炙赤蛇蜕皮一錢，防風五兩，鈎藤一錢，去節麻黄一錢，黄芪蜜炙半兩，羌活五錢，白芍藥五錢，爲末，棗肉丸，食後薄荷湯下，只二服作效。頭摇即止，便血隨愈。次間服胃風湯，數日頓除。沈舍人子服之，亦驗。

《保嬰撮要》曰：一小兒寅卯時發熱痰搐，服抱龍、瀉青二丸而愈。後復患，因自用前藥，更加欬嗽氣喘，不時發搐，面赤或青黄，或浮腫，或流涎。余謂欬嗽氣喘，乃脾肺氣虛；不時發搐，乃木乘土位；面青而黄赤，乃肝助心火；浮腫流涎，乃脾氣虛弱。用益智丸以養心神，補中益氣湯以養脾肺，頓愈。

少參王陽湖孫跌傷股骨，正體科已續，余視其面色青黄，口角微動，此肝木侮脾之證。且氣血筋骨，皆資脾土以生，但壯脾氣則所傷自愈。遂用六君、鈎藤、當歸三十餘劑，諸證悉痊。

一小兒巳午時搐熱驚悸，發時形氣倦怠，面黃懶食，流涎飲湯。余謂此心火虛而不能生脾土也。不信，自服涼心之藥，更加吐瀉，睡而露睛，幾成慢脾風。用六君、薑、桂，佐以地黃丸而愈。

一小兒七歲驚搐，發熱不已，巳午未時益甚，形氣殊倦，熱定飲湯，此心脾氣虛，朝用補中益氣湯加益智仁，夕用六君、當歸、鈎藤鉤，尋愈。後飲食過多，復作嘔瀉，或治以保和丸，反加寒熱發搐。此脾土復傷而肝木所侮也，用六君、柴胡，寒熱止而飲食進，但午未時仍泄，用補中益氣湯加茯苓、半夏、鈎藤鉤而愈。

一小兒百日內患搐，痰涎自流，用驚風藥益甚，視面色黃中隱白，乃脾虛不能攝涎也，用六君子、補中益氣二湯而愈。後復患，兼氣喘，自欲表散行痰。余謂此肺虛不能納氣歸源耳，用五味異功散加鈎藤鈎、柴胡，調補脾肺，清理肝火而安。

一小兒患前證，面青黑或痿黃，審其母素有鬱怒，用加味逍遥散、加味歸脾湯治其母，而子亦愈矣。

一小兒月內發搐鼻塞，此乃風邪所傷，以六君子湯加桔梗、細辛，子母俱服；更以葱頭七莖，生薑一片，細擂攤紙上，合置掌中令熱，急貼子顖門，少頃，鼻利搐止。

一兒未滿兩月，發搐嘔乳，腹脹作瀉，此乳傷脾胃，用五味異功散加漏蘆，令母服之，子亦服匙許，遂愈。

一小兒驚悸痰盛，瀉乳不消，此感風邪夾驚，肝侮脾而氣虛，先以天麻防風丸祛風定驚，後用五味異功散壯脾止搐而愈。

一小兒發熱拘急，四肢瘈瘲，左腮赤，此心肝二經風熱，先用柴胡清肝散，次用六味地黃丸而愈。

一小兒發搐啼叫，手足指冷，左腮青黑，此脾土虛弱而腎水侮之也。用六君、薑、桂一劑頓安，又以四君、芎、歸及補肝散而愈。

一小兒目內青色發搐，目直上視，叫哭不已，或用牛黃清心丸，更加咬牙煩悶，小便自遺。余謂此肝脾虛甚，用補中益氣湯、六味地黃丸而愈。

一小兒發搐目劄，屬肝膽經風熱，先用柴胡清肝散以清肝，後用六味地黃丸以補腎而愈。

一小兒潮熱，自申酉時熱至子丑時方止，遍身似疥，大便秘結，小便赤濇，熱渴飲冷，此脾胃實熱而傳肺大腸也。先用清涼飲四劑，結熱始退。又用四物加柴胡、黄連數劑，其瘡漸愈。彼欲速效，另用槐角之類，諸證益甚，遂請施院長治之，亦同余藥，惟加桃仁、赤芍二味，至百劑乃愈。

一小兒先停滯飲食，服剋伐之藥，致面色痿黄，體倦少食，申酉時潮熱，余欲用調補之藥，不信，更用清熱消導，益加泄瀉。余用六君子數劑，又用補中益氣湯而愈。

一小兒酉戌時熱，面赤，腹中作痛，按之益甚，服峻厲之劑，下五七次，發搐吐痰，作渴腹痛，按之却不痛，此脾胃復傷而變證也，用七味白朮散、補中益氣湯頓安。

一小兒飲食停滯，服消導之藥，余曰：此因脾胃虚而食停滯也，當調補爲善。已而申酉戌時潮熱，食少作渴，大便不實，用四君子湯而飲食進，又用補中益氣湯而諸證愈。

姚儀部子每停食則身發赤暈，此飲食内停不消，鬱熱發外，用清中解鬱湯而愈。後患摇頭咬牙，痰盛發搐，吐出酸味，伺其吐盡，翌日，少以七味白朮散調理脾胃，遂不復患。

一小兒停食，服通利之劑，作嘔腹脹，此脾胃復傷也，用補中益氣湯而愈。

一小兒兩目動劄，手足發搐，數服天麻防風丸之類，前證不愈，其痰益甚，得飲食稍愈。視其準頭及左頰色青黄，余曰：脾主涎，此肝木剋脾土，不能統攝其涎，非痰盛也。遂用六君、升麻、柴胡、鈎藤二劑，飲食漸進，諸證漸愈；又用補中益氣湯而安。

治一小兒亥子丑時發熱泄瀉，用益黄散而愈；後復發，服前藥，嗜臥露睛，作渴少食，大便頻黄。余謂肝勝脾虚，元氣下陷，用補中益氣湯，佐以地黄丸而愈。

治一老生子周歲，秋初暴冷，忽發搐似癇，搐過則氣息奄奄，此元氣虚弱所致，用補中益氣湯而安。

一小兒十歲，一小兒七歲，各有癇證，歲發二次，後因出痘，及飲食停滯，舉發頻數，并用六君子、補中益氣二湯頓安。

一小兒六歲忽然發痫，目動咬牙，或睡中驚搐，口流痰沫，服化痰祛風之藥，益甚，而面色兼青，乃屬肝木剋制脾土而不能攝涎，故上涌也。當滋腎水，生肝血，則風自息，痰自消矣。用六味丸而愈。

一小兒患痫證，每發吐痰，困倦半響而甦，諸藥不應。年至十三而頻發，用紫河車生研爛，入人參、當歸末，丸梧子大，每服三五十丸，日進三五服，乳下，一月漸愈；又佐以八珍湯全愈。

一小兒七歲發驚痫，每作先君令其恣飲人乳，後發漸疎而輕，至十四歲復發，仍用人乳，不應，余令用肥厚紫河車研爛，人乳調如泥，日服二三次，至數具而愈。後常用加減八味丸而安。至二十三歲發，而手足厥冷，仍用前法，佐以八味丸、十全大補湯而愈。

一小兒十三歲，因患驚痫，服朱砂丸之類而愈。後每發，輒服前丸不應。或謂風痰内積，服藥下之，發作日頻；更服鎮驚等劑，益甚。余以爲心脾二經氣血虧損，而痰涎留滯，朝用補中益氣湯，夕用斷痫丹，漸愈。

一小兒傷風，鼻塞流涕，服藥過重，發搐，呵欠煩悶，汗出氣喘，久不愈，其母因勞役發熱，余用補中益氣湯爲主，佐以八珍湯，及蟬蜕鈎藤飲而愈。

一小兒傷風發搐，痰盛喘急，余謂此脾肺氣虚，腠理不密，而外邪所乘，用六君加柴胡、升麻、桑皮、杏仁一劑，痰喘悉退。又一劑，去桑、杏加鈎藤鉤而安，乃用異功散，數劑後，不復發此證。若不補脾胃，實腠理，專治痰邪，鮮有不誤。

一小兒停食吐瀉，先用剋滯之劑，更加咬牙發搐，面色青白，鼻凖青而黑，手足指冷，眉唇抽動。余以爲脾胃虚弱，因藥復傷，肝木所乘，而成慢驚矣。遂用六君子加木香、柴胡、升麻二劑頓安。大凡傷食停滯，雖見發搐等證，且勿用藥，待宿食化盡，胃氣漸健而自愈。設若强與飲食，或誤用藥餌，不惟甚其所有，而且生其所無矣。

舉人杜克宏子發熱抽搐，口噤痰涌，此肝膽經實火之證，即急驚風也。先用瀉青丸一服，又用六味丸二服，諸證頓退；乃以小柴胡湯加芎、歸、山梔、鈎藤鈎而安；却用補中益氣湯而愈。

一小兒沉困發熱，驚搐不乳，視其脈紋，如亂魚骨，此風熱急驚之證也。先用抱龍丸少許祛風化痰，後用六君子湯加柴胡壯脾平肝而愈。

一小兒暑月吐瀉，目唇微動，面色青白，手足并冷，仍用玉露散。余謂已變慢脾風也，當温補脾胃。不信，後果歿。

一小兒弄舌發搐，手指不冷，余謂肝脾虚熱，用異功散加升麻、柴胡而愈。後傷乳腹脹，服剋滯藥，作瀉弄舌，手指發搐，審乳母肝火，與小柴胡湯加升麻、白朮治之，母子并愈。

一小兒乳食過多，患吐瀉，用大劑異功散加柴胡、升麻，母子服之而愈。后因驚，服至寶丹之類，發搐弄舌，幾至慢驚，余用六君子湯加白附子服之而愈。

一小兒吐舌，發熱飲冷，額鼻黄赤，吐舌流涎。余謂心脾實熱，用導赤、瀉黄二散而愈。後復作，别服清熱等藥，更弄舌，余用異功散加鈎藤鈎而安；又用六君子湯全愈。

一小兒夜睡，忽然驚動如搐，大便酸臭而色青，此飲食傷脾而肝旺也。先用異功散加柴胡、升麻、山梔，又用四味肥兒丸而愈。

一小兒不時睡中驚動發搐，作渴飲冷，左腮青，額間赤，先用柴胡清肝散加鈎藤鈎四劑以治肝火，後用五味異功散以健脾，又用地黄丸補腎肝而安。

一小兒九歲，因驚發熱，抽搐頓悶，咬牙作渴飲冷，便秘，面色青赤，而印堂左腮赤甚，此心肝二經風熱相搏，乃形病俱實之證也。先用瀉青丸料，炒黄連一劑，大便隨利，熱搐頓減；繼用抑青丸一服，諸證悉退。但面色痿黄，肢體倦怠，飲食少思，此病氣去而脾氣未復也，用補中益氣湯及地黄丸而全安。

一小兒發熱抽搐，口噤痰涌，此膽經實火爲驚風也。先用瀉青丸一服，六味丸二服，諸證即退；又用小柴胡湯加芎、歸、山梔、鈎藤鈎，次以補中益氣湯而愈。

一小兒忽然發熱，目動咬牙，驚搐痰盛，或與袪風化痰藥，益甚。面色青黃，乃肝木尅脾。脾之液爲涎，虛則涎不能攝，上涌而似痰也。法當生肝補脾，則風自息，痰自愈矣。遂用六味丸及六君子湯而愈。

一女子十二歲，善怒，睡中驚搐，遍身作癢，飲食少思，此肝火風熱，脾土受侮，用參朮柴苓湯以清肝火，涼肝血健脾胃而愈。

一小兒三歲患急驚，面赤發熱，作渴飲冷，先君已用瀉青丸一服，熱去大半；翌早，又自用前丸，一服即吐瀉發搐，面色青白，手足指冷。余以爲熱去而妄用，致脾胃受傷，用六君子湯加薑、桂、升麻、柴胡，一劑頓安。前哲謂小兒易爲虛實，攻伐之藥，中病即止，不可過劑，我先君蓋守此法。

一小兒潮熱發熱，左腮青赤，此心肝二經血虛之證也。用秘旨安神丸及四物湯加防風、酸棗仁治之而愈。

一小兒潮熱發搐，痰涎上涌，手足指冷，申酉時左腮青色隱白，用補中益氣湯調補脾肺，六味丸滋養肝腎而痊。

嘉興王舉人女七歲，因跌傷腿膝，兩臁腫潰，左腮色青，左關脈無，余意驚則氣散，而風熱鬱滯於肝，故其脈隱伏，先用四君子加升麻、柴胡、鈎藤鈎一劑，其脈即至；更用四物加柴胡、防風、鈎藤生血補肝而愈。

一小兒驚風後，痰嗽不止，睡臥不寧，諸藥無效，余用牛黃清心丸少許頓止；後復傷風邪，痰盛喘急，飲食不下，仍用牛黃丸少許而安；再用異功散加桔梗而愈。

一小兒抽搐，涎痰自流，或用驚風之藥，益甚。視其面色黃白，余用六君、補中益氣二湯補脾肺而愈。

一小兒傷風欬嗽痰涌，余謂脾虛肺弱，腠理不密，風邪所乘，用六君、桔梗、桑皮、杏仁治之而愈。後飲食停滯，作瀉腹脹，用六君加山楂、厚朴而安。又復停食作嘔，或用藥下之，更加欬嗽。余謂脾肺俱虛，宜用調補。彼以爲緩，自服發表尅滯，前證益甚，頭項顫動。余用天南星散倍加鈎藤鈎及異功散而愈。

一小兒口眼喎斜，面色或青或赤，此肝心風火乘脾也。朝用柴胡清肝散，夕用異功散加鈎藤鈎而愈。其時有患前證，服袪風導痰之藥者，皆不能起。

一小兒痢後患前證發搐，面色萎黄，肢體倦怠，此元氣虚，剋伐多矣。余用補中益氣湯加釣藤鉤子，服而漸愈。後因乳母七情飲食失宜，或兒乳食過多，前證仍作，服補中益氣湯、五味異功散而愈。

一小兒因乳母受驚，發搐時，目赤壯熱腹痛，哭而曲腰，用四物加柴胡、防風，又用加味逍遥散加熟地黄以清肝熱、生肝血，再用地黄丸滋腎水以生肝木，母子俱安。

一小兒曲腰而啼，面青唇黑，此寒氣所乘，内釣腹痛也。用五味異功散加木香、乾薑一劑，與母服之頓愈。後因母感寒，腹痛而啼，用人參理中湯一劑，與母服之，其子亦安。

一小兒曲腰乾啼，手足并冷，用六君子加乾薑、木香服之未應，又加肉桂，母子俱服而安。

一小兒忽乾啼作瀉，睡中搐，手足冷，此脾土虚寒，肝木侮之而作發搐，乃内釣也，用益黄散一劑，次用四君子加升麻、柴胡，乳食漸進而安。

一小兒乾啼，面青或赤，手足并熱，或用清熱之劑，久不愈。診其乳母有肝火氣滯，用加味逍遥散及越鞠丸以治乳母，時灌子數滴，不旬日子母并愈。

一小兒患前證，服魏香散而愈。後復作服祛風鎮驚之藥，上氣喘粗，此元氣虚寒也。余先用烏蠍四君子湯稍愈；但倦怠殊甚，用補中益氣湯及五味異功散而痊。

一小兒因母每感寒腹痛飲燒酒，發熱痰盛面赤，手足并熱，屬胃經實熱之天釣也，用清胃散子母服之并愈。後因傷乳吐瀉，面色或青或白，手足并冷，屬脾氣虚寒，用六君子、木香、乾薑而愈。三歲後，傷食腹痛，唇黑作瀉，數去後而無糞，或糞少而青，此元氣虚寒下陷，用補中益氣湯漸愈。

一小兒啼哭，陰囊腫大，眼目上翻，赤脈流淚，此肝熱内釣，用柴胡清肝散加釣藤鉤治之，諸證漸愈；又用釣藤飲而痊。後復發，或用祛病根之藥，致乳食日少，肚中脹痛，手足浮腫，余先用六君子、升麻、柴胡數劑，諸證稍愈。又傷乳食吐瀉，用平胃散一服即愈。

一小兒因乳母懷抱鬱結，腹痛發搐，久而不愈，用加味歸脾湯加漏蘆，母子并服，漸愈。又母大怒發厥而甦，兒遂食乳，腹痛作瀉，面青作嘔，先用小柴胡湯二劑，母子幷服，少愈。其母又噍酸腹脹，用越鞠丸、加味歸脾湯，佐以加味逍遥散而愈。

一小兒感冒發熱，欬嗽咬牙，余以爲脾肺氣虚，不信，乃用解散之藥，果項强口噤，汗出不止，手足幷冷，遂用五味異功散加柴胡、木香治之漸愈。但日晡微熱，睡而露睛，用補中益氣湯而痊。

一小兒因驚發熱，誤行表散，出汗面白，日晡發痙，先兄謂脾肺氣虚而肝膽邪盛，以六君子加柴胡、升麻治之。乃發於寅卯時，此肝邪自旺也，用加味逍遥散一劑，其熱頓退；又用補中益氣湯、六味地黄丸而愈。

一小兒患瘰癧潰而發痙，煩悶咬牙寒熱，此屬肝脛風熱，先用柴胡梔子散一劑，寒熱頓止；次用四物、參、芪、白朮、柴胡，漸止；又用補中益氣湯加芍藥、茯苓而痊。

一小兒頭患瘡，潰而發痙，或寒熱作渴，或手足厥冷，其脈洪大浮緩，按之皆微細，此元氣虚而邪氣實也，用十全大補湯加柴胡、山梔數劑，諸證漸退而脈漸斂，又十餘劑而愈。

一小兒驚風，服抱龍丸、保生錠，吐涎甚多，又汗出發痙，仍欲祛痰。余曰：此肝脾血虚而内生風耳。吐痰不止，脾肺氣虚，不能攝涎也。汗出發痙，脾肺氣虚而亡陽也。用六君子湯加炮薑、木香頓愈，又用四君子加歸、芪而安。

一小兒傷風發熱，服解散之藥，汗出不止，痓證悉具，其脈洪大鼓指，按之微細，此汗多亡陽，脾肺氣虚之證也。用異功散加芎、歸、黄芪，其汗頓止；又用補中益氣湯而痊。

一小兒停食腹痛，發熱嘔吐，服峻厲之劑，更吐瀉汗多，手足幷冷，發痙不止，其脈浮洪，按之如絲，用六君子湯加升麻、炮薑，痙證頓已。惟寒熱往來，又用四君子湯、升麻、柴胡而愈。

少參王陽湖孫女年八歲，發痙，服降火消導之劑，其脈浮洪，寒熱如瘧，余用四君子加升麻、柴胡、炮薑、鈎藤鈎，及補中益氣湯間服漸愈；但脅下作痛，去炮薑加木香、肉桂而痊。

一小兒因乳母大怒，發熱脅痛，亦患前證，兼汗出作嘔，先用小柴胡湯一劑，子母俱服頓愈；但日晡潮熱，以異功散加升麻、柴胡治之并愈。

一小兒因乳母發熱吐瀉，一小兒因乳母食厥昏憒，同患前證，各治其母而子悉愈。

一小兒忽腰背反張，目上視，面青赤。面青屬肝主風，赤屬心主火，此風火相搏，用柴胡梔子散倍加鈎藤鈎頓安，而痰如舊，又用抱龍丸而愈。

一小兒忽腰背反張，服治驚之藥，後不時舉發，面色黄白，肢體甚倦，余用五味異功散十餘劑而愈。後因驚兼飲食不節，不時舉發，隨用前藥即愈。遂日以參、朮末每服五七分，炮薑、大棗煎湯調下，服至二兩而不發。已上二證，元氣虚而病氣實也，若用攻邪之藥皆誤矣。

一小兒素患前證，痰盛，面色素白而兼青，余謂肺氣不能平肝，肝氣乘脾，脾氣虚而生痰耳。先用抱龍丸二服以平肝，隨用六君子湯以補脾肺，月余而痊。半載之後復發，謂非逐痰不能全愈，遂用下劑，痰涎甚多，而咽喉如鋸聲。余曰：乃脾不能攝涎也。咽間鳴，乃肺氣虚甚也。遂用人參五錢，炮薑三分，水煎服而醒。至第四劑後，加棗二枚，人參服數兩而愈。後每發，非獨參湯不應。若執常方，鮮不有誤者。

王肯堂《證治準繩》曰：東都王氏子吐瀉，諸醫用藥下之，至虚變慢驚，其候昏睡露睛，手足瘈瘲而身冷。錢曰：此慢驚也。與瓜蔞湯，其子胃氣實，即開目而身温。王疑其子不大小便，令諸醫以藥利之，醫留八正散等數服，不利而身復冷。令錢氏利小便，錢曰：不當利。小便利之，必身冷。一二日，果身冷矣。因抱出，錢曰：不能食而胃中虚，若利大小便，則脾胃俱虚，當身冷而閉目即死。今幸胎氣實而難衰也。錢氏用益黄散、使君子丸四服，令微能飲食，至日午果能飲食。所以然者，謂利大小便，脾胃虚寒，當補脾不可別攻也。後又不語，諸醫作失音治之。錢曰：既失音，何開目而能飲食？又牙不緊而口不噤也？諸醫不能曉，以地黄補腎。錢曰：此因凉藥，利小便，致脾腎俱虚，今脾已實，腎尚虚，故補腎必安。治之半月而能言，一月而痊。

少時聞友人孫彭山云：嘗見姻家一小兒，患驚搐，延專科治之，諸證悉退，而摇頭不止。後一老醫至，於常服藥中，加入紫河車，即時愈。按紫河車，草名，《神農本經》名蚤休，唐本名金綫重樓，錢氏方名白甘遂，主治驚癇摇頭弄舌。乃本經正文，古人謂遵白字療病多效，不虚也。

古今圖書集成醫部全録卷四百三十四

小兒吐瀉門

小兒直訣 宋・錢乙

吐瀉兼變證治

五月二十五日以後，吐瀉壯熱，此臟腑中九分熱也。傷熱乳食，吐而不消，瀉色深黄，玉露散主之。

六月十五日以後，吐瀉身温，臟腑六分冷也。嘔吐乳食不消，瀉色黄白，口乾作渴者，食前少服益黄散，食後多服玉露散。

七月七日以後，吐瀉身涼，三分熱七分冷也。不乳多睡，悶亂哽氣，出氣，睡臥露睛，脣白多噦，亦用益黄、玉露二散主之。

八月十五日以後，吐瀉身涼，不乳乾噦，瀉青褐水，無陽也，當用益黄散。吐瀉乳食不化，時時下痢，肌肉消瘦，此脾胃虚寒也，用木香丸。夏月不可服，如有冷證則少服之。其身温壯熱，或瀉痢紅黄赤黑，此脾胃實熱也，用黄連丸。冬月不可服，如有熱證，則少服之。

註　按前法即《内經》用寒遠寒，用熱遠熱之本旨。又云：有假者反之，雖違其時以從其證。蓋胃傷則嘔吐，脾傷則泄瀉，脾胃俱傷則吐瀉并作。前證若傷辛熱，停滯嘔吐，或大便下痢者，用六君子加黄連、吴茱萸、木香。若停滯已去，泄瀉不已，用四君子加肉蔻、骨脂。若傷生冷腹痛，瀉痢青白，用六君子加砂仁、木香、炮薑。若傷魚肉等物，用六君子加山楂、砂仁。若瀉紅黄赤黑，諸臟皆熱也，先用香連丸，後用補中益氣湯送香連丸。若瀉痢青白，乳食不化者，用人參理中丸。若吐瀉昏睡而露睛者，用五味異功散。

睡而不露睛者，用玉露散。若吐而手足俱熱，或喜冷飲食，或睡不露睛者，用瀉黄散。或手足冷，或惡冷飲食，或睡而露睛者，用六君子、木香。然木香、黄連二丸，雖能攻病剋邪，不無傷損脾胃，治者審之！

若吐乳瀉黄，傷熱乳也；吐乳瀉青，傷冷乳也，皆當下之。吐瀉昏倦，睡不露睛者，胃實熱也。吐痰涎及緑水者，胃虚冷也。

註　按前證若兒自受驚，或乳母恚怒，致兒吐瀉青色者，宜用異功散加柴胡。若母食厚味而乳熱者，用東垣清胃散。母飲酒而乳熱者，用葛花解酲湯；子服一二匙。若飲燒酒而乳熱，或子母身赤，或昏憒，服冷米醋三五杯，多亦無妨；兒服一二匙。若母停滯生冷而乳冷者，母服養胃湯，子服調中丸。若母停滯而變熱乳者，母服大安丸，子服五味異功散。若母鬱怒傷肝脾而乳熱者，用歸脾湯、逍遥散。若母脾虚血弱而乳熱者，用六君子加芎、歸。若母氣血虚而乳熱者，子母俱服八珍散。若母勞役發熱而乳熱者，子母俱服補中益氣湯。若因母怒動肝火而乳熱者，用五味異功散加柴胡、山梔。其吐痰涎及白緑水者，肝木乘脾土之虚寒證也，用六君子加柴胡、木香。大凡吐乳瀉青色者屬驚，法當平肝補脾；吐瀉青白色者屬寒，法當温補脾土。前諸證若手足指熱者屬實，手足指冷者屬虚，此亦驗法也。

初生十日内，吐瀉壯熱，不乳或乳不消，或白色，先用白餅子下之，後用益黄散和之。

初生下吐，因穢惡下咽故也，用水瓜散主之。凡初生須急拭淨口中，否則啼聲一發，穢物嚥下，致生諸病。

註　按芽兒初生之患，多因乳母不慎七情，不節厚味，傳兒爲病，當審其因以調治其母。前所用之藥，恐臟腑脆嫩，不能勝受，治者審之！

河間六書　金・劉完素

瀉　痢

五臟皆言熱證，無寒冷證，亦有謂瀉痢小便青白不濇爲寒。水穀不化而色不變，吐痢腥穢，澄澈清冷，青白不濇，身涼不渴，脈遲細而微者寒證也。

穀雖不化，而色變非白，煩渴，小便黄赤而濇者爲熱證。世傳小兒吐痢霍亂，食乳未及消化而痢尚白，便論爲寒證誤矣。仲景云：熱邪不化穀。豈爲寒也！

儒門事親 元·張從政

身熱吐瀉

凡小兒身熱吐瀉，腹滿不進飲食，可急與牛黄通膈丸，下過四五行則自愈矣。蓋乳食便屬水，甚則成濕，以治濕法治之，用燥熱之藥非也。

凡小兒水泄不止，可用五苓散與益元散各停，用新水調下三二錢，頻服，不拘時候。若暴速注下，甚者屬火，涼膈、通聖等散治之，用者勿輕。非深於造化者，未易語此。

水瀉

小兒暴注水瀉不止，《内經》曰：此名暴速注瀉，久而不愈者，爲涌泄注下，此乃火運太過之病也。火性暴速故也。急宜用新汲水調下甘露飲子、五苓散、天水散，或用井花水煎此藥，放冷服之，病即瘥矣。不可御米殼、乾薑、豆豉聖散子之類，縱然瀉止，腸胃氣滯不通，變爲腹脹。此法宜分陰陽利水道，乃爲治法之妙也。

久瀉不止

凡小兒久瀉不止，至八九月間，變爲秋深冷痢，泄瀉青白，時時撮痛，乳瓣不化，可用養脾丸如黍米大，每服二三十丸，米飲送下，日進三服則愈。益黄散亦可用之。

凡治小兒之法，不可用極寒極熱之藥，及峻補峻瀉之劑，或誤用巴豆、杏仁、硫黄、膩粉之藥。若用此藥，反生他病。小兒易虚易實，腸胃嫩弱，不勝其毒，若治之，宜用分陰陽、利水道最爲急，用桂苓甘露散之類。

幼科全書　元·朱震亨

嘔吐

有物無聲曰吐，有聲無物曰嘔，有聲有物曰嘔吐。其證有三，有寒、有熱、有食積傷。

凡寒吐者，吐時少而出物多，此胃家受寒也。或用胃苓丸，煨薑湯呑，或以理中丸治之。寒吐食不化，不惡食。

凡熱吐者，吐時多而出物少，此胃家有熱也。以二陳湯加黄連、煨乾薑治之。熱吐食化，不惡食。

凡食積吐者，要分三焦明白，俱能食。如食時即吐者，此積在上焦胃口也，宜用淡鹽湯呑下，後用鵝翎毛掃口中，令其吐盡舊積，以二陳湯加煨乾薑、神麯、炒麥芽、炒杏仁治之。

如食下一二時而吐者，此積在中焦胃下口過小腸上口處也。先以丁香脾積丸通去舊積，後以二陳湯加消導藥治之。

如早食晚吐，晚食早吐者，此食在下焦，小腸口下過大腸口上處也。先以丁香脾積丸下之，後以二陳湯加消導藥治之。消導藥如神麯、麥芽、砂仁、香附之類。如嘔吐久而諸藥不納者，此胃口伏火關格之病，用理中湯加童便、猪膽汁同炒煎服即止，神效，妙不可言。

如嘔吐出蛔蟲者，以理中湯加烏梅一個，附子一小片，黄蘗、川椒一服即止。

如嘔吐後而瘦弱者，只以集聖丸調之。

如諸吐不納藥者，此陰盛拒陽也，必加童便、猪膽者，蓋童便味酸鹹性寒，膽汁味苦性寒，以和理中湯服，則陰體漸消，陽性乃發，此《內經》所云：伏其所主先其所因也，非吾子孫不示。

凡吐不止，目上視，頭後仰者不治。

祖傳治嘔吐，只用胃苓丸，煨薑湯送下，不問寒熱皆效。凡吐不止，服藥無效，更加煩悶，不治。

西江月

嘔吐飲食不納，任從湯藥難嘗。此爲陰盛隔孤陽，到是時醫魔障。參朮煨薑熟附，烏梅童便尤良。豬膽同入慢精詳，此法應如影響。

一等蛔蟲吐出，此爲蛔厥多陰。烏梅丸子效如神，一服蛔安吐定。又有欬而嘔者，化痰順氣須明。如常吐嘔只胃苓，湯用煨薑作引。

泄瀉

凡泄瀉皆屬濕，其證有五，治法以分利升提爲主，不可一例混施。如泄瀉青白，或乳食不化，腸痛四肢冷，面晃白不作渴者，此寒濕也。其證多得於冬，以五苓散作引，呑化理中丸即止。如寒甚不止者，理中湯加附子一片即效。

如泄瀉黃稠，腹痛作熱，面紅口渴，此熱濕也，其證多得於夏，以五苓散加滑石、甘草、木通治之，甚者以玉露散、理中湯即效。

如泄瀉不住成黃水者，或渴或不渴，此風濕也，其證多得於夏，以五苓散加防風、蒼朮、羌活治之。

如久瀉腸滑不止者，此濕傷元氣下陷也，宜升提之藥，四君子湯加升麻、防風、烏梅治之，或用四君子湯呑下七味肉豆蔻丸亦效。

如泄瀉酸臭，腹痛，面黃帶熱，不喜飲食者，此食積也，先以丁香脾積丸推去其積，後以集聖丸調之。

如泄瀉久，作渴不止者，只以白朮散多煎服之，未有不效者。

如泄瀉久，目無神，口略張，四肢冷，好睡，以四君子湯調之，多服有效；甚者加熟附子一小片，煨乾薑服之。

如泄瀉久，身熱不退者，只以調元湯治之，此虚熱也，不可妄用寒涼之藥，甚者加煨乾薑即效。

凡泄瀉後，人事黄弱者，只用集聖散服之。

祖傳治泄瀉不問寒熱，只用胃苓丸兼一粒金丹，以車前子同炒米湯治之。

凡治久泄不止，精神美好，面赤脣紅者，不治；變成白痢者，不治；脈沉細，遍身皮冷，不乳食，作渴不止者，不治；又成驚搐者不治；大孔如竹筒不收閉者，不治；滑泄不止者，不治；大肉消瘦者，不治。

凡治泄瀉，不問輕重，只要乳食如常，不生他證者則易愈。

清江引

泄瀉五虚真莫測，六脈細欲絶，腸滑魄户開，脾寒大皮折，禁口飲食不下咽少氣也。醫得此疾真妙手，參芪朮羌附甘草，石菖蒲訶皮罌子粟。若還見效都無妨，蚵蚾補。假如服藥全無效，金液神丹妙。附子與硫黄，法製家傳奥。起死回生，減些兒堪救療。

西江月

夏月人多泄瀉，腹痛煩渴相攻。猪苓澤瀉茯苓同，甘草乾薑多用。白朮黄連滑石，人參砂藿温中。升麻提氣妙無窮，更把烏梅煎送。

夏月雨多傷濕，宜利小便爲先。猪苓澤瀉與黄連，梔子茵陳解散。羌活青皮枳實，茯苓赤者相參。木瓜蒼白朮同煎，黄蘗加些靈驗。

泄瀉秘傳治法，等閒不語時人。如今傳授與兒孫，勝似良田萬頃。初次且行淡滲，温中以次施行。三升四塞救孩嬰，此法古今永定。

泄瀉緣何發作，只因水穀無分。所以淡滲法先行，小便長而泄定。滑石車前赤茯，人參白朮猪苓。甘草澤瀉與砂仁，薑棗煎時作引。

淡滲行而還泄，須防穀氣中虛。温中丸散不須拘，但要一時泄住。白朮人參砂藿，炙薑炙草依書。烏梅熟附澤苓猪，引用棗薑作主。

温中若猶不效，中氣下陷須提。人參白朮與黄芪，甘草乾薑炙取。澤瀉猪苓赤茯，升麻熟附烏梅。柴胡白芍與當歸，薑棗引兒休棄。

以次升提未止，此時腸滑難收。塞因通用更何憂，擊其惰歸可救。參朮炙薑炙草，烏梅粟殼相扶。升麻訶子芍歸求，薑棗同煎温服。

法盡泄還仍舊，其間吉少凶多。假饒父母没奈何，要爾醫人休錯。參朮茯陳薑草，砂仁豆蔻粟訶。乾蟾蘆薈木香和，赤石酢丸調可。

泄瀉時常作渴，白朮散子如仙。人參白朮木香兼，乾薑藿香葉片。甘草茯苓七味，烏梅加上同煎。臨時更帶伏龍肝，此法千金不換。

泄瀉如常法治，不須别用心機。只將丸藥胃苓醫，三服自然停息。如此不能取效，依前數法支持。吾將心法教人知，才顯明醫三世。

五六月間泄瀉，其間寒少熱多。理中丸子救沉疴，玉露散調服可。不效四苓作引，用吞理中調和。自然泄止不蹉跎，活得多人念我。

吐　瀉

吐瀉之證有三，有寒有熱有積，治法略與泄門相似，觀者詳之。

凡吐瀉兩腮紅，足脛熱，好飲水，身上熱，此熱證也。治法以胃苓丸、一粒金丹，同車前草燈心湯送下。

凡吐瀉面晃白，足脛冷，不作渴，如有熱者，此寒證也。治法先以理中湯即止，不止便以益黄散治之，或胃苓丸、肉豆蔻丸治之。

凡吐瀉惡食或不乳，心腹痛，吐瀉所出之物皆酸臭，此食積也。先去食積，以感應丸推之，後以胃苓丸調之，或食脾積丸亦可。

凡吐瀉日久漸漸瘦弱，作渴作熱，久不治，必成壞證，用加減補中湯治之。

西江月

大凡男女吐瀉，陰陽順逆當明。男逢泄盛下無陰，女子吐多不應。出物多而數少，此爲寒食相侵。如逢物少數頻頻，火盛細加體認。

吐瀉若然同見，此名霍亂陰陽。只消一貼理中湯，上吐下瀉了當。服藥若還不效，再加熟附煨薑。烏梅作引是良方，莫與俗人誇奬。

吐瀉時時作渴，諸般湯藥無靈。飲湯飲水腹腫膨，束手待觀死定。急飲茯苓飲子，時時與兒調停。須臾吐止火邪寧，才與理中對證。

嬰童百問 明·魯伯嗣

嘔證吐乳證

仲陽云：初生下拭掠小兒口中穢惡不盡，嚥入喉中，故嘔吐及多生諸病。嘔者，有聲也；吐者，吐出乳也。

凡小兒乳哺不宜過飽，若滿則溢，故令嘔吐。胃中納乳，如器之盛物，杯棬之小，不可容巨碗之物。雨驟則沼溢，酒暴則戹翻，理之必然。乳母無知，但欲速得乳兒長大，更無時度，或兒睡著而更嚼乳，豈有厭足？受病之源，自此漸至日深。導其胃氣之虛，慢驚自此而得，可不愼乎？此候但令節乳爲上，甚者宜令斷乳，先此乳母可服調氣之劑，兒服消食丸，化乳壯胃爲上。議曰吐乳哯乳，此證有數般，有冷有熱，當自辨認。若吐自口角出，此是乳多，消化不及，滿而則溢，此非病也，常服消乳丸、異功散，當令乳母節乳爲上。冷吐可服觀音散、香朴散、快脾等藥，熱吐則頭額温，有黃涎而渴，小便赤少，此是熱吐，多是傷暑熱者有此證，乳母同服香薷散、五苓散。又有風痰吐，乃是傷風不解，吐乳夾痰，若經久必然生風，仍宜下疎風化痰藥，竹茹湯去桂、五苓散、靑州白丸子、温膽湯。又當留心調治，紫霜丸亦可服。

熱吐

小兒秋夏伏暑，多有熱吐。何以別之？或有黃涎，頭額温，五心熱，小便赤而少，或脣乾而煩渴，先令乳母服香薷散、五苓散，兒服竹茹湯、五苓散。熱甚者大柴胡湯去大黃服，或小柴胡湯亦可。熱極者，可服大承氣湯，其效如神；玉露散亦可服。

寒冷嘔吐噦逆

小兒感受風冷，或食生冷瓜果過多，胃口停寒，以致吐食吐乳，并用理中湯主之；或釀乳法、消乳丸、異功散、香朴散、茯苓半夏湯、二陳湯、人參散、麝沉散，俱可服。

霍亂吐瀉

小兒吐瀉，有身温者，有身熱者，有身凉者，有吐瀉成驚風者，有夏月傷暑吐瀉者，有初生三日内吐瀉者。仲陽云：小兒初生三日内，吐瀉壯熱，不思乳食，大便靑白，乳食不消，或白色，是傷寒，當下之；後和胃，仍用白餅子。和胃用益黄散主之。三日以後至十日，吐瀉身温涼，不思乳食，大便青白色，乳食不消，此上實下虚也，用益黄散加減治之。又傷風吐瀉身温，乍涼乍熱，多氣，兼大便黄白色，嘔吐乳食不消，時時欬嗽，更有五臟兼見證，當服入臟君臣藥，先大青膏後益黄散主之。又吐瀉身熱多睡，能食乳，飲水不止，吐痰，大便黄水，皆爲胃虚熱渴吐瀉也，當生胃中津液以止其渴，止後用發散藥。止渴，多服白朮散；發散，大青膏、鈎藤飲主之。又吐瀉身涼，吐沫，瀉青白色，悶亂不渴，哽氣長出氣，睡露睛，此傷風荏苒輕怯因成吐瀉，當補脾，後發散。補脾，益黄散；發散，大青膏、鈎藤飲。夏至後，吐瀉身壯熱，熱證也，或因傷熱，乳食嘔吐不消，瀉深黄色，玉露散主之，五苓散亦佳，香薷散、車前子散可選而用之。若面色青黄，知風熱在脾，髮直怕人，眼不合，是心中有毒涎，更胃逆風搐，可服定命丹。

冷瀉

湯氏云：此乃脾虚受冷，致令水穀不化，泄瀉注下。仲陽云：小兒不能食乳，瀉褐水，身冷無陽也，當治脾，益黄散主之。古今不同，當依加減法用之，始爲穩當。冷積瀉，没石子丸極效，人參散、理中湯加減，服尤佳；更加肉豆蔻則止。來復丹、不换金正氣散皆可。觀音散、銀白散加減調治，乃平和之劑也。

熱瀉

湯氏曰：小兒熱瀉者，大便黄而赤，或有沫，乃臟中有積，或因乳母好飲酒，或嗜熱物，或生下傷温藴熱，醫者不明，但用豆蔻、訶子等藥服之，如水澆石，既不識其證，故不辨其冷熱，用藥又不得其法，焉得取效？此證當以小便赤少，口乾煩躁爲驗。治法當用錢氏白朮散去木香用之，五苓散去桂亦可服。其熱甚者，四逆散、大柴胡湯去大黄，服之殊驗也。更用黄連丸等劑亦佳。調中湯去大黄加黄連、枳殼。如夾熱而瀉，太陽與少陽合病，自下利者，與黄芩湯，嘔者加半夏也。又有挾熱瀉利而小便秘濇赤甚者，四順清涼飲主之。

傷食瀉

湯氏云：凡此瀉不宜便補，先用消食藥，或用紫霜丸，取其積盡，然後可補。經云：食瀉重當取，痟虛用補虛。治食瀉，與香橘餅子、加減觀音散、調中湯散，以意加減。凡傷食瀉不可即止，宜節飲食，當用進食丸取下食積令盡；次以錢氏加減益黄散，只一服可止，此乃切要治法。然後異功散、四君子湯調理，必取全安。有腹中雷鳴下利者，生薑瀉心湯主之。如冷積釀瀉，用香朴散止之。白朮散以和氣調胃，調中散、保安丸能止傷食瀉，感應丸、沉香煎、三稜煎皆可服。

驚瀉

仲陽云：慢驚病後，或吐瀉胃虚，或氣弱因驚，眼白如淡墨，下糞青黄，此瀉合温補，至聖保命丹、鈎藤飲主之。或乳隨糞下，消乳丸、進食丸主之。或微渴，心脾喘躁狂熱，此瀉尤難治，辰砂五苓散主之。冷者定命飲子主之，後與温驚朱君散、睡驚太乙丹。

保嬰撮要 明·薛鎧

霍亂吐瀉

錢仲陽云：吐瀉壯熱不食，或乳不消，是傷乳也，宜白餅子下之後，用益黄散和胃。若吐瀉身温不乳，大便青白，此上實下虚也，用益黄散加減治之。大凡吐瀉身温，乍凉乍熱，氣粗大便黄，自吐乳不消，此傷風熱也，先服大青膏發散，後服益黄散和胃。若吐瀉身熱，多睡能乳，吐痰，大便黄水，胃虚也，先用白朮散生津止渴，後用大青膏、鈎藤飲發散風邪。若夏至後吐瀉身熱，或吐乳瀉黄，此傷熱乳也，用玉露散之類。凡瀉乳腹痛按之而哭者，食積痛也，用白餅子下之；按之不哭者，脾胃氣虚也，用五味異功散補之。手足指冷者，脾氣虚寒也，用異功散加木香。傷風吐瀉者，風木剋脾土也，亦用前藥。若飲熱乳而瀉黄者，濕熱壅滯也，用四苓散。如不愈或反甚者，元氣復傷也，用白朮散。瀉而腹中重墜者，脾氣下陷也，用補中益氣湯。若服剋滯之劑，而腹中窄狹者，脾氣虚痞也，用六君子湯。若面黄瀉青，脾虚而肝乘之也，用六君、柴胡、升麻、木香。若多噫瀉黄，心脾氣虚也，用六君、炮薑、升麻。生下半月旬日内吐者，止宜調治其母，恐嬰兒臟腑脆弱，不勝藥餌故也。

古今醫統　明·徐春甫

嘔吐

嘔者，有聲也；吐者，吐出乳食也。凡小兒乳哺不宜過飽，若滿則溢，故令嘔吐。乳母無知，但欲速得兒長，更無時度，或兒睡著而强乳，自此受病之源，漸至日深，遂成嘔吐。甚者宜漸斷乳，先令乳母服調氣之劑，兒服消食丸，化乳壯胃爲上。蓋吐乳嘔乳，證有數般，有冷吐，有熱吐，當審辨之。若吐自口角出，此是乳多不能消化，滿則溢，此非病也，當服消乳丸。熱吐則頭額温，或有黄涎，五心熱，小便赤少，或脣乾而煩渴，多是暑月傷暑，或致此證，乳母服香薷散、五苓散，兒服香薷湯、五苓散。冷吐則清涎夾乳吐出，小便清而多，由乳母當風取凉解脱，致令風冷之氣入乳，令乳變敗，兒飲之則冷氣入胃，故嘔吐也。乳母宜捏去舊宿乳，服理中湯快氣助胃之劑，次用釀乳法，茯苓半夏湯、加減觀音散快胃之藥。又有風痰吐者，乃是傷風不解，吐乳夾痰，久必生風，宜服青州白丸子、半夏散疎風化痰之劑。

瀉泄

瀉泄乃脾胃專病，凡飲食寒熱三者不調，此爲内因，必致瀉泄。又經所論春傷風，夏飧泄；夏傷暑，秋傷濕，皆爲外因，亦致泄瀉。醫者當於各類求之，毋徒用一止瀉之方，而云概可施治，此則誤兒，豈淺云耳？若不治本，則瀉雖暫止而復瀉，躭誤既久，脾胃益虚，變生他證，良醫莫救。

霍亂吐瀉

脾爲中州，胃爲水穀之海，乳哺入胃，脾能剋化，然後水穀分其清濁，傳變得宜，則無吐瀉之患。凡小兒上吐不止，下瀉不住，皆因内外傷侵，兼以調攝失常，乳食不節，遂使脾胃虚弱，清濁相干，蘊作而成。有先瀉而後吐者，乃脾胃虚冷，其候先瀉白水，吐亦不多，口氣緩而神色慢，額前有汗，六脈沉濡，此爲冷也。先吐而後瀉者，乃脾胃有熱，氣促脣紅，吐來面赤，脈洪而數，渴飲水漿，此爲熱也。冷熱之分，須要詳審。

傷風吐瀉身温，乍寒乍熱，氣多粗，大便黄白色，嘔吐乳食，完穀不消，時欬嗽，更五臟兼見證，宜先服鈎藤散，後用益黄散、香朴散主之。及有吐瀉，身熱多睡，能食乳，飲水不止，吐痰，大便黄水，皆爲胃虚熱渴瀉也，當生胃中津液以止其渴，後服發散止渴，多服白朮散、鈎藤散。吐瀉身涼，吐沫青白色，悶亂不渴，氣腫露睛，當補脾，宜加減四君子湯、藿香散、銀白散主之。夏月傷暑吐瀉，手足厥冷者，理中湯、藿香正氣散、五順散、車前子散、不換金正氣散可選而用之。如吐瀉之證，有風搐欲成慢候，可看慢脾方論治之。

古今圖書集成醫部全録卷四百三十五

小兒吐瀉門

證治準繩 明·王肯堂

吐瀉

小兒吐瀉併作，即名霍亂。有心痛而先吐者，有腹痛而先瀉者，莫不由中焦而作。上焦主納而不出；中焦主腐化水穀而生榮衛，灌漑百骸；下焦分別水穀，主出而不納。脾居中州，胃爲水穀之海，乳哺入胃，脾能剋化，然後水穀分臍上一寸有水分穴，傳變得宜，豈有吐瀉之患？凡小兒吐瀉，皆因六氣未完，六淫易侵，兼以調攝失宜，乳食不節，遂致脾胃虚弱，清濁相干，蘊作而然。有先瀉而後吐者，乃脾胃虚冷，其候先瀉白水，吐亦不多，口氣緩而神色慢，額前有汗，六脈沉濡，此爲冷也。有先吐而後瀉者，乃脾胃有熱，氣促脣紅，吐來面赤，脈洪而數，渴飲水漿，此爲熱也。冷熱之分，要須詳審。

吐瀉昏睡露睛者，胃虚熱，白朮散、和中散主之。

吐瀉昏睡不露睛者，胃實熱，錢氏玉露散、河間益元散主之。

夏秋治裏

小兒初生三日内，吐瀉壯熱，不思乳食，大便乳食不消，或白色，是傷寒，當下之，併和胃。下用白餅子，和胃用益黄散主之。

兒生三日已上至十日，吐瀉身温涼，不思乳食，大便青白色，乳食不消，上實下虛也。更有五臟兼見證：肺，睡露睛喘氣；心，驚悸飲水；脾，困倦饒睡；肝，呵欠煩悶；腎，不語畏明。當先視兒兼臟證，先瀉其所實者而補其虛，如脾虛益黄散主之。此二證多病於秋夏也。

凡小兒盛暑吐瀉，邪熱在下焦則瀉，在上焦則吐，亡津必渴，用玉露散，雖吐，時時與啜之，過三日必愈。如身熱脈大，小便黄，用五苓、益元各半，熱湯調，温服之。如身涼脈細，小便青，早晨益黄散，午後玉露散。如過四五日困弱，宜異功散、和中散、開胃丸。如有風而瀉，用防風、羌活，謂吐瀉兼肝病風搐拘急也。

有熱而瀉，用黄連、黄芩、大黄，謂吐瀉兼心病身熱也。

有寒而瀉，用附子，謂吐瀉兼腎病身冷，或足脛寒而逆也。

有濕而瀉，用白朮、茯苓，謂吐瀉兼本臟脾病，多睡體重昏倦也。

有肺病而瀉，用芍藥、桂心，定喘，麥冬、人參，甚者多檳榔，大便不通加大黄，謂吐瀉兼肺病喘嗽也。

更詳看病新舊，新則止之，久則有腸風之患。宜推陳致新，法當宣風散導過，後用入臟君臣藥調之，宜益黄散。

有小兒盛夏初秋，遇夜乘風，渴而飲水，過餐生冷果物，攻激腸胃，遂乃暴吐暴瀉，傳作手足俱痹，筋攣而痛，痛則神志不寧，以驚證治之，誤矣。所謂筋遇寒則引縮；又以陽明養宗筋，屬胃與大腸，因內傷生冷飲食，外感風邪，吐瀉交作，胃氣因虛，不能養其宗筋，亦致攣急。此證口氣温，面色慘，脈沉緩，再以手按兩膝腕下，見筋縮而引於皮間，是其候也。治以理中湯加附子，半生半炮，水薑熟煎，空心温服，更詳虛實冷熱爲治可也。

有數歲小兒忽患吐瀉，始自夏秋晝近極熱之地，解衣乘涼，夜卧當風之所致。蓋先感熱，後感冷，陰陽相搏，氣射中焦，名爲霍亂。《活人書》用香薷散調治，以其能分別水穀，升降陰陽。熱多欲飲水者，五苓散。寒多不飲水者，理中丸。詳此治法，得非欲平中焦乎？

凡暑令吐瀉，手足指熱，作渴飲冷者，屬陽證，宜清涼之劑。手足指冷，作渴飲熱者，屬陰證，宜温補之劑。凡病屬陰證，誤用寒涼者死，則手足青黯，或遍身皆然。

冬春治表

傷寒吐瀉身温，乍涼乍熱，睡多氣粗，大便黄白色，嘔吐，乳食不消，時欬嗽，更有五臟兼見證，當煎入臟君臣藥，先服大青膏，後服益黄散。如先曾下或無下證，慎不可下，此乃脾肺受寒，不能入脾也。

潔古云：身温吐瀉欬嗽，是風木入於脾，母虚其子亦弱，法當煎檳榔豆蔻湯下大青膏，後服益黄散。

傷風吐瀉，身熱多睡，能食乳，飲水不止，吐痰，大便黄水，此爲胃虚熱渴吐瀉也，當生胃中津液以止其渴；止後，用發散藥。止渴，多服白朮散；發散，大青膏主之。

潔古云：吐瀉身熱而渴，小便少者，五苓散主之。身熱而嘔者，當服白朮散，後煎檳榔木香湯下大青膏。

傷風吐瀉，身涼吐沫，瀉青白色，悶亂不渴，哽氣，長出氣，睡露睛，此傷風，荏苒輕怯，因成吐瀉，當補脾後發散，大青膏主之。此二證多病於春冬也。

潔古云：身涼吐瀉不渴者，則知爲寒，煎附子桂枝湯下大青膏。

小兒傷於風冷，病吐瀉，醫謂脾虚以温補之，不已，復以涼藥治之，又不能散。謂之本傷風，醫者亂攻之，因脾寒積虚，内不能散，外不能解，至十余日，其證多睡露睛，身温，風在脾胃，故大便不聚而爲瀉，當去脾間風，風退則痢止，宜風散主之。後用史君子丸補其胃。亦有諸吐瀉久不瘥者，則脾虚生風而成慢驚矣。

吐瀉過多，脾胃虚乏，欲生風候者，四君子加白附子減半，生薑煎服。

身熱瀉黄多渴爲熱宜涼劑

曾氏云：先吐而後瀉者，乃脾胃有熱，氣促脣紅，吐來面赤，脈洪而數，渴飲水漿，此爲熱也。錢氏以吐瀉身熱，瀉黄，多渴，作熱病治，在夏秋用玉露散、益黄散相間服，在春冬用白朮散、大青膏相間服。

肢冷瀉青不渴爲寒宜温藥

曾氏云：先瀉而後吐者，乃脾胃虚冷，其候先瀉白水或白凍，吐亦不多，口氣緩而神色慢，額前有汗，六脈沉濡，此爲冷也。錢氏以吐瀉身涼，瀉青，不渴作寒病，在秋以益黄散主之，在冬春以益黄散、大青膏相間服。吐利四肢厥逆，腦門低陷，四君子加藿香、丁香、芍藥等分煎服。

肢温瀉黄白似渴爲寒熱雜合病

錢氏治法，在夏秋用玉露散、益黄散相間服，在冬春用益黄散、大青膏相間服。

宿食

錢氏云：吐瀉乳不化，傷食也，宜下之。馮承務子五歲，吐瀉壯熱，不思食飲，錢氏見目中黑睛少而白睛多，面色㿠白，曰：此子必多病。面色㿠白者，神怯也。黑睛少者，腎虚也。黑睛屬水，本怯而虚，故多病也。縱長成必肌膚不壯，不耐寒暑，易虚易實，脾胃亦怯，更不可縱恣酒慾，若不保養，不過壯年也。面上常無精神光澤者，如婦人之失血也。今吐利不食壯熱者，傷食也。又虚怯不可下，下之虚，入肺則嗽，入心則驚，入脾則瀉，入腎則益虚，但宜以消積丸磨化之，爲微有食也。如傷甚則可下，不下則成癖也。若實食在内，亦可下也。下畢補脾必愈。隨其虚實，無不效者。

錢氏曰：吐乳瀉黄是傷熱乳，吐乳瀉青是傷冷乳，皆當下之，此迎奪之法也。不若傷熱者用五苓散以導其逆，傷冷者用理中湯以温其中，自然平復。

脾經積滯未除，再爲飲食所傷，不吐則瀉，不瀉則吐，宜以三稜散化積，守胃散和中。

心腹痛

兒冷熱不調，乳哺不節，使陰陽清濁之氣，相干而變亂腸胃間，則成霍亂而心腹痛者，冷氣與真氣相擊，或上攻心，下攻腹，故痛。

禁忌

鄭氏云：小兒吐瀉，因外傷風冷，内傷乳食，或兒啼未定，氣息未調，以乳飼之，氣逆於上則停滯胷膈，致令嘔吐；氣逆於下則傷脾胃，致令泄瀉；上下氣逆，吐瀉俱作。凡小兒只吐不瀉者逆，其吐必有痰，發驚者十無一生。若只瀉不吐，或吐瀉俱發者，日久不退，亦變陰癎。治之乃暫斷其乳，輕者周時，重者三日，宜頻與稀粥，服藥速效，十全八九。或者不信是言，以小兒借乳爲命，不肯暫斷，然乳固不可斷也，殊不知因乳所傷得之者，若再以傷乳乳之，如抱薪救火，藥何功之有？其間有不斷服藥得安者，蓋輕患也。亦有因輕致重，夭横者多矣。

《活幼心書》云：小兒吐瀉不止，大要節乳，徐徐用藥調治必安。節者，撙節之義，一日但三次或五次，每以乳時不可過飽，其吐自減，及間以稀粥投之，亦能和胃。屢見不明此理，惟欲進藥以求速效，動輒斷乳三四日，致餒甚而胃虚，啼聲不已，反激他證。蓋人以食爲命，孩非乳不活，豈容全斷其乳？然乳即血也，血屬陰，其性冷，吐多胃弱，故節之。醫者切須知此，乳母亦宜服和氣血調脾胃等藥。愚意不若兒大能食者全斷之，待其平復；兒小不能飲食者，但節之可也。

吐

吐沫及痰或白緑水，皆胃虚冷。吐稠涎及血，皆肺熱。吐水不止者，屬心痛胃冷。吐水心痛者，蟲痛。口中吐沫水者，後必蟲痛。

面晄白無精光，口中氣冷，不思食，吐水，當補脾，益黄散主之。

冬月吐蛔，多是胃虚寒而蟲作吐，用錢氏白朮散加丁香二粒，亦可用理中湯去甘草加烏梅、肉川椒。

嘔吐皆主脾胃。古人謂脾虚則嘔，胃虚則吐是也。嘔者有聲無物，吐者有物無聲。若手足指熱，喜飲熱湯，或睡而露睛，皆胃氣虚弱也，用異功散。若手足指熱，飲冷，或睡不露睛，屬胃經實熱也，用瀉黄散。若作渴少食，或小便色赤，胃經虚熱也，用七味白朮散。大凡嬰兒在乳，母尤當節飲食，若乳母停食，亦能致兒吐瀉，故不可不慎也。

論吐之原，難以枚舉，有冷吐、熱吐、積吐、傷風嗽吐、傷乳吐，其吐則同，其證有異，各述於後：

冷吐：乳片不消，多吐而少出，脈息沉微，面白眼慢，氣緩神昏，額上汗出。此因風寒入胃，或食生冷，或傷宿乳，胃虚不納而出。宜温胃去風，除宿冷，用當歸散，水、煨薑、陳皮煎服；或間投沖和散、理中湯，及薑橘湯、定吐飲。如諸藥不效，以參香飲治之。

熱吐：面赤脣紅，吐次少而出多，乳片消而色黄，遍體熱甚。或因暑氣在胃，或食熱物，精神不慢而多煩躁，此熱吐也。宜解熱毒，用大順飲，温熟水空心調下；幷五苓散、小柴胡湯，幷加薑汁緩服，及香薷散主之。誤服熱藥，先投菉豆飲解之，次服止吐之劑。

積吐：眼泡浮，面微黄，足冷肚熱，晝輕夜重，兒大者脈沉緩。此宿冷滯脾，故吐黄酸水；或有清痰，脈實而滑，爲食積所傷，吐酸餿氣；或宿食幷出，兒小者，哯乳不化是也。先用五苓散，薑汁温湯調下和解；次以烏犀丸主之；最小者投三稜散、化癖丸。

傷風嗽吐：有熱生風，有風生痰，痰結胷中，肺氣不順，連嗽不止，和痰吐出。此爲嗽吐痰壅而作，乃爲實證。宜去風化痰，先投清肺飲，次小柴胡湯爲治。若嗽久而肺虚，土不生金，故面白脣燥，乾嗽乾嘔而無痰，可温補爲上，用茯苓厚朴湯、惺惺散、如意膏爲治。

傷乳吐：才乳哺後即吐，或少停而吐。此因乳飲無度，脾氣弱不能運化，故有此證。譬如小器盛物，滿則溢。治法宜節乳，投三稜散。

此外又有風痰吐，乃是傷風不解，吐乳夾痰，若多必要生風，宜服青州白丸子、半夏散。疎風下痰之劑，皆可服之。

毒氣吐，詳見後。

夾驚吐，張涣三香丹之類。

瘖積吐，出《本事方》。

凡霍亂吐不止者，伏龍肝細末二錢，以蘆稷米炒黄煎湯調下，立止。或用白扁豆炒過煎湯調下亦好。若白扁豆嫩苗更好。

寒吐

小兒寒吐者，由乳母當風取凉解脱，致令風冷入乳變敗，兒若飲之，故嘔吐也。乳母當食後捏去舊宿敗乳，急服理中湯，次用釀乳法。其候是寒清痰夾乳吐出是也。凡有此候，服藥不效，胃氣將絶，藥不能下，當服靈砂丸；如大便通，宜來復丹。二藥常用，驗。

寒吐之證，面目脹，額汗出，脈沉遲微，寒氣停於胃，故胃不納而吐出也。噦逆者，由胃氣虚甚，過服剋伐，使清氣不升，濁氣不降，以致氣不宣通而作也。風寒在胃者，用理中丸。胃氣虚者，六君子湯。風凉所致者，宜捏去敗乳，急服理中丸，次服釀乳法。若嘔吐清涎夾乳而吐，小便清利，用大安丸。若因乳母食厚味，用東垣清胃散。若乳母飲醇酒，用葛花解醒湯，飲燒酒服冷米酢三五杯。乳母食生冷而致者，用五味異功散。乳母停食者，母服大安丸，子服異功散。乳母勞役者，子母俱服補中益氣湯。乳母怒動肝火者，用加味逍遥散。乳母鬱怒傷脾者，用歸脾湯。乳母脾虚血弱者，用六君、芎、歸，其子亦服三五滴。氣血虚而乳熱者，子母俱服八珍散，仍參熱吐霍亂治之。

熱吐

小兒秋夏伏暑，多有熱吐，其吐黄涎，頭額温，五心熱，小便或赤而少，乃熱吐也。或乾嘔無物，宜香薷飲。小兒熱吐者，因多食甘甜炙煿之物，或乳母膏粱厚味，胃經積熱，或夏間暑氣，内伏於胃所致。若肌肉瞤動，煩熱作渴者，暑傷胃氣也，先用香薷散，次用竹茹湯。若吐乳色黄，不能受納者，胃經有熱也，先用瀉黄散，次用人參安胃散。若吐出酸穢者，乳食内停也，用保和丸。吐乳不消者，胃氣弱也，用異功散。吐而少食，腹痛欲按者，脾氣虚也，用六君子加木香。凡諸證當驗其手指，熱則胃熱，冷則胃寒。熱用瀉黄散，寒用理中湯；不熱不寒，異功散調之。

毒氣吐

巢氏云：春夏以湯與兒，腸胃脆弱，不勝藥勢，遂吐下不止，藥熏臟腑，煩惱頓乏，爲中毒氣吐下。

傷乳吐

乳下嬰兒乳哺太過，或兒睡著而更嘀乳，豈有厭足，以致脾不能運，胃不能受，滿而溢，故令嘔吐。長此不已，遂致慢驚，可不慎乎？此候但令節乳爲上，甚者宜暫斷乳，先令乳母服調氣之劑，兒服消乳丸，化乳消食爲上。若吐自口角出，即是乳多不能消化滿溢之證，非病也，不可妄投他治吐藥。凡吐乳直出而不停留者，謂之哯乳，但以炒麥芽三錢，橘紅一錢，丁香三分，水煎服之，立止。

瀉

論瀉之源，有冷瀉、熱瀉、傷食瀉、水瀉、積瀉、驚瀉、風瀉、臟寒瀉、疳積釀瀉，種種不同，各分於後：

冷瀉：多是白水，瀉密而少，腹痛而鳴，眉皺目慢，面帶白色，額有汗，多用沖和飲、當歸散合和，水煨薑煎服，幷守中湯、參苓白朮散、益中膏、沉香檳榔丸治之。

熱瀉：大便黄色，如筒弔水，瀉過即止，半日復然，心煩口渴，小便黄少，食乳必粗，先用五苓散或大順飲，次以錢氏白朮散主之；香薷散亦佳。

傷食瀉：乃脾胃素弱，復爲生冷果食所傷，故大便不聚而瀉；或因乳母餐生冷肥膩之物，自乳而過，亦能作瀉。面唇俱白，瀉稀而少，或如壞鷄子，腥臭異常，身形黄瘦，宜先温正胃氣，次理積而後固脾，沖和飲、當歸散合和，煨薑、棗子煎服。理積，兒大者烏犀丸，小者化癖丸、三稜散；固脾，和中散、醒脾散。

水瀉謂之洞泄，乃陰陽不順，水穀不分，瀉黄水而小便少，番次密而無度。是夏秋之際，晝則解衣取凉，夜則失蓋感冷，冷熱相激，清濁渾亂；或因母自熱中來，乳有熱氣，遽以哺之，令兒脾胃不和，水穀交雜而下，以㕮咀五苓散加薏苡仁、車前子、半夏，水、薑煎服，分正陰陽；或先用大順飲、温白湯，調下香薷散，調中止補。錢氏白朮散、六和湯亦好。

積瀉：脾氣虚弱，乳食入胃，不能運化，積滯日久，再爲冷食所傷，傳之大腸，遂成泄瀉，留連不止，諸藥無效。蓋以積在脾胃，積既未除，何由得愈？宜先除積，後止瀉，瀉止實脾則病除矣。三稜散、烏犀丸，續用沉香檳榔丸、參苓白朮散、和中散、香橘餅調理。

驚瀉：糞青如苔，稠若膠粘，不可便止，但鎮心抑肝，和脾胃，消乳食，斯爲治法。先投五苓散，次用三稜散，水薑、倉米煎服。或三解散，神麯生薑煎湯調服，及沉香檳榔丸、不驚丹調治。

風瀉：慢驚大病後有之，其糞稀黄褐色，或夾食不消，乳食同下，此因脾虚所致，或夾黑褐色者，屬腎，蓋脾虚爲腎水所乘故也。若久不進飲食，再有驚搐，宜踈腎水、去脾風，次補脾則自愈，庶無復作之患。踈腎水，㕮咀五苓散加黑牽牛半生半炒，幷薏苡仁，水、薑煎服。去脾風，瀉黄散。調脾氣，參苓白朮散。

臟寒瀉：糞如青竹色，不稀不稠，或下青水，未瀉時腹痛而鳴，叫哭方瀉，多是生來三五月内有此，周歲則無。始因斷臍帶短，風冷自外逼內，而成此疾。先用沖和飲，水、葱白煎投，温中解表；次以當歸散，水、煨薑煎服，及投勻氣散、理中湯。

疳積釀瀉：其候面色萎黄，腹脹脚弱，頭大項小，髮稀且竪，肌肉消瘦，不思飲食，晝凉夜熱，或腹內有癥癖氣塊，瀉則顏色不等，其臭異常，其瀉有時，或一月、半月、旬日一番，自瀉自止，名爲疳積釀瀉。先以當歸散加三稜、陳皮，水、薑煎服；次投烏犀丸、沉香檳榔丸，及化癖丸、蘆薈丸、没石子丸。兒最小者難下丸子，止投三稜散、快膈湯，自然痊癒。

若瀉或痢，青色甚而淡黄夾白，寒多熱少，此陰邪勝陽，宜用守中湯、胃苓湯與服，扶表救裏，方進當歸散加陳皮、紫蘇，水、薑、糯米煎服；亦宜和解，理中湯，清米飲空心調服，温脾去濕，益氣清神。寒盛者，理中湯內加熟附子，水、薑、棗煎服；次投南星腹皮飲，水、薑煎服，和脾胃，去陰邪。

若瀉或泄色青淡而有沫黄稠，熱多寒少，亦致面黄肌瘦，煩躁不寧，宜以㕮咀五苓散加薏苡仁、車前子，水、薑煎服；解散餘邪，仍用茵陳蒿、梔子仁煎湯，調細末五苓散温服，退黄色，消陽毒；及當歸散，水、薑、棗煎投，或服萬安飲、四神丸。

冷瀉

湯氏云：冷瀉者，乃脾胃虚寒，水穀不化而泄。錢仲陽云：小兒不能食乳，瀉褐色，身冷，無陽也，當用益黄散加減治之。大便青白，口不煩渴，冷積瀉也，理中湯主之。若口鼻吸風寒之氣，脾胃受生冷之食而作者，先用理中湯，後用異功散。命門火衰，不能温蒸中州之氣，故脾胃虚寒者用益黄散及八味丸，脾胃虚弱者五味異功散，脾氣下陷者補中益氣湯，脾氣虚寒者人參理中湯，寒水侮土者益黄散，肝木乘脾者四君柴胡散，手足幷冷者加木香、乾薑，治者審之！

丹溪云：瀉青亦是寒，宜用蘇合香丸、平胃散各等分，蜜湯調服。

田氏云：便青者，因驚風内藏，脾氣不和，宜白朮湯。

熱　瀉

薛氏云：右顋色赤，飲冷，胃經實熱也，用瀉黄散。惡冷喜熱，胃經虚熱也，用白朮散。右腮及額間俱赤，心脾熱也，用瀉黄散加炒黑黄連。若左頰左腮俱赤，肝火乘脾土也，用四君子湯加柴胡。若兒暴傷乳食，用保和丸；乳母尤當忌厚味，節飲食。若乳母停食所傷，致兒吐瀉等病，當治其母。大抵始病而熱者，邪氣勝則實也；終變爲寒者，真氣奪則虚也。久病而熱者，内真寒而外假熱也。久瀉元氣虚寒，當參前證治之。

傷食瀉

東垣云：傷食則惡食。小兒食瀉者，因飲食傷脾，脾氣不能健運，故乳食不化而出。若噯臭吞酸，胷膈脹滿腹痛，按之益痛者，雖作瀉而所停滯之物尚未消也，用保和丸。腹痛按之不痛者，乳食已消也，用異功散。脾氣傷而未復，不思飲食者，用六君子湯。所傷生冷之物及喜熱者，幷加木香、乾薑。乳食已消，腹痛已止，瀉尚未止者，脾失清升之氣也，用補中益氣湯。餘有别證，當參各門。

錢氏云：黄承務子二歲，病傷食而瀉，衆醫與止之，十餘日，便青白，乳食不消，身涼加哽氣昏睡，咸謂困篤，召錢。錢先與益黄散、補肺散各三服，三日身温而不哽氣，後以白餅子微下之，又與益脾散三服利止。何以然？利本脾虚傷食，初不與下之，留連十日，上實下虚，脾氣弱則引肺亦虚，脾肺子母故也。今先補脾則肺病自退，即身温不哽氣也。然後下其所傷。或曰：何不先下後補？曰：便青爲下臟冷，若先下必大虚，今先實脾而後下則不虚矣。後更與補之，乃安。

驚　瀉

仲陽云：慢驚病後，或吐瀉胃虚，或氣弱因驚，眼白如淡墨，下糞青黄，此瀉合温補，至聖保命丹、鈎藤飲主之。或乳隨糞下，消乳丸、進食丸主之。或微渴，心脾喘燥狂熱，此瀉尤難治，辰砂五苓散主之。冷者定命飲子治之。後與温驚朱君散、睡驚太乙丹。

小兒驚瀉者，肝主驚，肝木也，盛則必傳剋於脾，脾土既衰，則乳食不化，水道不調，故泄瀉色青，或兼發搐者，蓋青乃肝之色，搐乃肝之證也。亦有因乳母脾虚受驚，及怒動肝火而致者。經曰：怒則氣逆，甚則嘔血及飱泄，法當平肝補脾，慎勿用峻攻之藥。脾氣益虚，肝邪彌甚，甚則抽搐反張者，亦肝火熾盛，中州虧損之變證也。凡見驚證，只宜用四君、六君、異功散等方，加白附子定風，柴胡平肝，引經以杜漸，則必不致瀉搐而自安矣。今已見吐瀉驚搐，尚不知補脾平肝，以保命、抱龍、鎮驚等藥治之，其亦去生遠矣。

暴瀉

巢氏云：小兒卒利者，由腸胃虚，暴爲冷熱之氣所傷而爲卒利。熱則色黄赤，冷則色青白，若冷熱相交則變爲赤白滯利也。

久瀉

大法補虚消積。

《鳳髓經》歌云：脾中有積熱遲留，致使終年瀉不休。項軟見人多哽氣，更兼清水鼻中流。少間有似黄金色，若有垂腸更不收。形證又看胷膈上，胷前深赤汗如油。脣赤生瘡眼脈赤，若不調脾命即休。

飱瀉

醫書謂之水穀瀉。食不消，脾胃冷，故不能消化，當補脾，益黄散主之。

乳食不消，初病忽然氣出冷，四肢亦冷，面白無光澤，精神不定，此乃胃氣不和，可以大温藥治之，使君子丸、益黄散主之。

若病泄瀉，日久不瘥，乳食不化，是脾胃有風冷，先服益黄散二服，後用宣風散導之。胃宜再補，宜參大科飧泄門用之。

小兒衛生總微論方 宋・撰人未詳

吐瀉

小兒吐瀉者，皆由脾胃虚弱，乳哺不調，風寒暑濕，邪干於正之所致也。其證不一，今條敘之：

吐啘哯

吐逆，自生下便吐者，此是兒初生之時，拭掠口中穢血不盡，因咽入喉故也。

吐逆，胷膈滿悶氣急者，此因兒啼哭未定，氣息未勻，乳母忽遽以乳飼之，兒氣尚逆，乳不得下，停滯於胷膈之間，因更飲乳，前後相沓，氣不宣通，故氣逆而乳隨出之爲吐也。宜調其氣而止吐。古書亦曰：大哭之後，食乳者多成吐瀉也。

吐逆，腹脹喘息，乳不化，夾青水，面青脣白者，此因乳母胃寒取涼，食冷飲寒，致冷氣入乳，變壞其汁，而不捻去，仍以飼兒；或能食者，因以冷物飼之，其冷乳冷食入腹，與氣相搏，傷於脾胃，則氣逆而吐也。其證若此，宜温胃止吐調氣。若傷重有停滯者，以穩藥磨化，不可快下，恐脾胃愈虚而生風也。凡風冷變壞之乳，當捻去之，暫斷乳兒，令乳母服藥温腹，然後飼兒。若不捻去，非只令兒吐逆，腸胃虚者，冷因得入，亦下利也。

吐逆，身熱，吐奶成片子者，胃有熱也。此因乳冒熱，或因飲酒，熱入其乳，變壞其汁，而不捻出，仍以飼兒；或兒乘熱哺啜，致熱氣入胃，與氣相搏，致氣逆而吐也。其證若此，如久有積熱者，必四肢生瘡，多渴而面黃，宜微下之。虛者，以穩藥磨化，後調其氣。

吐逆，身熱鼻青，呵欠煩悶，口中氣熱，夜間發躁者，此傷風吐也。因解脱失宜，風冷襲之，搏於血氣，故身熱呵欠，煩悶口中氣熱也。氣不得順，故逆而作吐也。宜調氣止吐，發散風冷。

吐逆，脣黑面黃，多啼有痰，吐氣臭者，此脾胃有傷也，宜先下之，後調其氣。

吐逆，早晚發熱，睡臥不安者，此驚吐也。心熱則生驚，故睡臥不安而神不寧也。心神不寧，則氣血逆亂而吐也。宜與鎮驚去熱止吐。

吐逆，面晄白無精光，口中氣冷，口頻撮，不思乳食，吐水者，胃氣不和也，宜補脾胃。

吐逆，痰涎色黃，稠粘上壅者，胃熱也。若吐痰涎白淥或吐沫者，胃虛冷也。熱者宜微利之，冷者宜温補之。

吐逆痰涎及有血者，此肺熱也。久則肺虛成瘻。昔錢乙治段齋郎子四歲，身熱吐痰，嗽數日而咯血，他醫以桔梗湯、防己圓治之不愈，涎上攻吐喘不止，遂請乙治。乙下褊銀圓一大服，復以補肺湯、補脾散爲治。乙曰：此子咯血，肺虛也。肺雖咯血，有熱故也。久則虛瘻。今涎上潮而吐，當下其涎。若不吐涎，則不甚便，蓋吐涎能虛又生驚也。痰實上攻，亦能發搐。依法只宜先下痰而後補脾肺，必涎上而吐愈爲順治也，若先補肺爲逆耳。乙所用藥方，本集載之，此所謂識病之輕重先後爲治也。

啘哯者，比吐逆異也。吐者，乃邪搏胃氣，逆而上行，穀不能傳化，隨氣出也。啘者，但氣逆而欲吐，吐則穀無所出，故俗謂乾嘔也。哯者，乃兒因吮乳汁過多，胃滿而上溢出也，故俗呼謂之噫㶉，當便與空乳令吮即定。若頻久吮之，亦能爲病。

瀉

瀉色白者，冷瀉也。此由小兒腸胃虛弱，因解脱，風冷干之；或因食寒飲冷，入於腸胃，冷氣相搏爲利下也。其色白，面白或腹痛者，幷宜調中。若又傷風冷，前後重沓，冷甚則瀉不止而爲泄注也。

瀉色赤者，熱瀉也。此由小兒腸胃本挾虚熱，而風冷乘之，入於腸胃之間，熱氣相搏而爲利下，故其色赤也。宜微下之以導其熱，後調其氣。

瀉色乍赤乍白，或水或穀者，此冷熱瀉也，由小兒腸胃，先因有冷而復傷熱，或先因有熱而復傷冷，腸胃宿虚，冷熱交攻而爲利下，宜調其冷熱，和養其氣。

瀉色黄赤紅黑者，皆熱也。赤黑者有毒，并微下之，然後調氣。

瀉色青發熱，有時睡臥不安者，此驚瀉也。小兒糞黄，脾胃土之本色也。色青，肝木爲風，肝木來刑脾土，宜早治之，不爾，則變脾風而發瘈瘲，則難治也。所謂糞青者，須才便下，便色青是也。若初下時黄，良久乃青者非也。小兒安者皆然，不可認爲青糞也。若瀉色青白，穀不化者，此謂冷也。宜温補脾胃，發散風冷。

瀉瀽下色赤白，腹大上青筋見，髮稀饒啼，或吃泥土，時有蛔蟲，此疳瀉也，宜止瀉退疳。

瀉多日，唇口及糞色皆白，糞頗多者，久因成冷，脾胃衰困，恐變脾風發癎，宜防備，温養補助脾胃。

瀉於暑熱時多患者，謂時熱及飲食皆冷故也。不傷於熱，必傷於冷。若傷熱伏暑而瀉者，則心臟煩熱，必小便不利，清濁不分。瀉色赤黄，宜利小便，解暑熱。若小便快而瀉者，冷瀉也，色必青白，穀不化，宜温脾胃止瀉。

瀉者，不可急以熱藥止之，多變爲痢而下膿血也。當審察冷熱證候，詳度緩急施治也。

吐　瀉

吐瀉多病於春夏秋三時，惟冬時絶少者，蓋吐瀉皆因脾胃虚冷熱所致，以冬時陽氣在内，多食温煖，少飲水漿故也。設有患者，必因傷於乳食也。若春時病吐瀉者多因於風，夏時病者多因於熱，秋時病者多因於冷。凡治吐瀉者，必當審其時候，觀其形證，察其温涼寒熱，如此則無誤矣。

傷風吐瀉

傷風吐瀉，身温，乍涼乍熱，呵欠煩悶，多睡，口中氣粗，如先已曾經下或無下證，慎不可下也。此由脾肺受寒，不能入脾也。更有五臟兼見之證。發散者，大青膏服之；補脾者，後服益黄散。此錢乙所用藥也。

傷風吐瀉，身熱多睡，能乳，呵欠煩悶，口中氣熱，飲水不止，吐痰，大便黄水，此爲胃虚熱渴吐瀉也，當生胃中津液以止其渴。錢乙用白朮煎湯服之，然後發散風冷，亦用大青膏。又云：吐瀉昏睡露睛者，胃虚熱也。吐瀉昏睡不露睛者，胃實熱也。

傷風吐瀉，身涼吐沫，瀉青白色，呵欠悶亂不渴，哽氣，長出氣，睡露睛，此傷風荏苒輕怯，因成吐瀉，當先補脾。錢乙先用益黄散，後發散其風，用大青膏。此二病於春冬多也。

傷食吐乳

吐瀉乳食不化，其吐及糞皆有酸臭氣者，此傷食吐瀉也。凡吐乳瀉黄赤者，傷熱乳食也；若吐乳瀉青白者，傷冷乳食也。幷宜微下之，後和胃。氣虚者，以緩化滯藥漸磨化之。

吐瀉在初生三日内，壯熱不乳，大便乳不消化或白色者，是傷乳，當微與下，後和胃。氣虚者，以緩化滯藥漸磨化之。

吐瀉在初生三日已上至十日，身温涼，不思乳，大便青白，乳不消化，此上實下虚也，更有五臟兼見證，瀉其所實者而補其脾胃虚者也。

吐瀉有兼臟證者，兼肺則睡露睛喘氣，兼心則驚悸飲水，兼脾則困倦饒睡吐瀉乃脾胃之本病，兼肝則呵欠煩悶，兼腎則不語畏明。

冷熱吐瀉

吐瀉在五月中已後身壯熱者，此熱也，小兒臟腑中十分中九分熱。此因傷熱乳，或胃熱入内，吐乳不消，瀉深赤色，宜與解熱，錢乙用玉露散。

吐瀉在六月中已後，身大温而似熱，臟腑中六分熱四分冷也。嘔吐乳食不消，瀉色黄多白少似褐，或食乳或不食乳，宜少補脾而大解熱，錢乙少用益黄散，多用玉露散。更宜審察冷熱，如兒大熱瀉色赤黄者，此熱多，依五月中後治之。

吐瀉在七月中已後，身温，臟腑中三分熱七分冷也。不能食乳，多似睡，悶亂，哽氣，長出氣，睡露睛，脣白，多哯而不渴，錢乙於食前令多服補脾益黄散，於食後少服解熱玉露散。更宜相度冷熱，若身大温，瀉後黄者，依六月中已後爲治也。

吐瀉在八月中已後，身冷無陽也。不能食乳，乾哯，瀉青褐水，錢乙只用益黄散補脾，不可下。

吐瀉所論冷熱時月，此以中原之地言，今較之江浙則氣候不同。今江浙之地二三月尚寒，四五月温暖，六月入伏之後才熱，七月熱盛，八月熱尚未退，雖冬月晴多便暖，雖夏月陰多便寒，不可概以中原冷熱時候便爲定論。經所謂東西南北之異地，温凉寒熱之異宜。況每歲寒熱，自隨時令早晚，難以拘定月日也。候之者，乘其至也，謂至其熱則從熱治，至其温則從温治，至其寒則從寒治，至其凉則從凉治，此乃隨四時之氣，各適其宜。

吐瀉於夏秋大熱之時，伏暑傷冷則心臟煩躁，小便不利，清濁不分，陰陽二氣相干，名曰氣亂。亂於腸胃之間，名曰霍亂。其證乘熱傷冷，氣逆而喘，腹脅脹滿，身熱脈亂，頭痛體疼，如傷寒之狀，上即大吐，下即大瀉；重者四肢厥冷，脚脛轉筋。法當調順其氣，分别清濁，升降陰陽。若只伏暑吐瀉者，則小便不利，其證雖與上證稍同而輕，非霍亂比，瀉色赤黄，此但只名伏暑吐瀉，不爲霍亂也。

治霍亂吐瀉，若熱多而渴者五苓散；寒多不渴，而心腹身體疼痛，及煩躁渴不能飲者，可服理中湯；寒甚腹痛轉筋，四肢拘急者，理中湯加附子；汗出惡寒，手足厥冷，下利清穀，内寒外熱，脈微欲絶者，并四逆湯。已上諸證病，可與香薷散服之，以他藥不能療此證也。治伏暑吐瀉，若小便不利，與五苓散利小便，及與香薷散解伏暑，坯蓮散、救生丹止吐。

吐瀉不拘何時，則令脾胃虚弱，多致生風而爲脾風慢驚也。以脾土衰而肝木來刑故尔。當補脾胃，不令困弱，則風不生而病易愈也。

吐瀉已定未定，煩渴者，皆津液内耗也，不問新久，宜煎錢乙白朮散，使滿意取足飲之，多即愈好，不爾即津液内耗而引飲不止，内生其熱，外邪相干，則證變百端以成他病，漸至危困也。

幼幼近編

明·陳治

吐　瀉

小兒吐瀉，有熱、有寒、有虚、有積、有驚，但因乳母所傷而致者爲多。凡手指熱則胃熱，手指冷則胃寒；腹痛欲按者屬虚，不可按者屬實。寒者氣煖神清，面白肢冷，吐乳不消，糞色青白，宜理中湯或異功散加藿香、肉果、砂仁。熱者食乳即吐，四肢五心煩熱，脣紅作渴，糞沫焦黄，小便赤少，瀉黄散加木通、滑石。傷暑者，藿香飲或五苓散。傷乳食者，昏睡噯氣，不思乳食，肚熱脚冷，吐出酸穢，瀉如敗卵，腹不可按，宜保和丸或平胃散加麯芽、半夏、丁香。傷風者，身温乍熱乍寒，欬嗽氣急，天麻散加防風。虚者睡則露睛，吐乳不消，瀉糞不變，懶貪乳食，手指常冷，腹痛喜按，異功散、白朮散、助胃膏。驚者，面色青黄，乳食不化，泄瀉青色，宜六君子湯加柴胡、鈎藤、木香。大抵先吐後瀉者，多屬於熱；先瀉後吐者，多屬於虚。有但吐不瀉，但瀉不吐者，宜於大方脈中參治，又當根其致病之由而藥之，不可拘於吐瀉上著力也。

古今圖書集成醫部全録卷四百三十六

小兒吐瀉門

方

白朮圓《中藏經》　治小兒白瀉。

白朮　當歸　芍藥　木香減半

右等分爲末，煉蜜圓如菉豆大，每服十圓十五圓，不拘時候，米飲下。

藿香湯《千金方》　治毒氣吐下，腹脹逆，害乳哺。

藿香一兩　生薑三兩　青竹茹　甘草各半兩

右四味㕮咀，以水二升，煮取八合，每服一合，日三。有熱加升麻半兩。

五味異功散《小兒直訣》，下同　治脾胃虚弱。

人參　茯苓　白朮　甘草炒　陳皮各等分

右爲末，每服三錢，薑棗水煎。一方加木香。薛己曰：按前方補脾胃之聖藥也。況人之一身，以脾胃爲主，若小兒乳食失節，寒涼失宜，或乳母六淫七情失調，兒飲其乳，諸病頓起，當專以此藥治之，其應如響。王肯堂曰：愚按前方治脾胃虚弱，吐瀉不食，或驚搐痰盛，或睡而露睛，手足指冷，或脾胃虚弱，欬嗽吐痰，或虚熱上攻，口舌生瘡，弄舌流涎。若母有證，致兒患此者，母并服之。

益黄散　治脾土虚寒，嘔吐瀉泄。

青皮下食，入太陰倉　丁香各二錢，去脾胃中寒　訶子肉五錢，能開胃消食止痢　甘草炙，三錢　陳皮二錢半右爲末，每服一二錢，水煎。薛己曰：按前證若因脾土虛弱而吐瀉者，用五味異功散。若因肝木侮脾土而吐瀉者，用六君子加柴胡；如不應或手足指冷，屬脾胃虛寒也，更加木香、炮薑。若因乳母脾土虛而肝木侮，亦治以前藥。若乳母鬱怒，致兒患前證，母服加味歸脾湯。

人參安胃散 治因服峻劑，脾胃虧損，或成慢驚，泄瀉嘔吐，或腸胃有熱以致前證。

黄芪蜜炙，二錢 生甘草 炙甘草各五分 白芍七分 白茯四分 黄連二分 人參一錢

右爲末，每服二三錢，水煎。

七味白朮散 治吐瀉或病後津液不足，口乾作渴。

乾葛二錢，能鼓胃氣上行，生津液，陽明經藥也 人參 白朮炒 木香 白茯苓 甘草炙 藿香葉各一錢

右爲末，每服二三錢，水煎。《幼科全書》加烏梅，爲治渴之聖藥。發熱渴者去木香。吐痛加芍藥。薛己曰：按胃傷則嘔，脾傷則瀉，故用前藥調補胃氣以化生津液。如無他證，只因胃氣虛而津液不足者，用四君子湯尤效。

四君子湯 治脾氣虛弱，飲食不化，腸鳴泄瀉，或嘔噦吐逆。

人參 白茯苓 白朮 甘草炙，各五分

右，水煎服。

四物湯 治肝經血虛發熱，日晡益甚，或煩躁不寐。

當歸 熟地黄各二錢 白芍藥一錢 川芎五分

右作二劑，水煎服。

八珍湯 治氣血俱虛，或因失血過多，或因剋伐元氣，以致內熱發熱，肢體瘦瘁。

即四物、四君二湯合服。

十全大補湯 治氣血虛熱，或因病後惡寒發熱，或自汗盜汗，食少體倦，或發熱作渴，頭痛眩暈等證。

即八珍湯加黄芪、肉桂。

六君子湯 治脾胃虚弱，體瘦面黄，或久患瘧痢，不思乳食，或嘔吐泄瀉，飲食不化，或時患飲食停滯，或母有前證，致兒爲患。

人參　白朮　茯苓各二錢　陳皮　半夏　甘草炙，各一錢

右每服二三錢，薑棗水煎。

補中益氣湯 治中氣不足，困睡發熱，或元氣虚弱，感冒風寒，或乳母勞役發熱，致兒爲患。

黄芪炙　人參　白朮炒　甘草炙　當歸　陳皮各五分　升麻　柴胡各二分

右，薑棗水煎。

香砂助胃膏 治胃寒吐瀉，乳食不化。

人參　白朮炒　白茯苓各五錢　甘草炙　丁香各一錢，去胃中寒　砂仁四十個，下氣消食　山藥一兩　白豆蔻十四個，寬胃煖脾進食　肉豆蔻四個，煨，溫中補脾下氣運化，非比香附、陳皮之快泄也

右爲末，煉蜜丸芡實大，每服二三丸，米飲磨化。一方加木香三錢。

人參養胃湯 治外感風寒，内傷生冷，寒熱如瘧，或嘔逆惡心，平胃散中用厚朴，佐以蒼朮正爲泄上焦之濕，平胃土，不使太過而致其和耳，非溫補脾胃也。

人參　厚朴薑製　蒼朮製，發汗　半夏湯泡　炙草二錢　草菓仁虚弱不能者宜此　藿香　茯苓各五錢，調胃氣　橘紅二錢五分

右每服二三錢，薑三片，烏梅一個，水煎。

四神丸 治脾腎稟虚，泄瀉不食，或不食去後不實，或乳母患此，致兒爲患。

肉豆蔻　北五味子各二兩　補骨脂四兩　吳茱萸一兩

右爲末，用水二碗，生薑八兩，紅棗一百枚，煮熟，取棗肉和末，丸麻子大，每服二三十丸，空心食前白湯下，子母并服。

五苓散 治霍亂吐瀉，躁渴飲水，小便不利。有辰砂名辰砂五苓散。

澤瀉五錢 猪苓 官桂 赤茯 白朮各三錢

右爲末，每服一二錢，白湯調下。《幼科全書》曰：此乃分理陰陽之要藥。薛己曰：按前證若津液偏滲於大腸，大便瀉而小便少者，宜用此藥分利。若陰陽已分而小便短少者，此脾肺氣虚而不能生水也，宜用補中益氣湯加麥冬、五味。虚火上炎而小便赤少者，此肺氣受傷而不能生水也，用地黄丸加麥冬、五味。

玉露散 治傷熱吐瀉黄色。

石膏煅，《幼科全書》用滑石 寒水石各五錢 甘草二錢五分

右爲末，每服五分，白湯調下。海藏曰：非腎熱相火大盛者，不宜服此。薛己曰：按前證若飲食如常，作渴飲冷，屬胃經實熱，宜用此藥。若食少體倦，或善噫瀉黄，此脾虚色陷也，宜用六君子加柴胡、升麻。若瀉而變青，更兼腹脹或善怒，此脾虚肝所乘也，宜用前湯更加木香。

木瓜丸 治生下吐。

木瓜 麝香 膩粉 木香 檳榔各等分

右爲末，麵糊丸黍米大，每服一二丸，甘草湯化下。薛己曰：按前證多因姙娠胃經有熱，或鬱痰所致，當審其母而兼治之。

梓朴散 小兒吐瀉胃虚及有痰驚。

半夏湯泡七次，用生薑汁浸半日晒乾，一錢 梓州厚朴一兩

右以米泔三升，同浸一百刻，水盡爲度。如未盡，少加火熬乾，去厚朴，只研半夏，每服半錢或一字，薄荷湯調下。

二氣散 小兒吐瀉，不拘冷熱，驚吐反胃一切吐利諸治不效者。又鄭氏名陰陽丸。

硫黄半兩 水銀二錢半

右同研，不見星，每服一字至半錢，生薑水調下，其吐立止。或同炒結砂爲丸。

二陳湯《幼科全書》，下同　治痰飲爲患，或嘔吐惡心，或頭眩心悸，或中脘不快，或發爲寒熱，或因生冷傷脾。

陳皮　半夏湯泡七次　白茯　甘草　薑三片，煎服　如嘔吐加白朮、乾薑煨，此二味嘔吐必用之藥也。如夾熱而吐者，加乾薑煨、黄連炒同煎。凡傷食加神麯、麥芽炒、砂仁、香附子、山楂，此五味消導必用之藥也。一方加烏梅一個。

肉荳蔻丸

砂仁二錢　廣木香三錢　赤石脂七錢半　肉荳蔻麵包煨　枯礬　白龍骨　訶子肉各五錢　共爲細末，水糊丸如粟米大，陳米湯下。此藥性温而濇，所以止滑。

調元湯

黄芪　人參　甘草

右，水煎服，此治虚熱之聖藥也。如熱不退，加炒乾薑即效。如身熱手足冷，加熟附子一片，其效如神。

感應丸

巴豆七粒，去油皮　广木香二錢半　肉荳蔻一個　丁香　乾薑各一錢　杏仁七個，去皮尖研　百草霜二錢

右七味，先將杏仁、草霜另研爲末，將銀器内酒煮黄酢一兩，放冷後用香油二錢煎油熟，同酢和藥作錠子，以薄荷麥芽湯下。

脾積丸

山楂青者多用　香附　烏藥　紫金皮　砂仁　甘草各等分

右爲細末，楂子生用搗細晒乾，米糊丸桐子大，每服五十丸，飲呑。

一粒丹

枯礬一兩　人參

右爲末，水丸梧子大，車前草燈心湯下。

補真丸

當歸　人參　橘紅　白朮各五分　白茯苓　麥門冬各三錢　黃芪蜜炙，七錢　粉草二錢，炙　木香　柴胡各二分

右，薑、棗爲引，煎服。

胃苓丸《片玉心書》，下同　分陰陽，退潮熱，止吐泄，消浮腫黃疸，調脾胃，止便濁，小兒常用之藥也。

蒼朮米泔水浸刮去黑皮焙乾　陳皮　厚朴炒　白朮各五錢　炙草　草果各二錢　猪苓　澤瀉　白茯各三錢　官桂一錢

共爲末，水糊丸如粟米大，炒米湯下。《幼科全書》作散，無草果仁。嘔吐，煨薑湯下。調胃，炒米湯下。白濁，鹽湯下。瀉泄，炒米車前湯下。潮熱，水竹葉炒米湯下。浮腫，長流水煎燈心五加皮湯下。疝氣，茴香湯下。黃疸，加茵陳五錢，燈心湯下。

一粒丹　治小兒水泄。

寒水石二兩　枯礬一兩　共爲末，水糊丸菉豆大，每服一丸，米湯下。

消乳丸《嬰童百問》，下同　治溫中快膈，止嘔吐，消乳食，脈沉者，乃傷食不化故也。

甘草炙　陳皮各半兩　縮砂仁　神麯炒　香附炒　麥芽炒，各一兩

右爲末，泡雪糕丸如黍米大；七歲以上菉豆大三十丸，食後薑湯下。

又方　治百晬內嘔吐乳汁，或大便青色。

小婦人乳汁一盞，入丁香十粒，去白陳皮一錢於器內，同煎三十沸

右去丁、陳，稍熱與兒服。

消食丸　治小兒飲食乳哺，取冷過度，冷氣積於脾胃，胃爲水穀之海，脾氣磨而消之，胃氣調和則乳哺消化，脾傷於冷則宿食不消。此藥寬中快氣，消乳食，正顏色。

縮砂　陳皮　三稜煨　蓬朮煨　神麯炒　麥芽炒，各半兩　香附炒一兩

右爲末，麵糊爲丸菉豆大，食後，紫蘇湯下二十丸。

和劑觀音散 治小兒外感風冷，内傷脾胃，嘔逆吐瀉，不進乳食，久則漸至羸瘦。大抵脾虚則瀉，胃虚則吐，脾胃俱虚則吐瀉不已。此藥大能補養脾胃，進美飲食。

石蓮肉 人參 神麯炒，各三錢 茯苓二錢 甘草炙 木香 綿黄芪炙 白扁豆炒，去皮 白朮各一錢

右剉散，每服二錢，水一盞，棗一枚，藿香三叶，煎温服。

香朴散 治嘔吐泄瀉。

藿香 陳皮 厚朴薑汁炒，各七錢 炙草三錢 半夏湯泡七次，一兩

右剉散，每服三錢，水一盞，薑五片，棗一枚煎服。如瀉甚，加木香、肉豆蔻。

竹茹湯 治胃受邪熱，心煩喜冷，嘔吐不止。

葛根七錢半 半夏半兩，泡 生甘草二錢

右㕮咀，每服三錢，水一盞，入竹茹棗少許，生薑五片，煎七分，去滓取清汁，微冷，細細服，不拘時。

一方加茯苓三錢，尤妙。

蘇合香丸 治傳尸骨蒸，諸項勞瘵，順氣化痰，卒暴心痛，鬼魅瘧疾，霍亂吐瀉，赤白下痢，小兒驚搐。

丁香 青木香 白檀 沉香 蓽撥 香附米 訶子肉 烏犀鎊屑 朱砂研水飛，各一兩 薰陸香 片腦各五錢 麝香研，七錢五分 蘇合香油五錢，入安息香膏内 安息香另成末用 無灰酒半升，熬膏

右爲末，用安息香膏入蜜和丸如芡實大，空心，用沸湯化下。小兒一丸，老人四丸，酒下亦可。用臘紙裹一丸彈子大，用緋絹袋盛常帶之，一切邪神不敢近。去腦名麝香蘇合香丸，治一切邪及胷膈噎塞，腸中虚鳴，宿食不消，餘證并同。

青州白丸子 治一切風痰小兒驚風。

生天南星 生白附各三兩 川烏頭去臍皮 生半夏七兩

右用井花水浸，次早另換新水，春五日、夏三日、秋七日、冬十日，晒乾爲細末，以糯米粉煎粥清爲丸如菉豆大。小兒驚風，薄荷湯下。和蘇合香丸服，名香青丸。

温膽湯 治小兒心經虛怯，夜臥不寧。

枳實 陳皮 茯苓 生甘草 半夏泡，各等分 竹茹少許

右剉散，白水煎，加薑二片，棗一枚，空心服。

紫霜丸 治食積。亦是傷寒之藥。治乳哺失節，宿滯不化，胃腹痞滿，嘔吐惡心，便利不調，乳食減少。又治傷寒温壯挾熱實，大便酸氣，食不消化；或已得汗，身熱不除；或變蒸發熱，多日不解；或因食而發癇，先寒後熱，并宜服之。

代赭石煅，用酢淬七次 赤石脂煅，各一兩 杏仁去皮尖，五十枚 巴豆三十粒，去皮膜油炒研

右先將杏仁、巴豆入乳鉢内細研如膏，却入代赭石脂研和勻，以湯浸蒸餅，丸如粟米大，一歲兒五丸，米飲下一二，百日兒三丸。亦要看肥瘦，微瀉爲度。大凡變蒸與傷寒調理一同，此藥幷治之。此藥乃是瀉食積之劑，要辨虛實用丸數。

香薷飲 治陰陽不順，清濁相干，氣射中焦，名爲霍亂。皆由飽食豚膾，復啖乳酪，海陸百品，無所不食，多飲寒漿，眠臥冷席，風冷之氣，傷於脾胃，諸食結而不消，陰陽二氣壅滯不得流行，陽氣欲降，陰氣欲升，陰陽交錯，變成吐利不已，臟腑昏亂，榮衛俱虛，冷傳於筋令轉筋，宜服此劑，大有神效。

厚朴薑汁炒 香薷 白扁豆各一兩，炒黃

右㕮咀，每服三錢，水一盞，酒半盞，同煎至七分，去滓，用新汲水頻頻浸換，令極冷頓服之，藥冷則速效也。煎時不得犯鐵器，慢火煎之。兼治非時吐利霍亂，腹中撮痛，大渴煩躁，四肢逆冷，汗出如雨，兩脚轉筋，疼痛不可忍者，須井中沉令極冷頓服之，乃有神效。治瀉痢，加黃連。治霍亂吐瀉，暑月感冒傷暑之證，加川芎、白芷。

理中丸　治脾胃不和，中寒上冲胷膈，心腹逆滿疞痛，痰逆惡心嘔吐，心下虚煩，痞滿膈塞不通，飲食減少，短氣羸困，温中逐水，止汗去濕，泄瀉注下，水穀不分，腹中雷鳴，傷寒時氣，裏寒外熱，霍亂吐利，手足厥冷，胷痹心痛，逆氣短氣，寒多不飲水而吐。

人參去蘆　白朮　乾薑炮，各三兩　甘草炒，減半

右㕮咀，每服三錢，水一盞，煎六分，去滓，帶熱服，空心食前，或研細末白湯調下。腹痛者加人參一兩半。寒多加乾薑一兩半。渴者加白朮一兩半。臍上筑者，腎氣動也，去白朮加桂四兩。吐多者，去朮加生薑三兩。下多者，還用朮。悸者，加茯苓二兩。或四肢拘急，腹滿下利轉筋者，去朮加附子一個生用末之，蜜丸如鷄子黄大，名理中丸，又名調中丸。治厥陰臟寒，蛔上入膈，吐長蟲，或胃中虚冷，因發汗，故吐蟲，先服理中丸。或加枳實、茯苓，蜜丸，治傷寒結胷欲絶，心膈高起，實滿作痛，手不得近，并用熱湯化下。

釀乳法　治初生嬰兒，以表用藥。凡有胎熱證，當令乳母服藥，不可求效之速。治法當釀乳令兒吃，漸次解之，百無一失。若遽以冷藥攻之，必損脾胃，加以嘔吐，必成大患。

澤瀉二兩半　猪苓　赤茯　花粉各一兩半　生地黄二兩　茵陳　生甘草各一兩

右㕮咀，每服五錢，水一盞，煎六分，食後捏去舊乳却服。

消乳丸　治小兒乳哺飲食取冷過度，冷氣積於脾胃。胃爲水穀之海，脾氣磨而消之，胃氣調和則乳哺消化，脾傷於冷則宿食不消，脈沉爲食不化故。

砂仁炒　橘皮　三稜　莪朮　神麯炒，各半兩　麥芽炒　香附子炒，各一兩

右爲末，麪糊丸麻子大，食後白湯加減下。

茯苓半夏湯　治諸嘔噦，心下堅痞，膈間有水痰眩悸。

茯苓二兩　半夏五錢，湯泡七次

右㕮咀，每服三錢，水一盞，生薑三片，煎六分服。

人參散　治小兒藏腑冷，若才喫乳食，即又吐出，或因才喫乳，爲驚觸犯，令小兒外證面唇青黑，手足心熱，口多清涎，吐逆不住，或作瀉候青黃紫白，或鼻涕如鷄子清者，幷宜服之。

人參　白朮炒　白茯苓　沉香　烏藥　甘草炙，各半兩

右爲細末，以瓶貯之。遇小兒有前項形證，半歲一字，二三歲半錢，大者一錢，煎棗子米飲調下，或陳紫蘇湯亦可。或吐瀉幷作，煎丁香湯下；陳皮湯尤妙。

麝香散　又名沉香散。生胃氣，止吐瀉。

茯苓二錢　沉香　丁香　木香　藿香葉　厚朴製　甘草炙，各一錢　麝香一字

右爲細末，每服一錢，米飲調下。

白餅子　治小兒夾食傷寒，其證發熱嘔吐，亦有肚痛者，嗳氣，辨得分曉，先用此藥一服，推下食積，却用平和藥發散調治，如惺惺散、加減參蘇飲，皆可服，却不可服冷藥。

滑石　南星製　半夏製，各一錢　輕粉半錢　巴豆二十四個，去皮膜，用水一升煮乾研細

右三味，搗羅爲末，入巴豆霜，次入輕粉，又研勻，却入餘藥末令勻，糯米飲丸如菉豆大，量小兒壯瘦虛實用藥。三歲以下，每服三丸至五丸，紫蘇湯空心下。忌熱物。若三五歲兒壯實者，不以此拘，加至二十丸，以利爲度。

大青膏　治傷風痰熱發搐，百日左右幷二三歲，亦可服。

天麻　青黛各一錢　白附子　蠍尾各半錢　朱砂　天竺黃　麝各一字　烏蛇酒浸焙乾半錢

右爲末，生蜜爲丸如芡實大。月中兒粳米大，同牛黃膏、薄荷湯化下；五歲以上，同甘露散服之。

鈎藤飲　治吐利脾胃氣虛，生風慢驚。

鈎藤鈎三錢　蟬蜕　明天麻　防風　蠍尾　人參各半兩　殭蠶炒，二錢　麻黃　甘草炙　川芎各二錢半　麝香不拘多少

右剉，每服三錢，水一盞，食前服。寒多加附子半錢。

車前子散　治暑月伏熱，霍亂吐瀉，煩悶引飲。

白茯苓　猪苓　陳香薷　車前子各一兩　人參五錢

右末，燈心湯調下。肚痛加芍藥，瀉不止加石蓮。

定命飲子　治慢驚，吐瀉困重，欲傳慢脾風。

生半夏　茯苓　木香　生薑各一兩，切片晒燥

右爲末，每服半錢，薑、棗煎湯調下。

不換金正氣散　治山嵐瘴氣，寒熱往來，五膈氣噎，霍亂吐瀉，臟腑虚寒。

厚朴去皮薑汁炒　藿香去土　陳皮　炙草　半夏皂莢、白礬、薑汁同煮　蒼朮米泔浸，各一兩

右㕮咀，每服三錢，水一盞，生薑三片，大棗二枚，煎七分，絞去滓，食前帶熱服。

二順散　治伏熱中暑，霍亂吐瀉，煩悶躁渴，小便赤色，便血肚疼。

猪苓　澤瀉　茯苓　白朮　甘草炙　肉桂　乾葛　杏仁去皮尖，各一兩

右爲末，每服半錢，或一錢，新汲水調下。

釀乳法　治胃虚吐瀉，睡中吐舌摇頭，吐乳作腥氣，額上汗流，多驚啼哭面黄。凡有此疾，宜暫斷乳，令胃乾，飢甚用藥。令乳母釀乳。

人參　木香　藿香　沉香　陳皮　神麯　麥芽各一兩　丁香半兩

右㕮咀，每服四錢，薑三片，紫蘇十葉，棗三個煎，乳母食後，捏去奶汁盡，方服半盞許，卧少時，却與兒乳。

没石子丸　治嬰孩先因冷瀉，或作赤白痢候，久而變作諸般異色，不止一端，外證面或青或白，脣舌乾焦，手微冷，渾身温壯，肚内刺痛啼叫，睡卧不安。

没石子五錢　木香　黄連　當歸各一兩　青皮一錢

右五件爲末，阿魏一錢，酒一盞，浸化，入麵少許，須令勻，煮糊爲丸如粟米大，一二歲兒服如椒目大者，四五六歲兒每服五十丸。赤痢，甘草湯下；白痢，乾薑湯下，或用五倍子湯下。一方用沒石子一個，白豆蔻五個，訶子肉二個，木香黃連各一錢爲末，粳米糊丸麻子大，每服十五丸，米飲下。

來復丹 治小兒虛寒泄利。

硝石 硫黃 太陰元精石各一兩 陳皮 五靈脂 青皮各二兩

右方修製及服法俱詳前。

銀白散 治冷瀉糞青，壯胃氣。

糯米 扁豆炒，各二兩 藿香 白朮炒，各一兩 丁香二錢 甘草炙，三錢

右爲末，紫蘇米飲調下。加天麻、砂仁、白茯苓，快脾正色。《直指方》加炮白附、全蠍、木香、石蓮肉，薑一片煎。

藿香散 治小兒臟腑不調，作瀉青黃黑白，乳食不消，糞中有凍如鷄子青，兼暴瀉如水，其證腹痛微熱，面脣黃白。若慢驚，或偏墜紅腫，內釣，紫蘇湯調下三五服。

陳皮 藿香 厚朴製 枳殼炒 炙草各半兩

右爲末，紫蘇湯下三錢。糞中有黃白凍子，木瓜幷白梅去鹽煎湯下。如痢止，用棗子煎湯下，大能和胃進乳食，此是小兒常服之藥。

大柴胡湯 治小兒挾熱瀉利。

柴胡八錢 黃芩 赤芍各三錢 半夏泡，錢半 枳實去穰麩炒，半錢

右剉散，薑、棗煎加減服之。欲下，加大黃。

黃連丸 治小兒挾熱瀉利。

黃連半兩淨洗，猪膽汁浸二夜晒乾 瓜蔞根 烏梅肉 杏仁泡去皮尖雙仁 石蓮肉各半兩

右爲末，牛膽汁浸糕糊丸麻子大，每十五丸，煎烏梅、薑、蜜湯下。

四逆散　治少陰病，其人或欬或悸，或小便不利，或腹中痛，或泄利下重；又治挾熱泄瀉尿赤。

炙草　枳實炒黄　柴胡　白芍炒，各一兩

右搗篩爲細末，水飲調下二錢，日三服。下利悸者，加桂半兩。如欬者，加五味子、乾薑各半兩。小便不利者，加茯苓半兩。泄利下重，先濃煎薤白湯，内藥末三錢匕，再煮一二沸，温服。

調中湯　治夏月秋初，忽有暴寒折於盛暑，熱結於四肢則壯熱頭疼，寒傷於胃則下痢赤白。

大黄七錢半　桔梗　藁本　茯苓　生甘草　葛根　黄芩　白芍藥炒　白朮各半兩

右㕮咀，白水煎，量大小加減服之，得快氣利壯便歇。去大黄，加黄連、枳殻，止痢尤妙。或加地榆，或加當歸皆可。感風加荆芥。秋宜下，當用大黄疎利。

黄芩湯　治下利而頭痛胷滿，口苦咽乾，或往來寒熱而嘔，其脈浮大而弦，專治協熱而利者。

黄芩一兩半，炒　白芍藥炒　甘草炙，各一兩

右㕮咀，每服三錢，棗子一個，水一盞，煎至七分，去滓温服。嘔者，加製半夏、生薑汁。

四順清凉飲　治小兒血脈壅實，臟腑生熱，頰赤多渴，五心煩躁，睡卧不安，四肢驚掣；及因乳哺不時，寒温失度，令兒血氣不順，腸胃不調，小便少，大便澀；或温壯連滯，欲成伏熱；或壯熱不歇，欲發驚癇；又治風熱結核，頭面瘡癤，目赤咽痛，瘡疹毒一切壅滯，并宜服之。

赤芍藥　當歸　生甘草　大黄各一兩

右剉散，三歲以上，每服二錢，水一盞，煎至七分，作兩服。治挾熱瀉不止，加木香煨、大黄。欲利小便，用赤芍藥。虚熱，加甘草。不利，減大黄。冒風邪，加去節麻黄。中風體强，眼睛上視，加獨活。量兒大小虚實加減，微溏利爲度。可加荆芥。更有加味清凉飲子，可詳證通用。

香橘餅　治傷冷瀉利。

木香　青皮炒　陳皮各一錢　厚朴薑汁炒　神麯炒　麥芽炒，各半兩
右爲末，蜜丸爲餅，紫蘇米飲調下。一方加砂仁。
全蠍觀音散　止吐瀉，截虚風。
黄芪蜜炙　人參　木香　白茯苓　大粉草炙　石蓮肉　扁豆炒，各一兩　白芷　全蠍各七錢　羌活　防風　天麻各八錢
右剉散，每服二錢，水一盞，煎至七分，服加薑、棗煎。
調中湯　治傷食瀉。凡此瀉不宜便補，先用食藥或紫霜丸取其積盡，然後可補。經云：食瀉重當取，疳虚用補虚，良醫明妙理，何慮疾難除。
人參　白茯苓　白朮炒　木香　乾薑炮　藿香　香附子炒去毛　砂仁炒　甘草炙　丁香各一兩
右爲末，每服一錢，薑棗湯下；肚痛，白湯。大小以意加減。
進食丸　治乳食不消，心腹脹滿，壯熱喘粗，嘔吐痰逆，腸鳴泄瀉，米穀不化，或下利赤白，腹痛後重，及食癥乳癖，痃氣痞結，幷皆治之。小兒胷膈熱實，腹内有留飲，致令榮衛痞塞，臟腑之氣，不得宣通，其病腹内氣結脹滿，或壯熱是。凡有此疾，當疎利大便，破結散氣，常宜服之。
巴豆霜一錢　當歸泔浸一宿晒乾炒　朱砂　代赭石煅醋淬七次　枳殼炒　木香各五錢　麝香一分
右爲末，麪糊爲丸如麻子大，一歲兒一丸，温水飲下，更量虚實加減，食後服。治食積發熱，羸瘦肚大，青筋疳積，肚疼哺露。
生薑瀉心湯　治傷寒汗出，解後胃中不和，心下痞硬，脅下有水氣，腹中雷鳴下利者。
黄連　炙草　人參　乾薑炮　黄芩各一兩半　半夏一兩，湯泡洗
右剉散，每服三錢，水一盞，生薑三片，棗一枚，煎七分，去滓温服。
保安丸　治小兒積釀瀉，傷食瀉。
香附子　砂仁各一兩，炒　白薑炮　青皮去穰　陳皮　三稜炮　蓬朮炮　甘草炙，各半兩

右爲末，麥芽麪糊爲丸菉豆大，每三丸，白湯下。

沉香煎　治脾氣冷積。

乳香研　沉香　丁香　杏仁炒　百草霜　木香各一錢　肉蔻一個　巴豆十四粒，去油

右爲末，酒煮蠟和丸菉豆大，每服三五丸，淡薑湯送下。凡患肚痛不止，服之效，以通爲度。

三稜丸　治小兒停積，腹脅脹滿，乾噦惡心，全不入食。

三稜煨　木香　神麯炒　陳皮　半夏薑製，各一兩　丁香　肉桂各半兩

右爲末，麪糊丸如黄米大，二十丸，乳食後，温生薑湯下。

杏霜丸　治小兒食積作瀉幷痢證。

杏仁三兩，去皮尖炒　巴豆一兩，去油炒焦　黄臘酒煮綿濾　百草霜研，用油六錢炒，各二兩

右將杏仁、巴豆研極細，却入百草霜令勻，熔蠟和丸如菉豆大，赤痢，甘草湯，白痢，生薑湯，先進三四服，腹脹者十餘服，效驗如神。

至聖保命丹　治小兒胎驚內弔，腹肚緊硬，眠睡不安，夜多啼哭；及治急慢驚風，眼目上視，手足抽掣，不省人事，悉皆主之。冷證用此。

全蠍十四個，去毒　防風二錢　殭蠶炒去絲嘴　天麻　南星炮　蟬蛻　白附各二錢　麝五分　金箔十片　朱砂二錢

右爲末，粳米糊丸，每兩作四十丸。常服鎮心安神化痰，除一切驚風諸證，湯臨時換。一方加人參、白茯苓各二錢。有熱證，加牛黄一分，冰片一分，硼砂一錢。

鈎藤散　治小兒夜啼，乃臟冷也。陰盛於夜則冷動，冷動則爲陰極發躁，寒盛作疼，所以夜啼不歇也，鈎藤散主之。

鈎藤鈎　茯神　川芎　當歸酒洗　茯苓　木香　甘草炙　白芍藥炒，各一錢

右爲末，每服一錢，薑、棗略煎服。其或心熱而煩啼，必有臉紅舌白小便赤濇之候，鈎藤飲去木香加朱砂

末一錢研和，每服一錢，木通湯調下，或剉散煎服。治驚啼，加蟬蛻、防風、天麻。

定命飲子 治慢驚吐瀉困重，欲傳慢脾通用。

圓白生半夏 茯苓 木香 老生薑切片晒乾 白朮炒，各二錢 甘草炙，一錢 天麻二錢半

右剉散，每二錢，薑、棗泡湯調下。

朱君散 治吐瀉後有此證幷糞青者，宜服之。

人參 白朮炒、白茯苓 甘草炙，各一兩 辰砂水飛 鈎藤各半兩 燈心三錢 麝半錢

右爲末，每服一錢，用白湯調下，不拘時服。

睡驚太乙丹 常服安神鎮驚，止夜啼糞青。

桔梗一兩炒 藿香 扁豆炒，各半兩 白芷 川芎各三錢

右爲末，煉蜜丸如芡實大，辰砂、麝香爲衣，每服半丸，薄荷湯磨下。正糞色，棗湯下。夜啼，燈心鈎藤湯磨下。加白朮、白茯、白芍尤妙。

開胃丸《證治準繩》，下同 治小兒腑臟虛弱，内受風冷，腹脅脹滿，腸鳴泄痢，或青或白，乳食不化；又治臟冷夜啼，胎寒腹痛。

木香 莪朮 白朮 人參 當歸炒，各半兩 麝香細研 白芍藥各一分

右件擣羅爲末，都研令匀，湯浸炊餅和丸如黍米大，每服十五丸，温米飲下。新生兒腹痛夜啼，可服五丸，幷乳食前服。

厚朴散 治小兒脾胃不和，洞瀉下不止，羸瘦食少。

厚朴去外粗皮塗生薑汁，炙令香熟 人參 訶梨勒煨用皮 白朮 川黄連去鬚微炒 地榆微炙，各一分 炙草 乾薑炮，各半分 肉豆蔻一枚，去殻

右件擣，細羅爲散，每服以粥飲下半錢，日三四服，量兒大小，以意加減。

張涣厚朴散　治洞瀉注下。

厚朴薑汁製　訶梨勒炮取皮　肉蔻各一兩　白朮　乾薑各半兩，炮

右件擣羅爲細末，每服一錢，水八分，入生薑粟米各少許，煎五分，去滓温服。

萬全龍骨丸　治小兒冷熱不調，時有洞泄，下利不止。

龍骨　黄連　白石脂　枯白礬　乾薑炮　木香各半兩

右件藥擣羅爲末，酢煮麵糊，如麻子大，每服以粥飲下五丸，日三四服，量兒大小加減服之。

劉氏方　治小兒水泄注下。

黄連　石蓮各等分，炒黄色

右爲末，每服半錢，新汲水調下；白瀉，粟米飲下。

香橘餅　治嬰孩過傷乳食，或吐或瀉；及病後虚中感積成痢，氣弱神昏，面黄目慢。

三稜炮，三錢　木香　陳皮　青皮各二錢半　厚朴薑汁製，七錢　砂仁　神麯濕紙裹煨　麥芽焙，各五錢

右，木香不過火，餘七味剉焙，仍同木香研爲細末，煉蜜作餅子如芡實大，每服一餅，日三餅，用棗湯化開，空心温投，米清湯亦可。

二神丸

補骨脂四兩　肉豆蔻二兩，生用

右爲末，用紅棗四十枚，生薑四兩，水一鍾，煮乾，取棗肉和丸如桐子大，每服二三十丸，白滚湯下。

没石子丸　治疳積釀瀉，久患疳痢。

没石子二枚　木香濕紙包煨　訶子四枚，炮　淨黄連剉薑汁炒，各二錢，生用　肉豆蔻二枚，炮。

聖惠胡黄連散　治小兒冷熱氣不和，忽暴下利，腹内疼痛。

胡黄連　母丁香　桂心　木香　肉豆蔻去殻　當歸剉微炒　麝香細研，各一分　犀角屑半分

右件藥擣，細羅爲散，每服以粥飲調下五分，日三四服，量兒大小加減服之。

龍骨散 治小兒暴利。

龍骨 黄連去鬚微炒，各一兩 當歸剉微炒 枳殼麩炒微黄去瓤，各五錢

右件藥擣，粗羅爲散，每服一錢，以水一小盞，煎至五分，去滓，不計時候，量兒大小加減温服。

張涣阿膠丹 治泄利身熱，及暴瀉注下。

真阿膠炙熟 乾薑各一兩 芍藥 當歸洗焙 川黄連 肉豆蔻各半兩

右件藥，擣羅爲細末，煉蜜和丸如黍米大，每服十粒，粟米飲下，量兒大小加減。

神仙玉粉丹 補一切虚，不熱，小兒冷積暴瀉，見功尤速。

精明舶上硫黄一斤，去砂石盡打碎

右用豮猪肚七個，旋采桑根白皮三斤寸剉，將猪肚一个淨洗，以硫黄實之，以麻綫縫合，水二斗，先將桑根白皮一斤，同煮一復時，其余猪肚亦用慢火養之，不得令冷，候煮滿一復時，别以猪肚換之，又用白皮内一斤同煮，再一復時，又換猪肚幷桑白皮，過三復時，不換白皮只換猪肚，共煮七復時，水耗以熱湯添，不得用冷水，候滿七復時取出，用温水淘淨，研至極細，候烈日中晒極乾，再研，煮糯米粉糊爲丸如梧桐子大，每服空心米飲下十粒至十五粒。大率驅除宿冷，其功效無比。老人經久可服。

千金七味散 治利下久不瘥。

龍骨煅 赤石脂 厚朴 烏梅肉各二分 黄連八分 甘草炙，一分 阿膠炙，三分

右治下篩，漿水服二方寸匕，日二，小兒一錢匕。

神驗方 華佗治老小下利柴立，不能食，入口即出，命在旦夕，久利。

黄連末 亂髪灰 醇苦酒 蜜各半鷄子殼許 白蠟方寸匕 鷄子黄一枚

右六味，於銅器中炭火上，先内酒、蜜、蠟、鷄子黄攪匀，乃内黄連末、髪灰，又攪煎，視可，取出爲丸，

久困者，一日一夜盡之。

外臺方　療久利，無問冷熱疳痢悉主之。

棗一枚去核，勿令皮破，內胡粉令滿，於炭火中燒如炭，磁器中研之　米飲和服，一歲以下分服之，不過三服瘥。

丁香散　《聖惠》治久痢赤白，漸羸，胃虛不食。

丁香　厚朴去外粗皮，塗生薑汁，炙令香熟　黃連去鬚剉炒　訶梨勒煨用皮　白朮剉炒　伏龍肝各半兩　木香一分　赤石脂一兩

右件藥搗，細羅爲散，每服以粥飲調下半錢，日三四服，量兒大小加減。

聖惠黃連丸　治小兒釀利，經久不斷，增減有時。

黃連微炒　人參　赤石脂　龍骨　炙草　黃芩　厚朴塗生薑汁炙令香熟　白茯苓　枳殼麩炒微黃，各半兩　烏梅肉一分，微炒

右件藥，搗羅爲末，煉蜜和丸如麻子大，每服以粥飲下七丸，日三四服。量兒大小，臨時加減。

譚氏斗門散　歌曰：小兒瀉痢甚青黃，久患時多轉滑腸。下部脱肛頻努嘸，朝朝焦瘦漸羸尩。

訶子　枳殼　地榆各等分

右爲末，每服一錢，米飲調下；一歲以下半錢。

嬰孺龍骨湯　治小兒下利不住。

龍骨煅　甘草炙　川黃連各四分　當歸　乾薑各一分

右以水四升，煮一升二合，食前温分三服。

又　治服藥後下不止。

龍骨五分　甘草炙　乾薑　當歸　黃連　附子炮製去皮臍　赤石脂　前胡各三分

右以水四升，煮一升二合，爲五服，旦服至午令盡。

黃連煎　治冷熱利經久不止，體羸不堪，治瘥而又發。

好黃連二兩，水七升，蜜八合，煎一升三合

右絞去滓，百日兒半合，二百日、一歲服一合。

鷄骨丸 治下利經久不斷，羸瘦，脾胃冷弱，食不消化。

宿雌鷄胷前及肋骨全用一具 黃連六分 厚朴三分 神麯炒 甘草炙 白朮各四分 桔梗 麥芽炒 烏梅各二分 人參 赤石脂 黃芩 白龍骨各五分

右爲末，蜜丸小豆大，白飲下二十五丸，日二服，量兒大小與之。

惺惺散 治久瀉脾困，不思乳食，恐作脾風。

天麻 全蠍炒，各半錢 木香炮 糯米 人參 白茯苓各炒微黃 白扁豆炒 乾山藥焙 甘草各一錢，炙

右爲末，每服嬰孺一字，二三歲半錢，用水一藥注，或半銀盞，棗子半片，煎十數沸服。

香礬丹 張涣治瀉利久不瘥。

南木香 枯白礬各一兩 訶梨勒皮微炮 酸石榴皮炒黑，各半兩

右件搗羅爲細末，煉蜜和丸如黍米大，每服十粒，粥飲下，量兒大小加減。

劉氏方 治小兒臟腑久瀉不止。

人參 白朮 茯苓 甘草 陳皮 藿香 丁香 木香 肉豆蔻

右等分爲末，每服二錢，以藿香合糯米煮粥飲調下，或薑水煎亦可。臟腑滑泄，四君子加訶子五分，米飲調下。

聖惠厚朴散 治小兒水穀利，羸瘦面黃，不欲飲食。

厚朴去粗皮塗生薑汁炙令香熟 龍骨 丁香 黃連去鬚微炒，各半兩 當歸剉微炒 木香 白朮 肉豆蔻各一分

右件藥搗，細羅爲散，每服以粥飲下半錢，日三四服，量兒大小加減。

地榆散 治水穀利，日夜不止。

地榆炙 厚朴去粗皮塗薑汁炙令香熟，各三分 黃連一兩，去鬚微炒 阿膠半兩搗碎炒令黃色

右件藥擣，細羅爲散，不計時候，以粥飲調下半錢，量兒大小加減。

胃風湯　治風冷乘虚，入客腸胃，水穀不化，泄瀉注下，腹脅滿，腸鳴㽲痛，及腸胃濕毒，下如豆汁，或下瘀血，日夜無度，并宜服之。

人參　白茯苓　芎藭　桂皮去粗皮　當歸　白芍藥　白朮各等分

右爲粗散，每服二錢，以水一大盞，入粟米百粒，同煎七分，去滓稍熱服，空心食前服，小兒量減。

三神丸　養生治大小老虚之人，不拘冷熱泄瀉。

黄連　白芍藥并剉如豆　吳茱萸各十兩

右三味，釜内慢火炒赤色，放冷，杵羅爲細末，每服三錢匕，水一盞半，煎至八九分，去滓，空腹食前温服，日三四服，小兒量與。或以水浸蒸餅，丸如桐子大，更丸一等如菉豆黄米大，小兒每服十五丸至二十丸，温米飲下。若作散，以沸湯或温米飲調下，并可服。病泄痢之人，若不禁生冷魚肉肥膩，與不服藥同。一方有木香無芍藥，酢糊丸。

茅先生香連丸　治瀉痢。

黄連茱萸半兩，同於銚内炒令煙起，取出去茱萸　木香　肉蔻　訶子炮去核，各五錢　阿膠麪炒　朱砂各一錢

右爲細末，軟飯爲丸如桐子大，每服十丸十四丸，用飯飲吞下，兒小碎之。

乳香散　治一切瀉痢。

乳香二錢，荷葉盛火炙令熔，放地上碗蓋另研　肉豆蔻　白薑　甘草炙　草果各一兩

右細剉，用酢麪裹，於熱灰内，煨令赤色，取出去麪爲末，入乳香拌匀，每服五分或一錢，陳米飲調下。

守中湯　春夏相交，陰濕氣重，中傷脾胃，致腹痛泄痢，經久不止，漸傳手足浮腫，飲食少思。

蒼朮泔水浸一宿，去粗皮濾乾，剉，炒微黄色　桔梗各二兩，炒　白薑四錢，炮　甘草六錢，炙

右件剉，焙爲末，每服一錢，空心沸湯調服，㕮咀水煎亦可，或用薑、棗。

張渙川椒丸 治小兒夏傷濕冷入腸胃，泄瀉不止。

川椒一兩，去閉目雙者并黑子，慢火炒香熟爲度　肉豆蔻五錢

右件搗羅爲細末，粳米飯和圓如黍米大，每服十粒，米飲下，量兒大小加減。

粟煎湯 治腸胃受風冷，泄注不止，身體壯熱。

白朮炮　當歸洗焙　川芎　人參　肉桂　芍藥各一兩

右件搗羅爲細末，每服一錢，水一小盞，入生薑三片，粟米一匙許，煎至五分，粟米熟去滓，放温服。

温中湯 治胃寒瀉白，腹痛腸鳴，孔氏治臟腑不調，大便青色。

白朮　人參　茯苓各一錢　甘草炙，半錢

右末一錢，水一小盞，煎七分，温服。

黄芩湯 治下痢而頭痛胸滿，口苦咽乾，或往來寒熱而嘔，其脈浮大而弦者，或協熱而痢者。

黄芩一兩半　芍藥　甘草炙，各一兩

右剉散，每服三錢，棗子一個，水一盞，煎七分，去滓温服。嘔者加半夏一兩二錢半，生薑煎。

張渙清胃散 治挾熱瀉利。

川楝子　黄蘗微炙　當歸洗焙　地榆炙　黄連去鬚炒，各半兩

右件搗羅爲細末，每服一錢，水八分，煎至四分，去滓温服，乳食前。

香連丸

黄連薑汁拌炒，二兩　木香煨，半兩

右爲末，陳米飯丸菉豆大，米飲下一二十丸；亦可調六一散。

古今圖書集成醫部全録卷四百三十七

小兒吐瀉門

單　方

治小兒霍亂吐利：用人參一兩，厚朴、甘草各半兩，白朮十八銖〔一〕，四味㕮咀，以水一升二合，煮取半升，六十日兒服一合，百日兒分三服，期歲分二服，中間隔乳服之。乳母忌生冷油膩等。一加乾薑一分，或加生薑三分。《千金方》，下同

小兒霍亂：梳頭垢水服少許。

治孩子霍亂，已用立驗：用人參、蘆籜各半兩〔二〕，扁豆藤二兩，倉米一撮，四味㕮咀，以水二升，煮取八合，分溫服。

又方用：人參一兩〔三〕，木瓜一枚，倉米一撮，三味㕮咀，以水煮分服，以意量之，立效。

治小兒霍亂：研尿滓，乳上服之。

又：以牛涎灌口中一合。

治少小吐利：用亂髮半兩燒灰，鹿角六銖，二味爲末，米汁服一刀圭，日三服。

又方：熱牛屎含之。一作牛膝。

又方：燒牡猪屎，水浸取汁，少少服之。

註〔一〕白朮十八銖　原缺，據《千金》卷五癖結脹滿補。
〔二〕各半兩　原缺，據《千金》卷五癖結脹滿補。
〔三〕一兩：原缺，據《千金》卷五癖結脹滿補。

治小兒噦：用生薑汁、牛乳各五合，煎取五合，分爲二服。

又方：取牛乳一斤，煎取五合，分五服。

小兒脾泄不止：紅棗二十個去核，將官粉入內，以陰陽瓦焙乾，去棗研粉，每服三分，米湯下。藏器方

小兒飲乳後吐逆不入腹：取蘆蠹蟲二枚，煮汁飲之。嘔逆與哯乳不同，乳飽後哯出者，爲哯乳也。《直訣》

小兒吐瀉，脾胃虛寒：齊州半夏泡七次，陳粟米各一錢半，薑十片，水盞半，煎八分，温服。

治瀉不止：用筍籜、扁豆藤各半兩，人參一兩，共細剉，分六服，每水一小盞，煎五分，不時量分，稍熱服。《聖惠方》，下同

小兒吐乳：取地龍糞一兩研末，空心，米泔湯服效。

凡小兒霍亂吐瀉：用土蜂窠炙研，乳汁服一錢。

小兒百晬内吐乳，或糞青色：用年少婦人乳汁一盞，入丁香十枚，陳皮一錢，石器煎一二十沸，細細與服。陳文仲小兒方

小兒吐瀉，巴豆一個，針穿燈上燒過，黄蠟一豆大，燈上燒滴入水中，同杵丸黍米大，每用五七丸，蓮子燈心湯下。危氏《得效方》

寡婦藁薦草節，去小兒霍亂。《酉陽雜俎》

襁褓吐乳欬嗽久不愈：石燕子爲末，以蜜調少許塗脣上，日三五次。《衛生寶鑑》

小兒吐瀉：芹菜切細，煮汁飲之，不拘多少。《子母秘録》

小兒嘔吐不止：丁香、生半夏各一錢，薑汁浸一夜，晒乾爲末，薑汁打麪糊丸黍米大，量大小用薑湯下。《全幼心鑑》，下同

小兒哯乳：用鹹豉七個去皮，膩粉一錢同研，丸黍大，每服三五丸，藿香湯下。

小兒泄瀉：肉豆蔻五錢，乳香二錢半，生薑五片同炒黑，去薑研爲膏，收，旋丸菉豆大，每量大小，米飲下。

治小兒吐瀉，腹脹胷膈痞閉：用五靈脂、青皮、陳皮、硫黄、芒硝各等分，先將硝黄於銚子内，以文武火熔開，用匙刮聚，自然結成砂子，取出研碎，與前三藥同末，麵糊爲丸如菉豆大，小兒麻子黄米大，每服二十丸，量虚實加減，米飲送下無時。《儒門事親》，下同

又治泄瀉：用車前子不拘多少爲細末，每服二錢，米飲湯調下服之，水穀分，吐瀉止。

小兒吐瀉，黄疸：用三稜、蓬朮、陳皮、青皮、神麯、麥芽、黄連、甘草、白朮、茯苓，共爲細末，生薑燈心湯調服。傷乳食吐瀉加山楂，時氣吐瀉加滑石，發熱加薄荷。丹溪方，下同

治小兒周歲吐乳腹瀉：用白朮、滑石末各三錢，陳皮、炙草各五分，乾薑一錢，共爲粗末，煎服。

治夏秋吐瀉：好黄連一兩，入虢丹一兩，炒丹焦爲細末，麵和丸如芥子大，服二三十粒，壁土薑湯吞，更量數服不妨。李剛中方

療霍亂心腹刺痛吐利：用茯苓、桔梗、人參各六分，白朮五分，炙草、炙厚朴各四分，共切片，用水二升，煮六分，令温服。《外臺》方

小兒吐逆不止：用黄丹研末，小棗肉和丸芡子大，每以一丸針簽於燈上燒過研細，乳汁調下。一加朱砂、枯礬等分。謝氏小兒方

小兒吐瀉：丁香、橘紅等分，煉蜜丸黄豆大，米湯化下。劉氏小兒方

胎寒腹痛，啼哭吐乳，大便瀉青，狀若驚搐，出冷汗：薑黄一錢，沒藥、乳香二錢爲末，蜜丸芡子大，每服一丸，鈎藤煎湯化下。《利濟方》

小兒吐逆頻併，不進乳食，手足心熱：用紅麯年久者三錢半，白朮麩炒一錢半，甘草炙一錢爲末，每服五分，煎棗子米湯下。《經濟方》

小兒噦疾：用鹿角粉、大豆末等分，和乳調塗乳上飲之。《古今醫驗》

小兒嘔吐，壯熱食癇：葛粉二錢，水二合調勻，傾入錫鍋中，重湯盪熟，以糜飲和食。昝殷《食醫心鏡》

小兒霍亂卒起者：用白狗屎一丸，絞汁服之。《本草綱目》，下同

小兒熱嘰：牛乳二合，薑汁一合，銀器文火煎五六沸，量兒服之。

小兒疳瀉：赤石脂末，米飲調服半錢，立瘥。加京芎等分更妙。

小兒霍亂：訶黎一枚爲末，沸湯服一半，未止再服。

小兒吐逆不定，虛風喘急：白附、藿香等分爲末，每米飲下半錢。《保幼大全》

小兒嘔吐不定：用五倍子二個，一生一熟，甘草一握，濕紙煨過，同研爲末，每服半錢，米泔調下立瘥。《經驗方》

小兒熱瀉：黄蘗削皮焙爲末，用米湯和丸，粟米大，每服一二十丸，米湯下。《十全博濟方》

小兒四季患泄瀉：用製白朮、陳皮、川厚朴薑汁炒各三分，甘草二分，有嘔吐加藿香葉四分，遍身熱腹痛者加薑水炒黄連三分。《窮鄉便方》

小兒泄瀉：用木別子一個，麵裹煨熟去殼，小丁香三粒共爲末，唾丸入小兒臍，以舊膏藥封之。《身經通考》方

小兒久瀉，飲食少進，身體羸瘦：白朮土炒、白茯苓二味各等分，用老米一撮煮粥，止服米飲，其瀉自止。《醫貫奇方》，下同

又健脾止瀉：用陳米鍋巴四兩，蓮肉去心微炒四兩，享糖四兩，共研細末，食遠或空心調服數匙妙。

小兒吐乳：蘇葉、甘草、滑石各一錢，水煎服。《幼幼近編》，下同

小兒久瀉：用肉荳蔻平開，入麝香一分，再合麪包煨爲末，米湯下。溏泄用柿餅燒熟吃立止。身熱作瀉，四君子湯加白芷、黄芪、松花、五味子。

小兒吐瀉：用乾薑、甘草各二錢，炙白朮一兩爲末，温湯服。吐瀉不止，或以白朮一錢，肉果、丁香各五分，薑湯調下，兼治大人吐瀉。或以白芷、乾薑爲末，蜜丸置臍中，以絹縛定，用熱鞋底時時熨之。

治久瀉不止：白朮土炒、白茯苓各等分，陳米一撮煮粥，止服米飲。

治久吐不止：砂仁童便炒三四次一兩，丁香一錢，藿香三錢，每薑湯調服一匙。

治小兒吐瀉不止：五倍子二枚，半生半熟，炙草爲末，米泔水下五分。

針　灸

《古今醫統》曰：小兒嘔吐乳汁，灸中庭一穴一壯，在膻中穴下一寸陷中。

醫　案

錢乙《小兒直訣》曰：廣親宮五太尉病吐瀉不止，米穀不化，衆醫用温藥一日而加喘吐不定。錢氏曰：當以涼藥治之。所以然者，謂傷熱在内也。用石膏湯三服并服之。衆醫皆言吐瀉多而米穀又不化，當補脾，何以用涼藥？王信衆醫，皆用補脾丁香散三服。錢醫後至曰：不可服此。三日後，必腹滿身熱，飲水吐逆。三日外果如所言。所以然者，謂六月熱甚，伏入腹中，而令引飲傷脾胃，即大吐瀉也。衆又行温藥，使上焦亦熱，故喘而引飲，三日當甚。衆師不能治，復召錢至，見其熱證，以白虎湯三服，更以白餅子下之，一日減藥二分，二日三日又與白虎湯各二服，四日用石膏湯一服，及旋合門冬、黄芩、腦子、牛黄、天竺黄、茯苓，以朱砂爲衣，服五丸，竹葉湯化下，熱退而安。

廣親宮七太尉七歲病吐瀉，是時七月，其證不食而昏睡，睡覺而悶亂，哽氣乾嘔，大便或有或無，不渴，衆醫作驚治之，疑睡故也。錢曰：先補脾，後退熱。與使君子丸補脾，石膏湯退熱；又以水銀、硫黄末研和，以薑水調下一字。錢曰：凡吐瀉五月内，九分下而一分補；八月内，九分補而一分下。此者是脾虚瀉，醫妄治之，至於虚損，下之即死，即當補脾，若以使君子丸恐緩，已又留温胃益脾藥治之。醫者李生曰：何食而噦？錢曰：脾虚津少即嘔逆。曰：何瀉青褐水？曰：腸胃至虚，冷極故也。錢治而愈。

馮承務子五歲，吐瀉壯熱，不思飲食，目睛多白，面色無神。師曰：此腎經虚弱，下之則愈虚。遂以消積丸磨之，漸愈。大凡傷食不下則成癖，下後即與補脾，無不效者。

《儒門事親》曰：河間劉光濟之子，才二歲病疱，後嘔吐發昏，用丁香、豆蔻之類不效，適麻先生寄其家，乃謂光濟曰：今有小方，無毒，人皆知之，公肯從乎？光濟曰：先生之言，必中於理，何敢不從！麻先生曰：劉河間常言涼膈散可治瘡疱，張戴人用之如神，況《内經》言少陽所至嘔涌，少陽者相火也，非寒也。光濟欣而從之。此日利二行，適王德秀自外入，聞其利之也，乃曰：瘡疱首尾不可下。麻自悔其多言也，業已然，姑待之。比至食時，下黄涎一合，日午問之，兒已索遊於街矣。

《保嬰金鏡録》曰：一小兒五歲，食粽後咬牙欲吐，頃間腹脹昏憒，鼻青黄赤，此脾土傷而心肝所動，食積發厥也。先令鷄翎探吐出酸物，頓醒。節其飲食，勿藥而愈。

薛氏《保嬰撮要》曰：一小兒夏月吐乳，手指發熱，作渴飲冷，口吐涎水。余謂胃氣熱，廉泉開而涎出也，用瀉黄散而愈。後復嘔吐，另用剋滯之劑，口渴飲湯，流涎不已。余謂胃氣虚寒不能攝涎也，用理中丸而愈。

一小兒七歲，嘔吐不食，面白指冷，此胃氣虚寒也，用理中湯，嘔吐頓愈，又用六君子湯而痊。後傷食腹痛，發熱嘔吐流涎，先用保和丸一服而痛嘔愈，再用四君、山梔而涎止。

一小兒食涼粉而嘔吐酸物，頭痛發熱，此内傷兼外感也，用人參養胃湯末二錢，薑湯調服，諸證皆愈。惟吐酸涎，用大安丸一服而止。

一小兒傷食發熱，嘔吐酸物，手指常冷，此胃氣虚寒，陰盛隔陽於外，虚熱所致也。用保和丸末二錢，濃薑湯調服而吐止；再用六君子湯加山梔而安。

一小兒嘔吐作渴，暑月或用玉露飲子之類而愈。又傷食吐酸，余先用保和丸，一服吐止；次用五味異功散，飲食漸進；又用四君子湯而痊。

一小兒暑月患吐瀉，服香薷飲、五苓散之類而止，但手足并冷，睡而露睛，飲食不入，腸鳴作嘔，欲用清涼之劑，余曰：此始爲熱，終爲寒也，當舍時從證。用人參理中丸，以薑湯化二服，病勢始定；次用助胃膏漸安，又用六君子湯調理而愈。

一小兒食多即吐，余用五味異功散愈之。又腹痛嘔吐，先服大安丸，仍用異功散而愈。後證復作，另投祛逐之劑，吐瀉不食，腹中痛甚，以手按之則止，此脾氣復傷也，先用補中益氣湯加茯苓、半夏一劑，又用六君、升麻、柴胡二劑，飲食頓進。後食生冷，挾驚吐瀉，手足并冷，唇口搐動，用六君、鈎藤鈎、柴胡而愈。

一小兒吐酸，作渴飲冷，腹痛發熱，用人參養胃湯加黃連一劑，吐熱稍定；又用保和丸一服，腹痛頓止。後傷食復吐，腹脹，大便不通，用紫霜丸下之，尋愈。又感冒欬嗽腹脹，另服下藥，發熱作吐，腹脹，手足并冷，睡而露睛發搐，用六君、鈎藤鈎而安；又用四君加當歸、川芎而愈。後患吐瀉，手足并冷，用助胃膏頓痊。

一小兒嘔吐發熱，用瀉黃散而愈。後因乳母飲酒，腹脹吐瀉，用葛花解醒湯，子母服之漸愈。大便日去五七次，用五味異功散加升麻二劑；日去五次，乃用四君、肉豆蔻而痊。

一小兒吐酸發熱，用保和丸漸愈，又用四君、山楂、神麯而安。後因飲食過多，嘔吐復作，另用下積丸，更加作瀉腹脹，手足發搐，余以爲肝木侮脾土，用五味異功散加柴胡、鈎藤鈎而搐止；又用六君子湯，飲食漸進而痊。

一小兒夏間嘔吐腹痛，大便不通，服大黃而愈。又傷食患吐，發熱，服瀉黃散等藥，嘔吐腹痛，按之即止，面色青黃，手足并冷，此脾胃復傷而虛寒也，用異功散加木香愈之。後又傷食，腹脹作痛，或用消食丸，吐瀉并作，小腸重墜，午後益甚，余朝用補中益氣湯，夕用六君子加木香而愈。

一小兒嘔吐發熱，腹痛面赤，手熱，口乾飲湯，按其腹不痛，此脾胃氣虛也，用異功散加木香、乾薑一劑而愈。後傷食，吐而嚥酸，腹中作痛，按之益甚，此飲食內停也，用保和丸二服而痊。

一小兒因停食腹痛，服疎導之藥而愈。後復停食，又用前藥，寒熱不食，腹脹後重，大便頻而少，此脾氣復傷而下陷也，先用異功散加升麻數劑，後重漸愈，再加當歸數劑而全愈。後因乳母恚怒，致兒寒熱發搐作嘔，又用六君子、柴胡、山梔以治其母，兼灌其兒，并愈。

一小兒時吐乳食，診其母有鬱怒之證，用加味歸脾湯、加味逍遙散治之而愈。

一小兒因乳母感冒風寒發熱，兒患嘔吐，身發赤暈，用東垣人參安胃散而愈。又咬牙發搐，嘔吐酸腐，待其吐止自安。

一小兒七歲，身羸瘦，兼吐少食，發熱面黃，余謂此脾臟受傷，用六君加煨薑二劑而飲食進，去薑又數劑而愈。

一小兒吐乳不食，手足搐搦，痰涎上涌，手足指冷，額黑脣青，此腎水勝心火也，用五味異功散加木香、炮薑一服，去薑數服而愈。

一小兒不時乾嘔，不乳腹膨，此脾胃虛而將成疳也，用四味肥兒丸以治疳，四君子湯以健中而痊。後傷食，吐瀉完穀，形氣困憊，四肢微搐。余曰：且勿藥。次日吐止，但搐而瀉青黃，此脾土虛而肝木勝也，用六君、鈎藤鈎而痊。

一小兒吐瀉乳食，色白不化，露睛氣喘，此脾肺不足，形病俱虛也。先用異功散加柴胡、桔梗頓愈，再用補中益氣湯而安。

一小兒吐瀉驚悸，困倦腹脹，此心火虛而脾土怯也，用六君、茯神、酸棗仁而愈，又用秘旨保脾湯乃痊。

一小兒吐瀉，驚搐項强，乃脾傷而肝侮，形氣虛而病氣實也，用異功散加鈎藤鈎，補脾平肝而愈。

一小兒吐瀉，呵欠，煩悶不語，畏明，屬脾肺不能生肝腎也。用異功散補脾肺，地黃丸補肝腎，遂痊。

一小兒吐瀉腹脹不乳，此脾胃傷也，先用香砂助胃膏而飲食進，後用六君子湯而脾胃健。

一小兒寒熱作嘔，飲食不入，按其腹則哭，此飲食停滯也，先用大安丸遂安。但脣目抽動，大便稀黃，此病邪去而脾氣虛弱也，用六君子湯以補脾土，鈎藤鈎以平肝木，悉愈。

一小兒未周歲，氣短喘急，乳食少進，時或吐乳，乃脾傷而食積也，先用六君、山楂、枳實漸愈；後吐瀉作渴，用胃苓膏以治吐瀉，白朮散以生胃氣而安。

一小兒四歲，每飲食失節，或外驚所忤，即吐瀉發搐，服鎮驚化痰等藥，後患益甚，飲食不入，藥食到口即嘔，用白朮一味，和土炒黄，用米泔水濃煎，不時灌半匙，次日微嘔，又一日不嘔，漸加至半杯，月餘而愈。

一小兒停食吐瀉，身熱作渴，瀉下紅白，或青黄色，服香連丸而愈甚，兼手足指冷。余謂始爲實，終爲虚也，用補中益氣湯加木香、肉果而愈。

一小兒傷食吐瀉，大便溏泄，或青緑色，睡而露睛，手足指冷，額黑脣青，此中氣虚弱，寒水侮土也，用五味異功散加升麻、柴胡、木香、附子一劑而愈。後患吐瀉不已，先用胃苓散，後用異功散而安。

一小兒寒熱嘔吐，或瀉青色，余以謂脾虚肝木所乘也，用六君、柴胡、升麻治之而愈。後因驚寒熱，寅卯時益甚，小便頻數，久而不愈，此肝火血虚，先以小柴胡湯加白朮、茯苓、當歸二劑頓止，又用地黄丸而愈。

一小兒白睛多，脣色白，七月間停食吐瀉，困睡驚悸，久治不愈。余曰：驚悸爲心血虚怯，困睡爲氣虚弱，皆稟脾腎不足所致也。用補中益氣湯及六味丸加鹿茸而愈。

一小兒瀉利青白，手冷面青，或時吃逆，余用人參理中湯，更加腹痛，仍以前湯加木香、乾薑二劑，稍緩；又以五味異功散加木香漸愈；又用五味異功散加升麻調理而痊。

一小兒腹痛作瀉，飲食不化，小腹重墜，用補中益氣湯加乾薑爲末，每服錢許，米飲調服，旬余漸愈；又以四君子湯而痊。

一小兒泄瀉腹痛，手足并冷，脣青額黑，余謂寒水侮土，用益黄散痛止；再用六君、乾薑、漏蘆，子母服之，頓止，又用人參理中湯而痊。

一小兒久瀉兼脱肛，小腹重墜，四肢浮腫，面色萎黄，時或兼青，諸藥到口即嘔吐，審乳母憂鬱傷脾，大便不實，先用補中益氣湯、五味異功散及四神丸調治其母，不兩月，子母并愈。

一小兒患瀉，乳食不化，手足指冷，服消乳丸，食乳即瀉。余用五味異功散加木香，子母服之而愈。後時發搐，脣口抽動，用異功散加木香、鈎藤鈎補脾平肝而痊。

一小兒泄瀉，手足發搐，痰涎上涌，手足指冷，額黑脣青，用五味異功散加木香、炮薑以補心火救脾土而愈。

一小兒患泄瀉，小腹重墜，飲食甚少，先用六君子湯送四神丸數劑，瀉漸止，飲食稍進；又用補中益氣湯數劑，下墜漸愈。後因勞發熱，自臍而起，飢則熱甚，用六君、炮薑治之稍安；又用加味歸脾、補中益氣二湯而痊。

一小兒夏間食粽傷胃，吐而腹痛，余用保和丸，彼以爲緩，另用重劑，吐瀉并作，腹痛益甚，按其腹，却不痛。余曰：此食已消而脾胃虚也，當温補之。仍行消導，昏憒發搐，余用異功散加木香治之漸愈。後復傷食，另用去積丸，吐瀉不食，手足并冷，睡而露睛，變爲瘧疾，余用六君、木香、炮薑治之而愈。

一小兒瀉而大便熱赤，小便澀少，此熱蘊於内也，先用四苓散加炒黄連一劑，其熱頓退；又用白朮散去木香二劑，熱渴頓止；以四君、升麻調理而痊。

一小兒食炙煿甘甜之物，常作瀉，大便熱痛，小便赤澀，此膏粱積熱所致，用四苓散、清胃散各四服，諸證稍退；乃用四味肥兒丸而瘥。

一小兒九歲，食炙煿之物，作瀉飲冷，諸藥不應，肌體消瘦，飲食少思，余用黄連一兩，酒拌炒焦爲末，入人參末四兩，粥丸小豆大，每服四五十丸，不拘時白湯下，服訖漸愈；又用五味異功散加升麻，服月餘而瘥。後不戒厚味，患疳積消瘦少食，發熱作渴，用九味蘆薈丸爲主，以四味肥兒丸爲佐，疳證漸退；却以四味肥兒丸爲主，以五味異功散爲佐而痊。後又不禁厚味，作瀉飲冷，仍服肥兒丸、異功散而愈。

一小兒清晨泄瀉，服消疳清熱之劑不應，余謂脾腎虚，用二神丸治之，不信，仍服前藥，形體骨立，復求治，用四神、六味二丸治之，尋愈。停藥數日，飲食漸減，泄瀉仍作，至十七歲畢姻，瀉渴頓作，用前藥治之，無效，乃用補中益氣湯、八味丸而始愈。

一小兒因母怒氣停食，患泄瀉，服消導之劑，更加吐乳，先用養胃湯加炒黑黄連一錢、吴茱萸三分、木香四分治其母，子亦灌一二匙，悉愈。後母傷食，患血痢腹痛，其子亦然，治以四君加前三味，母子俱服。因惑於人言，但令母服，子另服治痢之藥，加作嘔不乳，手足并冷，余用五味異功散加木香、炮薑、漏蘆，母子并服而愈。

一小兒患瀉，身熱作渴，瀉下穢氣，此爲内熱而瀉也，用香連丸一服而愈。後患瀉，服黄連香薷飲益甚，余用六君、木香、肉果而愈。

一小兒患瀉，作渴飲冷，手足并熱，睡而露睛，此爲熱瀉，用黄芩湯一劑而愈，又用白朮散二服而安。

一小兒患瀉，面赤飲冷，小便赤色，先用四苓散，香連丸各一服，而便利勢減，又用異功散加木香、黄連各二分，吴茱萸一分，二服而愈。

一小兒瀉而腹痛，按之不痛，用異功散加升麻而愈。後復瀉，服消乳丸，益加腹痛，余謂脾氣傷也，復用異功散加木香而痊。

一小兒吐瀉腹痛，睡而露睛，小腹重墜，手足并冷，先用六君、升麻、乾薑四服而痛墜愈，又用異功散加升麻、木香而悉愈。後又傷食腹痛，别服袪逐劑，虚證悉具，余用理中丸、六君子湯而尋愈。但噫氣下氣，口角流涎，此脾胃虚寒也，復用理中、六君子二湯而愈。

一小兒泄瀉不食，噯腐酸氣，用平胃散一服而瀉止，又用五味異功散而飲食增。後復傷吐瀉喘嗽，手足指冷，面色黄白，余謂脾虚不能生肺也，用六君、升麻、桔梗而愈。

一小兒傷食作瀉發熱，服寒涼藥，熱甚作嘔，此胃經虚熱也，先用四君、升麻而嘔止，又用白朮散而安。

一小兒乳哺失節，泄瀉腹痛，自用藥下之，反加痰搐，又服化痰止搐之藥，而痰搐益甚，睡而露睛，手足微冷。余以脾胃已虚而重傷之也，用異功散加木香、鈎藤鈎，母子并服，三日而痰搐止，五日而瀉痛除。

一小兒傷食，瀉青發搐，余謂肝木勝脾也，用六君、木香、鈎藤鈎而愈。後傷食腹痛，别用消食丸，脣額頓黑，瀉益甚，此脾氣虧損，寒水反來侮土也，用六君、木香、乾薑而痊。

一小兒面色萎黄，傷食作瀉，面色頓白氣喘而痰涌，余謂脾肺氣虚下陷，法當升補。彼不信，别服清氣化痰之藥，虚證蜂起。余先用補中益氣湯一劑，諸證頓退，又用五味異功散而痊。

一小兒泄瀉，兩寸脈或短或伏，用補中益氣治之頓愈。余見患前證不服此藥而危者多矣，惜哉！

一小兒飲食後即瀉，先用六君、升麻、神麯、山楂而止，又用五味異功散加升麻而痊。後傷食，吐瀉腹痛，用保和丸二服，又用異功散調補脾氣而安。

一小兒傷食，作瀉腹脹，四肢浮腫，小便不利，先用五苓散加木香，旬余諸證漸退；又用五味異功散爲主，佐以加減腎氣丸，又旬日，二便調和，飲食漸進，浮腫旋消，乃以異功散調理而愈。

一小兒十三歲，傷食作瀉，服剋伐之劑，胷腹膨脹，手足并冷。余謂當調補中氣，不信。後見睡而露睛，唇口搐動，乃用六君、木香、鈎藤鈎，至四劑搐動頓止；又二劑，飲食加進。以五味異功散加升麻、柴胡，膈寬瀉止而愈。

一小兒因驚久瀉，面色青黄，余謂肝木勝脾土也，朝用補中益氣湯，夕用五味異功散加木香，子母俱服而愈。

一小兒泄瀉驚搐，其母面青脈弦，先用小柴胡湯加木香、漏蘆一劑；次用四君、木香、鈎藤鈎、山梔，母子同服而愈。

一小兒因其母被驚患瀉，服藥傷胃，反致吐乳，余用五味異功散、炒黑黄連、木香治其母，時灌子一二匙，俱愈。後母因鬱怒，停食下痢，嘔吐腹痛，其子昏憒不食，以六君子加車前、黄連、木香，母子俱服而安。

一小兒久瀉青色，腸鳴厥冷，余曰：此驚泄也。脾土既虧，則肝木來侮，須温脾平肝，然後可愈。彼以爲迂，自用治驚等藥，腹脹重墜，小便不利，四肢浮腫，始信前言，重復請治。余先用五味異功散加升麻、柴胡數劑，諸證稍可；又以補中益氣湯數劑，飲食少加。又因傷食夾驚，吐瀉發搐，復用異功散加柴胡、鈎藤鈎四劑，諸證稍退。又傷風欬嗽，腹脹作瀉，或用發散解利之劑，手足逆冷，睡中發搐，余謂此脾土虚而肺金受病，重傷真氣故也，用異功散加紫蘇一劑以散表邪，次以補中益氣湯加茯苓、半夏，調補真氣而痊。

一小兒因驚，吐瀉腹脹，先用六君、木香、柴胡治之稍可，又以五味異功散而愈。後因驚搐痰甚，或用鎮驚化痰之藥，倦怠不食，而泄益甚，先用異功散加木香、鈎藤鈎，四劑而愈。

一小兒七歲，食生冷之物，腹痛便秘，服峻利之劑，連瀉五次，噫氣腹痛。余謂心脾虚寒，用異功散加薑、桂、木香治之，不從，反治胃火，更加呃逆。余仍以前藥加附子一片，一服諸證頓退；仍去附子，又三劑而愈。

其時同患是證，用清胃化痰者歿，手足俱黯。

一小兒傷食，嘔吐發熱面赤，服消導清熱之劑，飲食已消，熱赤未退，余以爲胃經虛熱，用六君、升麻、柴胡四劑而痊。

一小兒傷食嘔吐，服剋伐之藥，嘔中見血，用清熱涼血，反大便下血，唇色白而或青，余謂脾土虧損，肝木所乘，令空心服補中益氣湯，食遠服異功散，使涎血各歸其源，果愈。

一小兒吐酸乳食，用四君、吳茱、黄連、木香，補脾平肝而愈。後口中有酸水，仍用前藥隨愈。後吐苦水而口亦苦，用龍膽湯以清肝火，四君子以補脾土而痊。

一小兒吐黄水，所食之物，悉皆甘味，用瀉黄散清其胃火而愈。後因停食，服剋伐之藥，口甘不食，形氣殊弱，用補中益氣湯，養其中氣而痊。

一小兒傷食噯腐，用平胃散一服，宿滯頓化。余云不必多藥，但節其飲食自愈。不信，别用剋滯之藥，更加吐瀉，以致不救。

一小兒傷食發熱，面赤抽搐，嘔吐，氣喘唾痰，此飲食傷脾，肺氣虛弱所致，用六君子湯、炒黑黄連、山梔各二分，一劑頓愈。

一沈氏子吐瀉腹痛，手足并冷，余謂此脾土虛弱，寒水所侮，先用益黄散一劑，諸證頓愈，手足梢冷，此寒水退而脾土虛弱也。用異功散少加木香一劑，却去木香，再劑而痊。

一小兒傷食發熱，吐瀉腹痛，欲服益黄散。余曰：内有丁香、良薑，非其所宜。前證乃脾胃受傷，而無寒證。不信，仍服前藥，其痛益甚，二便不通，口舌糜爛而歿。

一小兒傷食，吐瀉不已，後便泄青色，睡而露睛，手足指冷，額黑唇青。余謂：大便青色，木勝土也；或時溏泄，脾氣不足也；額黑唇青，寒水侮土也，悉屬中氣虛寒。用五味異功散加升麻、柴胡、木香、附子，一劑而愈。

一小兒盛暑嘔吐飧泄，服黄連香薷飲益甚，用白虎石膏湯而腹脹作痛，手足并冷。余謂：脾氣虛寒，且夏月伏陰在内也，用五味異功散加木香而愈。

一小兒亥子丑時，發熱泄瀉，用益黄散而愈。後復發，服前藥，嗜臥露睛，作渴少食，大便頻黄。余謂：肝勝脾虛，元氣下陷，用補中益氣湯佐以地黄丸而尋愈。

一小兒盛暑吐瀉，米穀不化，或用黄連香薷飲之類，腹脹作痛，手足并冷，此脾氣虛而伏陰在内也，用五味異功散加木香治之而愈。先君嘗云：凡暑令吐瀉，手足指熱，作渴飲冷者屬陽證，宜清涼之劑；若手足指冷，作渴飲湯者，屬陰證，宜温補之劑。故大人屬陰者，誤用寒涼之藥，死後手足青黯，甚則遍身皆然，於此可驗。

一小兒傷食，吐瀉不已，瀉色青緑或溏白，睡而露睛，手足指冷，額黑唇青。余謂：瀉痢青緑，肝勝脾土也；或時溏白，脾土虛寒也；額黑唇青，寒水侮土也，悉屬中氣虛寒。用五味異功散加升麻、柴胡、木香、附子，一劑而愈。

一小兒傷食，嘔吐發熱面赤，服消導之劑，飲食已消，熱赤未退，余以爲胃經虛熱，用六君子加升麻、柴胡各二分，四劑而愈。

一小兒目睛緩視，大便臭穢，乃飲交感時乳所致，用四君子加木香、藿香治之而安。

一小兒吐酸乳食，用四君、吳茱、黄連、木香，補脾平肝而愈。後口中有酸水，仍用前藥隨愈。後唾苦水，口中味苦，用龍膽湯清肝火，佐以四君補脾土，乃瘥。

一小兒唾黄水，或口甘，所食之物，悉皆甘味，用瀉黄散愈。後停乳食，服剋伐之藥，口甘不食，形氣殊弱，用補中益氣湯而愈。

《醫學入門》曰：黄承務子二歲病傷食而瀉，衆醫與止之，十餘日，便青白，乳食不消，身涼加哽氣昏睡，咸謂困篤，召錢，先與益黄散、補肺散各三服；三日，身温而不哽氣，後以白餅子微下之，又益脾散三服利止。何以然？利本脾虛，傷食初不與下之，留連十日，上實下虛，脾氣弱則引肺亦虛，脾肺子母故也，今先補脾則肺病自退，即身温不哽氣也，然後下其所傷。或曰：何不先下後補？曰：便青爲下臟冷，若先下必大虛，今先實脾而後下則不虛矣。後更與補之乃安。

氣所侵，每切囑眷屬保獲之，而眷屬不以爲意。及數日後，果至吐瀉大作，余即用温胃和脾之藥，不效；隨用理中等劑，亦不效；三日後，加人參三錢，及薑、桂、吴茱、肉豆蔻之類，亦不效；至四五日，則隨乳隨吐，吐其半而瀉其半，腹中毫無所留矣。余不得已，乃用人參五六錢，製附子、薑、桂等各一二錢，下咽即吐，一滴不存，而所下之乳，則白潔無氣，仍猶乳也。斯時也，其形氣之危，已萬無生理矣。余静坐書室，默測其故，且度其寒氣犯胃，而吐瀉不止，若舍參、薑、桂、附之屬，尚何朮焉？技已止此，窘莫甚矣。思之思之，忽於夜半而生意起，謂其胃虚已極，但藥之氣味略有不投則胃不能受，隨拒而出，矧附子味鹹，亦能致嘔，必其故也。因自度氣味，酌其所宜，似必得甘辣可口之藥，庶乎胃氣可安，尚有生意。乃用胡椒三錢搗碎，加煨薑一兩，用水二鍾，煎至八分，另盛聽用。又用人參二兩，亦用水二鍾，煎至一鍾，另盛聽用。用此二者，取其氣味之甘辛純正也。乃用茶匙挑合二者，以配其味，凡用參湯之十，加椒薑湯之一，其味微甘而辣，正得可口之宜，遂温置熱湯中，徐徐挑而與之，陸續漸進。經一時許，皆嚥而不吐，竟得獲效。自後乳藥皆安，但瀉仍未止也。此自四鼓服起，至午未間已盡二兩之參矣。參盡後，忽爾躁擾呻吟煩劇之甚，家人皆怨，謂以嬰兒嬌嫩臟腑，何堪此等熱藥，是必燒斷肚腸也，相與抱泣。余雖疑之而不爲亂，仍寧神熟思之，意此藥自四鼓至此，若果藥有難堪，何於午前相安，而此時遽變若此？其必數日不食，胃氣新復，而倉廩空虚，飢甚則然也。傍有預備之粥，取以示之，則張皇欲得，其狀甚急，乃與一小盞，輒鯨吞虎嗜，又望其餘；遂復與半碗，猶然不足；又與半碗，遂寂然安卧矣。至次日，復加製附，始得瀉止全愈。嗚呼！此兒之重生，固有天命，然原其所致之因，則人之臟氣，皆繫於背，褥薄夜寒，則寒從背俞而入内，干於臟中必深矣。原其所治之法，則用藥雖當，而氣味不投，無以相入，求效難矣。及其因飢發躁，使非神悟其機，倘妄用清涼一解，則全功盡棄，害可言哉！故余筆此，以見病原之輕重，氣味之相關，及診治之活變，有如此關係者。然此特以己之兒，故可信心救療如是。設以他人之子，有同是病者，於用參數錢之時，見其未效，不知藥未及病，必且煩言吠起，謗其誤治，改用苦寒，無不即死，而仍歸罪於用參者，此時黑白，將焉辨之？故再贅其詳，用以廣人之聞見云。

都閫錢旭陽長郎，年及兩周，季夏間以生果傷脾，因致先瀉後痢，旭陽善醫，知其不過傷於生冷，乃與參、朮、薑、桂温脾等藥，瀉痢不愈，而漸至脣口生瘡，乃謀之余，曰：此兒明爲生冷所傷，今不利温藥，將奈之何？余曰：此因瀉傷陰，兼之辛辣遽入，而虚火上炎耳。非易以附子，不能使火歸原也。因用二劑而脣口瘡痛，咽腫倍甚，外見於頭面之間，而病更劇矣。又謀之余，曰：用藥不投如此，豈真因濕熱耶？余診之曰：上之脈息，下之所出，皆非真熱，本屬陽虚。今熱之不效，雖屬可疑，然究其所歸，寒之則死，必無疑也。意者，藥猶未及耳。旭陽曰：尚有一證，似屬真寒，今其所用湯飲，必欲極滚極熱者，余等不能入口，而彼則安然吞之，即其喉口腫痛如此，所不顧也，豈其證乎？余曰：是矣是矣！遂復增附子一錢五分，及薑、桂、肉果、人參、熟地之屬，其瀉漸止，瀉止而喉口等證，不一日而全收矣。疑似之間，難辨如此，使非有確持之見，萬無一生矣。余自經此以來，漸至不惑，後有數兒證治大同者，俱得保全。噫！此不惑之道，其要何居？在知本之所在耳。臨證者可無愼哉！

一小兒瀉，大便熱赤，小便澁少，此熱蘊於内也，先以四苓散加炒黄連一劑，其熱頓退；又用七味白朮散去木香二劑，熱渴頓止；後以四君、升麻調理而痊。

余初年在京，治一五歲鄰女，適經藥鋪，見有晒晾巴豆，其父誤以爲松仁，以一粒與食之，嚼而味辣，即忙吐出，而已半粒下咽矣。少頃，大瀉十餘次，瀉後次日，即致肚腹通身悉皆腫脹，絶口不食，因求治於余。或謂宜黄連、菉豆以解毒，或謂宜四苓、五皮以利水。余曰：大攻之後，豈非大虚之證乎？能再堪苦寒以敗脾否？大瀉之後，又尚有何水之可利？遂單用獨參湯及温胃飲以培脾氣，不數劑而復元如初。夫既已大瀉，而何以反脹若是？因此一證，乃知大虚大寒，而致成腫脹者，類多如此。

古今圖書集成醫部全録卷四百三十八

小兒二便門

儒門事親 元·張從政

大小便不通

凡小兒大小便不通，《内經》謂三焦約。約者不行也，可用長流水煎八正散時時灌之，大小便利則止。若不因熱藥所攻而致此者，易治；或因多服熱藥而燥劇至此者，非惟難治，不幸夭耳。亦可用蜜水調益元散送通膈丸。

淋瀝

小兒病沙石淋及五種淋瀝閉癃，并臍腹痛，益元散主之，以長流水調下。八正散、石葦散，依方服用。此三藥皆可加減服之。

小兒病沙石淋及五種淋瀝癃閉，并臍腹痛，益元散主之，以長流水調下。蓋因熱在膀胱，燥其津液，故俗謂冷淋者，天下之通弊也。五淋散減桂加益元散，名曰淡滲散。

嬰童百問 明·魯伯嗣

大小便不通

議曰：調理嬰孩傷寒，體熱頭目昏沉，不思飲食，夾驚夾食，寒熱，大小便閉濇不通，煩躁作渴，冷汗妄流，夾積傷滯，膈滿脹急，青黄體瘦，日夜大熱，及瘰傷風、傷暑、驚癎、客忤、腎臟疳氣等熱，幷宜脱甲散主之。亦可服大連翹湯加大黄、神芎，治小兒驚風積熱，大小便澀滯，其效尤速。又掩臍法：用連根葱一根，不洗帶泥土，生薑一片，淡豆豉二十一粒，鹽二匙，同研爛，捏餅烘熱掩臍中，以綿扎定，良久氣透自通，不然另換一劑。小便不通亦可。

大便不通

議曰：小兒大便秘，乃是肺家有熱在裏，流入大腸，以致秘結不通乃實熱也，當以四順清涼飲加柴胡。熱甚者加山梔、黄芩流利之。其表裏俱熱者，面黄頰赤，脣燥口乾，小便赤澀，大便焦黄，無汗者，先解表以柴胡散汗之；解後大便秘或肚疼者，以清涼飲、大柴胡湯、承氣湯皆可下之。積熱者，神芎丸尤妙。

小便不通

湯氏云：凡小兒小便不通，皆因心經不順，或伏熱，或驚起，心火上攻，不能降濟，腎水不能上升，故使心經愈熱，而小腸與心合，所以小便不通，木通湯主之，甚者八正散。又小便不通，臍腹脹悶，心神煩熱，梔子仁散主之。積熱者，神芎丸效。

遺尿

巢氏云：遺尿者，此由膀胱有冷，不能約於水故也。腎主水，腎氣下通於陰。小便者，水之餘也。膀胱爲津液之府，既冷氣衰弱，不能約水，故遺尿也。楊氏云：小兒尿牀，由膀胱冷，夜屬陰，小便不禁，睡裏自出，宜破故紙散治之。益智之劑，亦不可闕。

尿白濁

湯氏云：小兒尿白者，由乳哺不節，過傷於脾，故使清濁不分，而尿白如米泔也，久則成疳。亦心脾伏熱，兼而得之，宜疎脾土，消食化積，通利小腑也，茯苓散主之。三稜散、消食丸可選而用之。分清飲亦可服。

便血臟毒

議曰：兒生七日之内，大小便有血出者，此由胎氣熱盛之所致也。母食酒麵炙煿熱物，流入心肺，兒在胎内，受其熱毒，亦傳心肺。且女子熱入心，故小便有之；男子熱入肺，故大腸有之。血出淡淡，有似胚水，盛則其血加鮮。凡遇有此不可以他藥，只以生地黄根取自然汁，入蜜少許和勻，温温與服，移時自安，男子皆效，甘露飲宜兼與服。茅根、茅花煎濃湯服亦效。犀角地黄湯亦可服。臟毒聚金丸用之效。地黄丸亦可用。有瘀血者，桃仁承氣湯下之。

脱肛并痔證

湯氏方治脱肛，大腸自糞門出，宜用葱湯熏洗令軟，款款送上。此因瀉利得之者，亦可服瀉利之藥，然後用槐花等藥。又有用一味五倍子煎湯，入朴硝熏洗而縮者；又有用真蒲黄碾極細，以猪膽拌勻敷肛門上而入者。《全嬰方》用濇腸散。兼有痔證腫痛者，用黄丹、滑石等分，井水調塗即消；并用鉛白霜半錢，片腦半字，好酒調敷腫處甚佳。黄連解毒湯亦可服。用苦參湯洗亦效。亦有密陀僧、白礬、片腦末敷上，更用荆芥、防風等項洗之。用生瓜蔞根者效。

五淋

巢氏云：小兒諸淋者，腎與膀胱熱也。膀胱與腎爲表裏，俱主水。水入小腸，下於胞，行於陰爲小便也。

膀胱熱則津液内涸，水道不通，停積於胞，腎氣熱則澀，故令水道不利，小便淋瀝，故謂之淋。其狀小便出少而數，其小腹急痛引臍是也。又有石淋、氣淋、熱淋、血淋、寒淋，五淋形證，各有説焉。

其石淋者，淋而出砂石也。腎與熱所乘則化爲石，小便莖中痛，尿不能卒出，時自痛引，膀胱裏急，砂石從小便而出也。

其氣淋者，腎與膀胱受肺之熱氣則脹，氣爲熱所乘，故流入膀胱，則氣壅不散，小腹氣滿，水不宣利，故小便濇而成淋也。

其熱淋者，三焦有熱氣，得於腎與膀胱，故熱氣流入於胞而成淋也。

其血淋者，是熱之盛，甚則尿血，謂之血淋。心主血，其熱甚者，血則散漫失其常經，滲溢入胞而成血淋矣。

若寒淋者，其病狀先寒戰，然後尿是也。小兒取冷過度，下焦受之，冷氣入於胞，正氣交爭，寒氣正氣相勝則戰，寒氣解，故得小便也。

治淋之法，金砂散立效。五苓散、木通散等劑，機變用藥，必可求痊。導赤散亦效。與大方脈相參用藥，不亦可乎？

明醫雜著 明·王綸

大小便白

小兒大小便，時時審看小便如米泔，或澄停少頃，變作泔濁，此脾胃濕熱也。若大便泔白色，或如魚凍，或帶紅，或色黄黑，此積滯濕熱也，宜理脾消滯，清中宫，去濕熱，節飲食。若忽然變青，此是變蒸也，不必用藥。若久不愈，用補脾制肝藥一二服，亦不宜多用。

註　按小便如泔，或大便泔白，宜用肥兒丸。若積滯黄黑，宜用四君子加黄連、木香。若色青日久不復，或兼泄瀉，或兼腹痛，當用六君子加木香、芍藥。若肌體色黄，小便不利，髮黄脱落，鼻下瘡痍，嗜土少食，大便青褐色者，須用梔子茯苓湯。

古今醫統　明・徐春甫

遺　尿

小兒遺尿者，此由膀胱有冷，不能約於水，故遺尿也。又有尿來者，亦由膀胱冷，夜屬陰，小便不禁，胞裏自出，謂之尿來也。用破故紙散、益智仁散、鷄腸散服。

保嬰撮要　明・薛鎧

遺　尿

腎主水，與足太陽相爲表裏。經曰：膀胱者州都之官，津液藏焉。卧則陽氣内收，腎與膀胱之氣虚寒，不能約制，故睡中遺出，《内經》謂膀胱不約爲遺溺是也。用破故紙散、益智散、鷄腸散之類主之。亦有熱客於腎，干於足厥陰之經，廷孔鬱結，而血氣不能宣通，則痿痺而無所用，故液滲入膀胱，而漩溺遺失者，用六味地黄丸。虚熱亦用前丸。脾肺氣虚者，用補中益氣湯加補骨脂、山茱萸。

證治準繩　明・王肯堂

大小便不通

翰林待詔楊大鄴問：小兒大小便閉濇者爲何？答曰：乳食失度，使之四大不調，滋味有貪，遂乃五臟受病，甘甜聚食，鹹酸滯涎，食滯留結於腸胃，風壅漬癖於心肺，氣脈不順，水穀不行，不壅逆於上焦，即秘結於下部，小兒不知疼痛，莫説因由，驚啼叫以頻頻，但怒脹而不乳，不知孩兒痛刺連臍，則面色青黄，但按脈息與治。若不見病源，只依外變用藥，安能克效？

大便不通

此因乳母或兒膏粱積熱，及六淫七情，鬱火傳兒爲患者，用清邪解鬱之劑。稟賦怯弱，早近色慾，大便難而小便牽痛者，用滋補肺腎之劑。《褚氏遺書》云：男子精未滿而御女以通其精，則四體有不滿之處，異日有難狀之疾。老人陰已痿而思色，以降其精，則精不出而内敗，精已耗而復竭之，則大小便牽痛如淋。今童子即有此患，益見今人所稟，與古人大徑庭矣。人之氣血厚薄既殊，而醫之用藥療法，又豈可泥執古方而無加減之變乎？

小便不通

嬰兒小便不通者，有陰陽二證：陰閉者爲冷濕乘虚入裏，因而不通，名曰陰閉，以白芍藥湯加南木香；及用炒鹽以絹帕兜，令帶熱熨臍四圍；併投五苓散入靈砂末，鹽湯空心調服，其效尤速。陽閉者，因暴熱所逼，濇而不通，名曰陽閉。又有癃閉與淋不同。《内經》宣明五氣篇曰：膀胱不利爲癃。蓋癃者，乃内臟氣虚，受熱壅滯，宣化不行，非濇非痛，但閉不通，腹脹緊滿，但以㕮咀五苓散加車前、燈心之類，及投木通散、玉露飲、益元散皆可用之；或貼薑豉餅於臍上取效，不拘陰陽二證，悉能療之，併與萬安飲尤妙。

東垣云：小便不利，有在氣在血之異。夫小便者，足太陽膀胱之所主，長生於申，申者金也，金能生水，肺中伏熱，水不能生，是絶小便之源也。治法用清燥金之正化氣薄之藥，茯苓、猪苓、澤瀉、琥珀、燈心、通草、車前、瞿麥、扁蓄之類，皆爲淡滲，能泄肺中之熱，而滋水之化源也。若不渴，熱在下焦，是熱濇其流而溺不泄也，須用氣味俱厚陰中之陰藥治之。二者之病，一居上焦，在氣分而必渴；一居下焦，在血分而不渴。血中有濕，故不渴也。二者之殊，至易分别耳。竊謂前證，若津液偏滲於腸胃，大便瀉利而小便濇少者，宜分利。若熱蘊於下焦，津液燥而小便不行者，宜滲泄。若脾胃氣濇，不能通調水道者，宜順氣。若乳母肝心二經有熱者，用梔子清肝散；肝經怒火者，用柴胡梔子散。若因父母曾服燥劑而致者，用四物、麥門、甘草。數而黄者，用四物加山茱萸、黄蘗、知母、五味、麥冬。肺虚而短少者，用補中益氣加山藥、麥門。陰挺痿痺而頻數者，用地黄丸。熱結膀胱而不利者，用五淋散。脾肺燥不能化生者，用黄芩清肺飲。膀胱陰虚，陽無以生而淋瀝者，用滋腎丸。若膀胱陽虚，陰無以化而淋瀝者，用六味丸。若因乳母厚味酒麪積熱者，用清胃散、五淋散，仍參諸淋覽之。

遺尿

《原病式》云：遺尿不禁者爲冷。《内經》云：不約爲遺溺。仁齋曰：小便者，津液之餘也。腎主水，膀胱爲津液之腑，腎與膀胱俱虚而冷氣乘之，故不能約制其水，出而不禁，謂之遺尿。睡裏自出者，謂之尿牀。此皆腎與膀胱俱虚而挾冷所致也，以鷄腸散主之。

曾氏云：心腎傳送失度，小腸膀胱之關鍵不能約束，有睡夢而遺者，皆是下元虚冷所致。亦因稟受陽氣不足，用《三因方》家韭子丸治之；及參苓白朮散、補腎地黄丸。然又當實土以存水，乃免滲泄之患。所謂補腎不如補脾是也。平胃散倍加益智仁剉碎，薑棗燒鹽煎，空心温服。

尿白便濁

《全嬰方》云：小便初出微赤，良久白濁者，乃熱疳之邪也。初出黄白久白濁者，乃冷疳之候也。冷者，益黄散主之；熱者，牛黄丸主之；冷熱者，蘆薈丸主之；純下白濁者，厚朴丸主之；諸失津液欲成疳而小便白者，茯苓散主之。

小便如泔，或良久變白，亦有脾虚食積濕熱下注者，先用茯苓散五七服，次用四味肥兒丸。若乳食少思，或肚腹脹，大小便頻數，此脾虚元氣下陷也，朝用五味異功散，夕用四味肥兒丸。若體肥色黄，小便不調，髮黄脱落，鼻下瘡痍，嗜土少食，大便青褐者，用梔子茯苓湯，仍審其乳母飲食七情治之。

淋

諸淋皆腎虚所致，腎與膀胱爲表裏，至水下入小腸，通於胞行於陰而爲溲。腎氣通於陰，下流之道也。淋有五名：曰膏，曰冷，曰熱，曰血，曰石。各具於後。

膏淋，見小便有肥脂似膏，而浮於小便之中，此腎虚不能制其肥液而下行也。

冷淋，先戰慄而後小便，此亦腎虚而下焦受冷，冷氣入胞，與正氣交爭，故小便澁而戰慄。

熱淋，下焦有熱，熱氣傳於腎，流入於胞，其溺黄多而澁，間有鮮血而同來者。

血淋，熱之極也。心者血之主，外行經絡，内行臓腑，熱盛則失其常道，心與小腸爲表裏，故下流而入於胞，則爲血淋。

石淋，腎主水，水結則化爲石，腎爲熱所乘，遇小便則莖中痛，不得流利，痛引小腹，則沙石從小便出，甚至塞痛，令人昏悶，遍身有汗而後醒，此痛之使然。蓋五淋者，雖曰腎虚所致，然小腸爲受盛之府，氣通於膀胱，膀胱爲津液之府，氣通於腎，餘化下流而不通，皆曰腎氣不足，熱入膀胱，水道澁而不利，出入起數，臍腹急痛，蘊作有時，或如豆汁膏血，幷以局方五淋散下龍腦鷄蘇丸，自然平愈；及香芎丸、補腎地黄丸與之，疎導補益爲上。

夫淋有五：石淋者，腎熱化石，内塞水道，痛引膀胱。氣淋者，肺氣壅熱，小腹脹滿，小便澁滯。熱淋者，三焦有熱，傳入腎膀胱，流入於胞，小便赤澁。血淋者，心熱血散，失其常經，溢滲入胞。寒淋者，膀胱氣冷，與正氣交爭，寒戰氣解是也。亦有因妊母肝熱，及乳母恚怒者，當分五臟蓄熱治之。若心臟有熱者，導赤散加黄連。肝臟有熱者，柴胡梔子散。大便不通，瀉青丸。脾臟有熱者，瀉黄散。脾氣不足者，異功散。脾氣下陷，補中益氣湯。肺臟有熱者，瀉白散。肺氣虚熱者，異功散加炒黑山梔。腎臟有熱者，地黄丸。或因乳母肝經熱者，用梔子清肝散。恚怒者，用柴胡清肝散。乳母厚味者，用加味清胃散。心小腸熱者，用清心蓮子飲。或兒早近色慾，小便濇滯或作痛，及更去後大小便牽痛者，皆屬肝腎不足也，用六味地黄丸、補中益氣湯加牛膝、車前、肉桂；未應，當參五臟所勝。不可輕用滲泄寒涼之藥，大損胃氣，仍參前大便不通證覽之。

小兒衛生總微論方

宋·撰人未詳

大小便論

小便大便有秘濇者，有不通者，皆由臟腑有熱乘於腸胃，胃熱則津液少，少則糞燥結實而大便難下。則爲秘濇，甚則不能便，乃爲不通也。小便有滴瀝者，有不通者，由小腸與膀胱有熱，二經俱主水，水入小腸，傳於膀胱，循水道出而小便也。熱氣乘之，則水耗少而行濇，故滴瀝而下也。甚者，水道乾而不通也。若熱入小大腸，則壅滯不得宣利，故大小便俱不通也。

五淋論

淋病有五：一曰熱淋，即血淋；二曰寒淋，即膏淋；三曰氣淋；四曰勞淋；五曰石淋。五淋之中，小兒有所患者，惟寒熱氣之三證外，勞石二證極虚所致。小兒未親色慾，故無患者，恐兒本怯腎弱者有之，亦千中無一矣。今并具五淋之證於下。

熱淋者，因熱乘小腸膀胱，二經皆主水，水入小腸，傳於膀胱，行於水道，出於陰中而爲小便也。故陰爲水液之路，膀胱爲津液之府，熱則水道燥熯，水澀行澀，致水道不利，小便淋瀝，因名曰淋。其候出少而起數，小腹急痛，引臍連莖中痛也。熱甚者溺血，故亦曰血淋。血得熱則流散，滲入於胞，隨淋溺而下也。

寒淋者，因寒冷干於二經而作。其候先寒戰而後溺之，是邪氣與正氣交爭也。寒氣勝則發寒戰，正氣勝則寒戰解而得溺，溺則出少澀滯，小腹連莖中而痛。寒甚者，溺白如稀膏，故亦曰膏淋。亦如痢下，熱則便血，寒則便膿也。痢下者，寒熱搏於大腸也。今淋者，寒熱搏於小腸也。

氣淋者，小兒因怒而啼，氣入二經，留滯不散，邪正相搏，胞内氣脹，其候每溺則臍下憋膨，水道澀不能下，莖中相引而痛，常有餘瀝也。

勞淋者，因腎虚精竭，氣通於陰，水道乾澀之所爲也。腎與膀胱爲表裏，今腎虚精竭，則膀胱亦虚，不能約制其水，故水液頻數而下，水道乾燥，則不能通利，其候尿留莖内，數起不出，引小腸連莖而痛也。

石淋者，小者爲沙，大者爲石。皆云腎主水，水爲熱結，化而爲石，其言雖近而不知其本也。且腎有二臓，左者爲腎，右爲命門，主水而爲壬。《聖濟經》云：壬者一水一石之謂歟。不知一水一石之道，未達生化之妙，本太一精真在上，兆於水，立於石，是腎中本有真之物也。患者，乃真精化而真物出焉。其候沙石從水道出，塞痛悶絶，故痓者鮮矣。

方

地膚子湯《千金方》　治小兒熱毒入膀胱中，忽患小便不通，欲小便則澀痛不出，出少如血，須臾復出。

地膚子　瞿麥　知母　黄芩　枳實　升麻　大黄十八銖　冬葵子　猪苓各六銖　通草　海藻　橘皮各三銖

右十二味㕮咀，以水三升，煮取一升，一日至七日兒服一合爲三服，八日至十五日兒一合半爲三服，十六日至二十日兒二合爲三服，四十日兒以此爲準，五十日以上七歲以下以意加藥益水。

大黄丸《小兒直訣》，下同　治風熱便秘飲水。

可用。

大黄一兩，酒洗蒸晒　炙草二錢五分　川芎　黑牽牛各五錢，半生半炒

右爲末，糊丸麻子大，每服數丸，温蜜水下。薛己曰：按前方乃内踈之峻劑，審其因果屬臟内實熱，方可用。

脱甲散《嬰童百問》，下同　治大小便不通。

柴胡　當歸　膽草　白茯各二錢半　知母　炙草　川芎各三錢　人參二錢

右剉散，每服二錢，水一小盞，連鬚葱白帶土三寸，煎至半盞，温服，不拘時。

大連翹湯　治二便閉結。

連翹　瞿麥　荊芥　木通　當歸　赤芍藥　防風　蟬蜕　柴胡　活石　甘草炒，各一錢　山梔子　黄芩各五分

右剉細，每服一錢，加紫草煎，温服。熱甚加大黄。更詳證加減爲佳。

神芎丸　治二陰幷閉。

生大黄　黄芩　生牽牛末各二兩　滑石四兩　黄連　薄荷　川芎各半兩

右爲細末，滴水爲丸如桐子大，每服四五十丸，食後温水下。一方加蒲黄，止血證用。

掩臍法　治大小便不通。

海螄四十九粒　葱根七個　黑豆七個　鹽少許

右同研爛，捏成一餅，烘熱放臍上，以帛扎定，久則自通。

四順清涼飲　通順大腸，令無壅閉。

赤芍藥　當歸　生甘草　大黄各等分

右㕮咀，三歲以上，每服一錢，水一盞，煎七分，作兩服。欲利小便，用赤芍藥。虚熱加甘草。下利減大黄。冒風邪，加去節麻黄。中風體强，眼睛上視，加獨活。量兒大小虚實加減，微溏利爲度。可加荊芥。

柴胡散　治大便不通。

石膏　黄芩　生甘草　赤芍藥　葛根各一分　麻黄去節　柴胡各半兩

右㕮咀，三歲兒每服一錢，水一小盞，生薑少許，葱白三寸，豉二十粒，煎五分，去滓温服，不拘時，出汗爲效。治熱嗽，加杏仁、五味子各二錢。

大柴胡湯　治大便閉結，蓄熱於内。

柴胡去蘆，八錢　黄芩　赤芍藥各三錢半　半夏湯泡七次切焙，二錢五分　枳實麩炒，半錢

右㕮咀，加薑棗煎服之。欲下加大黄半兩。

大承氣湯　治邪熱結於胃中，及停宿積不去。

大黄　芒硝各半兩　厚朴一兩　枳實二枚

右剉散，每服三字，薑三片，煎服。

輕號散　治小兒初生，大便不通。

輕粉一分　蜜少許

右以熱湯調開，蜜糊輕粉點兒口即通，與一二次，再不可與。

木通湯　治小便不通，小腹疼痛。

木通　滑石各一兩　黑牽牛半兩，炒

右㕮咀，燈心葱白煎去滓，大小加減以意。

八正散　治小兒小便赤濇不通，熱淋血淋之證。

車前子　瞿麥　滑石末　大黄濕紙裹煨　山梔　扁蓄　木通　生甘草

右剉散，每二錢，水一盞，入燈心煎七分，去滓温服，食後臨卧，小兒量力少少與服。

葱號散　治七日小便不通。

葱白三四寸　人乳

右件同搗如泥，付兒口内，即與乳下。

梔子仁散　治小兒小便不通，臍腹脹悶，心神煩熱。

梔子仁五枚　茅根　冬葵子各半兩　生甘草減半

右剉散，每服二錢，水一小盞，煎五分去滓，不拘時温服。

茯苓散　治小兒尿白如米泔，因乳哺失節傷脾，致使不分清濁而色白也，久則成疳，亦心脾伏熱兼而得之。

三稜　蓬朮煨　砂仁　赤茯各半兩　青皮　陳皮　滑石　甘草微炒，各二錢半

右爲末，每服一錢，麥門冬燈心煎湯調下。

三稜散　治小兒尿白者，由乳哺不節，過傷於脾，故使不分清濁而白也，久則成疳，宜疎土消食化積。

三稜　蓬朮煨，各一兩　益智仁研　生甘草　神麯炒　麥芽炒　橘皮各半兩

右爲末，每服一錢，白湯調下。

分清飲　治通心氣，補漏精。治小便餘瀝，幷赤白濁。

益智仁　川萆薢　菖蒲鹽炒　天台烏藥各等分

右爲細末，入些子鹽，空心服，或燈心煎湯調下。可加茯苓、白芍藥。

金砂散　治小便淋瀝不通。

郁金　海金砂　滑石　生甘草各等分

右爲末，三歲兒一錢，煎地膚子湯調下，燈心木通湯亦可。一方用冬瓜汁煎，最治小兒實熱，小便不通，淋瀝幷渴。

立效散　治小兒諸淋不通，莖中疼痛。

木通　生甘草　白孩兒花名王不留行　胡荽　滑石　海金砂　山梔　檳榔各等分

右剉散，每服二錢，水半盞，煎三分，去滓服。

破故紙散 治小兒夜間尿牀，由膀胱冷，夜屬陰，小便不禁，睡裏自出。

破故紙

右一味炒爲末，熱湯調下。一方用黄蘗湯調下。

益智散

生益智 白茯苓去皮 茯神去皮，等分

右爲細末，空心清茶調下。亦治白濁。

又方

五倍子一半生，一半燒存性

右爲末，雪糕爲丸，每服三十粒，米飲下。

甘露飲 治小兒大便不調，小便黄濇，或時身熱，幷皆治之。

熟地黄 麥門冬去心 枳殼去穰 炙草 茵陳 枇杷葉蜜炙 石斛 黄芩 乾地黄 天門冬去心焙，各等分

右剉散，每服二錢，水一盞，煎七分，去滓，食後臨臥温服。小兒一服，分作二服。仍量歲數加減服。

聚金丸 治大便下血。

黄連四兩：一兩水浸晒，一兩炒，一兩炮，一兩生用 黄芩 防風各一兩

右件爲細末，煮麵糊丸桐子大，每服五十丸，量意加減，以米泔浸枳殼水下，不拘時候。夏月入大黄一兩，三時不須用。或枳殼爲末，入前藥爲末亦效。小兒丸菉豆大。亦治血痢。

犀角地黄湯 治大便黑。

生犀角如無以升麻代之 丹皮去骨，各一兩 生地黄半斤 芍藥七錢半

右剉散，每服三錢，水一盞，煎服。

千金地黄丸 治心熱腸風，臟毒去血。

黃連四兩粗末　生地黃半兩，研取汁連滓

右二味拌勻，日中晒極乾爲末，蜜煉爲丸如桐子大，每服三十丸，食後麥門冬湯下，量大小加減。

桃仁承氣湯　治大便瘀積，下鮮血或黑。

大黃四兩　桂皮　生甘草　芒硝各二兩　桃仁五十枚，去皮尖雙仁，諸本皆同，惟外書用一百五十

右剉散，每三錢，水煎服，以快利爲度，未利再投。

濇腸散　治小兒久痢，大腸脱出不收。

訶子炮　赤石脂　龍骨

右爲末，臘茶少許和藥，摻腸頭上，絹帛揉入。又治痢，米湯調。又用五倍子焙爲末，入茶，依前方用。

丹石散　治外痔如神。

黃丹　滑石各等分

右爲細末，新汲水調塗，日三五上。

勝雪膏　治隨腸番花鼠嬭等痔，熱痛不可忍，或已成瘡者，并皆治之。

片腦　鉛白霜

右件各半字，用好酒少許，研成膏子塗之，隨手輒愈。

黃連解毒湯　治痔漏下血，大腸火證。

黃連三錢　黃蘗半兩　梔子四個，擘　黃芩一兩

右剉散，每服三錢，水一盞，煎六分，去滓服。

苦參湯　治脱肛并痔。

枳殻　黃連　大黃　生甘草　荆芥　苦參　赤芍藥　黃芩各等分

右剉散，每用五錢，以車前子、茅草同煎熏洗。

又方

生瓜蔞根

右研粉，猪油温煖挼入；又用萆麻子貼頭頂上，腸即入，便去萆麻。

赤石脂散《醫學綱目》 治小兒因痢後努軀氣下，推出肛門不入。

真赤石脂　伏龍肝各等分

右爲細末，每用五分，敷肛頭上，頻按入。一方加白礬。

錢氏郁李仁丸《證治準繩》，下同 治小兒大小便不通，幷驚熱痰實欲得溏動者。

川大黄去粗皮，取實者剉，酒浸半日，控乾炒爲末　郁李仁去皮，各一兩　滑石半兩，研細

右先將郁李仁研成膏，和大黄、滑石，丸如黍米大，量大小與之，以乳汁或薄荷湯下，食前。

犀角丸 治小兒風熱，痰實面赤，大小便秘濇，三焦邪熱，臟腑蘊毒，疎導極穩。

大黄二兩，酒浸切片，以巴豆去皮一百個，貼在大黄上，紙裹飯上蒸三次，炒令黄焦，去巴豆不用　生犀末一分　人參去鬚切　枳實去瓤炙　檳榔各半兩　黄連一兩

右爲細末，煉蜜和丸如麻子大，每服一二十丸，臨卧熟水下，未動加丸數。

芍藥散 治大小便下藥不通者。

芍藥　大黄　甘草炙　當歸　朴硝各三分

右爲末，每服一大錢，水一盞，瓦器中煎至半盞，去滓服，即通。

吉氏治二便不通方

甘草節炮　槐花洗，各一兩

右件末，每服一錢，茶半錢，湯點下。

又方

滑石一大錢　燈心一握

右以水二碗，煎至一盞，温服。《子母秘録》用蜂房燒末，酒服一錢，日再。

握宣丸　治小兒便難燥結，或服澀藥，腹脹悶亂，命在須臾，可用此方，不移時大小便自利。

巴豆一錢半　硫黄　良薑　附子　檳榔　甘遂各等分

右爲細末，粟米飯和丸如菉豆大，用椒湯洗，小兒男左女右手握之，用綿裹定，看行數多少，將藥洗去，不用即止。

聖惠芎黄散　治小兒大便不通，腹脅煩悶。

大黄剉微炒　郁李仁湯浸，去皮微炒，各三分　川芎藭半兩

右件藥搗細羅爲散，每服一錢，以温水半盞調服，量大小以意分減，以利爲度。兼治大小便不通。

鷄腸散

鷄腸一具，男用雌女用雄，燒存性　牡蠣　茯苓　桑螵蛸炒，各五錢　桂　龍骨各二錢半

右爲極細末，仍以鷄膍胵一具，鷄腸一具，燒存性，研極細末，每用前藥末一錢，用温酒調化，食前服。

張氏鷄腸散　治因膀胱有熱，服冷藥過多，小便不能禁止，或遺尿病。

鷄腸草　龍骨　麥門冬去心焙　白茯苓　桑螵蛸各半兩　牡蠣粉七錢半

右件藥搗爲粗散，每服一錢，水一小盞，入生薑少許，棗二枚，煎至六分，去滓温服，量兒大小加減。按此與前方蓋一方而傳寫之訛，竊謂用鷄腸較是，而張氏、婁氏、薛氏皆主用草，今兩存之。

五淋散

赤茯苓去皮　赤芍藥炒　山梔子去殼　甘草　當歸　黄芩炒　車前子　淡竹叶　燈心　木通去皮節　滑石水飛　葵子　葶藶炒

右㕮咀，用葱白一莖，水煎，入車前草杵搗取汁，用五苓散調化，食前服；或硝石末調化服。白淋，白茅

根燈心煎湯服。有氣淋小腹脹滿，尿後有餘淋，木通煎湯服。熱淋小便赤而淋瀝，臍下痛，新水煎服，或黄芩煎湯服。石淋莖内痛，尿澁有砂石，令人悶絶，滑石隔紙炒焦爲細末，葵子煎湯服。

五淋散 治膀胱有熱，水道不通，淋瀝不出，或尿如豆汁，或成砂石，或如膏，或熱怫便血。

赤茯苓六錢 當歸 甘草各五錢 赤芍藥 山梔子各二錢

右㕮咀，每服三錢，水一小盞，入燈心煎服。

導赤散 治小兒血淋。

生地黄 木通各二錢 黄芩 生甘草各一錢

右爲末，每服一錢，井水入燈心煎服；仍以米飲調油髮灰，空心灌下。

葵子散

葵子 車前子 木通 桑白皮炒 瞿麥 赤茯苓 山梔子 炙甘草各等分

右，水一盞，煎服。

香芎散 治諸淋證，若患風閉尤效。

香附鹽水炒 川芎 赤茯苓去皮，各半兩 海金砂 滑石 枳殼泡去穰麩炒黄 澤瀉 石葦去老皮梗取葉 檳榔不過火，各二錢半

右剉晒爲末，糯米粉煮爲清，糊丸麻仁大，每服三十三丸至五十五丸，或七十七丸，并用麥門冬熟水空心送下。若小便澁痛，滴三五點者，取流水用火微温，入鹽少許，調匀，空心嚥下。

清心蓮子飲 治小兒小便赤澁，或欲成淋，并宜服之。

黄芩 車前 炙草 麥冬 地骨皮各半兩 黄芪蜜炙 白茯苓 蓮肉去心 人參各七錢半

右剉碎，每服五錢，水一盞，煎至六分，去滓，食前服。如發熱，加柴胡、薄荷。

血淋神效方

紫草 連翹 車前子各等分 水煎服。

又方

海螵蛸　生地黄　白茯苓

右等分爲末，柏葉、車前草煎湯調下。

氣淋方

赤芍藥一兩　檳榔一枚，麵裹煨

右爲末，燈心同棗子煎湯下。

石燕丹　治小便淋濇痛悶。

石燕燒赤醋淬細研　瞿麥　滑石各一兩　木通剉　海蛤細研，各半兩

右件搗羅爲細末，煉蜜和如黍米大，每服十粒，以葱白湯下，食前，量兒大小加減。

石葦散　治諸淋濇，水道中痛，臍下妨悶。

石葦去毛一兩　葵子　木通　赤茯各半兩　車前子　瞿麥　楡白皮　滑石　甘草各二錢半

右件藥搗羅爲散，每服一錢，以水一小盞，入葱白五寸，煎至六分，去滓温服；如人行十里再服。量兒大小加減。

葵子散　治腎熱水結，化爲石淋，甚者水道中濇，痛不可忍。

冬葵子一兩　石楠　楡白皮剉　石葦去毛　木通剉，各半兩

右件藥搗羅爲散，每服半錢，以葱白湯調下，日二服，量兒大小加減。

滑石散

滑石　瓜蔞根　石葦去毛，各等分

右件藥搗羅爲散，每服半錢，煎大麥飲清下，日二服，量兒大小加減。

蒲黄散　治膀胱熱甚，血淋水道濇痛。

蒲黄　冬葵子　生地黄各半兩

右件藥擣羅爲細末，每服一錢，以水一大盞，煎至六分，去滓温服，量兒大小加減。

君朴丸　治小兒小便白濁，久則黄瘦，不長肌肉。

使君子煨去殻　厚朴製　黄連各一兩　木香三錢

右爲末，蒸餅糊丸桐子大，每服一二十丸，米湯下。

香砂丸　治嬰孩小便白濁。

香附子炒，一兩　縮砂去殻，五錢　三稜煨　蓬莪朮煨　陳皮　麥芽炒　蘆薈各五錢

右爲極細末，煮麵糊丸如黍米大，用米飲鹽湯，食前服。

捻頭散　治小便不通。

元胡索　川苦楝各等分

右同爲細末，每服半錢或一錢，捻頭湯調下，量大小多少與之，食前服。捻頭湯即沸湯中滴油數點者是。

冬葵子散　治小兒腹急悶。

冬葵子一兩　木通半兩

右爲末，每服一錢，水煎。

葵石散　治小便不通悶亂者。

葵根一握，剉　滑石　木通各一兩　牽牛炒，五錢

右件擣爲粗末，每服一錢，以水一大盞，入燈心葱白各少許，煎六分，去滓放温服，乳合煎。

車前散　治熱盛積於小腸，甚則尿血。

牡蠣燒爲粉，半兩　車前子　甘草炙微黄剉　川朴硝各一兩

右件藥擣羅爲散，每服一錢，以水一小盞，煎至五分，去滓温服，不拘時。量兒大小加減。

朱砂丹　治臟腑有熱，小便濇，兼大便不通。

朱砂細研水飛　續隨子各半兩　膩粉一錢

右件藥都研令勻，蜜和如黍米大，每服七粒，以温水下，量兒大小加減，乳食後。

朱砂散　治心神煩躁，小便赤濇不通。

朱砂一兩，研細　滑石　犀屑各半兩　黄芩　甘草炙微赤剉　車前子各七錢半

右件藥搗羅爲散，入朱砂同拌勻，每服半錢，煎竹葉湯調下，食前。

清肺散　治渴而小便閉，或黄或濇。

即五苓散加入真琥珀半錢　燈心　通草　車前子炒，各二錢五分　瞿麥一錢　木通　扁蓄各一兩七錢半

右爲粗末，每服三錢，水煎，食前服。

單方

治小兒淋：用車前子一升，水二升，煮取一升，分服。《千金方》，下同

又：煮冬葵子汁服之。

又：取蜂房、亂髮燒灰，以水服一錢匕，日再。

治小兒小便不通：用車前草切一升，小麥一升，以水二升，煮取一升二合，去滓，煮粥服，日三四。

又：以冬葵子一升，以水二升，煮取一升，分服，入滑石末六銖。

治小兒尿血：燒鵲巢灰，井花水服之。亦治夜尿牀。

治小兒遺尿：用瞿麥、石韋、龍膽、皂莢、桂心各半兩，鷄腸草、人參各一兩，車前子一兩六銖，八味爲末，蜜丸，每食後服如小豆大五丸，日三，加至六七丸。

又：用小豆葉搗汁服。

又：燒鷄腸爲末，漿水服方寸匕，日三。一云面北斗服之。

孩子淋疾：槲葉三片，煎湯服一鷄子殼，小便即時下也。

小兒石淋：特牛陰頭毛燒灰，漿水服一刀圭，日再。張文仲方

小兒小便不通：用延胡索、苦楝子等分爲末，每服半錢或一錢，以鐵子湯食前調下。如無鐵子，滴油數點代之。《錢氏直訣》

尿牀：以羊肚盛水令滿，繫兩頭煮熟，開，取水頓服。《瘡瘍全書》，下同

小兒月內，糞門上忽有瘡孔，此乃秤勾瘡也，深難療者，急用白褐燒灰摻之。

小兒遺尿：用紅紙剪馬四匹，令小兒自安身下，每夜如之。

小兒尿不禁：用蜜一杯，車前草汁和熬，夜露，清晨服之。

小兒睡中遺尿不自覺：以桂末、雄鷄肝等分爲末，日進三服。

不小便：鹽安臍中熨之。

小兒秘結：猪苓一兩，以水少許，煮鷄屎白一錢，調服立通。《外臺秘要》，下同

少小尿牀：薔薇根五錢，煎酒夜飲。

小兒下血：甑帶灰塗乳上飲之。

小兒尿血：甘草一兩二錢，水六合，煎二合，一歲兒一日服盡。《姚和衆至寶方》，下同

小兒尿血：蜀升麻五分，水五合，煎一合服之，一歲兒一日一服。

小兒大便秘塞：用枳殼煨去穰各一錢，以水煎服。《全幼心鑑》，下同

小兒虛閉：葱白三根煎湯，調生蜜、阿膠末服，仍以葱頭染蜜，插入肛門，少頃即通。

小兒不尿，乃胎熱也。用大葱白切四片，用乳汁半盞同煎片時，分作四服即通。不飲乳者，服之即飲乳。

若臍四旁有青黑及口撮者，不可救也。

小兒沙淋：黑豆一百二十個，生甘草一寸，新水煮熟，入滑石末，乘熱飲之，良。

小兒尿閉，乃熱結也。用大地龍數條，去泥，入蜜少許，研敷莖卵，仍燒蠶蜕紙、朱砂、龍腦、麝香同研少許，以麥門冬燈心煎湯調服。

治小兒蟯蟲攻下部癢：取扁竹葉一握，以水一升，煎取五合，去滓空腹飲之，蟲即下。用其汁煮粥亦佳。

小兒下血，腸風臟毒：五倍子末，煉蜜丸小豆大，每米飲服二十丸。鄭氏方

小兒下血或血痢：黄蘗半兩，赤芍藥四錢爲末，飯丸麻子大，每服一二十丸，食前米飲下。《閻孝忠集效方》

治小兒遺尿：薏苡仁一合，去心不去殼，敲碎，入鹽一小撮，同炒黄色，用水二鍾，煎至半鍾，空心服之，累效。初虞世方

小兒脱肛：魚腥草擂如泥，先以朴硝水洗過，用芭蕉葉托之上，坐之自入也。《永類方》

小兒脱肛，脣白齒焦，久則兩頰光，眉去脣焦，啼哭：黄瓜蔞一個，入白礬五錢在内固濟，煅存性爲末，糊丸梧子大，每米飲下二十丸。《摘元方》

小兒脱肛：荆芥、皂角等分煎湯洗之。亦治子宫脱出。《經驗方》

治小兒脱肛：用五倍子爲末，量多少摻患處，以物襯手揉入。切忌食發物毒物。《醫學綱目》，下同

又：用蒲黄一兩，豬脂二兩，煉豬脂，蒲黄成膏，塗腸頭上，即縮入。

治小兒脱肛不收：用浮萍草，不以多少，杵爲細末，乾貼患處。

又：用東北方陳壁泥土湯泡，先洗下，後熏上。

小兒脱肛：螺螄二三升，鋪在桶内坐之，少頃即愈。《簡便方》

治小兒二便不通：用麻子以水研飲之。張鋭《鷄峯方》

小兒脱肛：香附子、荆芥穗等分爲末，每服一匙，水一大碗，煎十數沸，淋洗。《三因方》

男女遺尿：枯白礬、牡蠣粉等分爲末，每服方寸匕，温酒下，日三服。《選奇方》

小兒脱肛：每天冷及喫冷食，即暴痢不止，肛則下脱，久療不瘥者，春間收紫堇花二斤，曝乾爲散，加磁毛末七兩相和，研細塗肛上納入，即使人噀冷水於面上，即吸入腸中，每日一塗藥，噀面，不過六七度即瘥矣。或以散如半杏子許，和酒空腹服之，日再服。忌生冷、陳倉米等。《天寶單方》

小兒遺尿：大甘草頭煎湯，夜夜服之。《危氏得效方》

小兒大便下血：用鐵鏵燒赤淬水服。時珍方，下同

小兒血淋：鷄屎尖白如粉者，炒研，糊丸菉豆大，每服三五丸，酒下，四五服效。

小兒脱肛：五倍子爲末，先以艾絨卷倍子末成筒，放便桶内，以瓦盛之，令病者坐於桶上，以火點著，使藥煙熏入肛門，其肛自上。隨後將白礬爲末，復搽肛門，其肛自緊，再不復脱。

小兒尿白：用大甘草頭煎湯服。《證治準繩》

小兒遺尿：用破故紙炒爲末，每夜熱湯調服五分。《幼幼近編》，下同

大便下血：用荆芥、槐花各二兩，炒黑爲末，每二錢清茶調下。

小兒眠中遺尿：燒燕窠中草研末，水服方寸匕。亦止噦啘。

小兒小便不通：用琉璃炒成珠子，煎湯服之，愈。

針灸

《千金方》曰：小兒大小便不通，灸兩口吻各一壯。

治小兒遺尿，灸臍下一寸半，隨年壯；又灸大敦三壯。亦治尿血。

小兒尿血，灸第七椎兩旁各五寸，隨年壯。

《藥性論》曰：小兒不尿，安鹽於臍上，以艾灸之。

《醫學綱目》曰：小兒脱肛瀉血，秋深不痊，灸龜尾一壯，炷如小麥大，脊端窮骨也。

小兒脱肛者，灸臍中三壯。

小兒脱肛久不瘥，及風癇中風，角弓反張，多哭，言語不擇，發無時節，甚即吐沫者，取百會一穴，灸七壯。在鼻直入髮際五寸，頭頂中央旋毛中，可容炷如小麥大。

《古今醫統》曰：小兒遺尿，針氣海八分，灸則七壯。氣海，一名脖胦，一名下肓，在臍下一寸半宛宛中，男子生氣之海。

小兒脱肛瀉血，每入廁，臟腑撮痛不可忍，灸百會一穴三壯，在顛中旋毛間。

小兒痢下赤白，秋末脱肛，灸十二椎下節間，名接脊穴，灸一壯。

黄帝療小兒疳痢脱肛，體瘦渴飲，形容憔悴，諸醫不效者，灸足䟃上三寸〔一〕陷中三壯。岐伯云：兼三伏時内，用桃柳水浴孩，子午丑時當日灸之，後用青帛拭，兼有似見疳蟲子隨汗出也。此法神效。

醫案

錢乙《小兒直訣》曰：小兒脱肛半載，恪服升補元氣之藥而愈。

《愛竹翁談藪》曰：小兒氣淋，宋寧宗爲郡王時病淋，日夜凡三百起，國醫罔措，或舉孫琳治之。琳用大蒜、淡豆豉蒸餅，三物搗丸，令以温水下三十丸。曰：今日進三服，病當減三之一，明日亦然，三日病除。已而果然，賜以千緡。或問其説，琳曰：小兒何緣有淋，只是水道不利，三物能通利故也。

《儒門事親》曰：酒監房善良之子，年十三，病沙石淋已九年矣。初因瘡疹餘毒不出，作便血，或告之令服太白散，稍止；後又因積熱未退，變成淋閉，每發則見鬼神，號則驚鄰。適戴人客鄧牆寺，以此病請。戴人曰：諸醫作腎與小腸病者，非也。《靈樞》言足厥陰肝之經，病遺溺閉癃，閉謂小溲不行，癃爲淋瀝也。此乙木之病，非小腸與腎也。木爲所抑，火來乘之，故熱在脬中，下焦爲之約，結成沙石，如湯瓶煎煉日久，熬成湯鹼，今

註〔一〕足䟃上三寸　《太平聖惠方》卷一百作「尾翠骨上三寸」。

夫羊豕之脬，吹氣令滿，常不能透，豈眞有沙石而能漏者邪？以此知前人所說，服五石丸散而致者，恐未盡然。《內經》曰：木鬱則達之。先以瓜蒂散越之，次以八正散加湯鹼等分頓啜之，其沙石自化而下。

又屈村張氏小兒年十四歲，病約一年半矣，得之麥秋，發則小腸大痛，至握其峻，跳躍旋轉，號呼不已，小溲數日不能下，下則成沙石，大便秘澀，肛門脫出一二寸，諸醫莫能治。聞戴人在朱葛寺避暑，乃負其子而哀請戴人。戴人曰：今日治，今日效，時日在辰巳間矣。以調胃承氣僅一兩，加牽牛頭末三錢，汲河水煎之，令作三五度嚥之；又服苦末丸如芥子許六十粒，日方晡，上涌下泄，一時齊出，有膿有血；涌瀉既覺定，令飲新汲水一大盞，小溲已利一二次矣。是夜凡飲新水二三十遍，病去九分，止哭一次。明日困臥如醉，自晨至暮，猛然起走，索食於母，歌笑自得，頓釋所苦。繼與太白散、八正散等調理一日，大瘥。恐暑天失所養，留五日而歸。戴人曰：此下焦約也。不吐不下則下焦何以開？不令飲水則小溲何以利？大抵源清則流清者是也。

又柏亭劉十三之子，年六歲，病沙石淋，戴人以苦劑三涌之，以益腎散三下之，立愈。

萬氏《幼科發揮》曰：本府三守一女溺出如青水，著肉處潰爛成瘡，其母憂之。守問全云：莫非女之臟腑壞也？答云：膀胱受五臟之液以藏之，是爲溺也，各隨本臟之色，青者肝之色也；著處成瘡，肝火盛也，火之所灼則潰爛矣。全治之以前治小便赤方，更加黃蘗爲丸，調理五日而安。

《醫學綱目》曰：湯氏云：肝風搖頭，諸方不載。鄭都丞子患七年搖頭，三年下血，已服百餘方，前後所服，治搖頭者無非風藥，止血者或作痢，或作腸風，百藥無效。予既視其病，又知其詳，亦不明其標本。退而思之，乃肝血液盛，外有風熱乘之。肝屬木，盛則脾土爲木所剋，脾與肺是子母，俱爲肝所勝，而血遂漬於大便，故便血不止。遂處一方，但損肝祛風而益脾，初亦一時之見，只數服而愈。十餘日後，血止而下白膿，遂得以安。

《保嬰金鏡録》曰：一小兒小便不利，服五苓散之類，不應，頦間及左腮色赤，乃肝腎虛熱，用四物湯加山梔而愈。後因感冒，悞用發汗，小便仍前不利，余用補中益氣湯加麥門、五味調補脾肺而愈。

一小兒小便不利，及莖中澀痛，或尿血石，此稟賦腎熱爲患，先用五淋散以疏導，又用滋腎丸、地黃丸補其肝腎，漸愈。出痘色紫，小便短赤，頦間右腮或赤或白，屬肺腎氣虛而熱也，用補中益氣湯、六味地黄丸而痊。

《保嬰撮要》曰：一小兒眼泡微腫，欬嗽惡心，小便泔白。余謂脾疳食積也，用五味異功散，佐以四味肥兒丸而愈。後不節飲食，視物不明。余曰：目爲五臟之精，脾胃復傷，須補養爲主。不信，乃服峻厲之劑，變慢脾風，竟爲不起。

一小兒三歲，素遺尿，余視其兩頦微赤，此禀賦腎與膀胱二經陰虛也，與六味丸服之，赤色漸退，而遺尿亦愈。

一小兒四歲，飲食少思，便泄腹痛，素遺尿，額頦青黑，雖盛暑而惡風寒。余謂經云：熱之不熱，是無火也，用八味丸治之，諸證悉愈。

一女子小便或黄或白，復前陰作癢出水，此肝經濕熱，先用龍膽瀉肝湯一劑，又以加味逍遥散加龍膽草而愈。

一小兒兩耳後腦下各結一核，小便白濁，面色痿黄，體倦口乾，大便不調，用蘆薈丸而愈。後鼻外生瘡作癢，小便仍白，視物不明，用四味肥兒丸而愈。

一小兒小便不利，衄血，鼻色赤，屬脾肺有熱也，用濟生犀角地黄湯而愈。后頦間常赤，作渴有痰，此禀賦腎氣不足，用地黄丸而諸證痊。

一小兒痢後脱肛，飲食少思，面色青黄。余謂：脾土虧損，肝木所勝也。不信，另服消導尅滞之劑，腹痛膨脹，倦怠作嘔。余曰：脾氣虛甚矣。又不信，恪服前藥，腹益脹，重墜，四肢浮腫，復請治之，仍欲尅滞。余曰：腹脹重墜，脾氣下陷也。先用五味異功散加木香四劑，更手足冷，又加乾薑四劑，而腹脹諸證漸愈。後因飲食過多，作瀉脱肛，用補中益氣湯加木香及五味異功散而愈。

一小兒脱肛半載，侵晨便泄，兩目白多，用升補脾氣之劑，不應。余曰：腎開竅於二陰，此屬腎虛也。用四神、地黄二丸及補中益氣湯，月餘而愈。

一小兒痢久脱肛，目睛多白，面色漸黄，余用補中益氣湯、六味地黄丸，調補脾腎而痊。

一小兒小便先頻數濇滯，次下痢脱肛，久而不愈。余以爲稟賦腎虛，用六味地黄丸，尋愈。後患泄瀉，欬嗽聲瘖，亦用前丸而瘥。

一小兒脱肛，用寒涼之藥，肢體倦怠，飲食少思，肛門重墜，此脾氣虛而中氣陷也，用補中益氣湯加酒炒芍藥、白朮、茯苓而瘥。

一小兒脱肛，腫痛出血水，年餘未愈。忽吐血便血，皆成紫塊，此腸胃積熱，用聖濟犀角地黄湯頓止；更用金銀花、甘草爲末，白湯調服半載而痊。

一小兒脱肛，雜用除濕袪風收濇等藥，面黄體倦，少食便血，余欲升補脾氣以攝其血，反服四物槐花之類，而血益甚，更加作嘔。余先用四君、木香治之，形氣漸充，便血頓止；又用補中益氣湯，更以萆麻仁塗頂心而愈。

一小兒因欬嗽服化痰等藥，或作或輟，服滚痰丸，更吐瀉，手足指冷，目直發搐，肛門脱出而赤。余朝用補中益氣湯，夕用六君子湯治之，諸證漸愈。但脱肛未入，恪服補中益氣湯而愈。

一小兒患痢，脱肛色赤或痛，用補中益氣湯，送香連丸而愈。後傷食作瀉，肛復脱不入，仍用前湯，更以萆麻仁研塗頂門而愈。

一小兒七歲，食菱芡過多，腹脹發熱，大便不通，小便下血，先用消積丸，大便即通，小便血止；又用保和丸及異功散而愈。

一小兒因乳母飲酒，小便出血，用八正散去大黄，加乾葛、山梔、漏蘆，母子服之并愈。

一小兒小便見血，或欬血衄血，此脾肺虛熱，食後用聖濟犀角地黄湯，食前用六味地黄丸，頓愈。後因食厚味復作，用加味清胃散及六味丸而愈。

一小兒久患便血，屬脾胃虛熱也，諸藥不應，用人參二兩，炒黑黄連、吳茱萸各半兩爲末，米糊作丸；佐以補中益氣湯頓痊。

一小兒便血，面黄腹脹，用四味肥兒丸，及補中益氣湯加吳茱萸製、黄連、木香、蕪荑三十餘劑而愈。至夏間患血痢，發熱晡熱，手足浮腫，仍用前藥而痊。

一小兒八歲，腹脹臍凸，大便下血如痢，小便色赤似血，面目皆黄，兩腮色赤，此食積所傷而肝侮之也。蓋脾病則肺虛不能生腎，故有是證。當先消導積滯，遂用越鞠丸加三稜、蓬朮，薑湯下四服，二便通利；又用大安丸二服，下血亦止。後復傷食發熱，腹脹，小便下血，服保和丸四服而愈。

一小兒稟賦氣不足，不時便血，用六味地黄丸、補中益氣湯而愈。後因母飲酒炙煿，復致前患，母服加味清胃散，子服地黄丸而愈。

一小兒便血，兩足發熱，齒齦潰臭，朝用六味地黄丸，夕用異功散加蕪荑，月餘漸愈。乃佐以補中益氣湯而愈。

一小兒稟父腎氣，便血作渴，足熱形瘦，用六味丸尋愈。後出痘第四日，兩足發熱，作渴飲冷，以前丸料煎與恣飲三劑，後足涼渴止，其痘安然而靨。

一小兒便血，面青脅痛，小便頻數，此肝木侮脾土而不能統攝也，用異功散加柴胡炒黑、龍膽草二劑，肝證頓退，仍用異功散而血止。

一小兒便血發熱，作渴飲冷，用黄連解毒湯一劑熱服，諸證頓愈。後因飲食過傷，下血甚多，發熱倦怠，飲食少思，先用補中益氣湯，元氣復而飲食增；又用四君加升麻而愈。

一小兒便血，作渴少食，先用七味白朮散，渴止食進；又用補中益氣湯而瘥。後食生冷，腹脹便秘，用保和丸，二便下血，或時發搐，此脾氣傷而肝火動也，用異功散加鈎藤、柴胡而搐止；又加升麻、木香而血止。

一小兒食生冷果品，腹脹作痛，發熱作渴，大便不利，小便尿血，用茯苓散加黄連二劑，大便通，尿血愈。

一小兒尿血，兩足發熱，用六味地黄丸而愈。後患痢久不愈，復尿血，作渴飲冷，以前丸料煎服，兼補中益氣湯而愈。
一小兒尿血，面青脅痛，小便頻數，用五味異功散，加柴胡炒黑、龍膽草，次用地黃丸而愈。
一小兒十一歲，因勞發熱，尿血，小便不利，先用清心蓮子飲二劑，後用補中益氣湯加山梔而痊。
一小兒便血，服寒藥過多，腹脹，小便不利，其血益甚，余朝用補中益氣湯，夕用金匱加減腎氣丸而痊。

古今圖書集成醫部全録卷四百三十九

小兒心腹痛門

小兒直訣　宋·錢乙

腹痛

小兒腹痛體瘦，面色晄白，目無睛光，口中氣冷，不思飲食，或嘔利撮口，此脾土虚而寒水所侮也，用益黄散、調中丸主之。若口中氣温，面色黄白，目無睛光，或多睡惡食，或大便酸臭，此積痛也，用消積丸。甚者白餅子下之，後以白朮散調補胃氣。

註　按腹痛不食，口中氣冷，下利撮口等證，屬形病虚寒也，用六君加炮薑温服之。食積多睡，口中氣温，惡食面黄白等證，屬病氣實而元氣虚也，用六君子加神麯、山楂消導之劑。

蟲痛

若口吐痰沫，或吐清水，面晄白，心腹痛而有時者，蟲痛也，與癎相似，但目不斜手不搐也，用安蟲散主之。

註　按蟲乃濕熱所生，或木氣而化，有因臟腑虚弱，有因胃冷胃熱，爲人身之固有者，其爲患往來攻痛，或吐涎水，肌體消瘦，面無正色，但當調補脾胃爲主。若蟲食上部則上脣有白點，蟲食下部則下脣有白點。腹中之蟲，朔日之後，其頭向上，望日之後，其頭向下。如或用藥，先以肉物近兒烹炙，使聞香味，蟲頭皆向上，則藥易於奏效。丹溪先生云：冬月吐蟲，多是胃氣虚寒，用錢氏白朮散加丁香二粒補之。可見小兒之蟲，皆飲食傷脾所致。患瘡疥内生蟲虱者，皆肝木所致也。

幼科發揮 明・萬全

腸痛

小兒腸痛腰屈，空啼無淚，此名盤腸痛，證似内釣，但不直視也，金錠子散主之。

嬰童百問 明・魯伯嗣

腹痛

夫腹痛者，多因邪正交攻，與臟氣相擊而作也。挾熱而痛者，必面赤或壯熱，四肢煩，手足心熱見之。挾冷而痛者，必面色或白或青，手足冷者見之。冷甚而變證，則面黯唇口俱黑，爪甲皆青矣。熱證，四順清涼飲加青皮、枳殼；冷證，七氣湯加辣桂，調蘇合香丸。若邪正交攻，冷熱不調，桔梗枳殼湯加青皮、陳皮、木香、當歸爲妙。若内釣等證則鈎藤散，其餘則芍藥甘草湯爲要藥也。實痛有熱者，大柴胡湯主之。心腹痛甚有實熱者，大承氣湯下之。腹痛，桂枝加芍藥；痛甚，桂枝加大黄也。

盤腸氣痛

盤腸氣者，痛則曲腰乾啼，額上有汗，是小腸爲冷氣所搏然耳，其口閉脚冷，上唇乾是也。此是生下洗遲，感受風冷，或青糞不實，却有此證，當服釣藤膏、魏香散、蘇合香丸、當歸散，乳母服烏沉湯，或沉香降氣湯便定。

蛔蟲痛

巢氏云：蛔蟲者，九蟲之内一蟲也，長一尺，亦有長五六寸者。或因臟腑虚弱而動，或因食甘肥而動，其動則腹中痛發作，腫聚行往來上下，痛有休止，亦攻心痛，口喜吐涎及清水。貫傷心者則死。診其脈，腹中痛，其脈法當沉弱而弦，反脈大則是蛔蟲也。此痛因食物太早，愛甜怕苦，痛時便高聲啼叫，只看人中上、鼻頭、唇口數處黑色即是。此證當服使君子丸、檳榔散、化蟲丸藥，取下便無事。仲景云：蛔厥者，其人當吐蛔，今病煩，此爲臟寒，烏梅丸主之。其蛔蟲穿心者，用薏苡根煎湯治之即安。

保嬰撮要 明·薛鎧

盤腸氣痛

小兒盤腸氣者，痛則曲腰乾啼，額上有汗，皆由肝經風邪所搏也。肝腎居下，故痛則曲腰。乾啼者，風燥其液，故無淚也。額上有汗者，風木助心火也。口閉足冷者，脾氣不營也。下利青糞者，肝木乘脾也。皆由産下澡洗，受風冷所致，當服鈎藤膏之類。若乳母及兒受寒邪者，用沉香湯之類。若兒額間有汗，口閉脚冷，乃虚寒也，用當歸散或沉香降氣湯之類。若面赤唇焦，小便不通，小腹脹痛者，乃小腸熱也，用人參湯送下三黄丸。若痛不止，煎葱湯淋揉其腹，就以熱葱熨臍腹間，良久尿出痛止。或以乳香、沒藥、木香少許，水煎灌匙許。若因乳母飲食停滯者，用保和丸。懷抱氣鬱者，加味歸脾湯。怒動肝火者，加味逍遥散。子母俱服，犿佳。

證治準繩 明·王肯堂

腹痛

小兒腹痛，口中氣冷，不思飲食，脾土虚寒也，用調中丸主之。口中氣温，大便酸臭，積痛也，用下積丸治之。面赤壯熱，或手足并熱，實熱也，用瀉黄散瀉之。面黄微熱，或手足并温，虚熱也，用異功散補之。若作渴飲湯，胃氣虛熱也，用白朮散。若痛連兩脅，肝木乘脾也，用四君子湯加柴胡、芍藥。若腹痛重墜，脾氣下陷也，用補中益氣湯加升麻。若手足指冷，或呃逆泄瀉，寒水侮土也，用六君、炮薑、肉桂；不效，急加附子。若服剋滯之藥，致腹作痛，按之不痛，脾氣復傷也，用五味異功散。中脘痛者屬脾，少腹痛者屬腎，按之痛者爲積滯，不痛者爲裏虛。積滯者消之，裏虛者補之。

婁氏分曲腰乾哭無淚者，爲盤腸內釣痛；面晄白不思飲食，爲胃冷痛；面赤脣焦便黃，爲熱痛；面黃白大便酸臭，爲積痛；口淡而沫自出，爲蟲痛。

曾氏又有臟寒痛、鎖肚痛、癥瘕痛、痃痛、癖痛、弔腎痛、偏墜痛、寒疝痛，各有治法，臚列於後。

寒痛

茅先生歌云：面青面白猶自可，黑色如青爪一同。此是腹心生冷痛，須將温藥裏頭攻。

胃虛冷，面晄白色，腹痛不思食，當補益脾土，益黃散主之。若不下利者，調中丸主之。益黃散，治下利而痛也；調中丸，治不利而痛也。

熱痛

熱痛亦啼叫不止，夜發，面赤脣焦，小便赤黃，與三黃丸，人參湯下。

積痛

積痛，腹中陰陰而痛，面黃不食，兒大者口吐酸餿氣。先治積滯，後調脾胃，其痛自止，仍辨虛實和解。

治法見後癖積條中。

蟲痛

蟲痛，面晄白，心腹痛，口中沫及清水出，發痛有時。

田氏云：蟲痛啼哭，俛仰坐卧不安，自按心腹，時時大叫，面無正色，或青或黄，唇白，又目無精光，口吐涎沫，此謂蟲痛。

積痛、食痛、虚痛，大同小異。惟蟲痛者，當口淡而沫自出，治之隨其證用藥。蟲與癎相似，小兒本怯，故胃虚冷，則蟲動而心痛，安蟲散主之。

曾氏云：蛔蟲動痛，口吐清水涎沫，或吐出蟲，痛不堪忍，其疾因食甘肥葷腥太早而得，故胃寒蟲動作痛，其蟲吐來，或生或死。兒小者，此痛苦甚，亦致危難。先以理中湯加烏梅水煎服，使胃煖不逆；次蘆薈丸、使君子丸、化蟲飲主之。有兒大者，面晄白而間黄色，肉食倍進，肌體消瘦，腹中時復作痛，此有血鼈蛔蟲雜乎其間，以二聖丸下之。

又有胃受極寒極熱，亦令蟲動，或微痛，或不痛，遽然吐出，法當安蟲爲上。若以治蟲，反傷胃氣，固不可也。因寒而動者，用理中湯加烏梅水煎服。因熱而動者，用哎咀五苓散，亦加烏梅水煎投。

鎖肚痛

一月後嬰孩，忽乳不下咽，肚硬如石，赤如朱，撮口而哭，面青唇黑，手足口氣俱冷。始因斷臍帶不緊，爲風冷所乘，證亦危急，以白芍藥湯、烏梅散、一字金投之，日久則難愈。更參考臍風證内議論。

盤腸釣痛

小兒腹痛曲腰，乾哭無淚，面青白，唇黑，肢冷，爲盤腸内釣。凡有此證，急煎葱湯淋洗其腹揉之，葱熨臍腹間，良久，尿自痛中出，其疼立止。續次用乳香、沒藥透明者各少許細研，又用木香一塊，於乳鉢内磨，水一分，滚數沸，調乳沒藥末，只一服效。

癥瘕痛

癥瘕痛，乃積久所致，由榮衛俱虚，外則感受風寒，内則過傷乳食，停滯既久，不能剋化，故邪併於陰爲癥，陰則專静，凝而不移；邪併於陽爲瘕，假物象形，動而不息。若久而不治，亦成脾疳積；或兩脅間有塊如石，按之則痛，不按則輕；或面黄肌瘦，肚硬而脹，及有青筋晝涼夜熱，蒸潮無時，乳食減少，愛吃泥土；或大便釀瀉，痛則身冷如冰。法當調脾養胃，用醒脾散參苓白朮散；磨積理疳，用化癖丸、三稜散、木香莪朮丸；治釀瀉，沒石子丸、沉香檳榔丸。然此積滯之疾，非七劑可療，必須次第調理，則日久自然平復。

痃痛

始則腹内一小長塊，其硬如臂，从腰纏轉，或左或右，良久痛甚，則見於皮下，不妨乳食，其證先因有疾，表解未盡，遽爾下之太過，氣虚寒搏，鬱結而成。法宜益氣理虚，用參苓白朮散、沉香檳榔丸、木香莪朮丸爲治。或問投白芍藥湯加人參、茯苓，水薑煎服。

按癥瘕痃癖四證，大同小異，治法亦無大分别，似不必瑣瑣作名亦可也。

心痛

小兒心痛，當於大人心痛門參用之。

心痛吐水者蟲痛。

心痛不吐水者冷心痛。

《聖惠》治小兒心痛，但覺兒將手數數摩心腹即啼，是心痛不可忍，宜服芍藥散方。

茅先生治小兒心痛，用金鈴散。

外　治

莊氏家傳小兒未能語，啼哭不能辨者，當以手候其腹，如有實硬處，即是腹痛，治之方，研生薑取汁，煖令温，調麵成糊，塗紙上，貼臍心立定。

古今醫統 明·徐春甫

腹　痛

小兒腹痛之病，誠爲急切。凡初生二三个月及一周之内，多有腹痛之患。無故啼哭不已，或夜間啼哭之甚，多是腹痛之故。大都不外寒熱二因：夫因於寒者，面白唇青，或瀉痢青白，以熱綿裹腹而啼少止，即是寒也。因於熱者，面赤唇紅，得煖啼甚，即是熱也。一周之外，能飲食，則有傷熱腹痛，或瀉或不瀉，口渴而臭，面黄身熱，即是積痛，久而不愈，必致成疳。如此三因之外，則如《内經》舉痛篇云：五臟卒痛，寒邪客經，其機不可不察也。若《類萃》小兒等方，概言寒熱而不及熱與積，是則以管窺豹，未見其全斑也。

按腹痛乃邪正交攻，相擊而作也。挾熱痛者，以面赤或壯熱，四肢煩，手心熱見之；挾冷者，以面色青白見之。冷甚則變證，唇中黑爪甲青矣。熱證，黄芩芍藥湯、四順清涼飲；冷證，理中湯、指迷七氣湯加桂煎調蘇合丸。錢氏云：小兒積痛，面黄，目白無睛光，多睡畏食，大便酸臭者，當用消積丸，甚者白餅子下之，後和胃。凡蟲痛多在心腹，口吐清水，安蟲散主之。

小兒衛生總微論方 宋・撰人未詳

心腹痛論

小兒心腹痛者，由臟腑虛而寒冷之氣所干，邪氣與臟氣相搏，上下冲擊，上則爲心痛，下則爲腹痛，上下俱作，心腹皆痛。更有一證，發則腹中撮痛，乾啼無淚，腰曲背弓，上脣乾，額上有汗，此名盤腸内釣之痛，亦由冷氣入臟所爲也。

方

塌氣丸《錢氏直訣》，下同　治肚腹虛脹。

胡椒一兩　蠍尾五錢，去毒

右爲末，麵糊丸粟米大，每服一二十丸，陳米飲下。薛己曰：按前證屬脾肺虛，水氣泛而喘急浮腫，必兼温補脾土以生肺金，而氣自運行矣。但前藥性屬辛熱，雖能祛散寒邪，而恐真氣反傷，不可過劑。

消積丸　治食積大便酸臭發熱。

丁香九個　縮砂十二個　巴豆二粒，去皮心膜　烏梅肉三個

右爲末，麵糊丸黍米大，每服五七丸，温水下。薛己曰：按前證若食積既去而熱不退，或作嘔少食，宜用五味異功散以補胃氣，或用四君子加藿香、半夏以安中氣。若兼泄瀉，用六君子湯；如不應，加升麻、柴胡以升補脾氣。若久瀉不已，宜用補中益氣湯，以升補陽氣。若虛寒，加炮薑、木香；如不應，兼以四神丸以補脾腎。若體瘦潮熱，口渴，大便不調，宜用肥兒丸以消疳積。

益黄散　治脾土虛寒，嘔吐泄瀉。

陳皮　青皮下食，各一兩　丁香二錢，去脾胃寒　訶肉各五錢，能開胃消食止痢　炙草三錢　薛己曰：按前證，若因脾土虚弱而吐瀉者，用五味異功散。若因肝木侮脾土而吐瀉者，用六君子加柴胡；如不應，或手足指冷，屬脾胃虚寒也，更加木香、炮薑。若因乳母脾土虚而肝木侮，亦治以前藥。若乳母鬱怒，致兒患前證，母服加味歸脾湯。

當歸散　治臟寒腹痛，面青手冷，夜啼不乳。

當歸　白芍藥　人參　甘草炙，各二分　桔梗　橘皮去白，各一錢

右爲末，水煎半盞，時時少與服。

沉香降氣湯　治陰陽壅滯，氣不升降，胷膈痞塞，心腹脹滿，喘促短氣，乾噦煩滿，欬嗽痰涎，口中無味，嗜臥不食。此藥去邪惡氣，使無瘴疫。

香附二兩半　沉香　砂仁各一錢　甘草七錢半

右爲末，每服一錢，入鹽少許，沸湯點，平旦空心服。薛己曰：按前方，若乳母中氣鬱滯，不能升降，患此證致兒作痛者，亦用之。

養脾丸《片玉心書》　治小兒脾胃虚弱，不思乳食，傷食癖積，面色黄，嘔吐泄瀉，腹痛膨脹，併皆治之。

蒼朮製　陳皮各五錢　縮砂仁　草果仁　益智仁　白茯苓各二錢　麥芽炒　厚朴　神麯炒，各二錢　共爲末，酒糊丸如粟米大，米飲下。脾胃虚弱，米湯下；嘔吐，煨薑湯下；食積，山楂湯下；腹痛，茴香湯下；腫脹，蘿蔔湯下。寒泄，薑棗湯下。

四順清涼飲《嬰童百問》，下同　治小兒血脈壅實，臟腑生熱，頰赤多渴，五心煩躁，睡臥不安，四肢驚掣；及因乳哺不時，寒温失度，令兒血氣不順，腸胃不調，小便少，大便濇，或温壯連滯，欲成伏熱，或壯熱不歇，欲發驚癇。又治風熱結核，頭面瘡癤，目赤咽痛，瘡疹毒一切壅滯，并宜服之。治挾熱瀉不止，加木香、大黄。

赤芍藥　當歸　甘草　大黄各等分

右剉散，三歲以上，每服二錢，水一盞，煎至七分，作兩服。欲利小便，用赤芍藥。虚熱加甘草，下利減大黄，

冒風邪加去節麻黄，中風體强眼睛上視加獨活。量兒大小虚實加減，微溏利爲度。可加荆芥。

七氣湯 治七氣所傷，痰涎結積，心腹亦痛，不能飲食。

半夏製，五兩 人參 辣桂各二兩 甘草半兩

右剉，每服三錢，水一盞，薑五片，棗一枚，煎六分，食前服。

指迷七氣煎 治七情相干，陰陽不升降，氣道壅滯，攻衝作疼。

香附子一兩半 甘草 半夏製，各七錢半 青皮 陳皮 桔梗 蓬朮 辣桂，益智仁各一兩

右剉，每服三錢，水一盞，薑三片，棗一枚，煎七分，不拘時服。

異香散 治小兒諸般弔證，角弓反張，胷高臍凸。

透明沒藥右爲末，薑湯調下一錢匕。

桔梗枳殼湯 治諸氣痞結滿悶，腹脅疼痛。

枳殼炒 桔梗各二兩 甘草半兩，炙

右剉散，每服四錢，水一盞，薑五片，煎至半盞服。

鈞籐散 治小兒夜啼，乃臟冷也。陰盛於夜則冷動，冷動則爲陰極發躁，寒盛作痛，所以夜啼不歇也，鈞藤散主之。

鈞藤鈎 茯神 茯苓 川芎 當歸 木香 甘草 白芍藥各一錢

右爲末，每服一錢，薑棗略煎服。其或心熱而煩啼，必有臉紅舌白小便赤濇之證，鈞藤飲去木香，加朱砂末一錢研和，每服一錢，木通湯調下，或剉散煎服亦可。如驚啼，加蟬蜕、防風、天麻。

保命丸 治小兒胎驚内弔，腹肚緊硬，眠睡不安，夜多啼哭；及治急慢驚風，眼目上視，手足抽掣，不省人事，悉皆主之。冷證用此。

全蠍十四個，去毒 防風二錢 殭蠶炒去絲嘴 天麻各二錢 南星炮 白附子 麝香五分 金箔十片 蟬蜕 朱砂各一錢

右爲末，粳米糊丸，每兩作四十丸，常服鎮心安神化痰。除一切驚風諸證，湯臨時換。如有熱證，加牛黄、冰片、硼砂。一方加人參、白茯苓各二錢。

芍藥甘草湯 治出疹肚疼腹滿，小便不通。

芍藥一兩　甘草二錢半

右剉散，每服三錢，水一盞，煎至七分，不拘時服。

大柴胡湯 治傷寒十余日，邪氣結在裏，往來寒熱，大便秘濇，腹滿脹痛，譫語，心中痞硬，飲食不下，或不大便五六日，繞臍刺痛，時發煩躁，及汗後如瘧，日晚發熱，兼臟腑實，脈有力者可服。

柴胡去蘆，八錢　黄芩炒　赤芍藥各三錢　半夏湯泡七次切焙，二錢半　枳實麩炒，一錢

右剉散，薑三片，棗二枚，水一盞，煎七分，加減服之。欲下，加大黄半兩。

桂枝加芍藥湯 治太陽病，反下之，因腹痛，是有表復有裏，宜服。

桂枝二兩半　芍藥三兩半，利者先煎三四沸　生薑二兩　大棗六個　甘草炙，一兩

右㕮咀，水煎加減服。痛甚者加大黄，大實者加一兩半，羸者減之。

大承氣湯 治剛痓，胷滿内實，口噤咬牙，大熱發渴，大便閉濇，腹中疞痛，結硬如石，轉矢氣者，用此湯下之。

大黄　芒硝各半兩　厚朴一兩　枳實三枚

右剉散，每服三錢，薑三片，水一大盞，煎至七分，不拘時，或空心服，以利爲度，未利再投。

桂枝加大黄湯 治太陽病，反下之，因腹滿痛屬太陰，桂枝加芍藥主之。大實痛者，桂枝加大黄湯主之。

桂枝三錢，去皮　芍藥二兩半　甘草炙，半兩　大黄半兩，羸瘦者減半

右㕮咀，薑三片，棗二枚，每服五錢，水一大盞，煎至七分温服。

使君子丸 治小兒五疳，脾胃不和，心腹膨脹，時復痞痛，不進飲食，漸至羸瘦，并宜服之。

白芍　厚朴製　陳皮　川芎　甘草各二錢半　使君子肉湯浸去黑皮，一兩

右爲末，煉蜜丸如芡實大，每服一丸，陳米飲化下，大治小兒腹痛。

檳榔散　治腎疳宣露，候良方去蟲後服此。

木香　檳榔　人參　黃連　甘草炙，各等分

右爲末，每服一錢，小者五分，熟水調服。

化蟲丸　治小兒蟲咬心痛，來去不定，不思乳食。

鶴虱炒　檳榔　胡粉　楝樹根皮各半兩　白礬三錢半，微火煆

右爲末，麵糊丸菉豆大，三歲三十丸，溫漿水入油三五滴吞下，食前。有蟲皆化爲水，大蟲自下，且初服甚妙。

烏梅丸　治蛔厥，其人當吐蛔，今病者靜而復煩，此爲臟寒。蛔蟲上入其膈，故煩，須臾復止。得食而嘔又煩者，蛔聞食自出，其人當自吐蛔，又治久痢。

烏梅七十五個　乾薑一兩半　黃連四兩　蜀椒去目出汗　當歸各一兩　細辛　人參　附子炮去皮臍　桂枝去皮　黃蘗各一兩半

右爲末，用酒浸烏梅肉一宿，去核蒸飯，杵成泥，和藥勻，丸麻子大，每服十丸，食後米飲下，日三服。忌生冷等物。

鈎藤膏

鈎藤鈎　茯神　茯苓　川芎　當歸　木香　生甘草　白芍藥各一錢

右爲末，每服一錢，薑棗煎服。

蘇合香丸　治傳尸骨蒸，殗殜肺痿，疰忤鬼氣，卒小痛，霍亂，吐利，時氣瘴瘧，赤白暴利，瘀血月閉，痃癖，丁哺驚癇，鬼忤中人，小兒吐利。

蘇合油入安息膏內　薰陸香　龍腦各一兩　木香　白朮　白檀香　丁香　朱砂研水飛　沉香　香附子炒　烏犀屑　蓽

撥　麝香　安息香爲末，無灰酒煮膏　訶黎勒煨取皮，各二兩

右爲細末，入研藥勻，用安息香膏，幷煉白蜜和劑，每服旋丸如梧桐子大，早朝，井花水温冷任意化服四丸，老人小兒服一丸，温酒化下亦得，幷空心服。用蠟紙裹一丸如彈子大，絹袋盛當心帶之，一切邪神不敢近。去龍腦，名麝香蘇合丸，治一切邪神，胷膈噎塞，腸中虛鳴，宿飲不消，餘證幷同。

烏沉湯　治慢驚，袪風助胃。

天麻二錢　人參　生川烏　木香　全蠍焙　南星炮　沉香各一錢　甘草半錢

右剉散，每服二錢，薑三片，慢火煎，取其半用之。

調中丸《證治準繩》，下同

白朮　人參　甘草炒，各半兩　乾薑炮，四錢

右爲細末，蜜丸如菉豆大，每服五七丸至十五丸，食前温水下。海藏曰：仲景理中例也。

茯苓丸　治小兒腹痛夭糾，不能乳哺。

茯苓　黄連各一兩

右爲末，用蜜爲丸，如大豆大，飲下。

湯氏三稜散　治積氣肚痛。

砂仁　甘草　益智炒去殼　三稜　蓬朮　青皮炒，各等分

右爲末，白湯點下。

張涣寬中湯　治心腹疼痛不可忍者。

高良薑　木香各半兩　丁香　青橘皮炒黄　桔梗　甘草炙，各一分

右件搗羅爲細末，每服半錢，温酒調下。

蓬莪朮丹

蓬莪朮炮製乘熱剉碎　當歸酒洗焙乾，各一兩　木香　人參　桂心各半兩　黑牽牛炒黃，一分

右件搗羅爲末，細白麵糊和丸如黍米大，每服十粒，煎生薑湯下，量兒大小加減。

温胃丹　治腹痛啼哭不止。

人參　白朮炮，各一兩　五味子　當歸洗焙乾　高良薑各半兩　木香一兩

右件搗爲細末，白麵糊和丸如黍米大，每服十粒，米飲下。

橘香散

青橘皮炒　吴茱萸　木香　當歸洗焙，各一兩　乾薑炮　丁香各半兩

右搗羅爲末，每服一錢，水八分一盞，入生薑二片，煎五分，去滓放温，熱服，食前。

曾氏茴香湯　和脾胃，進飲食，理腹痛，散邪氣。

茴香炒　良薑剉碎用東壁土炒，各一兩五錢　蒼朮泔水浸一宿，去粗皮濾乾剉炒至微黄，二兩　炙甘草一兩

右剉焙爲末，每服一錢，燒鹽湯，空心調下。

錢氏安蟲散　治小兒蟲痛。

胡粉炒黄　鶴虱炒黄　川楝子去皮核淨　白礬枯，二錢半

右爲細末，每服一字，大者五分，米飲調下，痛時服。

又　治蟲痛極，不可忍。

乾漆半兩　檳榔一枚，生用　窜老一塊，再煅細研

右，窜老，恐窜中煅過泥物也。三件一處爲末，空心熱酒調，良久取下蟲，立愈。

又

乾漆一兩，搗碎炒，令煙盡出

右用新汲水，入生麻油，空心調服。

又　治上中二焦虚，或胃寒蟲動及痛。

乾漆炒煙盡，二分　雄黄一分　巴豆霜一錢

右爲細末，糊丸如黍米大，量兒大小服之。取東引石榴根煎湯下，或苦楝根，或無荑湯，下五七丸至二三十丸，發時服。

蕪荑散　主治同前。凡小兒痛時，便高聲啼叫，人中上、鼻頭、唇口一時黑色，脈法當沉弱而弦，今反脈大，是蟲證也。

白蕪荑　乾漆炒，各等分

右爲細末，每服一字或五分，或一錢，米飲調下，發時服。

使君子丸　治腹内諸蟲作痛，口吐清水。

使君肉薄切焙　檳榔　石榴東向根皮剉焙　大黄半生半炮，各七錢半

右除檳榔剉晒不過火，餘三味再焙，同檳榔爲末，沙糖水煮麵糊，丸麻仁大，每服三十丸至五十丸，淡猪肉汁空心下。或鷄肉汁亦好。

化蟲飲　消化蟲毒在腹作痛。

檳榔　石榴根皮焙乾，各二兩　紅丹煅過　雷丸　貫衆鷄頭者佳　使君肉切焙，各二錢半　炙草　枳殼去瓤麩炒微黄　大黄各五錢

右爲細末，用清油煎鷄子一枚，如春餅樣，候冷，抄藥末一錢於上，攤勻，空心卷而食之。兒小者，用糯米粉水煮糊，丸如粟穀，每服十五粒至三十丸，以淡猪肉汁空心下，鷄肉汁亦好。

二聖丸　治腹内諸蟲，及消穀逐水，下氣去風。

檳榔一兩　巴豆十五粒，去殼膜心，大好者存油

右，檳榔剉晒爲末，巴豆碎切在乳鉢内，極細杵，仍入檳榔末同再杵勻，麵糊丸菉豆大，每服七十七丸至九十九丸，用温茶清，五更初空心，止一投藥，見蟲下盡，進以稀粥自安。

烏梅散　治腹疼及初生嬰孩，臍下冷痛疝氣等疾。

烏梅去核　元胡索　粉草半生半炙，各五錢　乳香　沒藥　鈎藤各二錢半

右件㕮咀，每服二錢，水一盞，煎七分，空心温服。

釣藤膏　治小兒腹中極痛，乾啼後軀，名盤腸內釣。

乳香研　沒藥研　廣木香　薑黄各四錢　木鼈子仁二十一個

右先將後三味同爲細末，次研入上二味，煉蜜和成劑收貯，一歲兒可服半皂子大，餘以意加減，煎釣藤湯化下，無時。次用魏香散。

魏香散

蓬朮半兩　阿魏一錢

右先用温水化阿魏，浸蓬朮一晝夜，焙乾爲細末，每服一字或半錢，煎紫蘇米飲，空心調下。

蒜乳丸　治冷證腹痛夜啼。

大蒜一顆，慢火煨，香熟研爛　乳香另研五分

右研爲丸，如芥菜子大，每服七粒，乳汁送下。

聖惠人參散　治小兒卒吐下，腹痛不止。

人參　當歸剉微炒，各半兩　甘草炙微赤剉　乾薑炮裂剉　黄芪剉各一分　細辛一分

右件藥擣，粗羅爲散，每服一錢，以水一小盞，煎至五分，去滓稍熱服。量兒大小，以意加減頻服。

錢氏和中散　和胃氣，止吐瀉，定煩渴，治腹痛，思食。

人參　白茯苓　白朮　甘草剉炒　乾葛剉　黄芪　白扁豆炒　藿香葉各等分

右爲細末，每服三錢，水一盞，乾棗二個，去核，薑五片，煎至八分，食前温服。

錢氏靈礬散　治小兒蟲咬，心痛欲絶。

五靈脂二錢　白礬火飛，半錢

右同研，每服一二錢，水一鍾，煎至五分，温服，無時，當吐出蟲。

芍藥散

赤芍藥　人參　白朮　黄芩　川大黄微炒剉　當歸各一分

右擣羅爲粗散，每服一錢，以水一盞，煎至五分，去滓，不計時候，量兒大小加減，温服。

金鈴散

金鈴子炮去皮核　蓬莪朮炮，各一兩　茴香　木香炮　荆三稜炮，各半兩

右爲末，每服一錢或半錢，温酒調下。

安息香丸《全幼心鑑》　治小兒肚痛，曲脚而啼。

安息香酒蒸成膏　沉香　丁香　藿香葉　茴香各三錢　香附　縮砂仁　炙草各五錢

右爲末，以膏和煉蜜，丸芡實大，每服一丸，紫蘇湯化下。

黑龍丸《幼幼近編》　治小兒腹痛。

生甘草　乾薑各二錢　伏龍肝一兩　人參　茯苓　百草霜　白朮各五錢

右爲末，粥丸梧子大，每服五丸，陳皮湯下。

平胃散《局方》　治脾胃不和，不思飲食，心腹脹痛，口苦短氣，惡心噯氣，吞酸，面黄體瘦，嗜卧體痛，霍亂吐瀉等證。

厚朴薑汁製，五兩　陳皮　甘草炙，各一兩　蒼朮米泔浸焙乾，八兩

右爲末，每服二錢，薑棗水煎，沸湯點服亦得。常服調氣暖胃，化宿食，消痰飲，辟四時不正之氣。按前證若乳食停滯，噯腐吞酸，嘔噦惡心者，宜服是方。若飲食既消，脾胃虚弱，嘔吐惡心者，則宜四君子湯。

單方

小兒胎寒，腹痛汗出：用衣中白魚二七枚，絹包於兒腹上，回轉摩之，以愈爲度。《聖惠方》

食積腹痛，必用紫蘇、萊菔子之類。丹溪方

治小兒好吃粽成肚腹痛：用黃連、白芍藥等分爲丸服。初虞世方。

小兒心痛：白烏骨鷄屎五錢晒研，松脂五錢爲末，葱頭汁和丸梧子大，黃丹爲衣，每醋湯服五丸，忌生冷硬物，三四日立效。《嬰童百問》

小兒盤腸氣痛：延胡索、茴香等分炒研，空心米飲，量兒大小與服。《衛生易簡方》

小兒盤腸內釣腹痛：用葱湯洗兒腹，仍以炒葱搗貼臍上，良久尿出痛止。湯氏《嬰孩寶鑑》

小兒盤腸氣痛：沒藥、乳香等分爲末，以木香磨水煎沸，調一錢服，立效。

小兒氣痛：蓬莪朮炮熟爲末，熱酒服一大錢。《十全博效方》

小兒盤腸內釣，腹痛不止：用阿魏爲末，大蒜半瓣，炮熟研爛，和丸麻子大，每艾湯服五丸。《總微論方》，下同

小兒盤腸內釣：以蓬莪朮半兩，用阿魏一錢化水，浸一日夜焙研，每服一字，紫蘇湯下。

絞腸沙痛：馬蘭根葉細嚼咽汁，立安。《幼幼近編》

小兒盤腸氣痛：用蘿蔔子炒黃研末，乳香湯服半錢。《楊仁齋直指方》

小兒蟲痛，胃寒，危惡證，與癇相似者：乾漆搗燒煙盡，白蕪荑等分爲末，飲服一字至一錢。杜仁方

小兒蛔嚙心腹痛：鶴虱研末，以肥肉油汁下之，五歲一服二分，蟲出即止也。

醫案

錢乙《小兒直訣》曰：辛氏女子五歲病蟲痛，諸醫以巴豆、乾漆、硇砂之屬治之不效，至五日外，多哭而俛仰睡臥不安，自按心腹，時大叫，面無正色，或青或黃，或白或黑，目無光而慢，唇白吐沫，至六日胷高而臥轉不安，召錢至。錢詳視之，用蕪荑散三服，見目不除青色，大驚曰：此病大困，若更加瀉則爲逆矣。至次日，辛見錢曰：夜來三更果瀉。錢於瀉盆中看如藥汁，以杖攪之，見有丸藥。錢曰：此子肌厚，當氣實，今證

反虚，不可治也。辛曰：何以然？錢曰：脾虚胃冷則蟲動，而今反目青，此肝乘脾，又更加瀉，其氣極虚也。而丸藥隨糞下，即脾胃已脱，兼形病不相應，故知死病。后五日昏篤，七日而死。

一小兒傷食發熱，吐瀉腹痛，欲服益黄散。余曰：内有丁香、良薑，非其所宜，前證乃脾胃受傷而無寒證。不信，仍服前藥，其痛益甚，二便不通，口舌糜爛而歿。

羅謙甫曰：一小兒五月間，因食傷冷粉，腹中作痛，遂與市藥鋪中，買得神芎丸服之，臍腹漸加冷疼，時發時止，踰七八年不已。因思古人云：寒者熱之。治寒以熱，良醫不能廢其繩墨而更其道也。據所傷之物，寒也；所攻之藥，亦寒也。重寒傷胃，其爲冷痛可知矣。凡人之脾胃喜温而惡冷，況小兒血氣尚弱，不任其寒，故陽氣潛伏，寒毒留連，久而不除。治病必先其本，當用和中養氣之藥以救前失。服之月餘方愈。嗚呼！康子饋藥，孔子拜而受之，以未達不敢嘗，此保生之重者也。奈何常人拱默而令切脈，以爲能知病否，且脈者人之血氣，附行經絡之間，熱勝則脈疾，寒勝則脈遲，實則有力，虚則無力，至於所傷何物，豈能別其形象乎？醫者不可不審其病源，而主家亦不可不説其病源。且此子之父，不以病源告醫，而求藥於市鋪中，發藥者亦不審病源，而以藥付之，以致七八年之病，皆昧此理也。孫真人云：未診先問，最爲有准。東坡云：只圖愈疾，不欲困醫。二公之語，其有功於世大矣！

薛氏《保嬰撮要》曰：一小兒手足常冷，腹中作痛，飲食難化。余謂胃氣虚寒也，先用益黄散二服痛止，次用六君子湯數劑即愈。

一小兒酉戌時熱面赤，腹中作痛，按之益甚，服峻厲之劑，下五七次，發搐吐痰，作渴腹痛，按之不痛，此脾胃復傷而變證也，用七味白朮散、補中益氣湯頓安。

一小兒每停食腹痛，面赤發暈，用清中解鬱湯而愈。後患摇頭咬牙，痰盛發搐，又吐酸腐，待其吐盡，翊日少以七味白朮散，次日又以參苓白朮散，調理脾胃，遂不復患。大抵吐後兒安，不必更服他藥，恐復傷元氣也。

一小兒五歲停食腹痛，發熱面赤，或用養胃湯、枳實、黄連，更加腹脹，午後熱甚，按其腹不痛，余以爲脾虚而藥傷，用六君子湯數劑而痊。

一小兒素嗜肉食，腹中作痛，大便不調，半載之后，肚腹膨脹，右脅內結一塊，不時轉移；又三月，左脅內亦結一塊，胷腹亦脹，齦潰作渴，小便赤濇或澄白，大便色穢不一；又半載，頷下結核三五枚，服消塊行滯等藥，元氣益虛，其塊益甚。餘用四味肥兒丸、五味異功散之類，隨證進退治之，熱渴漸止。又月餘，腹脹漸消，更佐以九味蘆薈丸之類而痊。

一小兒飲食不節，或作瀉，或腹痛，或腹脹，腹中一塊，大便不調，作渴發熱，齦爛口臭，專服消道剋滯，前證益甚，形體益瘦。余曰：面色黃中隱青，脾土虧損而肝木所侮也。法當調補中氣，平肝木，則脾氣自旺，虛火自退，諸證自愈。遂用冲和湯、大蕪荑湯之類，果愈。

一小兒蟲動心腹痛，先服蕪荑散下之，更加作嘔食少，口渴飲湯，右顋鼻準白中兼黃，此脾肺氣虛也，余用異功散二服少愈，仍加炮薑一服而安。

一小兒曲腰啼叫，右顋青黑，此臍腹內痛，即盤腸內釣，因脾土虛寒，肝木乘之也。用六君子加木香、釣藤鉤即愈。

一小兒因乳母大怒，亦患前證，面赤而啼，小便不利，用加味逍遥散加木通、車前子，母子服之并愈。

一小兒啼叫面赤，手足不冷，用釣藤飲隨愈。後因其母飲酒厚味，仍作啼，手足發熱，又用前藥加生地黃而愈。後又面青手冷，啼叫吐瀉，其糞腥穢，用助胃膏一服而安。

一小兒患前證，曲腰而啼，額間出汗，足冷脣青糞青，先用釣藤膏治之愈。後復患，仍用釣藤鉤膏而痛減半，又前葱湯熨洗其腹，腹痛遂安。

一小兒脣青足冷，啼聲不絕，用助胃膏一服稍安。又食生冷之物，前證仍作，更泄瀉不止，先用六君子加木香、乾薑一劑，乃去木香、乾薑又二劑，其瀉頓止。又用四君子少加升麻四劑，飲食加進。

一小兒十四歲腹痛吐瀉，手足常冷，肌體瘦弱，余謂稟命門火虛也，用六君子湯八味丸漸愈。畢姻後，因房勞勤讀，感冒發汗，繼以飲食勞倦，朝涼暮熱，飲食不思，用六君子、十全大補二湯尋愈。後不慎飲食起居，午前臍下熱起，則遍身如炙；午後自足寒至腰如冰。熱時脈洪大，按之如無，兩尺微甚；寒時則六脈微細如絶。湯粥稍離火食之，即腹中覺冷，此亦稟命門火衰之證也。用補中益氣湯、八味丸各百餘服漸愈。後大吐血，别悮服犀角地黄丸一劑，病益甚，飲食頓減，面色㿠白，手足厥冷，或時發熱。寒時脈微細而短者，陽氣虚微也；熱時脈洪大而虚者，陰火虚旺也。余用十全大補及八珍湯、六君子之類，但能扶持而血不止。復因勞役吐血甚多，脈洪大鼓指，按之如無，而兩寸脈短，此陽氣大虚也。用人參一兩，附子一錢，佐以補中益氣湯，諸證漸退。乃減附子五分，又各數劑，脈證悉退。乃每服用人參五錢，炮薑五分，月餘始愈。

古今圖書集成醫部全録卷四百四十

小兒腫脹門

小兒直訣 宋·錢乙

腹脹

腹脹而悶亂喘滿者，實也，用紫霜丸、白餅子。若不悶亂喘滿者，脾虚也，誤下之，以致目胞腮面四肢浮腫，肚腹愈脹，以塌氣丸主之。因下而喘，脾氣益虚也。脾虚不能勝腎水，隨肺氣行於四肢如水狀。若侵浮於肺，即大喘也。

註 按腹脹喘滿，脾肺虚而氣不歸源者，用補中益氣湯。若因下脾肺氣虚，而面目四肢浮腫等證者，用金匱加減腎氣丸。况此證有因乳母脾胃宿積，飲食傷脾所致，其白餅子、紫霜丸，必形病俱實，方可用。塌氣丸亦非調補之劑，宜審用之。

若腎熱傳於膀胱，熱甚逆於脾肺，脾胃虚而不能制腎水，流走四肢，而身面皆腫；若上勝則形於肺，故令喘也。

註 按肺主氣，腎主水。前證因稟賦不足，或因大病後，或誤行汗下，致脾虚不能制水而溢皮膚，肺虚不能攝氣而氣上逆，宜用六味丸補中益氣湯治之。如小便不利，用金匱加減腎氣丸。腎經虚火上炎，肺熱作喘者，用六味地黄丸。心火熾盛，肺熱作喘者，用人參平肺散。凡此皆屬腎經陰虚熱證，用六味丸壯水爲主，若用清熱分利之藥則誤矣。

儒門事親 元·張從政

小兒風水

郾之營兵秋家小兒病風水，諸醫用銀粉、粉霜之藥，小溲反濇，飲食不進，頭腫如腹，四肢皆滿，狀若水晶。家人乃爲勉强求治於戴人。戴人曰：此證不與壯年同。壯年病水者，或因留飲及房室。此小兒才七歲，乃風水證也，宜出汗。乃置燠室，以屏帳遍遮之，不令見火。若内火見外火，必昏憒也。使大服胃風湯而浴之，浴訖，以布單重覆之，凡三五重，其汗如水，腫乃減五分。隔一二日，乃依前治之，汗出腫減七分，乃二汗而全滅，尚未能食，以檳榔丸調之，兒已喜笑如常日矣。

通身浮腫

小兒通身浮腫，是水氣腫也。小便不利者，通小便則愈。《内經》曰：三焦閉塞，水道不行，水滿皮膚，身體否腫。是風乘濕之證也。可用長流水加燈心煎五苓散，時時灌之；更於不透風暖處頻浴，汗出則腫消，腫消則自愈。一汗減半，再汗減七八分，三汗消盡，内外兼治故也。

嬰童百問

明·魯伯嗣

虚實腫脹

議曰：腫脹二證，此由虚中有積，久患失治，日漸傳變，證候多端。隨輕重，察盛衰，審表裏以主治，先固其本，後正其標，斯無恙矣。有濕腫、有毒氣腫、傷寒虚腫、瀉痢虚腫、氣血虚腫，有痞脹、氣脹、癥積脹、鎖肚脹、脘膈脹、食膨脹、蛔蚘脹、虚冷積脹，以上腫脹虚積并當下之，各有其法。其受濕於脾胃，久不剋化，氣浮四肢，頭面皆腫；由食毒氣傷於脾胃，冷積毒氣停留於脘膈，致虚入腹作腫；傷寒下之太早，乘虚入腹作腫；瀉利之人，脾氣亦虚，是以致腫。以上宜平調胃氣，補臟充實，方可去腫。其氣血虚腫，皆由榮衛不順，臟腑怯弱，壅滯三焦，流注百脈，表裏俱虚，邪正相亂，以致四肢浮腫，腹肚膨滿。以上先調榮衛之順，次服分氣以散之。其痞氣積脹，宜先與保童兼塌氣以去之，褐丸子亦可治。其痞癖氣脹癥脹，宜三稜以消痞；

其鎖肚脹，宜與珍珠天麻丸以通之；其上膈中脘食傷膨脹，宜三稜塌氣大茱連丸以消磨之；其蛔蚘脹，宜下蟲丸以化之；其虛冷積脹，宜沉香煎以温之。以上諸證，宜調和胃氣，消磨通利，腫脹必然平復矣。如有熱者，必以葶藶、牽牛等輩以治之，推氣丸劑亦可服。有實熱脹滿者，大承氣湯主之。一法用五苓散吞紫霜丸，量虛實用丸數亦妙。熱輕者，大柴胡湯治之。

王肯堂曰：按《百問》分證雖詳，而偏於攻下。若無錢張活法、薛氏補法以主之，鮮不殺人，慎之！

醫學綱目 明·樓英

腫病

腫病腎熱傳於膀胱，熱盛逆於脾胃，脾虛而不能制，腎水反剋脾土，脾隨水行，脾主四肢，故流走而身面皆腫也。若加喘者重也。何以然？腎水勝而剋退脾土，反勝心火，心又勝肺，肺爲心剋，故喘。或問曰：心刑肺，肺本見虛，今何喘實？曰：此有二：一者肺大喘，此五臟逆；二者腎水氣上行，傍侵肺，故令大喘。此皆難治。

古今醫統 明·徐春甫

濕證候

巢氏曰：濕者，水氣也。《活人書》云：風雨襲虛，山澤蒸氣，豈止大人中濕，小兒亦有受濕者。緣小兒入夏以來，脾胃虛弱，腠理開疎，或因連日陰雨，或地蒸濕，小兒坐臥於上，便受熱氣，脈見沉緩，身體煩痛，發熱惡寒，或多汗惡風，精神昏悶，或小便不利，大便溏瀉；若久不愈，則手足垂軃，入臟則瘖啞不言。治法大要，疎利小水其濕自除，不可發汗及峻攻之。

水腫不治證

凡水腫先起于四肢，而後歸於腹者，不治。大便滑泄，與夫脣黑、缺盆平、臍突、足平、背平，或肉硬，或手掌平，或男從脚下腫而上，女從身上腫而下，并皆不治。

證治準繩

明・王肯堂

腹脹

腹脹，由脾胃虚而氣攻所作也。實者悶亂喘滿，可下之，用紫霜丸、白餅子。

此言未下而喘者爲實，故可下。若誤下而喘者爲虚氣附肺，不可下也。

不喘者，虚也，不可下。若誤下之，則脾虚氣上，附肺而行，肺與脾子母皆虚，肺主目胞腮之類，脾主四肢，母氣虚甚，即目胞腮腫，四肢黄色。治之用塌氣丸漸消之，未愈漸加丸數。不可以丁香、木香、橘皮、豆蔻大温散藥治之。何以然？脾虚氣未出，故雖腹脹而不喘，可以温散藥治之，使上下分消其氣則愈矣。若虚而氣已出，附肺而行，即脾胃内弱，每生虚氣，入於四肢面目矣。小兒易爲虚實，脾虚則不受寒温，服寒則生冷，服温則生熱，當識此，勿誤也。胃久虚熱，多生疸病，或引飲不止。脾虚不能勝腎，隨肺之氣，上行於四肢面目，腫若水狀。腎氣漫浮於肺，即大喘也。此當用塌氣丸，漸加丸數。病愈後面未紅者，虚衰未復故也。

此下後喘，故宜塌氣丸。若未下而喘，宜下之。

治腹脹者，譬如行兵戰寇於林，寇未出林，以兵攻之，必可獲寇。若出林，不可急攻，攻則必有失，當以意漸收之，即順也。

寇未出林，謂虛氣未出而不喘，不目胞腮腫，故可用丁香、木香大温散藥，上下分消其氣而愈也。寇已出林，謂虛氣已出，爲喘爲目腮腫，須用塌氣丸，漸漸消之。

治小兒虛腹脹，先服塌氣丸；不愈，腹中有食積結糞，小便黄，時微喘，脈伏而實，時飲水能食者，可下之。蓋脾初虛而後有積，所治宜先補脾，然後下之，後又補脾即愈也。若不先補脾而便下之，則大虛矣。不可補肺，恐生虛喘。

潔古論腹脹虛實

凡久病吐瀉之後，虛則其脈微細。肺主目胞及腮，脾主四肢，若色淡黄，目腮虛腫，手足冷，先服塌氣丸，後服異功散、和中丸、四君子湯、益黄散之類，用諸温藥養真氣。

實則脈洪實，不因吐瀉久病後，亦不因痢下腹脹而喘急悶亂，更有痰有熱，及有宿食不化而腹脹者，宜服白餅子、大黄丸、解毒丸下之，兼須詳認大小便。如都不通，先利小便，後利大便。

云岐云：小兒熱結於内，腹脹壯熱，大便赤黄，躁悶煩亂者，宜瀉青丸。

東垣云：寒脹多，熱脹少，皆主於脾胃，虛者宜用六君子湯。若喘而氣短者，脾肺氣虛也，用異功散補之。若服剋伐之類而喘脹益甚者，脾肺之氣復傷也，用前湯加半夏、升麻。若既下而不喘，則邪氣去而肺氣寧也，不必用藥。或病久小便不利，或四肢浮腫者，脾肺之氣虛，不能通調水道也，用金匱加減腎氣丸主之。或手足逆冷，睡而露睛，脾胃虛寒也，用六君子加炮薑。手足不冷，睡而露睛，脾胃虛弱也，用六君子湯。若面色青，木剋土也，用六君、木香、柴胡。更當調治乳母，節其飲食，恐藥餌過劑，復傷胃氣故也。

水腫

演山云：腫脹二證，此由虛中有積，久患失治，日漸傳變，證候多端，隨輕重，察盛衰，審表裏以主治，先固其本，後正其標，斯無恙矣。

曾氏治法

原腫病之由，標本之疾，腎主元氣，天一之水生焉；肺主衝化，地四之金屬焉。腎爲本而肺爲標，皆至陰以積水。其爲病也，腎者胃之關鍵，關鍵不利，樞機不轉，水乃不行，滲於脈絡皮膚而爲浮腫，當推究内外所因而爲施治。兒大者憑脈以明虚實。古方有十種論證，短氣不得臥爲心水，兩脅緊痛爲肝水，大便鴨溏爲肺水，四肢苦重爲脾水，腰痛足冷爲腎水，口苦咽乾爲膽水，乍虚乍實爲大腸水，腹急肢瘦爲膀胱水，小便閉濇爲胃水，小腹急滿爲小腸水。然脈浮爲風爲虚；沉伏爲水病，沉則脈絡虚，伏則小便難，即爲正水。脾脈虚大，多作脾腫，因循不治，乃成水腫。蓋脾屬土，喜燥而惡濕，常感濕氣，濕喜傷脾，血化爲水，土敗不能制水，則停蓄不行，留滯皮膚，故作浮腫。初得病時，見眼泡早晨浮突，至午後稍消，以羌活散疎解，次醒脾湯主之，及間投南星腹皮散。其脾冷困，則燥以草果、縮砂之類。然此證夏與秋冬治之頗易，惟春不然，蓋四時之水，無如春水泛溢，兼肝木旺而脾土受剋，不能受水，所以難療。進退不常，須徐徐調理取效。若脾熱而困，又有熱藥燥之，雖火能生土，亦可勝水。奈何燥之太過，土不敵火，則熱愈甚而不食，發熱煩渴，醫者又進之以燥劑，由此而面目轉浮，致脾敗而手足背皆腫。蓋手足背與臍凸，即脾之外候，有未經發表，遽用下藥以瀉之，則一瀉而腫消，乃曰得瀉之力，殊不知脾愈瀉而愈虚，不逾旬月，其腫如初。此世人即知瀉腫爲最，而不求其十補勿一瀉之論。法當隨四時用藥，解表通利小便，春以七寳散加麻黄、桂枝、赤茯苓　水薑葱煎服；夏以五苓散加麻黄、車前子、薏苡仁；秋以清肺飲加羌活、細辛、商陸；冬以衝和飲加白朮、生川烏、赤小豆，以上三藥，并用水薑葱煎。次投滋潤救脾導水湯劑滲泄之，乃爲良法。更以商陸胃苓丸、赤蒼飲頓服，自然獲安。蓋《内經》云：開鬼門，潔淨府，平治權衡，以平爲期，此之謂也。

有初中便覺痰嗽氣喘，小水不通，正屬肺腎所主，先服解表散，次以三白散爲治。餘證輕者投商陸丸。故經曰：其高者因而越之，即涌吐之義也。下者引而竭之，即滲瀉之義也。凡得此病，非一朝一夕之故，不可以孟浪之藥，求其速效，以致虛脱。如愈後，再感外風，滿面虚浮，用排風湯和解，仍服前救脾湯劑，免致反復。飲食之忌，惟鹽醬蘸酢濕麵，皆味鹹能溢水者，并其他生冷毒物，亦宜戒之，重則半載，輕則三月，須脾胃平復，腫消氣實，然後於飲食中旋以燒鹽少投，則其疾自不再作。故劉氏曰：治腫非易，補養尤難，所忌者切須詳審。有經久不消者，下濬川丸即效。

演山治法

受濕，腫脚手，面目虚浮。

食毒氣，腫腹肚腎囊脹急。

傷寒虚氣入腹腫。

瀉痢虚氣入腹腫。

此四種所患，病不相同，皆由虚而得之。受濕謂脾胃受濕冷，久不剋化，氣浮四肢，頭面皆腫。食毒氣，由脾胃傷之冷積，毒氣停留胃脘，致虛入腹作腫。傷寒由下之太早，乘虛入腹作腫。瀉痢之久，脾氣亦虛，是以致腫。以上宜平調胃氣，補臟充實，方可去腫。先服四味理中，乾薑減半，加白朮、桑白皮同煎。傷寒虚腫加枳實，作喘加淡豆豉，瀉痢虚腫服正氣調胃，胃氣既壯，以救生丹利之，其腫即退；再調補臟腑，用觀音散，即平復矣。

氣虚腫，亦名氣蠱。

血虚腫，亦名血蠱。

榮衛俱虚腫，亦名氣血蠱。

小兒所患腫脹一門，最爲要急，前人少有究竟。然腫脹之作，皆由榮衛不順，臟腑怯弱，壅滯三焦，流注百脈，表裏俱虚，邪正相亂，所以致受。四大浮盛，腹肚膨滿，多由食毒得之、飲食得之、癥傷得之、饑飽得之，積久不化，故成斯病。病由虚得，或則妄爲通下，因虚致虚，根不得去，疾加已甚，是爲壞證危候。智者怯而爲辭，庸者暴以攻擊，二醫不同，誠屬難治。智者商之，良者審之，疑者塌之疑其病甚不可利，只與塌其氣，明者調之正榮衛也。先調榮衛之順，次服分氣飲子以散其滯，斯病去矣。

薛氏治法

經曰：至陰者，腎水也。少陰者，冬脈也。其本在腎，其末在肺，皆積水也。又曰：腎者，胃之關也，關門不利，故聚水而從其類也。上下溢於皮膚，故附腫腹大。上爲喘呼不得臥者，標本俱病也。丹溪云：惟腎虚不能行水，脾虚不能制水，胃與脾合，又胃爲水穀之海，因虚而不能傳化，腎水泛濫，反得以浸漬脾土，於是三焦停滯，經絡壅塞，水滲於皮膚，注於肌肉而發腫也。其狀目泡上下微起，肢體重著，喘嗽怔忡，股間清冷，小便濇黄，皮薄而光，手按成窟，舉手即滿是也。有受濕氣者，由脾胃之氣敦阜，四肢頭面皆腫也。食毒者，脾傷積毒停留於胃也。傷寒下早者，邪氣乘虚而入也。瀉利後者，脾氣虚也。皆宜先調胃氣，次可治腫。其患七脹，皆由血氣不足，臟腑怯弱，表裏俱虚，邪正相亂，以致四肢浮腫，腹肚膨滿，亦當先調榮衛，分别陰陽。治法宜補中行濕，利小便。凡有熱者，水氣在表也，可汗之；身無熱者，水氣在裏也，宜下之。腰已下腫，宜利小便；腰已上腫，宜發汗。此仲景之法也。若遍身腫，煩渴，小便赤濇，大便秘結，此屬陽水；遍身腫不渴，大便溏瀉，小便清利，此屬陰水。陽水兼陽證者，脈必浮數；陰水兼陰證者，脈必沉遲。氣若陷下，宜用二陳加升提之藥；如腹脹，少加木香調之。若朝寬暮急屬陰虚，朝用四物湯加參、朮，夕用加減腎氣丸；朝急暮寬屬陽虚，朝用六君子湯，夕用加減腎氣丸；朝暮皆急，陰陽俱虚也，用八珍湯主之。真陽虚者，朝用八味地黄丸，夕用補中益氣湯。若肚腹痞滿，肢體腫脹，手足并冷，飲食難化，或大便泄瀉，呼吸氣冷，此真陽衰敗，脾肺腎虚寒，不能司攝而水泛行也，急用加減腎氣丸，否則不治。惟調補脾土，多有生者。

小兒衛生總微論方 宋・撰人未詳

腫病論

小兒腫病有二：一者氣腫，因脾胃虛而氣攻腹，腹脹誤行轉藥下之，致虛氣上附於肺，行入四肢面目而作腫也。疳氣亦然。二者水腫，因上焦煩渴，飲水無度，脾胃虛而不能約制其水，腎反乘脾，土隨水行，上附於肺，肺主皮膚，脾主四肢，故水流走於四肢皮膚而作腫也。甚則腎水浸浮於肺，則生大喘，爲難治也。

水腫

水腫之證，脾土受虧，不能制水，腎水泛溢，浸漬脾土，水滲皮膚，肌肉發腫。面腫曰風，脚腫曰水，手按成窟，舉手即滿。脣黑傷肝，心平傷心，臍突傷脾，足平傷腎，背平傷肺。水氣身熱在表，可汗；水氣身凉在裏，可下。通利小便，順氣和脾。證雖可下，不可峻攻。肚上青筋，腹滿滑泄，名爲蠱脹。腫先起腹，後散四肢，順候可下；先腫四肢，後歸肚腹，逆候難醫。男足腫上，女足腫下，肉硬掌平，即不可治。秋春頗易，冬夏難治。重者半載，輕者三月。治腫非易，補養尤難。腰以下腫，當利二便；腰以上腫，須當發汗。

幼幼近編 明・陳治

腹脹

小兒腹脹，有虛有實。小便不利，悶亂喘急者，此邪氣之實也，宜分氣飲、塌氣丸。小便自利，不喘，面目四肢浮腫者，此正氣之虛也，或瘧痢經久，或飲食傷脾，虛氣妄行，幷宜補脾飲，或理中湯加草果、砂仁、蔔子。

方

塌氣丸錢乙《小兒直訣》　治小兒虚脹。

胡椒一兩　蠍尾半兩

右爲末，麪糊爲丸粟米大，每服五七丸，陳米飲下。一加木香一錢，一加萊菔子半兩。薛己曰：二味惟錢氏、潔古用之，後有牽牛者須慎。

加減腎氣丸《金匱》　治脾腎虚，腰重脚腫，小便不利，或肚腹腫脹，四肢浮腫，或喘急痰盛已成蠱者。此證多因脾胃虚弱，治失其宜，元氣復傷而變者，非此藥不救。

白茯苓三兩　附子炮，五錢　川牛膝　肉桂　澤瀉　車前　山萸　山藥　丹皮各一兩　熟地黄四兩，掐碎酒拌杵膏

右爲末，和地黄膏，加煉蜜杵，丸桐子大，每服一二十丸，空心米湯下。

升陽益血湯《蘭室秘藏》，下同　二月間，有一小兒未滿一百日，病腹脹，二日大便一度，瘦弱身黄色，宜升陽氣，滋血益血補血，利大便。

蠍梢二分　神麯末　升麻各三分　當歸　厚朴各一錢　桃仁十個

右，都作一服，水一大盞，煎至半盞，去滓，食遠熱服。

厚腸丸　治小兒失乳，以食飼之。未有食，腸不能剋化，或生腹脹，四肢瘦弱，或痢色無常。

厚朴　青皮各二分　橘紅　半夏　蒼朮　人參各三分　枳實　麥芽　神麯各五分

右爲極細末，水煮麪糊爲丸如麻子大，每服二十丸，温水送下，食前。忌飽食。

褐丸子《嬰童百問》，下同　治小兒疳積腫脹。

蘿蔔子一兩，微炒研　陳皮　青皮　檳榔　五靈脂　蓬莪朮麪裹煨　赤茯苓各半兩　黑牽牛取淨末，半生半炒　木香各二錢半

右爲末，麪糊丸如菉豆大，每服十五丸，蘇葉泡湯送下。

紫霜丸 治變蒸發熱不解，幷傷寒溫壯，汗後不歇，胸中有痰癖，乳哺不進，乳則吐哯，先寒後熱者。又治食積乳哺失節，宿滯不化；或因食而發癇，大便酸臭，并宜服之。

代赭石煅醋淬七次 赤石脂同上製，各一錢 杏仁五十枚，去皮尖 巴豆三十枚，去皮膜心油 先將杏仁、巴霜入乳鉢内細研如膏，却入代赭石脂末研勻，以湯浸蒸餅爲丸如粟米大，一歲服五丸，米飲吞下。一二百日内兒三丸。乳汁下更宜。量其虛實加減，微利爲度。此藥兼治驚痰諸疾，雖下不致虛人。

白餅子 治小兒夾食傷寒，其證發熱嘔吐，亦有肚疼者，噯氣，辨得分曉，先用此藥一服，推下食積，却用平和藥發散調治，如惺惺散、加減參蘇散皆可服，却不可服冷藥。

滑石 天南星 半夏各一錢 輕粉五分 巴豆二十四個，去皮膜，用水一升，煮乾研細

右三味搗羅爲末，入巴豆霜，次入輕粉，又研勻，卻入餘藥末令勻，糯米飲丸如菉豆大，量小兒壯瘦虛實用藥。三歲已下，每服三丸至五丸，紫蘇湯空心下。忌熱物。若三五歲兒壯實者，不以此拘，加至二十丸，以利爲度。

塌氣丸 治小兒疳氣，腹脹喘急，幷面目浮腫。

丁香 胡椒各一錢 蘿蔔子 生白牽牛各三錢

右爲末，麪糊丸如小豆大，三歲三十丸，米湯下。

三稜煎丸 治嬰孩食傷生冷甜膩毒熱等物，脾胃積滯，久不剋化，令兒腹熱脚冷，痞癖寒熱；及瘰癧瘕，中脘不和膨脹，上膈氣壅，心腹不得宣通，所以作疾。此藥溫涼，但是諸積滯食不化，并宜與服。

京三稜 蓬朮各半兩，煮 芫花二錢半，醋炒 川當歸 鼈甲醋炙，各半兩 巴豆二十一粒 淡豉二錢 杏仁去皮尖炒，三錢

右將三稜、蓬朮、芫花、鼈甲醋煮令乾，炒剉碎爲細末，次入當歸末，又入杏仁、巴豆、淡豆豉和勻，水煮白麪爲丸麻子大，每服二十丸，生薑湯下，大小加減服之。

大承氣湯　治剛痓，胷滿内實，口噤咬牙，大熱發渴，大便澀。

大黄　芒硝各半兩　厚朴一兩　枳實二枚

右剉散，每服三錢，薑三片，水一盞，煎七分，温服。

五苓散　治傷寒温熱病，表裏未解，頭痛發熱，口燥咽乾，煩渴飲水，或水入即吐，或小便不利，及汗出表解，煩渴不止。又治霍亂吐利躁渴，飲水不徹。

澤瀉二兩半　猪苓　白朮　茯苓各一兩半　肉桂一兩

右爲細末，每服二錢，熱湯調下，不拘時。服訖，多飲熱湯，有汗出即愈。又治瘀熱在裏，身發黄疸，濃煎茵陳湯下，食前服。疸病發汗發渴及中暑引飲，亦可用水調服。小兒加白朮末少許。如發虚，加綿黄芪、人參末少許。

大柴胡湯　治傷寒十余日，邪氣結在裏，往來寒熱，大便秘澀，腹滿脹痛，譫語心中痞硬，飲食不下，或不大便，五六日繞臍刺痛，時發煩躁，及汗後如瘧，日晚發熱，兼臟腑實脈有力者可服。

柴胡八錢　黄芩　赤芍三錢　枳實炒，各一錢　半夏湯泡七次切焙，一錢半

右剉散，薑棗煎，加減服之。欲下，加大黄半兩。

下積丸　治乳食傷積，心腹脹滿，氣粗壯熱，或瀉或嘔。

丁香　砂仁各二十粒　使君五個　烏梅三個　巴豆三粒，不去油

右爲末，爛飯丸麻子大，每服三丸，陳皮湯下。

五珍丸　治酒食積通用。

青皮　乾薑燒存性　蓬朮　五靈脂各一兩　巴豆肉去半油，一錢

右爲末，粳米飯丸麻子大，每服三五丸，米湯下。

分氣飲　治小兒腫脹喘急而氣短。

桔梗 赤茯苓 陳皮 桑白皮 大腹皮 枳殼炒 半夏麯 白蘇子微炒 紫蘇梗 炙草各二錢 草果仁一錢

右剉散，每服一錢半，薑棗煎服。

五疳保童丸 治五種疳疾。

生五倍 青黛 夜明砂布裹洗 苦楝根皮 蘆薈 熊膽研 黃連去毛 龍膽草生用 乾蟾酥炙去骨皮 麝香另研 蕪荑取仁 蟬脱去土，各等分

右爲末，粟米糊丸麻子大，一歲兒二十丸，飯飲下二三服。

楊氏塌氣散 治小兒腹脹氣喘，體腫面浮。

青皮去穰巴豆二十一粒，炒黃色，去巴豆用 炙甘草各半兩 黑牽牛二錢半，半生半炒 肉豆蔻二三個，煨香 陳皮一合，炒

右末半錢，米飲調下。加檳榔一個。

塌氣散 治小兒腹脹氣粗，并疳疾相攻，面目浮腫。

青皮五錢，巴豆三十粒同炒，豆黃色去巴豆用 木香一錢

右爲末，三歲半錢，米湯下，食前連進即效。

三稜丸 治小兒停積，腹腸脹滿，乾噦惡心，全不入食。

三稜 木香 神麯 陳皮 半夏薑製，各一兩 丁香 肉桂各五錢

右爲末，麯和丸如粟米大，每二十丸，乳食後，温生薑湯下。

真珠天麻丸 治急驚風，請量用之，以通爲度。此方仍治弔腸鎖肚撮口至妙。丸如麻子大，初生患者三日三丸，五日五丸，七日七丸。加青黛，名青黛丸。

南星炮 天麻 白附炮，各二錢半 膩粉半錢 巴霜一字 全蠍 蕪荑炒 滑石各二錢半

右爲末，煮麵糊丸如麻子大，一歲每服五丸，二歲十丸，大小加減，薄荷湯點茶清送下。

大茱連丸 治小兒飲食過度，胷膈膨脹，上下氣不宣通，鬱滯迷悶，情思少樂，大則作喘，飲食不化，作

渴煩躁，坐臥不任，肢體倦怠，腹脅疼痛。

莪朮　京三稜各二錢半，醋煮　乾薑炮　陳皮　木香　丁香各三錢　巴豆二十一粒，去膜心油　緑細小茱萸二錢

右爲末，醋和爲丸麻子大，每服七丸至十丸；大者加棗子，生薑湯下。一方有青皮。

下蟲丸　治疳蛔諸蟲。

苦楝根皮酒浸焙　緑色貫衆　木香　蕪荑焙　桃仁去皮焙　檳榔各二兩　鶴虱炒　輕粉各錢半　乾蝦蟆炙，三錢　使君子五十個，煨取肉

右爲末，飛麵糊丸麻子大，每服二十丸，天明，清肉汁下。內加當歸、川黄連各二錢半，治積疳兼疳勞之證。

沉香煎　治脾氣冷積。

乳香　沉香　丁香　百草霜　木香各一錢　肉豆蔻一個，煨　杏仁　巴豆各十四粒，出油如霜

右爲末，酒煮蠟和丸菉豆大，每服三五丸，淡生薑湯送下。患肚痛不止者服之效。常服以通爲度。

推氣丸　治三焦痞塞，氣不升降，大便秘澀。

大黄　陳皮　檳榔　枳實炒去穰　黄芩　黑牽牛各等分，生用

右爲細末，煉蜜丸菉豆大，每服二三十丸，臨臥温水下，量虚實加減。

遇仙丹　治諸蟲，取諸積。

牽牛三觔　大腹子二觔　大黄　雷丸各四兩　錫灰炙乾爲末　青木香　鶴虱　乾漆各二兩　皂角四條

右，後三味煎水，用粟米煮粥，初用牽牛末、次用大腹末、三用錫灰、四用大黄、五用雷丸、六用青木香和劑，丸如梧桐子大，每服五七丸，用薑湯熟水送下。此藥專治男子婦人蟲積氣塊，五勞七傷，赤白痢疾，便血注下，皮黄水腫，十般氣，十一般惡蟲，又進飲食，除病，悦顔色，不與他藥相反，四季可服，細末三四錢，量大小加減。服時不吃晚飯，三更用清茶下，次早桶子内蟲積及米粒盡，方可洗面，温粥補之。傷寒孕婦不可服。王肯堂曰：東垣治脹，不犯上下二焦，用《素問》中滿者瀉之於内之法，實者分氣消積，虚者升陽滋血。

治者當師其意而活用之，勝前所用排擊諸方遠矣。

訶黎勒丸《證治準繩》，下同

訶黎勒煨用皮　厚朴去粗皮薑汁炙令黄熟　陳橘皮湯浸焙，各半兩　乾薑炮裂　炙草　木香　白朮　人參各一分

右件藥搗羅爲末，煉蜜和丸如麻子大，每服以粥飲下五丸，日三四服，量兒大小加減服之。

張氏補脾散　治脾胃虧損，腹脅虚脹，乳食不進，因倦無力。

訶子肉　人參各七錢　白朮　木香　桔梗　白茯苓　霍香葉　陳皮　黄芪炒，各五錢　甘草炙，二錢五分

右每服二三錢，薑棗水煎。

本事調中丸　治小兒久傷脾胃，腹脹。

乾薑　橘紅　白朮　茯苓　木香　砂仁　官桂　良薑各等分

右細末，和丸如麻子大，每服二三十丸，食後熟水下。

三因肥兒丸　治小兒病，多因缺乳，吃食太早所致，或久患臟腑胃虚蟲動，日漸羸瘦，腹大不能行，髮豎發熱，無精神。

黄連　神麯各一兩　麥芽炒，半兩　木香二錢　檳榔三個　使君子　肉豆蔻麵裹煨，各半兩

右爲末，糊爲丸如桐子大，每服二三十丸，量兒加減，熟水吞下。

六神丸　治如前證。

丁香　青木香　肉豆蔻用麵裹煨，各五錢　訶子煨去核，半兩　使君子　蘆薈研，各一兩

右爲末，以棗肉和丸如麻子大，每服五丸至七丸，温米飲，食前下。

胡黄連丸　治小兒疳病，或腹大。

真阿魏一兩五錢，去肉積　胡黄連去果積　神麯去食積　黄連各二錢，去熱積　麝四釐

右爲末，每服十二粒，白朮湯下。

阿魏丸　治小兒食積，腹如蜘蛛狀，腹痛，小便白濁。

阿魏醋浸一宿，研如泥　黄連炒　連翹各半兩　蘞研粉，三錢　山楂　半夏皂角水浸，各一兩

右爲末，炒神麯和丸如蔔子大，每服二十丸，空心米飲下。吃果子多者，加胡黄連。米食多者，加神麯、山楂。肉食多者，加阿魏。

又

阿魏一兩　黄連酒煮，六兩

右爲末，醋浸阿魏一宿，研如泥，湯浸蒸餅丸。如元氣不足加人參。

小阿魏丸

山楂肉三兩　蘞三錢　半夏一兩

右爲末，阿魏半兩，酢浸和丸，白湯下。

中滿分消丸

黄連　枳實　厚朴各五錢　乾薑　薑黄　猪苓　砂仁　澤瀉　茯苓各三分　陳皮　白朮　甘草各一分　半夏四分　黄芩一兩二錢

右爲細末，蒸餅和丸如黍米大，每服三十丸，温酒送下。

消痞丸　快利之劑。

黄連半兩　枳實　黄芩　甘草　人參各三錢　厚朴七分　乾薑四分　橘皮一錢　薑黄五分

右爲細末，蒸餅爲丸如黍米大，每服三十丸，隨乳下。

麻黄升麻湯　治小兒面色萎黄，腹脹食不下，正月四月小兒服之，神效。

麻黄二分　桂皮　杏仁　吴茱萸　草豆蔻　厚朴　麯末　羌活　白茯苓　升麻根　蒼朮　澤瀉　猪苓　陳皮　黄蘗各一分　柴胡根　白朮　青皮　黄連各五分

右㕮咀，作一服，水一大盞，煎七分，去滓，食前熱服。

南星腹皮散　主腫疾欲愈未愈之間，脾胃虛慢，氣促痰喘，腹脹胷滿，飲食減，精神困，小便不利，面色萎黄。

南星製，一兩　大腹皮洗焙　薑皮　陳皮　青皮　桑白皮剉炒　甘草　扁豆炒去殼，各半兩

右碎，每服二錢，水一盞，薑二片，煎七分，無時温服。

香陸胃苓丸　治腫疾日久不愈，此藥大能實脾導水，多服取效。

丁香　商陸　赤小豆　陳皮　炙草各二兩　蒼朮米泔水浸一宿，去粗濾乾剉片炒微黄色　澤瀉各二兩半　赤茯　猪苓　白朮各一兩半　肉桂一兩　厚朴用生薑汁炙令香熟，二兩

右除丁香、肉桂不過火，餘藥剉焙，同二味爲末，用麵微炒，水浸透煮，和丸菉豆大，每服三十丸至五十丸，或七十七丸，空心温湯下。兒小者，丸作粟殼大，呑服之，粒數引子，并如前法。

赤蒼飲　主脾胃因虛受濕，面貌浮黄，或遍身作腫，飲食減少，氣不升降，小便赤色，肚膨脹，欬嗽有痰及腫，常服神效。加草果仁炮過，水薑棗煎投。

赤茯苓　蒼朮泔浸一宿濾乾剉炒，各一兩半　枳殼製，一兩　藿香和根　半夏湯煮透剉焙乾　浄香附　紫蘇和梗　厚朴去粗皮薑汁炙香熟　陳皮去白，各七錢半　炙草一兩二錢

右剉，每服二錢，水一盞，薑二片，煎七分，無時温服。

三白散　解初中腫疾，四肢肩囊浮脹，大小便不利，皆由膀胱蘊熱，風濕相乘。

白牽牛半生半炒杵碎　桑白皮剉炒　白朮　木通去皮節　陳皮　甘草各半兩

右碎，每服二錢，水一盞，煎七分，無時服。

商陸丸　治水腫小便不通，勿拘遠近。

商陸一兩　浄黄連半兩

右焙爲末，薑汁煮麵和丸菉豆大，每服三十丸至五十丸，用温紫蘇熟水空心下，或温葱湯。

濬川丸　治水腫及單腹脹，氣促食減，遍身面浮。

大戟　芫花醋炒　沉香　檀香　木香　檳榔　蓬莪朮　大腹皮洗焙乾　桑白皮剉炒，各半兩　黑白牽牛末一兩　巴豆去殼膜心存油，三十五粒

右除牽牛末巴豆外，前九味内有沉香、檀香、木香、檳榔不過火，餘五味焙乾，同沉香等爲末，就加牽牛末和勻，巴豆碎切，在乳鉢内極細杵，入前藥末同再研勻，水煮麵和丸麻仁大，每服十七丸，濃煎葱湯候温，五更初空心下。去水未盡，停一日減用十三丸，次減作九丸，再減至七丸，湯使下法如前。證退即止。仍投南星腹皮散。如單腹腫甚，能飲食氣壯者，加甘遂末同丸取效。仍忌有甘草，藥餌相反。

榮衛飲子　調補嬰孩氣血俱虚，榮衛不順，四肢頭面手足俱浮腫，以致喘急者，并宜服之。

川當歸　熟乾地黄淨洗　人參　白茯苓　川芎　白朮　炙草　白芍　枳殼炒別製　黄芪蜜炙　陳皮

右件等分㕮咀，每服二錢匕，水一小盞，煎至半盞，去滓，通口不拘時候。議曰：榮者血温流行於脈，衛者氣順調和於絡，是故榮行脈中，衛行脈外，陰陽相安，循環無止，自幼至長，不離呼吸，無少滯礙，其脈方調，其氣乃順。呼吸之間，脈不應息，氣有違滯，流注經絡，隱伏臟腑，百病皆由茲始。此方最良，雖兒幼小，并可與服，以壯其根，使血榮氣衛順且和矣，腑寒臟虚温且壯矣，盈虧自然而平，怯弱自然而正，陰陽調勻，氣脈充實，何病之有？

分氣飲子　調理小兒腫脹作喘，氣短促急，坐臥不任，四體浮腫，飲食嘔逆，神困喜睡。

五味子　桔梗　白茯苓　甘草炙　陳橘皮　桑皮　草果肉　大腹皮　白朮　枳殼炒　川當歸　紫蘇　蘇子　半夏麯

右等分㕮咀，每服二大錢匕，水一小盞，生薑二小片，棗子半個，煎至半盞，去滓，通口，不拘時候，兼八味理中丸煎服。議曰：清濁無混，邪正不干，上焦得之清涼，下部受之温煖，氣滯則少升降，血虚則多流注，

雖是乳子呼吸一息，其脈之至，徐徐應指，不違其數者，亦同大人流行，但隨小大受之短淺而已。若亦留滯，其脈遲數，即太過不及而病生焉。善療治者，鬱則分之，逆則順之，停則利之，滯則降之，調理之，法先宜順氣。大抵嬰孩氣順則易治，此方分氣與分水穀之分者不同，明者察之！

大效神功救生丹 治小兒氣虛喘急，四肢浮腫，肚腹脹急，衝滿脅肋，乍熱乍寒，或瀉或秘，皆因久停虛積，榮衛不順，宜用推去其惡毒之氣。

雄黄另研 朱砂各一分 巴豆二十一粒 乾薑二錢

右件用米醋一盞，以巴薑就煮令乾，去薑不用，將巴豆出油和雄朱研匀，雪糕丸如麻子大，每一歲三丸，并用酒浸赤芍藥，以少許送下。

退腫散氣方

赤小豆 陳皮 蘿蔔子 炙甘草各半兩 木香炮，七分

右爲粗末，薑棗煎服，大小加減。

分氣飲《幼幼近編》，下同。 治肚腹膨脹，喘急煩悶。

桔梗 茯苓 陳皮 桑皮 大腹皮 枳殼 草果 蘿蔔子 蘇子 蒼朮 厚朴 木通 半夏 木香 小便不利加澤瀉，傷食加神麯、麥芽、砂仁。

補脾飲 治脾虛肚腹膨脹，四肢面目浮腫。

人參 白朮 半夏麯 蘿蔔子 茯苓 砂仁 木香 陳皮 蒼朮 神麯 車前子 大腹皮

塌氣丸

蘿蔔子 木香 陳皮 莪朮 五靈脂 牽牛 神麯 打麵糊爲丸，一歲十丸。

參苓散《幼幼類集》，下同 治小兒受温，身痛面浮，發熱惡風，多汗作嘔，小便不利。

人參 白朮 猪苓 澤瀉 乾薑炮，各一錢 赤茯苓 木通各二錢

右㕮咀，入燈心十莖，車前一撮，水煎，食前服。

除濕湯　治小兒寒温所傷，手足軟弱，吐瀉不能擡舉，疼痛。

人參　白朮　蒼朮　茯苓　半夏　陳皮　厚朴薑炒　藿香　大腹皮洗　甘草炙，各等分

右㕮咀，水煎，不拘時服。

單方

治小兒下痢，腹大且堅；以故衣帶垢者，切一升，水三升，煮取一升，分三服。《千金方》，下同

又方：腹上摩衣中白魚。亦治陰腫。

治少小腹脹滿：燒父母指甲灰，乳頭上飲之。

又方：車轂中脂和輪下土，如彈丸吞之，立愈。

小兒腹脹：用蘿蔔子、紫蘇梗、陳皮、乾薑各等分，甘草減半，食減者加白朮煎服。《平治會萃》

黄瘦腹脹：乾鷄糞一兩，丁香末一錢，蒸餅丸小豆大，每服二十丸，米湯下。《儒門事親》

小兒腹脹：半夏末少許，酒和丸粟米大，每服二丸，薑湯下，不瘥加之。或以火炮研末，薑汁調貼臍，亦佳。《子母秘録》，下同

小兒煩滿欲死：鷄子殼燒灰，酒服方寸匕。

小兒腹脹：韭根搗汁，和猪脂煎服一合，間日一服，即愈。

小兒腹脹，或腹皮青色，不速治，須臾死。胡粉，鹽熬色變，以摩腹上。

小兒浮腫：天羅燈草、葱白等分，煎濃汁服，并洗之。《普濟方》，下同

用絲瓜燈草葱白等分，煎濃汁服，并洗之。

小兒腹脹，水氣流腫，膀胱實熱，小便赤澁：牽牛生研一錢，青皮湯空心下。一加木香減半丸服。《鄭氏小兒方》

小兒虛腫，頭面陰囊俱浮：用使君子一兩去殼，蜜五錢炙爲末，每食後，米湯服一錢。《簡便方》

小兒腫病，大小便不利：黑白牽牛各二兩，炒取頭末，井華水和丸菉豆大，每服二十丸，蘿蔔子煎湯下。《聖濟總録》

小兒疳利肚脹：用鷄子一個開孔，入巴豆一粒，輕粉一錢，用紙五十重裹，於飯上蒸三度，放冷去殼，研入麝香少許，糊丸米粒大，食後温湯下一丸至三丸。《經驗方》

退腫散氣：用白朮炒、木香炮、甘草炙、茴香炮、青皮各半兩，巴豆三十粒去膜，同青皮炒，去巴豆不用，共爲末，米飲調下。《證治準繩》，下同

又：用錢氏益黃散，加木香去丁香，加蘿蔔子去訶子爲末，大小加減，米飲調下。

小兒傷乳腹脹，煩悶欲睡：大麥麵生用，水調一錢，服。白麵微炒亦可。《衛生總微》，下同

小兒傷乳腹脹，煩悶欲睡：燒鼠二枚爲末，日服二錢，湯下。

針　灸

《古今醫統》曰：小兒水腫腹大，灸臍上一寸，三壯，分水穴。

醫　案

丹溪曰：白文舉兒五歲，身面皆腫，尿多，用炒山梔、炒桑皮各一錢，黄芩二錢半，白朮、蘇梗各一錢半，㕮咀作三帖，水一盞半，煎至半盞，食前温服。

《保嬰金鏡録》曰：一小兒發熱吐瀉，腹脹不乳，其紋如流珠，此脾胃氣傷，先用香砂助胃膏，後用六君子湯全愈。

一小兒寒熱作嘔，飲食不入，按其腹乃哭，脈紋如長珠，此飲食停滯也，先用大安丸吐瀉宿滯遂安。但屑

目抽動，大便稀黄，此病邪去而虚熱所迫也，用六君子湯加釣藤鉤而愈。

一小兒胷腹膨脹，發熱煩悶，脈紋如環珠，以手按腹即哭，此屬脾胃虚而飲食停滯也。先用保和丸一服，前證如失，更加煩渴，按其腹不哭矣，此宿食去而脾胃復傷也，用五味異功散加柴胡治之，頓瘳。

一小兒不時乾嘔，乳食不進，肚腹膨脹，其形如來蛇，此脾胃虚而成疳也，用四味肥兒丸治疳，佐以四君加蕪荑健中而痊。後傷食吐瀉完穀，形氣甚困，四肢微搐，視其紋如去蛇，余曰：且不用藥。次日吐止，但搐而瀉青黄，此脾土虚而肝木勝也，用六君子加釣藤鉤而瘥。

一小兒四肢消瘦，肚腹脹大，行步不能，狀如蜘蛛，頗能飲食，作渴發熱，去後臭穢，此脾臟傷也，以十全丹數服漸愈；又用異功散肥兒丸調理，肢體如常。

一小兒停食發熱，服芩、連、三稜、厚朴等劑，飲食日少，胷腹膨脹，其紋透至指甲，用補中益氣湯加木香、釣藤鉤，温補脾氣，制肝木，數劑漸效；又用六君子湯加炮薑治之而安。其間泛用金石腦麝祛逐之劑，變驚而歿者，不能枚舉，惜哉！

一小兒八歲腹腫脹，臍凸出，大便下血，糞亦似痢，小水短少，面目皆黄，兩腮兼赤，此食積傷脾，又兼肝木所侮脾土。蓋脾病則肺氣虚而不能生腎水矣，故有是證。當先消導其積滯，遂用越鞠丸末加三稜、蓬朮三錢，以淡薑湯調和，入酒二匙服之，腹中鳴動，二便頓利；再服二錢，腹臍頓消；却用大安丸末二錢，腹臍全消，便血亦止。自進薄粥杯許，腹中頓痞惡心吐痰不出，此脾虚不能腐化而成痰滯也，用六君子末二錢，以薑湯和服，調補胃氣，飲食漸進。但日晡熱倦，腹中覺脹，此脾虚故陰分而作，用補中益氣湯而愈。後復傷食發熱，腹脹，小便下血，保和丸四服而愈。

一小兒傷食，腹脹嘔吐，發熱面赤，服消導清熱之劑，飲食已消，熱亦未退，用六君子加升麻、柴胡各二分，升補胃氣四劑而愈。

一小兒稟父腎熱，小便赤濇，服五苓散之類，後患停食，服剋伐之藥，四肢面目浮腫，小便不利，漸至氣喘，此誤行滲利，脾肺氣虛，不能攝水而患腫，脾腎虛寒，不能制水而氣喘，用六味丸加牛膝、車前及補中益氣湯而愈。

一小兒數歲，每停食，輒服峻厲之藥，後肚腹膨脹，嘔吐泄瀉，先用六君子湯，諸證漸愈；又用補中益氣湯而安。

一小兒肚腹脹，飲食即瀉，手足逆冷，此脾氣虛寒也，先用人參理中丸，後用六君子湯而愈。

一小兒傷食腹脹，胷滿有痰，用異功散而痊。後復傷食，腹脹兼痛，或用下劑，痛雖止而脹益甚，更加氣喘，此脾益傷而肺益虛也，用六君子湯加桔梗調補而愈。

一小兒腹脹惡食，發熱惡心，殊類外感。余曰：此飲食所傷，脾肺虛熱也，用保和丸一服，諸證頓退，但腹仍脹，用異功散而痊。

一小兒傷食腹脹，服剋伐之劑，小便澁滯；又服五苓散之類，飲食漸減，小便不通，四肢頓腫。余朝用金匱加減腎氣丸，夕用異功散而愈。

一小兒腹脹，面赤痰喘，大便秘，壯熱飲冷，此形病俱實，用紫霜丸一服，諸證益甚，面色頓白，飲湯不絶。余以爲邪氣退而真氣復傷，故面白而喜湯，用白朮散大劑煎湯，令恣飲，良久而睡，翼日頓安。

一小兒腹脹，小便青白，腹左一塊，面色萎黄，齒齦赤爛，食少滯頤，余用異功散調補中氣爲主，佐以九味蘆薈丸，外貼阿魏膏，兩日塊消，左脅微痛，用四君子湯、大蕪荑湯清疳治熱，月余，諸證稍愈，仍用異功散及蚵蟆丸而愈。

古今圖書集成醫部全録卷四百四十一

小兒食癖門

小兒直訣　宋·錢乙

癖

若腹中有癖不食，但飲乳是也，當漸用白餅子下之。蓋小兒病此，良由乳食不消，伏於腹中，乍冷乍熱，飲水過多，即蕩滌腸胃，亡失津液，脾胃虚弱，不能傳化水穀，以致四肢羸瘦，肚腹漸大而成疳矣。

註　按前證或因小兒乳食過多，致傷脾胃，或乳食起居，七情六淫失宜所致，必先調補元氣爲主，佐以消散之劑。若除之不以漸，則必有顛復之患。常治食積既去而熱不退，或作嘔吐少食，用五味異功散。脅脹少食，善怒瀉青，用六君子湯加升麻、柴胡。少食體倦瀉黄，用補中益氣湯；手足冷加炮薑、木香；如不應，佐用四神丸。體瘦潮熱口乾，大便不調，用肥兒丸。若兼頸項結核，口齒腐爛，當參前疳條主之。

儒門事親　元·張從政

小兒肌熱

小兒身瘦肌熱，面黄腹大，或吐瀉，腹有青筋，兩脅結硬如碗之狀，名乳癰癖，俗呼曰嬭癖是也。乳癰得之綿帛太厚，乳食傷多，太熱則病生于肌，太飽則必傷於腸胃。生於肌表者，赤眼丹瘤，疥癬癰癤，眉煉赤白，口瘡牙疳宣爛，及寒熱往來，此乳母抱不下懷，積熱熏蒸之故，兩手脈浮而數也。傷於腸胃者，吐瀉驚疳，哽氣腹脹，肌瘦面黄，肚大筋青，喜食泥土，揉鼻皺頭髮作穗，乳瓣不化，此皆太飽之致然也。久而不愈，則成乳癖，兩手脈沉而緊，此其辨也。已上諸證，皆乳母懷抱奉養過度之罪。癖之疾，可以丁香化癖散；取過數服，牛黄通膈丸、甘露散、益黄散等藥磨之。如不愈者，有揉癖一法。

呪曰：日精月華，助吾手法，勑斬滅消，驅毒勑攝！

右用法之人，每念一遍，望日取氣一口，吹在手心自揉之。如小兒病在左脅上，用法之人亦左手揉之；在右脅上，以右手揉之。亦吹在乳癖上，令母揉之。男孩兒用單日，女孩兒用雙日。大忌風雨陰晦孝子見之。用法之時，宜於日中前，晴明好日色則可矣。

平治會萃 元·朱震亨

食　積

小兒食積痰熱傷乳爲病，大概肝與脾病多，肝只是有餘，脾只是不足。

嬰童百問 明·魯伯嗣

腹中有癖

癖者，血膜包水側僻於脅旁，時時作痛也。惟癖爲能發潮，爲能生寒熱，故瘧家多蓄黄水，日久而復結癖於中脘，寒熱不已，有是疾者以此。小兒臟腑和平，榮衛調暢，則津液自然流通，縱使多飲水漿，不能爲病。惟乳哺失調，三焦關格，以致水飲停滯，腸胃不能宣通，如冷氣搏之，則結聚而成癖，輕者用積滯木香丸，重者用取癖丸。仲陽云：腹中有癖，不食但飲乳是也，當漸用白餅子下之。如不早治，則不能食，脾胃虛弱，四肢不舉，諸邪遂生，羸瘦而成疳矣。

痞　結

痞者，塞也。結者，實也。熱氣藴於胷膈之間，留飲聚於腹脅之内，於是榮衛不能流行，臟腑不能宣通，由脹滿而致痞結，勢使然耳，此實熱之證也。時或發爲壯熱，聖惠甘遂散主之。此藥治小兒痞結，雖服湯藥時，暫得利而滯實不去，心下堅脹，按之即啼，内有伏熱諸候，併成此疾，宜疏利大便，破結散氣，後宜常服進食丸。

積　痛

仲陽云：積痛口中氣温，面色黄白，目無精光，或白睛多，及多睡畏食，或大便酸臭者，當磨積而痛自除，宜消積丸，甚者白餅子下之。後胃氣不和，用白朮散、小沉香丸、感應丸治之。又有食積肚痛有熱者，芍藥甘草湯加乾葛。吐者，加半夏、生薑，或加枳實亦效。

積　滯

小兒有積滯，面目黄腫，肚熱脹痛復睡多困，酷啼不食，或大腸閉濇，小便如油，或便利無禁，糞白酸臭，此皆積滯也。然有乳積食積，須當明辨之。吐乳瀉乳，其氣酸臭，此由啼叫未已，便用乳兒，停滯不化而得之，是爲乳積。肚硬帶熱，渴瀉或嘔，此由飲食無度，多餐過飽，飽後即睡得之，是爲食積。腹痛啼叫，利如蟹渤，此由觸忤其氣，榮衛不和，淹延日久得之，是爲氣積。合用木香丸主之，檳榔丸亦可用。大小便閉者神芎丸妙。甚是齋推氣亦佳。冷證下積，五珍丸亦可用。

食積冷熱

巢氏云：夫宿食不消者，脾胃冷故也。小兒乳哺飲食，取冷過度，冷氣積於脾胃，胃爲水穀之海，脾氣磨而消之，胃氣調和則乳哺消化，脾傷於冷則宿食不消。脈沉者，傷食不化故也。亦有傷乳傷食而身熱者，惟肚腹之熱尤甚。人之傷積肚熱，糞極臭酸，而夜間有熱，傷積之明驗，人所未曉也。冷者消食丸、木香丸。夜間有熱，天明復涼，乃是傷寒夾食失解故也，當服白餅子，先與微利，次與參蘇飲；發熱，地骨皮飲、秦艽散退熱而安。有實熱者，大柴胡湯去大黃亦可服。《傷寒論》：人病有宿食，何以别之？師曰：寸口脈浮而大，按之反濇，故知有宿食，當下之，宜大承氣湯。其喘而發熱者，紫霜丸主之。冷證用進食丸尤佳。亦治食厥，乃四肢逆冷面色青黑是也，或當吐而甦。有痰者温膽湯加減服，痰定而嘔自痊。冷證丁香丸可服，白餅子下痰亦可。

胃氣不和虚冷

仲陽云：胃氣不和，面光白無精光，口中氣冷，不思食，吐水，肌瘦虚弱，腹痛，當補脾，益黄散主之。凡人以胃氣爲本，惟治病亦然。胃氣有實有虚，實者則有痞滿内熱之證，虚則有嘔吐不食之證。虚者益之，實者損之，欲得其平則可矣。平胃散、觀音散、銀白散壯胃之劑，不可缺也。

傷寒六書 明·陶華

傷食

海藏云：傷食宜以藥下之者，當詳其所傷何物，生硬寒熱不等，不可遽用巴豆之類大毒之藥下之。升麻葛根湯，太陽陽明也。惺惺散，風熱，咽不利，脾不和，少陽渴，小便不利也。小柴胡湯，往來寒熱，胷脅微痛，少陽也。然欲知其經，當以脈別之。

保嬰撮要 明·薛鎧

不乳食

經曰：胃爲水穀之海，六腑之大源也。人身氣血腑臟，俱由胃氣而生，故東垣之法，一以脾胃爲主，所謂補腎不若補脾，正此意也。在小兒雖得乳食，水穀之氣未全，尤仗胃氣，胃氣一虚，則四臟俱失所養矣。故丹溪謂小兒多肝脾之疾也。若面色晃白，目無精光，口中氣冷，不食吐水，肌瘦腹疼，此胃氣虚寒之證，用五味異功散或六君子湯主之。若大便不實，兼脾虚也，加乾薑温之。中滿不利，脾不運也，加木香開之。喜冷便秘，胃實熱也，用瀉黄散涼之。命門火衰，不能生土者，用八味丸補之。稟賦胃氣不足，亦用此丸。蓋下焦真陽充盛，則上生脾元，自能温蒸水穀矣。

古今醫鑑 明·龔信

癖疾論

天地氣運，固有南北之殊；小兒病患，亦有彼此之異。北方小兒患癖疾者，十恒八九；南方小兒患癖疾者，百無二三。是何謂而致之？蓋南方水土薄弱，飲食柔軟，易於剋化，厥疾少矣。北方水土厚實，麵食堅硬，難於運動，厥疾生焉，亦由脾胃之不和也。故東垣以脾胃爲人之主，脾胃和一疾不生，虧則百病生焉。小兒脾胃本自柔脆，臟腑尚且嬌嫩，爲之母者，多不知調護之法，惟務姑息之愛，不問鹹酸甘肥之味，瓜菓生冷之物，及糍粽濕麪油膩煎炙之類，諸般稠粘乾硬難化之物，順其所欲，食之過多，損傷脾胃，脾胃既傷，則不能消化水穀，水穀不化則停滯而發熱，發熱既久則耗傷元氣，元氣虛則不能運動其血，血遂不行而停滯不散，留於脅肋之間，遂成血塊，居於皮裏膜外，不能動移，始則有如錢大，發熱則日漸長，其形如龜、如蛇、如猪肝肺者，長短大小之不一也。內有血孔貫通，外有血筋盤固，其筋直通背脊之下，與臍相對之間，有動脈之外，乃癖疾之根。夫人身之血脈，則晝夜循環無端，一周流及，此其血則貫入筋內，出筋入孔，由孔入癖。蓋癖得血養而漸長，邪得血助而漸盛，於是正氣愈憊而血愈枯矣。發爲潮熱，以致諸疾，或頭出虛汗，或胷前項下跳動，或肚大青筋，毛焦髮豎，或面黄肌瘦，四肢乾枯。淹延日久，則毒氣發出，變生諸證。有變爲牙疳口臭，宣露出血者；有變爲頭面腫大，口鼻潰爛者；有變爲一切瘡毒流膿出血者；有變爲肢體浮腫，腹脹氣喘者；有變爲寒熱往來，似瘧非瘧者；有變爲痰嗽喘熱，衄吐下血者，有變爲嘔吐瀉痢，脱肛下墜者；有變爲心腹疼痛，疝氣偏墜者，皆癖毒攻出之所致也。變證多端，難以悉舉，乃九死一生之病，非一方一法所能愈也。

治之先宜針灸之法以斷其根，使血不貫入筋內，則癖無血所養，癖即自敗矣。外以膏藥貼之，內以湯丸攻之。大抵宜補脾養氣以治其本，清熱消塊以治其標，標本兼濟。又當執其權衡，以量兒之壯弱，病之輕重。若壯而輕者，則治標之藥多於治本之劑；若弱而重者，則治本之劑多於治標之藥。大概肥兒丸、烏金丸、阿魏丸、千金保童丸之類，乃半攻半補平和之劑，宜對證選用，於針灸之後，可收十全之功也。醫斯疾者，宜詳究之！

古今醫統 明·徐春甫

積　滯

《活幼心書》云：小兒所患之證，皆因乳哺不節，過食生冷堅硬之物，脾胃不能剋化，停積中脘；外爲風寒所傷，或因夜臥失蓋，致頭疼面黄，身熱，眼泡微腫，腹痛膨脹，足冷肚熱，喜睡神昏，不思飲食。或嘔噦噫氣，吞酸，大便腥臭，此爲陳積所傷；但有時時泄下清水如生草汁，是受驚而後有積，煩悶啾唧，常似生嗔，名爲驚積。小兒醫者，亦惟因其輕重虛實而治之可也。

證治準繩 明·王肯堂

脾

脾主困，實則困睡身熱飲水，虛則吐瀉生風。

脾病，困睡泄瀉，不思飲食。

脾胃虛寒，則面晃白，目無精光，口鼻氣冷，肌體瘦弱，吐水腹痛，不思乳食，用益黄散，下利用調中丸。傷風手足冷者，脾臟怯也，先用益黄散補脾，後用大青膏發散。

脾病見四季，皆倣餘四臟治之。順者易治，逆者難治。脾怯當面赤目黄。五臟相反，隨證治之。

脾主濕，自病則泄瀉多睡，體重昏倦。脾苦濕，急食苦以燥之。

實則泄瀉赤黄，睡不露睛，瀉黄散主之。

虛則泄瀉色白，睡露睛，白朮散主之。

肝乘脾，賊邪，風瀉而嘔，茯苓半夏湯主之。

心乘脾，虛邪，壯熱體重而瀉，羌活黄芩蒼朮甘草湯主之。

肺乘脾，實邪，能食不大便而嘔吐嗽，煎檳榔大黄湯下葶藶丸。

腎乘脾，微邪，惡寒泄瀉，理中丸之類主之。

凡脾之得病，必先察肝心兩臟之虛實，根其源之所起，然後救療。蓋肝是脾之鬼，心是脾之母，肝氣盛則鬼氣勝，心氣虧則脾家生氣不足，當用平肝氣益心氣，盛者抑之則退，虧者益之不乏，所以有抑脾氣益心氣兩藥。診其脈，肝心兩臟俱和，則是脾自生之疾，察其虛實而治之。

前證實者，病氣實而形氣虛也。若面色晄白，吐瀉腹痛，口鼻氣冷，屬寒水侮土，宜用益黄散。若面青黯，吐瀉，手足幷冷，此脾土虚寒，用乾薑理中湯。若面色萎黄，手足不冷，此脾土虚弱，用人參理中湯。若傷風手足幷冷，吐痰欬嗽，吐瀉腹脹，此脾肺氣虛，用五味異功散實脾氣，加防風、升麻散外邪。若發於寅卯之時，用六君、柴胡、升麻補脾土平肝木。然面黄者，脾之本色也。面赤者，火生土爲順；面青者，木剋土爲逆。當平其所勝，以補元氣爲善。

脾苦濕，急食苦以燥之，白朮。脾欲緩，急食甘以緩之，甘草。以甘補之，人參。以苦瀉之，黄連。脾虛，以甘草、大棗之類補之；如無他證，以錢氏益黄散補之。虛則補其母，心乃脾之母，以炒鹽補心。脾實，以枳實瀉之；如無他證，以錢氏瀉黄散瀉之。實則瀉其子，肺乃脾之子，以桑皮瀉肺。

脾弱多困

脾具坤静之德，而有乾健之運。夫胃，陽也，主氣；脾，陰也，主血。胃司納受，脾司運化，一納一運，化生精氣，清氣上升，糟粕下降，納五穀，化津液，其清者爲榮，濁者爲衛，陰陽得此，謂之槖籥。故東垣以脾胃爲五臟之根本也。脾氣既弱，則健運之令不行，化生之功失職，而嗜臥多困所由生焉。法當温補其脾，脾氣既旺，則腑臟清陽之氣升舉，易於運行，又何困倦之有？海藏用四君子加木香、砂仁、半夏，白朮倍之，薑、棗煎服，誠良法也。若脾虛好睡多驚，則是心血虛而火動之，宜安神養血。若因心脾氣虛有痰者，宜用人參、五味子、茯苓以補心氣，當歸、芍藥、酸棗仁以養心血，橘紅、半夏以開痰。若因脾肺氣虛，胷膈有痰，用補中益氣湯以健脾胃，膽星天竺丸以化痰涎。若因飲食停滯而作，用四君子湯以益脾土，山楂、神麯以消飲食。若因脾虛而好睡，用五味異功散以補脾氣，當歸、芍藥以生脾血。芍藥須用酒拌炒黄，不則酸寒傷脾，此假熱以對假寒也。若乳母飲酒，致兒昏醉好睡者，以乾薑、陳皮煎湯解之；不應，用異功散加乾葛即愈矣。

脾胃不和，四君子加白朮一倍，薑、棗煎。

脾困，四君子加木香、砂仁、人參各半錢煎。脾胃虚弱，生氣多困，四君子加炒半夏麯、沒石子等分爲末，入冬瓜子少許同煎。

宿　食

傷寒同一發熱，而傷食者惟肚腹之熱爲甚，且糞極酸臭，夜間潮熱，尤傷積之明驗也。

小兒宿食不消者，胃納水穀而脾化之，兒幼不知撙節，胃之所納，脾氣不足以勝之，故不消也。神麴、麥芽之屬，皆腐化之物，昔賢已謂能傷胃中生發之氣矣，況進而三稜、莪朮乎？況又進而牽牛、大黄、巴豆乎？脾氣一受傷於食，再受傷於藥，至於下之而氣已脱矣，所存幾何？故夫剋食之藥，不可多用。下積之藥，尤不可不審其證之可下與不得不下而後用也。

錢氏論食不消，脾胃冷故不能消化，當補脾，益黄散主之。

食積寒熱

小兒食積者，因脾胃虚寒，乳食不化，久而成積。其證至夜發熱，天明復涼，腹痛膨脹，嘔吐吞酸，足冷肚熱，喜睡神昏，大便酸臭是也。有前證而兼寒熱者，名曰食積寒熱。若食在胃之上口者吐之，胃之下口者消之，腹痛痞脹按之益痛者下之。下後仍痛，按之則止者補之。夾食傷寒者先散之，用參蘇飲。熱甚便秘者先利之，用大柴胡湯。如無外感，但只傷食不至於甚，保和丸調之。食未消者消之，則寒熱自止；食既消者補之，則寒熱自痊。若手足並冷，熱而兼寒，則又見所勝者侮所不勝矣。蓋脾爲至陰之臟也，故凡脾病者，至夜必熱，喜熱飲食，此中州虚寒也，宜温之。大便欲去不去，脾氣下陷也，宜升之。若夜間或侵晨泄瀉者，脾腎俱虚也，用四神丸。手足并熱，作渴飲水者，脾胃實熱也，用瀉黄散。大便秘結，用大柴胡湯。手足雖熱，口不作渴，大便不實者，用白朮散。仍參腹痛腹脹、積痛積滯治之。

食積痢

有食飽傷脾，脾氣稍虛，物難消化，留而成積，積敗爲痢，腹肚微痛，先調胃氣，次理積，却止痢，則病根自除。和中散理虛養胃，三稜散、烏犀丸助脾化積，沉香檳榔丸、守中湯進食止痢。仍忌生冷粘膩等物，不致復作。

積病可醫者九

面上虛腫是積。積者是脾之所係。脾主身之肌肉，故應面，故知是脾積。其脾係土，土無正形，故早晚浮腫不定，多則早浮，其睡則脾不磨，上面作腫。若病後此證，則是虛中積，宜用調脾消積行氣等藥。

面合地臥是積。何以合地？其受積在脾，是冷積。何以知之？其脾好土，故知在脾。其冷者屬陰，故知傷冷硬食得之，宜下熱積氣藥耳。

腹脹是積，其積在肺。何以知之？其肺主於氣，才當受積，其氣便冷，腹脹滿氣急，故知在肺。如腹脹先宜調氣後轉，轉後更宜調氣。

小便如油是積，其積在小腸。何以知之？其積受於脾，脾當傳心，心不受觸則入小腸，小腸是心之腑，故知在小腸，則節其水道，小便如米泔油相似也。

髮黃是積，是積氣傷心。心主血脈，蔭遍身毛髮，被積氣所干則髮黃，故知是積傷心。宜下空心散，及取積藥。此人必時復發熱也。

赤白痢是積，其積在肺，受傳大腸及有外傷冷而得。何以知之？肺主西方庚辛金，其先白後赤，則是外邪。故知肺傳大腸，則爲赤白痢也，宜取後調氣。

兩眼黃赤睛青是積，其積在肝。何以知之？肝主東方甲乙木，色青，却被積氣所干，即黃赤。睛青者，眼屬五臟，肝是其主，脾若受積，故令眼睛青，是肝受積。若傳膽，其人口苦不要吃物，宜涼藥退之。遍身虚腫是積，其積不在臟，只在腑。何以知之？爲其積曾取後，被藥發動，即不在臟，故出皮膚之間爲腫也，只宜下取虚中積藥，然後補之。

多瀉白糞是積，是受冷積在脾。何以知之？脾主化，受冷積在脾，冷滑而瀉白糞，故知在脾，宜先轉，後熱藥補之。

不可醫者六

喘急是肺積。肺主氣，其喘急則肺絶。其人當面白全無血色，故不可醫也。

面黑是腎積。其人面黑者，是腎絶也。人當不辨好惡，眼直無光，只得一日而死也。

吐熱氣是榮積。其不醫者，是血絶不可治也。血主心，心不能營，故出熱氣不止耳。

手脚心生瘡是衛積。衛者氣也。胃氣不生，故手足生瘡。若衛絶則氣不回，只得半日也。

惡心吐乾嘔是胃積。何以不醫？胃主化食，其胃熱則惡吐，故不治。其人必食乳不化，不食亦乾吐嘔，面色青黄無血色也。

瀉久，住又瀉，是積咬脾爛。何以知其脾爛？其人當瀉白糞，爲食不消，住了却放糞赤黑而死，即知脾爛，不可治。

積　聚

小兒五積，爲臟氣不行，蓄積一處不動，故曰積。夫心爲伏梁，在臍上，上攻其心，下攻胃口；脾爲痞氣，在胃口上横之；肝爲肥氣，在臍之左邊；肺爲息賁，在臍之右畔；腎爲賁豚，在臍下。各有變動，非食之所成，乃氣積也。臟屬陰，故在一處而不動也。

聚謂六腑之氣留聚也。腑屬陽，陽氣運轉不停，故其聚不定一處，發而腹痛。積聚之候，皆面黄瘦劣，嗞啀，不生肌肉，髮立，或肌體浮腫，腹急多困，多爲水氣。

虚中積候，凡驚中虚積者，謂因驚取復驚發動是也，所下糞青穢。凡虚中有積者，因傷食而瀉又吐，如此漸虚，其病未瘥，故曰虚積也。又虚中之積，有積而頻頻取轉，却取轉不著，致其積尚伏，故亦曰虚中積。若驚積取下，則糞隨驚青。如是食積即糞成塊子。凡疳中虚積者，因疳病轉瀉虚而疳不退，故虚中爾，所取下糞裏白色也。

凡嬰孩所患積證，如覺一二日，先以百傷飲發表，次當歸散，水薑煎服，温動積滯，方下烏犀丸、六聖丸重與寬利，後用匀氣散調補。

凡有積滯，須辨虚實。況孩兒虚瘦長短黑白，南北古今不同，不可一概論也。予今之法，實者可服進食丸，虚而微白及疳瘦者，宜服肥兒丸。

初患元氣未損之時，或腹脹作痛，大小便不利者，先用白餅子或木香檳榔丸下之，下後以白朮散或五味異功散和之。渴加乾葛，吐加半夏。下而熱不退，或作嘔作瀉，飲食不思，此脾胃俱傷也，用六君子湯。手足指冷，喜飲熱湯，此脾胃虚寒也，前方加炮薑、木香。面色黄白，目無精光，脾肺俱虚也，用四君子加柴胡、升麻。腹痛泄痢下重，或小便不利者，用四逆散。發熱晡熱，或瀉未已，脾氣下陷也；潮熱口渴，大便不調，欲變疳證也，并用補中益氣湯，佐以肥兒丸。經云：邪之所湊，其氣必虚；留而不去，其病乃實。必以調脾爲主，而以消導佐之。古人所謂養正積自除，正此意也。

乳積

其候但是吐下乳來有餿臭氣，因啼叫未已，遽與乳喫，停滯不化而得。茅先生先用丁香散調胃，後下牛黄丸取下嬭積，後下匀氣散，常服健脾散即愈。

乳癖之候，面色青黄，發渴壯熱，吐乳多睡，口内生瘡，漸漸黄瘦，腹内結塊不散。由乳母食飲無常，醉飽過度，便即乳兒；或乳母偏臥一向，乳兒不能迴轉，兒亦睡著，乳滯偏於脅下，因兹結聚成塊而痛者是也。

食　積

肚硬而熱於他處，或瀉或嘔，因飲食過飽，飽後即睡而得。茅先生用牛黄丸取積，後用匀氣散調理，常服萬靈丸即愈。

氣　積

其候面色黄白，不進食，腹痛，夭矯啼叫，痢如蟹渤，此因榮衛不和，二氣乖忤，日久得之。茅先生用萬靈丸、匀氣散、醒脾散、健脾散之類，相夾調理。

《秘録》云：治小兒氣癖，取三稜散作羹粥，以米麪爲之，與乳母食之。治小兒十歲以下，及新生百日，無問癎熱、無辜、痃癖等皆理之，妙不可言。

脾中積

面黄如土色，或面帶虚浮，臍上微痛，肚皮熱，飲食減少，才食便言臍上及腹中痛，所食不化，頭微熱。此因先食硬物或冷物，所傷在脾。治之先下青金丸取下脾中積，後用匀氣散、醒脾散調理，常服健脾散、萬靈丸即愈。

驚　積

有時時瀉清水如生米汁，是受傷而復有積，煩悶啾唧，常以生嗔，名爲驚積。先解驚，後理積。解驚五苓散或百解散，理積三稜散或烏犀丸及三解散，炒神麯生薑煎湯調服。醒脾散、沉香檳榔丸，寧驚化積，壯氣和胃。仍節冷乳，自然平治。

虚中積

其候渾身微熱，不思飲食，昏昧神緩，抱著一似睡未覺，肚熱足冷者，多因吐瀉大病及攻擊之後而得此候。茅先生先用青金丸取積，後用匀氣醒脾散調理，常服萬靈丸、保童丸即愈。

實積

其候大便不通，風毒瘡癬，喉閉痄腮，咽中涎响，茅先生先用奪命散吐下熱涎，後用匀氣散、醒脾散調理，常服牛黄膏、天竺黄散、鎮心丸即愈。

痃癖

茅先生論小兒生下五個月以上至七歲，有結癖在腹，成塊如梅核大來去，或如卵大，常叫疼痛者，亦分數類：在左脅下痛者名痃氣，左右脅下痛者名癖氣。下蓬莪朮散夾健脾飲與服即愈。如見面黑眼直視，瀉黑血，鼻口冷，手足冷，不進食者死。

錢氏論小兒病癖，由乳食不消，伏在腹中，乍凉乍熱，飲水或喘嗽，與潮熱相類，不早治必成疳。以其有癖，故令兒不食，致脾胃虚而熱發，故引飲過多，即蕩滌腸胃，亡失津液，胃不能傳化水穀，其脈沉細；益不食，脾胃虚衰，四肢不舉，諸邪遂生，鮮不瘦而成疳矣。

仁齋曰：癖者血膜包水，側僻於脅旁，時時作痛也。惟癖爲能發潮，爲能生寒熱，故瘧家中脘多蓄黄水，日久而復結癖，寒熱不已，有是疾者以此。小兒臟腑和平，榮衛調暢，則津液自然流通，縱使多飲水漿，不能爲病。惟乳哺失調，三焦關隔，以致水飲停滯，腸胃不能宣通，如冷氣搏之，則結聚而成癖。輕者用導滯木香丸，重者用取癖丸。

曾氏曰：嬰兒始生，稟賦未完，失於襁褓之不謹，乳哺之不節，外爲六淫侵襲，內因五臟氣虛，冷積久停於脾，不能剋化，結成癖塊，突於脅下或左或右，其疾皆因積滯蘊作，致有寒熱，或腹肚疼痛，或晝涼夜熱。治療之法：氣實者亦須温正胃氣，後用烏犀丸或水晶丹下之。如過二三次，即以稀粥略止，候所作形證消盡，方投補益之劑。氣虛者先與調脾胃，固真元，神色稍正，飲食進多，如前法下之。若太虛甚，用三稜散、化癖丸漸消之，順適陰陽，以平爲期。然先補後瀉，行迎奪之法，則取去陳寒冷積。若面黄脣白，髮竪肌瘦，乃爲虛極，不可輕下，但徐徐用藥，消化調理爲上。若兒小者，更令乳母常服藿香飲使藥從乳過，亦少助也。

痞結

此痞在腹內，與心下之痞不同，宜常服進食丸。按進食丸有巴豆，豈宜常服？甘遂有大毒，瀉水如決江河，非十分壯實、十分危急、十分水氣，三者俱備，未可輕用，今以爲痞結主方謬矣。

痞癖既久，飲食減少，脾氣必虛，久而不愈，必先以固胃氣爲主，使養正則積自除。若欲直攻其結，不惟不能善消，抑亦損其脾土，脾土既虧必變證百出矣。當參各類及隨見證而主治之。

小兒衛生總微論方 宋·撰人未詳

食氣積癖論

小兒積聚癖癥者，其證不同。積聚乃氣之所致，不可輕治。脾胃既已虛冷，飲食先已不化，乳哺再稍失其宜，便乃成傷也。其候身體壯熱，口中氣温，面黄腹脹，目無精光，或白睛多，喜睡，四肢垂嚲，畏食壯熱，大便酸臭，或爲吐瀉，水穀不消，須宜穩藥剋化，不可便行快藥取轉。小兒氣實脾胃壯者，化之有漸。若氣怯脾胃弱者，但稍失調養，便成傷也。

方

紫雙丸〔一〕《千金方》，下同 治小兒身熱頭痛，飲食不消，腹中脹滿，或小腹絞痛，大小便不利，或重下數起；小兒無異疾，惟飲食過度，不知自止，哺乳失節，或驚悸寒熱，惟此丸治之。不瘥，更可重服。小兒欲下，是其蒸候，哺食減少，氣息不快，夜啼不眠，是腹内不調，悉宜用此丸，不用他藥，數用神驗，千金不傳。臣億等詳〔二〕序例中凡云服紫丸者，即前變蒸篇中四味者是也。云服紫丸不下者，服赤丸，赤丸瘥快，病重者當用之。方中幷無赤丸，而此用硃砂，又力緊於紫丸，疑此即是赤丸也。

巴豆霜　蕤核仁各十八銖　麥門冬十銖　甘草五銖　甘遂　朱砂飛，各二銖　牡蠣　蠟各八銖

右八味，以熟湯洗巴豆研，新布絞去油，別擣甘草、甘遂、牡蠣、麥門冬下篩訖，研蕤核仁令極熟，乃内散更擣二千杵，藥燥不能相丸，更入少蜜足之。半歲兒服如荏子一雙，一歲二歲兒服如半麻子一雙，三四歲者服如麻子二丸，五六歲者服如大麻子二丸，七歲八歲服如小豆二丸，九歲十歲微大於小豆二丸。常以鷄鳴時服，至日出時不下者，熱粥飲數合即下，丸皆雙出也。下甚者，飲以冷粥即止。

充悅圓 治小兒胎中宿熱，母飲食粗惡辛苦，乳汁不起，兒乳哺不爲肌膚，心腹痞滿，萎黄瘦瘠，四肢痿躄繚戾，服之可令充悅。

芍藥　柴胡各二兩　大黄　人參各一兩　乾薑如熱以枳實代　甘草各半兩　鼈甲　茯苓各一兩半

右八味爲末，蜜丸如大豆，服一丸，一歲已上乳服三丸，七歲兒服十丸，日二。

註〔一〕紫雙丸　原作「雙紫圓」，據《千金》卷五改。
〔二〕臣億等詳　原作「今詳」，據《千金》卷五改。

牛黄圓　治小兒宿乳不消，腹痛驚啼。

真牛黄三銖　附子二枚　真珠　巴豆霜　杏仁各一兩

右五味，擣附子、真珠爲末下篩，別擣巴豆、杏仁令如泥，内藥及牛黄擣一千二百杵，藥成若乾入少蜜足之。百日兒服如粟米一丸，三歲兒服如麻子一丸，五六歲兒服如胡豆一丸，日二。先乳哺了服之，膈上下悉當微轉，藥完出者病愈，散出者更服，以藥完出爲度。

芒硝紫圓　治小兒宿食，癖氣痰飲，往來寒熱，不欲食，消瘦。

芒硝　大黄各四兩　半夏　甘遂各二兩　代赭一兩　巴豆二百枚　杏仁一百二十枚

右七味爲末，別擣巴豆、杏仁，治如膏，旋内藥末擣三千杵，令相和合，强者内少蜜，百日兒服如胡豆一丸，過百日至一歲服二丸，隨兒大小以意節度，當候兒大便中藥出爲愈。若不出，更服如初。

八歲湯　治八歲已上兒，熱結痰實，不能食，自下。

白芍藥　梔子仁　知母生大黄各二兩　柴胡二兩六銖　升麻　黄芩　黄連各二兩半　竹葉切，一升半　桔梗一兩半　細辛十五銖

右十一味㕮咀，以水六升，煮取一升八合，去滓，分四服，十歲兒爲三服。一方有枳實、杏仁各一兩半，無桔梗、黄連。

十五歲湯　治小兒十五已下，熱結多痰，飲食減。

大黄　柴胡　黄芩各三兩　枳實一兩十八銖　川升麻　赤芍藥　知母　梔子仁各二兩半　生薑十八銖　杏仁二兩　竹葉切，一升半

右十一味㕮咀，以水六升半，煮取二升，十歲至十五者分三服。

牛黄雙圓　治小兒結實，乳食不消，心腹痛。

牛黄　太山甘遂各半兩　真珠六銖　杏仁　芍藥　黄芩各一兩　巴豆十八銖

右七味爲末，蜜丸，一歲兒飲服如麻子二丸，但隨兒大小加減之。

牛黄鼈甲圓 治小兒癖實壯熱，食不消化，中惡忤氣。

牛黄 厚朴 桂心 芍藥 乾薑各半兩 茯苓 麥麴 柴胡 大黄 鼈甲 枳實 芎藭各一兩

右十二味末之，蜜丸如小豆，日三服，以意量之。

芫花圓 治小兒心下痞，痰癖結聚，腹大脹滿，身體壯熱，不欲哺乳。

芫花 黄芩各一兩 大黄 雄黄各二兩半

右四味爲末，蜜和，更擣一千杵，三歲兒至一歲已下，服如粟米一丸。欲服丸内兒喉中，令母與乳。若長服消病者，當以意消息與服之，與乳哺相避。

真珠圓 治小兒痰實結聚，宿癖羸露，不能飲食。

真珠半兩 麥門冬一兩 蕤核仁二百枚 巴豆四十枚

右四味爲末，蜜丸，期歲兒服二丸如小豆大；二百日兒服如麻子二丸。漸增，以知爲度。當下赤黄白黑葵汁，勿絶藥，病盡下自止。久服，使小兒肥白，已試驗。

鼈甲圓 治少小腹中結堅，脅下有痧，手足煩熱。

鼈甲 芍藥 大黄各三十銖 茯苓 柴胡 乾薑各二十四銖 桂心六銖 䗪蟲瓦炙 蠐螬各二十枚

右九味爲末，蜜和服如梧子七丸，漸漸加之，以知爲度。

鼈頭圓 治小兒痞氣，脅下腹中有積聚堅痛。

鼈頭炙，一枚 甘皮半兩 虻蟲 䗪蟲俱炙 桃仁各十八銖

右五味爲末，蜜丸，服如小豆大二丸，日三。大便不利，加大黄十八銖，以知爲度。

甘草圓 治小兒羸瘦惙惙，宜常服，不妨乳。

甘草五兩

右爲末，蜜丸，一歲兒服如小豆十丸，日三。服盡即更合。

桂心橘皮湯　治小兒五六日不食，氣逆。

桂心　人參各半兩　橘皮三兩　成擇薤五兩　黍米五合

右五味㕮咀，以水七升，先煮藥，煎取二升，次下薤米，米熟藥成，稍稍服之。

地黄圓　治少小胃氣不調，不嗜食，生肌肉。

乾地黄　大黄各一兩六銖　茯苓十八銖　當歸　柴胡　杏仁各半兩

右六味爲末，以蜜丸如麻子大，服五丸，日三。

半夏圓　治小兒暴腹滿欲死。

半夏隨多少，微火炮之　擣末，酒和服如粟米粒大五丸，日三，立愈。

馬通粟圓　治少小脅下有氣，内痛喘逆，氣息難，往來寒熱，羸瘦不食。

馬通中粟十八銖　杏仁　紫蘇　細辛各半兩　五味子　石膏　秦艽　半夏　茯苓各六銖

右九味爲末，蜜丸，服如小豆十丸，日三，不知加至二十丸。

清中解鬱湯《直訣》方　治脾氣虚弱，飲食停滯，鬱熱生痰，或身發赤暈。

白朮炒　茯苓　陳皮　山梔仁炒　山楂　神麯炒　麥芽炒　川芎　桔梗　炙草各五分

右，每服二三錢，水煎。

丁香化癖散《儒門事親》　治小兒乳癖。

白丁香　密陀僧　舶上硫黄已上各二錢　硇砂半錢　輕粉少許

右研細末，每兒一歲服半錢，男病女乳調，女病男乳調，出下黑糞爲度，後用通膈丸泄之。

塌氣退黄湯《蘭室秘藏》，下同　一名茯苓滲濕湯。治小兒面色萎黄，腹滿脹，食不能下。

白朮　柴胡各半分　川升麻一分　桂枝　麻黄炒　吴茱萸　厚朴　羌活　草豆蔻　神麯　蒼朮　澤瀉　白茯苓

猪苓　黄蘗　橘紅各二分　青皮　黄連各五分　杏仁二個

右，都作一服，水二大盞，煎至一盞，去滓，食前温服。

中滿分消丸

枳實 黄連 厚朴各五分 生薑 薑黄 猪苓各一錢 橘皮 甘草 白朮各一錢半 砂仁 澤瀉 茯苓各三錢 半夏麯四錢 黄芩一兩二錢

右爲細末，湯浸蒸餅爲丸如黍米大，每服三五十丸，温水下。

消痞丸

黄連五錢 黄芩二錢 厚朴七分 薑黄五分 乾生薑 人參各四分 甘草三分 枳實二分 橘皮一分

右爲細末，湯浸蒸餅爲丸如黍米大，每服三十丸，隨乳下。

雄黄解毒丸《片玉心書》，下同 下痰去熱，追蟲打積。

雄黄一錢，另研 郁金一錢 巴豆霜二錢 共爲末，米糊丸如粟米大，痰涎甚竹葉湯下；積痛茴香湯下；纏喉風，滾白水化開，吐痰；蟲痛，苦楝子根白皮湯下，先以鷄卵油煎，空心時令兒聞之，然後服藥，必要上半月，謂其蟲之頭向上故也。

養脾丸 治小兒脾胃虛弱，不思乳食，傷食癖積，面色黄，嘔吐瀉泄，腹痛膨脹，併皆治之。

蒼朮製 陳皮各五錢 縮砂仁 草果仁 益智仁各二錢 厚朴 神麯 麥芽炒，各三錢 共爲末，酒糊丸如粟米大，米飲下。脾胃虛弱，米湯下；嘔吐，煨薑湯下；食積，山楂湯下；腹痛，茴香湯下；腫脹，蘿蔔湯下；寒泄，薑棗湯下。

肥兒丸《育嬰家秘》 小兒脾胃素弱，食少而瘦，或素强健，偶因傷食成積而瘦，或因火病之後而瘦者，宜服之。

人參 白朮各二錢 陳皮 茯苓各錢半 甘草炙 木香 縮砂仁 青皮 神麯炒 使君子肉各一錢 山藥 蓮肉去心，各二錢 桔梗一錢 共爲細末，荷葉浸湯，煮粳米粉爲丸，米飲下。此參苓白朮散加減，以治疳病將成之聖藥也。腹中有癖者，加三稜、莪朮各煨，九肋鼈甲醋炙各一錢半。有熱者，加北柴胡二錢，黄芩、黄連、蘆薈，乾燒存性，各一錢半。痩太甚者，加當歸、川芎各二錢。泄瀉者，加肉豆蔻麪包煨、訶子肉各一錢。疳痩食少者，去麥芽、神麴。

木香丸《嬰童百問》，下同　治吐乳瀉乳，其氣酸臭，由啼叫不已，以乳與兒，停滯不化，是爲乳積。肚硬熱渴吐瀉，由飲食無度，過飽即睡，是爲食積。腹痛啼叫，利如蟹渤，由觸忤其氣，榮衛不和，淹延日久，是爲氣積。瘧後肚内結癖成塊。

木香　蓬朮　砂仁　青皮去穰　朱砂研細　代赭石　大丁香各一錢　巴豆去油二錢

右爲細末和勻，飛白麪糊和丸麻子大，每服二三丸，乳傷乳汁下，食傷米飲下。

取癖丸　治小兒癖塊大痛，用之如應。

甘遂　芫花俱微炒　黑牽牛半炒半生取末　辣桂　蓬朮　青皮去穰　木香　桃仁炒　五靈脂各二錢　巴豆去油，一錢

右爲末，研和十分細嫩，飛白麪糊丸麻子大，每服一二丸，薑蜜煎湯灌下，泄後冷粥補，仍和胃。

挨癖丸　治乳癖穀癥，腹中塊痛。

青皮　木香　代赭石火煅酢淬，研極細末　蓬朮　生地黄各三錢　巴豆壓去油，一錢

右爲細末，酢麪糊丸麻子大，每服二丸，食後薑湯下。

檳榔丸　治小兒傷食得之，痛刺脅肋，心胷煩悶，飲食不下，吐逆惡心，久不醫治，漸成痞癖。

青皮五錢，去穰，巴豆三十粒去殼同炒，去巴豆　陳米半合，炒法亦用巴豆，同青皮　檳榔五錢　木香麪裹煨，三錢

右爲細末，蒸餅丸如黍米大，用米飲，食前服。丸數多少，量兒大小虚實加減。

北柴胡散　治小兒因傷血得之，胷膈鬱悶，痛引小腹，時或攻築，上搶心胷，漸成瘕結之證。

人參　北柴胡　广木香　枳殼　京三稜　檳榔各三錢

右爲細末，陳皮煎湯調，食遠服。

褐丸子　治小兒因傷氣得之，心腹膨脹，肚大脅痛，面黄肌痩，倦怠無力，久而不治，漸成痞塊。

陳皮　青皮　三稜　蘿蔔子炒　莪朮各五錢　木香　胡椒各一錢　黑丑炒取頭末，三錢

右爲細末，麵糊丸如黍米大，生薑三片，泡湯送下二三十丸。

七香丸　治小兒因傷積得之，其證如腸澼之疾，便利無度，滑不成糞，似痢非痢，結成癖塊。

丁香　木香　大茴炒，各一錢半　枳殼　三稜　青皮　莪朮同巴豆七粒炒赤色，去巴豆，各一錢

右爲細末，煮糊丸如黍米大，每用三十丸，米飲空心服。

聖惠甘遂破結散　治小兒心胷痞結，藴聚痰水，雖服湯藥，暫利而滯實不去，心下堅脹，按之輒啼，内有伏熱所結。

甘遂麵裹煨令黄色，二錢半　青皮　黄芩　川大黄煨，各半兩

右爲粗末，每服一錢，水一盞，煎至六分，去滓温和服，量大小加减，得通利即止，後以冷粥補之。

進食丸　治乳食不消，心腹脹滿，壯熱喘粗，嘔吐痰逆，腹鳴泄瀉，米穀不化；或下痢赤白，腹痛後重；及食癥乳癖，痃氣痞結，并皆治之。小兒胷膈熱實，腹内有留飲，致令榮衛痞塞，臟腑之氣不得宣通，其病腹内氣結，脹滿或壯熱，凡有此疾，當疎利大便，破結散氣，宜常服之。

巴豆霜一錢　朱砂飛，五錢　枳殼炒，五錢　當歸泔浸炒　代赭石煅酢淬七次，各三錢　木香五錢　麝少許

右爲末，麵糊爲丸如麻子大，一歲兒一丸，米飲下，更量虚實加减，食後服。治食積發熱，羸瘦肚大，青筋痞積，肚疼哺露。

消積丸　治乳食傷積，心腹脹滿，氣粗壯熱，或瀉或嘔。

丁香二十粒　砂仁二十粒　使君子五個　烏梅三個

右爲末，爛飯丸麻子大，加巴豆三粒，去盡油同丸，每服三丸，陳皮湯下。

白餅子　治小兒夾食傷寒，其證發熱嘔吐，亦有肚疼者，噯氣辨得分曉。先用此藥，一服推下食積，却用平和藥發散調治，如惺惺散、加减參蘇飲，皆可服，却不可服冷藥。

滑石　天南星　半夏各一錢　輕粉五分　巴豆二十四粒，去皮膜，用水一升，煮乾研細如泥

右三味，搗羅爲末，入巴豆霜，次入輕粉，又研勻，却入餘藥末，令勻，糯米飲丸如菉豆大，量小兒壯瘦虚實用藥。三歲已下每服三丸至五丸，紫蘇湯空心下。忌熱物。若三五歲兒壯實者，不以此拘，加至三十丸，以利爲度。一方加白附子一錢。

白朮散　治瀉渴兼吐瀉。

人參二錢半　白茯苓　白朮　藿香葉各半兩　木香二錢　甘草一錢　乾葛半兩，渴者加一兩

右剉散，水煎。發熱甚渴者，去木香。肚痛，加白芍藥。

小沉香丸　和中順氣，嗜食消痰。

砂仁煨　蓬朮煨，各四錢　香附米炒，二兩　真沉香六錢　甘松三兩六錢　益智仁炒　炙草各一兩半　舶上丁香皮二兩四錢

右爲細末，湯浸蒸餅丸如梧桐子大，每服三十丸或四十丸，食後温生薑湯下，或嚼破更妙。

芍藥甘草湯　治傷寒脈浮，自汗出，小便煩數，微惡寒，脚攣急拘疼，及治肚腹脅大痛。

白芍藥炒，五兩　甘草一兩

右剉散，每服三錢，水一盞，煎至八分，不拘時服。

觀音散

石蓮肉　人參　神麯炒，各三錢　白茯苓二錢　甘草炙　木香　綿黄芪炙　白扁豆炒去皮　白朮各一錢

右剉散，每服二錢，水一盞，棗一枚，藿香三葉煎，空心温服。

銀白散　止吐瀉，壯胃氣，治糞青。

糯米　扁豆各二兩　藿香　白朮土炒，各一兩　丁香二錢　甘草炙，三錢

右爲末，紫蘇米飲調下。加天麻、砂仁、白茯苓。快脾正色，加炮白附、全蝎、木香、石蓮，薑煎服。

木香檳榔丸　疎導三焦，寛利胷膈，破痰逐飲，通潤大腸。

郁李仁　皂角醋炙　半夏麯　枳殼麩炒　青皮　杏仁麵炒　木香不見火　檳榔各一錢

右爲細末，别用皂角四兩，用漿一碗，搓揉熬膏，更入熟蜜少許，丸如梧桐子大，每服十丸，小兒服可丸如菉豆大，食後生薑湯送下。

神芎丸　治風熱壅滯，頭目昏眩，口舌生瘡，牙齒疳蝕；或遍身瘡疥，咬牙，驚惕，怔忡，煩躁多渴；或大小便濇滯；或積熱腹滿，驚風潮搐，并皆治之。

生大黄　黄芩各二兩　生牽牛頭末三兩　滑石四兩　黄連　薄荷葉　川芎各半兩

右爲細末，滴水丸桐子大，每服四五十丸，食後温水下。一方加蒲黄，止血證亦用。

是齋推氣丸　治三焦痞塞，氣不升降，胷膈脹滿，大便閉濇，小便赤少。

大黄　陳皮　檳榔　枳實小者去穰　黄芩　黑牽牛各等分

右爲細末，煉蜜丸如菉豆大，臨卧温熟水下二三十丸，量虚實加減。

檳榔丸　治小兒疳氣腹脹，胷膈痞悶，喘急不安。

青皮去穰，同巴豆十粒炒，去巴豆　蘿蔔子　香附子炒　木香各一兩　黑牽牛半兩，微炒

右爲末，生薑自然汁，煮麵糊丸黍米大，每服十丸，米飲下。

消食丸　常服寬中快氣，消乳食，正顔色。

縮砂　陳皮　三稜　蓬朮　神麯炒　麥芽炒　香附泔浸一宿炒　枳殼　檳榔　烏梅各五錢　丁香二錢五分

右爲末，麵糊丸如菉豆大，食後紫蘇湯送下二三十丸。

快膈消食丸　治小兒宿食停滯，腹脹疼痛。

三稜煨　蓬莪朮煨　揀縮砂去殼　橘皮去白　神麯炒　麥芽炒，各五錢　香附子炒，一錢

右爲細末，蒸餅丸如黍米大，生薑煎湯或白湯，或將餅子磨，食遠服。一方加製枳殼。

香稜丸　治小兒積氣發熱，肚腹膨脹，肢體瘦弱，飲食不滋肌膚。

木香　丁香　檳榔去臍　枳殼炒　甘松　使君子去殻　神麯炒　麥芽炒，各二錢半　三稜煨　莪朮　青皮　陳皮　香附炒，各五錢　胡黄連一錢

右爲細末，蒸餅丸如黍米大，用米飲，食遠服。

五珍丸　治酒食積通用。

青皮　乾薑燒存性　蓬朮　五靈脂各一兩　巴豆去半油一錢

右爲末，粳米飯丸麻子大，每服三五丸，米湯下。

古今圖書集成醫部全録卷四百四十二

小兒食癖門

方

理中清熱湯《明醫雜著》 治小兒食積鬱熱，發於肌表，潮熱往來。主理中，清陽明之熱。

白朮炒 山楂 白芍藥炒各一錢 黄連炒 枳實麸炒 川芎 香附米炒 升麻各七分 葛根一錢二分 甘草 炙草各三分

右用薑水煎服。若食積去後，潮熱未除，減山楂、枳實、香附、川芎，加人參、黄芪、陳皮各五分，再加白朮二三分。有痰加半夏六分。薛己曰：按前證若食積去而熱不退，用五味異功散以補胃氣。若作嘔少食，用四君子加藿香、半夏以安中氣。若泄瀉不食，宜用六君子湯加升麻、柴胡以升補脾氣。若久瀉不已，宜用補中益氣湯以升補陽氣。若虚寒加炮薑、木香；如不應，佐以四神丸以補脾腎。若體瘦潮熱，口渴，大便不調，宜用肥兒丸以消疳積。若不分脾氣虚實，有無食積，概用尅伐消導寒涼清熱之劑，復傷脾胃生氣，反爲難治之證。

人參安胃散《保嬰撮要》，下同 治脾胃虚弱，傷熱乳食，嘔吐瀉痢。

人參一錢 黄芪二錢 生甘草 炙草各五分 白芍藥酒炒，七分 白茯苓四分 陳皮三分 黄連炒，二分

右爲末，每服二錢，水煎。薛己曰：愚按東垣云：益黄散内有丁香、青皮之辛熱，蓋爲寒水侮土而設也。若因熱藥巴豆之類，損其脾胃，或因暑熱傷乳食而成吐瀉，口鼻氣熱而致慢驚者，宜用前方。

益黄散 治脾虚吐瀉不食，米穀不化，困倦力少，滑腸夜起，併疳虚盜汗，涎流口角。

陳皮一兩 丁香二錢 訶子炮去皮 青皮 甘草炙，各半兩

右爲末，每服一錢，水煎服。薛己曰：愚按前證，若脾土虚寒，或寒水侮土而嘔吐泄瀉，手足幷冷，或痰

涎上涌，睡而露睛，不思乳食，宜用此方。若因脾土虚弱吐瀉者，用六君子湯加柴胡；如不應，或手足俱冷，屬虚寒也，更加木香、炮薑。若因乳母脾虚肝侮，必治以前藥。若乳母鬱怒，致兒患前證，母服加味歸脾湯。王肯堂曰：東垣云：閻孝忠編集錢氏方，以益黄散補土。又言：風旺必克脾土，當先實其脾。昧者不審脾中寒熱，一例用補脾藥；又不審藥中有丁香、青皮辛熱，大瀉肺金，脾虚之證，豈可反瀉其子？爲寒水反來侮土，中寒嘔吐，腹痛，瀉痢青白，口鼻中氣冷，益黄散神治之藥也。如因服熱藥巴豆之類過劑，損其脾胃，或因暑天傷熱積熱，損其脾胃，而成吐瀉，口鼻中氣熱而成慢驚者，不可服之，故立人參安胃散。

錢氏瀉黄散　一名瀉脾散，治脾熱吐舌。

藿香葉　甘草各七錢五分　山梔仁一兩　石膏五錢　防風二兩

右用蜜酒微炒爲末，每服一二錢，水煎。薛己曰：愚按前證，若作渴飲冷，臥不露睛，手足熱甚，或遍身發黄，屬胃經實熱，宜用瀉黄散。若作渴飲湯，臥而露睛，手足并冷，屬胃經虚熱，宜用異功散。若面青搐搦，乳食少思，肝乘脾也，用秘旨補脾湯。若面赤驚悸，身熱昏睡，心乘脾也，用秘旨安神丸。若面白喘嗽，肢體倦怠，肺乘脾也，用補中益氣湯。若脣黑泄瀉，手足指冷，腎乘脾也，用益黄散。病後津液不足，口乾作渴，宜用七味白朮散。若乳母膏粱厚味，七情鬱火所致，當審其因而治其母。

平胃散《證治準繩》，下同　治脾胃不和，不思飲食，心腹脅肋脹滿刺痛，口苦無味，胷滿短氣，嘔噦惡心，噯氣吞酸，面黄肌瘦，嗜臥體痛，霍亂吐瀉等證。

厚朴薑汁製，五兩　陳皮　甘草炙，各一兩　蒼朮米泔浸焙，八兩

右爲末，每服二錢，薑棗水煎，沸湯點服亦可。常服調氣煖胃，化宿食，消痰飲，辟四時不正之氣。愚按前證，若乳食停滯，噯腐吞酸，嘔吐惡心者，宜服是方。若飲食既消，脾胃虚弱，嘔吐惡心者，則宜四君子湯。

調中丸　治脾胃虚寒。

白朮　人參　甘草炒，各五分

右加八味地黄丸，即六味地黄丸加肉桂、附子各一兩，治稟賦命門火衰，不能生土，以致脾土虛寒，或飲食少思，及食而不化，腹臍疼痛，多旋溺等證。《内經》謂益火之源以消陰翳，正此藥也。

人參散 治脾風多困。

南星切片，用漿水薑汁煮存性，一兩 人參 冬瓜仁各半兩

右爲細末，每服一錢，水半盞，煎二三分，温服。

藿香散 理虛化痰，及治脾胃不和，飲食少進，正氣除邪。

人參 半夏湯煮透濾，剉片焙乾 赤茯苓 炙草各一兩 蒼朮米泔浸一宿，濾剉炒黄，二兩 陳皮 藿香各七錢五分 厚朴製，一兩半

右件㕮咀，每服二錢，水一盞，薑二片，棗一枚，煎七分，空心温服。或入燒鹽同煎。

四君子散 治小兒脾胃虛弱，飲食少進。

人參 白朮 茯苓 甘草各等分

右爲末，每服一錢，鹽湯點服。一方加陳皮、縮砂。

參苓白朮散 主脾胃虛弱，飲食不進，多困少氣，中滿痞結，噫嘔吐逆，此藥不寒不熱，性味和平，常服調脾悦色，順正去邪。

人參 白茯苓 粉草 白朮 白扁豆炒去殼 乾山藥 縮砂仁 薏苡仁 桔梗剉炒，各一兩 蓮子肉

右剉焙爲末，每服半錢至一錢，用棗湯空心調服，或温米湯亦可。

健脾飲 健脾養胃，理嘔吐，治瀉利，及諸病後氣色虛弱，有痰惡心，腹中微痛，飲食減，精神慢，宜服之。

厚朴剉，薑汁浸一宿，炒乾，入醇酢焠透仍炒之 人參各一兩 白茯 肉蔻 半夏湯煮透剉焙 益智 香附 良薑壁土炒 訶子肉各二錢 炙草五錢

右剉，每服二錢，水一盞，薑二片，棗一枚，煎七分，無時服。

茅先生匀氣散

桔梗五兩　炙草二兩　白薑一分　砂仁　陳橘皮　茴香洗，各一兩

右爲末，半錢或一錢，霜木瓜煎湯調服，紫蘇鹽湯亦得。《寶童》多厚朴、蒼朮、良薑、肉桂、烏梅，名養脾湯。

醒脾湯　調理諸病。

木香　白朮泔濕紙裹煨　人參　白茯苓　草蔻仁　炙草　陳橘皮　厚朴硇砂水煮　紫蘇子

右等分爲末一錢，水六分，薑一片，棗半個，煎四分，通口服。

健脾散　治小兒胃氣。

白茯苓　人參各一兩　厚朴三兩，薑汁炙　蒼朮泔浸一宿，四兩　橘皮五兩　草果子　甘草各二兩

右件爲末，每服一錢，薑棗同煎，隨大小分減服。

調中飲子　治小兒諸病。

肉豆蔻　白朮炮　人參　陳橘皮　茴香　訶子炮去核　炙草　砂仁各半兩　藿香　桂心　檳榔各三錢

右爲末，每服半錢或一錢，用薑棗煎水，隨兒大小五分四分煎，通口服。

寶童散　壯脾去積進食。

京三稜　蓬莪朮酢紙裹煨　益智仁各四兩　甘草炙，四兩半　陳皮　青皮各二兩

右爲末，湯點一錢，不時服。薑棗煎亦得。

神朮散　治患後脾胃虛弱，煩熱恍惚，睡中多驚，氣急煩亂。温養脾胃，消奶進食，匀氣清神，調和臟腑。

白朮　人參　白茯苓　石蓮肉　罌粟米　白扁豆　藿香　甘草炙

右等分，細末小半盞，棗湯調，空心日午服。漢東觀音散，少白朮、粟米，多神麯、白芷、木香、黄芪。

聖惠前胡散　治脾胃不和，見食欲嘔，心胷壅悶。

前胡 蘆根各三分 桂心一分 人參 白朮 赤茯 枇杷葉去毛炙 炙草 厚朴各半兩 粗羅一錢，水一盞，薑少許，煎五分，不時量温服。

張渙集香煎 治脾胃虛，不欲食，羸瘦。

藿香葉 厚朴薑製 丁香 沉香 木香各一兩 白茯苓 白豆蔻 白朮炮，各半兩

右爲細末，入麝香一錢，水一升，蜜半斤，大棗三十枚，薑二十片，銀石器中慢火熬成膏，去薑、棗，通風處陰乾，每皂子大，乳前，米飲下。

調中散 治小兒冷熱不調，致脾胃不和。

木香 人參 白朮 白茯苓 丁香 大腹皮 甘草 青橘皮湯浸去白焙乾，各一兩

右件搗羅爲細末，每服一錢，水一小盞，入生薑三片，煎五分，去滓温服。

益胃丹 調冷熱，和脾胃。

當歸洗焙乾 木香 白朮 沉香各一兩 白芍藥 人參 蓬莪朮 縮砂仁各半兩

右件搗羅爲細末，麵糊丸如黍米大，每服十粒至十五粒，點麝香湯下，量兒大小加減。

丁香黄芪散 治小兒脾胃虛弱，不能飲食，已漸傷損榮衛，致令肌體羸瘦，時時下痢，面色青白。

丁香 綿黄芪 人參 白朮 當歸洗焙乾 鼈甲酥炙黄去裙，各一兩 胡連 炙草各半兩

右搗羅爲細末，每服一錢，水一盞，入生薑二片，棗二枚，同煎至五分，去滓温服，食前。

鼈甲湯 治三七歲兒不食或嘔，或頭熱，或下痢，或渴，或手脚熱，有時冷，每日一劑，便能食。

鼈甲一兩 當歸 炙草 升麻各二錢五分 椒五十粒，出汗

右切，水一升，煮八合，爲三服，相去人行六七里再服，覺身上潤衣，蓋取汗，微汗勿深。

保和丸 治飲食停滯，胷膈痞滿，噯氣吞酸，或吐瀉腹痛。加白朮一兩，即大安丸。

神麯炒 山楂 半夏 茯苓各一兩 陳皮 連翹 蘿蔔子炒，各五錢

右爲末，粥丸桐子大，每服三十丸，白湯送下。愚按前方行氣剋滯之劑，若元氣無虧，暴停乳食而致斯證者，宜用此消導之。若元氣虚弱，而乳食所傷者，必調補胃氣爲主，而佐以消導。若乳食已消而作嘔者，乃胃氣被傷，當用異功散補之，不宜仍用前藥，重損胃氣，用者審之！

木香大安丸

木香二錢　黄連　陳皮　白朮各三錢　枳實　山楂肉　萊菔子炒　連翹　神麯炒　麥芽炒　砂仁各一錢半

右爲末，神麯糊爲丸，陳廩米湯下。

消食丸　又名消乳丸。治宿食不消。

砂仁　陳皮　三稜　神麯　麥芽各半兩　香附二兩

右末，麯糊丸如麻子大，食後白湯送下，量兒大小加減。

七聖丸

三稜　蓬朮　川楝　青皮　陳皮　芫花　杏仁

右件等分，先用酢浸芫花一宿，炒漸乾，次入蓬稜同炒赤色，又入陳楝等再同炒一處，令微焦取出爲末，前藥如各半兩，杏仁亦用半兩，湯浸去皮尖雙仁不用，研細，入巴豆二十粒，去油和勻，酢糊丸如黍米大，一歲兒常服二丸，臨臥温熱湯送下，使日間所餐之物，一夜而化，永無痞疾，能使黄瘦子頓作化生兒。今之小兒，可去巴豆，只入杏仁，名七聖丸是也。

三稜散　主諸般停滯，痞積發熱，瀉痢酸餒，水穀不化。常服和脾胃，進飲食，長肌肉，益神氣。

人參七錢半　三稜炮剉　淨香附各一兩半　青皮　益智仁　陳皮　穀芽　枳殼麩炒　神麯炒　半夏製　莪朮酢煮透濾乾剉焙　大黄半生半炮　紫蘇各半兩　甘草一兩二錢

右碎，每服二錢，水一盞，薑三片，倉米百粒，煎七分，無時温服。氣虚者，加白茯苓一兩。

莪朮丸　和脾益胃，進飲消食，寬膈快氣，悦色清神。

莪朮　三稜　香附各四兩，醋浸七日煮焙　檳榔薄剉　生牽牛末各一兩，另研　清木香　穀芽洗淨焙乾　青皮各半兩　華澄茄　丁香　南木香各四錢

右除檳榔、丁香、木香不過火，及牽牛末，餘七味剉焙，仍同檳榔、丁香、木香爲末，臨入牽牛末和匀，水煮麵糊丸菉豆大，每服三十丸至五十丸，無時，用淡薑湯下，温茶温酒皆好。兒小者丸粟米大數粒，下法如前。

丁香脾積丸

三稜煨去皮毛　莪朮炒　神麯炒，各七錢　青皮　巴豆霜　小茴香炒　陳皮各五錢　丁香　木香各三錢

右爲細末，醋調神麯糊爲丸如菉豆大，每服五七丸，生薑湯下。

三黄枳朮丸　治傷肉濕麵辛辣味厚之物，致填塞悶亂不快。

枳實麩炒　黄芩各五錢　川黄連酒浸炒　大黄濕紙裹煨　白朮各一兩

右爲末，湯浸蒸餅爲丸如菉豆大，每服五十丸，白湯下。臨時量所傷多少，加減服之。

聖惠訶梨勒散　治小兒宿食不化，少欲飲食，四肢消瘦，腹脅多脹。

訶梨勒皮三分　人參　白朮　麥芽炒令微黄　陳橘皮　檳榔各半錢　炙草一分

右件藥擣，粗羅爲散，每服一錢，以水一小盞，煎至五分，去滓，量兒大小分減，温服，日四五服。

朱氏木香丸　治小兒氣開胃進食。

三稜一兩炮　木香　人參　白茯苓　青皮　陳皮　肉豆蔻各一分

右爲末，麵糊丸麻子大，每服十丸，薑湯下。

朱氏洗心散　治小兒乳食傷心，作壯熱，喘息不調，欬嗽多睡。

皂角半兩，入沙糖酥炙於盆下，蓋良久出火毒　生甘草一錢　麥門冬一分半

右爛杵不羅，每服二錢，水一盞，煎至八分，作五服，時時吃。

養脾丸

人參　白朮　當歸　川芎各一錢　木香　青皮　黄連　陳皮各一錢　砂仁　山楂肉　神麯炒　麥芽炒，各五分

右爲細末，水調神麯糊丸如麻子大，每服三五十丸，陳倉米飲下。

聖惠三稜散　治乳癖結實，或有滯惡停積不化，令兒日漸羸瘦，面色萎黄，春夏多發，不欲乳食。

三稜　大黄微炒　檳榔　鼈甲　赤伏各半兩　枳殼麩炒微黄，各二錢半

右搗羅爲散，每服一錢，水一小盞，煎至五分，去滓，分爲二服，日三四服，逐下惡物爲度。

張渙三稜散　治小兒乳癖結實不瘥。

三稜　赤茯　當歸　鼈甲酢炙黄去裙，各一兩　枳殼麩炒　木香　白朮各半兩

右搗羅細末，每服一錢，水一盞，入生薑七片，煎至五分，去滓放温，時時與服。

聖惠化癖丸　治乳癖結塊，久不消化，諸藥無效。

巴豆霜半兩　膩粉　朱砂各一錢研　硇砂　雄雀薑各一字　黄鷹薑二錢半

右件都研如粉，用糯米飯和丸如黍米大，一歲兒每服空心煎皂莢仁湯下二丸，取下惡物爲度。

茅先生千金丹　小兒諸積病悉主之。

滑石末　白丁香羅過　天南星　輕粉各二錢　水銀秤二錢，先以錫二錢於銅銚内熔化，更下水銀拌，和勻，傾在於地，冷用　青黛飛羅過，半錢　巴豆去皮心膜七十二個，無缺損者，井華水浸一宿，懸當風處，吹乾爛研

右前件藥同拌合，用軟飯爲丸如小菉豆大，巴豆不出油，依形證用湯使下。傷寒後取積痰，煎葱湯吞下。取疳蟲，用牛肉炙汁下。驚風肚中緊硬，面青黑，金銀箔薄荷葱湯吞下。因傷，看肚中及腹皮上微熱，肚脹，夜間作熱，似疳又不是疳，面青黄色，眼微黄，此腹中有積，用皂角子二七粒，灰火煨過，用水一盞，煎至半盞下。有積作瀉，魚鮓湯下。氣積，炒茴香湯下。凡下此藥周歲十四丸，三歲十八丸，七歲二十四丸，量兒大小加減下。須是四更初下，至天明通下。積來盡時依形證候下藥補之。臨吃此藥，恐先吐下些小涎來，亦不妨。

萬靈丸　治小兒諸積，依形證用之。

木香　川黃連　蓬莪朮各半分　陳橘皮　青橘皮各去瓤一分　檳榔一錢半重者，一枚

右爲末，每匕藥一錢，巴豆一粒，去心膜，用酢煮巴豆一枚，煮藥，令巴豆紫色，用杏仁一枚，去皮尖，用燈火煅留性，二味都研，用酢麵糊爲丸如小菉豆大，每服五丸七丸十丸，薄荷薑湯呑下。

紫霜丸　消積聚。

巴豆去油心膜　杏仁去皮尖，各二十一個　代赭石一錢，另研水飛

右爲細末，飯丸如粟米大，每服三五丸至十丸，煎皂角仁湯下，無時。兒小者減之。

真珠丸　取小兒虛中一切積聚驚涎，宿食乳癖。治大小便濇滯，療腹脹，行滯氣。

木香　真白丁香　輕粉各半錢，留少許爲衣　巴豆十四粒，水浸一宿，研極細　丁香末　滑石末二錢

右爲末研勻，濕紙裹燒，粟米飯丸麻子大，一歲一丸，八九歲以上至十五歲服八丸，炮皂子煎湯放冷下。挾風熱難動者，先服涼藥一服。乳癖者，減丸數，隔日臨臥一服。

消堅丸　消乳癖及下交嬭，又治痰熱膈實取積。

硇砂　巴霜　輕粉各一錢　黃明膠五錢　細墨少許　水銀沙子兩皂子大

右同研細末，少入麵糊爲丸如麻子大，倒流水下，一歲兒服一丸，食後。

張渙萬靈丹　治小兒脾胃久不和，挾積，服溫熱藥皆不效，此藥神妙。

肉桂　川黃連　莪朮各一兩　肉豆蔻仁　檳榔　陳橘皮去白焙乾　廣木香不宜見火　丁香各半兩，已上爲細末，次用　巴豆去皮心膜　杏仁麸炒去皮尖二件，幷燈上燒灰存性，各二七個

右件同再擣拌勻，滴水丸黍米大，每服未周晬者一粒，量兒大小加添粒數，用生薑湯放冷下，食後服。久積或乳癖，幷當常服。

五色丸子　治小兒一切所傷，痰涎壅塞，胷膈不利，乳食不消，變生癖積，脅肋磈硬，按之疼痛；及治一

切急慢驚風，發搐痰涎壅塞。

青黛別研　南星薑汁製，各半兩　巴霜半錢　以上青丸子；

朱砂水飛　半夏薑製，各半兩　巴霜半錢　以上紅丸子；

煨大黄　川郁金各半兩　巴霜半錢　以上黄丸子；

生白附子　寒水石煅，各半兩　巴霜半錢　以上白丸子；

五靈脂炒　全蠍炒，各半兩　巴霜半錢　以上黑丸子

右前五色藥，各另研爲細末，入巴霜半錢，研匀，麪糊丸粟米大，一歲服五丸，乳汁送下，量大小加減或薑湯下。急驚，金銀薄荷湯。慢驚，生薑全蠍湯。

六聖丸曾氏方，下同　治諸積和胃。大能主氣，厚腸消疳快膈。

莪朮炮　淨黄連　陳皮　白薑炮，各五錢　南木香二錢半

右除木香不見火，餘四味剉焙，同木香爲末，每一錢，巴豆三粒，去殼膜心存油碎切，入乳鉢内細研，同前藥再研匀，酢煮麪糊丸麻仁大，每服十五粒至二十五粒，或三十五粒，五更空心淡薑湯下，利三五行，匀氣散止補。此藥常服肋脾化積，進食消疳，臨睡以淨湯或湯酒下三粒及五粒，每次止丸藥末三錢，淨巴豆九粒爲則。不可多合，久則味散。

烏犀丸　主諸積滯夾驚夾風，温胃調脾，消進飲食，吐逆酢餿氣，面黄肌瘦，不拘孩兒生後歲月遠近，并宜可投。

烏犀即皂角，剉三寸長煨灰火中見青煙起爲度，取出地上瓦碗蓋定存性冷用，七錢　舶硫黄　白薑各三錢半　陳皮　川烏炮去皮臍，各五錢

巴豆去殼膜心存油，七十七粒

右先研硫黄細，除巴豆外，餘四味同焙爲末，却薄切巴豆細研，同前五味藥末搗匀，用粳米飯包作一大粽子，小瓦瓶盛水，熟煮候冷，取出沙鉢内爛杵，細布兜緊，絞出如稠糊，安在別器内，以藥末停分同杵細軟，

丸粟米大，取諸積每服十五丸、或五丸、或二十一丸，至三十三丸，并用淡薑湯泡冷飯取汁小盞，五更初空心送下。通利三五行，以匀氣散止補。治積滯有酢餿氣，每服三丸至五丸，用淡薑湯入米酢少許，候温空心下。

水晶丹 治驚積食積蟲積，腹脹煩啼，惡心，食減面黃，并宜通利。此藥有頑積驚重，風緊涎多，熱極，乃可服，非常用之劑。及急驚后，風痰未盡，免生癡疾，宜再投。

南星 剉小塊湯煮片時 半夏 湯泡去滑，各三錢 滑石 四錢 輕粉 五十貼 淨蕪荑 二百片 巴豆 五十粒，去殼湯泡七次，又去心膜作兩半，水煮少時，晒乾碎切

右前三味焙爲末，拌和輕粉外，蕪荑、巴豆同碎切在乳鉢内，細杵入前藥末，再拌匀，如烏犀丸内製糊，丸麻仁大，每服十五丸至二十五丸，或三十五丸，糯米湯泡葱白，取汁小盞，五更初空心下，過三五行，進匀氣散調補。下風痰，淡薑湯空心服。

聚寳聖餅子 取一切積，及虚中積，下風涎藥，取病甚穩，全不搜攪。

輕粉 粉霜 各四錢 石燕子 大者二枚，爲細末 延胡索 大者二十八個，爲末

右四味，同研匀，滴水和丸如大棋子大，仍放候陰乾，每服一餅，先用熟水浸軟，冷漿水調下，臨臥更深。服後急漱口。此藥只取積滯，并不損氣，更臨時加減。若下驚積，則每料更入朱砂、生龍腦各一錢，小兒一餅作四服，或便捏成小餅子。

吉氏追魂散 治菓子傷積。

白丁香 輕粉 官桂 去粗皮，各三錢

右爲末，冷水調下半錢，睡時服，來日取下所傷物，用異功散煎紫蘇木瓜湯調，三服和氣。

沉香檳榔丸 和脾助胃，進食清神，寬膂快膈，順氣調中，悦顔色，壯筋骨，理面帶萎黃，肌膚瘦弱，過食生果，停寒在裏，乳癖腹脹作疼，及吐利瘧腫，瘥後諸疳蟲積。

真沉香 檳榔 白檀香 南木香 丁皮 京三稜 炮剉 神麯 莪朮 炮 麥芽 洗炒 厚朴 刮去粗皮薑汁炙 蒼朮 泔浸剉

炒黄，使君肉剉瓦上焙乾　青皮　陳皮各去白　縮砂仁　益智仁　淨香附　枳殼麸炒燥　良薑製，各半兩　甘草炙，一兩半

右除前五味不見火，餘十五味剉焙，仍同沉香等爲末，水煮麵糊丸麻仁大，每服三十丸至五十丸，温米湯無時送下。小兒不能吞嚥，煉蜜丸如芡實大，每以一丸至二丸温湯化下。

集驗蓬朮丸　治乳食不化，心腹脹滿，一切所傷。

三稜　莪朮并煨　陳皮　香附　蘿蔔子各半兩　砂仁　青皮　枳殼　胡黄連　蘆薈各三錢　胡椒二錢半

右爲細末，糊丸黄米大，每服三十丸加至五十丸，温米飲下，日二三服。忌生冷硬物。

青礞石丸　治證同前。

硫黄三錢　礞石　五靈脂　鍋底墨各一錢半　白丁香一錢，去土　爲末，米飯丸菉豆大，捻餅子，每服二十餅，温水下。

玉訣銀白散　生胃氣，取下後，宜服此方。

人參　茯苓　甘草炙　白朮麥麪炒　藿香葉　白扁豆去皮

右各等分，末一錢，紫蘇湯調下。

張氏方　治小兒孏癖。

芫花一兩，酢浸三日淨洗　大黄半兩

右爲末，入蒜一斤，同藥末研爛匀，男左女右，用藥塗在乳母手心，熨擦癖上，如聞得患人口中出藥氣，即時取了，立效。

董氏方　治小兒孏癖極效。

紫河車二兩　寒食麵三兩

右同爲細末，每用一匙許，水調塗足心。病在左塗左，病在右塗右。塗於紅帛上縛之，良久，其病大便中下去，救人多矣。大便盡，洗去。

孔氏方 治小兒嬭癖。

密陀僧 不拘多少，研極細

右以大蒜自然汁調，稀稠得所，塗於有嬭癖處，據其大小周遍，又不可塗之太過。須臾，候兒口中有蒜氣息，即是藥透。仔細以手揉之，覺嬭癖似消及五六分，即用温漿水洗去。切須量度，不可令消盡，恐藥毒損氣也。如未消藥先乾，即以温水潤之。

譚氏殊聖方 治月裏孩兒乳癖。

紫河車草 人參 各等分

右爲末，用好酢調；拍成餅子如大錢大，如左畔有癖者，藥貼左畔脚心，用緋帛紮，乾後見效。左右一般使藥。

莊氏紫金丸 治小兒因驚，積聚黏滑毒物在脾胃，曩曾用藥取不下，變成虚中積，體熱困重，目閉不開，用黄連甘草桃仁薄荷湯，化下膩粉一字許下。一歲上三歲下三丸，小兒只可一丸二丸。

莊氏軟金丸 治驚疳，下積聚。

蠍梢 三七個 犀角 末 銀 末 朱砂 各一錢

右研極細末，用水麵糊爲丸菉豆大，依前湯使。

青黛 飛 膩粉 研 胡黄連 麝香 各二錢半 寒食麵 三錢 使君子 三個 天漿子 三七個

右七味研勻，滴水丸，梧桐子大，每服一丸，用金銀薄荷湯化下。

劉氏桃紅散 治小兒驚積疳積，常服進食，面如桃花。

馬牙硝 朱砂 茯苓 人參 各等分

右末之，二歲服二字，一歲一字，三歲亦二字，四五歲三字，新汲水入少蜜調下，蜜水約盞内三分許。

王先生靈砂丹 下虚中積，臟腑虚滑泄瀉，久經取轉，裏急後重，久積惡痢暴瀉，久不止，神效。

通明硇砂一錢　**辰砂**通明有牆壁者，二錢半

右二味，衮研極細，用黃蠟半兩，先於盞内熔化，入去皮尖巴豆三七粒煎，候巴豆紫色爲度，漉豆出細研，入前二味再研勻，於黃蠟内三分取一熔成汁，傾藥入内，急攪令勻，刮入磁盒收之。每服，暴瀉惡痢旋丸三丸如菉豆大，濃煎艾湯，先呷三五口，然後吞下；水瀉，冷水吞下。如取積，每服三丸如梧桐子大，濃煎甘草湯，放冷吞下，臨臥服。其久積，藥隨積下，其小可，不動便安。按既是虛，即不宜用峻劑取積，仍須用四君子益黃散之類相兼服之。

良方妙香丸　治小兒虛中積，潮發寒熱，心腹脹滿疼痛。

辰砂一兩　牛黃　生龍腦　麝香各二錢半　金箔十四片　粉霜　膩粉各一錢　黃蠟二兩　巴豆肥者，一百二十粒

右丸如彈子大，量虛實加減，龍腦漿水下，夜半後服。臟虛即以龍腦米飲下，每服三丸，如小豆。欲藥勢緩，即按令扁。疾堅者，加至十丸。皆以針刺作數孔，以行藥力。小兒取積，丸如菉豆。治小兒吐逆尤效。此藥最下胷中煩及虛積。

少飲子　小兒自下後，得寒熱，血結成氣在左脅下，或寒飲，或冷食，積聚氣動，胷心留熱，不下食飲，闇瘦，宜先服少飲子，散氣下食，後服紫霜丸，去宿食，自充溢也。

柴胡　白茯苓　人參　鼈甲酢塗炙令香熟　白朮各半兩

右切如豆大，水二升，煮五合，空心分温三四服，相去如人行一二里久再服，食粥將息。

茅先生蓬朮散　主小兒痃氣，一切氣疾。

蓬莪朮　青橘皮　益智各半兩　木香二錢半　糯米一兩

右爲末，每服一大錢，用陳米飲調下，日進四服。

聖惠鼈甲散

鼈甲一枚，塗酢炙令黃去裙襴

右擣羅爲末，每服一錢，以童子小便一小盞，煎至五分，量兒大小，分加減服之，日三服，神效。

曾氏化癖丸 主癖結氣塊在脅之間，日久不化，乍寒乍熱，臟腑不調，米穀不消，哽氣喘促，胷腹滿悶，及理丁奚哺露。

南木香 陳皮去白 莪朮炮剉 三稜炮剉 青皮用巴豆九粒去皮膜心微炒熟，去巴豆 枳殼去瓤麩炒 檳榔七味各半兩 白朮 丁香二味各二錢 細辛燒存性，四錢

右除木香、檳榔、丁香不過火，餘七味焙，同前三味爲末，麵糊丸作麻仁大，每服十五丸至二十一丸，清水湯空心下。有寒熱往來，以柴胡飲間服。忌油膩生冷。

外臺必效方 療小兒癖。

車下李仁微湯退去皮及雙仁，與乾麵相半擣之

右爲餅，如猶乾，和淡水，如常搜麵，大小一如病人手掌，爲兩餅，微炙使黃，勿令至熟，空肚食一枚，當快利。如不利，更食一枚。或飲熱粥汁即利。以快利爲度。至午後利不止，即以酢飯止之。利後當虛。病未盡者，量力一二日更盡一服，以病盡爲限。小兒亦以意量之。不得食酪及牛馬肉，無不效。但病重者，李仁與麵相半，輕者以意減之，亦須量力。頻試無不瘥，神效。

聖惠前胡丸 治小兒癖氣腹痛。

前胡 桔梗各去蘆 赤芍 赤茯 枳殼 川大黃 當歸 郁李仁去皮微炒，各半兩 鼈甲一兩，炙令黃

右件擣羅爲末，煉蜜爲丸如菉豆大，三歲兒每服空心，以粥飲化破五丸服，量兒大小加減。一方無桔梗，亦作散服。

茯苓湯 治小兒閃癖，身體壯熱，頻服冷藥，冷氣漫心成癖，下焦又冷，腸結大便難。

茯苓 川芎 鼈甲炙 枳殼炙 芍藥各二分 柴胡四分

右剉，以水一大升三合，煎至三合，空心爲二服，去如人行五六里再服。忌莧子。

朱氏知母丸　治小兒腹痛不調，兼癖氣。

知母六分　鼈甲炙，四分　牡蠣　枳殼各三分　大黄一錢二分，紙裹煨熟

右件爲末，蜜丸如菉豆大，米飲下五丸，大小量兒分減服。

柴胡飲　治小兒七八歲多睡，或時壯熱，日加羸瘦，身雖不痛，有時痢膿，嘔逆不食，是癖氣之候，其疾似瘧疾，人多不識此患。

柴胡　黄芩各一分　枳殼炒，兩片　甘草　知母　芍藥各二分　大訶梨勒煨取皮，一個

右件爲末，水一盞，煎服。

枳朮丸

白朮四兩　枳實二兩

右爲末，荷葉包煨，爛飯爲丸桐子大，每服四五十丸，空心白滚湯下。

枳實理中丸

枳實十六片，麸炒　白茯苓　人參　白朮　乾薑炮　甘草炙，各二兩

右末，煉蜜和丸，如龍眼大，每服一丸，熱湯化下，連進二三服，胷中豁然。渴者加瓜蔞根一兩，自汗者加牡蠣二兩煅過，下利亦加。

快膈湯　理胷膈不快，飲食少進；亦能順氣和中，消導宿滯。

人參　青皮　砂仁　烏藥　良薑製　香附　炙草各一兩

右細末，每一錢，温鹽湯空心調服。

參朮陷胷湯

人參　白朮　茯苓　橘紅　半夏各一錢　瓜蔞全用細切帶濕，三錢　黄連　甘草各五分

右用水一鍾半，生薑三片，棗一個，煎七分，温服。潔古云：飲食不進，四君子加薑、棗煎。

四季肥兒丸《窮鄉便方》，下同　治小兒脾弱，不拘四時服之，妙。

山藥　山楂　使君子　神麯　白茯各三錢　苡仁米四錢　白朮土炒，一錢　白蓮肉五錢　粉草二錢　訶皮末一兩

右爲末，早糯米糊爲丸，量兒大小加減，米湯吞下。

猪肚補脾丸

豮猪肚一個，洗淨去油膜，用蓮肉四兩去皮心入肚内縫之，用水煮令極熟　黄連四兩，薑汁炒爲末

右前物，共搗爛爲丸如蘿蔔子大，每服五分，米湯吞下。

七味保嬰湯　治小兒脾胃虚弱，此方妙甚，無忽。

老倉米主清胃　炒黄土養脾　苦竹葉去熱　蘿蔔子去食積　燈草去夜啼　麥芽和脾胃　薄荷葉去驚熱

右隨證所主者多用，餘次之，每服不過三錢，袋盛煮湯，任意渴飲，或加蜜少許。

八反膏《身經通考》方　治小兒積塊發熱。

硼砂五錢　山梔子　皮硝　肽油各二兩　鷄子一個　白蘿蔔皮一兩　葱白五枝，連鬚用　蜂蜜一酒鍾，紙攤貼布絹纏定。

單方

小兒乳癖，胷腹高，喘急吐乳：以不入倉黑豆七粒，去皮研極細，滴水七遍，和成作七丸，以青黛末滚之令遍，用白麵和作皮裹藥，慢火煨熟，去麵再研細，別入膩粉、生腦子、麝香各少許，再滴水丸作七丸。每服一丸，臨卧温水送下。兒子小嚼破無妨，極效。《中藏經》，下同

小兒孏癖：以白芥子不拘多少，研成膏，攤紙花子上，貼痛硬處坐中效。

小兒癥病：用麝肉二兩切焙，蜀椒三百枚炒，搗末，鷄子白和丸小豆大，每服二三丸，湯下，以知爲度。《范汪方》

治小兒食不知飢飽：用鼠屎二七枚燒爲末，服之。《千金方》，下同

治小兒食土：取肉一斤，繩繫曳地行數里，勿洗，火炙與食。

小兒閃癖：取苦瓠未破者，煮令熟，解開熨之。《陳藏器本草》

又：以巴豆一粒，同枳殼一枚，切作二片，去穰内巴豆，以麻繫合，不拘多少，水煮，令枳殼軟爛，則去巴豆，焙乾枳殼爲末，麵糊丸如桐子大，食後熟水下十五丸。老人小兒皆可服之。《退齋雅聞録》

小兒吃土：用乾黄土一塊研末，濃煎黄連湯調下。《救急方》

小兒痞積：急性子、水紅花、大黄各一兩，俱生研末，每味取五錢，外用皮硝一兩拌勻；將白鵓鴿一個，或白鴨亦可，去毛屎，剖腹，勿犯水，以布拭淨，將末裝入内，用綿紮定，沙鍋内用水三碗，重重紙封，以小火煮乾，將鴿鴨翻調焙黄色，冷定，早晨食之，日西時，疾軟，三日大便下血，病去矣。忌冷物百日。《孫天仁集效方》

小兒痞塊腹大，肌瘦面黄，漸成疳疾：使君子仁三錢，木鼈子仁五錢爲末，水丸龍眼大，每以一丸用鷄子一個，破頂入藥在内，飯上蒸熟，空心食之。《楊氏簡便方》

小兒脾癖疳積：錦紋大黄三兩爲末，酢一盞，沙鍋内文武火熬成膏，傾瓦上，日晒夜露，三日再研，用舶上硫黄一兩，形如琥珀者，官粉一兩同研勻。十歲以下小兒半錢，米飲下。忌一切生冷魚肉，只食白粥。半月前一服不愈，半月之後再服。若不忌口，不如勿服。《聖濟總録》

小兒癖疾：蒼朮四兩爲末，羊肝一具，竹刀批開，撒朮末綫縛，入沙鍋内煮熟，搗作丸服。《生生編》

小兒諸果成積，傷脾作脹，氣急：用麝香一錢，生桂末一兩，飯和丸菉豆大，大人十五丸，小兒七丸，白湯下。蓋果得麝則落，木得桂則枯故也。《濟生方》

小兒癥瘕：用老鼠肉煮汁作粥食之。《姚和衆方》

小兒閃癖，頭髮稀黄，瘰瘰瘦弱者：乾林檎脯研末，和酢敷之。《子母秘録》，下同

小兒氣癖：三稜煮汁作羹粥，與奶母食日亦以棗許與兒食。小兒新生百日及十歲以下，無問癇熱痃癖等皆理之，秘妙不可具言，大效。

治小兒吃泥土及腹肚：用膩粉一分，沙糖和丸麻子大，空心米飲下一丸，瀉出土即瘥。《綱目》方。

小兒食土：取好土，濃煎黄連取清汁和，日乾，與服即止。《回春》方

治胃虚氣逆，吮乳不食：人參一錢，丁香、藿香葉各半錢，水半盞煎熟，人乳汁少許煎服。

治胃弱吐逆，手足心熱，不進乳食：陳紅麯三錢半，白朮一錢半麸炒，甘草炙一錢爲末，每服半錢，薑棗米飲下。《準繩》方，下同

治脾胃不和，嘔逆惡心，乳食不進：厚朴薑製一錢，白朮半錢，乾薑炮、甘草炙各三分，水一盞，薑二片煎，空心熱服。

治宿食傷脾，消食快膈：縮砂仁、三稜、莪朮、神麯、麥芽各半兩，香附子一兩各炒爲末，麵和丸如麻子大，食後白湯下，隨大小加減丸數。

小兒癖積：用糞中蛆洗淨晒乾爲末，入甘草末少許，米糊丸梧子大，每服五七丸，米飲下甚妙。《總微論》

小兒痞積有痰：用南星一兩，半夏五錢，水泡七次，切片，用薑一兩搗汁浸，以不麻爲度；甘草、白附子各五錢，水滴爲丸，紫蘇湯下五分。《幼幼近編》，下同

一小兒吃粽成腹痛：用黄連、白酒藥爲末服之愈。

針灸

晉皇甫謐《甲乙經》曰：小兒食晦頭痛，譩譆主之。

小兒口中腥臭，胸脅搘滿，勞宫主之。

小兒嗽而泄不欲食者，商丘主之。

小兒腹滿不能食飲，懸鐘主之。

《千金方》曰：治小兒癖，灸兩乳下一寸各三壯。

《古今醫統》曰：小兒癖氣，灸章門、脊中；積聚瀉泄痃癖，於十一椎下兩旁，相去各一寸五分，灸七壯。

王肯堂《證治準繩》曰：小兒癖氣久不瘥者，灸中脘一穴、章門二穴各七壯。章門在大横外直臍，季脅肋端，側臥，曲上足伸下足，舉臂取之。中脘在上脘下一寸，臍上四寸，居心蔽骨與臍之中，從髑骬下取病人四指定穴。併灸臍后脊骨中二七壯，無不驗。

《古今醫鑑》曰：灸癖法，穴在小兒背脊中，自尾骶骨將手揣摸脊骨，兩傍有血筋發動處兩穴，每一穴用銅錢三文，壓在穴上，用艾煙〔一〕安錢孔中，各灸七壯。此是癖之根，貫血之所，灸之瘡即發，即可見效。灸不著血筋，則瘡不發而不效矣。

醫　案

錢乙《小兒直訣》曰：曹宣德子三歲，面黄，時發寒熱，不欲食而飲水，及乳不止，衆醫以爲潮熱，用牛黄丸、麝香丸不愈，及以止渴乾葛散服之反吐。錢曰：當下白餅子，後補脾。乃以消積丸磨之，此乃癖也。後果愈。何以故？不食但飲水者，食伏於管内不能消，致令發寒熱。服止渴藥吐者，以藥衝脾故也，下之即愈。

羅天益《衛生寶鑑》曰：真定總管董公長孫，年十一歲，病癖積，左脅下硬如覆手，肚大青筋，發熱肌熱，欬嗽自汗，日晡尤甚，牙疳臭惡，宣露出血，四肢困倦，飲食減少，病甚危篤，召太醫劉仲安先生治之，約百日可愈。先與沉香海金沙丸一服，下穢物兩三行；次日合塌氣丸服之；十日復以沉香海金沙丸導利之，又令服塌氣丸。如此互換，服至月餘，其癖減半，未及百日良愈。近年多有此疾，愈之者多，録之以救將來之病者。

《湯氏小兒方》曰：户部張侍郎小娘子，患此蘊積結聚，已經年矣。其候腹滿壯熱，大小便閉，不食。諸

註〔一〕艾煙　疑當作「艾炷」。

醫皆作虚熱潮熱，或作胃寒不食治。然既不食，大小便自然少。又欲作疳熱治，百藥俱試而無一中，勢已窘迫，招予視之。問曰：合服何藥？答曰：當服甘遂、大黄。張驚駭曰：前諸醫者，皆用補劑。此女不進飲食久矣，不宜利動腸胃。予答曰：信我者生，逆我者死。張曰：更有無甘遂而次於此藥方者可否？予令即服大承氣湯。二服而愈。次日診之，尚有餘滯積實，其證必過數日而復閉，須服前藥，始可除根。數日后，果再閉，腹滿痞結，再投此藥，一服而痊。

《保嬰金鏡録》曰：一小兒人中青黄，噯腐酸氣，用平胃散一服，宿滯頓化，余云不必多藥，但節其飲食自愈。不信，復傷食而噯腐，另用剋滯之藥，更加吐瀉以致不救。惜夫！

一小兒傷食嘔吐，服剋伐之藥，嘔中見血，用清熱涼血之藥，又大便下血，脣色白而或青，問其故於余。余曰：此脾土虧損，肝木所乘而然也。令空心服補中益氣湯，食遠用異功散，以調補中氣，使涎血各歸其源而愈。

《體仁彙編》曰：昔有一人從貴州來得瘴，夫婦相繼而死，存二子歸，皆病，腹中有塊如瓜，其苦欲死。用大黄酒洗、蓽撥微炙，等分爲細末，蜜丸桐子大，每服五十丸，空心麝香水送下。方十服，氣塊皆消。此方小兒做小丸用，大人大丸。初服五十丸，以後只逐日二十丸或服三十丸，不可太多，病去八分止服，以俟自消盡也。

《薛氏醫案》曰：一小兒傷食，發熱脣動，或用養胃湯、枳實、黄連、山楂之類，更加腹脹，午後發熱，按其腹不痛。余以爲服前藥，飲食雖化而脾胃復傷也，用六君子湯數劑而痊。

一小兒傷食，風熱嘔吐，脣口蠕動，服消導清熱之劑，飲食已消，熱猶如故。余曰：此胃經虚熱耳。用四君子、升麻、柴胡四劑而愈。

一小兒素面白，忽然目脣微動，時面色黄青，良久，其脣口手足亦微動，此脾虚而肝侮之也，用五味異功散加鈎藤鈎、白附子一劑而面青少退，再二劑脣口動亦止，又用異功散加升麻柴胡四劑而痊。

治一小兒腹中痞塞，却服二陳、枳實、黄連，其痞益甚。余謂：屬脾經血虚。用六君子加當歸，數劑胃氣漸復；乃朝用異功散加升麻，夕用異功散加當歸而愈。

一小兒未及周歲，氣短喘急，乳食少進，時或吐乳，視其形如去蛇，乃脾傷而食積，先用六君子加山楂、枳實，漸愈；後乳食復傷，吐瀉作渴，候二日不止，先與胃苓膏以治吐瀉，繼以七味白朮散生胃氣而愈。

一小兒患痞，服剋滯之藥。余謂：形氣有餘，病氣有餘者，當瀉不當補；形氣不足，病氣不足者，當補不當瀉。前證屬形病俱虚，非調補中氣不愈。不信，仍行剋伐，元氣虧損，虚火上炎，齒齦蝕爛，頷下結核，余用大蕪荑湯及異功散之類，尋愈。

一小兒停食發熱，服芩、連、三稜等劑，飲食日少，胷腹膨脹，肢體羸瘦。余謂脾虚飲食停滯，元氣復傷，先用補中益氣湯加木香、鈎藤鈎數劑漸愈，又用六君、炮薑調理而安。

一小兒素嗜肉食，腹中作痛，大便不調，半載之後，肚腹膨脹，右脅内結一塊，不時轉移；又三月，左脅内亦結一塊，胷腹亦脹，齦潰作渴，小便赤濇或澄白，大便色穢不一；又半載，頷下結核三五枚。服消塊行滯等藥，元氣益虚，其塊益甚。余用四味肥兒丸、五味異功散之類，隨證進退治之，熱渴漸止；又月餘，腹脹漸消，更佐以九味蘆薈丸，齒齦漸愈；乃用四君子湯爲主，佐以蕪荑丸之類而痊。

一小兒飲食不節，或作瀉，或腹痛，或腹脹，腹中一塊，大便不調，作渴發熱，齦爛口臭，專服消導剋滯，前證益甚，形體益瘦。余曰：面色黄中隱青，脾土虧損而肝木所侮也，法當調補中氣平肝木，則脾氣自旺，虚火自退，諸證自愈。遂用冲和湯、大蕪荑湯之類，果愈。

一小兒小腹脹墜，小便濇滯，午前爲甚，以補中益氣湯加木香與朝服，以五味異功散加升麻、柴胡與夕服，兩月餘而愈。後飲食失節，腹脹噫酸，用五味異功散、四味茱萸丸而痊。畢姻後，復患如前，更惡寒腹冷，小便清頻，大便不實，手足幷冷，用補中益氣湯、八味地黄丸而尋愈。

一小兒傷食腹脹，胷滿有痰，余用異功散而痊。後復傷食，腹脹作痛，或用藥下之，痛雖止而脹益甚，更加喘粗，此脾氣傷而及於肺也，用六君、桔梗調補而愈。

一小兒腹脹，惡食，寒熱惡心，證類外感。余曰：氣口脈大於人迎，此飲食停滯也，用保和丸一服，諸證頓退，但腹脹未已，用異功散而痊。

一小兒傷風欬嗽痰涌，用六君、桔梗、桑皮、杏仁而愈。後飲食停滯，腹瀉脹痛，又用六君加山楂、厚朴而安。復停食作嘔，或用藥下之，更加欬嗽。余謂：此脾肺益虛，欲行調補。彼以爲緩，乃服發表剋滯之藥，前證益甚，更加摇頭。余用天麻散倍加鈎藤鈎及異功散而愈。

一小兒胷腹脹痛，寒熱煩悶，以手按腹即哭，此飲食停滯也，先用保和丸一服，前證即愈。更加煩渴，按其腹不哭，此宿食去而脾氣未復也，用五味異功散加柴胡治之而瘳。

一小兒飲食停滯，服消導之劑，飲食既消，熱尚未退，此胃經虛熱，用六君子加柴胡、升麻四劑而愈。

一小兒先因飲食停滯，服剋伐之劑，更加腹痛，按之即止，余用六君子湯而愈。後復傷食，用保和丸及三稜、檳榔之類，更加腹重善噫，此脾氣虛而下陷也，仍用前湯加升麻、柴胡、木香而愈。

一小兒面色青白，飲食難化，大便頻泄，或用消積化痰等藥，久不愈。余謂：脾胃虛弱也，用六君子湯漸愈。或以爲食積，宜驅逐之，遂反作瀉痰喘發搐。余謂：脾氣復傷，不能生肺，肺虛不能平肝而作是證。先用六君子加鈎藤鈎，飲食少進；又用五味異功散加升麻而愈。

一小兒患前證腹痛，服攻下之劑，發熱不已，大便不化，按其腹不痛，與冷水不飲，此食積去而脾氣虛也，用五味異功散加當歸、升麻而愈。

一小兒患痞癖，服檳榔、蓬朮、枳實、黄連之類，痞益甚。余曰：此脾經血虛痞也，不可剋伐。遂用六君子加當歸，數劑胃氣漸復，諸證漸愈。乃朝用異功散加升麻柴胡，夕用異功散加當歸、芍藥而愈。

一小兒患痞結，久而四肢消瘦，肚腹漸大，寒熱嗜臥，作渴引飲，用白朮散爲主，佐以四味肥兒丸，月餘諸證漸愈。

一小兒患痞結，身熱如火，病狀多端，不可盡述，朝用五味異功散，夕用四味肥兒丸，月餘諸證稍愈；佐以地黄丸，自能行立；遂朝用地黄丸，夕用異功散及蝦蟆丸，數服而愈。

古今圖書集成醫部全録卷四百四十三

小兒諸疳門

小兒直訣 宋·錢乙

五臟内外疳證主治

凡小兒疳在内，目腫腹脹，瀉利青白，體漸瘦弱；疳在外，鼻下赤爛，頻揉鼻耳，或肢體生瘡。鼻瘡用蘭香散，諸瘡用白粉散。

肝疳一名筋疳，白膜遮睛，或瀉血而瘦，用地黄丸。

心疳，面黄頰赤，身體壯熱，用安神丸。

脾疳，一名肥疳，體黄瘦削，皮膚乾濇而有瘡疥，腹大嗜土，用益黄散。

腎疳，一名骨疳，肢體瘦削，遍身生瘡疥，喜臥濕地，用地黄丸。

肺疳，一名氣疳，喘嗽氣促，口鼻生瘡，用益黄散。

若患潮熱，當先補肝，後瀉心。若妄以硝黄諸藥利之；若患癖當消磨，若誤以巴豆、硼砂下之；又傷寒誤下，皆能成疳。其初病者爲熱疳，用黄連丸；久病者爲冷疳，用木香丸；冷熱相兼者，用如聖丸；津液短少者，用白朮散。凡此因大病脾胃虧損，内亡津液所致，當固脾胃爲主，而早爲施治，則不變敗證也。

註 按疳證，或哺食太早，或嗜食甘肥，或服峻厲之藥，重亡津液，虚火熾盛；或因禀賦，或乳母厚味七情致之，各當調治其内。

若口舌蝕爛，身體壯熱，顋脣赤色，或作腫痛，腹膈煩悶，或掌熱咽乾，作渴飲水，便赤盜汗，嚙齒虚驚，此心經内外疳也，用安神丸之類主之。

若鼻外生瘡，眼目赤爛，肢體似癬，兩耳前後，項側缺盆，兩腋結核，或小腹内股，玉莖陰囊睾丸腫潰，小便不調，或出白津，或咬指甲，摇頭側目，白膜遮睛，羞明畏日，肚大青筋，口乾下血，此肝經内外疳也，用地黄、蘆薈二丸主之。

若頭不生髮，或生瘡痂，或髮成穗，或人中口吻赤爛，腹痛吐逆，乳食不化，口乾嗜土，瀉下酸臭，小便白濁，或合目昏睡，惡聞木音，此脾經内外疳也，用肥兒丸主之。

若鼻外生瘡，咽喉不利，頸腫齒痛，欬嗽寒熱，皮膚皺錯，欠伸少氣，鼻癢出涕，衄血目黄，小便頻數，此肺經内外疳也，用地黄清肺飲主之。

若腦熱吐痰，手足逆冷，寒熱往來，滑泄肚痛，口臭作渴，齒齦潰爛，爪黑面黧，身耳生瘡，或耳出水，或食自髮，此腎經内外疳也，用地黄丸主之。凡疳熱上攻，或痘毒上升，爲患甚速，名爲走馬疳，急敷雄黄散，服蟾蜍丸。輕則牙齦腐爛，唇吻腫痛，可治；重則牙齦蝕落，腮頰透爛，不治。

世傳方又云：有無辜等疳一十二證。

原機啓微　明·倪維德

深疳爲害之病

衛氣少而寒氣乘之也，元氣微而飲食傷之也，外乘内傷釀而成之也。父母以其純陽耶，故深冬不爲裳；父母以其惡風耶，故盛夏不解衣。父母以其數飢耶，故飼後强食之；父母以其或渴耶，故乳後更飲之。有愚戇而爲父母者，又不審其寒暑飲食也，故寒而不爲煖，暑而不能凉，飲而不至渴，食而不及飢，而小兒幽元銜默，抱疾而不能自言，故外乘内傷，因循積漸，釀而成疳也。渴而易飢，能食而瘦，腹脹下利，作嘶嘶聲，日遠不治，遂生目病。其病生瞖睫閉不能開，眵淚如糊，久而膿流，竟枯爾目。何則？爲陽氣下走也，爲陰氣反上也。治法當如陰陽應象大論曰：清陽出上竅，濁陰出下竅；清陽發腠理，濁陰走五臟；清陽實四肢，濁陰歸六腑。各還其原，不反其常，是其治也。當作升陽降陰之劑，茯苓瀉濕湯主之，升麻龍膽草飲子主之。此藥非專於目，幷治已上數證。然勿後，後則危也，爲父母者其審諸！

儒門事親 元·張從政

疳眼

凡小兒疳濇眼，數日不開，皆風熱所致。可服涼膈散，瀉肝經風熱鬱甚，鬱結散而自開也。

牙疳

凡小兒牙疳齒䶫者，是齒齦腐爛也。下牙屬手陽明大腸之經，燥金爲主，上牙屬足陽明胃經濕土，上下是腸胃二經也。或積熱於內，或因服銀粉、巴豆大毒之藥，入於腸胃，乳食不能勝其毒，毒氣循經而至於齒齦牙縫嫩薄之分，反爲害也。可以麝香玉綫子治之。乳母臨卧，當服黄連解毒湯一服，牙病自愈。

奇效良方 明·方賢

䘌

兒童疳䘌，昏睡煩躁，鼻爛汁臭，齒斷生瘡，下利黑血，䘌食下部爲狐，下脣有瘡；䘌食其臟爲惑，上脣有瘡。三䘌者，謂長䘌、赤䘌、蟯䘌也，乃有九種，而蟯䘌及寸白人多病之。寸白從食牛肉飲白酒所成，相連一尺則殺人，服藥下之，須結裹潰然出盡乃佳。若斷者相生未已，更宜速除之。蟯蟲多是小兒患之，大人亦有。其病令人心痛，清朝口吐汁煩躁則是也。其餘各種種不利，人人胃無不有者，宜服九蟲丸以除之。

嬰童百問 明·魯伯嗣

疳證

諸疳皆脾胃之病，内亡津液之所作也。因大病或吐瀉後，以藥吐下，致脾胃虚弱，内亡津液。且小兒病疳，皆庸醫所壞。病如潮熱，是脾臟虚一臟實而内發虚熱也，法當補母而瀉本臟則愈。假令日中發潮熱，是心虚熱也，肝爲心母則宜先補肝，肝實而後瀉心，心得母氣則内平而潮熱愈也。醫見潮熱，妄謂其實，乃以大黄、牙硝輩諸冷藥利之，既利多矣，不能禁約而津液内亡，即成疳也。又有病癖，其疾發作，寒熱飲水，脅下有形硬痛。治癖之法，當漸消磨，醫反以巴豆、硇砂輩下之，小兒易虚易實，下之既過，胃中津液耗損，漸以疳瘦。

小兒臟腑嬌嫩，飽則易傷。乳哺飲食，一或失常，不爲疳者鮮矣，則疳以傷得。恣食甘肥粘膩，生冷鹹酸，以滯中脘，則疳因積成。或乳母寒暄失理，飲食乖常，喜怒房勞，即與兒乳，則疳因母患傳氣而入，此非病家不能調適之過乎？疳之爲候，頭皮光急，毛髮焦稀，腮縮鼻乾，口饞脣白，兩眼昏爛，揉鼻撏眉，脊聳體黄，鬬牙咬甲，焦渴自汗，尿白瀉酸，肚脹腸鳴，癖結潮熱，酷嗜瓜菓、鹹酸、炭、米、泥土而欲水飲者，皆其候也。

夫疳曰五，疳病關乎五臟以别之。

心疳即驚疳。外證身體壯熱，臉赤脣紅，口舌生瘡，胷膈煩悶，小便赤濇，五心煩熱，盗汗發渴，咬牙虚驚是也。

肝疳即風疳。外證摇頭揉目，白膜遮睛，眼青多淚，頭焦髮立，筋青腦熱，躁渴汗多，下利瘡癬是也。

腎疳即急疳。外證腦熱肌削，手足如冰，寒熱時來，滑泄肚痛，口鼻乾渴，齒齦生瘡，爪黑面黧，身多瘡疥是也。

肺疳即氣疳，亦名疳䘌。外證欬嗽喘逆，壯熱惡寒，皮膚粟生，鼻癢流涕，咽喉不利，頤爛唾紅，氣脹毛焦，泄利頻併是也。

脾疳即食疳，亦名孄疳。外證身面俱黃，肚大脚細，吐逆中滿，水穀不化，泄下酸臭，合面困睡，減食吃泥是也。

諸疳宜大蘆薈丸、肥兒丸、胡黃連丸、地黃丸、生熟地黃湯，皆要藥也。集聖丸、噓疳散、脂連丸、五疳良方至聖丸、通神丸、天麻丸、地黃清肺飲、化䘌丸、靈脂丸、下蟲丸、龍膽丸、黃連丸、香蔻丸、木香丸、褐丸子、黃芪湯鼈血煎、蚵蚾丸、厚朴丸等劑，對證詳明施治。

疳傷

五疳出蟲，五臟疳也。其餘曰蛔疳、曰脊疳、曰腦疳、曰乾疳、曰疳渴、曰疳瀉、曰疳痢、曰疳腫脹、曰疳勞、曰無辜疳、曰丁奚、曰哺露，其狀非一，不可不撮其要而條析之。

五疳出蟲者，疳傷之源，雖起於乳哺不調，然臟腑停積已久，莫不化而爲蟲。其蟲或如絲髮，或如馬尾，多出於頭項腹背之間，黃白或赤者可治，青黑者難療也。

蛔疳者，失乳飯早，食肉太早，或傷胃停蓄甜膩，化爲蛔蟲，皺眉多啼，嘔吐青沫，腹中作痛，肚脹青筋，脣口紫黑，頭搖齒癢是也。從口鼻出者難治。

脊疳者，蟲食脊膂，身熱羸黃，積中生熱，煩渴下利，拍背如鼓鳴，脊骨如鋸齒，或十指皆瘡，頻嚙爪甲是也。

腦疳者，胎中素挾風熱，生下乳哺越常，頭皮光急，滿頭餅瘡，腦熱如火，髮結如穗，遍身多汗，顋腫顖高是也。

乾疳者，瘦悴少血，舌乾，其病在心；目不轉睛，乾啼少淚，其病在肝；身熱尿乾，手足清冷，其病在腎；身焦皮燥，大便乾結，其病在肺；搭口癡眠，胷脘乾渴，其病在脾，總爲五疳也。

疳渴者，臟中夙有疳氣，加之乳母恣食五辛酒麵炙煿，使兒心肺壅熱，日則煩渴飲水，乳食不進，夜則渴止是也。

疳瀉者，毛焦脣白，額上青紋，肚脹腸鳴，泄下糟粕是也，勿用熱藥止之。

疳痢者，挾受風寒暑濕，或冷熱不調，或停積宿滯，水穀不聚，頻下惡物是也。

疳腫脹者，虛中有積，其毒氣交併，故令肚腹腫脹，由是脾復受濕，故令頭面脚手虛浮是也，法當磨積調氣。

疳勞者，潮熱往來，五心煩熱，手足心及胷前熱而發瘡，盜汗骨蒸，嗽喘枯悴是也。或渴而復瀉，飲水惡食，肚硬如石，面色如銀，斷不可治。

無辜疳者，腦後項邊有核如彈丸，按之轉動，軟而不疼，其間有蟲如米粉，不速破之，則蟲隨熱氣流散，淫食臟腑，以致肢體癰瘡，便利膿血，壯熱羸瘦，頭露骨高是也。針刺破，用膏藥貼。或澣濯兒衣，露於簷下爲鳩鳥落羽所污，兒著此衣，蟲入皮毛，亦致無辜之疾。兒衣已曬，須微火烘之。其若手足極細，項小骨高，尻削體痿，腹大臍突，號哭胷陷，或生穀癥，是爲丁奚；虛熱往來，頭骨分開，翻食吐蟲，煩渴嘔噦，是爲哺露。皆因脾胃久虛，不能消化水穀，以致精神減損，無以榮其血氣，故肌肉銷鑠，腎氣不足，復爲風冷所傷，使形骨枯露；亦有胎中受毒，臟腑血少致之。此皆無辜疳傷種類之疾，病而至此，不幾殆哉！宜肥兒丸、大蘆薈丸、五疳丸、胡黃連丸、至聖丸、茯苓丸、天麻丸、地黃丸、十全丹、香蕊丸、褐丸子、消食丸、鼈甲丸、下蟲丸、集聖丸、黃鷄煎丸等藥，及早治之，方爲全美。

又有疳傷久利，腸胃受濕得之，狀如狐惑傷寒䘌蝕之證，或以走馬命名。蓋齒屬腎，腎虛才受熱邪，疳氣直奔上焦，故以走馬爲喻。初作口氣，名曰臭息；次第齒黑，盛則齦爛，熱血迸出，曰宣露；甚者齒皆脱落。治之之法，用銅緑、生蜘蛛細研，入麝少許，合和擦齒。如無蜘蛛，用其殻亦可。

虚羸

仲陽云：虚羸者，脾胃不和，不能乳食，致使肌膚瘦弱；亦因大病或吐瀉後，脾胃尚弱，不能傳化穀氣也。有冷者時時下利，脣口青白；有熱者身熱温壯，肌肉微黄，此冷熱虚羸也。冷者木香丸主之，夏月不可服，如有此證則少服之。熱者胡黄連主之，冬月不可服，如有此證則少服之。傷寒後虚羸者，竹葉湯主之。常服四君子湯、異功散、參苓白朮散之劑，皆可服也。橘連丸久服充肥。兼服肥兒丸。

醫學正傳　明・虞摶

諸疳證

《内經》曰：數食肥，令人内熱；數食甘，令人中滿。蓋其病因肥甘所致，故命名曰疳。若夫襁褓中之乳子，與四五歲之孩提，乳哺未息，胃氣未全，而穀氣尚未充也。父母不能調助，惟務姑息舐犢之愛，遂令恣食肥甘，與夫瓜果生冷，及一切烹飪調和之味，朝餐暮食，漸成積滯膠固，以致身熱體瘦，面色萎黄，或肚大青筋，蟲痛瀉利，而諸疳之證作矣。錢仲陽曰：小兒病疳，多因大病後或吐瀉後，以藥下之，致脾胃虚損，亡津液而成。蓋此證實由愚醫之所害耳。斯言也，特一端耳，未可悉以爲然。其所謂大病吐瀉，豈非飲食之所致與？夫仲陽爲兒醫之祖，豈有誤耶？其所論諸疳形證治法，班班可考，學者不可不審。如疳在肝，則膜遮睛，法當補肝，地黄丸主之；疳在心，則面頰赤，身體壯熱，法當補心，安神丸主之；疳在脾，則體黄腹大，好食泥土，法當補脾，益黄散主之；疳在肺，則氣喘，口鼻生瘡，亦當補脾，益黄散主之，此虚者補其母也；疳在腎則極瘦而身生瘡疥，法當補腎，地黄丸主之。骨疳喜臥冷地，當服補腎地黄丸。内疳則目腫腹脹，利色無常，或沫青白，漸而瘦弱，此冷證也，宜服木香丸。外疳鼻下赤爛，自揉，鼻頭有瘡，不結痂，繞目而生，當用治瘡爛蘭香散、白粉散等藥。法曰：諸疳皆因本臟，而補其母，則子自安。假令日中潮熱，是心經虚熱也，肝爲心之母，宜先補肝，肝實而後瀉心，心得母氣，則内平而潮熱愈矣。餘皆倣此。大抵疳病，當辨冷熱肥瘦而治：其初病者爲肥熱疳，久病者爲瘦冷疳。冷則用木香丸，熱則當用胡黄連丸，冷熱疳并，宜用至聖丸之類。惟小兒之臟腑柔弱，不可痛擊，大下必亡津液而成疳證，爲兒醫者當以幼幼之心爲心而善調之，毋縱巨膽，妄爲施治，以絶人之嗣續，幸甚！

醫學準繩六要 明·張三錫

疳眼

小兒肥甘恣意，寒暑不適，生冷油膩傷脾，糖麵熱物助火，因循積漸，釀成疳疾。渴而易飢，善食而瘦，髮豎下泄，腹脹鼻乾，作嘶嘶聲。久久不治，脾弱肝强，肝火自燎其竅，遂成目眚，多生瞖膜，睫閉不能開，眵淚如糊，久而膿流，乃中州弱而清陽不升，肝火盛而濁陰不降所致。當升清降濁，以白朮、人參先補脾胃爲君，柴胡、枳殼輔上藥理脾爲臣，蒼朮、茯苓、澤瀉滲濕降濁爲佐，羌活、蔓荆、升麻、川芎、薄荷諸風藥勝濕爲使，乃正治妙法。

小兒過用甜物，口臭牙痛眼腫，氣口脈洪數，屬胃火，瀉黄散妙。

小兒肝經濕熱内甚，上攻於目，眼眵腹脹，九味蘆薈丸妙。兼脾虚萎黄瘦弱不食者，間服肥兒丸。稟來陰弱有相火證者，心虚，少與六味地黄丸。

古今醫鑑 明·龔信

諸疳

夫諸疳者，謂肥甘飲食之所致也。治宜理脾胃，消積化蟲，清熱止瀉住痢，以肥兒丸、疳積餅爲主。此二方不問諸疳冷熱，服之最效。大抵疳之爲病，皆因過餐飲食，於脾家一臟有積不治，傳之餘臟而成五疳之疾。何謂五疳？心肝脾肺腎也。如疳在心，則面赤口乾，咬牙舒舌，口舌生瘡，身熱體瘦，以安神丸主之；疳在肝，則面青瞖膜遮睛，摇頭揉目多淚，頭焦髮豎，筋青腦熱瘦弱，以補肝湯主之；疳在脾，則面黄身熱，腹脹肚大，好食泥土，水穀不消，泄下酸臭，困睡減食肌瘦，以益黄散主之；疳在肺，則面白欬嗽喘逆，口鼻生瘡，咽喉不利，肚熱惡寒，鼻流清涕，以清肺湯主之；疳在腎，則面黑肌肉瘦而體生瘡，身熱尿濇，手足冰冷，口鼻乾渴，以地黄丸主之。

保嬰撮要 明·薛鎧

疳

小兒諸疳，皆因病後脾胃虧損。或用藥過傷，不能傳化乳食，内亡津液，虚火妄動；或乳母六淫七情，飲食起居失宜，致兒爲患。五臟之疳不同，當各分辨。其證雖多，要不出於五臟治法。肝疳，用地黄丸以生腎。心疳，用安神丸以治心，異功散以補脾。脾疳，用四味肥兒丸以治疳，五味異功散以生土。肺疳，用清肺飲以治肺，益氣湯以生金。腦疳亦用地黄丸。無辜疳用大蕪荑湯、蟾蜍丸。丁奚、哺露用服兒丸，大蘆薈丸。走馬疳敷雄黄散，服蟾蜍丸。若作渴瀉痢腫脹勞瘵等類，當詳參方論而治之。蓋疳者乾也，因脾胃津液乾涸而患。

在小兒爲五疳，在大人爲五勞，總以調補胃氣爲主。

疳傷

大抵多因乳哺失節，脾氣有傷，元氣下陷，或乳母飲食七情所致。小便如泔，或大便泔白者，用四味肥兒丸；積滯黄黑者，用四君子湯加黄連、木香；色青日久不復，或兼泄瀉，或腹痛者，用六君子湯加木香、芍藥；若小便不利，大便褐色，髮黄脱落，鼻下瘡痍，用梔子茯苓湯；乳食少思，胷腹膨脹，大便頻數，用四味肥兒丸。仍審乳母飲食七情主之。

蟲

蛔蟲者，九蟲之一也，長只許，或五六寸者。因臟腑虚弱，及食甘肥而動，其動則腹中攻痛，或作或輟，口吐涎水，貫心則死，用使君子丸之類下之。錢仲陽云：吐水不心痛者胃冷也，吐沫心痛者蟲痛也，與癇相似，但目不斜，手不搐耳，安蟲散主之。田氏云：蟲痛者，啼哭俛仰，坐臥不安，自按心腹，時時大叫，面色青黄，唇色兼白，目無精光，口吐涎沫也。若因胃冷即吐，用理中湯加炒川椒五粒，檳榔五分，煎下烏梅丸。古云：蟲蝕上部則上唇有白點，蟲蝕下部則下唇有白點。腹中諸蟲，望前其頭向上，望後其頭向下。如飲用藥，先以猪肝，油炙香，令兒聞其香味，使蟲頭向上，則藥易入。若中氣虚而蟲不安者，但調補脾胃自安。丹溪先生云：冬月吐蟲，多是胃氣虚寒，用錢氏白朮散加丁香二粒主之。

證治準繩

明·王肯堂

疳

疳有病傷寒五六日，間有下證，以冷藥下之太過，致脾胃虚而津液少，即便引飲不止而生熱也。熱氣内耗，肌肉外消，他邪相干，證變諸端，亦成疳病。又有吐瀉久病，或醫妄下之，其虛益甚，津液煩躁，亦能成疳也。

小兒病癖，由乳食不消，伏在腹中，乍涼乍熱，飲水不止，或喘而嗽，與潮熱相類，若不早治，必成勞疳。以其有癖癥，則令兒不食，致脾胃虛而發熱，故引飲也。飲多即蕩滌脾胃，亡失津液，不能傳化水穀，其脈沉細，蓋不能飲食，致脾胃虛衰，四肢不舉，諸邪遂生，羸瘦而成疳矣。

兒童二十歲以下，其病爲疳；二十歲以上，其病爲瘵。疳與瘵，皆氣血虛憊，腸胃受傷致之，同出而異名也。何者？小兒臟腑嬌嫩，飽則易傷，乳哺飲食，一或失常，不爲疳者鮮矣。疳皆乳食不調，甘肥無節而作也。或嬰幼闕乳，粥飯太早，耗傷形氣，則疳之根生；或三兩晬後，乳食稍多，過飽無度，則疳以傷得；或恣食甘肥粘膩，生冷鹹酢，以滯中脘，則疳因積成；或乳母寒暄失理，飲食乖常，喜怒房勞，即與兒乳，則疳因母患傳氣而入。此非病家不能調適之過乎？疳皆脾胃受病，內無津液而作也。有因吐瀉之後，妄施吐下，津液虛竭得之者；有因潮熱大下，利無禁約，胃中焦燥得之者；有因傷寒裏證，冷快太過，渴引水漿，變而生熱，熱氣未散，復於他邪得之者；又有病癖寒熱，脅下痛硬，或者不能漸與消磨，遽以硇巴峻決，津液暴傷得之者。此非醫家輕藥壞病之過乎？

肝疳亦名風肝，亦名筋疳。其證白膜遮睛，筋疳瀉血而瘦，眼白青，眼睛澀癢，搖頭揉目，流汗遍身，合面而臥，面色青黃，髮竦頭焦，筋青腦熱，渾身瘡癬，腹中積聚，下痢頻多；久而不瘥，轉甚羸瘦，目生眵糞，髮際左臉多青，或白睛微黃，瀉利夾水，或如苔色。

心疳亦名驚疳。面黃頰赤，身壯熱，口內生瘡，渾身壯熱，吐利無常，頰赤面黃，胷膈煩滿，鼻乾心躁，口舌生瘡，痢久不瘥，多下膿血，有時盜汗，或乃虛驚，小便赤濇，五心皆熱，咬牙舒舌，愛飲冷水，喜伏眠於地。

脾疳亦名食疳。其證脾疳食不消，胃疳多吐，腹多筋脈，喘促氣粗，乳食不多，心腹脹滿，多啼欬逆，面色痿黃，骨立毛焦，形枯力劣，胷膈壅悶，水穀不消，口鼻常乾，情意不悦，愛暗憎明，腸胃不和，利多酸臭，愛食冷物，引飲無度，身面俱黄，髮稀作穗，頭大項小，腹脹脚弱，間或釀瀉，肌瘦目慢，晝涼夜熱，不思乳食。錢氏云：肥疳，即脾疳也，身瘦虛黄，乾而有瘡，其候不一，種種異端，今略舉之：目濇或生白膜，脣赤身乾，黄或黑，喜卧冷地，或食泥土，身有瘡疥，瀉青白黄沫水，痢色變易，腹滿，身耳鼻皆有瘡，髮鬢作穗，頭大項細，極瘦飲水，皆其證也。

此言脾疳證候，多與餘疳相濫，蓋疳爲脾經本病，固應兼之。

肺疳亦名氣疳，其證氣喘，口鼻生瘡，欬嗽氣逆，皮毛乾焦，饒涕多啼，咽喉不利，揉鼻咬甲，壯熱憎寒，脣邊赤癢，腹内氣脹，乳食漸稀，大腸不調，頻頻泄痢，糞中米出，皮上粟生，鼻下赤爛，手足枯細，口有腥氣，右腮㿠白。

腎疳亦名急疳，又名骨疳。其證腎疳極瘦，身有瘡疥，骨疳喜卧冷地，齒爪黑，肌骨消瘦，齒齦生瘡，寒熱作時，口鼻乾燥，腦熱如火，脚冷如冰，吐逆既增，乳食減少，瀉利頻併，下部開張，肛門不收，疳瘡癢痛，兩耳内外生瘡，脚如鶴膝，頭縫不合，或未能行，牙齒生遲，其縫臭爛，傳作走馬疳之類。又有小兒久患腎疳，内虛不食，甚者天柱骨倒。治法當用錢氏地黄丸加驅疳等劑，仍與貼項强筋。若不識證，謂之五軟，非也。天柱骨倒，凡有三種：有吐瀉日久羸弱成者；有肝膽伏熱面赤脣紅忽變此者；有傷寒不及發表成者，是皆風邪入肝，以致筋絡舒弛。吐瀉者，當調胃氣。肝熱者隨輕重以涼肝，并與强筋貼項。惟傷寒天柱骨倒者，難療。

莊氏二十四候

第一候，瀉膿血，日漸瘦，是冷熱疳。

第二候，脚細肚高，胷前骨生，愛吃泥土酸鹹，日久通身黄，時時吐逆下痢，腹内疼痛，是脾疳。

第三候，鼻下赤爛，愛揉眼，兼血痢，是肺疳。乃因吃著熱物，或病孏所損心肺，加之欬嗽，更以服涼冷藥過多，便上熱下冷，漸漸昏沉，日夜煩哭。

第四候，皮虚皺，面無顔色，身上燥癢，心煩。
第五候，毛髮稀疎，鼻生瘡，是肺疳。
第六候，頭生瘡，毛髮稀焦，是肝疳。
第七候，牙變黄赤不定，是腎疳。
第八候，頭髮焦乾，鼻下瘡生，是肺疳。
第九候，咬指甲，毛髮作穗，四肢沉重，是心疳。
第十候，肚上筋生，齒蟲蝕，是骨槽疳。
第十一候，齒齗臭爛，面無顔色，心不思食，是脾疳，又名口疳。
第十二候，吐逆腹脹，是胃疳，又名嬭疳。
第十三候，愛合面卧，多睡如醉，腹脹氣急，蓋是因曾吃生肉如此，腹内有蟲，是心脾疳。
第十四候，鼻内乾痛，口中臭氣，齒根有鮮血，是肝肺疳。
第十五候，脚細肚高，併肚上有青脈，是脾疳。
第十六候，非時生瘡，愛吃冷水，是熱疳。
第十七候，皮膚上生粟子，糞中米出，是脾冷疳。
第十八候，氣滿腹脹，及口乾，是心胃疳。
第十九候，愛餐生米麵炭甎瓦，是脾胃疳。
第二十候，揉鼻揩眼，及咬指甲，愛飲水，是肝渴疳。
第二十一候，多寒熱，愛卧不起，是骨熱疳。
第二十二候，愛飲水，眼目不開，是肝疳。
第二十三候，肌體或熱或涼，發渴無時，是急疳。

第二十四候，齒齗黑，脣懶開，開則赤，是心疳積熱。

凡小兒疳在内，眼濇腹脹，痢色無常，或如泔淀，日漸羸瘦，此候可療。若鼻下赤爛自揉，鼻頭上有瘡，生痂痛癢，漸漸流引繞於兩耳，時時目赤，頭髮稀疎，腦皮光緊，頭大項細，肌體羸瘦，亦可治也。若脣口被蝕，齒齗作五色，或盡峭黑，舌下有白瘡，上齶有竅子，口中時有臭氣，齒齗漸染欲爛，亦可治也。若下部開張，有時赤爛，癢不可忍，下痢無常，亦可治也。若疳蝕脊膂，十指皆癢，自咬指甲，頭髮作穗，脊骨如鋸，有時腹脹，有時下痢，若急治之，無不瘥也。

凡小兒肝臟疳，若目睛帶青脈，左脅下硬，多吐涎沫，眼角左右有黑氣所衝，不可治也。心臟疳，若每驚啼，常好飲水，便食辛味，耳邊有脈，舌上有黑靨者，不可治也。脾臟疳，若肚大，脣無血色，人中平滿，下痢無度，水穀不消，好喫泥土，皮枯骨露，不可治也。肺臟疳，若欬逆氣促，多瀉白沫，身上有斑生如粟米大，色若黑者，不可治也。腎臟疳，若愛食酸鹹，飲水無度，小便如乳，牙齒青黑，耳腦乾燥，肩竦骨枯，不可治也。又五疳有五絶候：一襯著脚中指底，不覺痛；二抱著手足，垂軃無力；三病未退，遍身不煖；四臟腑瀉青涎及沫不止；五項筋舒展無力。如此之候，皆不可治也。凡醫用藥，切在審詳也。

疳者小兒病癖，或久吐瀉，醫者妄投轉過之藥，小兒易爲虛實，致令胃虛而亡津液，内發虛熱，外消肌肉，一臟虛則諸臟皆弱，其病目胞腫，腹脹，痢色無常，漸加瘦削，久不痊可，是腸胃有風積，法當宣風散導之，後各依本臟補其母。

諸雜證

熱者涼之，冷者温之，冷熱者温涼之，此其要也。熱疳病多在外，鼻下赤爛，頭瘡濕癢，五心煩熱，掀衣氣粗，渴飲冷水，煩躁臥地，肚熱脚冷，潮熱往來，皆熱疳也。冷疳病多在内，利色無常，其沫青白，肢體軟弱，目腫面黧。又有燥渴臥地，似有熱狀，惟飲食不進，滑泄無已，亦冷疳也。其有瀉多膿血，日加瘦弱，此則謂之冷熱疳。大抵疳之受病，皆虛使然。熱者虛中之熱，冷者虛中之冷。治熱不可妄表過涼，治冷不可峻温驟補。故錢氏又曰：小兒易爲虛實。脾虛不受寒温，服寒則生冷，服温則生熱，當識此而勿誤。是豈非幼幼之綱領乎？上醫處此，消積和胃，滋血調氣，隨順藥餌以扶之，淡薄飲食以養之，榮衛調和，臟腑自然充實。一或過焉，君子未保其往也。取積之法，又當權衡。積者疳之母，由積而虛極謂之疳。諸有積者無不肚熱脚冷，須酌量虛實而取之。若積而虛甚，則先與扶胃，使胃氣內充，然後爲之微利；若積勝乎虛，則先與利導，才得一泄，急以和胃之劑爲之扶虛。然取積雖當疎利，如白豆蔻、蘿蔔子、縮砂、蓬朮消積等輩，亦不可無。脅間癖痛，亦虛中之積也，先寒後熱，飲水不食，或因飲水以致喘嗽，錢氏有癖爲潮熱之説，治法解散寒熱，即與下癖。合是而觀，發作不同，療治不一，又可無權度於此哉！

大抵疳之爲病，皆因過餐飲食，於脾家一臟，有積不治，傳之餘臟而成五疳之疾。若脾家病去，則餘臟皆安，苟失其治，日久必有傳變。然脾家病宜蘆薈丸、沉香檳榔丸，或水晶丹、烏犀丸，更察虛實療之。有蟲者投使君子丸、化蟲飲。如心腹痛，吐清水，蟲自下，多投二聖丸。諸疳證皆宜用局方五疳保童丸或萬應丸常服，化積治疳。仍各投本臟調理之劑，寧心用茯神湯，調肝用芪歸湯，調脾用參苓白朮散，補肺用補肺散，補腎用調元散。庶各得其宜，則前證不致再作。

積是疳之母，所以有積不治，乃成疳候。又有治積不下，其積存而臟虛，成疳尤重。大抵小兒所患疳證，泄瀉無時，不作風候者何？惟疳瀉名熱瀉，其臟腑轉動有限，所以不成風候。雖瀉不風，亦轉他證。作渴虛熱，煩躁下痢，腫滿喘急，皆疳候虛證。古云：疳虛用補虛，是知疳之爲疾，不可更利動臟腑。發作之初，名曰疳氣。腹大脹急，名曰疳虛。瀉痢頻併，名曰疳積。五心虛煩，名曰疳熱。毛焦髮穗，肚大青筋，好吃異物，名曰疳極受病傳臟已極。熱發往來，形體枯槁，面無神采血色，名曰疳勞。手足細小，項長露骨，尻臀無肉，肚脹臍突，名曰丁奚。食加嘔噦，頭骨分開，作渴引飲，蟲從口出，名曰哺露。此皆疳候。又因多食生冷甘粘肥膩，積滯中脘不化，久亦成疳。治疳之法，量候輕重，理其臟腑，和其中脘，順其三焦，使胃氣温而納食，益脾壯元以消化，則臟腑自然調貼，令血脈與氣脈相參，筋力與骨力俱健，神清氣爽，疳消蟲化，漸次安愈。若以藥攻之五臟，疎却腸胃，下去積毒，取出蟲子，雖曰醫療，即非治法。蓋小兒臟腑虛則生蟲，虛則積滯，虛則疳羸，虛則脹滿，何更利下？若更轉動，腸胃致虛，由虛成疳，疳虛證候乃作，無辜之孩難救矣。

若證候龐雜，不能名爲何等疳者，即於通治諸疳方内檢之。若證候的與五疳等條下證候對者，即檢本疳方分寒熱虛實擇而用之，常須識此，勿令誤也。

肝　疳

肝疳者，由乳食不調，肝臟受熱所致也。若乳母寒温不調，滋味不節，或外感風寒，内傷喜怒，邪氣未散，遽以乳兒，多成風疳。肝者眼之候，上膈伏熱，痰涎壅滯，以致肝風入眼，赤腫瞖生，眵淚爛眶，痛癢揉擦，昏暗雀盲，甚至經月合眼，亦名疳眼。外證摇頭揉目，白膜遮睛，眼青淚多，頭焦髮豎，筋青腦熱，甲癢筋攣，燥渴汗多，下痢瘡癬是也。錢氏以地黄丸主之，楊氏以天麻丸、生熟地黄湯主之，曾氏調肝用芪歸湯。

心　疳

由乳食不調，心臟受熱所致也。蓋其血氣未定，乳哺有傷，易生壅滯，内有滯熱，未得疎通，故心神驚鬱而作驚疳之候。外證身體壯熱，臉赤脣紅，口舌生瘡，胷膈煩悶，小便赤濇，五心皆熱，盜汗發渴，齧齒虛驚是也，錢氏安神丸主之。薛氏用安神丸以治心，異功散以補脾；楊氏以茯苓丸、錢氏安神丸主之；曾氏寧心用茯神湯。

脾　疳

由乳食不節，脾胃受傷所致也。或乳母恣食生冷肥膩，或乳兒過傷，或飯後與乳致吐，或乳多眠久則變爲乳癖，腹脅結塊，亦爲孀疳。外證面黄身熱，肚大脚弱，吐逆中滿，乏力叫啼，水穀不消，泄下酸臭，合面困睡，減食吃泥是也，錢氏益黄散主之。楊氏以靈脂丸同益黄散主之；薛氏用四味肥兒丸以治疳，五味異功散以生土；曾氏調脾用參苓白朮散。

肺疳

由乳食不調，壅熱傷肺所致。肺主乎氣，鼻乃肺所通，其氣不和，則風濕乘虚客於皮毛，入於血脈，故鼻下兩傍，赤癢瘡濕，名爲鼻疳。其瘡不痛，汁所流處，隨即生瘡，亦名疳䘌。外證欬嗽喘逆，壯熱惡寒，皮膚粟生，鼻瘡流涕，咽喉不利，頤爛吐紅，氣脹毛焦，瀉痢頻併是也。錢氏主補脾生肺，以益黄散主之；楊氏以清肺飲化䘌丸，錢氏阿膠散主之；薛氏用清肺飲以治肺，益氣湯以生金；曾氏用補肺散。

腎疳

由乳食不調，臟腑伏熱所致也。凡甘味入於脾而動蟲，蟲動則侵蝕臟腑，遂使孩提心下擾悶。若上食齒齗，則口瘡出血，齒色紫黑；下蝕腸胃，則下痢肛爛，濕癢生瘡。療治不早，精髓消耗，難以有瘳。蟲者䘌也，目爲濕䘌，多因疳傷久痢，腸胃受濕得之，狀如狐惑傷寒齒蝕之證，或以走馬命名。蓋齒屬腎，腎主虚，才受熱邪，疳氣直奔上焦，故以走馬爲喻。初作口氣，名曰臭息；次第齒黑，名曰崩砂；盛則齗爛，名曰潰槽；熱血迸出，名曰宣露；甚者齒皆脱落，名曰腐根。其根既腐，縱得全活，齒不復生。外證腦熱肌削，手足如冰，寒熱時來，滑泄肚痛，口臭乾渴，齒齗生瘡，爪黑面黧，身多瘡疥是也，錢氏地黄丸主之；仍當於生脈散中多加黄芪以補肺。曾氏用調元散。

冷熱疳

疳之新者爲熱疳，面黄臉赤，骨熱盜汗，鼻乾口臭，脣焦煩渴，心躁驚悸，情意不樂。若疳之久者爲冷疳，目腫腹脹，便痢不定，瀉糞肥膩，或似油珠，煩渴黄瘦。熱疳病多在外，冷疳病多在内。又有冷熱二證交互，非新非久，不内不外者。

無辜疳

兒面黄髪直，時壯熱，飲食不生肌膚，積經日月，遂致死者，謂之無辜。言天上有鳥名無辜，晝伏夜遊，洗濯小兒衣席，露之經宿，此鳥即飛從上過，而取此衣與小兒著，幷席與小兒臥，便令兒生此病。

小兒無辜，腦後有核如彈丸，捏之反下轉是也。凡小兒有此物，如禽獸舌下有禁蟲，若不速去，常殞其命。此核初生，軟而不痛，中有蟲如米粉，得熱氣漸長大，大則筋結定，定則蟲隨血氣流散，所有停留，子母相生，侵蝕臟腑，肌肉作瘡，或大便泄膿血。致使小兒漸漸黄瘦，頭大髪立，手足細弱，從兹夭折也。

夫小兒無辜疳痢者，大腹泄痢膿血，毛髪皮膚枯槁，肌體日漸羸瘦，腸胃既虚，痢無時節，故名無辜疳痢也。

漢東王先生云：小兒無辜疾者，古云天上有一鳥名無辜，因晒小兒衣物，失取過夜，遇此鳥過尿之，令兒啼叫，諸病雜生，日漸黄瘦者非也，此蓋是八邪所傷得之。其八邪者，飢、飽、勞、役、風、驚、暑、積，謂之八邪。久則令人日漸黄瘦，吃食不長肌肉，夜則啼哭，身上或發微微壯熱，多渴，吃食不知飢飽，或生瘡癬是也。

朱氏八片錦歌：孩子無辜氣，多因母作爲。若人能慎護，安得見尩羸？驚薄成風疾，暄寒作氣瘻。須交除病乳，莫更著重衣。吃食無令早，能言不怕遲。論中八不許，胷起力頻微。頭皮光哲哲，毛髪薄離離。肝壅侵雙眼，脾黄入四肢。渾身生瘾疹，遍體是瘡痍。瀉痢無休歇，增寒少定時。繡毬全不顧，竹馬豈能騎？白暈眸中現，清涎口畔垂。鬬牙須咬甲，舉手要撏眉。夜夜餐瓜果，朝朝食土泥。胃傷腸肚脹，肺盛喘何疑？飲食無休歇，眈眠似醉迷。

五疳久而不瘥，則腹内有蟲，肌體黄瘦，下痢不止，宜服藥出之，則疳氣漸退也。

蟲

蛔　疳

玉訣歌：惡哭痰青蛔齩心，涎生積冷痛難任，每餐甜物并時果，致得蟲生病轉深。先用使君子散、蘆薈丸取蛔，後温脾胃。

乾　疳

身體壯熱，或時憎寒，舌濇口乾，睡多盜汗，皮膚枯燥，髮立毛焦，乳食雖多，肌肉消瘦，四肢無力，好睡昏昏，日往月來，轉加尫瘁，是其候也。

内　疳

小兒乳食不消，心腹虚脹，眼目濇癢，體熱皮枯，腸胃不調，痢下五色，漸漸羸瘦，蟲蝕肛腸，日月彌深，痢轉不止，故號内疳。此冷證也，宜使君子丸。

外　疳

疳在外，則鼻下赤爛自揉，鼻頭上有瘡，不著痂，漸繞耳生瘡，今分走馬疳、口齒疳、鼻疳、眼疳等，臚列如下。

走馬疳，疳蝕之極也，乃五臟蒸熱上攻，甚即遍沿作崩砂候，牙邊肉腫爛，口内氣臭，身微有潮熱，吃食不得，齒縫出鮮血，常動摇似欲脱，肉爛自落。治之先以淡淡鹽湯洗口内，即下紫金散摻之，一日三次，揩殺牙邊肉内蟲；如大段甚，即下秋霜散摻之，然後將朱砂膏、牛黄膏夾天竺黄散調理，此茅先生法。或以天竺黄散夾地黄膏亦好，此惠眼法。如此調理即安。如調理不退，先落齒一兩三個，即死不治。相次面光發顋漏，見骨而殂。

形證論先與退脾肺風熱，宜吃檳榔散五七服，後用此藥貼齗上，以大棗一個，砒少許，去棗核，入砒在内燒灰存性，臨臥時貼齗上數次，效。

凡得此候，多因氣虚受寒，及有宿滯，留而不去，積温成熱，虚熱之氣上蒸，或食甘酸鹹膩之物，而脾雖喜甘，積滯日久，藴熱上熏於口，致齒焦黑爛，間出清血，血聚成膿，膿臭成蟲，侵蝕口齒，甚至顋頰穿破，乳食不便，面色光浮，氣喘熱作，名走馬疳。治之之法，先去積熱，用當歸散合三稜散，水、薑、棗煎服；次投蘆薈丸、玉露飲，及以温鹽水灌漱。或軟鷄翎蘸鹽水拂洗，略拭乾，仍以燒鹽散、内金散、密陀僧散敷之。若經久不愈者，敷於脣之上下，及成崩砂證，或穴發漏腮，齒落骨露，飲食減少，氣促痰鳴，必致危矣。

口齒疳，其候脣口瘡痛，牙齒峭黑，舌上生瘡，腦中乾熱，齗肉赤爛，頰腫齒疼，熱毒熏蒸，口多臭氣。此乃走馬疳之輕而慢者。《聖惠》形容似太過。治法宜清胃散、甘露飲内服，外用炒黑五倍子、緑礬燒紅、人中白等分，入冰片少許揩牙，或加檳榔末殺蟲亦得。

鼻疳之候，小兒乳食不調，上焦壅滯，令疳蟲上蝕於鼻也。其候鼻中赤癢，壯熱多啼，皮毛乾焦，肌膚消瘦，欬嗽上氣，下利無常，鼻下連脣，生瘡赤爛，故曰鼻疳也。

疳濕之病，多因久利，脾胃虚弱，腸胃之間蟲動，侵蝕五臟，使人心煩懊悶。其上蝕者則口鼻齒齗生瘡，其下蝕者則肛門傷爛，皆難治。或因久痢，或因臟熱嗜眠，或好食甘美之食，并令蟲動，致生此病也。

小兒嗜食甘味，多動腸胃間諸蟲，致令侵蝕臟腑，此猶是䘌也。凡食五味之物，皆入於胃，其氣隨其臟腑之味而歸之。脾與胃爲表裏，俱象土，其味甘，而甘味柔潤於脾胃，脾胃潤則蟲動，蟲動則侵蝕成疳也，但蟲因甘而動，故名之爲疳也。若蟲蝕下部，則肛門生瘡爛開，急者數日便死，宜速療之。

凡小兒乳食不節，冷熱相乖，傷於臟腑，致疳氣也。若脾胃虛弱，則哺乳不消，大腸虛寒，遂變泄痢。因其久痢不止，腸胃俱虛，爲水濕所乘，腹內蟲動，侵蝕下部，故名疳痢濕䘌也。

夫小兒疳瘡生於面鼻上，不癢不痛，常有汁出，汁所流處，隨即成瘡，亦生身上，小兒多患之，亦是風濕搏於血氣，所以不癢不痛，故名疳瘡也。

五疳

銅壁山人曰：凡治疳不必細分五疳，但虛則補之，熱則清之，冷則溫之；吐則治吐，利則治利，積則治積，蟲則治蟲。不出集聖丸一方加減用之，屢試屢驗。

疳熱

漢東王先生論小兒發熱形瘦，多渴吃食，不長肌肉者，謂之疳熱。凡疳熱當服進食丸磨積，仍間服化蟲丸；後服鼈甲散退熱，次服肥兒丸。

疳勞

即疳熱而骨蒸，兼諸欬嗽盜汗等證是也。湯氏鼈甲散、猪肚丸皆對證之藥。

疳積

其候面帶青黃色，身瘦肚膨脹，髮竪身熱，肚中微痛。此因疳盛而傳爲此候。治之，先用勻氣散、醒脾散調理二日，後下青金丹取下疳積，再下勻氣醒脾散補之，常服保童丸即愈。

《玉訣》云：疳氣腹脹潮熱，先與調胃氣，後與取虚積藥，次服疳藥。

疳　瀉

先用青金丹取下疳積，後用勻氣散、香連散、乳香散調理；瀉止，常服保童丸。

《石壁經》云：疳瀉因不慎飲食，或食交乳致然。腹中有片子或如鷄子，又加三二指大，所以作瀉糞如糟，毛髮硬，面無光，或青黄色，目多仄視。當分水穀，仍須温和藥，和氣即瘉。若藥熱，則作腫而死。瀉而多食爲蟲疳，宜殺蟲藥；瀉而少食爲冷疳，宜温藥。

虚　羸

母氣不足，則羸瘦肉極。

小兒羸瘦，不生肌膚，皆爲脾胃不和，不能飲食，故血氣衰弱，不能榮於肌膚也。挾熱者，即温壯身熱，肌肉微黄，其挾冷者，即時時下痢，脣口青白。

小兒經諸大病，或驚癇，或傷寒，或温壯，而服藥或吐利發汗，病瘥之後，氣血尚虚，脾胃猶弱，不能傳化穀氣，以榮身體，故虚羸也。

更當審其形色，察其見證。如面赤多啼，心之虚羸也；面青目劄，肝之虚羸也；耳前後或耳下結核，肝經虚火也；頸間肉裹結核，食積虚熱也；面黄痞滿，脾之虚羸也；面白氣喘，肺之虚羸也；目睛多白，腎之虚羸也。仍審相勝而藥之。又寒熱二證，不可不辨。若腹痛，瀉利清白，不渴喜熱，此屬寒證，雖在夏月，宜木香丸。身熱煩躁，瀉利焦黄，作渴喜冷，此屬熱證，雖在冬月，宜胡黄連丸。皆舍時從證之治法也。

丁　奚

小兒丁奚病者，由哺食過度而脾胃尚弱，不能磨消故也。哺食不消，則水穀之精減損，無以榮其氣血，致肌肉消瘠。其病腹大，頸小，黃瘦是也。若久不瘥，則變成穀癥傷飽、哺露病，一名丁奚，三種大體相似，輕重立名也。

凡小兒或因吐而瀉久不瘥，或病退不能行，膝大脛小，號曰丁奚。七歲以下號鼓槌風，十五以下名鶴膝風。蓋此并是風冷傷於腎所致，腎主骨故也。

疳脹、丁奚，辨證云：小兒腹大，如有青筋見，即曰疳脹。如無青筋，乃名丁奚，是因過飽傷食而得之。

丁奚者，亦久積成疳之證，皆因飲食過傷於脾胃，脾胃虛，不能磨化飲食，飲食漸減，無以生其氣血。面白色慘，潮熱往來，腹大而多青筋，手足如筒，顱顖開解，頸項小而身黃瘦。先投萬應丸；次參苓白朮散，早晨一服，與養胃氣；及醍醐散進食，食後下烏犀丸三粒，至五粒，助脾化食。此即用迎奪之法。間投醒脾散、沉香檳榔丸、木香莪朮丸，次第調理。有渴瀉腹痛，千金膏亦好。若脾氣稍和，飲食漸進，再以化癖丸、快活丸常服；或用烏犀丸略下二三行，勻氣散止補。有寒熱往來，柴胡飲主之。腹脹投南星腹皮散。有餘熱，麥芽、柳枝煎湯，調三解散。有蟲，下使君子丸。斯疾得之非一朝一夕，然施治之法，亦須漸漸令其平復；欲求速效則難矣。凡鷄、酒、羊、麵、魚、酢、甘甜、生冷、毒物，宜忌之。

哺露

哺露者，因乳哺不消，脾胃衰弱，漸不能食，血氣減損，肌肉不榮，柴骨羸露，吸吸苦熱，謂之哺露也，宜麝香進食丸。

哺露者，亦由乳哺不節，損於脾胃，脾胃損而飲食減，形容羸瘦，則臟腑之氣不能宣通，時間有熱，謂之哺露。此候與丁奚相去不遠，但食多吐逆，臟氣虛冷，而泄瀉無度，糞中有蟲。治法同前丁奚證藥，惟加養臟湯服之。

醫學綱目 明·樓英

十二無辜疾證

天弔　鵝口　木舌　懸癰　重齶　胡孫噤　臍風　撮口　重舌　乳淵　龜胷　著噤

五　疳

心疳者，苦要驚啼，常只吃水，少食辛味，耳邊有青脈，舌上有焦點者，不治。

肝疳者，目帶青，左脅下硬，多吐沫，眼頭黑者，不治。

脾疳者，肚大青筋，唇口無血色，人中平，下痢不止者，不治。

肺疳者，欬逆氣急，瀉白水，身上黑斑者，不治。

腎疳者，要吃鹹酸，吃水不住，小便如粉汁，齒黑有瘡骨出，耳乾腦焦，不治。

小兒衛生總微論方 宋·撰人未詳

五　疳

小兒疳病，諸論叢雜，唯五疳之説爲當。其證候外則傳變不同，内則悉屬五臟。一曰肝疳，其候摇頭揉目，白膜遮睛，遍身多汗，喜覆面而卧，眼中瀋癢，色澤青黄，髮豎頭焦，筋青腦熱，腹中積聚，下痢頻多，日漸羸瘦。二曰心疳，其候渾身壯熱，頰赤面黄，心胷膈脘煩躁滿悶，口舌生瘡，盜汗多驚，下痢膿血，神彩衰耗。三曰脾疳，其候腹大如鼓，上多筋脈，喘促氣粗，心腹壅脹，多啼欬逆，水穀不消，唇口乾燥，好食泥土，情意不樂，憎明好暗，痢多酸臭，肌肉内消，形枯力劣，甚則大肉陷下。四曰肺疳，其候欬嗽氣逆，皮毛焦落，咽喉不利，揉鼻咬甲，口鼻生瘡，腹内氣脹，乳食不進，大腸不調，泄痢不常，憎寒體慄，糞中米出，洞下白泔。五曰腎疳，其候上熱下冷，寒熱時作，齒齗生瘡，耳焦腦熱，手足逆冷，吐逆滑泄，下部生䘌，脱肛不收，夜啼饒哭，漸成困重，甚則高骨乃敗。小兒疳疾，乃與大人勞瘵相似，故亦名疳勞。大人勞者，因腎臟虚損，精髓衰枯；小兒疳者，因脾臟虚損，津液消亡。病久相傳，至五臟皆損也。大人勞疾，骨削而氣耗；小兒疳疾，腹鼓而神羸。以其病之始也，其臟之傳受不同故也。至於傳久，五臟皆損則一也。故五損者，經言一損於皮毛，皮聚毛落，肺也；二損於血脈，血脈虚少不能榮於臟腑，心也；三損於肌肉，肌肉消瘦，飲食不爲肌肉，脾也；四損於筋，筋緩不能自收持，肝也；五損於骨，骨痿不能起於牀，腎也。病極則大肉陷下，高骨敗壞，以至死矣。凡小兒有疾，多是上下所壞。小兒臟腑嫩軟，易虚易實，於一切諸病悮行轉下，致脾胃虚弱，津液内耗，皆能成疳。且如潮熱日中時發者，是脾臟虚心臟實日中乃心用事之時，而内發其熱，法當先補其肝母肝乃心之母也，肝實而後瀉心，心得母氣則平而潮熱乃愈。醫見潮熱，妄謂其實，便以大黄、牙硝等冷藥利之，利既多而不能禁，則津液内亡，漸成疳也。又如癖病發作，寒熱飲水，脅下有形而硬痛，法當用藥漸消磨之。醫見有癖，便以巴豆、硇砂輩快藥下之，下既多而津液耗，則漸成疳也。又如傷寒五六日之後，有下證，因以冷藥下之太過，致脾胃虚而津液耗，即便引飲不止而熱生，如此則熱氣内耗於津液，肌肉外消而羸瘦，他邪相干，證變百端，亦因成疳也。又如吐瀉病久，津液耗亡，亦能成疳。又如小兒食肥甘物多，因傷爲積，則藴痢發熱，津液内耗，亦能作甘，故甘即疳也。《聖濟經》云：肥甘之過，積爲疳黄，乃謂是矣，故諸病皆能成疳也。凡疳之候，眼濇多困，或生白膜，脣口淡白，身色黄黑，食泥土生米，喜臥冷地，疥癬頭瘡，洞泄青白黄沫，下痢膿血，腹滿喘欬，耳鼻生瘡，髮稀作穗，頭大項細，肚大青筋，脚手垂嚲，瘦瘠飲水，筋痿骨重，形劣尫羸，皆其證也。本因脾虚津耗，久則傳變而成，傳緩者則爲慢疳，傳緊者則爲急疳。又當辨認冷熱肥瘦：其肥熱疳者，乃因食肥甘，積聚生熱而作，故多病於初也，治用黄連丸。其瘦冷疳者，乃因轉下瀉痢生冷而作，故多病於久也，用木香丸。通治冷熱疳者，用如聖丸。凡治小兒之病，必量虚實冷熱，不可妄行轉下，恐變生疳也。若病初之脾虚津少，發渴欲飲者，當生胃中津液，煎錢氏白朮散與服。

諸蟲

經言人臟腑中有九蟲，内三蟲偏能發動爲病，人臟腑實强，則不能爲害，若臟腑虚弱，則隨蟲所動而生焉。故經亦别立三蟲之名：一曰蛔蟲，又曰長蟲，居胃脘之間，動則令兒吐青白沫，或吐清水，心腹刺痛，若蟲貫心者即死。二曰蟯蟲，居洞腸之間，多則發動，爲痔瘻䘌蝕瘡疥瘑癩。三曰寸白蟲，居腸胃之間，動則損人精氣，令腰脚痛弱。更有一蟲形若細絲，或如馬尾，故俗呼馬尾蟲。此蟲不在九蟲之數，或云飲食中誤嚥油髮所變，亦居胃中，動則令兒腹中攪刺發痛，不可忍受。小兒蟲動者，多病於諸病之後，蓋因臟腑虚弱故也。患疳勞吐瀉者，尤甚。治法用藥，惟每於月初四五日間，在五更時服之，至日午前，蟲即盡下矣。後以平調藥一兩服和之，不可多也。

虚羸

小兒虚羸者，由諸病之後，或誤行轉藥，或吐而利，致脾胃虚弱，不能傳化穀氣，飲食不入，肌膚消瘦，乃成虚羸也。

古今圖書集成醫部全録卷四百四十四

小兒諸疳門

方

木香圓《中藏經》，下同　治小兒吃食太早，遂成疳疾，腹脹疳瀉，及釀肚等病。

木香　沉香　青皮去白，各一錢　牽牛二錢，炒　肉豆蔻一個，麵裹煨

右爲細末，酢麵糊圓如麻子大，二三歲兒服三粒，五六歲服五七粒，濃煎蘿蔔湯下。

玉柱杖散　治小兒疳瘦。

黄芪　人參　白茯苓

右等分爲末，每服一錢，水一盞，煎至六分，呷之，不拘時。《證治準繩》加白朮。

肥兒丸《錢氏直訣》，下同　治食積五疳，頸項結核，髮稀成穗，發熱作渴，無辜等證。

川黄連炒　神麯炒　廣木香各一兩五錢　檳榔二十個　肉豆蔻二兩，泡　使君子酒浸　麥芽各四兩

右爲末，麵糊丸麻子大，每服三五十丸，米飲下；良久，用五味異功散一服，以助胃氣。

九味蘆薈丸　治小兒肝脾疳積，體瘦熱渴，大便不調，或瘰癧結核，耳内生瘡等證。

蘆薈　胡黄連　黄連　木香　蕪荑炒　青皮　白雷丸　鶴虱草各一兩　麝香三錢

右爲末，蒸餅糊丸麻子大，每服一二錢，空心白湯下。王肯堂曰：愚按前方，肝脾疳積，食積發熱，目生云瞖，或疳熱頸項結核，或耳内生瘡，肌體消瘦，發熱作渴，飲食少思，肚腹膨脹，或牙齦蝕落，頰顋腐爛，或陰囊玉莖生瘡，或胷脅小腹作痛，并效。内青皮以龍膽草代之，麝香不用，尤效。

黄連丸　治疳勞、疳渴、乾疳。

川黄連五錢，膽汁浸曬　瓜蔞根　烏梅肉　杏仁浸去皮，焙　石蓮各二錢

右爲末，牛膽汁浸糊丸麻子大，每服一二十丸，煎烏梅薑蜜湯下。

木香丸　治冷疳。

木香　青黛　檳榔　肉豆蔻　麝香各一錢半　續隨子一兩，去油　蝦蟆三個，燒存性

右爲末，蜜丸菉豆大，每服三五丸，薄荷湯下。湯氏曰：小兒冷疳多渴，喜臥冷地，煩躁啼叫，飲食不進，漸成羸瘦，其候難治，有若熱證，但大便滑泄，百藥不效是也。因一女子百藥俱試而無偶中者，竟與錢氏木香丸，不數服而愈。自後凡有此證，無不獲驗。薛己曰：前方消疳清熱，逐水破氣之劑。然云冷疳者，乃陽氣虚而脾胃冷也。其檳榔、續隨子，恐導損真陰，剋伐陽氣，治當審之！

胡黄連丸　治熱疳。

胡黄連　黄連各五錢　朱砂二錢，另研

右爲末，填入猪膽内，以綫扎定，再用杖懸掛銚中，淡漿水煮數沸，取出研爛，入蘆薈、麝香各二錢，飯糊丸麻子大，每服一二十丸，米飲下。一方，加蝦蟆半兩，不燒。薛己曰：愚按前證當以本方爲主，佐以四君子加蕪荑。脾胃虚甚者，以四君子加蕪荑爲主，以前丸爲佐。

如聖丸　治冷熱疳瀉。

胡黄連　川黄連　白蕪荑炒，各二兩五錢　真麝香五分，另研　乾蝦蟆五個，酒煮杵膏　使君子肉一兩

右爲末，以蝦蟆膏杵丸麻子大。每服一二十丸，煎人參湯下。薛己曰：愚按疳之爲患，乃肝脾虚熱，津液乾涸之證，前方乃專於治疳清熱之劑，若脾胃虚弱者，當佐以六君子湯調補脾胃，使邪氣退，庶可收全功也。

蘭香散　治鼻疳赤爛。

蘭香葉二錢，燒灰　銅青　輕粉各五分

右爲末，乾貼。

白粉散 治諸疳瘡。

海螵蛸三分 白芨二分 輕粉一分

右爲末，先用漿水洗，拭乾貼。薛己曰：按前二方，治表之藥。如未愈，用四味肥兒丸以治其內。

四味肥兒丸 治嘔吐不食，腹脹成疳，或作瀉不止，食積脾疳，目生雲瞖，口舌生瘡，牙根腐爛，發熱瘦怯，遍身生瘡，小便澄白，腹大青筋，一切疳證。

黄連炒 蕪荑炒 神麯 麥芽炒，各等分

右爲末，水糊丸桐子大，每服一二十丸，空心白滚湯下。

蟾蜍丸 治無辜疳證，一服虚熱退，二服煩渴止，三服瀉痢愈。

蟾蜍一枚，夏月溝渠中取腹大不跳不鳴身多癗者

右，取糞蛆一杓，置桶中，以尿浸之，却將蟾蜍跌死，投與蛆食，一晝夜，用布袋盛蛆，置急流中一宿，取出瓦上，焙乾爲末，入麝香一字，粳米飯丸麻子大，每服二三十丸，米飲下，其效如神。

蕪荑散 治蟲動口内流涎。

白蕪荑 乾漆炒，各等分

右爲末，每服五六分，米飲下。

安蟲散 治蟲動心痛。

胡粉炒黄 檳榔 川楝子 鶴虱各三錢 枯白礬二錢五分

右爲末，每服五六分，痛時米飲調下。薛己曰：按蟲動之因，多屬胃氣虚弱，或聞飲食氣味而動。前二方乃化蟲之劑，若因脾胃虚弱者，須當調補中氣。

大蕪荑湯 治小兒脾疳少食，發熱作渴，大便不調，髮黄脱落，面黑便青，鼻下生瘡，能乳嗜土等證。

蕪荑　山梔各五分　黄蘗　甘草　黄連　防風各二分　麻黄　羌活　柴胡各三分　白朮　茯苓　當歸各四分

右作二劑，水煎。王肯堂曰：前方治黄疸土色，爲熱爲濕，當小便不利，今反利者知黄色爲躁，胃經中大熱，髮黄脱落，知膀胱腎俱受土邪，乃濕熱之證。鼻下作瘡者，土逆行，營氣伏火也；能乳者，胃中有熱故也；喜食土者，胃氣不足也；面色黑者，爲寒爲痹。大便青屬寒，褐色血黑色熱蓄血中間，黄色腸胃有熱。治法當滋營潤燥，内除寒熱，外致津液。

秘旨補脾湯　治久病面黄肌瘦，咬牙目劄，頭髮稀少，誤藥所致。

人參　白朮各一錢　白芍酒炒　白茯各八分　陳皮　川芎各六分　炙甘草　黄芪蜜炙　當歸各四分，酒洗

右，每服二三錢，薑水煎。

大黄煎崔知悌方　治小兒無辜，閃癖瘰癧，或煩乾黄聳，或乍痢乍瘥，諸狀多者。

大黄九兩，錦紋新實者，若微朽即不中用，削去皮搗篩爲散，以好米酢三升和置瓦碗中，於大鐺内浮湯上炭火慢煮，候至成膏，可丸，乃貯器中

右三歲兒一服七丸，梧子大，日再服，以下出青赤膿爲度。若不下，或下少，稍稍加丸。若下多，又須減之。病重者七八劑，方盡根。此藥惟下宿膿，不令兒利也。須禁食毒物，乳母亦禁之。一加木香一兩半。

猪肚黄連丸《直指方》　小兒疳熱流注，遍身瘡蝕，或潮熱肚脹作渴。

猪肚一個，洗淨，宣黄連五兩切碎，水和納入肚中縫定，放在五升粳米上蒸爛

右石臼搗千杵，或入少飯同杵，丸菉豆大，每服二十丸，米飲下。仍服調血清心之藥佐之。蓋小兒之病，不出於疳，則出於熱，常須識此。

天麻丸《原機啓微》，下同　治小兒肝疳、風疳、疳眼。

青黛　黄連　天麻　五靈脂去石　夜明砂炒　川芎藭　蘆薈各一錢　龍膽草酒拌炒焦　防風　蟬蜕各一錢半　全蠍三個　麝香少許　乾蟾頭二錢，炙焦　爲末，猪膽汁浸糕，丸如麻子大，每服十丸，薄荷湯下。

二草散　治小兒疳眼睛疼，幷赤眼腫痛。

甘草 龍膽草酒炒 當歸 細辛各一錢 爲末，三歲兒一錢，水半盞，砂糖少許，煎三分，食後服。

生熟地黃散 治小兒疳蝕眼患，閉合不開，羞明畏日，或生内障。

生地黃一兩 熟地黃一兩 麥門冬去心，半兩 當歸 枳殼米泔洗炒 防風 杏仁 甘草 赤芍藥各二錢半 爲末，每服三二錢，黑豆七粒，煎豆熟，去滓服之。

茯苓燥濕湯 治小兒易飢而渴，瘦瘠腹脹不利，作聱聱聲，目病生瞖，睫閉不開，眵淚如糊，久而膿流，俗謂之疳毒眼。

人參一分 柴胡四分 白朮 茯苓 薄荷 炙草 蔓荆子 枳殼各二分 澤瀉分半 前胡 蒼朮 獨活 川芎三分 羌活三分半 作一服，水一盞，煎至七分，去滓稍熱服。

右方爲小兒寒暑不調而釀成此證。夫寒暑飲食不節，皆能傷動脾胃。脾胃，陰陽之會元也。故清陽下而不升，濁陰上而不降。今以白朮、人參先補脾胃爲君，柴胡、甘草、枳殼輔上藥補脾胃爲臣，蒼朮燥濕，茯苓、澤瀉導濁陰下降爲佐，然後以羌活、獨活、防風、蔓荆子、前胡、川芎、薄荷諸主風藥以勝濕，引清陽上升爲使，此正治神效之方也。

升麻龍膽草飲子 治小兒疳眼，流膿生瞖，濕熱爲病。

升麻二錢 麻黃一錢半 炙草 穀精草 蛇蜕 郁金各半錢 黃芩 羌活 龍膽草 青蛤粉各三錢 爲細末，每服二錢，熱茶清濃調服。

右方君以升麻，足陽明胃足太陰脾也；臣以羌活、麻黃，風能勝濕也；佐以甘草承和上下，穀精草明目退瞖，蛇蜕主小兒驚疳等疾；使以青蛤粉治疳止利，川郁金補血，龍膽草療眼中諸疾，黃芩除上熱目内赤腫，火炒者妙。龍膽草性已苦寒，恐重之則又過於寒也。

胡黃連丸《平治會萃》 治疳病。

胡黃連半錢，去果積 阿魏一錢半，酢煮，去肉積 神麯炒，去食積 黃連各二錢半，炒，去熱積 麝香四釐右爲末，猪膽汁丸如黍米大，每服二十丸，白朮湯下。

大肥兒丸《癘瘍機要》　治脾疳飲食少思，肌肉消瘦，肚大頸細，髮稀成穗，項間結核，發熱作渴，精神倦怠，便去酸臭，愛食泥土，或口鼻頭瘡，或肚見青筋，嚙齒下痢，便白五疳。即四味肥兒丸，加乾蟾一兩，蕪荑五錢。

雄黃解毒丸《片玉心書》　下痰去熱，追蟲打積。

雄黃一錢，另研　郁金三錢　巴豆霜二錢　共爲末，米糊丸如粟大。痰涎壅甚，竹葉湯下。積痛，茴香湯下。纏喉風，白水化開吐痰。蟲痛，苦楝子根白皮湯下。

蠍虎丹《奇效良方》　治一切疳瘦下痢，證候全備，及無辜疳毒如邪病者。

乾雄蠍虎一個，微炒　蝸牛殼　蘭香根　靛花　雄黃　麝香各一分　龍腦半分

右各爲末，米醋煮糊丸黍米大，每用脂麻湯下十丸，日三服，取效。

肥兒丸《嬰童百問》，下同　治疳多因缺乳，食肉太早，或患臟腑胃虛。療諸般疳化蟲，治黄瘦肚急，消疳。可常服之，退疳熱。

黃連《局方》加肉豆蔻　陳皮去白，《局方》用木香　神麯《局方》有使君子　麥牙各一兩，《局方》加稜朮　白蕪荑半兩，《局方》用檳榔　川楝子一兩，去核炒

右爲末，神麯糊丸麻子大，每服三十丸，空心米飲吞下。

又

三稜　蓬朮　川楝子　龍膽　黃連各四錢　柴胡　地骨皮各半兩　枳殼麩炒　麥芽　當歸各三錢　白蕪荑二錢　蘆薈　木香各一錢

右爲末，神麯糊丸麻子大，每服三十丸，米飲下。

胡黃連丸　治嬰兒一切疳疾，及一切虛痢，他藥無功，此藥極效。

胡黄連　川黄連　蘆薈　肉豆蔻煨　桂心　人參　朱砂　麝香　使君子　木香　鈎藤　龍齒　白茯苓各等分

右爲末，取豶猪膽兩枚，裂汁和末，令匀，却入袋内盛之，以繩扎定，湯煮半日，取出切破袋子，更入莨菪子二錢微炒，黄丹一錢，二味别研如粉，入前藥和匀，擣五百杵，爲丸如菉豆大。但是疳與痢，用粥飲下五七丸，幼者三丸。不吃粥飲，乳頭令吻。能治一十二種疳痢，及無辜疳之證，功效非常。

吴希亮疳方　治一切疳。

三稜煨　蓬朮煨　神麯炒　麥芽炒，各半兩　青皮　陳皮　烏梅肉　蕪荑仁　胡黄連　百草霜　雷丸各三錢　元胡索　甘草各二錢　巴豆五十粒

右爲末，合了，先用一兩，入巴豆五十粒，丸麻子大，每服五七丸，米湯下，大小以意增減。加川楝子、使君子亦可。

地黄丸　治腎疳。

熟地黄八錢　赤茯苓　山茱萸肉　當歸　川楝肉　丹皮　山藥　澤瀉　使君子各三錢

右爲末，蜜丸如桐子大，每服三丸，温水化下。

生熟地黄湯　治疳眼閉合不開，内有濛霧。

生地黄　熟地黄各半兩　川芎　赤茯苓　枳殼炒　杏仁水浸去皮　川黄連　半夏麯　天麻　地骨皮　甘草炙　當歸各二錢半

右剉碎，每服二錢，薑三片，黑豆十五粒，水一盞，煎至六分，空心温服。

脾積丸　治疳極妙。

山楂子青者多用　香附子　烏藥　紫金皮　砂仁　生甘草各等分

右爲末，山楂子生用擣碎成末，米糊丸桐子大，米飲下三五十丸。大人小兒皆可服。

嚏疳散　治疳。

蘆薈　川黄連各一錢　瓜蒂　猪牙皂角　蝦蟆灰各半兩　麝香少許

右末，吹入鼻内，嚏出可療。

脂連丸　治五疳潮熱，肚脹髮焦。

胡黄連　五靈脂

右爲末，獖猪膽汁丸麻子大，每服十五丸，米飲下。五疳潮熱，慎勿用大黄、黄芩。

五疳良方

川黄連　蕪荑仁　神麯炒　麥芽炒　陳皮　木香　蝦蟆灰各一兩　使君子三十個，煨去殼　生肉豆蔻二個　鷄心檳榔二個　麝香一字

右爲細末，雄猪膽二個取汁，入好酒，打清麪糊丸芥子大，每服十五丸，米飲下。

茯苓丸　治心疳與驚疳。

茯苓　蘆薈　琥珀研　黄連淨　赤茯苓　鈎藤皮　遠志肉姜製焙乾　蝦蟆灰各二錢　石菖蒲一錢　麝香少許

右爲末，粟米丸麻子大，每服十丸，薄荷湯下。

神效換肌丸　治小兒脾疳肌瘦，潮熱盜汗，飲食易傷，臟腑不調，泄瀉糟粕不化，頭大腹急。

川黄連炒　鼈甲酒炙　肉豆蔻煨　使君子　神麯炒　麥芽炒，各半兩　真麝香另研，半錢　訶子肉一錢半

右爲末，麪糊丸如芥子大，米湯下，量大小加減。

地黄清肺湯　治肺熱疳䘌，欬嗽氣逆，多啼，壯熱惡寒。

桑白皮炒，半兩　紫蘇　前胡　防風　赤茯苓　黄芩　天門冬去心　當歸　連翹　桔梗　生地黄　炙甘草各二錢五分

右剉，每服二錢，水煎，食後服。

靈脂丸　治脾疳食疳。

白豆蔻　麥芽炒　五靈脂　縮砂仁　蓬朮煨　青皮　使君子　橘紅　蝦蟆炙焦，各二錢

右爲末，米糊丸麻子大，每服十丸，米湯下。

下蟲丸 治疳蛔諸蟲。

苦楝根皮酒浸焙 綠色貫衆 木香 蕪荑焙 桃仁 檳榔各二錢 鶴虱炒 輕粉各半錢 乾蝦蟆炙焦，三錢 使君子五十個，煨取肉

右爲末，飛麵糊丸麻子大，每服二十丸，天明清肉汁下。治脊疳兼疳勞，加當歸、川黃連，各二錢半。

龍膽丸 治腦疳腦熱餅瘡。

龍膽草 川升麻 苦楝根皮 赤茯苓 蘆薈 防風 油髮灰各二錢 青黛 黃連淨，各三錢

右爲末，猪膽汁浸糕丸麻子大，每服二十丸，薄荷湯下，食後仍以蘆薈末入鼻。

香蔻丸 治疳瀉。

黃連三錢，炒 生肉豆蔻 木香 訶子煨 砂仁 茯苓各二錢

右爲末，揉飯丸麻子大，每十五丸，食前米飲下。

木香丸 治疳痢冷熱不調，五色雜下，裏急後重。

黃連淨，三錢 木香 紫厚朴薑汁炒 砂仁 夜明砂隔紙炒，各二錢 訶子肉一錢半

右爲末，粳米飯丸麻子大，每服十五丸，乾艾葉、生薑煎湯，食前溫服。

褐丸子 治疳腫脹。

萊菔子炒，一兩 陳皮 青皮去白 檳榔 黑牽牛取淨半生半炒 五靈脂 赤茯苓 蓬朮煨，各半兩 木香二錢半

右爲末，麵糊丸如菉豆大，每服十五丸，紫蘇葉白湯送下。

黃芪湯 治疳勞欬嗽不定，虛汗骨蒸，渴而復瀉，乳食遲進而不剋化。

黃芪蜜炙 當歸 川芎 白芍藥 生地黃 蝦蟆去足炙焦 鼈甲酢炙焦，各三錢 人參 白茯苓 陳皮 半夏麯 柴胡 使君子 甘草炙，各一錢

右剉散，每服二錢，薑、棗煎，食前服。

鼈血煎　治疳勞。

白蕪荑　柴胡　川芎各二兩　人參半兩　使君子二十一個　胡黄連　川黄連各二兩

右用鼈血一盞，吴茱萸一兩，拌和二黄連，淹一宿，次早炒乾，揀出茱萸并血，只用二連同餘藥末，粟米飯糊丸麻子大，每二十丸，食前服。

蚵蚾丸　治無辜諸疳，一服虚熱退，二服煩渴止，三服瀉痢住。

蟾蜍一枚，夏月溝渠中取腹大不跳不鳴，其身上多癩磊者　胡黄連三錢

右取糞蟲一杓置桶中，以尿浸之，桶上要乾，不與蟲走，却將蟾蜍打死，頓在蟲中，任與蟲食一日一夜。次以新布袋包繫定，置之急流水中浸一宿，取出，瓦上焙乾，共爲末，入麝一字，研勻，揉飯糊丸，麻子大，每二三十丸，米飲下。一本無胡黄連。一名蚵蚾丸，一名蟾蜍丸。

君朴丸　治小兒諸疳，小便白濁，久則黄瘦，不長肌肉。

使君子煨　厚朴製　黄連各一兩　木香三錢

右爲末，糊丸如小豆大，三歲三十丸，米湯下三五服效。

紫霜丸　治小兒因母復胎，致有寒熱羸瘦，曰繼病。

代赭石煅酢淬七次　赤石脂研末，各一兩　杏仁去皮尖　巴霜去油，各五十枚

右先將杏仁、巴霜入乳鉢内，細研如膏，却入代赭石脂末研勻，以湯浸蒸餅爲丸如粟米大，一歲服五丸，米飲吞下，一二百日内兒三丸，乳汁下。更宜量其虚實加減，微利爲度。此藥兼治驚痰諸疾，雖下，不致虚人。

益黄散　治小兒吐瀉脾虚不食，米穀不化，困倦力少，滑腸夜起，并疳虚盜汗，并治涎唾流出。

陳皮一兩　丁香二錢，一用木香　訶子炮去核　青皮去穰　甘草炙，各半兩

右爲末，每服二錢，水一盞，煎三分，食前服。

消乳丸

砂仁　橘皮　三稜炒　蓬朮炒　神麯炒　麥芽炒，各半兩　香附子炒，一兩

右爲末，麵糊丸麻子大，食後白湯送下。

龍膽湯　治小兒因乳母復受胎孕，令兒漸漸消瘦，骨立毛竪，竟成瘵疾，名曰魃病，此方大效。

龍膽草　鉤藤鉤　柴胡　黄芩　白芍藥　茯苓　生甘草各半兩　蜣螂二枚，去翅足炙　大黄煨，二錢半

右剉散，每服二錢，水一盞，煎半盞服之，以漸加服，得利即止。《直指方》加防風、麥門冬以導心熱，黄芩減半，北棗煎服。去蜣螂蟲亦可。

十全丹　治丁奚哺露。

青皮　陳皮　川芎　五靈脂　蓬朮　白豆蔻　檳榔　蘆薈各半兩　使君子焙　蝦蟆灰　木香各三錢

右爲末，猪膽汁浸糕糊丸麻子大，每二十丸，米飲下；有熱，薄荷湯下。

又　治丁奚哺露。

檳榔　枳殼麩炒　青皮　陳皮　三稜煨　蓬朮煨　砂仁炒，各半兩　丁香二錢五分　木香二錢　香附一兩，炒

右爲末，神麯糊丸黍米大，空心食前下一百丸。

消食丸　治小兒乳哺飲食，取冷過度，冷氣積於脾胃，胃爲水穀之海，脾氣磨而消之，胃氣調和，則乳哺消化，脾傷於冷，則宿食不消。此藥寬中快氣，消乳食，正顔容。

縮砂仁　橘皮　三稜煨　蓬朮煨　神麯炒　麥芽炒，各五錢　香附炒，一兩

右爲末，麪糊丸菉豆大，食後紫蘇湯下二十丸。

鼈甲丸　治小兒無辜疳，腹中毒氣，四肢瘦弱。

鼈甲酢塗炙令黄去裙襴　黄連　枳殼麩炒　夜明砂微炒，各一兩　訶藜勒二枚一生一熟　麝香一字　蝛虎一枚，微炙

右爲末，煉蜜丸如菉豆大，每以粥飲下五丸，日三服，量兒大小加減服之。

蒸鷄丸　治小兒疳勞，骨蒸潮熱，盜汗瘦弱，腹急面黄，食不生肌肉，日夜啼，多渴少食。

黄連二兩　鶴虱　蕪荑各半兩　柴胡　秦艽　知母　丹參　使君子去殼，一兩

右爲末，黄雄鷄一只，約斤餘，籠之，專以火麻子飼之，至五日後，去毛令淨，於背上開孔，去腸肚淨，拭乾，令前藥入鷄腹内，以綫縫之。小甑先以黑豆鋪甑底，厚三寸，安鷄在甑中，四旁將黑豆圍裹，上以黑豆蓋之，自日出蒸至晚，候温冷，取鷄淨肉，研和得所，如硬入酒麵糊同藥末爲丸，如小豆大，二歲二十丸，以意加減，米湯下無時。如十五歲，以温酒送下。忌食猪肉雌鷄肉。

黄鷄煎丸

柴胡　知母　秦艽　川楝肉炒　宣連各一兩　胡連　蘆薈　鶴虱　蕪荑　檳榔　丹參　川芎　神麯　麥芽炒

青皮　五靈脂各半兩　使君子肉一兩半　水銀粉一錢　麻子五兩　黑豆五升

右藥依前方修合。

梅肉丸　治小兒諸疳煩渴，飲水不止。

龍膽草　定粉　烏梅肉炒　黄連蒸，各等分

右爲末，煉蜜丸黍米大，每服二十丸，温水送下。

竹葉湯　治傷表裏俱虚，及諸煩不安。

石膏二兩　半夏四錢　人參　甘草各二錢　麥門冬六錢

右剉散，每服二錢，水一盞，青竹葉、生薑各四片，粳米七十粒同煎。嘔加竹葉、生薑。

四君子湯　治榮衛俱虚，臟腑怯弱，不食瀉痢。

人參　茯苓　白朮　甘草各等分

右爲末，每服二錢，水一盞，煎七分，通口服，不拘時。鹽少許，白湯點服，温和脾胃，進飲食，辟寒邪，障霧氣。

參苓白朮散 治脾胃虛弱，飲食不進，多困少力，煩滿痞噎，心忪氣喘，嘔吐泄瀉，及傷寒欬嗽。此藥中和不熱，久服養氣育神，醒脾悅色，順正辟邪。

白扁豆斤半，薑汁浸去皮微炒　人參　白茯苓　白朮　甘草炙　山藥各二斤　蓮肉　桔梗　薏苡仁　砂仁各一斤

右爲末，每服二錢，棗湯調下，小兒量大小加減。

橘連丸 治瘦。久服消食和氣，長肌肉。

廣陳皮　黃連各一兩，去鬚

右爲末，別研入麝半錢，用猪膽七個，分藥入膽内，將水煮，候臨熟，以針微劄破，以熟爲度，取出，以粟米粥和丸如菉豆大，每服二三十丸，米飲下，量大小與之，無時。

快活丸 治脾胃虛弱，雖進乳食，則遲化而中滿，嘔吐肚急，面黃肚疼，臟腑不調，寬中快膈；亦治大人十噎五隔，并宜服之。

檀香　益智仁　蓬朮各五錢　三稜一兩　砂仁　薑黃　甘松　白豆蔻　甘草各一兩半　陳皮七錢　香附子三兩

右爲末，滴水丸麻子大，每服三五十丸，薑湯白湯任下。

全胃湯《明醫雜著》，下同　治小兒大病後面黃肌瘦，目時動，齒微咬，髮稀少，未能大行，因誤服解表瀉利傷剋諸藥而致者，宜長緩調理，復全胃氣。

白朮一錢二分　白芍藥酒炒　白茯苓各八分　人參　陳皮　川芎各六分　炙草　黃芪蜜炙　當歸酒洗，各四分　半夏　山楂各六分

右，用薑、棗水煎服。

白朮湯 治小兒大便色泔白，及小便濁，或澄之如米泔者，此疳病也。

白朮　黃連薑汁炒　白茯苓　澤瀉　山楂　白芍藥炒，各一錢　青皮四分　甘草三分

右，薑水煎服。薛己曰：按前證，若因脾氣虛而兼濕熱者，宜用四味肥兒丸；若兼泄瀉，當以白朮湯間服。

治疳丸　小兒要藥。

胡黄連　蘆薈　使君子　黄連炒，各五錢　神麯炒，一兩　真阿魏　青黛淨，二錢，另研　麝香少許，另研

右爲末，稀糊丸黍米大，每服十丸，清湯下。薛己曰：按前方乃肝脾疳證之藥也。或内疳，或瘡發於外，亦效。蓋疳乾也，或因哺食太早，或因恣食甘肥，或因峻劑，重亡津液，虚火上炎，或因乳母飲食起居，七情勞役所致。

清中解鬱湯　治小兒脾弱，飲食停滯，鬱熱生痰，或身發赤暈。

白朮　茯苓　陳皮　山梔炒　山楂　神麯炒　麥芽炒　川芎　桔梗　甘草炒，各五分

右，每服二錢，水煎。

芪歸湯《證治準繩》，下同　治小兒稟弱，痘瘡出不快者，及肝虚目視不明。

黄芪一兩，蜜水塗炙　當歸酒洗焙乾　白芍藥　川芎各半兩　甘草三錢，炙

右件㕮咀，每服二錢，水一盞，煎七分，無時温服。

熊膽天麻丹　治風疳羸瘦，摇頭揉目，百脈拘急。

天麻　羌活　真熊膽　蟬殼　使君子去殼　胡黄連各一兩　蘆薈　乾蟾酥炙黄，各半兩

右件搗羅爲細末，粳米飯和如黍米大，每服十粒，煎荆芥湯下，量兒大小加減。

人參散　補虚，調胃氣，進乳食，止吐瀉。

人參　白茯苓　白蓮子肉去心炒，各一分　黄芪半兩，搥蜜炙　炙草二錢

右爲末，每服嬰孩一字，二三歲半錢，四五歲一錢，以水一藥注，或半銀盞，入棗子半片，煎十數沸服。

肝疳方　莊氏第六候，頭面生瘡，毛髮稀焦。

肉豆蔻　蟾灰全者各一個　桔梗　茯苓煨　大黄煨，各一兩　龍腦　麝香各一錢

右爲末，軟飯丸麻子大，粟米飲下三丸，只可兩服。

通神丸 治小兒手足動，眼目不開，有時自笑，或即嗔怒，兼多驚，手指甲青，形狀似死，人妄稱天釣。

茯苓 龍齒煨，半兩 鈆丹 胡黃連各一分 銀箔五片 麝香一錢 釣藤一兩，煨

右爲末，煉蜜丸麻子大，每十丸，米飲下。莊氏第二十二候用此方。

金箔茯苓散 第三風癎，小兒手足拘攣，眼目不開，有時自笑，或嗔怒驚叫，手爪甲青，狀似鬼形，又似天釣，須服此。

金箔五片 茯苓 牛膝 胡黃連各一兩 龍骨一分 木香 麝香各一錢

右件爲末，每服一字，米飲下，日二服。忌油膩。

朱砂安神丸 治心癎怔忡，胷中痞悶。

朱砂四錢 當歸 黃連 生地各半兩 甘草二錢半

右爲末，蜜丸梧子大，每服三十丸，睡前白温水送下。

茯神湯 治心氣不足，虛而驚悸，日常煩哭，及嬰孩生下，羸瘦多驚。宜子母同服，自然有效。

茯神一兩 人參 當歸酒洗，各半兩 炙草二錢

右件㕮咀，每服二錢，水一盞，煎七分，無時温服。有微熱煩躁，入麥門冬去心同煎。

張涣參黃丹 治驚癎挾熱，夜臥驚悸。

乾蠍二十一個，微炒 天漿子十四個，乾者微炒 人參 胡連各一兩 天竺黃半兩，俱爲末，次入 青黛 朱砂各一分 龍腦一錢，并細研

右件一處拌勻，煉蜜和如黍米大，每服十粒，人參湯下，量兒大小加減。

天竺黃丹

天竺黃一兩，細研 晚蠶蛾微炒 白殭蠶微炒 川黃連各半兩。已上擣羅爲細末，次用 青黛 朱砂 麝香各一分，并細研

右件拌勻，粳米飯和如黍米大，每服七粒至十粒，煎人參湯下，量兒大小加減。

朱砂丸《仙人水鑑》治小兒驚疳，五歲至十五歲，幷宜服之。

朱砂研飛，三錢　青黛研淨，一兩　川黄連　郁金爲末　夜明砂炒焦黑，各半兩　麝香　熊膽用冷水一鷄子殼浸一宿，各一錢

右同研如粉，次入浸熊膽水和爲丸如菉豆大，空心臨臥，金銀箔薄荷湯下三丸至五丸。切忌生冷油膩，神效。

真珠散　治小兒心疳，體熱黄瘦。

真珠製末　麥門冬去心，各半兩　天竺黄　金銀箔各研，五十片，臨和加入諸藥末内　牛黄　麝香各細研　胡黄連　甘草炙　羚羊角屑　川大黄炒　當歸微炒　硃砂　雄黄　茯神　犀角屑，各一分

右搗羅爲散，每服以茵陳湯調半錢，量兒大小服之。

驚疳方　朱氏治小兒肚大項小。

鈎藤　甘草各二分　人參　瓜蔞各一分

右件爲末，以水一茶碗，入藥二錢，煎取六合，去滓重煎，温服。

蘆薈丸　治五疳八痢，心臟熱。

蘆薈半兩　輕粉　青黛　墨　飛麪各一錢　使君子肉一個　蝸牛五個，和肉炒焦細研　麝香五分

右爲末，細研滴水爲丸芥子大，生地黄汁化下一丸至二丸，薄荷湯下亦得。莊氏第九候用此方。

麝香丸　治小兒一切驚疳等病。

龍膽草　胡連各半兩　木香　蟬脱各一錢　瓜蒂　龍腦　麝香　牛黄各一錢，幷細研

右，猪膽爲丸如桐子及菉豆大。驚疳或秘或瀉，清米飲送下，小兒五七粒至一二十粒。眼疳猪肝湯下。疳渴㷮猪湯下，猪肉湯下亦得。驚風發搐，眼上竄，薄荷湯下一丸，更水研一丸滴鼻中。牙疳瘡口瘡研貼。蟲痛，苦楝根湯或白蕪荑湯送下。百日内小兒，大小便不通，水研封臍中。有蟲候，乾漆、麝香各少許，幷入生油一兩，煎温水化下一大丸。慢驚勿服。

睡驚丸　治小兒一切驚疳，食積風癇之證。

使君子五十個，燒　墨棗大一塊　金銀箔各七片　膩粉二錢

右先將使君子存性，同墨研細，次入金銀箔乳鉢内研，次入膩粉并麝香少許研，令極細，稀糊丸如桐子大，陰乾，每服一丸，薄荷湯磨下。一歲以下半丸。一名青金丹。極效。

嬭疳方　治小兒因吃著患熱病嬭而腹痛，并及驚風毒奶，便乃下痢吐逆。

桃仁去皮尖炒　胡黃連炒，各半兩　沉香　朱砂別研，各一分　金箔五片

右爲末，軟飯丸麻子大，米飲下五丸，嬭汁下亦得。莊氏第十一候用此方。

進食方　治小兒胃疳。

胡黃連　蘆薈各一分　肉豆蔻一個　檳榔　乾蝦蟆炙，各半個　夜明砂半分，炒　朱砂　麝香各半錢

右爲末，煉蜜丸菉豆大，一歲一丸，米飲下，乳亦得。如是疳盛，次加二丸至三丸，取下蟲屎爲驗，五日一服。

桃花丸　治小兒心臟積食，熱生疳。

寒水石一兩，用炭火燒熟研　朱砂半錢，細研

右合和，如桃花色爲末，浸蒸餅丸如粟米大，冷水下三五丸，服旬日，自然安妙。莊氏二十四候用此方。

張渙木香煎　治食疳不知飢飽，積滯内停，腹大脚細，痢下無度。

木香剉　肉豆蔻去殼，各一兩　乾蟾二個，酥炙　胡連　使君子肉　五靈脂各一兩。已上末，次用　巴豆七粒去油　麝香一分

右件藥同拌勻，滴水於石臼中，搗一二百下，和如黍米大，每服二粒至三粒，温生薑湯下，乳食後，看兒大小加減。

檳榔丹　治能食，不生肌肉，宜常服。

檳榔面裹煨麪乾爲度　木香　胡黃連各一兩　代赭石一分，研。已上羅末，次用　麝香研，一分　香墨燒存性細研，一分

右件通拌勻，糯米飯丸如黍米大，每服十粒，煎橘皮湯下，食後，量小兒大小加減。

肉豆蔻丹　肌瘦挾積，常服尤佳。

肉豆蔻去殼　使君子肉　青橘皮炒黃，各一兩　牽牛子炒黃，一分，已上搗羅，次入　蘆薈一分，研　麝香一錢，研

右件一處拌勻，用糯米飯丸如黍米大，每服十粒，生薑湯下，食後，量兒大小加減。

聖惠木香丸　治小兒食疳，腹中多痛，大腸或痢，鼻癢乾瘦，時有體熱。

木香　胡黃連　蟾頭炙令焦黃　麝香　蘆薈　青黛　雄黃各細研　香墨　熊膽各一分　使君子半兩

右件藥搗羅爲末，煉蜜和丸如菉豆大，每服以粥飲下五丸，量兒大小，以意加減。

訶梨勒丸　治小兒食疳，水穀不消，心腹脹滿，好吃泥土，肌體瘦弱。

訶梨勒皮三分　肉豆蔻一枚，去殼　青黛　麝香　蘆薈　朱砂各細研　熊膽研入，各一分

右件藥搗羅爲末，都研令勻，用酒煮粳米飯和丸如黍粒大，每服以粥飲下三丸，日二服，量兒大小加減服之。

古今圖書集成醫部全録卷四百四十五

小兒諸疳門

方

桃花散《證治準繩》，下同 治小兒食疳腹脹。

桃花一分 乾蟾塗酥炙令黄 肉豆蔻去殼 青黛細研 赤芍藥 紫笋茶各半兩

右件藥搗細羅爲散，每服以温粥飲調下半錢，看兒大小，臨時加減。

孔氏家傳方 治小兒脾疳。

胡黄連 使君子 五味子 檳榔各一錢 南木香半錢

右爲末，粟飯丸如菉豆大，飯後與五七丸，日三服。

大胡黄連丸 治一切驚疳，腹脹蟲動，好喫泥土生米，不思飲食，多睡吼㖢，臟腑或瀉或秘，肌膚黄瘦，毛焦髮黄，飲水五心煩熱，能殺蟲進食，兼治瘡癬。常服不瀉痢。

胡黄連 川黄連去鬚 苦楝子肉各一兩 白蕪荑半兩，秋初三錢 乾蟾頭燒存性研，一分 麝另研，一錢 青黛研，一錢半 蘆薈另研，一分

右先將前四味爲細末，猪膽汁和爲劑，每一丸如胡桃大，入巴豆仁一枚，置其中，用油單紙一重裹之，同米一升許蒸米熟爲度，入後四味，入麪少許，糊丸如麻子大，與十丸或十五丸，清米飲下，食後臨臥，日三服。

脾疳方 治小兒脾疳面黄，多睡，手足浮腫。

桑白皮 漢防己 人參 茯苓 胡黄連 麝香各一分

右爲末，煉蜜爲丸如麻子大，用米飲下五丸，一日二服。莊氏第十候用此方。

又 莊氏第二候，脚細肚高，胷前骨生，愛吃泥土酸鹹，日久通身黄，時時吐逆下痢，腹内疼痛，是脾疳，宜服。

虎睛一對，焙　牛黄　硃砂　麝香各一分　桔梗半兩，焙

右爲末，煉蜜丸，生薑湯下三丸至五丸。

又 治小兒脾疳瀉血，肚大氣喘。

丁香　白朮土炒　龍腦　乾蠍　胡黄連　夜明砂炒，各一分

右爲末，軟飯丸米粒大，蕪荑湯下。

又 治小兒通身黄瘦，大小便結澀，脾所召也。

漢防己炒　甘草炙，各一兩　桑白皮　木通　木香各半兩　檳榔一個　胡黄連一分

右爲末，每服一錢，水七分盞，生薑少許，煎至五六分，分温二服。莊氏第十五候用此方。

黄芪散 治小兒疳氣，進飲食。

黄芪　五味子　厚朴薑汁炙　白朮　蒼朮　芍藥　甘草炙　陳橘皮　乾薑煨　乾蠍　當歸各一兩　木瓜二兩

右爲末，每服半錢，米飲調下。

丹溪小兒吃泥方

石膏　黄芩　陳皮　茯苓　甘草　白朮

右爲散，煎服。

又 治小兒吃泥及讓肚

膩粉一分　沙糖和丸如麻子大，空心米飲下一丸，瀉出土，瘥。

蘆薈丸 治小兒驚風五疳，莊氏第十九候。愛餐生米、麵、炭、甎瓦，是脾胃疳。

蘆薈 胡黃連 牛黃 天竺黃 龍膽草 茯苓各半兩 龍腦 麝香 人參 川大黃 雄黃各一分 生犀角屑二分

右爲末，煉蜜丸如菉豆大，每服三丸，薄荷湯下，温酒亦得，化下無妨。

虎睛丸 小兒脾疳，嘗吃泥土，日久遍身通黃，醫人不識，或呼爲陰黃，宜服此。

虎睛一個 真牛膽黃二錢 桔梗 麝香 胡黃連各一錢

右件爲末，煉蜜爲丸麻子大，每服三丸，食前米飲下，日二服。

補肺散 治久患欬嗽，肺虚氣促，有痰惡心。

阿膠一兩半，剉炒 白茯苓 馬兜鈴去老梗 粳米各半兩 杏仁二十一粒，湯泡去皮尖 甘草四錢，炙

右剉，每服二錢，水一盞，煎七分，無時温服。

張渙麝香丹 治小兒肺疳，皮毛枯燥，欬嗽上氣。

胡連一兩 半夏半兩，湯洗七遍 紫蘇子微炒 五味各一分 乾蟾一枚，酥炙黃。已上羅末，入 麝香 蘆薈 硃砂各細研，一分

右件一處拌勻，以棗肉和黍米大，每服五粒至七粒，米飲下，量兒大小加減。

靈砂丹 因嗽成疳，最宜服之。

人參半兩，去蘆 甜葶藶炒研 淨五靈脂 胡黃連各一分。已上搗羅爲末，入 辰砂半兩 蘆薈 麝香各研細 杏仁麩炒去皮尖，各一分

右件一處拌勻，以粳米飯和如黍米大，每服十粒，煎人參湯下，量兒大小加減。

五靈脂丹 久嗽恐成疳，常服尤佳。

五靈脂半兩 蟾頭一枚，酥炙黃 蟬殼微炒 款冬花各半兩。已上搗羅爲細末，次用 青黛 雄黃各細研，一分

右件藥一處拌勻，糯米飯和如黍米大，每服十粒，煎人參湯下，不拘時服，量兒大小加減。

胡黃連丸 治小兒肺疳，不欲乳食，時復腹痛。

胡黃連 當歸炒 訶梨勒皮 木香各半兩 青皮 蘇子 杏仁去皮尖麩炒微黃，各一分 麝香一錢，研

右件搗羅爲末，用粟米飯和丸菉豆大，每服三丸，以粥飲下，量兒大小加減。

張國材肺疳方

真珠七十粒　辰砂半錢　人參　甘草各二錢　麝香半字　輕粉五錢　白附子一個

右件，先將人參甘草剉碎炒熟，白附子炮碾末，次研入真珠、辰砂、麝香、輕粉勻畢，每服半錢或一字，用金銀薄荷煎湯調服，日進一服，食後。只三服，肺疳立愈。

肺疳方　莊氏第三候，鼻下赤爛，愛揉眼，兼血痢，是肺疳。乃因吃著乘熱物，或病嬭所損心肺，加之欬嗽，更以服涼冷藥過多，便上熱下冷，漸漸昏沉，日夜煩哭。

龍腦　朱砂各一分　鉤藤　元參各一兩　胡黄連炮半兩　麝香一錢

右爲末，煉蜜丸如黄米大，米飲下三丸至五丸。

大蟾丸　治小兒頭項細，心腹脹滿，皮膚乾皺，毛髮焦黄，鼻下赤爛，口舌生瘡，瀉痢不止，日漸羸瘦。

大蟾一個，去四足，劈開腹，去肚腸，入胡黄連一兩，和在内，綫縫合，以濕紙三重裹，用泥固濟，四面令乾，微火出陰氣，更用炭三斤燒令通赤，即焦候冷淨，去泥土，細研如粉，入　麝香　熊膽　蘆薈各半兩　右一處細研如泥，麪糊丸如麻子大，米飲下三丸，乳汁亦得。三歲以上加丸。

諸疳方　理小兒五疳八痢，腹脹羸瘦，頭髮焦乾，口鼻生瘡。

夜明沙用水淘五次焙　白蕪荑與黄連同炒焦　黄連各一兩　右爲末，豮猪膽汁和丸如菉豆大，三丸至五丸，不計時候，麥門冬熟水下。如久患疳氣，服藥無效，或腹脹氣促，不能飲食，米飲下，取出疳蟲即瘥。莊氏第八候用此方。

調元散　主稟受元氣不足，顱顖開解，肌肉消瘦，腹大如腫，致語遲行遲，齒生遲，神色昏慢，服之效。

乾山藥五錢　人參　白茯苓　茯神　白朮　白芍　熟地　當歸酒洗　黄芪蜜炙，各二錢半　川芎　甘草炙，各三錢　石膏二錢右碎，每服二錢，水一盞，薑二片，棗一枚，煎七分，無時温服。如嬰孩幼嫩，乳母同服。

九味地黄丸 治腎疳。

熟地四錢五分 赤茯 山茱萸肉 川楝子 當歸 川芎 牡丹皮 山藥 使君子肉各二錢

右爲末，蜜丸桐子大，每服八十丸，空心温酒下。

張涣熊膽散 治急疳，蟲傷臟腑，上蝕口齒，生瘡赤爛，世呼爲走馬疳。

莨菪子炒令微黑 蝦蟆灰 白礬各半兩 生硫黄一分。已上搗末，入 熊膽半兩，細研 麝香 雄黄 蘆薈各一分，并細研

右件藥，一處拌匀爲細末，每服一字，煎荊芥湯調下。如有瘡處，宜薄敷之。如鼻癢，即取少許，逐日吹鼻中，日三兩上。

熊膽膏 截急疳病。

熊膽半兩，研 蚺蛇膽 蘆薈 牛黄各一分 龍腦 麝香各一錢，并細研

右件藥都細研，以井華水一小盞攪和匀，以磁器盛，重湯，慢火熬成膏，每服一豆大，薄荷湯化下，兼塗患處。一方加黄礬。

立聖膏 治急疳侵蝕。

人乳汁半合 黄礬一粟大 白礬一棗大 石膽一豆大

右件藥都研細，以綿裹，内乳汁中，浸經一宿，看汁有味，慢火熬成膏。每服少許，塗於口裏。如鼻中有瘡，滴入少許。若有腫處，即以三稜針刺破，除去血，然後即塗此藥。

二金散 治急疳盛毒。

砒霜一分 麝香半兩 右件藥，先將砒霜去紙上炒過後，入麝香同研令細，每用一字，用鷄羽掠在瘡上，日使三兩度，隨時揾去藥，無令嚥津。

腎疳方 治小兒腎疳，并疝氣偏墜寒熱。

没藥炮　甘草各二分　石硫黄　南木香　胡連各一分

右爲末，用蒸棗肉丸如麻子大，蓯蓉湯下三丸，可兩服。莊氏第七候用此方。

五疳保童丸　治小兒乳食不擇冷熱，好餐肥膩，恣食甘鹹，臓腑不和生疳。

青黛　苦楝根皮　夜明砂　五倍子　蘆薈　黄連　膽草　蕪荑　乾蟾各一分　麝少許　蟬殼去嘴爪，一分　猪膽大者五個，拌諸藥焙

右件，粟米煮糊丸如麻子大，一歲兒三丸，不拘時，米飲下，日三服。忌猪肉。

曾氏蘆薈丸　主五疳八痢，蛔蟲，臓腑虚弱，身體瘦悴，頭髮焦疎，腹脹青筋，小便白濁，渴飲無度，洞泄不時，穀食難化，遍身瘡疥，神色乾燥。此藥大能養胃，壯氣止痢，除蜃長肌。

南木香　丁香各二錢半　訶子去核取肉　肉豆蔻各半兩　使君子肉　蘆薈各四錢　棗子肉一兩，薄切用瓦盛慢火焙乾

右除使君子肉薄切，於乳鉢内極細搗，仍將前南木香等四味濕麪裹煨，至香熟取出，地上候冷，去麪剉焙，用棗肉、蘆薈爲細末，再入乳鉢，同使君子肉杵勻，煉蜜丸作麻仁大，每服三十丸至五十五丸，温米湯送，須是空心服之。兒小，米湯化服。

萬應丸　治諸疳證，胃口有熱，飲食不進，頭髮作穗，面色萎黄。

五倍子去内蟲屑　胡連　青皮　陳皮　黄蘗　神麯　麥芽淨洗焙乾　三稜　莪朮炮剉　蕪荑　檳榔　膽草　川連肉　使君子各一兩

右除檳榔不過火、麥芽二味外，餘十二味剉碎，炒令微焦色，候冷同前檳榔、麥芽研爲細末，水煮麪糊丸麻仁大，每服三十丸至五十丸，或七十丸，温米清湯，無時送下，或空心。兒小者，丸粟殼大，粒數、下法同前。

博濟至聖青金丹　治小兒一十五種風疾，五般疳氣，變蒸寒熱，便利棗花糞，脚細肚脹，肚上青筋，頭髮稀疎，多喫泥土，撏眉毛，咬指甲，四肢羸瘦，疳蛔咬心，瀉痢頻併，饒驚多嗽，疳蝕口鼻，赤白疳瘡，疳眼

雀目，悉皆能治。

青黛二分，《良方》三分　雄黃二分，《良方》二兩　龍腦少許，《局方》一字　朱砂一分，《良方》一錢　膩粉一分，《良方》一錢　胡黃連二分，《良方》二兩　熊膽一分，用温水化入藥，《良方》一錢　麝半分　白附二枚，《良方》、《局方》二錢　蘆薈一分，《良方》一錢　蟾酥一皂子大，《局方》一字　鉛霜少許，《局方》一字　水銀一皂子大，《局方》一錢，同膩粉研不見星

右件一十三味，細研杵羅爲末，後再都入乳鉢内細研令勻，用豶猪膽一枚取汁熬過，浸蒸餅少許，爲丸如黃米大，暴乾，於瓷器内收密封，或要旋取，每服二丸，各依湯使如後：小兒患驚風天弔，戴上眼睛，手足搐搦，狀候多端，但取藥一丸，用温水化破，滴入鼻中，令嚏噴三五遍後，眼睛自然放下，搐搦亦定，更用薄荷湯下二丸。小兒久患五疳，四肢瘦小，肚高撏眉，喫土咬指甲，髮稀疎，肚上青筋，粥飲下二丸。小兒變蒸寒熱，薄荷湯下二丸，化破服。小兒久患瀉痢，米飲下二丸。小兒久患疳蛔咬心，苦楝子煎湯下二丸。小兒患鼻下赤爛，口齒疳蟲并口瘡等，用初胎婦嬭汁研二丸，塗在患處。小兒患疳眼雀目，用白羊子肝一枚，以竹刀批開，内藥二丸在肝内，以麻縷纏定，用淘米泔水内煮令熟，空腹喫，仍令乳母常忌毒魚、大蒜、鷄、鴨、猪肉等。此藥若小兒常隔兩三日喫一服，永無百病，不染横夭之疾。凡有患，但與服，必有效。

靈苑紅丸子　治五疳肥孩兒。

郁李仁一百粒，温水浸去皮尖　坯子臙脂一分　麝香半錢，别研

右先研郁李仁細爛，次入胭脂、麝香同研，用粳米飯爲丸如麻子大，每服三丸至五丸，一日三服，用薄荷湯下，量兒大小臨時加減丸數。

譚氏蝦蟆丸　治五疳羸瘦，毛髮疏稀，揉鼻咬甲，好食泥土，腹大頸細，痢如泔澱，乳食不消，小便白濁。

緑礬半斤，爲末　棗一升半，去核

右先用酢五升，并礬煮棗熟後，入黃連四兩，訶子去核二兩，使君子二兩，夜明砂二兩，乾蝦蟆四個，燒灰存性，同搗碎入前藥内攪勻，直到乾焦爲度，再杵羅爲末，棗肉丸如黍米大，三四歲每服三十丸，米飲下，

乳食前。

張涣夜明丹　治五疳腹脹，目濇多睡。

夜明砂一兩，炒　胡連　膽草　苦楝根各半兩　乾蝦蟆五個，燒存性，并爲細末，入　蘆薈　青黛　麝香各細研，一分

右件一處拌勻，粳米飯和丸如黍米大，每服十粒，米飲下，不拘時候，量兒大小加減。

劉氏金蟾丸　治小兒五疳羸瘦，合面臥地，筋青腦熱，吐瀉無度，渾身壯熱，口舌生瘡，痢下膿血，心腹脹滿，喘促氣急，乳食全少，多啼嘔逆，飲食不化，或時增寒，多涕欬嗽，鼻下毒爛，十指皆癢，蝕於脣齒，生瘡出血，肛門不收，毛髮焦黃，但是疳疾，神效。

乾蝦蟆五個，燒灰　胡黃連　宣連　鶴蝨　肉豆蔻　苦楝根白皮　雷丸　蘆薈　蕪荑　雄黃一分，飛過

右爲末，麵糊爲丸菉豆大，雄黃爲衣，每服十五丸，飯飲下。

張氏香蟾丸　治五疳殺蟲，消肚膨上痛，住瀉痢，生肌膚。

乾蟾酥炙黃　大黃連洗去鬚　蕪荑仁　蘆薈

右件等分爲末，猪膽麵糊爲丸如桐子大，每服四十粒，用飯飲呑下，不拘時，一日二服至三服。忌生冷宿食毒物。

莊氏五疳丸

熊膽　蕪荑各一錢　麝一字　胡連一分　大乾蟾用上截去髆剉碎，入在瓶内，鹽泥固濟，以炭火燒通赤，取出停一夜，取藥碎爲細末，稱一分

右件先將蕪荑研極細，次入麝香，次入胡黃連，蟾研末令勻傾出，却研熊膽，以沸湯熔化，再入前四味，更研令勻，糊爲丸如菉豆大，每服三四歲十丸，四五歲十五丸，米飲下，食前服。

王氏保童丸　治五疳，消化宿滯，進飲食，長肌肥孩兒。

胡黃連　龍膽草末炒紫色，各半兩　使君子　木香　蘆薈細研，各一錢　川苦楝一分，炒紫色　大麥芽半兩　巴豆三七個，去皮心，同麥芽炒令芽紫色，去豆不用，以芽爲末

右爲細末，同研令細，用酢糊爲丸如菉豆大，每服十粒至十五粒，米飲下，不計時候。此藥大治小兒疳腹脹。

吴氏黄芪飲 治小兒五疳，或傷脾腹脹，髮黄，時時壯熱，頭上虚汗，日漸黄瘦，或泄瀉。

黄芪一兩 人參 陳皮微炒不去白 白茯苓 白檳榔極大者 炙草各半兩 肉豆蔻一個，小者

右爲粗末，每服三錢，水一大盞，慢火煎至七分，濾去滓，時時與服，温喫。

趙氏家傳方 治小兒五疳，退黄榮肌膚，解積熱，壓驚，消飲進食。

使君子二十一個 胡黄連半兩 五靈脂 蟾頭炙令焦，各一分 麝香半錢，研 蘆薈 熊膽各研，二錢

右爲末，粟米飯爲丸菉豆大，每服二十丸，米飲下。

又 治小兒五疳，面色黄瘦，身體壯熱，喫乳食不能消化，眼目澁痛，及胷膈痰涎，愛食酸鹹，常多瀉痢。

胡連 母丁香 黄連炒 蘆薈 熊膽各半兩 麝香一分，細研 蟾頭一枚，塗酥炙焦黄

右爲末，用牛膽和丸菉豆大。莊氏第四候，用此方。如患心臟疳，煎蕪荑甘草湯下三丸。食疳瀉血或赤白痢，新汲水下三丸。吐逆不止及水瀉，生薑湯下。眼疳，羊子肝血與酒和，看多少微煎，下三丸。

聖惠鼈甲散 治小兒無辜疳，項細肚大，毛髮乾立作穗。

鼈甲三分，酥炙黄去裙襴 檳榔三個 沉香 漏蘆 牛蒡微炒 使君子 赤芍 訶梨勒皮 炙草各半兩

右件擣羅爲散，每服一錢，以水一小盞，煎至五分，去滓，不計時候，量兒大小分減温服。

香甲湯 截疳辟邪。

漏蘆一兩 沉香剉 牛蒡炒 訶梨勒皮微炮 安息香 鼈甲塗酥炙黄去裙襴 乳香研，各半兩

右件擣羅爲細末，同乳香拌匀，每服一錢，水八分，入人參少許，煎四分，去滓放温熱服，量兒大小加減。

玉粉散 定痢截疳。

胡粉一兩 白龍骨 水磨雄黄各研微炒 楮根白皮 漏蘆 白馬夜眼洗浄焙乾，各半兩

右件擣羅爲細末，都拌匀，每服一字至半錢，以鷄卵清調下，乳食前。

二肝丹　治無辜疳痢不止。

地膽草　菖蒲一寸，九節者　漏蘆各一兩　胡黄連　地榆各半兩，已上搗羅爲細末，次用　鷄肝　猪肝俱薄切，入鹽少許，同諸藥煮熟，各一兩

右件同於石臼中，搗一二百下成膏，和丸和黍米大，每服十粒，麝香湯下，食前，量兒大小加減。

梅肉散　治無辜疳，渴痢不止，眼出障瞖，身體浮腫。

烏梅肉炒乾　綿黄芪　乾葛各一兩　川黄連　瓜蔞根　乾薑炮　甘草炙，各半兩

右件搗羅爲細末，每服一錢，水一盞，煎至六分，去滓放温，時時與服。

藍葉湯　治無辜疳，血痢不斷。

藍葉一兩　地龍　人參　烏梅肉　冬瓜仁　黄連　赤茯苓　蝸牛殼微炒，各半兩

右件搗羅爲細末，每服一錢，水一小盞，煎至六分，去滓温服，乳食前。

天靈丹　治無辜疳，痢久不瘥。

天靈蓋　乾蟾蜍燒灰存性，各一個　胡黄連　莨菪子淘去浮者炒令黑色，半兩　麝香一分　砒霜一分，同天靈蓋濕紙裹三五重，膠泥固濟，於大炭火上燒令通赤，取出候冷

右件都搗羅爲細末拌匀，軟飯和丸如黍米大，每服五粒，乳汁下，量兒大小加減服之。

温臟湯　治小兒無辜疳，痢久不止，手足逆冷。

肉豆蔻去殼　乾薑炮，各一兩　龍骨　當歸　厚朴去粗皮剉，塗生薑汁，炙令香熟，各半兩　附子一枚重半兩，炮去皮臍　茅香半分，剉

右件搗羅爲細末，每服一錢，水八分一盞，入生薑三片，煎至五分，去滓温服，乳食前。

朴附丹　治無辜疳，痢赤白相雜。

厚朴塗薑汁炙令熟　訶梨勒皮麪裹煨，各一兩　附子一枚，炮去皮臍　龍骨煅研　烏梅肉　赤石脂各半兩

右件搗羅爲細末，煉蜜和丸如黍米大，每服十粒，米飲下，乳食前。

人中白散 治小兒無辜疳氣寒熱，積滯不化，肚腹脹痛。

人中白一分 麝香半分 蝦蟆塗酥炙炒 蘆薈各半兩

右件藥細研爲散，每日空心及晚後，用熟水調下半錢，服後當下惡物，量兒大小加減服之。

朱砂丸 治小兒一切無辜疳，黃瘦腹痛，或痢有蟲，冷之與熱，悉主之。

朱砂一分，細研。一方三分 菖蒲 漏蘆各一兩 雄黃一分，細研。一方三分 乾蟾一枚，酢炙令黃 麝香一兩，細研。一方一分，《萬全方》亦一分

右件藥擣羅爲末，都研令勻，用粟米飯和丸如麻子大，每服以粥飲化下二丸，空心午後各一服，隨兒大小，以意加減。

决明子丸 治小兒冷熱無辜疳，或時驚熱，或時夜啼，大便青黃白汁，頭熱身熱，頭髮作穗，四肢黃瘦，不多食物。

馬蹄决明子二兩，擣羅爲末

右，蜜和丸如麻子大，每於食後，以熟水下三丸，更量兒大小加減服之。

漏蘆散 治小兒無辜疳肚脹，或時瀉痢，冷熱不調。

漏蘆一兩，擣細羅爲散

右每以猪肝一兩，散子一錢，鹽少許，斟酌以水煮熟，空心頓服，粥飲下。

漏蘆丸 治小兒無辜疳痢羸弱，不欲飲食，及腹内蟲動作，多吐清水。

漏蘆二兩 猪肝塼乾 楮根白皮剉，各一兩

右件藥擣羅爲末，煉蜜和擣一二百杵，丸如彈子大，每服以温水研一丸，不計時候，量兒大小加減。

聖惠方

地膽子一兩，擣細羅爲末

右，每服一錢，以猪肝一兩，入鹽少許，煮熟無時，量兒大小加減食之。

又方　治小兒無辜疳痢不止。

没石子二枚，炒令赤黑色，搗細羅爲散，以麵半字和作餅子熓熟

右研爲末，不計時候，以粥飲調下半錢，量兒大小加減服之。

外臺備急方　治小兒無辜疳痢。

當歸　龍骨煅　川黄連　人參　没石子　炙草各一兩

右六味，搗散蜜丸，服三丸，日再，以瘥爲度。大小增減量之。

顱顖經朱砂丸　治孩子疳痢，辨蟲顔色，定吉凶。

朱砂　阿魏俱如半石蓮大　蝙蝠血三兩點　蟾酥少許

右細和少許，口津調，先桃柳枝煎湯浴兒後，看兒大小，以菉豆大塡兒臍中，後用紙可臍中貼之，用青衣蓋兒。看蟲出來，黄色輕，青黑色重。

聖惠乾蟾丸　治小兒五疳，及驚風，出蟲定生死。

乾蟾一枚，五月五日者良　蛇脱皮一條，火煅　穀精草二兩，同前藥入罐，鹽泥固濟，乾煅赤研　胡黄連　瓜蒂　母丁香三味同爲末

牛黄　朱砂　雄黄　蘆薈　天竺黄　龍腦　麝各一分　青黛半兩

右件藥，都入乳鉢内，研令極細，用獖猪膽汁煎麵糊和丸如菉豆大，一二歲兒以温米泔半合化下五丸。服藥後，以桃柳湯浴兒，著青衣蓋。疳蟲多出衣上，及眉毛鬢邊，如細麩片子，或如糝麵塵毒，黑色者難治，黄白色易治。仍宜粥飲下二丸，日三服。甚者半月内瘥。

麝香丸　治小兒五疳瘦弱，毛髮乾焦，口鼻多癢有蟲。

麝　蘆薈　粉霜　硃砂各一分　蟾酥豆許　皂莢三寸，燒灰　蛇脱皮五寸，燒灰

右用蝙蝠三個，取血拌藥細研，以油熔蠟和丸如小豆大。先以桃柳湯洗兒，後用藥一丸，塗於臍中，上以

酢麵封之，良久即蟲出，黄白赤者易治，黑者難療。

蘆薈丸 治小兒五疳，四肢乾瘦，腹脹氣粗，頻揉鼻眼，宜服此出蟲。

蘆薈 牛黄 蟬殼各一分 膩粉 粉霜 硫黄 麝香各一錢 田父一枚，燒，煙似絶便住 青黛半兩 巴豆十粒，爲霜 蛇脱皮一條，燒灰

右爲極細末令勻，以粳米飯丸如菉豆大，每服以温水下二丸，良久，煎桃柳水浴兒，後以青衣蓋遍身，當有蟲出，白黄色者可治，青黑者難治。

出蟲丸 治小兒五疳久不瘥，羸瘦極甚。

朱砂 麝香 牛黄 蝸牛子炒 夜明沙炒 熊膽各一分 蟾酥半錢

右件藥都細研，以麵糊和丸如菉豆大，每服以温水下三丸，更别以水研一丸，滴向鼻中，得嚏五七聲，良久，當有蟲隨汗出，立效。

乾蟾丸 治小兒五疳出蟲。

乾蟾一枚，燒灰 天靈蓋灰半兩 麝香半分 蟬殼去足炒 鼈甲酥炙黄焦去裙爛，各一分

右件藥爲細末，每用燒飯丸如菉豆大，二歲以下，以蛤粉湯下一丸，三歲已上至五歲二丸。服藥後，續以桃柳湯浴兒，後用青衣蓋之，當有蟲出，赤白者輕，黑者重。

熊膽丸 治小兒五疳出蟲。

真熊膽 朱砂 麝香 蚺蛇膽 蜣蜋炒 瓜蒂各半兩

右件爲極細末，再研勻，用豶猪膽汁和丸如菉豆大，先用桃柳湯浴兒了，用粥飲下三丸，以青衣蓋，當有蟲出也。

定命散 治五疳有蟲。

乾蝦蟆一枚，燒灰 蛇蜕皮炒 蟬殼各一分

右件爲極細末，入麝香末半錢研勻。但是一切疳，至午時後，以煖水調下半錢，一二歲即服一字。後前桃柳湯放温浴兒了，便用青衣蓋，當有蟲出，即效。

青黛丸　治五疳體熱乾瘦，髮立鼻癢，有蟲，不欲飲乳。

青黛　蘆薈　人中白各半兩　牙皂　蟬殼　麝香各一分　胡連三分　蟾涎　人乳各少許

右件爲末，五月五日午時修合，以粽子肉、棗肉及蟾涎、乳汁丸如黍米大。以桃柳湯浴兒後，以米飲下三丸，後用青衣裹兒，看身上有蟲出，青黑者不治，黄白赤者易瘥。

錢乙胡黄連麝香丸　治疳氣羸瘦，白蟲作。

胡黄連　白蕪荑各一兩半　麝香一錢　黄連　木香各半兩　辰砂一分

右末，麵糊丸如菉豆大，米飲下五七丸，至三五歲可十五丸，無時。

錢乙榆仁丸　治疳熱瘦悴，有蟲，久服充肥。

榆仁　黄連各一兩

右爲末，用猪膽七枚，破取汁，與藥同和，入碗内，甑上蒸九日，每日一次，候日數足，入研麝香半錢，湯浸蒸餅和丸菉豆大，每服五七丸，至一二十丸，米飲下。

使君子散　治小兒蛔疳。

使君子十個，瓦上炒爲末　甘草猪膽汁浸　白蕪荑各一分　苦楝子五個，炮去核

右末之，每服一錢，水煎服。

蘆薈丸　治小兒蛔疳。

蘆薈　安息香　胡黄連　枳殼麩炒，各一錢　使君子三七個，炒　蕪荑一分　定粉一錢半　麝香少許

右末，獖猪膽糊丸如菉豆大，五七丸，米飲吞下。

張渙三根散　治蛔疳蟲動，啼叫不止，每至月初間尤甚，狀如神祟。

貫衆根　棠梨根　石榴根各一兩　栗刺　故綿　乾漆各半兩
右六味，并燒灰存性，搗羅爲末，每服一錢，用水八分，煎四分，去滓，放温服，不拘時。
除毒丹　治蛔疳不差，傳染兄弟姊妹。
鬼臼一兩，去毛　苦參　青葙子　膽草各半兩　硫黄　緋絹　乾蝦蟆　白礬各一分
右件藥，并燒灰存性，搗羅爲細末，煉蜜和如麻子大，每服十粒，磨沉香湯下，量兒大小加減。
猪肚丸　治小兒疳瘦盜汗，多倦少力，大便有蟲，曾經大效。
川黄連揀淨　胡黄連　木香各一兩　羌活　蘆薈　肉豆蔻煨取肉　鼈甲酥炙去裙襴　白蕪荑各半兩
右件搗羅爲細末，用豮猪肚一個，洗刮令淨，先以好香白芷二兩，内肚中蒸極熟，去白芷不用，却入諸藥，縫合再蒸如泥，取出同猪肚搗二三百下成膏，丸如黍粟大，每服十粒，米飲下，不拘時候，量兒大小加減。
穀精丹　治諸病下蟲如絲髮，或如馬尾，甚者便至夭傷。
穀精草三兩，入瓶鹽泥固濟慢火煨赤爲度取出　乾蟾三枚，五月五日取酥炙黄　皂莢三寸，燒灰　胡連　瓜蒂　母丁香各半兩。已上搗爲末，次入　粉霜　蘆薈　麝香各一分，并細研
右件都拌勻，用猪膽汁和如黍米大，每服十粒，米泔放温下，量兒大小加減。
桃柳湯　服諸藥後，用此法助之。
桃枝　柳枝各二兩
右件并剉碎，以水兩大碗，煎數沸，浴兒甚佳。浴兒畢，用一青衣服蓋之，疳蟲自出爲驗。
苦楝丸　治小兒合地，面無顔色，啼聲乍高，狀似心痛，往往口乾發動，有時醫人不識，妄呼見祟，不知小兒曾喫生肉，肉化爲蟲，此方大效。
苦楝根　鶴蝨　朱砂各一兩　檳榔三個　麝香一錢
右末麵糊丸如小豆大，每服二丸，白湯下，日三服。忌毒物。

聖惠金蟾散　治小兒脊疳，頭大項細，四肢黄瘦，肚大胷高，毛髮乾立。

蟾一枚，大者塗酥炙黄　夜明砂微炒　桃白皮　樗根白皮　地榆　黄蘗　訶梨勒煨用皮　百合白蕪荑微炒　人參　川大黄微炒　黄連去鬚，各三分　胡粉三錢　丁香三七粒　檳榔一分

右件藥擣細羅爲散，每服用粥飲調下半錢，日三服。

地骨皮丸　治小兒脊疳，漸漸黄瘦，以手指擊之，背如鼓響，脊骨高是也，此因嬭熱所致。

地骨皮　紫參　黄耆剉　川大黄剉碎微炒　郁李仁湯浸去皮尖微炒，各半兩　龍膽草　子芩　枳殼麩炒微黄　木香　豬苓去黑皮　海蛤細研，各一分

右件藥擣羅爲末，煉蜜和丸如菉豆大，每服以温水研下五丸，日三服，量兒大小加減服之，常得微利爲效。

殺疳丸　治小兒脊疳，日漸羸瘦，腹中有蟲。

没石子　瓜蒂　鶴蝨各半兩　蟾頭炙令焦黄　蘆薈　青黛各半兩　麝香　膩粉各一分

右件藥擣羅爲末，以糯米飯和丸如黍米大，每服以粥飲下五丸，日三服，量兒大小加減。

蘆薈丸　治小兒脊疳，腹内有蟲，上攻背膂，脊骨漸高，肌體羸瘦。

蘆薈　青黛　朱砂　麝香各細研　熊膽　胡連　貫衆　地龍微炒　黄連　蟬殼炒去足　雷丸各半兩　蝦蟆一枚，塗酥炙令焦黄

右件藥擣羅爲末，用蝸牛肉研和丸如麻子大，每服以粥飲下五丸，日三服，量兒大小，增減服之。

青黛丸　治小兒脊疳，四肢瘦弱，腹脹壯熱，頭髮乾竦，時時煩渴，脊骨如鋸。

青黛　朱砂　夜明砂微炒　定粉各一分　蟾酥　熊膽　羚羊角屑　犀角屑，各半分　黄連半兩　麝香一錢，細研

右件藥擣羅爲末，用軟飯和丸如菉豆大，每一歲，以粥飲下二丸。

朱砂丸　治脊疳，十指爪甲癢痛，頭髮焦乾，肚腹虚鳴，脊骨如鋸，時時下痢，狀如青澱，或膿或血。

天靈蓋炙，一個　柴胡　白朮　麝香各一錢　檳榔一個

右件棗肉爲丸如麻子大，每服三丸，米飲棗湯下。

脊疳方 朱氏治小兒脊疳，瀉血不止。

定粉 好棗十個，搗碎 頭髮少許，剪碎

右件爲團，磚襯火煅通赤，細研，米飲下半錢。

歷脊疳方 莊氏治小兒久下血不止。

穿山甲米醋浸炙爲末

右，每服一錢，米飲調下，空心服。

仙人水鑑方 小兒三歲已下，多睡卧，合面在地者，便是腦中疳氣，宜服此方。

黄葵花 菊花 釜下墨 硝石 柏葉各等分

右爲散，吹入鼻中，永不合面卧地也。吹鼻中，有惡物似泥泄數條，即便是腦中疳氣，此是殺人之本。

腦疳方 小兒腦疳，乳母宜服此。

柏葉 松葉 黄葵花 鼓子花 鼈甲 虎骨 檳榔 大黄各二錢

右并生爲末，與醋三升煎膏，丸如菉豆大，每日空心飲下三丸效。

又《藥性論》治小兒腦疳。

蘆薈不以多少

右爲細末，每用少許吹鼻中，殺腦疳鼻中癢。

聖惠牛黄丸 治小兒腦疳，身熱髮枯。

牛黄 蘆薈各細研 熊膽研入 胡黄連 木香 犀角各一分 龍腦 麝香各細研 蟾酥研入，各半分 青黛細研，半兩

右件藥搗羅爲末，都研令勻，以麵糊和丸如黄米大，每服以温水下五丸，日三服，量兒大小以意加減。

龍腦丸 治小兒腦疳，羸瘦煩熱。

龍腦　麝香　雄黄各一錢　胡黄連末　牛黄　朱砂　熊膽　蘆薈　乾蝦蟆灰各一分

右件藥都研令如粉，以水化熊膽和丸如麻子大，若硬更入糯米飯同丸，每服用薄荷湯下三丸，日三服，量兒大小以意加減。

吹鼻龍腦散　治小兒腦疳，鼻塞頭痛，眼目昏暗，羞明怕日。

龍腦　麝香各細研少許　蝸牛殼炒令黄　蝦蟆灰　瓜蒂　黄連　細辛各一分

右件藥搗細羅爲散，入瓷合内貯之，每取少許，吹於鼻中，每日兩上用之。

莊氏追蟲方　治小兒合面卧地多睡，或氣急面黄，哭聲高叫，或心痛口乾，蓋是因曾喫生肉，如此腹内有蟲。

鶴蝨炒，二分　茯苓二兩，煨　南木香一分　苦楝根三兩　檜株根半兩

右先將二味根，用水一斗煎成膏，然後將三味爲末，搗和成丸黍粒大，每服三五丸，米飲下。莊氏第十二候用此方。

安息丸　治腦疳鼻下赤爛，身心煩躁，鼻内生瘡，頭髮自落，日夜痛無休歇，狀似鬼形。

安息香　丁香　胡黄連　麝香　雄黄各一錢　肉豆蔻　金銀箔各五片

右末，煉蜜丸如麻子大，每服三丸，米湯下。

仙人水鑑方　治乾疳。

天靈蓋　生鼈甲　波斯青黛　北海黄鹽各一分

右并同研令細，日服一字，空心熟水下。若是温疳，不治。乾疳，治之不過三服，神效。

聖惠天竺黄散　治小兒乾疳，心臟煩熱，眼目赤澁，皮膚乾燥，夜多盜汗，羸瘦不能乳食。

天竺黄半兩　牛黄　雄黄　朱砂　蘆薈　麝香各細研　蟾頭炙黄　胡連　犀角屑　木香　炙草　鈎藤各一分　龍腦一錢，細研

右件藥擣細羅爲散，都研令勻，每服以温水調半錢，日三服，量兒大小以意加減。

又方 治小兒乾疳，體瘦煩熱，眠臥不安。

牛黄 雄黄 蘆薈 青黛各細研 丁香 黄連 熊膽 蛇脱 皮灰 天竺黄 天漿子炒 犀角屑，各一分 胡黄連半兩 蟾酥半錢，研入 麝香一錢，細研

右件藥擣羅爲末，更研令勻，以煉蜜和丸如菉豆大，每服以粥飲下三丸，量兒大小，以意加減。

青黛丸 治小兒乾疳，肌體羸瘦，皮毛乾焦，寒熱發渴，昏昏多睡。

青黛三分，細研 牛黄 蘆薈 朱砂 麝香 雄黄各細研 胡黄連 蛇脱皮灰 龍膽草 蟬殼微炒，各一分 蟾一枚，塗酥炙焦黄

右件藥擣羅爲末，都研令勻，用麵糊和丸如黍米大，每服以粥飲下三丸，日三服，量兒大小，臨時以意加減。

牛黄丸 治小兒乾疳，煩渴壯熱，皮膚焦燥，日漸羸瘦。

牛黄半錢，細研 雄黄細研 黄連 蘆薈 天竺黄各一分 龍腦 麝香一錢，俱細研 炙草半分

右件藥擣羅爲末，都研令勻，用糯米飯和丸如菉豆大，每一歲以粥飲下一丸。

胡黄連丸 治小兒乾疳瘦弱，不能乳食，髮立腦乾，肌體柴瘦。

胡黄連半兩 朱砂 波斯青黛 蘆薈各三分 麝香一分 蛇脱皮一條，燒灰 蟾酥一杏仁大

右件藥都研爲末，用猪膽一枚，取法酒一盞，和藥末都於銚子內，熬如膏，丸如菉豆大，五歲至七歲，以粥飲下五丸，日三服。三歲以下三丸。

青黛散 治小兒乾疳，日久不瘥，骨立形枯，諸治無效者。

青黛 朱砂 蘆薈 地龍 夜明砂各微炒 乾蝦蟆各一分，灰 麝香二分

右件藥都細研爲散，每服半錢，空心以粥飲調下，更用少許藥吹入鼻中，後以桃枝湯看冷熱浴兒，衣蓋，

有蟲子出爲效也。

牛黄丸　治小兒乾疳，體熱羸瘦，心神煩躁，少得眠臥。

牛黄細研　朱砂細研　子芩　犀角屑，各半兩　麝香一分，細研

右件藥搗羅爲末，都研令勻，以糯米飯和丸如麻子大，每服以粥飲下三丸，量兒大小增減服之。按乾疳既是五臟之涸，則當以人參白朮散、加減八味丸之類，補而濡之。若專恃以上諸丸藥，恐無痛理。

使君子丸　治臟腑滑及疳瘦下痢，腹脅脹滿，不思乳食。常服安蟲補胃，消疳肥肌。

厚朴薑汁塗炙　訶子半生半煨，各半兩　使君子一兩，麪裹煨　陳皮一分　炙草　青黛各半兩

右爲細末，煉蜜和丸如小鷄豆大，每服一丸，米飲化下。兒生百日已上，三歲已下，服半丸，乳汁化下。元方無青黛，是兼驚及帶熱渴者，宜此；如止臟腑不調，不用青黛。

東垣厚腸丸　治小兒失乳，以食飼之，不能剋化，或生腹脹，四肢瘦弱，或利色無常。

陳皮　半夏　蒼朮　人參各三分　麥芽　枳殼　麯末各五分　青皮　厚朴各二分

右爲細末，麪糊丸如麻子大，每服二十丸，温湯送下。忌飽食。

張渙金粟丹　治腹大疳瘦，好吃泥土，泄利不調。

乾蟾五枚，酥炙焦黄　川連夏用二兩，冬用一兩　母丁香忌火　厚朴薑汁製　龍膽草各一兩　夜明砂　蟬殼　訶子皮炮，各半兩。已上搗末，入　好朱砂細研水飛　青黛研，各一兩　麝半兩

右件一處拌勻，用煉蜜一半，白麵糊一半，和如黍米大，每服十粒，米飲下，不拘時候，量兒大小加減。

本事芎朴丸　治小兒疳瘦，瀉白水，腹脹。

芎藭　厚朴各一兩　白朮半兩

右爲細末，煉蜜丸如小彈子大，每服一丸，米飲化下。三歲已下半丸。

消食散　小兒腹大泄瀉，水穀不化，喫食不知飢飽，累效。

神麯炒　麥芽炒　三稜　青皮　香附　山楂　厚朴　甘草　藿香　枳實　地黄　砂仁　黄連　棗子各等分

右爲末，白湯調下，量兒加減。

聖惠木香丸　治小兒内疳，乳食不調，心腹脹滿，肌膚羸瘦，下痢無常。

南木香　蟬殼炒去足　麝香細研　川黄連　黄丹炒　熊膽　夜明砂炒　乾蟾酥炙，各一分　赤石脂半兩　肉豆蔻一粒　田父半兩，炙黄

右件藥擣羅爲末，用水浸蒸餅丸如麻子大，每服以温粥飲下二丸，量兒大小以意加減。

蘆薈丸　治小兒内疳，四肢羸瘦，腹脹鼻癢，皮膚乾燥，下痢不常。

蘆薈　雄黄各細研　没石子　蟬殼微炒去足　蛇脱皮灰　丁香　熊膽研入，各一分　麝香　蟾酥各一錢　黄連半兩

右件藥擣羅爲末，煉蜜和丸如黄米粒大，每服以粥飲下三丸，日三服。别研一丸，吹入鼻中。量兒大小以意加減。《聖惠》又以治疳痢。

麝香散　治小兒内疳，下痢不止，肌膚消瘦，諸治未瘥。

麝香　蘆薈各細研　蛇脱皮灰　夜明砂微炒　蝸牛殼　黄連微炒　没石子各一分　黄丹　定粉各一兩　訶梨勒半兩，煨用皮

右件藥擣，細羅爲末，都研令勻。每服以粥飲調下半錢，早晨午後各一服，看兒大小，以意加減服之。

胡粉丸　治小兒内疳，下痢不止，昏沉多睡。

胡粉微炒　青黛各半兩　黄連末，一兩，微炒　麝香一錢

右件藥同研令細，以猪膽一枚取汁和丸如黄米粒大，不計時候，以粥飲下五丸，量兒大小以意加減。

譚氏殊聖保命丹　治内疳。

猪牙皂角一兩，炙令焦黑色，去皮爲末，三分　巴豆二七個，去心膜細研，新瓦上出油了用之　雄雀兒糞二錢

右細末，以粟米飯丸菉豆大，空心温水下三丸。

古今圖書集成醫部全録卷四百四十六

小兒諸疳門

方

紫金散《證治準繩》，下同　茅先生名黑鉛散。治小兒走馬疳。

黄丹　蛇牀子炒令黑　地龍炒令黑，各半兩　青礬一分，煅過

右末，每服一字，揩牙齗上，一日揩三次。

秋霜散　治小兒崩砂。

好砒半兩　白礬四分

右，用水三分一盞，先煎水令蟹眼沸來，便下砒煅，水乾爲度，即下白礬末，同煅乾爲末，取出，入好麝香少許，好坯子少許同拌，合爲末，每使一字，用鵝毛點拂牙齗上，一日三四迴拂即愈。

惠眼秋霜散　治崩砂，齒斷欲落。

粉霜　砒霜　白礬各一錢

右爲末，用北艾一大團裹定上件藥末，以石灰滲艾上，後用碗盛，發火燒盡，細研，以手捻少許揩齒上，用鹽湯嗽口。燒時以盞子蓋定，恐走了藥氣。

乳香丸　治走馬牙疳如神。

乳香　輕粉　砒霜研，各五分　麝香少許

右，先將乳香研細，入輕粉、麝、砒共再研匀，薄紙一韭葉闊，去藥内按過，揉紙少許，丸如黄米大，臨

臥將藥填在患處，至明則愈。忌食醬醋鹽等物。

龍骨散　治口疳瘡，走馬疳。

砒霜　蟾酥各一分　粉霜半錢　龍骨一錢　定粉一錢半　龍腦半字

右，先研砒粉極細，次入龍骨再研，次入定粉等同研，每用少許敷之。

右方皆犯砒，非極不可用。

走馬疳方　《仙人水鑑》治小兒走馬疳，蟲透損骨者。

天南星一枚，當心剜作竅子，安好雄黄一塊在内，用大麥麵煨，候雄黄熔作汁，以盞子合定，出火毒一宿，去麵　研爲末，入好麝香少許，

掃在瘡上，驗。

集驗方　治小兒走馬疳。

蠶退紙不計多少，燒灰存性

右入麝香少許，貼患處佳。

茅先生小兒崩砂方

鷄内金　蘆薈　白礬火煅　乳香　地龍　麝香

右，各少許爲末，候小兒睡著，以藥末摻牙斷上。

定命散　治小兒走馬疳。

白礬　緑礬各等分，抄一大錢

右同研勾，用大麥麵五錢，葱一寸研爛，將麵同搗和，軟硬得所，爲餅子，將研勾藥裹在中心，用文武火燒存性，於地坑内出火毒一宿，又研如粉，入鉛霜二錢，同研令細，每用少許，揩牙上一二遍，自瘥。

蟾灰散　治小兒走馬疳。

乾蝦蟆一個，大者燒灰存性　五倍子一錢　麝香少許

右同研，蜜水調塗齒根上，未止更用之。

聖散子　治小兒走馬疳。

膽礬　龍膽草各一兩

右同於瓦瓶中煅煙盡，略存性，貼瘡上。

生金散　治小兒走馬疳。

天南星一個，重一兩者　緑礬一兩

右，先安排南星在乾地上，用礬與南星同處，四邊以炭火燒，煙盡爲度，取出研如粉，入當門子一粒，先含漿水洗，貼之。

麝香散　治小兒走馬急疳，口臭牙齒損爛，及攻蝕脣鼻腮頬，累治未效者，可用此方。

麝香一錢　黄蘗一兩，杵末　青黛半兩，上好者　雄黄一分，飛過研

右件杵研極細，如有患者，先以綿纏箸擦齒上蝕損死肌，以軟帛拭去惡血，量瘡大小乾摻，日夜五次用之。或血盛併多不定者，加定粉半兩同研，用如前法。

黑神散

龍膽草剉　青膽礬

右等分，用甘鍋子一個，先入膽礬在内，次入龍膽草，用鹽泥固濟，留一眼子，周迴用炭火燒至眼子上煙斷爲度，放冷取出研細，入麝香少許。如有患人，看瘡内大小乾擦，貼之立效。牙痛，乾擦。牙根有鮮血出，并腫爛牙，擦之即愈。

孔氏無比散　治小兒走馬疳。

麝香一分，别研　真蟾酥　緑礬各半分　膽礬　没藥各半分

右四味，用大瓶一口，鑿中心作竅穴子，勿令透地，便安四味藥在穴中，周迴用紅著炭三斤燒過，取出，

同麝香再研勻。如有患者，以鷄翎微濕沾藥末，掃於小兒齒上，立效。

王氏手集方 治小兒走馬疳，口鼻生瘡，牙斷腫爛，諸藥不能治者。

槲葉 十片，乾者　麝香 少許

右以蘆薈爲末，水調塗葉上，炙乾，又塗又炙，凡塗炙數遍爲末，瘡濕乾摻。

安師傳走馬疳藥 治疳齒中不住血出多。

蠶退紙 燒灰

右止血時間令住，若用地骨皮中嫩處爲末，貼之便永止。

曾氏燒鹽散 治走馬疳，牙根肉潰爛黑臭。

橡斗子 不拘多少

右每用大者兩個，入鹽滿殼，蓋作一合，或五六個至十數個，安在火内，和鹽燒透，取出地上，以瓦碗蓋定存性，候冷，入麝香少許，乳鉢内研勻極細，每以半錢塗擦患處。常收用小瓦合盛貯，勿使紙裹，恐常作潤也。

内金散 治牙根肉臭爛黑色，有蟲作痛。

鷄内金 即鷄肫内粗皮，陰乾，一兩　香白芷　銅青 各半兩　麝香 一字

右前三味剉晒，或焙爲末，仍以麝香乳鉢内同杵勻，每用一字或半錢，乾擦患處，先用温鹽水灌嗽，後敷藥。

密陀僧散 治走馬疳，牙焦黑爛。

密陀僧 一兩　輕粉 五十貼　麝香 一字

右件爲細末，同輕粉、麝香乳鉢内杵勻，每用半錢擦患處。

紅鉛散 治走馬疳。

緑礬 不以多少，色鮮明者，入乾鍋用炭火燒，鍋赤傾出，以好酒灑拌，再入鍋，如此數遍，色紅研細末，入麝香少許

右，先以温漿水洗漱淨，用指蘸藥，有疳處搽之。

演山蘭香散　治小兒走馬疳，牙齒潰爛，以至崩砂出血，齒落者。

輕粉一錢　蘭香子一錢，末　密陀僧半兩，醋淬末

右研如粉，傅齒及齦上，立效。議曰：嬰孩受病，證候多端，良由氣鬱三焦。疳分五臟，内有腎經常虚得疳，名之曰急，以馬走爲喻，治療頗難。此等一證，初作口氣，名曰臭息；次則齒黑，名曰崩砂；盛則齦爛，名曰潰槽；又盛血出，名曰宣露；重則齒自脱落，名曰腐根。其根既腐，何由理之？今將秘方具述於後。

傅齒立效散

鴨嘴膽礬一錢，匙上煅紅研　麝香少許

右研勻，每以少許，敷牙齒齦上。一方用蟾酥一字，加麝和勻敷之。議曰：血之流行者榮也，氣之循環者衛也。變蒸足後，飲食之間，深恐有傷於榮衛而作衆疾。其或氣傷於毒，血傷於熱，熱毒攻之，虚臟所受。何臟爲虚？小兒腎之一臟常主虚，不可令受熱毒攻及。腎臟傷於筋骨，惟齒受骨之餘氣，故先作疾，名曰走馬，非徐徐而作。所宜服藥，甘露飲、地黄膏、化毒丹、消毒飲。其外證，以前件立效散及麝酥膏敷之。切忌與食熱毒之物。此疳不同常證，乃系無辜之證，醫者宜深究保全爲上。若用常方，難拟愈活。

獨活飲子　治腎疳臭息候。

天麻　木香　獨活　防風　麝香少許，爲細末

右等分爲末，每服一錢匕，小者半錢，麥冬湯調下。

三黄散　治腎疳崩砂候。

牛黄　大黄　生地黄　木香　青黛

右等分爲末，每服一錢匕，熟水調服。

人參散　治腎疳潰槽候。

肉豆蔻炮　胡黄連　人參　杏仁炒　甘草炙

右件各等分爲末，每服一錢匕，小者只半錢，温熟水調服。

檳榔散 治腎疳宣露候。

木香 檳榔 人參 黄連 甘草炙

右等分爲末，每服一錢，小者半錢，熟水調下。

黄芪散 治腎疳腐根候。

黄芪蜜炙 牛黄 人參 天麻 全蠍炒 杏仁炒 白茯苓 川當歸 生地黄酒洗 熟地黄酒洗

右等分爲末，每服一錢，小者半錢，煎天門冬熟水調服，麥門冬亦得。

地骨皮散 治腎疳，齦齶牙齒肉爛腐臭，鮮血常出。

生地黄半兩 地骨皮 五倍子炒令焦，二錢 細辛一錢

右件爲細末，每用少許敷之。

茅先生朱砂膏 治小兒驚積驚熱。

朱砂半兩 硼砂 牙硝各三錢 真珠末一錢 元明粉二錢，并別研 龍腦 麝香各一字

右爲末，於一處拌和，合用好單角起不久其藥自成膏。如小兒諸般驚，用藥一黄豆大，常用金銀薄荷湯少許化開下。如遍身潮熱，用甘草煎湯下。狂躁惡叫，用生地龍自然汁化下。一臘及一月内，小兒不通下藥，可用藥使乳調塗在奶上，令兒喫奶吮下。

茅先生牛黄膏 治小兒膈熱及諸熱，鎮心解毒。

馬牙硝 甘草炙，各半兩 朱砂一錢 硼砂 寒水石各一分 龍腦 麝香二味隨意入 川郁金半兩，用皂角三寸，巴豆七粒，水一碗，銚内煮乾，不用皂角、巴豆

右件爲末，煉蜜爲膏，芡實大，每服一丸，麥門冬熟水化下。

天竺黄散 治小兒諸熱。

天竺黄　川郁金用皂角水煮乾　白茯苓　麥門冬各半兩　蟬蜕去足　全蠍去絲嘴　殭蠶各十四個　甘草一兩，炙　朱砂一分

龍腦　麝香少許

右件各淨洗，研羅爲末，每服半錢一錢，用蜜熟水調下。

三解牛黄散　治小兒潮熱實熱。

白殭蠶　全蠍炙　防風　白附子　川黄芩　桔梗　川大黄　甘草炙　白茯苓　人參　川郁金用皂角水煮乾

右前件各等分爲末，每服半錢一錢，用薄荷蜜熟水調下。

檳榔散

檳榔　大黄蒸　青皮各二錢半　黑牽牛一錢　木香少許

爲細末，薄荷蜜水調下一錢。

譚氏殊聖方　治小兒牙疳諸惡瘡。

黄丹飛　乳香　白礬飛　輕粉　胭脂各一錢　麝香少許

右件爲細末，看瘡大小，臨時用藥，先用漿水洗瘡淨，上藥乾摻。

黄礬散　治小兒齒斷宣露，骨槽風，及急疳，牙斷肉臭爛惡腫痛。

黄礬一兩，研入甘鍋燒赤　生地黄　梧桐淚　川升麻各半兩　乾蝦蟆頭二枚，炙焦

右五味爲末，每用半錢乾貼，良久吐津，甘草水嗽口，一兩服立效。一方，用熟乾地黄及蟾頭燒灰。

劉氏家傳方　治小兒口中疳瘡及下部有蟲。

燒大麻子煙熏之。

庄氏家傳方　治小兒牙疳壞爛。

百藥煎　坯子胭脂

右各等分爲細末，羅過貼患處。

青霞散 治小兒口齒疳。

蝦蟇一個，燒灰 甘草炙 青黛各一分

右研爲細末，更入真麝少許，或兒滿口有瘡臭爛，落下牙齒者，以鷄翎掃上立效。凡用先以鹽湯漱了，拭乾用。

安師傳方 治小兒口齒，并喉齶疳瘡如白膜。

輕粉 黃丹等分

右乳汁和塗瘡上，即時如殼退下。

又 治小兒疳蝕動脣齒及生瘡。

蟾頭一個，大者燒灰 麝香半錢

右研勻如粉，摻於瘡上立效。

又 治小兒脣口及齒根宣露，牙斷生瘡臭爛。

葶藶炒 胡黃連各二錢 黃丹半兩

右爲末，每半錢於牙斷上貼之，不得嚥津。莊氏第十二候用此。

秘方 治牙疳腐爛，及下疳瘡。

海巴白者二個，赤者一個 銀硃 輕粉各五分 海螵蛸一分 真珠二分 龍骨二分

右爲細末，用冷茶漱淨，將藥敷上。

急治方 治小兒鼻下赤爛，心煩躁，鼻中生瘡，漸漸轉多，及身上焦躁，日夜痛疼。

訶子二個 豆蔻三個 黃連三分 防風半兩 朱砂一分

右爲末，飯丸麻子大，每服荆芥湯下三丸。

五福化毒丹 治䘌鼻，清膈涼血。

元參 桔梗各一兩 赤茯苓 人參 馬牙硝 青黛 甘草各一分 麝香五分

右除麝香、牙硝另研一處爲末，次和青黛等，煉蜜丸如芡實大，金銀箔爲衣，薄荷湯下。瘡疹餘毒，磨生犀角水下。上焦熱壅，口齒鮮血，宣露臭氣，用生地黄汁化下，食後。一方有龍腦五分。

澤瀉散 治小兒肺積，鼻内生瘡，及鼻下赤爛。

澤瀉 生川郁金 炙草 梔仁炒，各一分

右爲末，每服嬰孩一字，二三歲半錢，五七歲一錢，甘草湯調下，一日二服。宜再用青金散敷之。

枇杷葉散 治鼻疳赤爛。

枇杷葉去毛，陰乾，一兩 山梔子半兩 百部 檳榔各二錢半

右爲細末，每服三錢，兒小者二錢，更小一錢，白湯調下。

青金散

銅青 生白礬各一錢

右爲末，每用少許敷鼻下。

張涣石膽散 治鼻疳，疳蟲上蝕於鼻，赤癢，及連脣生瘡赤爛。

石膽一兩 地龍一分，洗淨 亂頭髮燒灰 莨菪子生用，各半兩

右件搗羅爲細末，入麝香一錢，同研勻，每服一字，貼於瘡上。

吉氏家傳方 治鼻下赤爛疳。

青黛一錢 麝香少許 熊膽末半錢

右末，睡時貼少許在鼻下。

朱氏家傳方 治小兒鼻下濕癢疳瘡。

大棗一枚，去核，以白礬一塊内棗中，文武火煆存性

右細研塗瘡；如瘡乾，以麻油調塗。

蟬殼散 治小兒鼻疳癢，吹鼻。

蟬殼微炒 青黛細研 蛇蜕皮灰 滑石 麝香細研，各等分

右件藥搗細羅爲散，都研令勻，每用菉豆大，吹入鼻中，日三。用之，疳蟲盡出。

白粉散 治諸瘡。

烏賊魚骨末三分 白芨末二分 輕粉一分

右末，先用清漿水洗，拭過貼之。

龍木殺疳散

防風 龍腦 牡蠣 白芷 細辛 五味各二兩

右爲末，每服一錢，食後粥飲調下。

退瞖丸

黑參 川防風各一兩 北細辛 石決明 車前子各半兩 桔梗 黄芩各一兩半

右爲末，煉蜜爲丸梧桐子大，空心茶下十丸。

玉訣瀉肝散

木賊 威靈仙 紫參 家菊花 羌活 蟬蜕 生大黄 炙草 石決明各等分 腦子少許

右爲末，每用藥二錢，豶猪肝一兩，批開去膜，摻藥在內，綫纏，米泔煮熟嚼下。

蕤仙膏

蕤仁四十九粒，去皮出油 腦子少許

右研成膏，用燈心點少許。

靈苑羚羊角丸 治肝肺壅熱，眼生努肉，赤脈濇痛；及赤眼障瞖，睛疼癢痛羞明；及小兒風疳，爍陽眼神，妙。

羚羊角屑曬乾爲末　生甘草　白何首烏　瓦松以紗絹内洗去土，各一兩　生地黄洗　郁金炮過用，地上去火氣，各二兩

右件六味，并細剉曝乾，擣羅爲細末，煉蜜爲丸如梧桐子大，每服十五丸，用濃煎淡竹葉黑豆湯冷下，食後，臨卧服。小兒丸如菉豆大，每服七丸至十丸。

殊聖退雲散　治小兒疳眼𥇋㬮，啼叫不住。

草決明　土瓜根　大黄炮　元參各半兩　甘草　宣連　砱砱石即井泉石，研，各一分

右細爲散，每服一錢，水一盞，同煎至七分，五度與喫。

張涣井泉石散　治眼疳邪熱攻於眼目，漸生瞖障，致損睛瞳。

井泉石一兩　晚蠶砂　夜明砂各炒　石決明　甘菊花　黄連各半兩

右件擣羅爲細末，每服一錢，用米泔一盞，入生猪肝少許，煎五分，肝爛爲度，放温時時服，乳食後。

猪膽黄連散　治小兒疳瘦，大治肝疳作眼疾，白膜遮睛，諸藥不痊者。

胡黄連　雄黄細研　夜明砂細研，各等分　猪膽數個　麝香少許，不入膽煮

右爲末，以猪膽汁調藥，稀稠得所，却入原膽皮内，以綫緊繫口，米泔水煮五七沸，取出放冷。先以麝香於乳鉢内研細，却入藥一處同研，不用膽皮，只取出藥，候細，用軟飯爲丸如麻子大，每服十丸，大者加至十五丸，米飲吞下。如疳氣盛，須用陳米飲下。

决明散　治小兒肝臟風熱，眼中不見物及有汗。

石决明　乳香各一分　膽草二分　大黄半兩煨

右爲末，每服兩錢，用薄荷温水調下。莊氏第十六候用此方。

除熱結腸丸　斷小兒熱下黄赤汁沫，及魚腦雜血，肛中瘡爛，坐䘌生蟲。

黄連　蘗皮　苦參　鬼臼　獨活　橘皮　芍藥　阿膠各半兩

右八味末之，以藍汁及蜜丸如小豆，日服五丸至十丸。冬無藍汁，可用藍子一合，舂蜜和丸。

薑蜜湯 治濕䘌。

生薑汁五合　白蜜三合　黄連三兩

右三味，以水二升別煮黄連，取一升去滓，内薑蜜更煎，取一升二合，五歲兒平旦空腹服四合，日二。

杏仁湯 治䘌。

杏仁五十枚　苦酒二升　鹽一合

右三味和煮，取五合頓服之。小兒以意量服。

又方 治蟲蝕下部。

胡粉　雄黄

右二味各等分末，著穀道中。亦治小兒。

張渙桃白散 治腸胃俱虚，腹内蟲動，侵蝕下部，疳痢濕䘌。

桃木白皮　黄蘗蜜炙　黄連去鬚炒，各一兩　淨蛇脱皮半兩，燒灰　蝸牛乾者，一分，燒灰　青州棗五十枚，去核燒灰

右件同擣羅爲細末，入定粉、麝香各一分，同研勻，每服一字，粥飲調下，乳食前。

如聖丹

乾蟾蜍七枚，燒灰　蟬殻去土，半兩　蚺蛇膽　大棗去核燒灰，各一分。已上擣羅爲細末，次用　黄丹　定粉　麝香并細研，各一分

右件同拌勻，用好醋一大盞，都擣一二百下，成膏如黍米大，每服五粒至七粒，米飲下，量兒大小加減；或化三兩粒塗患處，若䘌出，乃愈。

錢乙金華散 治小兒一切濕瘡癬疳。

黄蘗　黄連各半兩，并爲細末　黄丹一兩，火飛　輕粉一錢　麝香一字，別研

右同研勻，先以温水洗，後貼之。

化䘌丸 治諸疳生蟲，不時啼哭，嘔吐清水，肚腹脹痛，脣口紫黑，腸頭濕䘌。

蕪荑　蘆薈　青黛　川芎　白芷梢　胡連　川連　蝦蟆灰各等分

右爲末，猪膽汁浸糕糊丸麻子大，每服一二十丸，食後臨臥，杏仁煎湯下。其鼻常用熊膽煎湯，小筆蘸洗，俟前藥各進數服，却用青黛、當歸、赤小豆、瓜蒂、地榆、黄連、蘆薈、雄黄爲末，入鼻斂瘡。

張涣四珍丹　治諸疳羸瘦，毛髮焦黄，口鼻生瘡。

乾大蟾一枚，去四足，劈開腹，入胡黄連半兩在内，以綫縫合，用濕紙三兩重裹，以泥四面固濟，用炭火燒令通赤爲度，放冷去泥搗爲細末　蘆薈半兩，研　麝香一分，研

右件都拌匀，再研令細，以白麵糊和如黍米大，每服五粒至七粒，粥飲下，量兒大小加減。

又方　治小兒一切疳毒有瘡。

苦楝皮五斤　漆姑葉半兩　甘草　礬各二兩　葱白十莖

右粗搗令匀，用水五斗，煮五七沸，旋旋添，洗瘡處。如久患，只兩服立效。

殊聖方　治小兒疳肥，瘡多生頭上，浸淫久不瘥，及耳瘡等，悉皆治之。

石緑　白芷各等分

右以生甘草水洗瘡，敷藥自愈。

集聖丸

蘆薈　五靈脂　夜明砂炒　砂仁　橘紅　木香　莪朮煨　使君子肉各二錢　川連　川芎　乾蟾灰各三錢　當歸　青皮各一錢半　因於虚者加人參二錢，白朮三錢，去莪朮、青皮。因於熱者，加龍膽草三錢，去砂仁、莪朮。因於吐瀉下利者，加白朮二錢，煨肉果、訶肉各一錢五分，去青皮、莪朮。因於積痛者，加煨三稜、川楝子肉、小茴香各二錢，去當歸、川芎。因於瘧者，加鼈甲醋炙三錢。因於蟲者，加白蕪荑一錢五分、川楝子肉二錢，去當歸、川芎。因於渴者，加人參、白朮各二錢，去莪朮、砂仁。

右爲細末，用雄猪膽汁二個和麵糊爲丸，看大小服，米飲送下。

疳積散 治魃乳，病乳，夾乳，夾食；大病之後，飲食失調；平居飲食過飽傷脾，致成疳積。面黃腹大，小便色如米泔，大便瀉黃酸臭，頭皮乾枯，毛髮焦穗，甚至目濇羞明，睛生雲瞖，形體骨立，夜熱晝涼，丁奚哺露等證，并用主之。

厚朴 厚而紫色有油者佳，去粗皮切片，生薑自然汁炒熟爲末淨，一兩 廣陳皮 去白爲末，八錢 粉甘草 去皮淨爲末 真蘆薈 淨末，各七錢 蕪荑 真孔林大而多白衣者，去白衣殼淨末，五錢 青黛 取顔料鋪浮碎如佛頭青色者，研淨末，三錢 百草霜 乃山莊人家鍋底墨也，淨末，二錢，研 旋覆花 淨末，一錢半

右件勻和成劑用，每一歲藥一分，用燈心湯，早上空心時調服，服後病即愈。當再用肥兒丸調理。如脾氣未實，用啓脾丸或大健脾丸。如疳氣未盡，用陳皮一兩，白朮木香三錢，白茯苓五錢，加好平胃散三錢，陳米粥湯調服。

神效丹 治小兒疳氣不可療。

綠礬 用火煅通赤，取出用酸醋淬過復煅，如此三次

右細研，用棗肉和丸如菉豆大，溫水下，日進二三服。

麝香丸 主小兒疳瘦，面黃髮穗，骨立減食，肌熱驚癇疳蟲。

麝香 研 蘆薈 研 黃連 末

右等分研勻，滴水丸黃米大，一歲三丸，三歲五丸至七丸，人參湯下，日三服，無比奇效。一方：胡黃連四分，餘二物各二分，療疳痢溫瘧無比尤驗，一名聖丸，疳藥百數無如此者，小兒癲癇、驚風、五疳、三蟲，服之立見功效。蛔蟲作疾枯瘁，久痢不住，熟藥調護，最難得法，惟以四味飲、散，紫圓，至聖散，五加皮治不能行，蜀脂飲，并此麝香圓七方，謂之育嬰七寶。紫陽道士亦名保子七聖至寶方，專爲一書者，此是也。

靈苑千金丸 治小兒一切疳。久服令兒肥壯無疾。

川楝子肉 川芎 各等分

右同爲末，猪膽汁和杵爲丸如麻子大，量兒大小加減丸數，每以飯飲吞下，日二服，常服三丸至五丸。張氏家傳：丸如菉豆大，分五分，用朱砂、青黛、定粉、光墨、密陀僧，名爲五色丸，非時進，米飲下。孔氏家傳：治疳熱下蟲方同，用臘月乾猪膽膏爲丸，如乾，湯化動，丸菉豆大，十丸十五丸，肉湯下。疳蟲如髮，便看即見，稍遲即化。

太醫局蘆薈丸　治疳氣羸瘦，色面萎黄，腹脅脹滿，頭髮作穗，揉鼻咬甲，如吃泥土，痢色無定，寒熱往來，目濇口臭，齒齦爛黑。常服長肌退黄，殺疳蟲，進乳食。

乾蝦蟆　大皂二味等分，同燒存性末，每一兩入　青黛二錢半　蘆薈　麝香　朱砂各一錢

右蒸餅爲丸，每服二十丸，米飲下，量兒大小加減。

錢氏膽礬丸　治疳消癖，進食止瀉，和胃遣蟲。

膽礬真者，一錢　緑礬真者，二兩俱爲粗末　大棗十四個　好醋一升。已上四物同熬，令棗爛，和後藥　使君子二兩，去殼　枳實去穰炒，三兩　黄連　訶勒皮各一兩，并爲粗末　巴豆二七枚，去皮破之。已上五物，同炒令黑，約三分乾，入後藥：

夜明砂一兩　蝦蟆灰一兩　苦楝根皮末半兩　已上三物，再同炒候乾，同前四物杵羅爲末，却同前膏和，入臼中杵千下。如末成，更旋入熟棗肉，亦不可多，恐服之難化。太稠即入温水下，不拘時。

西京丁左藏蝦蟆丸　肥孩兒常服得效。

乾大蝦蟆一枚，泔浸三宿，去腸肚頭爪淨酥炙香　陳皮二錢半　胡連一兩　郁金　蕪荑仁各半兩

右爲末，於陶器內，用豮猪膽汁和，令稀稠得所，於飯上蒸熟爲度，取出半日，丸如菉豆大，常服五七丸，陳米飲下。

張氏神麯散　治小兒諸般疳。

神麯　陳橘皮不去白　川大黄濕紙裹炮熟　芍藥各一錢二分　桔梗　川芎　厚朴薑汁製　枳殻麩炒　白茯苓各二錢半　人參一錢五分　甘草五錢，炙

右爲細末，每服一錢，入薑一片，煎服無時。

莊氏方　治小兒一切疳，肌膚消瘦，瀉痢不止，口鼻生瘡，水穀不化。

蝦蟆灰　礬　烏賊魚骨炙　密陀僧各二錢半　麝香一錢二分半

右爲末，煉蜜丸如菉豆大，温水下三丸。《聖惠方》同，但麝香用半兩。莊氏第五候用此方。

治小兒一切疳方。

蟾頭一個，炙　膩粉　豉　蕪荑　黃連各二錢半

右爲末，軟粟米飯爲丸麻子大，早晚米飲下三丸。

又方　莊氏第十七候，用此方及香連丸。

蘆薈　胡黃連　朱砂　青黛　麝香各二錢半　蟾酥少許

右爲末，飯和丸如芥子大，每服空心臨卧，温熱水下五七丸。

定命丹　洪州張道人傳，治小兒一十二種疳：肝疳、急疳、風疳、肉疳、脊疳、口疳、腦疳、食疳、蛔疳、脾疳、腎疳、心疳，定生死。有此候者，取得蟲青者死，黃者可治。

木香　夜明砂　麝香各一分　蟬蛻三分　胡黃連二錢　金箔　銀箔各五片

右件爲末，米飯丸如麻子大，空心米飲下三丸，日三服。忌鹹酸油膩。

又方　第一肝疳，小兒雖飲乳，漸喜食肉，尤愛酸鹹，只服定命丹，次服此藥。

肉豆蔻煨，三個　枳殼炒，七錢半　白茯苓　胡連各半兩　大黃　甘草　丁香　麝香各二錢

右爲末，每服一字，米飲下，日二服。久者五服效。

演山使君檳榔丸　治小兒食肉太早，傷及脾胃，水穀不分，積滯不化，疾作疳痢等候，并宜服之。

肉豆蔻一個　生檳榔一個　宣連　胡黃連　陳皮　青皮　川楝肉炒　蕪荑炒去皮　神麯　麥芽并炒　木香　夜明砂淘淨炒　蘆薈　川芎各一錢　麝一字

右件爲末，豮猪膽汁、薄荷汁爲丸如麻子大，每服三五十丸，温飯飲下。

胡黄連丸 治一切疳候，及一切虚痢，他藥無功，此藥極效。

胡黄連　蘆薈　黄連　肉豆蔻炮　桂心　人參　朱砂　使君子去殼　木香　鈎藤　龍齒　白茯苓以上各一錢　麝香一字

右件各生用，爲細末，取豮猪膽二枚，裂汁和末令匀，却入袋内盛之，用綫紮定，湯煮半日，取出切破袋子，加莨菪子二錢，黄丹一錢，二味另研如粉，入前藥和匀，搗五百杵，丸如菉豆大。但是疳與痢，用粥飲下五七丸。子幼者三丸，不喫粥飲，乳頭令吮。能治一十二種痢及無辜者，功效非常。

肥肌丸 治小兒一切疳氣，肌瘦體弱，神困力乏。常服殺蟲消疳，開胃進食。

黄連去鬚　川楝肉炒　川芎各半兩　陳皮　木香二錢　香附子各二錢半，酒煮炒乾

右件爲末，水煮細麵糊爲丸如麻子大，每服三五十丸，温飯飲下。

湯氏鼈甲散 治勞疳骨熱。

鼈甲九肋者，湯浸用童便塗炙　黄芪蜜炙　白芍藥各一兩　生地黄　熟地黄　地骨皮　當歸　人參各半兩

右㕮咀，每服二錢，水半盞煎服。

化蟲丸 治疳熱。

白蕪荑　黄連　神麯　麥芽各炒，等分

右末，糊丸如黍米大，空心米飲下。猪膽汁尤佳。

猪肚丸 治骨蒸疳勞，肌體黄瘦。

木香半兩　黄連　生地　鼈甲九肋者童便炙　銀柴胡　青皮各一兩

右爲末，猪肚一枚，入藥於内，以綫纏之，於砂罐内懸肚煮熟，取出細研猪肚爲丸如麻子大，米飲送下，量大小加減，不拘時服。

三因龍膽丸 治疳病發熱。

龍膽草 黄連 使君子肉 青皮各等分

右爲末，猪膽汁和丸如桐子大，每服三十丸，臨卧熟水下，量兒加減。

二丁丸 治乳癖、食癖、疳熱。

丁香 密陀僧各一兩 韶粉一錢 硫黄三錢 白丁香半兩

右爲細末，糊丸如小豆大，三歲兒十丸，日晡時米飲下，飲乳者乳汁下。次日當取下惡物，熱即隨退。加黄鶯屎一錢尤妙。

譚氏殊聖金瓜丸 治小兒疳熱，身多壯熱，黄瘦，久服令肥。

黄連 黄蘗 甘草微炮 青皮各等分

右爲末，入麝香少許，用獖猪膽一枚，入藥膽内，綫紥定，入石器中，漿水煮五七沸，取出，風弔一宿，丸如菉豆大，每服五七丸，米飲下，量兒大小加減。《玉訣》方同，外以朱砂爲衣，仍治脾疳。《博濟方》同，劉氏家傳方亦同。或添胡黄連。若早晨服使君子丸，晚服金瓜丸，永無疾，消食，長肌肉。莊氏家傳方同，仍加夜明砂一味，等分。趙氏方亦同，名良疳藥。長沙朱司理以爲有神效。

蘆薈丸 治小兒驚，熱疳，不思食。

蘆薈 熊膽 朱砂各二錢半 青黛七錢半 訶勒皮煨取肉，三錢 麝一錢

右爲末，糯米飯爲丸如麻子大，空心隨歲數與之，用砂糖水嚥下，五七丸。

茅先生柴胡散 治小兒疳熱，四肢如柴，不能起立。

柴胡 知母 貝母去心 茯苓 茯神 乾葛 甘草炙，各等分

右爲末，每服用小麥一匙頭，藥一匙頭，水一盞，同煎六分，去滓服。

六物黄芩湯 治小兒腹大短氣，熱有進退，不安，穀爲之不化。

黄芩 大青 炙草 麥冬 石膏碎，各半兩 桂皮三錢

右每服三錢，水一盞，煎至六分，去滓温服。

莊氏青黛丸　治疳熱。

青黛研，一兩　胡連　宣連　天竺黄研，各半兩　朱砂水飛，二錢半　麝香研，一錢　肉豆蔻二個　乾蟾一枚，端午日取者，酒浸洗去肚腸，塗酥炙黄　牛黄半錢，研

右件，除研藥外爲末，再同研匀，菉豆粉煮糊丸如芥子大，每服空心夜後熟水下三丸。恐菉豆粉難和圓，菉豆麵作糊亦得。

王氏使君子散　治疳熱。

使君子不拘多少　曝乾爲末，空心米飲下，大者一錢，小者半錢，取蟲出爲度。

柴胡飲　治骨蒸疳氣，五心煩熱，日晡轉盛，口乾無味，渴多身瘦，胷滿痰緊，小便黄色，食減神昏。

北柴胡　人參　當歸酒洗　黄芩　赤芍藥　炙草各一兩　生大黄　桔梗炒　北五味　半夏湯煮透去滑，各半兩

右藥，每服二錢，水一盞，烏梅一個，薑二片，煎七分，無時温服。

乾地黄煎　治小兒疳勞，肺氣熱欬嗽，四肢漸瘦，心脈乾。

生地黄汁五兩　酥　生薑汁　蜜各一兩　鹿角膠半兩

右先以地黄汁入鐺内，慢火煎，手不住攪，約五六沸下酥，又五六沸下蜜，次下膠，又下薑汁，慢火煎後如稀餳即住火。每食後兩度，共與一匙頭。忌諸毒物。

王先生鷄肉煎丸　治小兒十歲以上疳勞，壯熱形瘦。

宣連二兩　銀柴胡　秦艽　知母　使君子肉　子芩各一兩　蕪荑去衣　川鶴虱各半兩

右爲末，以黄雄鷄一隻，重一斤許，籠之，専以大麻子飼之，至五日後宰，去毛令淨，於臀後開孔，去腸肚淨，洗拭乾，入藥末於鷄腹内，以綫縫之。取小甑，先以黑豆鋪甑底厚三寸，安鷄在甑中，四旁以黑豆圍裹，上亦以黑豆蓋之，自日出蒸至晚，候温冷，取鷄，去腹中藥及筋頭翅，以淨肉研匀和得所，如乾入酒，麵糊爲

丸如大麻子及小菉豆大。每服十丸、十五丸、二十丸，以意加減，空心臨臥，麥門冬熟水吞下。如小兒疳勞骨熱，十五歲以上，温酒下。忌猪肉。

張氏三和飲子　治三焦膈塞，五臟澀滯，氣逆痰涎，米食後惡涎，太陽昏痛；及治山嵐瘴氣，吐逆，不美飲食，面色浮黄，指甲青黑；小兒疳勞吐乳；及久病乍安，神氣未復，寒熱往來，并皆救療。

紫圓人參三兩半，洗剉　甘草一兩半，炙剉　綿黄芪五兩，酒浸一宿洗淨剉

右件三味，同入木臼內，用木杵擣爲粗散，每服三大錢，生薑三片，水二盞，棗三枚，同煎八分，去滓服，不拘時候。

犀角散　治小兒骨熱，解毒。

銀柴胡　川大黄　甘草炙　川芎　茯苓　芍藥　乾葛　地骨皮　桑白皮　山梔仁　黄芩　貝母各半兩

右爲末，每服一大錢，水一盞，入青蒿一枝，小麥十粒，煎七分，温温服之。大段有患，更入麻黄、連翹二味，與前藥等分爲末，煎服之，效。莊氏第二十一候用此方。

鼈血煎　治勞疳。

蕪荑　銀柴胡　川芎各一兩　人參半兩　使君子二十一枚，去殼　胡黄連　宣黄連各七錢

右用鼈血一盞，吴茱萸一兩，和二黄連，淹一宿，次早炒乾，去茱萸并血，用二連入餘藥末，粟米粉糊丸麻子大，食前熟水下。

黄連丸　治疳勞。

黄連半兩，淨猪膽汁浸晒　石蓮子　瓜蔞根　杏仁湯浸去皮焙　烏梅肉各二錢

右爲末，牛膽汁浸糕糊丸麻子大，煎烏梅薑蜜湯下。

天竺黄散　治小兒疳多渴，體熱煩躁，少得睡臥。

天竺黄細研　黄連去鬚　馬牙硝　梔子仁　葛根剉，各半兩　甘草炙微赤剉　牛黄細研　款冬花　紫菀　犀角屑　土

瓜根各二錢半

右件藥搗細羅爲散，都研令匀，不拘時候，以蜜水調下半錢，量兒大小加減服。

又方　治小兒疳熱，煩渴不止。

乾蟾頭二枚，酥炙焦黄　蝸牛殼微炒　胡黄連　瓜蔞根各半兩

右件藥搗羅爲散，每服以竹葉湯調下半錢，不計時候，量兒大小，臨時加減服之。

五膽丸　治小兒渴疳。

猪膽　狗膽　牛膽　鯽魚膽　蝟膽已上各一枚

右件藥，四膽汁并入牛膽内，在灶北後懸，候稍乾，可丸即丸如黍米大，每服以新汲水下二丸，以飲水足爲度，空心午後各一服，更量兒大小加減。

胡黄連散　治小兒疳熱渴乾瘦。

胡黄連　犀角屑，各二錢半　生地黄汁一合　蜜半合　羊子肝一具，研取汁　麝香半錢，細研

右件藥，搗胡黄連、犀角，細羅爲散，入麝香研匀，以羊肝汁、地黄汁、蜜等調令匀，每服煎竹葉湯調下藥汁一茶匙，量兒大小加減服之。

黄連丸　治小兒疳熱煩渴。

黄連　天竺黄　牛黄各細研　炙草　梔仁　款冬花　葛根　紫菀　犀角屑，各二錢半　川朴硝半兩　竹瀝二合

右件藥搗羅爲末，先用竹瀝拌和，更入熟蜜和丸如菉豆大，每服以新汲水研破五丸服之，日四五服，量兒大小加減。

又方

蝸牛三十五枚，淨盤内以物蓋令行，即有似銀泥處

右以膩粉和揩取，便丸之如黍米大，不拘時候，以温湯下一丸。

又方

杏仁 湯浸去皮尖雙仁，二錢半　膩粉 一錢

右件藥，研杏仁如膏，入膩粉相和令勻，用麵糊和丸菉豆大，空心以粥飲下三丸。

龍粉丸 治疳渴。

草龍膽　定粉 微炒　烏梅肉 焙稱　黃連 各二分

右爲細末，煉蜜和麻子大，米飲下一二十丸，無時。

清香丸 治小兒疳渴，引飲不休，肌體羸劣。

胡黃連　青黛　朱砂　鶴虱 各等分

右爲末，豶猪膽汁和丸菉豆大，每服三丸，米飲下。

劉氏方 治小兒疳渴。

猪胞 一個，大者　甘草 一兩，寸斷劈破入胞內

右以水一斗，煮至三升，去甘草，將胞焙乾末之，每服二錢或三錢，熟水調下。

莊氏方 治小兒疳渴。

蛤粉 取生大鮎魚一尾，以粉塗頂上，刮下涎入粉

右同研，丸鷄豆大，每服一丸；更用活小鮎魚一尾，水半盞，浸涎水一藥注子，化下一丸，立止；便與和氣散一二服補之。

又方 治疳渴不止。

井泉石 又名石甘遂　太陰元精石　馬牙硝

右各等分爲末，入生硫黃少許，每服半錢，以生米泔水調下。

吉氏家傳方

乾葛　胡黃連　炙草　黑參　麥冬各等分

右件爲末，每服一錢，水半盞，薑一片，煎四分服。

又方 治小兒疳渴。常服五疳不生。

乾蝦蟆二枚，長流水内刮去肚腸，以法酒三升甑内煮令爛，去骨研如粉　黃連净，四兩，别爲末　朱砂一錢半　麝香一錢，研

右先將蝦蟆膏與黃連末同研後，更與麝香、朱砂等研勻，作丸如菉豆大，每服十丸，陳米飲下。如患疳，用黃蠟茶清下。如難丸，入些酒麵糊不妨。

又方 治小兒一切疳熱渴。

蚧蝦蟆大者，兩枚　蝸牛蟲半升，用水淘净爲度，然後用新瓦罐入二物在内，用鹽泥固濟，不得透風，更進火燒令通赤，候冷取出二物，不用罐子，入

大黃　黃連各半兩　麝香二錢半

右爲末，麵糊丸如芥子大，每服三丸至五丸，米飲下。莊氏第十六候用此方。

又方 治小兒疳渴。

人參　乾葛　黃芩　柴胡　甘草炮，各二錢半

右爲末，每服一錢，水一盞，煎五分，去滓候冷，分爲五服，每吃藥時，更點鉛白霜、寒水石共研一字服之。莊氏第二十候先用此止渴。

惠眼防己丸 治疳嗽不止。

漢防己　牽牛子　馬兜鈴炒　甜葶藶研，各等分

右爲末，煮棗肉爲丸如菉豆大，每服十丸，煎糯米飲下，與温肺散相間服。

温肺散

瓜蔞根半兩　甘草炙，二錢半

右爲末，每服一錢，蜂蜜熟水調下。

杏仁散 治小兒肺疳，多是吃著熱米食及病嬭，傷損心肺，便生喘嗽，愚醫不辨冷熱，以藥攻之，變成黄腫，漸覺昏沉，宜服。

杏仁十四粒 甘草 款冬花各二錢 麝香 胡黄連各一錢 半夏湯泡九次，半兩

右件爲末，每服一字，棗湯調下，日進二服。

牛黄丸 治小兒疳積。

雄黄研水飛 天竺黄各二錢 牽牛末，一錢

右同再研，麵糊爲丸粟米大，每服三丸至五丸，食後薄荷湯下。兼治疳消積。常服尤佳。大者加丸數。

張渙褐丸子 治小兒疳氣腹脹如鼓，及嬭癖食癖。

蔔子一兩半，炒 黑牽牛一兩，炒 胡椒二錢半 木香 莪朮濕紙裹煨，切作片子，各半兩

右爲細末，麵糊爲丸黍米大，每服二十丸，煎仙人骨湯下。

换骨丹

陳粟米一合 橘皮 青皮 黑牽牛各半兩 巴豆去殼，二錢半

右件一處同炒令焦黄色，揀去巴豆不用，却入木香半兩爲細末，麫糊爲丸黍米大，每服十丸，橘皮湯下。

莊氏參苓散 治小兒因積成疳久，致脾胃虚弱，不思飲食。

人參 茯苓 川芎各一兩 甘草 芍藥 黄芪各半兩 青皮去白二錢半

右爲細末，每服一錢，水一小盞，煎至五分，去滓温服。

古今圖書集成醫部全録卷四百四十七

小兒諸疳門

方

香甲丸　治小兒積疳，潮熱盜汗，羸瘦煩渴，手足心熱，服之皆效，輕骨長肌。

木香二錢五分　鱉甲去裙襴醋炙　檳榔　使君子肉　柴胡　黄連各半兩

右爲末，豶猪膽汁和丸菉豆大，每服二十丸，臨臥米飲下。久發潮熱，多汗無力者，服之即效。

趙氏青蒿丸　療小兒久積疳氣，日漸羸瘦，面黄頭髮作穗，好食土，咬指甲捻鼻；兼治骨蒸勞熱，及取疳蟲，退諸臟積熱。小兒常服，遍身香爲效。

檳榔一枚　白蕪荑四十九個　黄連十四莖　夜明砂淘浄，二錢半，已上爲末　太陰元精石　麝香　小葱子炒　硃砂飛，各半錢

蘆薈　天竺黄　青黛各一錢

右將後七味同研細，與前四味一處再研勻，令極細，取青蒿自然汁慢火熬濃，仍用豶猪膽一枚取汁同搗，丸如粟大，每服五丸至七丸，并用米飲下，釅醋湯亦得。取疳蟲，煎酸石榴湯下，二十服取盡蟲。

五疳傷積方

蕪荑　黄連各一兩　使君子連殼，十四個　鶴虱少許　神麯半兩　末之，猪膽調麵糊爲丸菉豆大，每服十丸，米飲下。

青金膏　治疳積。

青黛　硃砂　蘆薈　蟾酥各一錢　麝香半錢　蜣螂一枚　蛇皮項後，四寸

右末，水化酥丸粟大，每服兩丸，倒流水送下；又水化一丸，注於鼻中，須臾眉上白蟲出便安。青難治。

豆蔻散　治疳積或冷利，腹大脚小，身熱，面無顔色。

肉蔻二個　胡連一錢　使君子四枚　青黛　楝根　蕪荑　厚朴薑汁炙　炙草各半兩　麝香少許　夜明砂一錢半，别研

右末，每服一錢或半錢，蜜水或粥飲調下。

知母散　治諸般疳積肚脹，無時瀉痢，或時壯熱，狀如瘧疾。

知母　青皮焙乾　柴胡各二錢　甘草炙　紫參各三錢　訶子肉煨熟，三枚

右爲細末，每服一錢，水五分，煎至三分，温服。有熱則退，有痢則除，有結則通。

經驗檳榔丸　治小兒疳病，積氣成塊，腹大有蟲等證，其效如神。

檳榔一兩　三稜醋炙　莪朮醋炒　青皮麩炒　陳皮　雷丸　乾漆炒煙盡　麥芽　神麯炒　山楂肉各半兩　鶴虱炒　木香不見火　炙草　胡連各三錢　蕪荑二錢半　良薑土炒，二錢　砂仁一錢

右爲細末，醋糊爲丸如菉豆大，每服三五十丸，空心淡薑湯下。

粉霜丸　治小兒疳一切瀉。

粉霜　白丁香各一錢　巴豆二枚，不出油

右末，爛飯爲丸如小菉豆大，每服井華水下二丸。

二聖丸　治小兒臟腑瀉久不愈，羸瘦成疳，宜常服此方。

川黄連　黄蘗去粗皮，各一兩

右爲細末，將藥末入猪膽内，湯煮熟，丸如菉豆大，每服二三十丸，米飲下，量兒大小加減，頻服無時。

胡黄連飲子　治小兒疳熱，作瀉少食，面黄體黑，日漸瘦悴。

胡黄連　黄藥子　人參　炙甘草　白朮微炒　秦艽　柴胡各等分

右各味，用淨㕮咀，每服二錢匕，水一盞，嫩桃柳枝各七寸，烏梅少許，同煎八分，去滓分作兩分，早食後少空一服，臨臥再服，以小便深赤爲驗，候小便清住藥，便生肌膚進食。大抵小兒羸瘦，并宜服此。

黄連丸　治疳瀉疳痢。

淨黄連爲末　大蕪荑仁乳鉢研細，各等分

右二末一處和勻，糯粟米相和，煮稀粥爲丸小菉豆大，量兒大小，三歲七丸至十丸，三歲以上十五丸至二十丸，空心陳米飲下，日進三服。

胡黄連丸　治小兒疳疾瀉痢。

胡黄連　丁香　密陀僧各半兩　肉豆蔻一個　檳榔一枚　紅雪一兩　訶子二枚，一煨一生用

右七味研細，入麝香二錢半和勻，入菉豆末少許，水和丸如麻子大，三歲以下一丸，三歲以上五丸。孩子腦疳、鼻癢及赤爛，黄連湯下。脾虚羸瘦，泄痢，四肢虚腫，青州棗湯下。肝疳眼澁生瘡，甘草湯下。骨疳冷地臥，愛食土，紫蘇茶湯下，常服米飲下。肺疳上氣急喘，橘皮湯下。筋疳瀉血，鹽湯下。疳蟲及瀉無定，生薑湯下。

錢氏没石子丸　治泄瀉白濁，及疳痢滑兒腹痛者。

木香　黄連各二錢半　没石子　豆蔻各二個　訶子肉三個

右爲細末，飯丸麻子大，米飲下食前，量兒加減。

聚寶黄龍丸　定小兒疳冷瀉。

硃砂研，一錢　龍腦半字，研　舶硫黄一兩　雄黄二錢半

右用甘鍋子，上炭火，燒甘鍋，其藥飛在盞底上，刮與硃砂、雄黄同研，入腦子，糯米粥丸如黄米大，每服三丸，食前椒湯下。

吉氏蘆薈丸　治疳瀉不止，不思飲食腹脹。

丁香　肉豆蔻去皮　木香剉，各半兩

右三味，用麵裹，慢火中煨熟爲度，取出去麵，入蘆薈一兩、使君子肉半兩，同爲細末，稀糊爲丸如黍米

大，每服十丸至二十丸，米飲下。

良方吴婆散 治小兒疳瀉不止，日夜不計遍數，漸漸羸瘦。

棟根白皮一錢半 桃根白皮 黄蘗蜜炙 蕪荑 黄連微炒，已上各二錢半 厚朴薑汁炙 木香 檳榔 丁香各一錢 没石子一錢半

右爲末，每服一字，三歲以上半錢，五六歲一錢，用紫蘇木瓜米飲調下，乳食前一日三服。張三錫曰：此藥若是疳瀉，無不驗者。藥性小溫，暴熱瀉者，或不相當。

斗門方 治小兒疳瀉。

赤石脂

右杵羅爲末，極細如麪，以粥飲調半錢服立瘥。或以京芎等分同服，更妙。

莊氏家傳方 治疳瀉久不瘥。

赤石脂 緑礬 石灰各二兩 硫黄半兩

右研匀，入罐子内，燒令焰碧，去火放冷，取研，每服一字或半錢，煎小黄米飲放冷調下，食前服。

又方

使君子炮 五倍子瓦上炒黄 没石子各等分

右爲末，每服半錢，陳米飲調下。

孟詵方 療小兒疳痢。

樗木根取白皮一握 倉粳米五十粒 豉二合 炙草二寸 葱白一握

右以水一升，煮取半升，以意服。枝葉與皮勿用。

青黛散 治小兒疳痢不止，下部癢。

青黛 蟾灰 胡粉微炒 黄連去鬚微炒 麝研，各二錢半 赤石脂半兩 訶梨勒皮一兩，煨

右件搗羅爲散，每以乳汁調下半錢，日三四服。

殺疳丸　治疳痢不止。

雄黃　麝香　牛黃　蘆薈　硃砂各研細　龍骨燒赤　密陀僧燒紅　胡黃連各二錢半　青黛半兩　金箔十片　肉豆蔻二枚，去殼　蟾酥一錢二分半，熱水化如泥

右件藥搗羅爲末，入研藥及蟾酥，研令勻，湯浸蒸餅和丸如黃米大，每以温水下三丸；煎黃連苦參湯洗身上，用青衣蓋出蟲瘥。

白龍骨丸　治疳痢不止。

白龍骨　白石脂　礬燒令汁盡　黃連微炒　胡粉微炒　白茯苓　阿膠搗碎炒黃，各半兩

右爲末，煉蜜圓麻子大，每粥飲下五丸，日三四服。

肉豆蔻丸　治小兒疳痢，不喫乳食，四肢瘦弱。

肉蔻去殼一枚　木香半兩　人參　訶子肉煨　硃砂　麝香并細研，各二錢半

右搗羅爲末，都研令勻，用軟飯和丸如麻子大，每服以米飲化下三丸，日三四服，量兒加減。

聖惠黃連散　治小兒疳痢久不瘥，肌肉消瘦，面黃髮焦，啼叫不常。

胡黃連末　白礬燒令汁盡　白龍骨末，各半兩　胡粉微炒，二錢半

右件藥同細研爲散，一歲兒每服以米飲調下一字，二歲每服半錢，隨兒大小，量病輕重加減。

蕪荑丸　治小兒久疳痢不瘥。

蕪荑末，半兩　羊子肝一具

右先以子肝切作片子，以蕪荑末摻在肝內，綫纏合，米泔中煮令熟，搗爛，糯米飯和丸如麻子大，每以粥飲下五丸，早晨晚後各一服，量兒加減。

八香丸　莊氏第一候，瀉膿血，日漸瘦，是冷熱疳，宜服此。

胡連一錢 腦 麝各半錢 牛黃一錢二分半 蘆薈一錢五分 蟾酥五捻子作塊者亦得 白花蛇半兩，酒浸去骨 蠍梢二錢半

右爲細末，猪膽丸如黄米大，每服五丸，米飲下。如患甚，仍用生米泔調，作散服半錢，日三服。

又方 治小兒腸鳴瀉痢，口鼻乾，常有鮮血，日夜疼。

白朮炮 硫黃各二錢半 枳殼炒 胡黃連 當歸各半兩

右爲末，每服半錢，熟水調下。

沉香丸 治小兒疳痢，下赤色膿血，下部脱肛。

沉香 人參 蠍 胡黃連 乳香各一分 龍骨 甘草各二分

右件棗肉丸麻子大，每服三丸，米飲下，日二服，久患七服效。

白朮散 治小兒疳痢，腹脹疞痛，日夜三二十行。

白朮一兩，微炒 當歸 地榆并剉微炒 木香 赤芍藥 甘草炙，半兩

右件藥擣粗末爲散，每服一錢，以水一小盞，煎至五分，去滓，不計時候，量兒大小分減。

胡黃連丸 治小兒疳痢，腹痛不止。

胡黃連半兩 没藥 木香各二錢半

右件藥擣羅爲末，糯米飯和丸如菉豆大，每服粥飲下五丸，日三四服，量兒大小加減。

疳腫脹方 治小兒五疳八痢，及髮焦黄，肚脹手足瘦細，肚上筋脈起，揩眼，鼻涕垂至口，咬指甲，或下部生瘡，及大小便不通，宜此療之。

蘆薈 夜明砂炒 蛇脱灰 黄牛角屑，各一分 蟾酥少許

右爲末，入麝香少許，煉蜜丸菉豆大，每服三丸，用米飲下。間用桃柳葉湯浴兒，將青衣蓋之，更用藥一二丸，安兒臍中，醋麵糊青帛貼之，候蟲出爲度。如無蟲，但汗出爲妙。服藥三日後，宜減一丸。

又方 治小兒疳氣腹腫，有似水氣。

肉豆蔻一個　木香炮　麝香　硃砂各一分　胡黄連半兩，煨

右末飯丸麻子大，米飲下三五丸。莊氏第十八候，用此方。

吉氏家傳方　治疳肚如鼓。

密陀僧　風化灰各一錢　黄丹半錢

右爲末，以猪肉炙一片，用藥半錢蘸上與喫。如不會喫，乳母嚼與。

御苑勻氣散　治脾肺氣逆，喘欬面浮，胷膈痞悶，小便不利。

桑白皮二兩　陳皮一兩半　桔梗炒　炙草　赤茯各一兩　藿香半兩　木通四兩　薑水煎服。

烏金膏　治小兒疳氣灌入陰，黄亮色。

通草　黄皮　大黄各二錢半，燒

右各燒存性爲末，每用一錢，猪膽調成膏，於陰上塗；如未退，煎蛇牀子湯洗後，再調塗之。

地黄丸　治腎疳腦熱消瘦，手足厥冷，寒熱往來，滑瀉肚脹，齒齦潰爛，爪黑面黧，遍身兩耳，生瘡出水。

熟地黄八錢　赤茯苓　山茱萸肉　牡丹皮　山藥　澤瀉各三錢

右爲末，丸如梧子大，每服三丸，溫水化下。加肉桂一兩，名加減八味丸。

補中益氣湯　治中氣虚弱，體疲食少，或發熱煩渴等證。

人參　黄芪各一錢　白朮土炒　炙甘草　陳皮各五分　升麻　柴胡各二分　當歸八分

右，薑棗水煎，空心午前服。

錢氏異功散　治吐瀉不食，凡虚冷證，先與數服，以正胃氣。

人參　白朮炒　白茯苓　炙甘草　橘紅　木香各二兩

右剉散，每服二錢，薑棗煎服。一方去木香。

充悦方《外臺》小品　療四五歲兒因食及在胎中宿熱，乳母飲食粗惡辛苦，乳汁不起，兒哺不爲肌，心腹痞滿，

痿黄瘦脊，四肢痿躄繚戾。

芍藥一錢，炙黄　黄芪　鼈甲炙　人參各四分　柴胡八分　茯苓六分　甘草炙　乾薑各二分

右八味搗篩，蜜和爲丸如大豆，服五丸，日二。《千金》有大黄，無黄芪。如熱，去乾薑用枳實。

聖惠黄芪丸　治小兒羸瘦體熱，面色萎黄，不欲乳食。

黄芪剉　赤芍藥　人參　甘草炙微赤剉　胡連各半兩　麥門冬　鼈甲醋炙微黄，各一兩　柴胡三分

右件藥搗羅爲末，煉蜜和丸如麻子大，不拘時候，以粥飲下五丸，量兒大小以意加減。

秦艽丸　治小兒羸瘦體熱，心神煩悶，小便赤黄。

秦艽　桑根白皮　枳殼麩炒微黄　地骨皮　黄芪　人參　赤茯苓　炙草　犀角屑，各半兩　龍膽一分　柴胡三分

右件藥搗羅爲末，煉蜜和丸如菉豆大，不計時候，用粥飲下五丸，更隨兒大小加減。

麥門冬丸　治小兒雖食，不著肌膚，羸瘦骨熱，小便赤黄。

麥門冬一兩　人參　黄芪　青蒿子　黄連　桑根白皮　枳殼麩炒微黄　地骨皮各半兩　柴胡三分

右件藥搗羅爲末，煉蜜和丸如菉豆大，不計時候，以熟水研五丸服，量兒大小以意加減。

燒黄瓜丸　治小兒羸瘦體熱，乳食全少。

黄瓜大者一枚　陳橘皮焙　黄連各半兩　鼈甲童便浸三宿炙黄　胡連　柴胡各一兩

右件藥搗細羅爲散，以黄瓜切開頭去瓤，内藥末令滿，以切下蓋子蓋之，用香麥麵和搗固濟，可厚三分，於糖灰火内燒麪焦黄，取出去麵放冷，入麝一錢，都研和丸如菉豆大，每服食前，米飲下七丸。

大黄丸　治小兒胃氣不調，不嗜食，不生肌肉。

大黄　乾地黄　茯苓　當歸　柴胡　杏仁

右各三錢爲末，蜜丸麻子大，飲下五丸，日進三服。

猪肚丸　解小兒肌熱，時泄瀉，及積滯，不思飲食，肌肉消瘦。

鼈甲一兩，同童便并醋共一升，熱浸炙盡爲度　白朮　薯蕷各一兩　胡黄連　人參　青橘皮　紫菀　桃仁去皮尖　木香　炙草各半兩　柴胡一兩

右末，入浄猪肚内繫定，煮令極爛，與藥同杵令黏，丸如桐子大，每服二十丸，不計時候，温水飲下。

香甲丸　治童男室女氣血虚疎，肌膚消瘦，百節疼，潮作温，五心煩熱，四肢逆冷，不思飲食，中滿氣滯。健脾胃，暢神氣，充肌膚，澤顔色。

柴胡　生乾地黄　三稜各三分　鼈甲醋炙黄　神麯　杏仁　熟乾地黄　麥芽炒，各一兩　牛膝　木香　薑黄　當歸各半兩　白朮　川芎各一分

右爲細末，白麵糊丸如梧桐子大，每服十丸，空心茶清下，或米飲亦得。

右八方，挾熱者宜之。

聖惠訶梨勒散　治小兒羸瘦，脾胃氣弱，挾宿食，不乳食，四肢不和。

訶梨勒皮　陳橘皮焙，各半兩　黄芪　人參　白朮　藿香　桂心　白茯各一分　炙草半分

右件藥搗粗羅爲散，每服一錢，以水一小盞，入生薑少許，棗一枚，煎至五分，去滓温服，日三四服，量兒大小以意加減。

温脾散　治小兒脾氣不和，食少無力，肌膚羸瘦。

訶梨勒皮　人參各三分　白朮　木香　黄芪　白茯苓　藿香　陳橘皮焙　桔梗各半兩　炙草一分

右件藥搗粗羅爲散，每服一錢，以水一小盞，入生薑少許，棗一枚，煎至五分，去滓，不計時候温服。

五香煎　治小兒脾胃久虚，吃食減少，四肢羸瘦。

丁香　沉香　木香　藿香　白朮各一兩　麝三錢　白茯苓　陳橘皮焙　黄芪各一兩　訶梨勒皮　炙草半兩

右件藥搗篩爲散，以水五升，慢火煎至一升，以布絞汁入鍋内，煎麝香及蜜三合、生薑汁半合、棗肉二十枚，慢火熬成膏，每服以粥飲調下半茶匙。

右三方，挾冷者宜之。

蘆薈丸 湯氏云：小兒疳積，其狀漸黄瘦，拍背如鼓鳴，脊骨如鋸，乃積而成熱成疳也，宜服此。

蕪荑去皮，先炒黄色，次入後二味一處炒赤色 龍膽草 黄連各一兩

右爲末，另入蘆薈一分和匀，爛飯丸如黍米大，二歲兒服三十丸，空心米飲送下。

露星膏

黄芪蜜水炙 胡黄連 地骨皮 柴胡各等分

右爲末，煉蜜丸如芡實大，隔宿酒浸露一宿，次日澄去酒，薄荷湯浸服之。

二聖丸 治小兒臟腑或好或瀉，久不愈。羸瘦宜常服。

黄連 黄蘗去粗皮，各一兩

右爲細末，入猪膽内，重湯煮熟，丸如菉豆大，每服二三十丸，米飲下，量兒加減，頻服無妨。

香蟾丹 治肌瘦面黄，胷高脚細。

乾蟾五枚，浸去骨，用瓦藏瓶一枚，入蟾瓶内，鹽泥固濟，炭火燒，留一竅子，以煙息爲度，取出存性 胡黄連二兩 蛇蜕一兩，燒灰 地龍半兩，微炒 天竺黄 蟬殼各一分，并爲細末，入 硃砂半兩 麝香一分

右件都一處研匀，糯米飯和如黍米大，每服十粒，米飲下，不拘時候，量兒大小加減。

雷丸丹 萬全云：治小兒一切疳，肚大脚細，眼目口鼻生瘡，身體壯熱，痢下泔澱，日漸羸瘦，面無光澤。

生雷丸 生鶴虱 生史君子去殼 胡黄連 蘆薈各半兩 蟾一枚，酒浸炙熟去皮足骨焙 木香 肉豆蔻各一分 蕪荑一兩，微炒，研入 硃砂二錢，研留少許爲衣 麝香半錢

右爲末，研合令匀，用豶猪膽一個，取汁傾入瓷盞中，外以重湯煮過，和杵爲丸如桐子大，每服五丸至七丸，麥門冬熟水下，早晨日午空心臨臥服。

孔氏神聖丸 治小兒疳，常服永無腸臟之疾。

胡黄連　宣連　白蕪荑　木香　蘆薈各一錢　使君子二十枚

右除蘆薈一味，外五味銀器内用猪膽汁熬成膏，後入蘆薈，同丸如菉豆大，每服五七粒，空心日午臨臥米湯下，神效。

猪肚丸　治小兒疳熱而瘦。

蕪荑二兩，用瓦熇乾取肉，别爲末，臨時入用　柴胡　黄連　秦艽各一兩

右用猪肚一個，中庸者，破開洗淨，入柴胡、秦艽、黄連末於内，以酒半鉼、童便一升煮乾，舂令得所，放蕪荑末，又舂勻，丸如桐子大，每服二十丸飲下。

趙氏斧槌丸　治小兒疳，久服肥白。

蘆薈　熊膽各一錢　乾蝦蟆一枚　白礬　膽礬　緑礬各半兩。四味同入罐内燒，礬枯爲度　京三稜　石三稜　鷄爪三稜　萆薢　鶴虱　雷丸　淡蕪荑　黑狗脊　南木香各半兩　三枚使君子　十枚没石子

右爲末，醋煮乾棗，取肉爛研，入少麪糊，和藥極熟，丸如菉豆大，每服七丸，米飲下。

蘆薈丸　治小兒諸疳羸瘦，不生肌肉。

蘆薈另研　南木香　紅芍藥　没石子半兩　使君子去殻　胡黄連各二錢半　肉豆蔻二錢　人參一錢

右爲細末，入麝香半錢，别研令細，與藥拌勻，蜜水打麪糊爲丸，每服十五丸，米飲下，空心食前服。

吉氏益兒丸　治小兒一切疳瘦，夜多盜汗，肌肉熱。

人參　白朮　茯苓　柴胡　炙甘草　陳皮　鼈甲醋炙去裙襴　京三稜濕紙裹煨香，各等分

右末，煉蜜圓鷄頭實大，每一丸，米飲化，食前，日三。

秘方肥兒丸　消疳進食。

黄連五錢　木香一錢　神麯　麥芽各一兩，炒　白朮一兩　使君子肉煨　白豆蔻煨，各五錢　檳榔一枚　蝦蟆一個

右爲末，麪糊丸如粟米大，空心米飲下，量兒加減。

朱氏家傳方　治小兒脾疹疳瘦驚積。

黄瓜蔞一個，去瓤，用黄連末填滿，蒸爛取出，用朴硝末一錢蓋頭，臨夜方取露一宿

右研爛爲丸如小菉豆大，每服五丸，熟水下。

聖惠人參丸 治小兒哺露，失衣當風，腹大時痢，或寒熱如瘧，不欲食，縱食不生肌肉，或不消化，四肢羸瘦。

人參 麥門冬去心焙 半夏湯洗七遍去滑 黄芪 大黄微炒 白茯 柴胡 黄芩各三分 訶梨勒皮 炙草 鼈甲酢炙黄去裙襴，各一兩 芎藭半兩

右件藥搗羅爲末，煉蜜丸如麻子大，一二歲兒以粥飲下三丸，四五歲五丸，日三服，量兒大小加減。

醍醐散 治吐瀉後調和脾胃，消進飲食，及丁奚哺露，虛熱煩渴，氣逆惡心。

陳皮 砂仁 厚朴薑汁浸一宿。慢火焙乾 麥芽洗淨焙 烏梅各五錢 良薑剉東壁土炒 乾葛 烏藥各二錢半 草果仁炮，二錢 炙草三錢

右碎，每服二錢，水一盞，薑二片，棗一枚，鹽少許，煎七分，空心温服。

快活丸 治丁奚疳，皮膚瘦削，骨露如柴，肚大青筋，小便白濁，睡臥煩躁，神氣昏沉。常服健脾化積，進食肥肌。

蒸餅一兩，去頂剜空，入青礬半錢，仍以碎餅屑緊塞，上用水紙封定，灰火中炮透，取出候冷用之

右件剉焙爲末，别以肥棗用米泔水浸經一宿，飯上蒸少時，去皮核，用乳鉢爛杵如糊，同前餅末停分再杵匀，丸麻仁大，每服三十丸至五十丸，温米清湯無時送下。兒小者，亦以米湯化服。其蒸餅不拘個數，大約以一兩入青礬半錢重爲定，下常如前法製半觔作一料，後人切勿以見方不重藥爲誤，余嘗屢試屢驗。其餅如南饅頭樣是也。

聖惠赤芍藥丸 治小兒丁奚，雖食不生肌肉，腹大，食不消化

赤芍藥 川大黄微炒 鼈甲醋炙黄，各三分 桂心 赤茯苓 柴胡各四分

右件藥擣羅爲末，煉蜜和丸如麻子大，每服煎蜜湯下五丸，日三服。

嬰孺芍藥丸 治小兒寒熱腹大，食不消化，不生肌肉，痿痺。

芍藥 白茯苓 大黄各五分 柴胡四分 鼈甲三分，炙 桂心二分 人參一分，一方二分

右爲末，蜜丸，三歲以下服三小豆大，不知加之；七八歲三桐子大，不知加之。若腹堅大者，加鼈甲一分。渴者加瓜蔞二分。病甚者，服二十日效，已試大良。一方有杏仁二兩，人參三分。

張渙大麝香丹 治小兒羸瘦，腹大見青筋，及丁奚等病。

麝香研 朱砂細研水飛 粉霜研，各半兩 五靈脂 肉豆蔻仁 乾蟾塗酥炙，各一兩 夜明砂 白礬灰各半兩 乾地龍炒，一分 乾蜣蜋七個，去翅炙令黄熟

右件擣羅爲末，與朱砂等同研匀細，煉蜜和如黍米大，每服三粒至五粒，温水下，量兒大小加減服。

單方

小兒羸瘦：甘草三兩炙焦爲末，蜜丸菉豆大，每温水下五丸，日二服。《金匱玉函》

小兒疳痢：地榆煮汁，熬如飴糖，與服便已。《肘後方》，下同

治哺露：擣生薤根，以猪脂煎服；或炙鼠肉哺之。

治小兒疳濕瘡：用鐵衣著下部，即瘥。《千金方》，下同

治小兒疳瘡：以猪脂和胡粉傅之，日五六度。

又：嚼麻子傅之，日五六度。

又：羊膽二枚，和醬汁，於下部灌之；猪脂亦佳。

治小兒魃病：炙伏翼熟，嚼哺之。

又：燒伏翼末，飲服之。

小兒魃病：寒熱如疳，用冬瓜仁、扁蓄各四兩，水二升，煎湯洗之。

小兒蚘病羸瘦：猪膏服之。一云治蟯蟲。

小兒疳痢頻數：用生薔薇根洗切，煎濃汁細飲。

治小兒蛔蟲：削楝木上蒼皮，以水煮取汁飲之，量大小多少爲之。此有小毒，或爲末，米飲服二錢。

治小兒羸瘦有蛔蟲：以萑蘆二兩，水一升，米二合煮，取米熟，去滓與服。

又：用扁蓄三兩，水一升，煮取四合，分服或搗汁服。

又：搗槐子内下部中自瘥。

又：楝實一枚内孔中。

治白蟲：以東行石榴皮一把，水一升，煮取三合分服。

又：搗桃葉絞取汁服之。

治小兒三蟲：以雷丸、芎藭等分爲末，服一錢，日二。

小兒疳瘦，久服消食和氣，長肌肉：用陳橘皮一兩，黄連以米泔水浸一日，一兩半，研末，入麝三分，猪膽盛藥，以漿水煮熟，取出用粟米飯和丸菉豆大，每服一二十丸，米飲下。《錢氏小兒方》，下同

小兒疳熱，有蟲瘦瘁：用榆仁一兩，黄連一兩爲末，猪膽汁七枚，和入碗内，飯上蒸之，一日蒸一次，九蒸乃入麝香半錢，湯浸蒸餅和丸菉豆大，每服五七丸至一二十丸，米飲下。久服充肥。

小兒脾疳：使君子、蘆薈等分爲末，米飲一錢。《儒門事親》

小兒疳瀉吐利：白藥子一兩，甘草半兩爲末，猪肝一具，批開摻末五錢，煮熟食之。《直指方》，下同

小兒魃病：以紅紗袋盛夜明砂佩之。

小兒疳痢：薤白生搗如泥，以粳米粉和蜜作餅，炙熟與食，不過三兩服。《楊氏産乳》

解小兒疳熱疳痢殺蟲：用青黛，不以多少，水研服。《宫氣方》

療小兒瘦頭乾無辜兼痢：用馬齒莧搗絞汁，服三合，以瘥止。《外臺》方，下同

治疳痢曉夜無度者：取樗根濃汁及粟米泔各一鷄子殻許，以竹筒吹入下部，再度瘥。

治疳痢大孔開，痢不止：以黄連末入麝香少許和勻，以竹筒吹入。

小兒疳瘡：生嚼栗子傅之。

小兒疳痢困重者：用樗皮白擣粉，以水和作羹，棗大如飩子，日晒少時，又拌，如此三遍，以水煮熟，空肚呑七枚，重者不過七服。忌油膩熱麪毒物。

小兒一切疳疾：用自死蝸殻七枚，皮薄色黄白者，洗淨，不得少有塵滓，日乾，内酥蜜於殻中，以瓷盞盛之，蓋紙糊盞面，置炊飯上蒸之，下甑時即坐甑中，仍裝飯，候蒸飯熟取出，研如水澱，漸漸與吃，一日令盡取效止。《聖惠方》，下同

五疳下痢：兔屎炒半兩，乾蝦蟆一枚，燒灰爲末，綿裹如蓮子大，納下部，日三易之。

小兒諸疳：棘針、瓜蒂等，研爲末，吹入鼻中，日三次。

小兒急疳瘡：水調蚺蛇膽敷之。

小兒吃泥及肚脹：用膩粉一分，沙糖和丸麻子大，空心米飲下一丸，良久泄出泥土瘥。《經驗方》，下同

走馬牙疳：用鷄肫黄皮不落水者五枚，枯礬五錢，研搽立愈。

治小兒無辜痢赤白兼成疳：用胡粉熟蒸，熬令色變，以飲服之。《子母秘録》，下同

治一歲至二歲無辜病：用夜明砂熬搗爲散，任意拌飯，并吃食與吃。三歲號乾無辜。

小兒疳疾：椿白皮日乾二兩爲末，以粟米淘淨，研汁和丸梧子大，十歲三四丸，米飲下，量大小加減，仍以一丸納竹筒中，吹入鼻内三度，良。

小兒閃癖，頭髮堅黄，瘰痺瘦弱者：乾林檎脯研末，和醋傅之。

小兒冷疳，面黄腹大，食即吐者：母丁香七枚爲末，乳汁和蒸三次，薑湯服之。《衛生易簡方》

小兒嗜土：買市中羊肉一觔，令人以繩繫，於地上拽至家，洗淨沙炙食，或煮汁亦可。《姚和衆方》，下同

小兒好食土：取好黄土煎黄連汁和之，晒乾與食。

小兒一切疳疾：六月取糞坑中蛆淘浸，入竹筒中封之，待乾研末，每服一二錢，入麝香，米飲下。《聖濟總録》，下同

又：用蛆蛻，米泔逐日換浸五日，再以清水換浸三日，晒焙爲末，入黄連末等分，每半兩入麝香五分，以豮猪膽汁和丸黍米大，每服三四十丸，米飲下，神效。

口鼻疳蝕穿唇透頰：用銀屑一兩，水三升，銅器煎一升，日洗三四次。

小兒蟲病，胃寒蟲上，危惡證與癇相似者：乾漆擣燒煙盡，白蕪荑等分爲末，米飲服一字至一錢。《杜仁方》

小兒疳瀉：赤石脂末，米飲調服半錢立瘥；加京芎等分更妙。《斗門方》

小兒蛔痛：五靈脂末二錢，靈礬火飛半錢，每服一錢，水一盞，煎五分温服，當吐蟲。閻孝忠《集效方》

小兒疳痢垂死者：益母草嫩葉，同米煮粥食之，取足，以瘥爲度，甚佳；飲汁亦可。《廣利方》

小兒疳氣不可療者：緑礬煅赤，醋淬三次爲末，棗肉和丸菉豆大，每服十丸，温水下，日三。《集驗方》

小兒疳氣浮腫，常服自消：黑牽牛、白牽牛各半生半炒，取末，陳皮、青皮等分爲末，糊丸菉豆大，每服三歲兒服二十丸，米湯下。《鄭氏小兒方》，下同

小兒疳氣攻腎，耳聾陰腫：牽牛末一錢，猪腰子半個，去膜薄切，摻入，内加少鹽，濕紙包煨，空心服。

小兒蛔蟲，口流涎沫：使君子仁爲末，米飲五更調服一錢。《全幼心鑑》

胃氣熱吃泥：用石膏、生地黄、白朮、茯苓。丹溪方，下同

小兒蛔蟲：楝樹根爲君，佐以二陳湯煎服。

小兒吃枯炭瓦片泥土等積：宜訶子、白朮各一兩，使君子肉炒、甘草各二錢，麥芽炒半觔，隨其素所好食之物半斤共爲細末，入白糖調食。周慎齋方

小兒疳疾：木鼈子仁、使君子仁等分擣泥，米飲丸芥子大，每服五分，米飲下。孫天仁《集效方》

小兒疳疾：土裹蜣蜋煨熟，與食之。《韓氏醫通》

小兒諸疳羸瘦：用熊膽、使君子末等分研勻，磁器蒸，浸蒸餅丸麻子大，每米飲下二十丸。《保幼大全》，下同

小兒疳瀉，冷熱不調：胡黄連半兩，綿薑一兩，炮爲末，每服半錢，甘草節湯下。

小兒疳：以水珠子、甘遂炒、青橘皮等分爲末，三歲用一錢，以麥芽湯下，及利爲度。忌酸鹹三五日。

小兒疳：以天南笁煎湯飲效。《幼幼近編》，下同

治吃泥：以膩粉，砂糖，丸麻子大，空心米飲下一二丸。

疳蟲食土及生物：以皂礬煆，猪膽汁爲丸，米飲下二三十丸。

疳痢垂死：新羊屎一升，水一升，浸一夜絞汁，頓服，日午乃食。

疳積：金眼蝦蟆一個，去頭足腸肚，蛆一升，俱入新瓦中，以鐵綫繫定兩頭，泥團慢火炙脆，加瓦壟子煆過、穀精草等分，吐瀉加木香、橘皮爲末，白湯下五分。

小兒疳積，腹大黄瘦骨立，頭生瘡，結如麥穗：用立秋後大蝦蟆去首足腸，以清油塗之，陰陽瓦炙熟食之，積穢自下。連服五六，形容改變，妙不可言。《本草綱目》，下同

小兒熱疳，尿如泔，大便不調：糞蛆燒灰，雜物與食。

小兒繼病者，母有娠乳兒，兒病如瘧痢，他日相繼腹大，或瘥或發，他人有娠相近，亦能相繼也，宜取伯勞鳥毛與兒帶之。

小兒蛔蟲：用楝根皮同鷄卵煮熟，空心服，次日蟲下。

又：用苦楝皮二兩，蕪荑半兩爲末，每服一錢水煎。

走馬牙疳：乾薑、白礬、棗子燒焦存性爲末，敷患處。

尿桶中白，焙乾爲末，入冰片少許，揩牙立效。

治走馬牙疳：用溺桶中白垢火煆過，每一錢入銅緑三分，麝香一分半，敷之立愈。

治走馬牙疳：用鯽魚一個去腸，入砒一分，生地黄一兩，紙包燒存性，入枯礬、麝香少許爲末，摻之效。

小兒鼻䘌，鼻下兩道赤色，有疳：以米泔洗淨，用黄連末敷之三四次。

小兒口疳：以人中白煅、黄蘗炙焦爲末，等分，入冰片少許，以青布拭淨，摻之累效。陸氏方

治小兒口疳：用天南星一個去皮爲末，好醋調，攤在紙上，男左女右，貼在脚心底，以帛繫定，三日外取了，以溫水洗盡脚下藥。

治小兒牙疳：煉信、青黛、輕粉各一錢，麝香五分，同爲細末，用麻油調，薄攤紙上，用木鎚鎚實，收起。每用臨卧以漿水洗浄印乾，可瘡口大小，以藥紙封之，至曉去藥紙，漱浄，勿令嚥下，大者不過三上，必效。

小兒諸疳遍身，及面上生瘡爛成臼，如大人楊梅瘡者：用蒸糯米甑蓬四邊滴下氣水，以盤承取，掃瘡上，不數日即效。百藥不效者，用之神效。《集簡方》，下同

牙疳口瘡：孩兒茶、硼砂等分爲末搽之。

治走馬牙疳：用孩兒茶、雄黄、貝母等分爲末，米泔漱淨搽之。

治走馬牙疳：以銅青、滑石、杏仁等分爲末擦之。《經驗方》

口鼻疳瘡：銅青、枯礬等分研敷之。

又：以桃白皮三兩，東引吴茱萸根白皮四兩，二味㕮咀，以酒一升二合漬之一宿，漸與服，取瘥。

口疳齦爛，氣臭血出，不拘大人小兒：鉛白霜、銅緑各二錢，白礬豆許爲末掃之。《宣明方》

走馬牙疳，臭爛出血：雄黄豆大七粒，每粒以淮棗去核包之，鐵綫穿於燈上，燒化爲末，每以少許摻之，去涎，以愈爲度。《全幼心鑑》

小兒牙疳：雄黄一錢，銅緑二錢爲末，貼之。《陳氏小兒方》

疳䘌蝕鼻：雄黄、葶藶等分研末，用臘猪膽和，用槐枝點之。

走馬牙疳：北棗一枚去核，入鴨嘴膽礬，紙包煅赤，出火毒，研末敷之。《簡便方》

小兒齒疳蝕爛：膽礬燒煙盡，研末摻之，一二日愈。

小兒齒疳：鴨嘴膽礬一錢，匙上煅紅，麝香少許研勻，敷齦上立效。《活幼口議》，下同

走馬牙疳：砒霜石、銅緑等分爲末，攤紙上貼之，其效如神。

走馬牙疳：緑礬入鍋内，炭火煅紅，以醋拌勻，如此三次爲末，入麝香少許，温漿嗽淨按之。《試效方》

小兒口疳：黄連、蘆薈等分爲末，每蜜湯服五分，走馬疳入蟾灰等分，青黛減半，麝香少許。《簡便方》

治小兒疳熱肚脹，潮熱髮焦，切不可用大黄、黄芩傷胃之藥，恐生别證，止以胡黄連五錢，五靈脂一兩爲末，以雄猪膽汁和丸如菉豆大，每服米飲下一二十丸。

小兒肥熱疳疾：用胡黄連、黄連各半兩，硃砂二錢爲末，入猪膽内扎定，以杖子釣懸於沙鍋内，不可着底，用漿水煮一炊久，取出研爛，入蘆薈、麝香各一分，飯和丸麻子大，每服五七丸至一二十丸，米飲下。《錢乙小兒方》

小兒肝疳病肚脹，或時泄痢，煖熱不調：以漏蘆一兩杵爲散，每服一錢，以猪肝一兩，入鹽少許，同煮熟，空心頓食之。《聖惠方》

治小兒疳䘌蝕口，及蝕下部：用飛廉蒿燒灰搗篩，以兩錢匕着痛處，甚痛則忍之，若不痛便非疳也。下部蟲如馬尾大，其相纏處無數，用此十日瘥，二十日平復。《千金翼方》

小兒疳疾，及諸病後天柱骨倒，乃體虚所致：宜木鼈子六個去殼，蓖麻子六十粒去殼，研勻，先用包頭擦。脾病則肺虚不能生腎，故有是證，當先消導積滯，遂用越鞠丸加三稜、蓬朮，薑湯下四服，二便通利；又用大安丸二服，下血亦止。後復傷食，發熱腹脹，小便下血，服保和丸四服而愈。

小兒走馬牙疳侵蝕，透骨穿腮：用生南星一個，當心剜空，入雄黄一塊，麵裹燒，候雄黄作汁，以盞子合定，出火毒，去麵爲末，入麝香少許，拂瘡上甚驗。《經驗方》

小兒走馬牙疳：用橡斗殼入鹽填滿，合定燒透，出火毒，研末，入麝香少許，先以米泔漱過，後用塗之，神效。《全幼心鑑》

走馬牙疳：胡桐鹼、黄丹等分爲末摻之。《醫林集要》

小兒口疳：蔗皮燒研摻之。《簡便方》

小兒五疳：川楝子肉、川芎等分爲末，猪膽汁丸，米飲下。《摘元方》

小兒疳勞，潮熱往來，五心煩躁，盜汗欬嗽：用黄連、胡黄連各二兩，以鼈血一盞，吴茱萸一兩，同入内浸過一夜，炒乾去茱，血研末，入柴胡、川芎、蕪荑各一兩，人參半兩，使君子仁二十個爲末，煮粟米粉糊和爲丸如黍米大，每用熟水量大小，日三。《全幼心鑑》

小兒疳蝕口鼻，數日欲盡：以文蛤燒灰，用臘猪脂和塗之。《千金翼》

五疳八痢，面黄肌瘦，好食泥土，不思乳食：用大乾蟾蜍一枚燒存性，皂角去皮弦一錢燒存性，蛤粉水飛三錢，麝香一錢爲末，糊丸粟米大，每空心米飲下三四十丸，日二服。《全嬰方》

小兒疳泄下痢：用蝦蟆燒灰存性研，米飲服方寸匕。《子母秘録》

走馬牙疳，侵蝕口鼻：用乾蚵蚾黄泥裹固煅過、黄連各二錢半，青黛一錢爲末，入麝香少許和研敷之。《鄭氏小兒方》

治疳瘡顋穿牙落：以抱退鷄子軟白皮包活土狗一個，放入大蝦蟆口内，草縛泥固，煅過取出，研末貼之，以愈爲度。《普濟方》

一切疳䘌，無問去處，皆能治之：蝦蟆燒灰，醋和敷，一日三五度。《梅師方》

一切口瘡：鷄内金燒灰敷之，立效。《活幼心書》

治小兒腹大項小，四肢瘦者：用黑骨鷄子一個，破頂，入蜘蛛一枚於内，外以濕紙糊竅，仍裹數層，用文武火將鷄子煨熟，剥去蜘蛛，食其鷄子，累效。然必數枚方愈。《初虞世方》

針　灸

《千金方》曰：小兒疳濕瘡，灸第十五椎夾脊兩傍七壯；未瘥加七壯。

《原機啓微》曰：小兒疳眼，灸合谷二穴各一壯，炷如小麥大，手大指次指兩骨間陷者中。

田氏曰：小兒疳瘦，於胷下骨尖上灸三壯，次於脊下端尾翠骨尾上灸三壯。

小兒疳瘦，脱肛體瘦，渴飲，形容瘦悴，諸方不瘥者，取尾翠骨上三寸骨陷中，灸三壯。

小兒身羸瘦，賁豚腹腫，四肢懈惰，肩背不舉，章門二穴各灸七壯。

《醫學綱目》曰：瘡蝕齗齗，臭穢冲人者，灸勞宫一壯。

《古今醫統》曰：小兒多疳者，是腦門被風拍著及肺寒也，灸顋會一穴二壯。在上星上一寸，直鼻上。

小兒羸瘦，飲食少進，不生肌肉，灸胃俞二穴各一壯，在十二椎下兩傍，各開一寸半陷中。

醫案

錢氏論用藥識證曰：鄭人齊郎中者，家好收藥散施人，其子忽臟熱，齊自取青金膏二服併一服而餌之。服畢，至三更瀉五行，其子困睡。齊言子睡多因驚，又與青金膏一服，又瀉二行，加口乾而身熱。齊言尚有微熱未盡，又與青金膏。其妻曰：用藥十余行未安，莫生病否？召錢氏，曰：已成虛羸。先多煎白朮散，時時服之，後用香瓜丸，十三日愈。

《醫學綱目》曰：一富家子年十四歲，面黄，善啖易飢，非肉不飽，泄瀉一月，來求治。脈之，兩手皆大，怪不甚瘦倦，以爲濕熱，當脾困而食少，今反形健而食多，且不渴，余意其疾必疳蟲作痢也，取大便視之，果蛔蟲所爲。適往他處，有一小兒醫在側，教其用治蟲藥治之，禁其勿用去積藥，約回途當爲一看診而止痢也。偶弗果至。次年春夏之交，其瀉復作，腹不痛而口乾，此去年治蟲而不治疳故也。遂以去疳熱之藥，濃煎白朮湯下，三日而瀉止。半月後偶過其家，見其子甚瘦，余教以白朮爲君，芍藥爲臣，川芎、陳皮、黄連、胡黄連，入少蘆薈爲丸，白朮湯服之，半月而止。禁其勿食肉與甜物，三年當自愈。

《保嬰金鏡録》曰：一小兒眼泡微腫，欬嗽惡心，小便泔白，余謂脾疳食積，脾氣虛甚也，以五味異功散爲主，佐以四味肥兒丸而愈。後不禁飲食，視物不明。余曰：此脾胃復傷，須補養爲主。不信，乃服峻厲之劑，後變風證，竟爲不起。

一小兒四肢消瘦，肚腹漸大，寒熱嗜臥，作渴引飲。余曰：證屬肝脾，名爲丁奚哺露也。以白朮散爲主，佐以徐氏十全丹，月餘諸證漸愈；乃以異功散加當歸，及六味丸，又月餘尋愈。

一小兒患前證，諸疳悉具，熱如火炙，病狀不能盡述。朝用異功散，夕用四味肥兒丸，月餘，諸證稍愈；佐以地黃丸，自能行立；遂朝以地黃丸，夕以異功散及蝦蟆丸數服而全愈。

一小兒言步未能，牙髮猶少，體瘦骨立，面赤作渴，服肥兒丸不應。余謂此腎虚疳證，乃稟父精氣不足故也。蓋肥兒丸，脾胃經之藥也，久服則腎益虚而疳益甚。不信，果牙髮漸落。余用六味地黃丸加鹿茸、五味子，半載元氣健而諸證愈。

一小兒十歲，患瘡疥久不愈，肌體羸瘦，寒熱時作，腦熱足冷，滑瀉肚痛，齦爛口臭，乾渴，爪黑面黧，此腎疳也。服六味地黃丸，更搽解毒散而愈。

一小兒項結一核，堅硬如癧，面色萎黄，飲食不甘，服托裏藥不應，此無辜疳毒也。余以蟾蜍丸治之而愈。若數服不消，按之轉動，軟而不痛者，内有蟲如粉，宜急針去之。若不速去，則蟲隨氣走，内蝕臟腑，不治。

《外科心法》曰：一小兒眉皺多啼，嘔吐清沫，腹中作痛，肚脹筋青，脣口紫黑，肛門作癢，名曰蛔疳。以大蘆薈丸治之而愈。

古今圖書集成醫部全録卷四百四十八

小兒痢門

瀉　痢

河間六書　金·劉完素

小兒脾疳瀉痢者，皆熱甚。急驚，瀉痢色多青，爲熱證明矣。痢色黄者何？爲火甚則水衰而脾上旺，故痢色黄也。痢色紅赤者爲心火，熱甚深也；痢色黑者爲火熱過極，則反兼水化制之，故色黑也。

痢

儒門事親　元·張從政

凡小兒久瀉不止，至八九月間，變爲秋深冷痢，泄瀉青白者，時時撮痛，乳癖不化，可用養脾丸如黍米大，每服二三十丸，米飲送下，日進三服則愈。益黄亦可用之。

幼科全書　元·朱震亨

痢　疾

凡痢不論赤白，皆屬濕熱。或謂白爲寒者非也。亦有食積而成者。其治有補有瀉。赤白，濕熱皆有。但熱證腹痛，濕證腹不痛耳。

凡赤痢者，濕熱傷在血分，從小腸中而來也，治法以四物湯加黄連、黄芩、黄蘗治之。

凡白痢者，濕熱傷在氣分，從大腸中而來也，以四君子湯加黄連、蒼朮治之。

凡赤白相雜者，此血氣俱傷也，以八物湯加黄連、黄芩、黄蘗、滑石、蒼朮治之。

以上三證後重者，俱加檳榔、枳殼。

凡治痢疾，不問赤白，初起之時，裏急後重，腹中脹痛者，先用三黄丸下之，大者承氣湯下之，後用香連丸補之。

凡痢赤白日久，人事虚弱，原未經下者，若下之則人事虚空，不可損其不足，若不下則其積不去而難愈，只用保和丸連服數次，以腹痛愈爲度；後用香連丸調之。

凡治痢者，通藥中切不可妄用巴豆、牽牛等藥，只用三黄丸爲是。

凡痢下鮮血者，治法用清血丸，車前草、陳米炒煎湯吞下，神效。

凡痢下白涎，久不止者，用固腸丸，陳米飲送下，神效。

凡痢下赤白，日久不止者，用二根丸，陳米飲送下，即效。

凡暑月下痢純赤者，以益元散炒過滑石，加紅麯爲丸，陳米飲送下。

凡赤白痢脱肛者，此氣下陷也，宜升提之，用和中丸，以升麻湯下。

凡赤白痢作渴者，用白朮散主之。

凡赤白痢嘔吐不食者，此名噤口痢。用木香則失之温，用山藥則失之閉，只以參苓白朮散加石菖蒲末，以陳米飲調下，胷次一開，自然思食。

一海上方，用初生小兒胎糞，將小磁罐盛之，入麝香一分，水銀一錢，攪匀收之。如小兒噤口痢，將此藥點入眼内二三次，神效。

凡痢止後，身熱不退，或人事瘦弱者，只以集聖丸調之。

凡痢疾日久，大熱大渴不退者，不治。六脈洪數，面赤身弱者，不治。嘔吐不食，服藥無效者，不治。日久不止，下紫血成塊者，不治。下黑水如屋漏塵水者，不治。痢久轉作驚搐者，不治。痢後變作泄瀉，雖飲食如常者，不治。日久作渴不止，飲食漸減者，不治。手足消瘦，大肉折者，不治。脱肛一寸不收者，不治。以上俱痢疾日久，犯此者不救。

祖傳治痢，不問赤白，先以解毒丸下之，後以香連丸調之。

西江月

痢疾古名滯下，食積濕熱相參。腸鳴疼痛不能安，裏急後重無偏。赤乃小腸火盛，白乃大腸邪傳。愚醫以白作寒看，辛熱亂行丸散。

治痢初無二法，河間秘訣流傳。行氣和血術中先，管取子全無變。氣行後重自止，血行下痢須安。寒涼淡滲禁辛甘，不怕年深日遠。

凡痢先行通藥，黄連枳殼檳榔。當加酒蒸過大黄，甘草芒硝相傍。若還赤白日久，人事虛弱彷徨。保和丸子是仙方，最要認病的當。

下後痛除裏急，再將赤白猜詳。赤痢無過剪紅方，白痢固腸穩當。赤白相兼不愈，香連丸子高强。明醫四海把名揚，奪取錦纏頭上。

若遇時行痢疾，排門一樣無差。頭疼身熱慢吁嗟，疫癘時行須怕。先用人參敗毒，次將承氣推車。然須察脈再減加，虛實分明方罷。

痢久前方不止，氣陷腸滑無停。急將良藥與提升，固濇兼行甚穩。參朮升麻歸芎，烏梅粟殼連芩。乾薑訶子赤茯苓，粳米陳皮作引。

記取痢家藥品，解毒梔子連芩。硝黄二味可推陳，木香青皮痛定。枳殼檳榔後重，升麻柴胡提升。固腸粟殼訶梅靈，澤瀉猪苓水順。

痢疾不治數證，脈如洪大須防。噤口不食吐水漿，大熱渴煩腹脹。大孔不收魄户，糞如塵黑瓜穰。面紅脣赤陷眉眶，氣急悶亂死様。

嬰童百問 明·魯伯嗣

瀉痢

小兒春秋月，晨夕中暴冷，冷氣折其四肢，熱不得泄則壯熱，冷氣入胃變下痢，或赤白滯，起數去，小兒腹脹，痛極壯熱，氣脈洪大或急數，熱者宜調中湯下之，熱便歇，痢亦瘥也。但壯熱不吐下者亦宜服之。又夏月秋初，急有暴寒，折於盛熱，無可發散，客搏肌中，發於外則爲瘧，發於内則爲痢，内外俱發則瘧痢俱作，皆由榮衛不和，腸胃虚弱，冷熱之氣，乘虚客於腸胃；又因飲食所傷，冷熱不調，夾冷則白，夾熱則赤，冷熱交攻則膿血相雜；亦因沉積所作，赤痢積熱，白痢積冷，赤白相雜，冷熱之積。若脾胃氣虚，不能消化水穀，則糟粕不聚；或春間解脱，風冷所傷，腸胃虚弱，卒被風寒所折，便爲下痢多矣。經云：春傷於風，夏必飧泄故也。調中湯去大黄加枳殼，更痢不止則加黄連治之。其暴下痢者，車前子末之，米飲調下，亦效。暑月用五苓散、車前子散，燈心湯調服；潑火散加減服。太陽陽明合病者，必下痢，葛根湯主之。嘔者加半夏。四逆散亦可服。

諸色痢

小兒痢候，皆因飲食無節，或餐果食肉物，不知厭足，乃脾胃尚弱，不能剋化，停積於臟，故成痢也。熱搏則赤。風寒之氣入於腸胃，致令津液凝滯，則成白痢。或夾青者有驚積；或如魚腦，肚中疼甚者。大抵八痢但冷熱赤白，藥性雖有不同，治法不相遠矣。又有赤白相雜者，當先去其熱積，須用大黄、枳實、朴硝之劑，以去其熱毒，然後以黄連、黄芩、黄蘗解其熱，痢自止，疼自定，此妙法也。如痢不止，則用地榆、熟艾等劑調理，自然平復。脾虚者，不可輕用粟殼澀滯等劑，必致危困，須用没石子、黄連、阿膠、地榆以止之，方爲盡善。其枳殼、芍藥，皆要藥也。噤口痢不能食者，石蓮散主之，香蒲散亦可。冷痢如豆汁肚疼者，胃風湯主之。脾毒痢臓熱，常服香連丸、黄連香薷飲、去桂五苓散、茅根湯、當歸、芍藥、枳殼、地榆、川芎等劑，先與解毒退熱，却與開胃進食，分利水穀。寬腸定痛，先與水浸丹、敗毒散、地榆飲、寬腸枳殼散。有熱而痢不止者，三黄熱艾湯主之。積滯不通者，神芎亦可用。熱甚煩躁者，黄連解毒湯解之，潑火散亦效。

醫學綱目　明·樓英

痢　疾

小兒痢疾，大抵多由脾胃不和，飲食過傷，停滯不能尅化，又爲乳母恣食生冷熱毒厚味以傳之，又爲風温濕熱之邪以干之，故有此疾。有裏急窘迫急痛者，火性急速而能燥物故也。或夏末秋初，忽有暴寒折於内，無所發散，客搏肌膚之中，發於外則爲瘧，内外俱發則爲瘧痢。凡痢久則令腫滿，下焦偏冷，上焦熱結，則爲上實下虚。若脾胃濕熱之毒，熏蒸清道而上，以致胃口閉塞而成噤口之證。又有一方、一家之内，上下傳染，長幼相似，是疫毒痢也。當先推其歲運以平其外，察鬱結以調其内，審其所傷，别其虚實冷熱以治之，條然明白，不致妄投也。

赤白痢

赤白之痢，世人莫不曰赤爲陽爲熱，白爲陰爲冷；或曰無積不成痢。至於調治，若以冷熱之劑互進，或投去積之藥，必難取效。不究其原，何由可療？且四時八風之中人，五運六氣之相勝，夏秋人多痢疾。《内經》曰：春傷於風，夏生飧泄。至真要大論曰：少陽在泉，火淫所勝，民病注泄赤白。其可拘於無積不成痢之説？若專以積爲論，豈一歲之中獨於夏秋人皆有積，春冬不然？蓋風邪入胃，木能勝土，不爲暴下則成痢疾，赤白交雜，此爲陰陽不分。法當分正陰陽，五苓散以導其逆，理中湯以温其胃，使色歸一，然後施治。若一分之後，仍赤白同下，則當究其所患之因。若先白後赤，乃内傷生冷，失於蓋覆，由元氣感於暑熱，治法先救其裏，次解暑毒。若先赤後白，乃先傷熱而後失蓋感冷，先宜解熱，後治其痢。

有挾熱而痢者則下純鮮血，此風能動血，宜冷服黄連香薷散、川草散及當歸散，加酢炒蒸柏葉，水薑煎服，或羌活散加三和湯，水薑倉米煎。

有挾冷而痢者，則下純白凍，或白上有粉紅色，或似猪肝瘀血，皆爲陰證，蓋血得寒則塞濇故也。先用㕮咀五苓散加守中湯煎投，次以附子理中湯帶凉服，或固真湯。倘不辨其虚實冷熱，妄行施治，以致脾胃愈虚，不能乳食，或噤口痢者，則難療矣。又有裏急後重，蓋裏急爲陽，後重爲陰。未圊前腹痛爲裏急，已圊後腹痛爲後重。故裏急者，大腸濇也，先以大順飲加寬氣飲和解，及羌活散，水、薑、倉米煎服；次以寬腸丸。後重爲氣虚，用五苓散加人參，生薑煎服，并投香連丸。若二證俱作，前二丸子并進，或雙金飲、金粟丸亦佳。然瀉痢自是二證：糞夾水來，多而順者，曰瀉；帶血凍白凍，來三五點而痛者，曰痢。輕重陰陽，由此而分，斯爲治法。有膿血交雜，經久不止，晝輕夜重，或晝夜頻數，食減痛多，并用萬金散、神效散主之。

有五色痢者，乃因五臟蘊熱，日久不散，故有是證。蓋五臟受熱，榮衛不調，五穀不化，熏腐臟腑，神氣昏沉，此候已危，最是腹中刺痛，兒小者無治法。蓋五色者，乃五臟之色皆見於外，兒大者可用局方三神丸，或小來復丹，以五苓散送下，或者可療。若投藥如故，不可爲也。

又有風痢，多是黄褐色，與疳瀉頗同，但不臭爲異耳。此風毒停滯於脾，宜去脾經風毒，瀉黄散主之。若見赤白同下，久而不禁，小便少濇，痛熱并作，脣裂眼赤，氣促心煩，坐臥不安，狂渴飲水，穀道傾陷，時復面容如妝，飲食不進者，難治。

瀉痢黄赤黑，皆熱也；瀉痢青白，米穀不化，皆冷也。東垣云：白者濕熱傷於氣分；赤者濕熱傷於血分；赤白相雜，氣血俱傷也。海藏用四君、芎、歸治虚弱之痢，四君、乾薑治虚寒之痢。愚常治手足指熱飲冷者爲實熱，用香連丸；手足指冷飲熱者爲虚寒，用異功散送香連丸。若兼體重肢痛，濕熱傷脾也，用升陽益胃湯。小便不利，陰陽不分也，用五苓散。若濕熱退而久痢不愈者，脾氣下陷也，用補中益氣湯，倍加升麻、柴胡。瀉痢兼嘔，或腹中作痛者，脾胃虚寒也，用異功散加炮薑、木香。或變而爲瘧者，肝尅脾也，用六君、柴胡、鈎藤鈎。若積滯已去，痢仍不止者，脾氣虚也，用四君子送下香連丸。若因乳母膏粱厚味六淫七情，致兒爲患者，當各推其因，仍兼治其母，并參冷熱瀉及積滯腹痛等證覽之。若挾表證，宜發表。

治痢之法，若欲取積，只用官局進食丸甚穩，取積又能治痢，萬無一失。積已下，急以四君子湯加豆蔻、訶子補之，次服厚腸香連丸得效。

熱痢用凉藥

海藏治赤痢，用四君子加赤芍藥、當歸，入粟米少許同煎。

純血痢

巢氏云：小兒痢如膏血者，此是赤痢。腸虚極，腸間脂與血俱下故也。

《聖惠》云：夫小兒血痢者，由熱毒折於血，血入大腸故也。血隨氣循環經絡，通行臟腑，常無停滯。若爲毒熱所乘，遇腸虚血滲入於腸，則成血痢也。

《寶鑑》云：小兒腸熱即痢下鮮血，一如腸風。

冷痢用温熱藥

海藏治白痢，用四君子等分，加乾薑減半，入粟米少許同煎。

白膿痢

《嬰童寶鑑》論小兒腸寒，即下白膿腹痛。

膿血相雜痢

《聖惠》云：夫小兒膿血痢者，由毒氣在臟，血得熱則流溢滲入大腸，與腸間津液相搏，積熱蘊結，血化爲膿，腹虛則泄，故成膿血痢也。

葛氏《肘後》云：小兒臟毒，滯下如魚腦。

五色痢

《形證論》歌曰：五色之痢最多端，見此方知有五般。青色只有驚積聚，黄多食積在脾間。白色冷虛腸胃患，赤爲積熱最難安。鷄肝隱積多成片，黑血相和不易安。唇搐胷高兼露齒，臉紅筋出每居前。急安臟腑和湯散，醫者留心按古賢。

又歌曰：五色之痢莫言奇，四歲之前始有之。青色只因驚積聚，黄因食積毒於脾。赤黑已知心腎病，白多殘害是脾爲。三七以前無變動，休令多睡飲餐遲。

此疾且須和五臟，補榮衛，方漸漸安愈。如目腫不進飲食，只與平胃散補之。

蠱　痢

《巢氏病源》云：小兒蠱毒痢，歲時寒暑不調而有毒厲之氣，小兒解脱爲其所傷，邪與血氣相搏，入於腸胃，毒氣蘊積，值大腸虚者則變痢血，其痢狀血色，蘊瘀如鷄鴨肝片，隨痢下。此是毒氣盛熱，食於人臟，狀如中蠱，故謂之蠱毒痢也。

《石壁經》脾毒痢歌曰：脾間有毒號純陽，本爲醫人熱藥傷。致使大腸多結澀，多饒枯血在枯腸。如風腹閉難開眼，身熱頭温脚轉涼。舌赤胷高爲此候，多啼喘急更如狂。先須解熱并開胃，便是明醫用藥良。

此脾受熱積失治則伏毒，治當涼脾，次去其積。若胷前骨忽然高者，更加喘急，則不治也。

《鳳髓經》注云：宜與金華散、香連丸。

《形證論》風毒痢歌：八痢之中風轉難，形如青草汁多般。毒風豆汁添邪熱，胃敗鷄肝片片全。加積不須先下積，閉睟食絶不堪看。若歸白痢還須下，臟腑頻温得本原。

瀉痢兼證

《巢氏病源》云：小兒痢兼渴候，此是水穀痢。津液枯竭，臟腑虚燥則引飲。若小便快者，痢斷渴則止；若小便澀，水不行於小腸，滲入腸胃，渴亦不止，痢亦不斷。凡如此者，皆身體浮腫，脾氣虚不能剋水故也，亦必眼痛生障。小兒上焦本熱，今又痢，下焦虚，上焦熱，氣轉盛，熱氣熏肝故也。

茅先生以爲食傷脾胃所致，先用醒脾散、匀氣散調；一日後下調中飲，夾乳香散、龍涎膏調理即愈。或單搗冬瓜汁飲之。

羸　瘦

巢氏云：小兒腸胃虚弱，受風冷則下痢，痢斷後，脾胃尚虚，穀氣猶少，不能榮血氣，故羸瘦。

浮腫

《惠濟》論小兒痢瘥後遍身腫候歌云：冷痢日久失醫治，遍身浮腫却如吹，脈洪是氣化爲水，沉實還因積有之。順氣腫消爲上法，氣平兩日定多尿。莫教食飽還憂滯，此疾元因積損脾。

脱肛

肺與大腸爲表裏。肛者大腸之門，肺實熱則閉結不通，肺虚寒則腸頭出露。有因痢久裏急後重，努力肛開，爲外風所吹，或伏暑作瀉，腸滑不禁；或稟賦怯弱，易於感冷，亦致大腸虚脱。凡小兒所患瀉痢，皆因暑濕風熱，乘脾胃虚而得。蓋風屬木，木勝則制土，土主脾胃，虚而受制；又濕喜傷脾，因虚受濕，不能分別清濁，水穀交雜則爲洞泄，洞泄既久，大腸亦虚。大腸乃手陽明燥金，而土虚不能生金，金氣既虚，則傳送之道亦虚，又爲風冷所襲，故肛門脱而不收。法宜補脾温胃，使金得受母之益而氣實，宜藿香飲、匀氣散、平胃散主之；次則内投固腸之劑，用健脾飲、養臟湯服餌。外以敷貼之法，用伏龍肝散傅之，及萆麻膏貼顖門，使引氣上，令其自收；如收盡，仍以水洗其膏。及有邪熱積滯於大腸，未經疎滌，亦成此疾。其肛門色紅而軟，肺脈浮數，右手指紋紫見，身微有熱，時或煩躁，先投清肺飲疎解，次用薄荷散、蟠龍散爲治，間服萬安飲亦佳。

巢氏云：實熱則大便秘結，虚寒則肛門脱出，此多因吐瀉脾氣虚，肺無所養，故大腸之氣虚脱而下陷也，用補中益氣，或四君子爲主。若脱出緋赤或作痛者，血虚而有熱也，用補中益氣湯佐以四物、牡丹皮。微紅或作痛者，氣虚而有熱也，佐以四君、牡丹皮。大凡手足指熱者屬胃氣熱，手足指寒者屬胃氣寒。

湯氏方治脱肛，大腸自糞門出，宜用葱湯熏洗令軟，款款送上。此因瀉利得之者，亦可服瀉利之藥，然後用槐花等藥。又有用一味五倍子煎湯，入朴硝熏洗而縮者。又有用真蒲黄碾極細，以猪肝拌匀，敷肛門上而入者。《全嬰方》用濇腸散。兼有痔證腫痛者，用黄丹、滑石等分，井水調塗即消；并用鉛白霜半錢，片腦半字，好酒調敷腫處甚佳。黄連解毒湯亦可服。用苦參湯洗亦效。亦有用密陀僧、白礬、腦子末之，敷上，更用荆芥、防風等項洗之。用生瓜蔞根者亦效。

小兒衛生總微論方 宋·撰人未詳

八痢論

小兒氣血怯嫩，臟腑軟弱，因觸冒風寒，飲食冷熱，以邪干正，致脾胃不和，凝滯停積，蘊毒結作，或水穀不聚，或膿血純雜，變而爲痢。其候有八：一曰水穀痢，謂便下糞稀薄而不聚，快利出易，水穀不化也。然雖是瀉，便時亦覺裹急後重，故爲痢也。二曰冷痢，謂便下純白膿也。三曰熱痢，謂便下純赤血也。四曰滯痢，謂便下膿血相雜也。五曰積痢，謂有積傷爲痢，浸久或差而復發也。六曰疳痢，謂患疳積而下痢也。七曰蠱痢，謂如蠱毒下紫黑血，或如赤豆汁，或如鷄鴨肝片也。八曰休惜痢，謂下血黑黯中有白物，如腸中之脂或如爛魚腸之狀。此腸胃潰傷，患者更休愛惜，故以名之。亦名休息者，謂患即無休息而至死也。凡痢若粥藥不能進者，此便爲死候也。

方

經驗大黄湯《千金方》，下同　治小兒暴冷，水穀下；或乳冷下青，結不消；或冷實吐下，乾嘔煩悶；及冷滯赤白下者，良。若已服諸利湯去實，胃中虚冷，下如水，乾嘔眼陷，煩擾不宜利者，可除大黄。若中乳，乳母洗浴，水氣未消飲兒，遂爲霍亂者，但用大黄。小兒諸霍亂宜利者便用大黄，不須利宜温和者除之。

大黄六分　桂心　厚朴　甘草　乾薑各一分　人參　茯苓　白朮　當歸各二分　桔梗三分

右十味，以水三升半，煮取八合。凡兒三十日至六十日，一服二合；七十日至一百日，一服二合半；二百日以來，一服三合。

黄蘗湯 治小兒夏月傷暴寒，寒折大熱，熱入胃，下赤白滯如魚腦，壯熱頭痛，身熱手足煩，此太陽之氣外傷寒，使熱氣便入胃，服此方良。若誤以利藥下之，或以温脾湯下之，則熱劇。以利藥下之便數去，赤汁如爛肉者，或下之不瘥，宜以濇熱藥斷之。下既不止，倍增壯熱者，服之即效。或是温病熱盛，復遇暴寒折之，熱入腹中，下血如魚腦者，服之良。

黄蘗　黄連　升麻　當歸　白頭翁一作白斂　牡蠣　石榴皮　黄芩　寄生　甘草各二分　犀角　艾葉各一分

右十二味㕮咀，以水三升煮取一升二合。百日兒至二百日，一服三合半。

治中結腸圓 治小兒濕冷，滯下赤白青色如魚腦，肛脱出，積日腹痛，經時不斷者。

赤石脂五分　吴茱萸三分　乾薑　附子　當歸　厚朴　白朮　木蘭皮　白頭翁　黄連　石榴皮　黄蘗各二分

右十二味爲末，蜜丸如大豆，二歲兒五丸，三歲已上服十丸，十歲已上二十丸。暴下者服少許便瘥，積下者盡一劑更合。

梔子丸 治少小熱痢不止。

梔子七枚　大棗四枚，炙黑　川黄連五分　礬石四分　黄蘗三分

右五味爲末，蜜丸如小豆大，服五丸，日三夜二服；不知，稍至十丸。

黎蘆圓 治少小泄清痢。

黎蘆二分　黄連三分　附子一分

右三味爲末，蜜和丸如麻子大，以粥飲下二丸，立愈。

四物粱米湯 治少小泄注。

粱米　稻米　黍米各三升　蠟如彈子大

右四味，以水五升，東向竈煮粱米三沸去滓，復以汁煮稻米三沸去滓，復以汁煮黍米三沸出滓，以蠟内汁

中和之，蠟消取以飲之，數試有驗。

龍骨湯　治少小壯熱引飲下痢。

龍骨　甘草　大黄　赤石脂　石膏　寒水石　瓜蔞根　桂心各二兩

右八味治下篩，以酒水各五合，煮散二合，二沸去滓，量兒大小服之。

大黄湯　治少小下痢，苦熱不食，傷飽不乳。

大黄　甘草　麥門冬各一兩

右三味㕮咀，以水二升，煮取一升，二三歲兒分三四服。

生金牛黄湯　治少小積下不止，因發癎。

生金三銖，一方用六銖，無生金用熟金亦得。法應作屑，今方盡用成器者　牛黄三銖　麻黄二分　黄連　乾薑　人參　甘草各一分　細辛半分

右八味㕮咀，以水一升六合，煮取八合，去滓，臨服研牛黄以煮湯中。嫌兒熱者，用生薑代乾薑。今世乏生金，但用成器亦善，二三兩皆得用之。

澤漆茱萸湯　治小兒夏月暴寒，寒入胃則暴下如水，四肢被寒所折則壯熱，經日不除，經月許日，變通身虚滿腹痛，其脈微細，服此湯一劑，得漸漸安神。

澤漆　青木香　海藻各二分　吴茱萸　茯苓　白朮　桔梗　芍藥　當歸各三分　大黄一分

右十味㕮咀，以水四升，煮取一升半，二百日至一歲兒一服二合半，一歲已上至二歲一服四合。

枳實散　治少小久痢淋瀝，水穀不調，形羸不堪，宜此。

枳實二兩　治下篩，三歲已上飲服方寸匕，若兒小以意斟酌，日三服。

鼈頭圓　治小兒積冷久不瘥，後餘脱肛不瘥，腹中冷，肛中疼痛不得入者。

死鼈頭二枚，炙令焦　磁石四兩　桂心三兩　小蝟皮一枚，炙令焦

右四味爲末，蜜丸如大豆，兒三歲至五歲服五丸至十丸，日三。兒年大，以意加之。

除熱結腸圓 斷小兒熱下黄赤汁沫，及魚腦雜血，肛中瘡爛，坐䘌生蟲。

黄連　蘗皮　苦參　鬼臼　獨活　橘皮　芍藥　阿膠各半兩

右八味爲末，以藍汁及蜜丸如小豆，日服五丸至十丸。冬無藍汁，可用藍子一合，皆蜜和爲丸。

香連丸《真訣》方　治赤白痢疾，并水瀉暑瀉。

黄連淨，二十兩　吴茱萸去梗，十兩

右先將二味用熱水拌和，入磁器内，置熱湯中頓一日，同炒至黄連紫黄色，去茱用連爲末，每末入木香末一兩，淡酢米飲爲丸如麻子大。

益黄散《儒門事親》　治小兒痢。

陳皮一兩　青皮　訶子肉　甘草各半兩　丁香二錢

右爲細末，每服二錢，水煎，食前服之。

香連丸

木香　訶子肉麵炒　黄連炒，各半兩　龍骨一錢

右爲細末，飯丸如黍米大，每服二十丸，米飲湯下。

丹溪方《平治會萃》，下同　治食積痢疾。

黄芩　黄連　陳皮　甘草　煎服。赤痢加紅花、桃仁，白痢加滑石末。一方，去陳皮加大黄。

食積痢方

炒麯　蒼朮　滑石　芍藥　黄芩　白朮　甘草　陳皮　茯苓

右㕮咀，煎下保和丸。

二朮湯　治小兒八歲下痢純血，以食積治。

蒼朮　白朮　黄芩　白芍　滑石　茯苓　甘草　陳皮　神麯炒

右，煎下保和丸。

三黄丸《幼科全書》，下同

黄連　黄芩　大黄

右共爲末，神麯糊丸，以木香檳榔湯下。

大承氣湯

枳殼　厚朴　大黄　芒硝　甘草　檳榔

右作一服，此通腸去積之藥也。

保和丸

南山楂肉二兩　神麯炒　半夏　白茯苓　白朮各一兩　蘿蔔子　連翹　陳皮各五錢

右爲末，粥丸如黍米大，飲吞下。蓋小兒食積脾虚，以補藥下之者，此也。

清血丸

槐子炒　荆芥穗煨　側柏葉炒

右爲末，醋糊丸，陳米湯吞下。

固腸丸

樗根白皮，不拘多少，細切略炒

右爲末，糊丸如黍子大，陳米湯吞下。

和中丸

黄連炒　陳皮各五分　澤瀉　車前子　白茯　山藥　人參　乾薑各二錢

右爲末，酢糊丸，陳米湯吞。脱肛，用升麻湯送下。

二根丸

紅椿木根皮　白椿木根皮即樗根

右爲末，米糊丸，陳米飲下。

益元散

滑石炒，一兩　甘草二錢五分　紅麯去殼炒，五錢

右爲末，米糊丸，陳米飲下。

參苓白朮散　此藥性平，凡脾胃虚弱，飲食不進，及大病後助補脾胃必用之藥也。

人參　白朮　白茯　山藥　甘草　桔梗　苡仁　蓮肉　石菖蒲　白扁豆薑汁製，各一兩

右爲細末，陳米飲下。

又方　治痢疾。

陳細茶　生薑等分　無根水濃煎，露一宿温服。

香連丸《片玉心書》　治赤白痢相雜，裏急後重。

黄連　吴茱萸同炒，五錢，去茱萸　木香五錢　石蓮肉三錢　共爲末，酢糊丸如粟米大，陳米湯送下。久痢不止者，加肉豆蔻，麵包煨去油五錢。

金鎖散《全幼心鑑》，下同　治小兒久痢赤白。

桂去皮薑汁炙紫　黄連以茱萸炒過

右等分爲末，紫蘇、木瓜煎湯服之。

神仙救苦散　治小兒赤白痢下，日夜百行不止。

御罌粟殼醋炒爲末，去筋淨，再以銅器炒過　檳榔炒赤研末，各收

右每用等分，赤痢蜜湯下，白痢砂糖下。忌口味。

駐車丸　治小兒積痢。

百草霜二錢　巴豆煨去油，一錢

右研勻，以飛羅麪糊和丸菉豆大，每服三五丸，赤痢甘草湯下，白痢米飲下，紅白薑湯下。

香連丸《窮鄉便方》

宣黃連一兩，去蘆鬚，用吴茱萸浸水拌蒸，不用茱萸，以黃連炒乾爲細末　小茴香微炒地上存性　元胡索各五錢，酒拌蒸　俱爲細末，用早米糊爲丸如粟米大，米湯送下。量兒大小：大每服一錢，小者五分。

調中湯《嬰童百問》，下同　治夏末秋初，忽暴折於盛暑，熱結於四肢則壯熱頭疼，傷寒於胃則下痢赤白。

大黃七錢半　桔梗　藁本　茯苓　甘草炙　乾葛　黃芩炒　芍藥炒　白朮炒，各半兩

右㕮咀，白水煎，量大小加減服。得快氣利，壯熱便歇，去大黃，加黃連、枳殼，止利尤妙。或加地榆，或加當歸皆可。感風加荆芥。

五苓散　治傷寒温熱病，發熱口燥，咽乾煩渴，飲水，或水入即吐，或小便不利，及治吐瀉下痢。

澤瀉二兩半　猪苓　白朮炒　白茯各一兩半　肉桂一兩

右爲細末，每服二錢，白湯調下，不拘時，服訖多飲熱湯，有汗出即愈。

車前子散　治暑月伏熱，霍亂吐瀉，煩悶引飲。

白茯苓　猪苓　陳香薷　車前子各一兩　人參半兩

右爲細末，每服一錢，燈心泡湯調下。腹痛加芍藥，瀉不止加石蓮。

潑火散　治中暑煩躁，發渴口乾，及治血痢。

青皮　赤芍藥　黃連去鬚　地榆各一兩

右爲細末，冷水調下一錢。如血熱妄行，加甘草。

葛根湯　治太陽病項强几几，惡風無汗，不惡寒。

葛根四兩　麻黄三兩　肉桂　生甘草各一兩　白芍藥二兩，炒

右剉散，每服五錢，水一盞，生薑三片，棗子二枚，同煎至七分，去滓服，取微汗。

四逆散　治少陰病，其人或欬或悸，或小便不利，或腹中痛，或泄痢下重者。

甘草炙　枳實炒　柴胡　白芍藥炒，各一兩

右搗篩爲細末，水飲調下二錢，日進三服。如欬者，加五味子、乾薑各半兩。下利悸者，加桂半兩。小便不利者，加茯苓半兩。泄利下重，先濃煎薤白湯，内藥末三錢匕，再煮一二沸，温服。

石蓮散　治小兒噤口痢，噦逆不食，止而復作。

蓮肉去心炒

右爲末，米飲下一錢。一方用山藥爲末，米飲調服亦妙。

香脯散　治小兒刮腸下痢，噤口不食，閉眼合口，危急之證。

精猪肉一兩，薄批一片　膩粉一錢

右將肉於炭火上慢炙，旋鋪膩粉炙令成脯，每以少許與喫，如未知喫，且放鼻間，自然要吃。此方治胃口有毒，至奇至妙。

香連丸　治瀼積瀉，亦治痢。

黄連　吴茱萸各一兩，炒去茱萸　木香二錢半　訶子半兩

右爲末，麵糊丸如麻子大，空心米飲下三十丸。

黄連香薷飲　治暑熱所傷，下痢赤色。

扁豆炒　厚朴薑炒，各半兩　黄連薑汁炒　香薷各一兩

右剉散，每服三錢，水薑煎服。

茅花湯　治鼻衄不止，吐血下血。

茅花一大把

右用水三盞，煎濃汁一盞，分二服即瘥。無花，根梗代之。亦治血痢黑痢。

頓止丹　治瀉利先鋒之藥。

黄丹一兩　巴豆四十九個　乳香二錢

右用麻油二錢，蠟半兩，溶化和丸。冷證加木香二錢半。

敗毒散　治傷寒時氣，頭痛項强，壯熱惡寒，身體煩疼；及寒壅欬嗽，鼻塞聲重。

人參　茯苓　生甘草　前胡　川芎藭　羌活　獨活　桔梗　柴胡　枳殼麸炒黄，各一兩

右剉散，每服二錢，水一盞，生薑、薄荷各少許。止瀉痢，用陳倉米煎，粳米亦可。

地榆散　治瀉痢血痢。

地榆　訶子　生甘草各一兩

右爲末，鹽米湯調下。有熱加黄芩。

芍藥蘗皮丸　治一切惡痢，窘痛膿血。

芍藥炒　黄蘗各一兩　當歸　黄連各半兩

右爲末，滴水丸如小豆大，每服二三十丸，白湯下。一方加枳殼。

寬腸枳殼散　順氣止痢。

甘草六錢，炙　枳殼炒，二兩四錢

右爲細末，每服一錢，空心沸湯點服。

三黄熟艾湯　治下痢赤白，及治傷寒四五日而大下，熱痢時作，諸藥不效，宜服此湯。

黄芩　黄連　黄蘗各七錢半　熟艾半鷄子大

右剉散，每服三錢，水一盞，煎六分，去滓服。

神芎丸 治小兒痢。

生大黄 黄芩各二兩 生牽牛頭末一兩 滑石四兩 黄連 薄荷葉 川芎各半兩

右末，滴水丸桐子大，每服五十丸，温水下，食後服。一方加蒲黄，止血證用。

黄連解毒湯 治熱痢如神之劑。

黄連三錢 黄蘗半兩 梔子四個 黄芩一兩

右剉散，每服三錢，水煎服。

湯氏異功丸 治渴止瀉，消暑毒，生津液。夏月出路含化，免吃水，妙。

澤瀉一兩二錢 猪苓去皮，七錢 肉桂三錢半 茯苓 人參 白朮 辰砂各半兩

右末，蜜丸芡實大，燈心竹葉湯下二三十丸。一方加陳皮。

胃風湯《保嬰撮要》下同 治風冷客於腸胃，乳食不化，泄瀉腸鳴，腹滿而痛，或下如豆汁，或瘀血，日夜無度。

白芍藥 白朮 肉桂 人參 當歸 川芎 茯苓

右爲末，每服二錢，入粟米，水煎，空心熱服。

地榆飲 治冷熱痢，腹痛下痢，赤白頻併。

地榆三分 甘草 赤芍藥炒 枳殼各二分

右，水煎服。

升陽益胃湯 止渴消暑，生津液。

黄芪二錢 半夏 人參 甘草炙 白朮 川黄連各一錢 川獨活 防風 白芍藥 羌活各五分 陳皮 茯苓 柴胡 澤瀉各三分

右，水二鍾，薑三片，棗二枚，煎四分，食遠服。

羌活散《證治準繩》，下同 治傷風時氣，頭痛發熱，身體煩疼，痰壅欬嗽，失音鼻塞，聲重，及解時行痢赤白。

人參　羌活　赤茯苓　柴胡　前胡　川芎　獨活　桔梗　枳殼麸炒微黄色，去麸不用　蒼朮米泔水浸一宿，去粗皮濾乾，剉片炒微黄色　甘草各一兩

右剉，每服二錢，水一盞，薑三片，薄荷三葉，煎七分，無時温服。發散風邪，入葱白同煎。痢證，薑、倉米煎。

水浸丹　治瀉痢先鋒之藥。

黄丹研細，一兩　大巴豆二十五個，去皮膜研出油

右研勻，用黄蠟半兩，熔作汁拌勻，量大小旋丸，水浸吞下，臨病隨意用。一方，黄丹二兩半。

寬腸丸　治痢後裏急，大腑閉濇不通。

枳殼炒微黄，仍用清油浸透一兩，焙乾，五錢　麻仁去殼　木通去皮節　大黄半生半炮　檳榔　大腹皮洗淨焙乾，各二錢半

右除麻仁，用乳鉢極細研，外五味，檳榔不過火，餘焙，同研成末，入乳鉢中與麻仁再杵勻，煉蜜丸菉豆大，每服三十丸，至五十丸，仍以枳殼甘草煎湯，空心送下。一二歲嬰孩，温蜜湯下。

地榆散

地榆　訶子　厚朴薑製，各等分

右剉散，每服二錢，水一盞，薑、棗煎服。

又方

地榆　烏梅　蘗皮　甘草　當歸各等分

右剉散，每服二錢，水煎服。

川草散　治腹痛，下痢赤白，不拘遠近。

川芎　白芷　甘草半生半炙，各七錢　赤芍　當歸酒洗　黄連各五錢

右剉焙爲末，每服半錢至一錢，白痢白薑湯調，赤痢甘草湯調，赤白痢温米清湯調，并空心服。

備急方 治熱痢。

蠟茶 蜜磨生薑

右用井花水調，渴則飲之。

錢氏黄蘗丸 治小兒熱痢下血。

黄蘗去皮，半兩 赤芍藥四錢

右爲末，飯和丸如麻子大，每服一二十丸，食前米飲下，量兒加減。

外臺子芩湯 治小兒熱痢。

子芩十二分 知母 女萎各六分 竹葉八分 黄蘗 甘草炙，各四分

右六味切，以水二升，煮取一升，分服甚妙。

聖惠梔子仁散 治小兒熱痢腹痛，心煩口乾，小便赤黄，不欲飲食。

梔子仁 當歸酒洗剉微炒，各半兩 黄蘗 地榆微炙，各三分 黄連一兩，去鬚微炒

右件藥擣細羅爲散，每服以粥飲調下半錢，日三四服，量兒大小加減。

烏梅散 治小兒熱痢，但壯熱多渴，而痢不止。

烏梅肉二枚，微炒 黄連微炒 藍葉各一分 犀角屑 阿膠擣碎，炒令黄燥 炙草各半

右件藥擣粗羅爲散，每服一錢，以水一小盞，煎至五分，去滓放温，不計時候，量兒大小分減服之。

開胃散 治赤痢。

白朮 茯苓 人參各半錢 石蓮子肉十個

右爲末，藿香湯下半錢。

養臟湯 主生津益氣，温腸止痢。

人參 炙草各一錢半 白芍藥 白朮各半兩 南木香 肉桂去粗皮，各一錢 肉豆蔻煨 罌粟殼去蒂蜜水炒 訶子肉各一錢半

右件㕮咀，每服二錢，水一盞，薑二片，棗一枚，煎七分，空心温服；或入倉米同煎。

廣濟方　療客冷白痢。

人參六分　厚朴炙　甘草炙，四分　茯苓　桔梗各五分　梁州欅皮八分，炙

右六味切，以水三升，煮取一升，量大小可一合爲度，以瘥止。忌如常法。

嬰孺方　治五六歲兒冷痢。

當歸　黄連　龍骨各四分　赤石脂　厚朴炙　乾薑　酸石榴皮各二分

右切，以水三升半，煮一升六合，爲四服，相去一炊，久服。

雄朱散　治小兒腸胃虚冷，下痢頻併，日夜疼痛不可忍。

雄黄一分，研飛　乳香細研　白礬煅，各一錢

右爲末，每服嬰孩一字，二三歲半錢，陳米湯調下，一日三服。

玉脂散　治冷痢大便青色，甚則有膿。

白石脂　當歸洗焙乾　丁香　白朮炮，各一兩　草豆蔻去皮　厚朴生薑汁製，各半兩

右件擣羅爲細末，每服半錢，以粥飲調下，量兒大小加減。

艾湯　治白痢。

艾葉微炒　當歸各一兩，乾薑炮　木香　訶梨勒皮炮，各半兩

右件擣羅爲細末，每服一錢，水八分一盞，入粟米少許，煎至五分，去滓，食前温服。

養臟湯　治白痢頻併。

當歸洗焙　烏梅肉　乾薑　黄芪　白朮炮　龍骨各一兩

右擣羅爲細末，每服一錢，水一小盞，生薑、粟米各少許，煎至五分，去滓温服，乳食前，量大小加減。

香連丸　治赤白下痢，煩渴作痛。

淨黄連一兩剉，用吴茱萸同炒黄，仍去茱萸　烏梅肉二錢半，薄切片，用新瓦上慢火焙乾　南木香半兩，不過火

右爲末，用阿膠半兩剉碎炒脹，水化爲糊，候冷入乳鉢内，同前藥末停分杵匀，丸作麻仁大，赤痢每服三十三丸至五十五丸，或七十七丸，甘草湯空心下；白痢丸數同前，白薑湯空心下；赤白交作，温米清湯，空心嚥服。

金粟丸　治下痢赤白，水穀不化。

淨黄連一兩　川芎　枳殼製　穀芽洗焙　赤茯苓　白芷　木香各半兩

右除木香别剉不過火，餘六味焙，入木香同爲末，用神麯末一兩煮糊，丸粟米大，每服七十丸至百丸，空心温米清飲湯下，或不拘時。

白附香連丸　治腸胃暴傷，乳哺冷熱相雜，渴痢赤白，裏急後重，腹痛扭撮，晝夜頻併，乳食減少。

黄連　木香各一錢　白附尖二個

右末，飯丸如粟米大，每服十丸至二十、三十丸，米飲下，食前，日夜各四五服。

豆蔻香連丸　治瀉泄，不拘寒熱赤白，陰陽不調，腹痛腸鳴切痛，立效如神。

黄連炒，三錢　肉豆蔻　木香各一錢

右爲細末，粟米飯丸米粒大，每服十丸至二三十丸，日夜各四服，食前米飲下。

吉氏香連丸　治赤白痢。

黄連　木香　訶子皮各一兩　肉豆蔻二個　子芩半兩

右末，蜜丸蒸荳大，空心酢漿湯下。小兒五丸，空心日午再服，煎薑蜜湯下。

葛氏鷄子餅　療小兒秋夏暴冷痢，腹脹，乍寒乍熱，白滯下。

鷄子一枚　胡粉一丸，碎絹篩

右合鷄子黄白調熬令熟，如常鷄子餅，兒年一歲一食半餅，日再，不過二餅即瘥。兒大倍作。凡羸弱不堪

與藥，宜與此餅。

脂附丸《王氏手集》　治小兒純膿白痢，其效如神。

大附子一枚

右先用猪膏攄成油半盞許，蘸前件附子令裂，撈出放冷，削去皮臍，研爲細末，以棗肉和丸如菉豆大，每服五七丸至十五、二十丸，米飲送下，空心食前服。

朱氏家傳方　治小兒白膿冷痢，臍下絞痛。

訶子皮　青木香各等分

右爲末，以粳米飯丸如菉豆大，米飲下五丸。

附子散長沙醫者丁時發傳　治小兒疳痢，多有白膿，腹内疙痛。

附子炮去皮尖，一枚　龍骨　赤石脂各半兩　密陀僧　黄丹　胡粉炒　烏賊魚骨燒灰　赤芍藥各一分

右件爲末，每服半錢，米飲下，一日三服。

血痢方　治小兒熱毒。

犀角十分　地榆六分　蜜三分　地麥草五合

右四味切，以水三升，煮取二升，去滓，量兒大小服。

又方

葱白三兩　香豉三合　梔子七枚　黄連一兩

右四味切，以水三升，煮取九合，去滓分服。

又方《外臺》劉氏　療小兒血痢。

地榆　酒黄蘗　川黄連　酒黄芩各六分　馬藺子二分　茜根一兩　生薑三分

右七味切，以水二升，煮取一升分服，大小量之，與一合至二合爲度。

又方《食醫心鑑》治小兒血痢。

生馬齒莧絞汁，一合

右和蜜一匙匕，空心用之。

黄連散《聖惠》治小兒血痢煩熱，口乾腹痛。

黄連去鬚微炒 犀角屑 白蘘荷根 黄芩 蔓青根 吴藍各一兩 白頭翁三分 炙草 當歸剉微炒，各半兩

右件藥搗粗羅爲散，每服一錢，水一小盞，煎至五分，去滓，不計時候，量兒大小分減服之。

馬齒菜汁粥《聖惠》治小兒血痢不瘥。

馬齒菜汁一合 蜜半合 粟米一合

右以水一大盞，煮作粥，後入二味和調，食前服之。

水蓼丹 治血痢疳瘦。

蛇蜕皮燒灰 鷄豆殼燒灰，各一兩 胡黄連 水蓼各半兩，各搗羅爲細末。次用 朱砂半兩 真蘆薈 牛黄 粉霜各細研，一分

右件都拌匀，再研細，軟飯和黍米大，每服五粒至七粒，麝香湯下，量兒大小加減。

茜根湯 治血痢不瘥。

茜根剉 地榆剉 黄連去鬚 赤石脂煅 阿膠炙熟，各一兩 甘草炙 黄蘗各半兩

右件藥搗羅爲細末，每服一錢，水八分，煎至五分，去滓放温服。

厚腸丹 治血痢腸虚。

黄連 川楝子各一兩 木香 阿膠蛤粉炒 吴茱萸微炒 當歸洗焙，各半兩

右件搗羅爲細末，飯和丸黍米大，每服十粒，米飲下，乳食前，量兒大小加減。

聖效散 治血痢久不瘥。

赤石脂燒赤 白龍骨煅 阿膠炙，各一兩 訶梨勒皮 木香 炮薑 黄連 炙草各半兩

右件搗羅爲細末，每服半錢，煎粟米飲調下，食前服。

必效丹　治血痢煩併。

川黄連去鬚，二兩　大棗半升　乾薑一兩　白礬半兩

右件用瓦器盛，鹽泥固濟，留一竅子，以木炭火燒，煙息爲度，取出搗羅爲末，白麵糊和丸黍米大，每服十粒，米飲下，量兒大小加減。

又方　治小兒熱痢下血。

黄蘖去皮，半兩　赤芍藥四錢

右同爲細末，飯和丸麻子大，每服一二十丸，食前米飲送下。大者加丸數。

又方　吉氏家傳，治小兒血痢。

宣連爲末

右以鷄子捻作餅子，炭火煅令赤，便蓋著，勿令泄氣，候冷細研，空心米飲下半錢，以意加減服。

又方

好郁金末半錢

右，用熱水調下。

吉氏地榆散　治小兒血痢，日久不瘥。

地榆一分，炒　訶子五個，炮去皮　陳槐炒　黄連各一錢，炒

右爲細末，每服半錢或一錢，陳米飲下。

白頭翁丸

白頭翁三分　黄連六分，研　石榴皮三分

右三物，以水二升，煮取八合，兒生四十日以五合爲三服，大者則加藥。一方，去石榴皮，用犀角屑三分。

肘後乳母方

扁豆莖一升，炙乾切　人參三兩

右以水三升，煎取一升半，去滓取汁，煮粟米粥與乳母食之，良。

肘後近效方

療小兒三歲即患痢，初患膿少血多，四日膿多血少，日夜四十餘行。

生地黄汁五小合　羊腎脂一小合

右，先温腎脂令煖，分三四服，立效。乳母須禁服，并有乳母方在前。

聖惠吴藍散

治小兒膿血痢如魚腦，腹痛。

吴藍　川升麻　赤芍藥　龍骨煅，各一兩　梔子仁半兩

右件藥搗粗羅爲散，每服一錢，水一盞，入豉三七粒，煎至五分，去滓，不計時候，量兒大小分減温服。

樗根皮散

治小兒膿血痢如魚腦，困重。

臭樗根皮一分，剉炒微黄　枳殻去瓤麸炒　黄連去鬚微炒　蕪荑微炒　赤芍藥各半兩

右件藥搗粗羅爲散，每服一錢，以水一小盞，入豉三十粒，葱白一莖，煎至六分，去滓，不計時候，量兒大小分減温服。

人參散

治小兒膿血痢，多時不瘥，腹痛羸瘦，不欲飲食。

人參　當歸微炒　地榆　阿膠搗碎炒令黄燥　黄連　子芩　黄蘗炙　赤芍　白蕪荑微炒　厚朴去粗皮，生薑汁炙令香熟，各半兩

右件藥搗粗羅爲散，每服一錢，以水一小盞，入薤白一莖，豉五十粒，煎至五分，去滓，不計時候，量兒大小分減温服。

鷄屎礬丸

治小兒膿血痢不瘥，漸加瘦弱。

鷄屎礬燒灰　龍骨　阿膠搗碎炒令黄燥　黄連去鬚微炒，各一兩　胡粉一分，炒微黄

右件藥搗羅爲末，煎釅酢爲膏和丸如菉豆大，每服以煖漿水下七丸，日三四服，量兒大小以意加減。

黄連阿膠丸　治小兒熱痢下重，膿血疼痛，腹中痛不可忍。

真川黄連去鬚，一兩半　白茯苓　白芍藥炒　阿膠杵碎，慢火炒如珠子白色，别杵爲細末，各半兩

右上三味爲細末，斟酌米酢多少，熬膠得所，和勻入臼杵萬下，衆手丸如菉豆大，每服自二十丸爲始，至於五十丸，食前温米飲下，日二三，以知爲度。未知，加藥更丸一等如黄米大，與小兒服。

燔髮散　治腸澼下膿血。

白石脂一分　髮灰　甘草炙，各二分

右爲末，米汁和二刀圭，日二服。

張涣健胃丹　治泄痢兼膿血，日漸羸瘦。

黄連一兩，去鬚微炒　枯白礬一分　烏梅肉炒　龍骨　白石脂　神麯炒　乾薑各半兩

右件搗羅爲細末，酢煮麵糊和丸黍米大，每服十粒，米飲下，量兒大小加減。

青橘丹　治冷熱相交，赤白相雜膿血。

青橘皮湯浸去白焙　當歸酒洗焙　黄連　乾薑各一兩　厚朴生薑製　肉豆蔻各半兩

右件搗羅爲細末，白麵和丸黍米大，每服十粒，米飲下，食前。

古今圖書集成醫部全録卷四百四十九

小兒痢門

方

通神丸《證治準繩》，下同　治小兒大人，痢下膿血，裏急腰重，臍腹疼痛。

没藥　浄五靈脂　乳香各一錢，俱細研炒　巴豆七枚，去心膜，壓出油

右四味同研令細勻，滴水爲丸如粟米大，每服一粒，生木瓜研水下，不拘時候。

鮓湯丸　治小兒瀉痢五色膿血，如爛魚腸，并無大便，只是膿血，腸中攪痛。

粉霜　輕粉　硇砂各一錢　朱砂抄一錢匕　白丁香四錢　乳香半錢，別研　巴豆七粒，去油

右爲末，蒸棗肉丸，每服嬰孩三丸如粟米大，一二三歲如大麻子大，四五歲亦如麻子大，并旋㨪成丸，煎鮓魚湯吞下，一日二服，間調胃氣藥與之。

地榆飲　治三十六種内下五色惡物，心神煩熱不止。

地榆　白茯苓　黄蘗炙，各一兩

右爲末，每服一錢，水一盞，煎至五分，去滓，分三服。

三霜丸　治小兒赤白或五色雜痢。

巴豆去皮，揀白色肥好者三錢研細，先用白綿絹包三二十重，次用紙包壓令油盡，取二錢，輕者爲用　真輕粉　粉霜各二錢

右三味，同研勻極細，别取好黄蠟三錢，酒煮三二十沸，取出，去酒令淨，再熔入藥和之。如無煮酒，蠟亦堪用。和成劑，油單内盛。如服食，旋丸如小菉豆大，三歲以下如粟米大，每服二三丸，温熟水下，量兒大

小加減。

吉氏家傳方　治五色痢兼渴不止。

茯苓　宣黄連　黄蘗各等分

右件取黄蘗末，以漿水和麵糊，良久和前二味爲丸如菉豆大，三歲米飲下七丸。殺疳，熟水下五丸。

至聖丸

厚朴薑製　黄蘗以鷄子白炙黄熟，乾再上　當歸酒浸

右三味等分細末，煉蜜爲丸如梧桐子大，小兒細丸，厚朴湯下，每服四十丸加減。

定粉散　治疳痢五色痢。

定粉　龍骨　黄丹煅，各二錢　訶子肉三個，煨熟

右爲末，每服半錢，粥飲下。三歲以上半錢。

釀乳法　治小兒噤口痢。

厚朴　枳殻各五分　白朮　芍藥各半兩　滑石一兩　木通　陳皮　甘草各五分

右分四貼細研，桃仁七枚，水二盞半，取一盞，與母服。服時去宿乳，令盡爲妙。

休息痢方　《肘後》治下痢經時不止者。

龍骨炙黄焦，搗服方寸匕

右，日三服即愈。

又方

龍骨四兩

右搗如小豆大，水五升，煮取二升半，冷之，分爲五服，效。

保生信效松焙餅子　治一切塊癖積滯，氣血瘕聚等一二十年者。

細墨焙　芫花醋浸炒焦　青礞石　大戟　乾漆炒　五靈脂　京三稜　蓬朮　密陀僧　橘皮　牡蠣燒，各半兩　大乾棗十四個，燒　淨巴豆一兩，用濕紙裹燒紙焦而止　白丁香　硇砂研　蝱蟲去翅足　斑猫各一分

右同爲細末，醋煮麵糊丸如皂大，作餅子，記以所傷物煎湯，或麵湯送下一丸，須以齒齧嚥之，其積漸漸移近下再服；再覺移下，更用一丸，其積自下。若尋常要宣轉，即以麵湯下。血積塊癖，經血閉塞，大人小兒久痢膿血，休息惡痢皆治之。

玉命丹　治小兒久患赤白痢，及休息痢不止，腹肚虛鳴，日漸羸瘦，撏眉，多吃泥土，不食者。

硫黃研　密陀僧　黄丹各半兩　寒水石　白礬各研，二兩，以上入新瓦瓶，鹽泥固濟，煅赤研　麝香一字

右件六味研勻，以蒸餅爲丸如小菉豆大，每服十粒，用烏梅甘草煎湯下，大小加減。忌生冷毒物鮓麵等。

千金蠱毒痢方　治下血，狀如鷄肝，腹中攪痛難忍，號蠱毒痢。

茜根　升麻　犀角各三兩　桔梗　黄蘗　黄芩各二兩　地榆　白蘘荷各四兩

右八味㕮咀，以水九升，煮取二升半，分三服。此蠱毒痢用之，小兒減服。

圖經治蠱痢方

側柏葉焙乾爲末　川黄連各等分

右二味同煎爲汁，服之，以療小兒大腹，下黑血，茶脚色，或膿血如澱，所謂蠱痢，治之有殊效；又能殺五臟蠱。

聖惠蘘荷散　治小兒蠱毒痢不止，身體熱煩。

白蘘荷根　升麻各二兩　敗鼓皮一分，炙焦　炙草　乾藍葉各半兩　赤芍　犀角屑，各三分

右件藥搗粗羅爲散，每服一錢，以水一小盞，入豉二七粒，煎至五分，去滓，不計時候，量兒大小分減溫服。

聖惠黄連散　治小兒蠱毒血痢體瘦。

黄連一兩，微炒　敗鼓皮炙令焦　白頭翁　炙草　藍青各半兩　犀角屑　白蘘荷根　黄芩　茜根剉，各三分

右件藥搗粗羅爲散，每服一錢，以水一小盞，煎至五分，去滓，放温，不計時候，量兒大小分減服之。

聖惠犀角散　治小兒蠱毒血痢發盛，心神煩悶，腹脹不欲飲食。

犀角鎊屑　白蘘荷葉　地榆微炙　桔梗　蘇枋木各三分

右件藥搗粗羅爲散，每服一錢，以水一小盞，煎至五分，去滓，不計時候，量兒大小分減温服。

嬰孺蘘荷根湯　治小兒蠱毒痢。

白蘘荷根　犀角屑，各八分　穀皮四寸，炙　升麻一錢　炙草四分　藍青一升　豉三合　芍藥七分

右以水四升，煮一升二合，二歲兒爲三服。

嬰孺犀角煎　治小兒穀痢挾毒。

地脈草　黃連　葳蕤各十二分　黃蘗　竹茹　茜草各八分　蜜一升　人參六分　牡蠣一錢　梁州欅皮十四分　乾藍四分

犀角鎊屑　甘草各五分

右切，以水一斗，煮二升半，絞去滓，下蜜火上煎，餘二升，一二歲一合，三四歲一合半，日二夜一，量與之。

張渙白頭翁散　治蠱毒痢及肛門脱出。

白頭翁　黃連微炒　茜根剉焙　蘇枋木　敗鼓皮炙令焦，各一兩　犀屑　地榆各半兩　炙甘草一分

右件搗羅爲細末，每服一錢，水一小盞，煎六分，去滓服，量兒大小加減，乳食前。

地榆丹　消毒止痢。

地榆炙剉　黃連　乾藍葉　川升麻各一兩　川楝子　苦楝根各半兩

右件搗羅爲細末，軟飯和丸黍米大，每服十粒，米飲下，量兒大小加減，乳食前。

宣連丸　治毒痢。

宣連一錢，作散，用鷄子清和作餅，瓦上焙再爲末　肉豆蔻一個，去心臍，内入乳香紙裹火煨黃　朱砂研飛　木香各半錢　杏仁七粒，和皮燒

巴豆四粒，燒

右爲末，醋和丸如蘿蔔子大，陳米飲下七粒。赤痢，槐花湯下。

寶童方 治臟毒痢，爲吃諸藥不愈者。

槐花半兩，炒　白礬一兩

右爲末，每服一錢，用陳米飲下。

孔氏家傳方 治蠱。

薺泥根

右擣末，以飲服寸匕立瘥。一方，可入地榆、臭椿根同服。

雙金飲 治下痢赤白，晝夜頻數，及泄瀉經久。

大罌粟殼去蒂剉碎，用蜜水炒透，候乾一兩　大川芎剉碎，醇醋炒透，候乾半兩

右二味，再晒或焙爲末，每服一錢至二錢，用糯米清湯，空心調服，或温蜜湯下。

龍骨湯《千金》 治少小壯熱，渴引飲下痢。

龍骨　甘草炙　大黄　赤石脂　石膏　桂心　寒水石　瓜蔞根各二兩

右八味，治下篩，以酒水各五合，煮二沸，去滓，量兒大小服之。

麥門冬湯 療少小夏月，藥大下後，胃中虚熱渴。

麥門冬去心　甘草炙，各四分　枳實炙　黄芩　人參各三分　龍骨六分

右六味切，以水二升，煮取九合，去滓分温服。

萬金散 治水瀉下痢，久不瘥者。

罌粟殼去蒂，二兩，一半剉醋蜜炒，一半生用　陳皮去白　甘草不去節，各二兩，半生半炙　烏梅一個

右碎，每服二錢，熱湯一盞，略煎二沸，去渣，空心温服。

温痢方《外臺》 療小兒痢渴不徹，肚脹不能食。

訶梨勒皮六分　桑皮十分，炙末

右二味切，以水一升，煮取五合，去滓分服之。

又方《子母秘録》 治小兒赤白痢渴，及得水吃，又嘔逆。

楮葉炙令香黄

右以飲漿半升，浸楮葉，使水緑色，然後去葉，以木瓜一個切，内葉汁中，煮二三沸，去木瓜，使煖，細細服。

聖惠黄芪散 治小兒痢渴，心胷煩悶，不欲飲食。

黄芪剉　麥門冬去心焙　黄芩炒，各三分　烏梅肉三枚，微炒　龍骨一兩　白朮土炒　黄連微炒，各半兩

右件藥搗粗羅爲散，每服一錢，以水一小盞，煎至五分，去滓，不計時候，量兒大小分減服之。

黄芩散 治小兒痢渴不止。

黄芩　訶梨勒煨用皮　樗皮各半兩　瓜蔞根　黄連　當歸剉微炒，各三分　烏梅肉一分，微炒

右件藥搗粗羅爲散，每服一錢，以水一小盞，煎至五分，去滓，不計時候，量兒大小分減温服。

當歸散 治小兒痢渴，腹内疼痛不止。

當歸微炒　黄連微炒去鬚　黄芪各三分　乾薑炮裂　甘草炙微赤，各五錢

右件藥搗粗羅爲末，每服一錢，以水一小盞，煎至五分，去滓，不計時候，量兒大小分減温服。

龍骨散 治小兒痢渴，體熱煩悶。

白龍骨一兩　胡黄連半兩　茯神　人參　茅根　麥門冬去心焙，各三分

右件藥搗粗羅爲散，每服一錢，以水一小盞，煎至五分，去滓温服。

藍葉散 治小兒痢渴，煩熱不止。

藍葉二分　赤茯苓一分　赤石脂煅，一兩　黃連微炒　冬瓜仁　醋石榴皮剉微炒，各半兩
右件藥擣粗羅爲散，每服一錢，以水一小盞，煎至五分，去滓，入蜜半茶匙，更煎三二沸，不計時候，量兒大小分減服之。

地榆散　治小兒痢渴，或下五色惡物，心神煩躁不止。
地榆　白茯苓　黃蘗微炙，各一兩
右件擣粗羅爲末，每服一錢，以水一小盞，煎至五分，去滓，不計時候，量兒大小分減服之。

黃連散　治小兒痢渴煩熱，吃水不知足。
黃連微炒　牡蠣粉各半兩　烏梅肉微炒　炙草　訶梨勒煨用皮，各一分
右件藥擣粗羅爲散，每服一錢，以水一小盞，煎至五分，去滓，不計時候，量兒大小分減温服。

櫸皮散　治小兒痢渴不止。
櫸皮一兩　瓜蔞根　茯苓各三分　人參半兩
右件藥擣細羅爲散，不計時候，以粟米飲調下半錢，量兒大小以意加減。

甘草散　治小兒痢渴不止。
炙草　烏梅肉微炒，各一兩　訶梨勒二枚，煨用皮
右件藥擣羅爲散，每服一錢，水一小盞，入生薑少許，煎至五分，去滓，放温，不計時候，量兒大小分減服之。

黃芩丸　治小兒痢渴不止，壯熱腹痛。
黃芩　瓜蔞根　黃連微炒　當歸微炒，各三分　臭樗株皮炒微黃　訶梨勒煨用皮，各半兩　烏梅肉五枚，微炒
右件藥擣羅爲末，煉蜜和丸如菉豆大，每服以粥飲下七丸，日三四服，量兒大小加減服之。

太醫局人參散　調中和氣，止嘔逆，除煩渴。治昏困多睡，乳食減少；及傷寒時氣，胃氣不順；吐利止後，

躁渴不解。

人參　白茯苓各一兩　南木香　甘草炙　藿香葉各一分　乾葛二兩

右件爲末，每服一錢，水一中盞，煎七分，去滓放温服，不計時候。

嬰孺子芩湯　治小兒大熱痢，兼渴憎寒。

子芩　枳殼炒　黄蘗各四分　石膏十二分　竹葉切，一升　櫸皮十分　人參七分

右以水五升，煮一升六合，七歲兒爲三服，四五歲兒爲四服，以次量與之服。

瓜蔞湯　治小兒有熱不調，渴痢。

瓜蔞　知母　人參　茯苓各六分　黄蘗四分　黄芩　櫸皮各十分　甘草三分

右以水五升，煮一升半，五六歲兒爲三服。

冬瓜湯　治小兒渴不止，痢不住。

冬瓜八合　瓜蔞十二分　茯苓　知母各八分　麥門冬五分　粟米二合半

右，水五升，煮一升四合，新布絞去滓，量兒與之。

張渙健胃散　治泄瀉身熱煩渴。

厚朴薑製　川黄連　肉豆蔻各一兩　縮砂仁　乾薑炮　白朮炮　木香各半兩

右件擣羅爲細末，每服一錢，水一小盞，入生薑、粟米少許，煎至五分，去滓温服。

碧香丹　治小兒吐痢後大渴不止，不得眠睡，甚則成疳。

天竺黄　龍骨煅飛研細　不灰木燒赤放冷　赤石脂各一兩，爲末　膩粉　定粉　鉛白霜　細蛤粉各一兩，并細研

右件通拌匀，入麝香半兩同研匀，滴水和丸如鷄豆大，每服一粒至兩粒，用蚌螺兒兩個研細，沸湯浸，水沉極冷，化下。大渴即與服，神效。

寳鑑竹茹丸　治小兒渴瀉。

黄連 一兩，好者剉作塊子，二一相似，茱萸一兩，二味相和，滴蜜炒令赤色，去茱萸

右件爲末，薄荷爲丸如蘿蔔子大，每服十丸，竹茹煎飲吞下。

人參白扁豆湯 治脾胃不和，不思飲食，吐瀉渴欲飲水，及小兒虛熱煩躁。

人參　白扁豆 去皮炒熟　白朮　茯苓 各一兩　罌粟子　甘草 炙　山藥 各半兩

右爲末，每用二錢，水一盞，入薑二片，棗半個，同煎至七分，通口服。如腹疼痛，加紫蘇煎。小兒虛熱，加薄荷同煎。

吉氏家傳方 治五痢吃湯不徹，肚脹不食。

訶子皮　桑白皮 各六錢

右，水二升，煎三合，服之立瘥。

吉氏六神丸 治疳瀉渴飲無度。

使君子 去殼　訶子肉 去核　木香　丁香　豆蔻 以麵裹此三味，慢火煨，候麵熟爲度，各半兩　蘆薈 一兩

右件爲末，棗肉丸如菉豆大，每服三五丸，米飲吞下。

聖惠黄連散 治小兒久赤白痢不止，腹痛羸弱，不欲飲食。

黄連 一兩，去鬚微炒　木香　淨艾葉 微炒　厚朴 去粗皮，塗生薑汁炙令香熟　乾薑 炮製　龍骨 各半兩　當歸 微炒　牛角鰓灰 各三分　烏梅肉 一分微炒

右件細末，每服以粥飲調下半錢，日三四服，量兒大小加減服之。

黄蘗丸 治小兒久白痢，腹脹疞痛。

黄蘗 微炙炒　當歸 剉微炒，各一兩

右件藥搗羅爲末，煨大蒜和丸如菉豆大，每服以粥飲下七丸，日三四服，量兒大小加減服之。

木香散 治小兒久赤白痢，腹脅疼痛。

木香　訶梨勒煨用皮　臭樗株皮微炙　木賊　黄連去鬚微炒，各半兩

右擣細羅爲散，每服以粥飲調下半錢，日三四服。

肉豆蔻散　治小兒久赤白痢，腹内疠痛，全不思食，漸至困羸。

肉豆蔻三枚，去殻　青橘皮湯浸去白瓤焙　厚朴去粗皮塗生薑汁炙令香熟爲度　當歸　黄牛角䚡炙微焦　地榆　黄連微炒，各半兩

乾薑一分，炮裂剉

右件藥擣細羅爲散，每服以粥飲調下半錢，日三四服，量兒大小，臨時加減。

張涣順胃丹　治瀉痢蠱煩腹痛。

高良姜　乾漆　肉桂各一兩　白朮炒　肉豆蔻仁各半兩

右件擣羅爲細末，白麵糊和丸如黍米大，每服十粒，粟米飲下，量兒大小加減。

建中丹　治泄注不止，腹痛多啼。

胡椒　蓬莪朮　肉豆蔻各半兩　全蠍一分

右件爲細末，白麵糊和丸如黍米大，每服十粒，米飲下。

九籥衛生固氣丸　療小兒脾胃虚怯，泄瀉腹痛。

大肉豆蔻一枚，劈破填滴乳香一塊

右用酵麵裹，慢火内煨，候麵熟爲度，去麵不用，將肉豆蔻乳香同爲細末，麵糊和丸如菉豆大，每服一十丸，乳食前，米飲下。

張氏聖餅子　治小兒久痢腹痛，脱肛下血。

神麯一兩　膩粉一錢

右件二味拌合令勻，後以鷄子清調拌上件藥，稀稠得所，捏作餅子，如錢大小，於火上炙令黄熟，每服一餅，於早晨空心同油餅喫之，後進飲少許。

吉氏紫霜丸 治小兒久積，胷高羸瘦，赤白痢疾，肚腹痛甚。

丁頭代赭石半兩，火煆五遍，酢淬五遍 乳香 杏仁二七粒，取霜 朱砂 廣木香各一錢 宣黃連一分，去頭 輕粉半錢 麝香少許 肉豆蔻二個，麵包炮 巴豆十粒，取霜

右爲細末，稀麵和爲丸如梧桐子大，每服七丸至十五丸，紫蘇飯飲呑下。

外臺劉氏方 療小兒利後虛，手足心熱，利終未斷，亦可服之。

橘皮 生薑各三分

右二味切，以牛乳半升，煎取四合，去滓，分温服之。

聖惠桔梗丸 治小兒久痢不斷，肌體羸瘦，食不消。

桔梗去蘆頭 神麯微炒，各一兩 麥芽 白朮 烏梅肉微炒 厚朴去粗皮，生薑汁炙令香黃 人參去蘆頭 赤石脂 黃芩 龍骨 桂心 甘草微炒赤剉，各半兩 黃連一兩半，去鬚微炒 黃雌鷄骨一具，洗淨去肉，酒浸一宿炙令黃

右件藥搗羅爲末，煉蜜丸如菉豆大，每服以粥飲下五丸，日三服，量兒大小加減服之。

雄黃散 治小兒久痢不瘥，羸瘦壯熱，毛髮乾焦，不能飲食。

雄黃 蘆薈 青黛 朱砂 熊膽 麝香各研 龍膽去蘆頭 黃連去鬚微炒 黃蘗剉微炒 當歸剉微炒 白芷 細辛 甘草炙，各一分 蚱蟬七枚，去足 乾蝦蟆一兩，塗酥炙令黃焦

右件藥搗細羅爲散，入前研藥，更研令勻，每服以井花水調下半錢，日三四服，量兒大小，以意加減。

鷄子粥 治小兒下痢不止，瘦弱。

鷄子一枚 糯米一合

右煮粥，臨熟破鷄子相和攪勻，空腹入少酢食之。

張涣龍骨湯 治小兒痢久成疳，漸漸黃瘦。

龍骨煅 訶梨勒皮炮 赤石脂煅，各半兩 酸石榴皮炒黃 木香 使君子仁各一分

右件擣羅爲細末，每服半字至一錢，點麝香湯調下。

惠濟塌氣散

茴香　白牽牛　甘草各炒　木香各一錢

右爲末，每服半錢，紫蘇湯下。

止渴聖效散　治小兒因吐利氣虚，津液減耗，生瘖煩渴，飲水不休，面腫脚浮，腹大頭細，小便利白，全不吃食。

乾葛　香白芷各二兩。一兩炒黄，一兩生用　細墨　黄丹各二兩，俱一兩炒紫色，一兩生用

右同爲細末，每服半錢，倒流水調下。

張渙蕪荑丹　治小兒久痢頻併，大腸虚冷，肛門脱出。

白蕪荑微炒　鼈甲塗酥炙黄　蝸牛皮炙焦　磁石燒醋蘸七遍，水飛細研，各一兩　蚺蛇膽　黄連去鬚微炒，各半兩

右件擣羅爲末，用軟飯和丸如黍米大，每服十粒，粥飲下，量兒大小加減，乳食前。

妙應散

莨菪子淘去浮者炒黑　天台烏藥各半兩　白麵一分　龍腦半錢

右件都拌勻，每服一字，蜜湯調下，乳食前。

曾氏薄荷散　治陽證脱肛。

薄荷和梗　骨碎補去毛，各半兩　甘草二錢半　金罌刺根七錢半

右剉碎，每服二錢，水一盞，入無灰酒一大匙，煎七分，空心温服，或無時。

聚寶象豆丸　治諸痢脱肛。

榼藤子一名象豆，出廣南山林間，如通草藤紫黑

右一味爲末，每服二錢，血痢熱酒調下，三服必效；白痢打破取仁子碎碾，銀器中慢火炒黄褐色，碾細羅

一兩遍後，若帶白時，再炒褐色爲末，宿蒸餅湯浸却，握乾和圓豌豆大，略焙乾，每服十五丸至二十丸，倉米飲温下，空心食前服，痢瘥即止。蟲毒五痔，小兒脱肛，并可爲末，酒調下，立愈。

茅先生方

破故紙 一兩，於瓦上焙乾爲末 每服一字或半錢，米飲調下，吴茱萸末亦可。

嬰孺方

黄連 黄蘗 二味爲末 蜜丸桐子大，飲下三丸，日三四服。

莊氏方

乾蓮蓬 焙乾爲末 米飲調下一二錢。

湯氏方 治大腸虛弱，肛門脱下。

龍骨 訶子 煨去核，各一兩 没石子 大者，二枚 罌粟殻 去核，酢塗炙二錢

右爲末，白湯點服。仍用葱湯熏洗令軟，款款以手托入，用新磚瓦燒紅，以酢澆之，氣上即用脚布疊雙重壓定，使熱氣上透，不可過熱，令病者以臀坐於布上，如覺布温即減之，以常得温熱爲度，并常服前藥。

潔古五倍子散 治小兒脱肛。

五倍子 地榆 各等分

右爲細末，每服半錢，或一錢，空心米飲調下。

錢氏赤石脂散 治小兒因利後努躽，氣下推出肛門不入。

真赤石脂 伏龍肝 各等分

右爲細末，每用五分，敷肛頭上，頻用按入。

曾氏蟠龍散 治陽證脱肛。

乾地龍蟠 如錢樣者佳，一兩 風化朴硝 二錢

右爲細末，仍和匀，每以二錢至三錢。肛門濕潤，乾塗；或乾燥，用清油調塗。先以荆芥、生葱煎水，候温浴洗，輕輕拭乾，然後敷藥。

伏龍肝散　治陰證脱肛。

伏龍肝一兩　鼈頭骨一具　百藥煎二錢半

右三味，焙研爲末，每服一錢至三錢，濃煎紫蘇湯，候温和，清油調塗患處，并如前法，浴洗拭乾，方上藥。

又方　治小兒脱肛。

五倍子爲末　量多少摻患處，以物襯手揉入。切忌食發風毒物。

又方　脱肛治法。

蒲黄一兩　猪脂二兩　煉猪脂和蒲黄成膏，塗腸頭上，即縮入。

水聖散　治小兒脱肛不收。

浮萍草不以多少

右杵爲細末，乾貼患處。

澀腸散　治小兒久痢，大腸頭脱出不收。

訶子炮　赤石脂　龍骨各等分

右爲末，臘茶少許，和藥摻腸頭上，絹帛揉入，又治痢，米湯調。又方治脱肛，五倍子爲末，入茶，依前方用。

勝雪膏　治隨腸番花鼠嬭等痔，熱痛不可忍，或已成瘡者，并皆治之。

片腦　風化硝

右各半字，用好酒少許研成膏子，塗之，隨手輒愈。

又方　治小兒脱肛不收。

連翹不以多少，洗淨爲細末　先以鹽水洗，後用藥末時時乾敷脱肛上，立瘥。

萆麻膏　治暴患脱肛。

萆麻子一兩

右件杵爛爲膏，捻作餅子兩指寬大，貼顖上。如陰證脱肛，加生附末、葱、蒜同研，作膏貼之。

朱氏家傳方　治小兒脱肛。

磁母石

右以石碾爲末，麵和爲丸如菉豆大，熟水下五七丸，後以磨刀水洗脱肛處，立效。

又方

東北方陳壁泥土

右湯泡，先洗下，後熏上。

保生方　治久病腸風痔漏，腸出不收，至有出數寸者，苦楚良極。小兒久瀉痢，亦多此疾。

五倍子四兩　以水五升，煎湯一沸，投入朴硝四兩，通手淋洗，至水冷即止。若覺熱痛，即津唾調熊膽塗之，痛即止，當漸收。甚者不過淋洗三五次收盡。竊詳此藥，朴硝能軟，五倍子能收，二物相須以爲用也。或更以乾蜘蛛末摻之，乘熱軟帛揉入尤妙。摻乾蜘蛛者，與葛氏方同。

九籥衛生方　治小兒脱肛。

香附子　荆芥穗各等分

右同爲粗末，每用三匙，水一大碗，煎十數沸淋洗。

苦參湯　治脱肛并痔。

枳殻　黄連　大黄　甘草　荆芥　苦參　赤芍藥　黄芩各等分

右㕮散，每用五錢，以車前子、茅草同煎熏洗。

單方

治少小洞注下痢：蒺藜子二升搗汁，温服，以瘥爲度。《千金方》，下同

又：取酸石榴燒灰末，服半錢匕，日三。

又：取木瓜汁飲之。

又：炒倉米末飲服。

又：狗頭骨燒灰，水和服之。

又：羊骨灰、鹿骨灰二味，并水和服之，隨得一事即用之。

又：炒豉令焦，水淋汁服之，神驗。冷則酒淋服。

又：五月五日百草霜末吹下部。

又：小兒赤白滯下，用薤白一把，豉一升，二味以水三升，煮取二升，分三服。

又：柏葉、麻子末各一升，以水五升，煮取三沸，百日兒每服三合。

又：搗榴汁服之。

又：燒蜂房灰，水和服之。

又：亂髮灰、鹿角灰二味等分，三歲兒以水和服三錢，日三。

治小兒赤白痢：用白蘘荷根汁、生地黄汁各五合，二味微火上煎一沸，服之。

又：服生地黄汁一合。

又：五月五日，蝦蟆灰飲服半錢匕。

治小兒熱痢：煮木瓜葉飲之。

治小兒冷痢：蓼葉搗汁，量兒大小与之。一方作芥菜。

又：擣蒜敷足下。
治小兒暴痢：小鯽魚一頭燒灰服之。
又：燒鯉魚骨末服之。一方作龍骨。
又：赤小豆末，酒和塗足下，日三度，油和亦得。
治小兒蠱毒痢：藍青汁一升二合，分爲四服。
治小兒渴痢：擣冬瓜汁飲之。
小兒㾦痢：用鷄膍胵黄皮燒存性，乳服。男用雌，女用雄。
治小兒久痢膿濕䘌：艾葉五升，以水一斗，煮取一升半，分爲三服。
小兒下痢，腹大且堅：用多垢故衣帶切一升，水五升，煮一升，分三服。
小兒泄痢噤口：大蒜擣貼兩足心，亦可貼臍中。
小兒下痢赤白：用麻油一合，擣和，蜜湯服之。《外臺方》，下同
小兒疳痢困重者：用樗白皮擣粉，以水和棗作大餛飩子，日晒少時，又擣，如此三遍，以水煮熟，空肚吞七枚，重者不過七服。忌油膩熱麵毒物。
又方：用樗根濃汁一蜆殼，和粟米泔等分灌下部，再度即瘥，其效如神。
小兒洞痢：柏葉煮汁代茶飲之。《經驗方》
小兒久痢：没石子二個，熬黄研末，作餛飩食之。《宫氣方》
小兒下痢赤白，及水痢：雲母粉半兩，煮白粥調食之。《食醫心鑑》
小兒白痢：用陳北艾四兩、乾薑炮三兩爲末，醋煮倉米糊丸桐子大，每服三十丸，空心米飲下。《永類方》
小兒久痢，水穀不調：枳實擣末，飲服一二錢。《廣利方》
小兒熱痢：嫩黄瓜同蜜食，十餘枚良。《海上名方》

小兒白痢似魚凍者：白鴨殺取血，滾酒泡服，即止也。《摘元方》

小兒血痢：馬齒莧菜杵汁三合煎沸，入蜜一合和服。《心鏡》

小兒下痢赤白：用巴豆煨熟去油一錢，百草霜二錢研末，飛羅麵煮糊丸黍米大，量兒用之。赤用甘草湯，白用米湯，赤白用薑湯下。《全幼心鑑》

小兒血痢：梁州欅皮二十分炙，犀角十二分，水三升，分三服取瘥。《古今經驗方》

小兒秋痢：以粳米煮粥，熟時入乾柿末，再煮三兩沸食之，奶母亦食之。《食療方》，下同

小兒下痢赤白：鷄腸草搗汁一合，和蜜服甚良。

小兒刮腸噤口痢疾，閉目者至重：精猪肉一兩，薄切炙香，以膩粉末半錢鋪上令食，或置鼻頭聞香，自然要食也。《活幼口議》

小兒疳痢，羸瘦多睡，坐則閉目，食不下：用蚺蛇膽豆許二枚，煮通草汁研化，隨意飲之，并塗五心下部。《楊氏産乳》

治小兒赤痢：搗青藍汁二升，分四服。《本事方》，下同

治小兒屎血：用甘草五分，以水六合，煎取二合，去滓，一歲兒一日服令盡。

小兒蠱痢：生苄汁一升二合，分三四服，立效。《子母秘録》，下同

小兒下痢赤白作渴，得水又嘔逆者：構葉炙香，以飲漿半升，浸至水緑，去葉，以木瓜一個切納汁中，煮二三沸，細細飲之。

小兒痢下赤白，體弱大困者：麻子仁三合，炒香研細末，每服一錢，漿水服立效。

小兒下痢赤白多時，體弱不堪：以宣連用水濃煎和蜜，日服五六次。

小兒下痢：用羚羊角中骨燒末，飲服方寸匕。

小兒下痢：林檎、構子同杵汁，任意服之。

小兒赤痢：搗青藍汁二升，分四服。

小兒無辜疳，下痢赤白：胡粉熟蒸熬令色變，以飲服半錢。

小兒丹煩：柳葉一斤，水一斗，煮取汁三升，洗赤處，日七八度。

小兒水痢，形乏不勝湯藥：白脂石半兩研粉，和白粥空肚食之。

小兒夏秋間患痢：用京芍藥、藿香葉、赤茯苓、陳皮各三分，澤瀉、蘇葉、葛粉各四分，甘草一分，生薑三片，同煎。《窮鄉便方》，下同

服前藥後，如腹中痛，晝夜無度，下痢紅白：用車前子、木通、枳殼、黄連各四分，條黄芩小者四分，白芍藥生用、檳榔各三分，甘草一分，薑皮、燈心煎服；此不止，用香連丸。

針灸

《千金方》曰：小兒脱肛，灸頂上旋毛中三壯，即入。又灸尾翠骨三壯。又灸臍中隨年壯。

《聖惠方》曰：治秋深冷痢不止者，灸臍下二三寸動脈中三壯，炷如麥。

《古今醫統》曰：小兒脱肛，灸神闕〔一〕三壯，禁針，神闕一名氣舍，當臍中。或針脊中五分，禁灸。脊中，一名神宗，一名脊俞，在十一椎節下間。俛而取之。

小兒脱肛，灸百會、龜尾。

《證治準繩》曰：小兒脱肛者，灸臍中三壯。

小兒脱肛久不瘥，及風癇中風，角弓反張，多哭，言語不擇，發無時節，盛即吐沫者，取百會一穴，灸七壯。在鼻直入髮際五寸，頂中央旋毛中，可容炷如小麥大。

註〔一〕神闕　疑當作「神闕」。

醫案

《儒門事親》曰：一宦家小兒病痢，自郾頭車，載之朱葛寺，入門而死。戴人曰：有病遠行，不可車載馬馱。病已擾矣，又以車動摇之，是爲重擾，宜即死。

萬氏《幼科發揮》曰：一兒五歲病痢，醫用藥治之，痢轉甚，其脾胃中氣下陷也。予用參苓白朮散調之，十日痢止。予辭歸。有惑者謂其父曰：無積不成痢。富家之子，多是肉積。吾有阿魏嘗用治痢有效。父惑而聽之，乃以阿魏作丸如小豆大，連服三丸，其子昏睡。予至，以服阿魏丸告予。予驚曰：阿魏雖去肉積，大損元氣，令郎脾胃已弱，豈可服之？父曰：病安而喜睡，未醒也。予謂乳母叫之，則目露睛，氣已絶矣。

一小兒下痢赤白，裏急後重，腹時痛，用黄連丸而痊。後傷食，復變痢，欲嘔少食，用五味異功散加木香三分、黄連二分、吴茱萸一分，數劑而愈。

一小兒患痢，口乾發熱，用白朮散煎與恣飲，時以白朮散送香連丸而安。

一小兒久痢，裏急後重，欲去不去，手足并冷，此胃氣虚寒下陷也，用補中益氣湯加木香、補骨脂，倍加升麻、柴胡而愈。

一小兒久痢，作渴發熱，飲湯，用白朮散爲主，佐以人參二兩、黄連一兩，炒黑爲丸，時服數粒，盡劑而痊。

一小兒作瀉不乳，服剋伐之劑，變痢，腹痛後重，余用補中益氣湯送香連丸，又用香砂助胃膏、六君子湯而愈。

一小兒傷乳食，不時嘔吐，雜用消導之藥，變痢不止，先用六君、木香漸愈，後用七味白朮散而痊。

一小兒傷乳食，吐瀉變赤痢，後重腹痛，先用香連丸而愈。又乳食過多腹痛，先用保和丸一服痛止，又用五味異功散加木香二劑而愈。

一小兒下痢，腹痛陰冷，小便短少，用五味異功散加肉豆蔻頓愈。復作嘔吐嚥酸，或用巴豆之藥，連瀉五次，飲食頓減，手足并冷。余用五味異功散加木香、乾薑，飲食少進；倍用乾薑，又四劑，手足温和而痢亦痊。

一小兒痢後，腹脹作嘔，大便不實，小便不利，諸藥不應。余先用五味異功散加木香、肉果數服，二便少調；又數劑諸證少愈；用八味丸補命門之火，腹脹漸消；用金匱加減腎氣丸，諸證頓退；又用四君子、升麻、柴胡而全安。

一小兒患痢，喘嗽不已，此肺氣虚也，用六君子加木香爲末，每服錢許，以人參陳米薑湯調服，即睡，乳食少進；又二服而喘嗽頓安，乃用四君子湯而痊。

一小兒痢後發熱煩躁，用四君、當歸、升麻、柴胡頓安，又用補中益氣湯而愈。又傷食作瀉，前證復作，吞酸，先用異功散加吴茱萸、木香爲末，二服吞酸悉止，乃去茱萸、木香治之而安。

一小兒痢後煩躁作渴，面赤，脈大按之如無，此血脱煩躁也，先用當歸補血湯，又用五味異功散加升麻、當歸而安。又傷食作瀉不已，復煩躁，用異功散爲主，佐以八珍湯而安。

喻昌《寓意草》曰：葉茂卿幼男病痢噤口，發熱十餘日，嘔噦連聲不斷，診其關脈，上涌而無根，再診其足脈，亦上涌而無根。謂其父曰：此非噤口痢之證，乃胃氣將絶之證也。噤口痢者，虚熱在胃，壅遏不宣，故覺其飽而不思食，治宜補虚清熱兩法。此因苦寒之藥所傷，不能容食，治惟有顓顓温補一法而已。於是以理中湯連投二劑，不一時痢下十餘行，遍地俱污。茂卿恐藥不對證，求更方。余曰：吾意在先救胃氣之絶，原不治痢。即治痢，人之大小腸盤疊腹中甚遠，雖神丹不能遽變其糞，今借藥力催之速下，正爲美事，焉可疑之？遂與前藥連服二日，人事大轉，思食不噦，痢勢亦減，四日後止便糟粕，以補中益氣調理旬日全安。此可見小兒之痢，縱啖傷胃者多，内有積熱者少，尤不宜輕用痢疾門中通套活法也。

古今圖書集成醫部全録卷四百五十

小兒瘧門

幼科全書 元·朱震亨

瘧疾

治瘧有二法：新瘧先截後補，久瘧先補後截。凡治瘧之法，要分早晚治之。如午前作者，此邪在陽分氣位也，先用平胃散加常山、草果治之，後以平瘧養脾丸調之。午後作者，此邪在陰分血位也，輕者或以四物湯加桂枝，或以桂枝湯加桃仁、紅花，發出血中寒邪；甚者以小柴胡湯加常山、草果截之；略愈，則以平瘧養脾湯調之。

如瘧來熱多寒少者，俱以白虎湯加常山、草果截之；如瘧來寒熱相半者，俱以柴胡湯加常山、草果截之，後用平瘧養脾湯調之。如大人，以補中益氣湯調之。

以上數證，皆先截後補者。

凡久瘧纏綿不退，或二日一次，或三日一次，其邪已深，不可妄用截藥，只以平瘧養脾丸調之。有汗要無汗，無汗要有汗，其瘧易退。再要避風寒，禁鷄、魚或冷水。如犯此戒，雖九轉靈丹，亦不可治。

凡瘧疾後轉作痢疾者，此疾多得於夏末秋初，因内有伏陰，多傷生冷故也。當從虚治，不可妄用通利之藥。如單下痢者，以香連丸，陳米湯吞下；如瘧痢并作者，以平瘧養脾丸、橘皮和中丸治之。

如瘧後面目遍身浮腫者，此因汗後受風故也，以胃苓丸，用五加皮燈心長流水煎湯治之。外用浴法，於日當午時，向背風處以温水拂拭遍身，略睡一時，以被蓋之，微汗爲度。日日依此法行之，甚效。

如瘧後腹脹或氣喘，或氣不喘，此因傷生冷脾肺俱病故也。蓋脹屬脾，喘屬肺。治法以塌氣丸消脹，以葶藶丸定喘，後以集聖丸調之。

如瘧後腹中有痞者，此瘧母也。因多飲冷水所致，亦有熱極而成者。治以月蟾丸主之。

凡瘧後形體黄瘦且虛熱者，只用集聖丸調之自愈。祖傳治瘧之法，以斬鬼丹截之，以胃苓湯調之。余常用平胃散加常山、草果爲末，每服一錢，於臨發時，五更用桃枝七根煎湯送下。

西江月

瘧疾來時寒熱，内傷外感生痰。初時截法似神仙，不可養虎貽患。外感小柴飲子，内傷平胃爲先。内加草果與常山，桃柳枝煎引面。

截後才調脾胃，只消清瘧養脾。祛邪補正作良醫，不讓仲陽錢乙。瘧久若生痞塊，面黄腹脹消肌。月蟾集聖是根基，此個方兒秘記。

如是小兒久瘧，或於午後來潮。又於間日及三朝，截法不宜急躁。只用養脾清瘧，相兼集聖和調。神仙斬鬼不輕饒，發時五更分曉。

久瘧多成壞證，脾焦肚大青筋。頭乾脚細減元神，飲食全然不進。面目虛浮怯弱，四肢無力難行。不須醫治枉勞心，九死一生之證。

瘧痢如逢并作，其間凶吉須知。大都飲食如平時，胃氣完全可治。若是不思飲食，强將脾胃持支。胃苓丸子莫差遲，間以香連止劑。

嬰童百問　明・魯伯嗣

瘧證

巢氏云：瘧疾者，由夏傷於暑，熱結皮膚，至秋因勞動血氣，腠理虚而邪氣乘之，動前暑熱，正邪相擊，陰陽交爭，陽盛則熱，陰盛則寒，陰陽更盛更虚，故發寒熱；陰陽相離則寒熱俱歇；若邪動氣至，交爭復發。小兒未能觸冒於暑而亦病瘧者，乃乳母持抱解脱，不避風寒者也。夫風邪所傷，客於皮膚，而痰飲積於臟腑，致令血氣不和，陰陽交爭。若真氣勝則邪氣退，邪氣未盡，故發瘧也。邪氣雖退，陰血尚虚，邪干於真氣，臟腑熱氣未散，故餘熱往來也。其病正發，寒熱交爭之時，熱氣乘臟則燥而渴，留飲停滯成癖，結於脅下，故痃後脅下結硬也。若引飲不止，小便濇者，則變成癖也。寒熱往來，而熱乘五臟，氣積不泄，故煩滿。寒熱相搏而擊於臟氣，故腹痛也。寒多熱少無汗者，桂枝麻黄各半湯。有汗多者，柴胡桂枝湯。汗多渴者，白虎加桂湯。小便赤熱多而渴者，小柴胡湯。瘧未散者，鬼哭散止之。寒少熱多者，可服清脾湯、養胃湯。治脾胃冷弱者，四獸飲亦可服。其截瘧丸子，切不可用砒霜者。但可服有常山者、有阿魏者，真能散痞癖也。熱多汗出而渴，腹疼者，大柴胡湯加葛根可也。其瘧後加之冷證痞癖結塊者，木香丸主之。煩渴者，五苓散。有熱甚者，白虎湯或加桂或加人參。時行壯熱者，柴胡石膏湯亦可服。頭疼甚者，葱白加甘草，亦可服知母麻黄湯，治瘧之奇劑也。

古今醫統　明・徐春甫

瘧疾

經曰：夏傷於暑，秋必痎瘧。蓋傷之淺者近而暴，傷之重者遠而爲痎。痎者久瘧也。是知夏傷暑氣，閉而不能發泄於外，邪氣内行，至秋而爲瘧也。良由乳母抱時解脱，不避風寒，又因觸冒暑温，致令邪氣客於皮膚，痎積於臟腑，陰陽偏勝，邪正相攻，而作往來寒熱也。若陽盛則熱，陰盛則寒。先寒而後熱者，陽不足也；先熱而後寒者，陰不足也；寒多而熱少者，陰勝陽也；熱多而寒少者，陽勝陰也；寒熱相半，陰陽交攻也；寒熱相間，陰陽乍離也。大抵小兒皆自飲食上得之者爲多，須先消導，然後隨其得病所由而調理之，斯爲良法。

保嬰撮要 明·薛鎧

瘧

瘧證當分六經五臟，及痰食勞暑鬼瘴之不同，邪中三陰之各異。如足太陽之瘧，令人腰痛頭重，寒從背起，先寒後熱，熇熇暍暍然，熱止汗出難已。足少陽之瘧，令人身體解㑊，寒不甚，熱不甚，惡見人，見人心惕惕然，熱多汗出。足陽明之瘧，令人先寒久乃熱，熱去汗出，喜見日月光火氣乃快然。足太陰之瘧，令人不樂，好太息，不嗜食，多寒熱，汗出病止則善嘔，嘔已乃衰。足少陰之瘧，令人嘔吐甚，多寒熱，熱多寒少，欲閉户而處，其病難已。足厥陰之瘧，令人腰痛腹滿，小便不利如癃狀，非癃也，數便，意恐懼，氣不足，腹中悒悒。此六經瘧也。肺瘧者，令人心寒，寒甚熱，熱間善驚，如有所見者。心瘧者，令人心煩甚，欲得清水，反寒多不甚熱。肝瘧者，令人色蒼蒼然太息，其狀若死者。脾瘧者，令人寒，腹中痛，熱則腸中鳴，鳴已汗出。腎瘧者，令人灑灑然，腰脊痛宛轉，大便難，目眴眴然，手足寒。胃瘧者，令人病善飢而不能食，食而支滿腹大。此五臟瘧也。

證治準繩 明·王肯堂

瘧

治小兒瘧疾，多與大人同法，以出汗爲瘥，宜桂枝、柴胡、麻黄、參、苓等輩。又視其病食、病痰，以意消息之。大抵多是飲食失節得之，須以消導爲先可也。

《内經》瘧論：痎瘧皆生於風而發作有時，何也？岐伯曰：夏傷於暑，秋必病瘧。謂腠理開而汗出遇風，或得於澡浴，水氣舍於皮膚，因衛氣不守，邪氣并居，其疾始作，欠伸寒慄，腰背俱痛，骨節煩疼，寒去則内外皆熱，頭疼而渴，乃陰陽二氣交爭，虚實更作而然。陰氣獨盛則陽虚，故先寒戰慄，腰背頭項骨節皆痛；陽氣獨勝則陰虚，故先熱。發時不嗜食善嘔，頭疼腰痛，小便不利，陰盛陽虚則内外皆寒，陽盛陰虚則内外俱熱。此外感六淫或内傷七情，蕴積痰飲，病氣與衛氣併居，故病日作。衛氣晝行於陽，夜行於陰。得陽而外出，得陰而内薄。内薄五臟，病氣深入，不能與衛氣俱出，則間日而作。當衛氣所至，病氣所在則發。在陽則熱，在陰則寒。經曰：亢則害，極乃反。俟陰陽各衰，衛氣與病氣相離，則病休；陰陽相搏，衛氣與病氣再集，則病復。各隨其衛氣之所在，與所中邪氣相合而然也。先寒後熱者，先傷寒而後傷風，名曰寒瘧。先熱後寒者，先傷風而後傷寒，名曰温瘧。但熱不寒者，名曰癉瘧。身重寒熱骨節痛，腹脹滿，自汗善嘔，名曰濕瘧。但寒不熱者，名曰牝瘧。蓋瘧之爲病，爲證非一，故處方之制，隨其陰陽虚實，脈病證治，汗吐下温，對證施治，以平爲期。然百病中人，必因其正氣之虚，感受邪氣，留而不去，其病爲實，自表傳裏，先汗後下，古今不易。故治瘧之法，必須先表，用百解散，水薑葱煎投；次小柴胡湯加桂，水薑棗煎服，以和解表裏之邪，自然有效。若表裏實，用當歸散、五和湯，或烏犀丸、六聖丸下之，匀氣散止補，後以藿香飲加草果、良薑，水、薑、棗煎投，正胃氣，去寒邪，則自平復。

解表後，寒熱往來，以二仙飲截之。寒熱既除，用平胃散加茴香湯和匀，鹽湯空心調服。温胃燥脾，進美飲食，使中州之土既實，則外邪不戰而自屈，此爲明論。

有寒多熱少，經久不愈，致脾胃弱，飲食減，神色變，二薑丸及清脾湯爲治。

經曰：夏傷於暑，秋必痎瘧。其證先起於毫毛，伸欠乃作，寒慄鼓頷，腰脊俱痛，寒去則内外皆熱，頭痛如破，渴欲飲冷。蓋邪氣併於陽則陽勝，併於陰則陰勝。陰勝則寒，陽勝則熱。陰陽上下交爭，虚實更作，故寒熱間發也。有一日一發、二日一發、三日一發，有間一日連二日發，有日與夜各發，有上半日發、下半日發，及發於夜者，有有汗，有無汗，此其大略也。以詳言之，當分六經五臟，及痰食勞暑鬼瘴之不同，邪中三陰之各異。痰瘧者，胷膈先有停痰，因而成瘧，令人心下脹滿，氣逆煩嘔是也。食瘧者，是飲食傷脾，其人噫氣吞酸，胷膈不和是也。勞瘧者，久而不瘥，表裏俱虛，客邪未散，真氣不復，故疾雖間，遇勞即發是也。暑瘧者，其人面垢口渴，雖熱已退，亦常有汗是也。鬼瘧者，進退無時是也。瘴瘧者，感山嵐瘴氣，其狀寒熱休作有時是也。作於子午卯酉日，爲少陰瘧；作於寅申巳亥日，爲厥陰瘧；作於辰戌丑未日，爲太陰瘧。此所謂三陰各異也。久而不愈，名曰痎瘧。痎瘧，老瘧也。老瘧不愈，結癖於兩脅之間，名曰瘧母。此先失於解散，或復外感風寒，内傷飲食，故纏綿不已也。治法，風暑之邪從外而入，宜解散之；解表後即宜扶持胃氣。故丹溪曰：無汗要有汗，散邪爲主；有汗要無汗，固正氣爲主。驟發之瘧宜解表，久發之瘧宜補脾。寒瘧宜温，温瘧宜和，癉瘧宜清。挾痰則行痰，兼食則消食。勞瘧宜安，暑瘧宜解。鬼瘧宜祛，瘴瘧宜散。此亦其略也。更以詳言之，則熱多寒少者，小柴胡湯；寒多熱少者，清脾飲子；無汗者，桂枝麻黄各半湯；有汗者，柴胡桂枝湯；汗多渴者，白虎湯；渴而小便不利者，五苓散；小便赤熱多而渴者，小柴胡湯；熱多汗出，腹滿便秘者，大柴胡湯；渴加葛根。痰瘧者，二陳湯加柴胡、黄芩，甚者加枳實；食瘧者，先用大安丸，次用異功散；勞瘧痎瘧，并用補中益氣湯；暑瘧者，十味香薷飲；鬼瘧者，鬼哭散；瘴瘧者，四獸飲；瘧母者，鼈甲飲。凡脾胃虛而患瘧者，不拘有汗無汗，三陰六經，悉以六君子湯爲主。熱多加柴胡、山梔，寒多加乾薑、肉桂；有汗加黄芪、浮麥；無汗加蒼朮、葛根；元氣下陷及肝木乘脾，并加升麻、柴胡爲善。若用青皮、草果、常山等藥，以爲攻截良法，正氣益虛，邪氣益深，是多延綿不止而爲勞熱者有矣。若乳母七情六慾，飲食不調，或寒熱似瘧，肝火熾盛，致兒爲患者，又當治其乳母，斯無誤矣。

《全生指迷論》曰：寒熱之病，或寒已而熱，或熱已而寒。若寒熱戰慄，頭痛如破，身體拘急數欠，渴欲飲冷，或先寒而後熱，或先熱而後寒，或晬時而發，或間日而作，至其時便發，發已如常，此謂之瘧。瘧脈自弦，弦數多熱，弦遲多寒，此皆得之於冬中風寒之氣，藏於骨髓之中，至春陽氣大發，邪氣不能自出，因遇大暑而與邪氣相合而發。寒多者宜溫之，與薑桂湯；熱多者宜解之，與瓜蔞湯；寒熱等者宜調之，與鼈甲湯。

凡小兒瘧疾，若寒從背起，冷天如手不甚戰慄，似欲發熱而汗出，或即頭痛，吐嘔時作，其脈遲小，此由脾胃虛弱，因風寒而收聚，水穀不能剋化，變而成痰，伏痰在內，陰上乘陽，陽爲陰所乘，所以作寒逼而成汗，宜服旋覆花丸、半硫丸。

小兒衛生總微論方 宋・撰人未詳

寒熱論

小兒寒熱者，由風邪外客於腠理，痰飲內漬於臟腑，致血氣不足，陰陽更勝而作也。陽勝則發熱，陰勝則發寒。陰陽交爭，邪正相干，則寒熱往來，時發時止。然此證與瘧相似，而發寒不致戰慄，發熱不致悶亂，所以異也。

方

恒山湯《千金方》　治小兒溫瘧。

恒山切，一兩　小麥二合　淡竹葉切一升

右三味，以水一升半，煮取五合服。

平胃散《幼科全書》，下同　治濕，燥脾。

蒼朮米泔水浸，一錢五分　厚朴去皮，一錢　陳皮二錢　甘草一錢

四物湯　此藥性平，治血不足之聖藥。

當歸　川芎　芍藥　地黄
右，水煎服。
桂枝湯　此發散風邪之藥也。
桂枝　芍藥　甘草
右用薑、棗爲引，水煎服。
小柴胡湯　此藥性平，故用之清表裏。
柴胡　人參　甘草　半夏　黄芩
右，薑、棗煎服。
白虎湯　此藥性寒，故用之治熱，但不可輕用，恐反傷人。
知母　石膏　甘草
右，粳米爲引，煎服。以上三方，截瘧必用常山、草果，蓋此二味截瘧聖藥也。
補中益氣湯　此補氣不足之藥。
黄芪　人參　甘草　柴胡　升麻　白朮　當歸　陳皮
右，煎服。有汗加白朮，無汗加蒼朮，治瘧加青皮。
平瘧養胃丸
白朮　柴胡　黄芩各錢半　白茯　陳皮　青皮　歸身　人參　南星炮　草果仁各一錢　炙甘草五分
右爲末，水糊丸黍米大，竹葉炒米湯呑下。
加减胃苓湯　此滲利之藥。
猪苓不去皮　澤瀉　赤茯連皮　白朮　官桂　蒼朮　厚朴　陳皮　木通　甘草　五加皮　大腹皮　防己　防風

右，生薑皮、燈心爲引，長流水順取煎服。

月蟾丸

木香　人參　黄芪　當歸　桔梗　黄連　枳實　緑礬　三稜炮　莪朮煨　鼈甲酥炙　蝦蟆燒　使君子實　苦楝根皮　訶子肉　夜明砂

右爲末，醋糊丸，陳米湯送下。

斬鬼丹《片玉心書》　治小兒大人瘧疾。

黄丹一兩，飛過晒乾　獨蒜大者，七個，搗爛

右和丹爲丸，取端午日修合，菉豆大，勿令婦人鷄犬孝服見之。每於發瘧日五更，用桃枝長流水煎湯，面向東方，服一丸，其效如神。

桂枝麻黄各半湯《嬰童百問》，下同　治發熱，自汗或無汗。

桂枝一兩　芍藥　生薑　甘草　麻黄各半兩　杏仁去皮尖，十二個　大棗二個

右剉散，每服三錢，水一小盞，煎八分，去滓，量大小加减温服。

白虎加桂湯　治小兒瘧發渴。

知母三兩　甘草一兩，炙　石膏八兩，另研　粳米三合　桂枝五分

右剉散，每服三錢，水一盞，煎至六分，米熟爲度，去滓温服。《聖惠方》加乾葛。

柴胡桂枝湯　治瘧身熱多汗。

柴胡八錢　黄芩二錢　半夏二錢半　芍藥　甘草　桂枝各三錢

右剉散，每服三錢，薑三片，棗一枚煎，食前服。

鬼哭散　止瘧疾。

常山　大腹皮洗淨　白茯苓　鼈甲醋炙　甘草炙，各等分

右除鼈甲、甘草炙外，三件不得見火，用桃柳枝各七寸，同煎。臨發略吐涎不妨。只用常山、白茯苓、甘草亦效。

清脾湯 治瘴瘧，脈來弦數，但熱不寒，或熱多寒少，膈滿不能食，口苦舌乾，煩渴飲水，小便黄赤，大便欠利。

青皮 厚朴薑製炒 白朮 草果 柴胡 茯苓 半夏湯炮七次 黄芩 甘草炙，各等分

右剉散，每服三錢，水一盞，生薑二片，煎六分，去滓，温服，不拘時。

四獸散 治五臟氣虚，喜怒不節，勞逸兼并，致陰陽相勝，結聚痰飲，與衛氣相搏，發爲瘧疾。兼治瘴瘧，最有神效。常服温中快膈。

半夏 白茯苓 人參 白朮土炒 草果 橘紅各等分 甘草減半

右剉散，每服三錢，烏梅薑棗各一，水一盞煎服。

胡黄連散 治小兒瘧。

人參 胡黄連 草果煨 檳榔 甘草炙 柴胡各等分

右剉散，水一盞，煎三分服。

養胃湯 治外感風寒，内傷生冷，温中快膈，能辟山嵐瘴氣，寒瘧，脾胃虚寒。

厚朴 蒼朮製 半夏泡，各一兩 藿香葉 草果仁 白茯苓 人參各半兩 炙甘草 橘紅各二錢半

右剉散，每服三錢，水一盞，薑七片，烏梅一個，煎六分，去滓熱服。兼治冷飲傷脾，發爲瘧疾，或中脘虚寒，嘔逆惡心。寒瘧加桂。

又方

陳皮三錢半 炙草 厚朴炙 半夏各三錢 人參 草果各二錢 白茯四錢 藿香七錢 青皮 三稜煨 蓬朮煨 大腹皮各一錢半 蒼朮 烏梅各五錢

右剉散，每服三錢，薑、棗煎服。

經效瘧丹　治瘧母結癖，寒熱無已。

真阿魏　雄黄各二錢半　朱砂一錢半

右，沸湯泡，阿魏研散，雄、朱和之，稀麵糊丸梧桐子大，每服一丸，人參湯候冷，空心服。瘴瘧，桃枝煎，冷服。臨發磨一丸，敷鼻頭口畔。

大柴胡湯

半夏湯泡七次切焙，二錢半　枳實麩炒，半錢　柴胡八錢　黄芩　赤芍藥各三錢

右㕮咀，薑、棗煎，加減服之。欲下，加大黄半兩。

木香丸

木香　蓬朮　砂仁　青皮去白　朱砂細研　代赭石研，各二錢　丁香一錢　巴豆去油

右爲細末和勻，飛白麵糊丸麻子大，風乾，每服二三丸。乳傷，乳汁下。食傷，米飲下。

五苓散

澤瀉二兩半　猪苓　白朮　茯苓一兩半　桂一兩

右爲細末，每服一錢，熱湯調下，不拘時服。多飲熱湯，有汗出，即愈。又治濕熱在裏，身發黄疸，煎茵陳湯下，食前服。疸病發渴及中暑引飲，亦可用水調服。小兒加白朮末少許。如發虛，加綿黄芪、人參末少許。

柴胡石膏湯

桑白皮　黄芩　荆芥穗各三兩　石膏　前胡　赤芍藥　乾葛　柴胡各五兩　升麻二兩半

右爲粗末，每服二錢，水一盞，生薑二片，淡豉十粒，煎至七分，去滓稍熱服。小兒分作三服，量大小加減，不拘時候。無汗，加麻黄、五味子、半夏。

葱白湯　治頭疼不止，身痛熱渴，小便赤黄，脈浮數無汗。

葛根 芍藥 知母各半兩 川芎一兩

右㕮散，每服二錢，水一盞，生薑三片，葱白三寸，煎至七分，去滓，熱服出汗。如有汗，温服加甘草。

治小兒夾驚傷風，并治發瘧頭痛，加石膏服。嘔者加半夏。

知母麻黄湯 治傷寒差後，或十數日，或半月、二十日，終不惺惺，常昏沉似失精神，語言錯謬，又無寒熱，醫或作鬼祟，或作風疾，多般治之不瘥，或朝夕潮熱頰赤，或有寒熱，似瘧一般，發汗不盡，餘毒心包絡間所致。

黄芩 知母 麻黄 甘草炙 芍藥各半兩 桂枝去皮，盛暑可減半

右㕮散，每服三錢，水一盞，煎七分，去滓温服，令微汗。若心煩不眠，欲飲水，當稍稍與之，令胃氣和即愈。未汗，須再服。大小加減。

瓜蔞湯《全生指迷》，下同

瓜蔞八個 柴胡去苗，四兩 人參 黄芩 炙草各三兩

右爲粗末，每服五錢，水二盞，生薑三片，棗一枚劈破，煎至一盞，去滓温服。

薑桂湯

乾薑 牡蠣煅 炙草各二兩 柴胡八兩 肉桂去粗皮，三兩 黄芩二兩，《活人書》三兩 瓜蔞根四兩

右爲粗末，每服五錢，水二盞，煎至一盞，去滓温服。

草果飲《證治準繩》，下同 治寒多熱少，手足厥冷，遍身浮腫，肚腹疼痛。

厚朴薑製 青皮 草果 藿香 甘草炙 丁皮 神麯 良薑 半夏麯

右等分㕮咀，薑、棗煎，空心服。

清脾湯 治諸瘧久不瘥者，脾胃虚弱，形容憔悴。

厚朴去粗皮薑汁釀一宿炒乾，一兩 烏梅去核 半夏湯煮透濾㕮焙乾 良薑㕮用東壁土炒 青皮各半兩 炙草三錢 草果炮去殼，二錢半

右件㕮咀，每服一錢，水一盞，薑二片，煎七分，未發前三服。仍忌生冷油膩時果毒物。

二薑丸　治瘧疾往來寒熱，經久不愈者。

白薑一兩，剉片，巴豆九粒去殼，同炒微黃，去巴豆　良薑一兩，剉片東壁土炒

右爲細末，用豶猪膽汁和水，煮麵糊丸麻仁大，就帶潤以朱砂爲衣，熱多用温湯，早晨面北，空心送下；寒多亦於清旦用温酒，面南空心嚥服；若寒熱相停，用陰陽湯，以一半冷水，一半熱湯參和是也，不拘面南北投服。

張渙桃仁湯

桃仁去皮尖雙仁麩炒　鼈甲酥炙微黃，各一兩　桂心　黄芩　赤茯苓　川升麻各半兩

右爲粗散，每服一錢，水一小盞，煎至五分，去滓温服，量兒大小加減。

全生指迷旋覆花丸

旋覆花　桂心　枳實麩炒　人參各五分　乾薑　芍藥　白朮各六分　茯苓　狼毒　烏頭炮去皮　礜石煅一復時，各八分

細辛　大黄紙裹煨　黄芩　葶藶炒　厚朴薑汁炙　吴萸炒　芫花炒　橘皮各四分　甘遂炒，三分

右用細末，煉蜜和丸如梧子大，米飲下三丸，未知加至七丸。小兒黄米大二丸。

半硫丸

半夏湯洗七次，三兩　硫黄二兩，研飛

右爲末，生薑汁煮麵糊丸如桐子大，每服三十丸，米飲下，不拘時候。小兒黍米大，三五丸。

張渙知母丹　治小兒發瘧熱甚者。

知母微炒　鼈甲酥炙　川大黄細剉微炒　赤茯苓　朱砂細研水飛，各一兩　川芒硝　川升麻各半兩　龍腦一錢，研

右件同拌勻，煉蜜和丸如黍米大，每服五粒至七粒，生薑湯下，大便利下即愈，量兒大小加減。

活人方　治瘧疾但熱不寒者。

知母六兩　炙草二兩　石膏一斤　粳米二合　桂去皮，三兩

右剉如麻豆大，每服五錢，水一盞半，煎至八分，去滓服。

十味香薷散

香薷一兩　人參　白朮　黄芪　橘紅　扁豆　木瓜　厚朴薑製　白茯　炙草各半兩

右爲細末，每服一錢，不拘熱湯或冷水調下。

千金大補湯　治小兒時行後變成瘴瘧。

桂心一兩二錢半　遠志　桔梗　川芎各二兩　茯苓　芍藥　人參　白朮　熟地黄　當歸　黄芪　甘草各三兩　淡竹葉五兩　半夏　麥門冬各一斤　生枸杞根　生薑各一斤　大棗二十枚

右十八味，以水三斗，煮竹葉、枸杞取二斗，内諸藥，煮取六升，分六服，一日一夜令盡之。小兒量大小加減，以一合至二合，漸服至一升而止。

理惠犀角散　治小兒熱瘴氣爲瘧。

犀角屑　炙草　川大黄剉微炒　知母各半兩　鼈甲一兩，塗醋炙黄　柴胡　常山各七錢半

右搗羅爲粗散，每服一錢，以水一小盞，煎至五分，去滓温服，日三四服，量兒大小加減。

三聖丸　治諸瘧不拘遠近。

穿山甲浸透，取甲剉碎，同熱灰鐺内慢火焙令焦　鷄骨常山　鷄心檳榔各一兩，薄剉晒乾

右件再晒爲末，水煮糯米粉爲糊丸菉豆大，就帶潤以紅丹爲衣，陰乾，每服三十丸至五十丸，未發前，隔晚用酒空心投一服，重者二服。經久不瘥，下祛瘧丹。

二仙飲

青蒿去根，五月五日采，晒乾用，二兩　桂枝半兩

右二味，俱剉焙爲細末，每服一錢，寒熱未發前，用涼酒調服，或先隔晚以酒調下。加香薷葉二兩、好茶

芽半兩，合研成末，又名斬邪飲，治證同前。療暑瘧尤勝，服法同前。

祛瘧丹　治瘧經久不瘥。

常山細剉，二兩　烏梅一兩　紅丹好者，半兩

右除烏梅，屋瓦別焙，常山或晒或焙，仍同烏梅、紅丹研爲細末，糯米粉煮糊丸麻仁大，每服三十丸至五十丸，未發前，涼酒空心送下，或隔晚酒下。重者二服，輕則一服。忌鷄麵羊生冷飲食毒物。

鼈甲飲子　治瘧久不愈，腹中結爲癥瘕，名曰瘧母。

鼈甲醋炙　白朮　黄芩　草果　檳榔　芎藭　橘紅　甘草　厚朴　白芍藥各等分

右爲㕮咀，水一鍾，薑三片，棗一枚，煎服。

經效瘧丹　治瘧母結癖，寒熱無已。

真阿魏　雄黄各二錢半　朱砂一錢半

右沸湯泡阿魏研散，雄、朱和之，稀麪糊丸桐子大，每服一丸，人參湯候冷空心服。瘴瘧，桃枝湯冷服。臨發，磨一丸，敷鼻頭口畔。

瘧母丸

鼈甲醋炙，二兩　三稜　莪朮各醋浸透煨，各一兩

右爲細末，神麯糊丸如菉豆大，每服二十丸，白湯下，量兒大小加減，俟癖消一半即止。

消癖丸

芫花陳久者，好醋煮十數沸，去醋，水浸一宿晒乾　朱砂另研水飛，各等分

右爲末，蜜丸，一二百日兒黍米大二丸，日二服，不知稍加之。

大腹皮湯　治小兒瘧疾，用藥太早，退熱變作浮腫，外腎腫大，飲食不進。

大腹皮　檳榔　三稜　蓬莪朮各五錢　蒼朮　枳殼各二兩　甘草三錢

右剉散，每服三錢，生薑皮、蘿蔔子、椒目同煎。

青皮湯 治小兒瘧後浮腫，兼寒熱不退，飲食不進。

白朮 茯苓 厚朴 青皮 陳皮 半夏 腹皮 檳榔 三稜 木通 甘草 莪朮各等分

右㕮咀，每服三錢，薑水煎。按上方皆剋泄元氣之藥，若病久脾虚而作腫者，當以錢氏異功散爲主，少佐以五皮湯，誤用此，必致不救。

斷瘧飲《寓意草》 治久瘧二十四味。

常山酒炒 草果 檳榔 知母酒炒 陳皮 青皮 川芎 枳殼 柴胡 黄芩 荆芥 白芷 人參 紫蘇 蒼朮 白朮 半夏 良薑 茯苓 肉桂 葛根 甘草 杏仁 烏梅各等分

右㕮咀，每服一兩，水二盞，薑三片，棗一枚，煎八分，發日早服。

單方

治小兒温瘧：鹿角末，臨發時先服一錢匕。《千金方》，下同

又：燒鼈甲灰，以酒服一錢匕，至發時服三匕，并以火炙身。

又：燒鷄肶胵中黄皮爲末，和乳與服。男雄女雌。

嬰兒寒熱：冬瓜炮熟，絞汁飲。《子母秘録》

小兒瘧疾有癖塊：用生地、芍藥各一錢，陳皮、川芎、炒黄芩、半夏各一錢，甘草三分，加薑煎，調醋炙鼈甲末，效。《醫門法律》

小兒邪瘧：以麝香研墨，書去邪辟魔四字於額上。《經驗方》

小兒瘴瘧，壯熱不寒：黄丹二錢，蜜水和，新汲水冷服。《鬼遺方》

嬰兒瘧疾，無計可施：代赭石五枚煅醋淬，朱砂五分，砒霜一豆大，同以紙包七重，打濕煨乾，入麝香少

許爲末，香油調一字，塗鼻尖上及眉心四肢，神應。《保幼大全》

小兒夏末秋初患瘧：用京芍藥、蘇葉、粉葛、陳皮、羌活各三分，甘草一分，薑、葱同煎。若寒熱不退，用赤茯苓、猪苓、澤瀉、白朮、青皮氣弱者不用，陳皮、半夏各三分，草果去殻膜炒存性，生薑三片同煎。《窮鄉便方》，下同

截瘧：用常山三錢，黑豆水煮過，檳榔二錢，尖者一錢，圓者一錢，丁香五分，生薑二片，煎用水二分，酒一分，煎露一宿，次早未發時，五鼓向東服。

針灸

《千金方》曰：小兒温瘧，灸兩乳下一指，三壯。

《古今醫統》曰：小兒久瘧，灸足大指次指外間陷中，各一壯。

《水鑑》仙人百日兒瘧歌曰：瘧是邪風寒熱攻，直須術治免成空。常山刻作人形狀，釘在孩兒生氣宮。如金生人，金生在巳，即釘巳上；木生人，釘亥上；火生人，釘寅上；水土生人，釘申上也。

醫案

《幼科發揮》曰：吾壻李中庵一兒未周歲，因傷食發瘧，間一日一發，在子丑時瘧發，搐亦發也。發時咬牙呻喚，大便黄緑，努黄而出，用口吮母，口得乳即止。瘧後汗出，心下跳，腹中鳴，退後頂上有小熱。其父母愛惜之，心瘧退搐退則喜而稱愈，瘧搐俱發則憂懼不勝。其母又不禁口，病未十日成疳矣。面色晃白，顖陷髮踈，兒漸羸瘦，請余治之。余曰：此兒先受暑濕，暑則爲瘧，濕則爲痰；又傷飲食，助其暑濕之邪。暑則傷心，濕則傷脾，暑生熱，濕生痰，脾土一衰，肝木隨旺，瘧曰食瘧，疳曰食疳，當從虚治。且大哭手撒，皆肝膽之病。子時屬膽。咬牙者心肝俱熱也，肝木心火，子母病也。大叫哭者肝病也，呻喚者腎病也，腎水肝木，母以

子病也。肝者厥陰風木也，心腎者少陰君火也，水火相搏則内作搐，故大便努黄而出。用口吮母之口，此内熱作渴也。兒口不能言，得乳自解。汗出者，初發之時邪氣拂鬱，及其退而有汗，此真氣外泄也。故治瘧之法，無汗要有汗，散邪爲主；有汗要無汗，養正爲主。此兒汗泄於外，便泄於内，心下跳，腹中鳴，皆火盛證也。肝膽從火治，此其法也。退後頂熱，兒頂山顛，亦厥陰肝經之脈也。余製一方兩治之，於平肝止搐方中加治疳之藥，於補脾消瘧方中加止搐之藥，調理五日，瘧搐俱止，兒亦漸肥而疳瘦除矣。

《保嬰撮要》曰：一小兒因停食腹痛，服峻厲之劑後患瘧，日晡而作。余以爲元氣下陷，欲治以補中益氣湯。不信，泛行清熱消導，前證益甚，食少作瀉。余朝用前湯，夕用異功散加當歸，月餘而愈。

一小兒每午前先寒後熱，久不愈，用六君子加炮薑，丸芡實大，每服一丸，旬餘而愈。

一小兒患瘧，兼便血盜汗年餘矣，審乳母素有鬱怒寒熱便血，早用加味歸脾湯，夕用加味逍遥散；兒以異功散加酒炒芍藥爲末，每服三四分，米飲下，月餘母子并痊。

一小兒瘧發熱，服消導之劑，腹脹作嘔，四肢浮腫，先用五味異功散加木香，諸證頓退，飲食頓進。後因飲食過多作瀉，用補中益氣湯加木香，又用五味異功散而痊。

一小兒瘧後腹脹，欬嗽倦怠，屬肝肺氣虚，用補中益氣湯、茯苓、半夏尋愈；後傷食發熱如瘧，服寒涼之劑，更加便血，用四君、升麻、柴胡，便血頓止；又用補中益氣湯而愈。

一小兒瘧將愈，飲食過多，腹脹發熱，大便不通，用消積丸、保和丸、異功散尋愈；後飲食不節，寒熱吐瀉，用異功散、柴胡、升麻而愈。

一小兒瘧後，少思飲食，便血發熱，腹脹，屬脾虚不能統血，先用異功散加升麻、柴胡而血止；又補中益氣湯，飲食頓進；仍用異功散而痊。

一小兒瘧後腹脹，用五味異功散、四味肥兒丸而漸愈，用補中益氣湯而愈。後傷食腹脹，大便不實，小便不利，用五味異功散、加減金匱腎氣丸而愈。

一小兒愈後便濇，用補中益氣湯加山梔而小便通；因勞發熱不食，小便不利，用補中益氣湯、五味異功散加升麻、柴胡而痊。後每勞心，寒熱如瘧，用補中益氣湯；飲食失節如瘧，用五味異功散隨愈。

一小兒十四歲，瘧後肚腹膨脹，小便不利，屬脾腎虛寒，朝用補中益氣湯，夕用金匱加減腎氣丸而痊。畢姻後朝寒暮熱，肌體消瘦，服滋陰之劑，更痰甚發熱，腹中作脹，小便不利，余朝用補中益氣湯，夕用金匱加減腎氣丸而愈。

一小兒瘧疾將愈，飲食過多，腹脹發熱，大便不通，用消積丸、保和丸、異功散，調理脾胃而愈。後飲食不節，寒熱吐瀉，先用胃苓散，吐瀉止；又用異功散，柴胡、升麻，寒熱愈。

一小兒十五歲，瘧後發熱吐痰，余謂脾氣所變，不信，反服黃蘗、知母之類，諸證悉具。謂余曰：胃火盛而滋水，其證益甚，何也？余曰：證在脾陰，土喜温和而惡寒濕，前所用藥，悉屬沉陰，復傷其生氣，故病愈甚也。先用六君、柴胡、升麻、木香四劑，諸證頓愈；乃佐以異功散加柴胡、升麻，元氣漸充；又朝用補中益氣湯，夕用異功散而愈。畢姻後發熱如瘧，用補中益氣湯，寒熱益甚，手足并冷，另用清熱等藥，大便去則小便牽痛，小便去則大便先出，余謂此陰精已耗而復傷耳，乃腎氣虛寒之危證也。用大劑補中益氣湯、八味地黄丸，喜其遠幃幕而得生。

古今圖書集成醫部全録卷四百五十一

小兒諸汗門

小兒直訣 宋·錢乙

汗論

喜汗者，厚衣臥而額汗出也；盜汗者，肌肉虚而睡中汗出也，用止汗散。遍身汗，用香瓜丸。胃虚汗者，上至項下至臍也，用益黄散。六陽虚汗者，上至頭，下至項，難治。

註 按前證因小兒元氣未充，腠理不密，或因飲食停滯鬱熱，或厚衣温煖，臟腑生熱而津液妄泄也。其喜汗屬心經血熱用導赤散，血虚用團參湯。其盜汗屬腎經，虚熱用五味異功散，氣血虚弱用人參養榮湯。若寒水侮土，用益黄散。設泛行施治，誤損脾胃，多成痞瘵。其六陽虚汗，乃禀賦不足，若用參附、芪附二湯，亦有生者。大凡汗多亡陽，必至角弓反張，頸項堅强，用十全大補之劑，多有生者。

幼科發揮 明·萬全

頭汗

汗者，心之液也。惟頭汗不必治。小兒純陽之體，頭者諸陽之會，心屬火。頭汗者，炎上之象也。故頭汗者，乃清陽發越之象，不必治也。

自汗

自汗者，晝夜出不止，此血氣俱熱，榮衛虚也，宜當歸六黄湯主之。其方以黄芪以補其衛，當歸、生地黄以補其榮，芩、連、蘗以瀉其氣血之火，用浮小麥爲引入肺，以瀉其皮毛之熱，此治諸汗之神方也。

盜汗

盜汗者，夢中自出，醒則乾也，其病在腎，宜當歸六黄湯加止汗散主之。

嬰童百問 明·魯伯嗣

盜汗骨蒸

仲陽云：盜汗出者，乃睡而汗自出，肌肉虚也。團參湯治小兒盜汗虚汗。或心血液盛，亦發爲汗，此藥收斂心氣。湯氏云：汗者血也。血虚亦能自汗作熱，宜服團參湯、牡蠣散、龍膽湯，治小兒一切盜汗。又有通神丸治通身多汗。小兒精氣未盛，性體多熱，若衣裘傷厚，過食熱物，或犯時氣大病之後，重亡津液，陽氣偏盛，水不勝火，腑臟積熱，熏灼肌體，甚則銷爍骨髓，是爲骨熱之病。久而不已，變成骨蒸，日晡發熱，肌瘦頰赤，口乾，日夜潮熱，夜有盜汗，五心煩熱，四肢困倦，飲食減少，瘥後餘毒不解，生犀散主之。

自汗

議曰：凡初生至周晬之兒，不可自汗。自汗則亡陽氣怯，脈虚神散，驚風有作。凡乳幼自汗，切勿止之，宜用白朮二錢半，小麥一撮，煮令乾，去麥爲末，煎黄芪湯調與服，以愈爲度。有傷寒熱證自汗，當以小柴胡加龍膽治之。夏月自汗多，宜白虎湯主之。熱多自汗而喘者，葛根黄連黄芩湯主之。

證治準繩 明·王肯堂

汗

汗者，心之所藏，在内則爲血，發外則爲汗。蓋汗乃心之液，故人之氣血平則寧，偏則病。經云：陰虚陽必凑則發熱而自汗，陽虚而陰必乘則發厥而自汗，皆由陰陽偏勝而致也。小兒血氣嫩弱，膚腠未密，若厚衣温煖，熏蒸臟腑，臟腑生熱，熱搏於心，爲邪所勝，故液不能内藏，熏出肌膚，則爲盜汗也。又或傷於冷熱，冷熱交爭，陰陽不順，津液走泄，亦令睡中汗自出。其間有虚實之證：虚者謂諸病後大汗後血氣尚弱，液溢自汗，或潮熱或寒熱發過之後，身涼自汗，日久令人黄瘦，失治則變爲骨蒸疳勞也。丹溪云：盜汗者，謂睡而汗出也，不睡則不出汗。方其睡熟也，濈濈然出焉，覺則止而不復出矣，亦是心虚，宜斂心氣、益腎水，使陰陽調和，水火升降，其汗自止。錢氏云：上至頭，下至項，謂之六陽虚汗，不須治之。

自汗

自汗者，汗不待發表而自出也。經曰：飲食飽甚，汗出於胃；驚而奪精，汗出於心；持重遠行，汗出於腎；疾走恐懼，汗出於肝；摇體勞苦，汗出於脾。又曰：陰虚而陽必凑則發熱而自汗，陽虚而陰必乘則發厥而自汗。東垣曰：表虚自汗，秋冬用桂，春夏用黄芪。丹溪云：汗者心之液也。自汗之證，未有不由心腎俱虚而得之者。巢氏云：虚勞病，若陽氣偏虚，則津液發泄爲自汗。夫心爲主陽之臟，火也。陽主陰，人身津液隨其陽氣所在之處而生，亦隨其火所擾之處而泄，則爲自汗矣。治法當用參、芪甘温益氣之藥，使陽氣外固而津液内藏，則汗止矣。若元氣虚者，夏用六君子湯加山藥、山茱萸，冬月用加減八味丸、十全大補湯。血虚者，四物加參、芪。有熱者當歸六黄湯。氣血俱虚者，十全大補湯。心腎虚熱者，六味丸。虚寒者八味丸。心經血虚者，團參湯。胃經氣虚者，六君子湯。飲食勞倦者，補中益氣湯。嗜卧倦怠者，升陽益胃湯。熱傷元氣者，清燥湯。暑干心包絡者，清暑益氣湯。外傷風邪者，惺惺散。虚勞羸瘦者，人參養榮湯。思慮傷脾者，歸脾湯。怒動肝火者，小柴胡湯。肝經虚熱者，加味逍遥散。肝經濕熱者，龍膽瀉肝湯。泄瀉脈微者，人參理中湯。手足汗者，補中益氣湯。胷腹汗者，四君子湯。當心一片汗者，茯苓補心湯。黄汗者，茵陳五苓散。血汗者，血餘散敷之。此皆去汗之大法也。仍推五臟相勝主之。若汗出如油，喘而不休，此爲命絶；柔汗發黄，此爲脾絶；汗出不流，如貫珠者，爲絶汗。數者并不治。若六陽虚，則汗出上至頭下至項，亦多主難治。

小兒脾虚自汗，多出額上，沾粘人手，速救胃氣，全蝎觀音散，用薑棗煎湯調服，及沉香飲爲治。

脾虚瀉自汗，遍身冷而出，有時遇瀉則無，瀉過即有，此候太虚，急當補脾，投益黄散、參苓白朮散、附子理中湯。

肺虚自汗，其候右臉色多晄白，肺脈按之無力。蓋久因欬嗽，連聲不已，痰少不活，乃肺經虚氣上壅，致令汗出。宜令補肺散爲治，及以藿香飲調脾，此又益母救子之義也。

慢驚自汗，遍體俱有，其冷如冰，此證已危，金液丹、固真湯主之。

有實證自汗，外因感冒風邪發熱，無問昏醒，浸浸汗出，當救表解肌，用百解散，水煎服；或間投五苓散，温白湯調下。

胃怯，汗上至項下至臍，此胃虚，當補胃，益黄散主之。六陽虚汗上至項，不過胷也，不須治之。

喜汗，厚衣卧而額汗出者，止汗散主之。

海藏云：一嬰童盜汗凡七年矣，諸藥不效，予與涼膈散、三黄丸，三日病已。蓋腎爲五液，化爲五濕，相火逼腎，腎水上行，乘心之虚而入手少陰，心火炎上而入肺，欺其不勝己也。皮毛以是而開，腠理元府不閉而爲汗出也。出於睡中者爲盜汗，以其覺則無之，故經曰：寢汗憎風是也。先以涼膈散瀉胷中相火，相火退；次以三黄丸瀉心火以助陰，則腎水還本臟，元府閉而汗爲之自已。

有小兒無疾，睡中遍身汗出如水，覺而經久不乾，此名積證盜汗，脾冷所致，用三稜散，煨薑水煎服，次投益黄散、參苓白朮散。

有時時冷汗微出，髮根如貫珠，面額上濈濈然，此爲驚肝證，宜鎮驚丸，或琥珀抱龍丸，及茯神湯，加麻黄根，水煎服，取效。

盜汗

睡則汗出，寤則自收也。錢氏曰：小兒睡而自汗出者，肌肉虚也，止汗散主之。遍身汗出者，香瓜丸主之。上至胷，下至臍，此胃虚也，當補脾，益黄散主之。

自汗屬陽虚，盜汗屬陰虚。蓋陽爲衛氣，陰爲榮血。血之所主心也，所藏肝也。熱搏於心，故液不能内斂而外泄於皮膚。人臥則静而爲陰，覺則動而爲陽，故曰自汗屬陽，盜汗屬陰也。多因心腎不交，水火不能既濟，腎虚則閉藏之令失守，故有是證。宜用六味丸、十全大補湯。血虚内熱者，當歸六黄湯。心經有熱者，導赤散。肝經虚熱者，六味地黄丸。血脱盜汗者，當歸補血湯。肝膽風熱者，柴胡清肝散。食積内熱者，二陳、枳實、山梔。胃氣虚熱者，六君子湯及浮麥散。血氣俱虚者，人參養榮湯。餘證見自汗，當參覽之。

有夜睡中而汗自出者，名盜汗，此因陰虚所致。久不已者，令人羸瘠枯瘦，心氣不足，津液妄出故也。用茯神湯加黄芪，水薑燒棗燒鹽服。

方

二物通汗散《千金方》，下同　治少小有熱不汗。

粉半斤　雷丸四兩

右擣爲細末，治下篩，以粉兒身。

二物茯苓粉散　治少小頭汗。

茯苓　牡蠣各四兩

右件篩，以粉八兩，合擣爲散，有熱輒取粉，汗即止。

二物黄連粉散　治少小盜汗。

黄連　牡蠣　貝母各十八銖

右以粉一升，合擣下篩，取粉兒身，佳。

止汗散《小兒直訣》，下同　治睡而自汗。

敗蒲扇燒灰存性

右研細，每服三錢，温酒調下，無時。

香瓜丸　治遍身汗出。

胡黄連　川大黄煨　柴胡　鼈甲醋炙黄　黄連　黄蘗　蘆薈　青皮各等分

右爲末，將黄瓜一個，去穰納藥，煨熟杵和麵糊丸菉豆大，每服三五丸，新水下。薛己曰：按自汗屬陽虚，盜汗屬陰虚。若心經血虚用團參湯，腎經虚熱用地黄丸，血氣虚用人參養榮湯之類。胃氣虚用六君子湯，或用一味白朮炒爲末，以浮麥炒，濃煎湯調服。

當歸六黄湯　治血氣不足，虚火内動，盜汗不止。

當歸　熟地黄　黄芪炒　黄蘗已上俱炒黑　黄芩　黄連　生地黄各等分

右，每服二錢，水煎。

團參湯　治心血虚熱，自汗盜汗。

人參　當歸各等分

右用豬心一片，每服三錢，水煎服。

芪附湯 治稟賦氣虛陽弱，自汗不止，肢體倦怠；或大病後陽氣虧損，并急服之，多有生者。

黄芪蜜炙 附子炮等分

右，每服一錢，薑水煎。

參附湯 治稟賦不足，上氣喘急，自汗盜汗；或病久陽氣脱陷，急宜服之。

人參五錢 附子炮，一兩

右，每服一錢，薑水煎。

人參養榮湯 治脾肺俱虛，發熱惡寒，肢體瘦倦，食少作瀉；或久病虛損，口乾食少，欬而下痢，驚熱自汗。

白芍藥一錢五分 人參 陳皮 黄芪蜜炙 桂心 當歸 白朮土炒 甘草炙，各一錢 熟地黄 五味子杵炒，各七分 遠志五分

右，每服二三錢，薑、棗水煎。

撲汗方《嬰童百問》，下同 治表虛自汗。

黄連 牡蠣粉 貝母各半兩 米粉一升

右末，敷於身上。

牡蠣散 治血虛自汗；或病後暴虛，津液不固自汗。

牡蠣煅，二兩 黄芪 生乾地黄各一兩

右剉散，每服二錢，水半盞，煎五分，去滓，不拘時服；或爲末，米湯下；或加小麥煎。

龍膽湯 治小兒血虛自汗。

龍膽草 鈎藤 柴胡 黄芩 桔梗 芍藥 茯苓 甘草各六銖 蜣蜋二枚，去翅俱炙 大黄一兩，煨

右十味㕮咀，以水一升，取五合爲劑也，服之如後節度。藥者有虚實，藥宜足數合水也。兒生一日至七日，分一合爲三服；兒生八日至十五日，分一合半爲三服。以漸加服，皆得下即止，勿再服也。《直指方》爲末，每服一錢，北棗煎服。或加防風、麥門冬以導心熱，黄芩減半。去蜣螂亦可。

通神丸　治小兒白日精神歡悦，至夜卧，通身多汗。

龍膽草不拘多少

右爲末，米酢煮糊丸椒目大，每服五七丸，用飯飲下。一方，加防風等分，水煮糊丸。

生犀散　治小兒骨蒸潮熱，盗汗肌瘦。

犀角屑　鼈甲酥炙　柴胡　知母　地骨皮　胡黄連各一錢　大黄　桃枝各半錢

右剉散，每服二錢，水一盞，煎五分，去滓服，無時。

十全大補湯《證治準繩》，下同　治諸虚不足，自汗不食，時發潮熱等證。

白茯苓　人參　當歸　白朮　黄芪炒　川芎　肉桂　白芍藥炒　熟地黄　甘草炒，各等分

右，每服三五錢，加薑、棗，水煎服。

血餘散　治汗不止。

男子亂髮一握，煅存性爲末

右以絹袋盛置，乾撲之。

黄芪散　治虚熱盗汗。

牡蠣煅　黄芪　生地黄各等分

右爲末，煎服，不拘時。

白朮散　治自汗盗汗。

白朮三兩　小麥一合，炒

右用水一鍾半，煮乾，去麥爲末，以黄芪煎湯，量兒大小調服。忌蘿蔔辛辣炙煿之類，乳母尤忌。

沉香鼈甲丹 治潮熱盜汗。

沉香 草龍膽 當歸洗焙乾 綿黄芪剉 鼈甲童子小便浸一宿，去裙襴，酥炙黄，各一兩 川黄連 川大黄微炮，各半兩

右件搗羅爲細末，煉蜜和如黍米大，每服十粒，用麥門冬去心，煎湯下，量兒大小加減。

蓯蓉丹 治血少肌瘦盜汗。

肉蓯蓉無灰酒浸一宿，刮去皺皮，炭火炙令乾 鼈甲塗酥炙黄去裙襴，各一兩 當歸 綿黄芪 何首烏各半兩

右件搗羅爲細末，煉蜜和丸如黍米大，每服十粒，温米飲下，食前，量兒大小加減。

升麻湯 治肌熱盜汗。

川升麻 綿黄芪蜜炙 人參去蘆頭，各一兩 熟乾地黄半兩，已上搗羅爲末，次用 天竺黄 牡蠣粉各半兩，研勻

右件通拌勻，每服半錢至一錢，煎竹葉湯調下。

牡蠣散 止盜汗。

牡蠣粉二兩 麻黄根爲末 赤石脂細研 糯米粉各一兩 龍腦一錢，研

右件再研拌勻，每用一匙頭，新綿包，每日及夜，常常撲身體頭面有汗處。

虎杖散 治實熱盜汗。

虎杖水煎服，量多少與之，無時。

單方

小兒盜汗身熱：龍膽草、防風各等分爲末，每服一錢，米飲調下；亦可丸服，及水煎服。《嬰童百問》

小兒盜汗：麻黄根三分，故蒲扇灰一分爲末，以乳服三分，日三服；仍以乾薑三分撲之。《古今録驗》

小兒自汗盜汗，潮熱往來：胡黄連、柴胡等分爲末，蜜丸芡子大，每用一二丸，水化開，入酒少許，重湯

煮一二十沸，温服。《保幼大全》

醫案

《小兒直訣》曰：張氏三子，大者汗出遍身，與香瓜丸；次者上至項，下至胷，與益脾散；小者但額有汗，與石膏湯，各五日而愈。若概用麥煎散治之，誤矣。

李梴《醫學入門》曰：晉郎中子自嬰至童盜汗，凡七年矣，諸藥不效。予與凉膈散、三黄丸，三日病已。蓋腎爲五液，化爲五濕，相火逼腎，腎水上行，乘心之虚而入手少陰，心火炎上而入肺，欺其不勝己也，皮毛以是而開，腠理元府不閉而爲汗出也。出於睡中者盜汗，以其覺則無之，故經曰：寢汗憎風是也。先以凉膈散瀉胷中相火，相火退，次以三黄瀉心火以助陰，則腎水還本臟，元府閉而汗爲之自已。

萬氏《幼科發揮》曰：本縣江蘭峯一子七歲，頭面出汗如流，用人參、當歸二味，同豶猪心煮湯服之，安。

薛氏《保嬰撮要》曰：一小兒面色或白或青，或惡寒，或發熱，鼻間微黄兼白，盜汗自汗，胷膈不利，飲食少思，常懷畏懼。余以爲脾肺氣虚，不信；又用朱砂安神之類，前證益甚，更往來寒熱，泄瀉不食，余用六君子湯加黄芪、當歸爲主，佐以八珍湯之類而痊。

一小兒五歲，腹痛泄瀉，盜汗，鼻間右顋皆白，此屬脾肺氣虚而食積所致。用六君子加山楂、神麯四劑，腹痛頓止；去二味，又四劑而便調；用四君、歸、芪二劑而盜汗止。

一小兒十二歲，形氣瘦弱，右顋白，兩頰赤，鼻間隱青，盜汗久不愈，此稟足三陰虚而然也。朝用補中益氣湯，夕用六味丸而愈。

一小兒三歲盜汗少食，聞藥即嘔，此胃傷也，用浮麥炒爲末，每服少許，以乳調服，旬餘嘔止乳進，佐以六君子湯而愈。

一小兒停食腹痛，夜間盜汗，此脾虚食積所致，用六君子湯數劑，腹痛漸愈，盜汗亦止。後復停食，服消積丸，作瀉不止，自汗盜汗，飲食甚少，睡而露睛，四肢發搐，此脾土虚而肝木所勝，用六君子少加柴胡治之，飲食漸進，諸證漸愈；但盜汗不止，屬腎虚也，佐以地黄丸愈。

一小兒發熱，呵欠煩悶，咬牙盜汗，屬肝膽火證，用小柴胡湯加山梔二劑，又用地黄丸料煎服而愈。

小兒陰病門

平治會萃 元・朱震亨

脱囊腫大

脱囊者，陰囊腫大，墜下不收上之證，用木通、甘草、黄連、當歸、黄芩等煎服。脱囊，紫蘇葉爲末，水調敷上，荷葉裹之。

幼科發揮 明・萬全

癩疝

癩疝，此厥陰肝經病也，與腎無干，皆寒所致。有腫而不痛者，名癩；痛而不腫者名疝；有腫又痛，名癩疝。茱萸内消丸主之。

嬰童百問 明・魯伯嗣

陰腫疝氣

巢氏云：足少陰爲腎之經，其氣下通於陰。小兒有少陰之經虚而受風邪者，邪氣冲於陰，與血氣相搏結，則陰腫也。然兒有大小壯弱，起止中節可也。苟腎經氣虚，或坐石不起，冷氣凝之，或近地經久，風邪濕氣傷之，不爲陰腫者，幾希矣。間有啼叫怒氣，閉擊於下，結聚不散，加以水竇不行，亦能發爲此疾。治法，桃仁丸。如小兒外腎腫大，莖物通明，牡蠣粉研極細，鷄子清調敷爲佳。又有疝氣名偏墜，急宜下藥。小兒生下亦有如此者，不疼不痛，此皆不須攻擊，不治而自愈。若腫痛甚，急當服藥，宜五苓散、青木香丸、湯氏化生丸，并疎氣藥。《濟生方》：牡丹皮、防風爲末，酒調服，極效。五苓散加防風、牡丹皮亦效。此證有熱甚者，三黄丸治之。

保嬰撮要 明·薛鎧

陰腫疝氣

小兒陰腫疝氣者，多屬肝腎氣虚，及坐卧寒濕之地，或風邪所傷，血氣相搏，或啼叫氣逆，水道不行，或稟父肝經虚熱，或妊娠肝氣鬱結，或乳母怒動肝火而致者。若兒肝經熱，用梔子清肝散。兒啼躁怒，用匀氣散。乳母恚怒，用柴胡清肝散。肝火氣逆，用加味逍遥散。小腹作痛，小便濇滯，用龍膽瀉肝湯。久坐冷地，小便不利，用四苓散加柴胡、山梔、車前子。不時寒熱者，加味小柴胡湯。經云：肝氣熱則莖痿，宗筋弛縱，腎莖腫脹，或出白液癢痛，或裏急筋縮，挺縱不收，或精隨便下者，此名筋疝，俱屬肝火，不系於腎，宜詳治之。

證治準繩 明·王肯堂

疝

《内經》大奇論曰：腎脈大急沉，肝脈大急沉，皆爲疝證。心脈搏滑急爲心疝，肺脈沉搏爲肺疝。蓋疝者寒氣結聚之所爲，故令臍腹絞痛者是也。又巢元方曰：諸疝者，陰氣積於内，復爲寒氣所傷，榮衛不調，二氣虚弱，風冷入腹而成。故《脈經》云：急者緊也，緊則爲寒、爲實、爲痛。血爲寒泣則爲瘕，氣爲寒聚則爲疝，皆因本臟氣虚，外感於寒濕，内傷於生冷，遂使臍腹絞刺，激搏而痛，無有定處，倉卒之際不堪忍者，謂之疝也。并宜先用五苓散，沸湯調服和解。輕則但以白芍藥湯、烏梅散、鈎藤膏爲治；重者金茱丸、散氣丸，未有不愈也。

㿗疝者，陰核氣結，腫大而鈎痛也，多因小兒啼怒不止，動陰氣，故陰氣下系，結聚不散而得之；或胎婦啼泣過傷，令兒生下，小腸氣閉，亦變此證。惟是陰氣不得流行，加以風冷入焉，白水聚焉，故水氣上乘於肺，先喘急而後疝痛。其狀有如李者，亦有稀軟者，亦有并腎腫大者，亦有大硬者，臍下痛楚，皆不能忍。用藥行心氣，逐腎邪，利其大小二便，更無補法。

偏墜

小兒狐疝氣，偏有大小，時時上下者，蜘蛛十四枚熬焦，桂枝半兩，二物爲散，每服八分，日再，酒調下；蜜丸亦可。

陰腫

小兒陰腫核腫者，由兒啼怒氣逆不順，乘虚而行，陰核偏大；又因甘肥不節，生冷過度，致生疳氣，氣結不行，流入陰中；或傷暑毒，或觸風邪，使血氣與邪氣相搏，停結不散，則成陰腫也。

若腎經氣虚，或坐石不起，冷氣凝之，或近地經久，風邪濕氣傷之，不爲陰腫幾希矣。間有啼叫，怒氣閉系於下，結聚不散，加以水竇不行，亦能發爲此疾。治用桃仁丸主之。丹溪謂脱囊腫大，墜下不收，用紫蘇莖葉爲末，水調荷葉包之。一人傳此方，用野白紫蘇爲末，濕則摻之，乾則香油調傅，雖皮潰子墜，皆有神效。

此用紫蘇，蓋亦同功也。

諸筋會於陰器，邪客於厥陰少陰之經，與冷氣相搏，則陰囊腫痛而引縮。經中雖分四證：曰腸㿉、氣㿉、水㿉、卵㿉，然小兒患此，若治之不早，則成痼疾。如腰曲腹痛，冷汗自出，而陰囊二子弔縮入腹，痛止方出，名爲内弔，用烏梅散、匀氣散、金茱丸、金鈴散爲治。

有陰莖全縮不見，有陰囊光腫不痛，此因肝腎氣虚，宜以橘子仁煎湯，調下金鈴散、匀氣散，皆可投之。《内經》曰：㿉癃疝膚脹者，陰亦盛而脈脹不通，故曰㿉癃疝。由是觀之，乃陰氣盛而致有此。弔縮者，筋急也。筋遇寒則引縮，遇熱則弛張，故《三因》所用方法，以寬小腸氣疏風爲治。然小兒此證，多因坐陰濕之地，感風濕而得。用當歸散加檳榔、蒼朮，水薑煎服，并青木香湯、鉤藤膏，外以立消散傅之。

有外腎無故而膚囊腫大，不燥不痛，光亮如吹，此名氣虚所致，以匀氣散調治。《三因方》家韭子丸主之。一證，外腎膚囊赤腫通明，及女兒陰户腫脹，乃心熱之所傳，皆以木通散、導赤散爲治。或用薏苡仁煎湯調五苓散，及以外消散敷之。併投天花散，用無灰酒煎下；不能飲者，水煎少入酒同服亦好。張涣曰：小兒足少陰之經虚而受風邪者，冲於下經，則成陰腫病，桃仁丹主之。

小兒衛生總微論方 宋·撰人未詳

㿉疝論

小兒㿉疝，由怒啼，軀氣冲擊，腎經氣下通於陰囊，故令腫大堅硬。又偏腫者，氣乘偏虚而作也。其有水者，腎主水，下通陰，因怒啼軀氣，腎水隨氣而下作。

方

五等圓《千金方》　治小兒陰偏大，又卵核堅㿉。

黃蘗 香豉 牡丹 防風 桂心各二兩

右五味爲末，蜜丸如大豆，兒三歲飲服五丸，加至十丸。兒小，以意酌量，著乳頭上服之。

茱萸内消丸《片玉心書》 治偏墜膀胱疝氣，及内弔，驚啼哭不止。

山茱萸 小茴香炒 白蒺藜炒去刺 陳皮 青皮 川楝子去核 大腹皮酒洗 海藻 元胡索炒，各五錢 桔梗 桃仁去尖 肉桂 吴茱萸炒 川芎藭各三錢 廣木香二錢 枳實炒 五味子一錢 共爲末，酒糊丸如粟米大，茴香湯下。久不愈，鹽湯下。一方，無川芎、陳皮、枳實、肉桂，有川烏、桂心。

桃仁丸《嬰童百問》，下同 治腎經氣虚，或坐石不起，冷氣凝之，或近地經久，風邪濕氣傷之而成陰腫。間有啼叫，怒氣閉系於下，結聚不散，加以水竇不行，亦能發此疾。

桃仁微炒 辣桂 黑牽牛 白蒺藜炒香去刺 牡丹皮 大黃各一錢 右爲末，煉蜜丸麻子大，每服五丸或七丸，青皮、木通、葱白，入鹽少許，煎湯灌下，或煎大流氣飲，研青木香灌下亦可。

五苓散 治水道不分，以成疝氣。

澤瀉二兩半 猪苓 白朮 茯苓一兩半 桂一兩

右爲細末，每服二錢，熱湯調下，不拘時服。多飲熱湯，有汗出即愈。又治濕熱在裏，身發黃疸，濃煎茵陳湯下，食前服。疸病發渴，及中暑引飲，亦可用。水調服。小兒加白朮末少許。如發虛，加綿黃芪、人參末少許服之。

青木香丸 治寬中快膈腹脅痛，心下堅痞，腸中水聲，及陰腫等證。

黑牽牛炒，一兩半 木香 補骨脂炒 華澄茄 檳榔各四錢

右先將粟米飯包檳榔，仍用濕紙包裹，煨焦去飯，用檳榔同前藥爲末，滴水丸菉豆大，每服二十丸，白湯送下。

楊氏化生丸 治疝氣心腹痛，上引腰脊，飲食不節，面色萎黃，身不能直，百藥俱試，經涉年歲，已在膏

肓，宜服此藥，灸脊俞三壯痊。

木香一兩　三稜煨　莪朮濕紙裹煨　生檳榔　青皮同巴豆炒，去巴豆　陳皮炒　川楝子去核　芫花各半兩，米醋浸炒

右爲細末，麵糊丸如黍米大，熟水下，日進三服。

牡丹皮散　治小兒癩卵偏墜。

防風去蘆　牡丹皮去骨等分

右爲末，每服二錢，温酒調服。如不飲酒，鹽湯點服亦可。加入五苓散、木通湯尤妙。

三黄丸　治三焦積熱，上焦有熱攻衝，眼目赤腫，頭項腫痛，口舌生瘡；中焦有熱，心膈煩躁，不美飲食；下焦有熱，小便赤濇，大便秘結。五臟俱熱，即生背瘡癤毒。及治五般痔疾，糞門腫痛，或下鮮血。治疝氣效。

黄連去蘆　黄芩去蘆　大黄煨，各十兩

右爲末，煉蜜丸桐子大，每三十丸，滚湯下。如臟腑壅實，加服丸數。小兒積熱可服。

當歸散《證治準繩》，下同　治小兒癩疝。

牽牛微炒取仁　辣桂各半兩　全蠍一錢半　當歸　大黄　桃仁湯泡去皮尖，各二錢半

右剉碎，每服三錢，水一鍾，入蜜半匙，煎至五分，食前服，以利爲度。

川楝丸　治小兒癩疝，小腹痛，引腰脊彎曲，身不能直。

木香　檳榔　三稜　蓬莪朮炮　青皮去白　陳皮去白　川楝肉　芫花米醋浸炒，各半兩　辣桂　生牽牛取末，各三錢　巴豆去油，一錢

右爲細末，飛麵糊爲丸如麻子大，每服三丸，空心用生薑湯送下。

白芍藥湯　治冷疝腹痛，及誤汗誤下，即壞證傷寒是也，并宜先服，次投對證之劑。

白芍藥　澤瀉去粗皮，七錢半　甘草二錢，炙　薄桂去粗皮，一錢半

右件㕮咀，每服二錢，水一盞，煎七分，空心温服。誤汗誤下，加人參、南木香各二錢；臍下痛，入生薑

及鹽同煎，或加鈎藤亦好。

烏梅散 治腹痛，及初生嬰孩臍下冷痛疝氣等證。

烏梅去核 元胡索 粉草半生半炙，各五錢 乳香 没藥 鈎藤各二錢半

右件㕮咀，每服二錢，水一盞，煎七分，空心温服。

金鈴散 治疝氣腹痛，投諸藥後愈而復作，宜服。

金鈴子肉六錢 三稜炮剉 莪朮醋煮剉 青皮 陳皮去白，各二錢半 赤茯苓去皮 茴香各半兩 南木香二錢 甘草炙四錢

檳榔 枳殼去瓤麩炒黄 鈎藤鈎各三錢

右除檳榔、木香不過火，餘剉焙，仍同檳榔、木香爲末，每服半錢至一錢，仍用炒茴香煎無灰酒，空心調服。不飲酒者，煎炒茴香湯調下。

金茱丸 治冷疝氣痛及膚囊浮腫。

金鈴子肉一兩 家園茱萸半兩

右研末，酒煮麵糊丸麻仁大，每服三十丸至五十丸，兒小者丸粟米大，空心温鹽湯下；温酒亦可。

散氣丸 理諸疝氣、小便利或不通，臍下作痛不可忍者。

海藻湯浸洗七次焙乾 澤瀉去粗皮 茴香炒 車前子焙 蘿蔔子瓦上慢火焙乾 大腹皮淨洗焙，各一兩 川楝肉九錢，盤蝥九枚去翅足，同炒少時，去盤蝥

右剉焙爲末，酒煮麵糊丸菉豆大，每服三十丸至五十丸，南木香煎酒空心下，或防風牡丹皮煎酒下。不能飲者，於木香湯、防風丹皮湯中，各少入酒，并空心投亦可。再用鹽炒茴香煎湯，尤妙。

湯氏家傳秘方 治小腸疝氣。

芫花醋浸炒 木香 檳榔 三稜各半兩 白茯苓 青皮 全蠍去毒 桂枝 附子 硇砂各二錢半

右爲末，將硇砂浸澄去土，頓在湯瓶上，候成膏子，和糖醋打麵糊爲丸如豆大，每服三十丸，空心温酒下，

未效再服。

匀氣散　主調補通利後，及冷疝腹痛，氣滯不和。

桔梗二兩，剉炒　陳皮去白，一兩　縮砂仁　茴香各半兩　白薑二錢半，炮　粉草四錢炙

右剉焙爲末，每服半錢或一錢，空心百沸湯調服。冷疝腹痛，燒鹽湯調下。

木香飲　治小兒小腸氣痛。

川楝肉十個，用巴豆七粒，同炒令黄，去豆不用，入　茴香半兩　元胡索半兩　南木香末，二錢　使君子十枚，去殼

右爲極細末，用米飲食前調服。

龍膽瀉肝湯　治肝經濕熱不利，下部生瘡，兩拗腫痛，或腹中作痛，小便澁滯等證。

龍膽草酒拌炒黄　澤瀉　車前子　木通　生地黄酒拌　當歸酒拌　山梔　黄芩炒　甘草各三分

右，水煎，食前服。

黑散

黄連　黄芩　黄蘗　大黄各二錢

右同燒存性爲極細末，雄猪膽汁同蜜調敷。

桃仁丹

桃仁七錢半，湯浸去皮尖雙仁者麩炒微黄　牡丹皮　白蒺藜微炒去刺　桂心各半兩　郁李仁二錢半，湯浸去皮微炒

右件藥搗羅爲細末，煉蜜和丸如黍米大，每服十粒，以温酒下，乳食前，量兒大小加減。亦可水煎服。

胡連散　治陰腫生瘡。

胡黄連去鬚　胡粉各半兩　白礬枯，二錢半

右搗羅爲細末，每用少許，以生油調塗患處。

海蛤散　小兒陰腫，由啼叫怒氣閉縱於下成此疾，宜服此。

海蛤三錢　茴香炒，七錢半　薏苡仁　白朮　檳榔各半兩

右爲細末，食前，温酒調下，大小加減。

桃仁丸

桃仁去皮尖麩炒，三錢　桂枝去皮　牽牛頭末　蒺藜　牡丹皮各二錢

右爲細末，煉蜜丸如黍米大，用青皮、木香、葱白，入鹽少許同煎湯，食前服。

三白散　治小兒初中腫疾，四肢膚囊浮脹，大小便不利，皆因膀胱藴熱風濕相乘。

桑根白皮炒　白朮　木通去皮節　陳皮去白　白牽牛半生半炒　甘草炙，各五錢

右㕮咀，用水煎，食前服。

敷藥方　治小兒囊腫如升。

牡蠣粉二分　乾地龍碾末，一分

右用津唾調敷，外腎熱者，鷄子清調敷。

牡蠣散　治小兒外腎腫大，莖物通明。

牡蠣粉研十分細

右先以唾津塗腫處，次以牡蠣粉摻。

又方　治小兒卵腫。

研桃仁，唾調敷。

牡蠣大黄散　治三五歲小兒感受温濕之氣，侵襲膀胱，致陰莖膚囊，浮腫作痛。

牡蠣用熟黄泥包裹炭火煅透出地上候冷用　大黄紙裹水浸透煨過候冷用二味，各一兩

右剉研爲末，每服一錢，無灰温酒空心調服，不能飲者，温湯調少入酒，同服。

青木香湯　治小兒陰莖無故而腫，或痛縮，因陽明經有風熱濕氣相搏，法當寬此一經自愈。蓋陽明受病，

不能養其宗筋故也。欬嗽痰喘亦宜服之。

青木香去蘆　枳殻浸去穰麸炒黄，各半兩　甘草二錢半

右，每服二錢，水一盞，煎七分，不拘時温服。

立消散　治膀胱久受熱毒，致陰器膚囊赤腫脹痛。

赤小豆　赤芍藥　生枳殻去穰炒　商陸　風化朴硝另研後入各半兩

右件不過火，剉晒爲末，柏枝煎湯候冷，調二錢或三錢，塗腫處，仍服㕮咀五苓散，加車前子、薏苡仁，水煎。

天花散　治外腎膚囊腫痛。

天花粉二兩　甘草三錢

右剉，每服二錢，無灰酒一盞，煎七分，空心温服。不能飲，用水煎少入酒，同服。

單方

小兒偏墜：用防風、官桂等分爲末，酒調二錢，服訖，以食壓之。《中藏經》

治小兒卵腫：取鷄翅六莖，燒灰服之，隨卵左右取翮。《古今録驗》云：治陰大如斗。《千金方》，下同

治小兒㿗：用蜥蜴一枚，燒末酒服之。

治小兒氣㿗：用土木瓜、芍藥、當歸各一兩，三味㕮咀，以水二升，煎取一升，服五合，日二。

又：三月上除日，取白頭翁根搗碎，隨偏處敷之，一宿作瘡，二十日愈。

治小兒狐疝，傷損生㿗：用桂心十八銖、白朮一兩十八銖、地膚子二兩半爲末，以蜜和丸，白酒服如小豆大七丸，日三。

又：以芍藥、茯苓各十八銖，防葵一作防風、大黄各半兩，半夏、桂心、蜀椒各六銖，爲末，蜜和服，如

大豆一丸，日五服，可加至三丸。

治小兒陰腫：以狐莖炙搗末，酒服之。

又：研桑木白汁塗之。

又：搗蕪菁敷上。

又：搗垣衣敷之。

又：以衣中白魚敷之

又：用猪屎五升，水煮沸，布裹安腫上。

小兒卵腫：用地龍連土爲末，津調敷之。錢乙方

小兒陰腫赤痛，日夜啼叫，數日退皮，愈而復作：用老杉木燒灰，入膩粉，清油調敷，效。《危氏得效方》，下同

小兒陰腫，多因坐地風襲及蟲蟻所吹：用蟬蜕半兩煎水洗，仍服五苓散，即腫消痛止。

小兒卵腫：取田中地龍糞，以薄荷汁和涂之。

小兒陰腫：以葱椒湯煖處洗之，唾調地黄末敷之；外腎熱者，鷄子清調，或加牡蠣少許。

小兒疝氣，并内弔腎氣：以葛袋盛鹽，於户口懸之，父母用手撚料盡即愈。《日華子本草》

小兒陰囊虚腫：用甘草濃煎汁，調地龍糞輕塗上。《瑯嬛記》

小兒冷疝氣痛，膚囊浮腫：金鈴子去核五錢，吴茱萸二錢半爲末，酒糊丸黍米大，每鹽湯下二三十丸。《全幼心鑑》，下同

小兒囊腫：天花粉一兩，炙甘草一錢半，水煎入酒服。

小兒卵癩作痒：用桃仁炒香爲末，酒服方寸匕，日二，仍搗敷之。《外臺》

小兒寒疝腹痛，大汗出：用梨葉濃煎七合，分作數服飲之，大良。此徐玉經驗方也。《圖經本草》

小兒腎縮，乃初生受寒所致：用吴茱萸、硫黄各半兩，同大蒜研塗其腹，仍以蛇牀子煙熏之。《聖惠方》

小兒陰㿉，腫大不消：硼砂一分，水研塗之，大有效。《集元方》

小兒陰腫，陽明經風熱濕氣相搏，陰莖無故腫或痛縮，宜寬此一經自愈。廣木香、枳殼麩炒二錢半，炙甘草二錢，水煎服。《曾氏小兒方》

吹火筒，主治小兒陰被蚯蚓呵腫，令婦人以筒吹其腫處，即消。《本草綱目》

小兒陰囊忽虛熱腫痛：取蚯蚓泥，以生甘草汁入輕粉，水調塗之。

針灸

《千金方》曰：治小兒陰腫，灸大敦七壯。

治小兒氣㿗，灸足厥陰大敦，左灸右，右灸左，各一壯。

《古今醫統》曰：小兒稟胎疝卵偏腫者，灸囊下十字縫中三壯，春灸夏效，冬灸春效。

小兒陰腫，灸内崑崙二穴各三壯，在内踝后五分筋骨間陷中。

《證治準繩》曰：小兒偏墜，令兒坐於土中，午時灸印下偏墜之處七壯。

小兒偏墜，若非胎中所有，在後得者，於莖下腎囊前中間弦子上，灸七壯，立愈。

醫案

萬氏《幼科發揮》曰：本縣大尹梁公子病疝，右邊睾丸腫大如鷄卵，長約五寸，上絡臍傍，下抵陰囊，直硬痛疼，大小便不通，急召全治。用當歸、川芎、木香、青皮去穰、山梔仁、山楂子、小茴香、川楝子、澤瀉二劑而安。

薛氏《保嬰撮要》曰：一小兒陰囊赤腫，余作胎毒治，瘥後發熱痰盛等證；診其母，素有鬱熱，用加味歸脾、逍遥二藥，子母俱服而愈。後吐瀉，小便赤濇，兩目瞤動，視其寅卯二關脈赤，此屬肝經風熱也，用柴胡清肝散加鈎藤鉤、木賊草而愈。

一小兒陰莖作癢，小便頻數，此屬肝火之證，反服五苓散，頸間結核，余用柴胡梔子散、四味肥兒丸，諸證稍愈；又用蝦蟆丸而痊。

一小兒莖痿濕癢，後陰囊焮腫，莖中作痛，時出白津。余診之，肝火也，用龍膽瀉肝湯、六味地黄丸而愈。

一小兒睾丸作痛，小便赤澁，寒熱作嘔，乃肝脾之症，用小柴胡湯加山梔并蘆薈丸而消。

一小兒莖中作癢；一小兒下疳潰爛，作痛發熱；一小兒莖中潰痛，小便秘澁，日晡尤盛；一小兒目癢出水連劄，項間結核，陰囊搔癢，俱屬肝火之證，俱用九味蘆薈丸而愈。

一小兒小便澁滯，陰囊腫痛，寒熱，此肝經濕熱也，用龍膽瀉肝湯而消。但熱内倦怠，此兼脾氣虚也，用四君、柴胡、山梔、芎、歸而愈。

一小兒陰囊赤腫，因乳母怒氣及飲酒而發。余審之，因於怒則用加味逍遥散，因於酒則用加味清胃散并加漏蘆、乾葛、神麯，與母子服之隨愈。

一小兒陰囊腫痛，小便赤澁，用加味小柴胡湯加漏蘆，母子并服而愈。

一小兒稟肝腎虚弱，睾丸常腫，用六味地黄丸料加柴胡，母子并服，兩月餘而痊。

劉武庫子睾丸作痛，小便赤澁，寒熱作嘔，用小柴胡湯加山梔、車前子、茯苓而愈。

古今圖書集成醫部全録卷四百五十二

小兒雜病門

千金方　唐·孫思邈

魃

論曰：凡小兒所以有魃病者，是婦人懷娠，有惡神導其腹中胎，妒嫉他小兒令病也。魃者，小鬼也。妊娠婦人不必悉招魃魅，亦時有此耳。魃之爲疾，喜微微下痢，寒熱或有去來，毫毛鬢髮鬇鬡[一]不悦，是其證也。宜服龍膽湯。凡婦人先有小兒，未能行，而母更有娠，使兒飲此乳，亦作魃也。令兒黄瘦骨立，髮落壯熱，是其證也。

小兒直訣　宋·錢乙

瘖

若患吐瀉，或大便後雖有聲而不能言，又能嚥物者，非失音，此腎怯不能上接於陽也，當以地黄丸主之。

凡口噤不止，則失音語遲。

註　按前證多因禀腎不足。蓋腎脈繫於舌本，非地黄丸不能治。故患此證者，若仰首吹欠則嗽，如未應，須兼以補中益氣湯滋其化源；若陰火上炎，肺金受傷而失音者，亦治以前法。《保嬰集》云：小兒五六歲腎氣不足而不能言者，用菖蒲丸；口噤不能言者，用

註〔一〕鬇鬡　《千金》卷五客忤作「鬠鬡」。

地黃丸。

儒門事親 元・張從政

痹

小兒風濕寒三氣合而爲痹，及手足麻痹不仁，《内經》曰：榮虛衛實，皮膚不仁，痹而不知癢痛，可用鬱金散吐之，次服導水丸，輕寒之藥泄之；泄訖，次以辛温之劑發散，汗出後，常服當歸、芍藥、烏附、乳、没行經和血之藥則愈矣。

菊坡語叢

記

今小兒乳哺時，值母有孕，輒眉心青黑，泄瀉黄瘦，此病俗謂之記。《爾雅翼》言伯勞能療繼病。繼病者，母有娠而乳子，使子得疾如痁。

嬰童百問 明・魯伯嗣

魃病

巢氏云：小兒被魃病者，凡婦人先有小兒未能行，而母繼有胎娠，令兒漸漸羸瘦骨立，毛髮稀黄不長，時作壯熱，大便不勻，乃魃病也。又曰：繼病法當用紫霜丸下魃乳，以益黄散補之，令小兒斷乳即安。消乳丸、異功散，亦妙劑也。其或他婦人有娠而抱他人嬰兒者，亦有此證，同此治法。有熱者龍膽湯。

本草綱目　明・李時珍

繼病

按《淮南子》云：男子種蘭美而不芳，繼子得食肥而不澤，情不相往來也。蓋情在腹中之子故也。繼病亦作魃病，魃乃小鬼之名，謂兒羸瘦如魃鬼也。大抵亦丁奚疳病。

明醫雜著　明・王綸

小兒好睡

小兒時時好睡，乃脾虚困倦也，不必用温膽湯。睡中驚動不安，是心血虚而火動也。蓋心虚則驚動，宜清心安神，養血降痰。及胷膈有痰，亦作驚動；又脾胃有傷，鬱滯不清，亦驚動不安。此又脾胃與痰所致，非由心血也。宜消食化痰，食去痰除則補脾胃。

註　愚按前證，若因心脾氣虚有痰，宜用參、朮、茯苓、五味以補心氣，當歸、芍藥、棗仁以養心血，桔紅、半夏以開痰滯。若脾肺氣虚，胷膈有痰，用補中益氣湯以補中氣，用膽星、天竺黄以化痰涎。若因飲食停滯而作，用四君子湯以健脾胃，用山楂、神麯以消飲食。若因脾虚而好睡，用五味異功散以補脾氣，當歸、芍藥以生脾血。若因母飲酒，致兒醉好睡者，以甘草、乾葛煎湯解之；不應，用四君子湯。

證治準繩 明·王肯堂

諸失血證

小兒九道出血，何爲而然？蓋人之所有者，血與氣也。心者血之主，肺者氣之主，氣主呴之，血主濡之，榮養百骸，灌漑絲脈，升降上下，榮衛諧和，自然順適，一或不調，疾由生矣。或外爲六淫所侵，內因七情所沮，氣乃留而不行，血乃壅而不濡，內外抑鬱，不能流注以榮於身，必有妄動之患。叔和以芤脈爲失血之義，在七表屬陽故也。陽明主乎多氣多血，未有不因熱而得，蓋氣血俱熱，熱鬱內逼，失其常度，是以妄行。有在襁褓患此證者，固非七情所傷，皆因乳母執著，不自寬釋，及啖辛辣之物，流於乳絡，兒飲之後，停滯不散，鬱蒸於內，亦能動血。或居重幃煖閣，火氣熏逼，不令常見風日，積溫成熱，熱極則涌泄，或吐或衄，大小腑亦多血來者。

有氣虛而邪熱乘之，則血不能循流故道，滲於諸經，亦生走失之證。其面晄白，脈沉微，血淡紫，口氣緩是也。

又況嬰孩脆弱，易虛易實。因熱內攻，血隨氣行，或壅而上逆，或下而忘返，遂有吐血、衄血、瀉血、溺血之證。然而血不苟動，因氣使之；風不自生，因熱而起。由是而論，可以類推。治法先明虛實，審得病源，隨經施治，藥餌無差，則不失其機要。

實則小柴胡湯加生地黃、絲茅根，或苦參亦好，并用水煎服；或㕮咀五苓散合五和湯，亦加絲茅根、苦參水煎；及投消毒飲。次用局方鷄蘇丸、三黃丸間服。

虛則理中湯及人參芎歸湯，皆可服。間有醫者，見其血盛，以爲熱極，過投涼劑，遂使血寒不能歸源而妄流，其色紫黯而凝滯，或成小片，當服薑、附之劑以溫之，自然流暢，毋致妄行爲佳。

吐血

《全嬰論》云：夫吐血，榮衛氣逆也。榮者血也，衛者氣也。榮衛相濟，不失常道，一有所勝，則致妄行。血者水也，決之東則東流，決之西則西流，氣之使血，其勢如此。巢氏云：血者是有熱，氣盛而血虚，熱乘於血，血性得熱則流散妄行，氣逆則血隨氣上，故令吐血也。又或飲食太飽之後，脾胃内冷，不能消化，忽吐所食之物，氣血相衝，因傷肺胃，亦令吐血。若久嗽氣逆，而目浮腫而嗽吐血者，是虚損也。

清者爲榮，濁者爲衛。榮行脈中，衛行脈外。蓋榮者水穀之精氣也，和調於五臟，灑陳於六腑，故能入於脈。夫榮者陰血也，所主在心，統化在脾，藏内在肝，宣布在肺，輸泄在腎，灌溉一身，滋養百脈諸經，由此而生毓焉。然血之所統者氣也，故曰：氣主呴之，血主濡之。是以氣行則血行，氣止則血止。陽生陰長，夫倡婦隨之道也。若氣一傷則變證百出，故妄行則吐衄，衰涸則虚勞，降下則便紅，熱陷則溺赤，滲於腸胃則爲腸風，陰虚陽搏則爲崩漏，此皆氣有殄戾之乖，而血乃生滲溢之患。然養陰者，可不先知養陽之道乎？小兒患之，多因稟賦積熱，或食膏粱厚味，或乳母七情鬱火所致。治法，若氣虚血弱，當以人參補之；陽旺則陰生血也。若四物湯者，獨能主血分受傷，爲氣不虚也。若左寸關脈數而無力，血虚也，四物湯加參、朮。浮而無力，氣虚也，補中益氣湯。尺脈數或無力，腎虚也，六味地黄丸。右寸關脈數而有力者，肺胃熱也，犀角地黄湯，後用四物湯加參、苓、白朮。尺脈數而無力，陰虚也，用六味地黄丸。若面黄目澁眵多手麻者，脾肺虚也，用黄芪芍藥湯。

衄血

衄血者，是五臟熱結所爲也。血隨氣行，通流臟腑，冷熱調和，不失常度，無有壅滯，亦不流溢，血得寒而凝結，得熱而流散，熱乘於血，血隨氣發，溢於鼻竅也。又有因傷寒瘟疫，諸陽受病，不得其汗，熱無所泄，故從鼻而出也。

春冬衄者，用生地黄研取汁，加生蒲黄少許，砂糖井花水浸服之，愈。

秋夏衄者，用車前草一握洗淨，同生薑一處研取汁，入生蜜一匙，先拌滓塞鼻，次用新汲水和蜜，并車前草生薑汁飲之，即愈。

又方：生蘿蔔取根搗自然汁，仰頭滴入鼻管中，即止；次以新汲水和蜜、蘿蔔汁飲之，良。

因驚仆氣散，血無所羈而致鼻衄者，用異功散加柴胡、山梔。左臉青而兼赤者，先用柴胡清肺散，後用地黄丸。右臉赤，乃肺大腸實熱也，用瀉白散。鼻色赤，乃脾胃實熱也，用瀉黄散。微赤，乃脾經虚熱也，用異功散加升麻、柴胡。色深黄，用濟生犀角地黄湯，後用楊氏地黄散。淡白色，用六君子湯。頦間赤色，用四物湯加山梔。赤甚，用五淋散。小便赤色，用六味丸、補中益氣湯。唇色白，用六君子湯；久不愈，用麥門冬飲子。若初病元氣未虧，乳食如常，發熱壯熱，二便秘結，作渴飲水，臥不露睛者，悉屬形病俱實，當治邪氣。若病久元氣已虧，食少發熱，口乾飲湯，嘔吐泄瀉，肢體畏寒，臥而露睛者，悉屬形病俱虚，當補正氣爲要。

便血尿血

大便下血者，是大腸熱結，損傷所爲也。臟氣既傷，風邪自入，或蓄熱，或積冷，或濕毒流於脾胃，或甘食傷於臟腑，因茲冷熱交擊，痞濕互作，致動血氣，停留於内，凝滯無歸，滲入腸中，故大便下血也。或有腹脹冷氣，在内攻衝，亦令大便下血。又因風冷乘虚，客入脾胃，或瘀血在於腸胃，濕毒下如豆汁，又甘傷於臟，亦能便血。若上焦心脾積熱，施注大腸，亦令大便下血也。亡血，脾弱必渴，久則血虚，其人必肌體萎黄，頭髮不黑矣。

溺血者，蓋心主血，與小腸相合，血之流行，週遍經絡，循環腑臟，若熱聚膀胱，血滲入脬，故小便血出也。經云：肺朝百脈之氣，肝統諸經之血。又云：氣主呴之，血主濡之。蓋榮血爲水穀之精氣，灌溉五臟六腑，四肢百骸，若脾胃有傷，榮衛虚弱，行失常道，故上爲衄血、吐血，下爲尿血、便血矣。若外感風邪則血鮮，爲腸風，内傷則血濁，爲臟毒。又熱入大腸則大便下血，熱入小腸則小便出血。然小兒多因胎中受熱，或乳母六淫七情，厚味積熱，或兒自食甘肥積熱，六淫外侵而成。若因乳母食厚味者，加味清胃散。怒動肝火者，加味小柴胡湯。憂思鬱怒者，加味歸脾湯。稟父腎燥者，六味地黄丸。兒有積熱，小便出血者，實熱用清心蓮子飲，虚熱用六味地黄丸。大便出血者，犀角地黄湯；風邪外侵者，倉廩散。病後元氣下陷者，補中益氣湯。糞前見血者，四君加黄連製吴茱萸。糞後見血者，四君加吴茱萸製黄連。若嬰兒以治母爲主，餘當臨證制宜。

瘖

經云：舌者，音聲之機也；喉者，音聲之關也。小兒卒然無音者，乃寒氣客於會厭，則厭不能發，發不能下，致其門闔不啓，故無音也。若咽喉音聲如故，而舌不能轉運言語，則爲舌瘖。此乃風冷之邪客於脾之絡，或中於舌下廉泉穴所致也。蓋舌乃心之苗，心發聲爲言，風邪阻塞經絡，故舌不能轉運也。若舌本不能轉運言語，而喉中聲嘶者，則爲喉瘖。此亦爲風冷所客，使氣道不通，故聲不得發而喉無音也。然或風痰阻塞，或因心經氣虚，或因脾之脈絡受風，或因風痰滯於脾之絡，或因脾氣不足，或胃中清氣不升，皆足以致瘖。大抵此證亦有稟父腎氣不足，不能言者；有乳母五志之火遺兒，熏閉清道，不能言者；或兒病津液耗損，會厭乾涸，不能言者；或腎氣不充，虚火上炎傷肺，不能言者；有驚風中風，不能言者。若遺熱與津液耗者，用七味白朮散。清氣不升者，用補中益氣湯。稟腎不足，與虚火傷肺者，用六味地黄丸。若仰首欬嗽，肢體羸瘦，目白睛多，或兼解顱、呵欠、咬牙等證，悉屬腎虚，非地黄丸不能救也。

卒失瘖

巢氏云：喉嚨者，氣之道路；喉厭者，聲音之門。門户有暴寒氣，客於喉厭，得寒即不能發聲，故卒然失音也。不能語者，語聲不出，非牙關噤也。

病後瘖

錢氏論腎怯失音相似病，吐瀉及大病後雖有聲而不能言，又能嚥藥，此非失音，爲腎怯不能上接於陽故也，補腎地黄丸主之。失音乃卒病耳。

癇瘥語瘖

巢氏《病源》云：小兒發癇瘥後，六七歲不能語，乃風癇發之時，口眼相引，或目睛上摇，或手足瘈瘲，或脊背强直，或頸項反折，屈搐如數，皆由小兒當風取凉，乳哺失節之所爲也。而癇發瘥後，不能語者，是風癇。因兒衣厚汗出，以兒乘風取凉太過，爲風所傷得之。其初發之狀，屈指如數，然後發瘈瘲是也。心之聲爲言，開竅於口，其癇發雖止，風冷之氣，猶滯心之絡脈，使心氣不和，其聲不發，故不能言語也。

不寐

經曰：陽明，胃脈也。胃者六腑之海，其氣亦下行。陽明逆，不得從其道，故不得卧也。又曰：胃不和則卧不安。夫人身之衛氣，晝則行於陽，夜則行於陰。陽主動，陰主静。寤則魂魄志意散於腑臟，發於耳目，動於肢體，而爲人身指使之用；寐則神氣各歸五宫而爲默運之妙矣。若脾胃氣盛則腑臟調和，水穀之精各各融化，以爲平和之氣。若胃氣一逆，則氣血不得其宜，腑臟不得其所，不寐之證，由此生焉。當用四君、遠志、酸棗仁。肝腎虚熱者，六味丸。心血不足者，真珠母丸。思慮過度者，歸脾湯。精神短乏者，人參養榮湯。病後餘熱者，酸棗仁湯。膽虚不得眠者，人參竹葉湯。肝火不寧者，加味小柴胡湯。振悸不得眠者，四君、生薑、酸棗仁。夜啼驚哭不寐，各詳别證，當參求之。

喜笑不休

經曰：心藏神有餘則笑不休。又曰：在臟爲心，在聲爲笑，在志爲喜。又：火太過曰赫曦，赫曦之紀，其病笑譃狂妄。又云：少陰所至爲喜笑。又云：精氣併於心則喜。此數者，皆言屬心火也。若笑不休，呻而爲腹痛，此水乘於火，陰擊於陽，陽伏熱生，狂妄譫語，不可聞，心之損矣。扁鵲云：其人脣口赤色者可治，青黑者死。若腎水虚涸，不勝心火，而喜笑不休者，用六味地黄丸。肝火熾盛，能生心火，而喜笑不休者，用柴胡清肝散。餘兼别證，各從其證而參治之。

繼　病

繼病者，以他人相近，病能相繼，故曰繼病。女子氣血上爲乳汁，下爲經水。小兒飲交乳且病，況其大分已棨於胎，而乳汁之漓可知，能無使兒病乎？則又何鬼神之咎爲也！《千金》炙伏翼熟嚼哺兒，而懷妊者帶伯勞鳥毛白馬眼，不能滋棨氣血，乃徒剥裂禽獸。

海藏云：生者爲相繼，死者爲傳尸。有脈而無氣，謂之尸厥；有氣而無脈，謂之行尸。

丁奚、哺露、客忤、無辜，四異病也。

陽易、陰易、百合、狐惑，四奇病也。

渴

潔古論渴有三種：

一者，實熱積於心脾，煩躁，大渴引飲，宜白虎湯。謂不因吐瀉大病，忽然而作。

二者，因久病，或取轉過度，致脾虚引飲，宜白朮散。

三者，因患濕熱病，熱結膀胱，小便不利，大渴引飲，有表裏證者，宜五苓散主之。

《百問》云：小兒脣紅如丹即發渴，紅甚焦黑則危篤。若三焦虚煩作渴者，用三黄湯。傷寒後脣口焦者，用白虎湯、竹葉湯。瀉利作渴者，用四苓散之類，常治暑積。心脾煩渴引飲者，用白虎湯。下痢脾虚作渴者，用七味白朮散。

熱結膀胱，小便秘渴者，用五苓散。上焦虚熱者，用四君子湯。膏粱積熱者，用清胃散。脾胃積熱者，用瀉黄散。中氣虚熱者，用異功散。腎水虚熱者，用六味丸。其餘疳證發熱，各詳本證。胎稟所致者，當各審其因。若悮用寒涼降火，脾胃復傷，則腹脹而爲敗證矣。

海藏云：治發渴，四君子加乾葛、枇杷葉，先以棗湯煮過炙乾，用各等分，入木瓜少許，同煎服，亦治虚渴法也。

濕熱

小方脈論小兒渴病吃水，大多腹脹泄瀉，此病得之心臟熱，心與小腸合，小腸亦受熱，小腸既熱，其氣上行，奔胃口，致孩子吃水，其水待奔小腸，被小腸氣熱，滲泄不及，轉入大腸。如治之先下淋藥，後下涼心臟藥，然後止渴，乃效。此五苓散證也。

幼幼近編 明·陳治

尾骨痛

痛甚屬痰，二陳加木香、陳皮、前胡、黄蘗、知母。至陰分作痛，屬陰虚濕熱，六味丸加當歸、牛膝、防己、黄蘗、知母、肉桂、紅花。

方

白蘚皮湯《千金方》　治小兒客魃挾實。

白蘚皮　大黄　甘草各二兩　芍藥　茯苓　細辛　桂心各十八銖

右七味㕮咀，以水二升，煮取九合，分三服。

葛花解酲湯《錢氏直訣》，下同

白荳蔻　砂仁　葛花各五錢　乾生薑　白朮　澤瀉　神麯炒黄，各二錢　白茯苓　陳皮　人參　猪苓各一錢半　木香五分　青皮三錢

右爲末，每服二錢，白湯調服。薛己曰：按前湯氣味辛散，不得已用之耳。蓋酒病服之雖效，頻服則陰損元氣，折人長命，可不慎哉！

菖蒲丸　治心氣不足，不能言語。

石菖蒲　赤石脂各三錢　人參五錢　丹參二錢　天門冬　麥門冬各去心，一兩，焙

右爲末，蜜丸菉豆大，每服十丸。若病後腎虚不語，宜服地黄丸。

止汗散　治睡而自汗。

故蒲扇燒

右爲末，每服三錢，温酒調下。

吉氏家傳方　治小兒患後聲不出。

酸棗仁去殼，一錢　白茯苓半錢　朱砂二錢

右件爲末，丸如豆大，每服一丸，人參湯下。

通關散　治小兒驚風并退，只是聲啞不能言。

天南星炮爲末　每服嬰孩半字，三五歲半錢，八九歲一錢，豮猪膽汁調下，令孩兒吃嚥入喉中，便能言語。

集驗方　治小兒驚退而啞，不能言語。

木通剉　防風去蘆　川升麻　羚羊角屑　桂心以上各半兩　甘草炙，二錢半

右件藥擣爲粗散，每服一錢，水一小盞，煎至五分，去滓，入竹瀝少許，更煎一兩沸，不計時候，量兒大小加減服之。

又

臘月牛膽釀天南星不拘多少

右研細，每服半字，薄荷湯調下，臨臥服。兒大者，服一字至半錢。

千金大補心湯　治小兒癎瘥後，風冷留滯於心絡，使心氣不和，語聲不發。

黄芩　附子炮去皮臍，各一兩　石膏　半夏　遠志肉各四兩　生薑六兩　飴糖一斤許　大棗二十枚　桂心　甘草　茯苓　地黄　阿膠　麥門冬各三兩

右件藥㕮咀，每服一大撮，入前飴糖半匙許，水一盞半，煎半盞服之。

中風失音方《聖惠》治小兒中風，失音不語，舌根强硬。

陳醬汁半合　人乳二合

右件藥相和令勾，少少與兒服之。

張渙竹瀝膏　治小兒中風，失音不語，牙關緊急。

竹瀝依法旋取　地黄汁　蜜各半合，已上攪勾　桂心爲末　石菖蒲一寸九節者取末，各一兩

右件都一處調勾，慢火熬成膏，硬軟得所，如皂子大，每服一粒，取梨汁化下。

救生菖陽湯　治小兒中風，昏迷不語。

石菖蒲　天麻　生烏蛇肉　全蠍　白殭蠶　附子炮去皮臍　羌活　人參　白附子各半兩

右爲粗末，每服三錢，水二盞，生薑五片，薄荷五葉，煎至一盞，濾去滓，温熱，時時服。

醒脾散　治小兒驚搐後不語。

甘草炙，一錢　冬瓜子　防風各半兩　人參一分

右件爲細末，每服一錢，用水一盞，入竹葉數片，燈心少許，同煎至七分，去滓，食後，温服，臨臥。

傷寒失瘖方　茅先生治傷寒失音，語不得。

金毛狗脊　甘草各等分

右爲末，每服一錢，用黄蠟一塊，指頭大，水六分，同煎四分服。

集驗方　治小兒傷寒失音，不能語。

桂指面大　右含桂口中，漸漸聲音如舊。

人參芎歸湯《證治準繩》，下同　治九道血妄行。

人參　川芎　當歸酒洗，各半兩　荆芥二錢半

右，每服二錢，水一盞，煎七分，温服無時。

黄芩丸　治小兒衄血，吐血，下血。

黄芩爲末

右煉蜜丸如鷄豆大，三歲一丸，濃鹽湯下。柏葉石榴花爲末，吹鼻，治衄血吐血。一方：定州磁器末，治嘔血，破血，止血。

茅花湯　治鼻衄不止，吐血，下血。

茅花一大把

右，水三盞，煎濃汁一盞，分二服，即瘥。無花，根、梗代之。兼治血痢黑痢。

四物湯　治血虚發熱煩躁，或晡熱作渴，頭目不清。若因脾虚不能生血者，用四君子湯。

當歸 熟地黄各二錢 芍藥 川芎各一錢

右，水煎服。

犀角地黄湯 治傷寒温病，失於表汗，致内有瘀血，吐血，面色黄，大便黑，及瘡痘出，多以此解之。

犀角鎊 牡丹皮各一兩 生地黄汁八錢 赤芍藥七錢

右，每服二錢，水煎服。

黄芪芍藥湯 治衄多歲，面黄眼濇，多眵手麻。

黄芪三兩 羌活半兩 甘草炙 升麻 葛根 芍藥炒黄，各一兩

右，每服三錢，水煎服。按此手足太陰陽明藥也。然血虚久則陽亦虚矣，故血不足則麻木，陰虚火動，變證百出，實非風也。此出升陽滋陰例。

人參黄芪散 治血勞客熱，消瘦倦怠，口燥咽乾，日晡潮熱，五心煩熱，盜汗胷滿，食少作渴，欬吐時有膿血。

天門冬去心，三兩 半夏 知母炒黄 桑白皮 赤芍 黄芪 紫菀 炙草 鼈甲醋炙，各半兩 白茯苓 柴胡 秦艽 生地黄 熟地黄 地骨皮各二兩 人參 桔梗各一兩

右剉散，每服三五錢，水煎服。一方有生薑。

柏枝飲 治小兒衄血、吐血。

柏枝乾者 藕節乾者

右，等分爲末，三歲半錢，藕汁入蜜沸湯調下。一方，白芍藥爲末，磨犀角汁調，治咯血衄血。

辰膠散 治小兒吐血。

阿膠炒 蛤粉等分 辰砂少許

右爲末，和粉紅色，三歲一錢，藕汁和蜜調下。

紫參散　治吐血。

紫參　山梔　生地黄各一兩　刺薊一分，燒灰　亂髮一分，燒灰俱存性，已上搗羅爲極細末，次用　蒲黄　伏龍肝各一分，并細研

右件都拌勻，每服半錢至一錢，煎竹茹湯調下。

湯氏地黄丸　治榮中熱及肺壅鼻血生瘡，一切丹毒。

生地黄　赤芍藥　當歸　川芎各等分

右㕮咀，水煎去滓，量大小加減服。如鼻衄臨熟入生蒲黄少許，生瘡加黄芪等分，丹毒加防風等分，同煎，累驗。

麥門冬飲子　治吐血久不愈者。

五味子十粒　麥門冬去心　黄芪各一錢

龍膽丸　治小兒衄不止。

黄連　龍膽草各等分

右爲末，糊丸如小豆大，三歲三十丸，或作散子，以濃鹽水送下。

蘗皮湯　治小兒衄血。

蘗皮　當歸身　人參　生地黄各五分

右，水煎服。

槐花散　治衄血。

槐花炒，一兩　蒲黄半兩　川面薑一分

右搗羅爲細末，每服半錢，新水調下。

蘗皮湯

蘗皮　山梔子各一兩　甘草炙，半兩

右吹咀，三歲一錢，水一小盞，煎三分，去滓服。十五六歲兒陽盛，多此病。

膠黄散 治小兒大衄，口鼻内出血不止。

阿膠一兩　蒲黄半兩

右爲末，三歲半錢，生地黄汁微煎調下，食前服。

五倍丸 治小兒大便下血，如腸風臟毒。

五倍子乾

右爲末，煉蜜丸如小豆大，三歲三十丸，米湯下。

訶灰散 治小兒因疳大便有血。

訶子燒灰存性

右爲末，米湯調下，食前服，三歲一錢。

桃膠丸 治小兒小便出血，陰莖中痛。

桃膠一塊，如棗大

右，水一盞半，煎三分，日進三服。下石子如豆，石盡止藥。

火府散 治小兒小便出血。

木通　生地黄　甘草　黄芩

右爲末，水一盞，煎六分，不時温服。

車前散 治熱盛積於小腸，甚則尿血。

牡蠣半兩，燒爲粉　車前子　甘草炙微黄剉　川朴硝各一分

右擣羅爲散，每服以水一小盞，煎至五分，去滓温服，量兒大小加減，不拘時服。

三黄湯

黄芩　黄連　黄蘗各等分

右，水煎服。

聖惠黄連散　治小兒心肺積熱，渴不止，咽喉乾痛。

黄連去鬚　川升麻　白茯苓　麥門冬去心焙　射干　元參　甘草炙微赤剉　桑根白皮　黄芩各半兩

右件藥搗粗羅爲散，每服一錢，以水一小盞，入青竹葉七片，煎五分，去滓，入蜜半合，更煎一兩沸，放温，時時與兒呷之。

麥門冬散　治小兒心肺熱壅，口渴不止。

麥門冬去心　梔子仁　犀角屑　甘草炙　知母　黄芩各半兩

右爲散，每服一錢，水一盞，入竹葉七片，煎五分，不計時候服，亦可量兒大小加減服。

聖惠銀飲子　治小兒熱渴不止。

銀五兩　石膏　寒水石　蠶蛹繭各二兩

右件藥，以水三升入銀石三味，煎至一升去銀石，次下蛹繭煎至七合，去滓，每服半合，不計時候，温服之，量兒大小加減。

瓜蔞根散　治小兒熱渴不止，煩悶。

瓜蔞根三分　黄芩　知母各半兩

右件藥搗羅爲散，每服一錢，以水一小盞，入小麥：粟米一百粒，煎至五分，去滓，不計時候，温服，量兒大小以意加減。

又方

瓜蔞根三分　黄芩半兩　小麥半合

右件以水三盞，煎取一盞，去滓，不計時候，量兒大小以意加減。

又方

生葛汁　竹瀝各二合

右件汁相和令匀，不拘時服半合，量兒大小加減。

茅先生胡黄連散　治小兒諸渴及疳渴，解諸熱。

胡黄連　麥門冬　乾葛　元參　甘草炙　枇杷葉炙去毛

右各等分爲末，每服一錢，水七分一盞，生薑一片，同煎五分，後放蜜三五滴，同煎至四分，温服。

聖惠蘆根散　治小兒壯熱不止。

蘆根　黄芪蜜炙　人參　甘草炙　麥門冬　知母各半兩

右件粗羅爲散，每服一錢，以水一小盞，入竹葉七片，粟米一百粒，煎至五分，去滓，不計時温服，量兒之大小，以意加減。

嬰孺麥門冬湯　治小兒夏天服藥大下後，胃中虚熱，渴欲飲水。

麥門冬　甘草　龍骨各四分　枳實　黄芩　茯苓　人參各三分

右以水四升，煮取一升半，爲三服。服此湯後，渴不止，取水芹煮濃汁飲之，間湯服之，甚者恣意與之服。

蘆根飲子　治小兒壯熱渴，兼吐不止。

生蘆根切，五合　淡竹青皮　人參各八分　桔梗五分　知母一錢　粟米三合

右以水五升，煮之一升半，量兒大小與之服。

瓜蔞湯　治小兒熱渴，或吐下後虚熱渴。

瓜蔞五分　黄芩三分　知母　蘆根各二分　生米二合　麥門冬三合

右切，以水五升，煮二升，如飲漿水度服之。

錢氏白朮散

人參切去頭　白朮　木香　白茯苓去皮　甘草剉炒　藿香葉各一兩　乾葛二兩，剉
右爲粗末，每服一錢至二錢，水一盞，煎至五分温服。如飲水者，多煎與之，無時。

小方脈論方　治渴先下淋藥。
郁金　滑石各一兩　旱蓮子半兩
右件爲末，每服半錢，煎葱湯調下，急進三服涼心藥。

又　欲止渴，先涼心臟。
烏賊魚骨　海浮石各一兩　蒲黄炒半兩
右末，每半錢，用枇杷葉湯下。

仲景酸棗湯　治虚勞煩不得眠。
酸棗仁炒一錢　甘草　知母炒　茯苓　芎藭　生薑各五分
右，水煎服。

本事鼈甲丸　治膽虚不得眠，四肢無力。
鼈甲　酸棗仁炒　羌活　黄芪炒　牛膝酒炒　人參各一兩　五味子五錢
右爲末，煉蜜丸梧子大。

本事真珠母丸　治肝膽二經因虚内受風邪，臥則魂散而不守，狀若驚悸。
真珠別研細，七錢半　當歸　熟地黄各一兩半　人參　酸棗仁炒　柏子仁各一兩　犀角屑　茯神　沉香　龍齒各半兩
右爲末，煉蜜丸小豆大，辰砂爲衣，每服二十丸，白湯下，日午夜臥各一服。

人參竹葉湯　治虚煩不得眠。
人參　竹葉　甘草各二錢　半夏　小麥　麥門冬各一錢五分
右每服二三錢，薑二片，粳米一撮，水煎服。

單方

小兒中蠱欲死者：甘草半兩，水一盞，煎五分服，當吐出。《千金方》

小兒中蠱下血欲死：擣青藍汁頻服之。《聖惠方》

小兒年至四五歲不語者：赤小豆末，酒和敷舌下。《千金方》

舌蹇語吃：川椒以生麵包丸，每服十粒，酢湯送下。《救急方》

治小兒吐血：燒蛇蜕皮末，以乳汁服之，併治重舌。《千金方》

又：取油三分，酒一分和之，分再服。

小兒尸疰勞瘦，或時寒熱：用鼈頭一枚燒灰，新汲水服半錢，日一服。《聖惠方》

小兒哭疰：梳頭垢，水服少許。《千金方》

治小兒悮吞針：取磁石如棗核大，或吞或含，其針立出。

治小兒悮吞鐵物等：用艾蒿一把剉，以水五升，煮取一升，服之即下。

治小兒蠷螋咬，繞腹匝即死，速擣蒺藜葉敷之。無葉，子亦可。

又：取燕窠中土，猪脂和敷之，乾即易之。

治小兒悮爲諸骨及魚骨刺入肉不出者：水煮白梅肉研爛，調象牙末，厚敷骨刺處自軟。《醫學綱目》

小兒悮吞錢：用炭燒紅急擣爲末，煎湯呷，立效。《古今醫統》

治小兒卒腹皮青黑：以酒和胡粉敷上。若不急治，須臾便死。仍灸臍上下左右去臍半寸，并鳩尾骨下一寸，凡五處各三壯。

母有娠，乳兒有病如瘧痢，他日亦相繼腹大，或發或差：以紅紗袋盛夜明砂，與兒佩之。海藏方

小兒生十餘月後，母又有娠，令前兒精神不爽，身體痿瘁，名爲鬾病。用伏翼燒灰細研，以粥飲調下五分，

日四五次。伏翼即蝙蝠也。《聖惠方》

醫案

張從政《儒門事親》曰：陳州長吏一小兒，忽病寐而不寤。一日，諸醫作睡驚治之，或欲以艾火灸之，或欲以大驚丸及水銀餅子治之。其父曰：此子平日無疾，何驟有驚乎？以子之病乃問於戴人，戴人診其兩手脈皆平和。戴人曰：若驚風之脈當洪大而强，今則平和，非驚風也。戴人竊問其乳母，曰：爾三日前曾飲酒醉否？乳母遽然笑曰：三日前夫人以煮酒見餉，酒味甚美，三飲一罌盡而睡。陳酒味甘而戀膈，酒氣滿乳，兒亦醉也。乃剉甘草、乾葛花、縮砂仁、貫衆煎汁，使飲之，立醒。

一小兒悮吞一銅錢，在咽中，不能上下，諸醫皆不能取，亦不能下，乃命戴人。戴人熟思之，忽得一策，以淨白表紙令卷實如箸，以刀縱横亂割其端，作鬅鬙之狀；又別取一箸縛針鉤於其端，令不可脱，先下咽中，輕提輕抑一探之，覺鉤入於錢竅，然後紙卷納之咽中，與鉤尖相抵；覺鉤尖入紙卷之端，不礙肌肉，提之而出。

王綸《明醫雜著》曰：楊永興子七歲，停食吐瀉後，好睡，睡中兼驚，久治不愈。余曰：好睡是脾氣虚困也，善驚是心血虚怯也。蓋心爲母，脾爲子也。此心火不能生脾土，用補中益氣湯及六味丸加鹿茸治之而愈。

《薛氏醫案》曰：治一小兒言遲患泄瀉，聲音不亮，雜用清熱等劑，聲如瘂，飲食少思，去後多在侵晨。朝用地黄丸加五味子，夕用補中益氣湯，其泄頓止；却専服前丸，不兩月，其言漸亮而愈。

一小兒白睛多而黑睛少，吐瀉後喉瘖口渴，大便不實，朝夕悉服地黄丸而痊。後患瀉，其喉復瘖，仍服前丸遂愈。

一小兒壯熱吐血，或兼衄血，又顋鼻準赤色，乃肺胃積熱，用濟生犀角地黄湯四劑，而血并止。後因母飲酒復作，用清胃散，母子服之而愈。

一小兒吐血不止，鼻準赤色。審其乳母有鬱熱，用加味歸脾湯、加味逍遥散，母子并服各數劑，血少止；

又用八珍湯加柴胡、牡丹皮而愈。

一兒因母屢恚怒，發熱吐血，或時衄，用加味小柴胡湯之類，治其母并愈。後其母因勞役兼怒氣，致兒患驚搐，或用抱龍丸，又加吐血。予以加味逍遥散，母子病愈。厥後乳母仍勞役發熱，此兒即驚搐，或吐血，或衄血，母用補中益氣湯，子用犀角地黄湯，頓愈。

一小兒十歲，因傷厚味吐血，用濟生犀角地黄湯，解食毒，清胃熱；又用四君、牡丹皮、升麻調補脾胃而愈。惟肢體倦怠，兩手作麻，用黄芪芍藥湯數劑而安。

一小兒吐血，因乳母火鬱發熱，兩脅作痛，後吐血，以加味歸脾湯加吴茱萸製黄連治母，兒不時飲數匙，月餘并愈。後因母怒，吐血寒熱，兒亦吐血，先用加味小柴胡湯二劑，後用加味逍遥散治其母悉愈。

一女子年十四歲，因驚寒熱發搐，服鎮驚之藥，更吐血，尋衣撮空，身如炙，煩躁不眠，飲食不入，脈洪大而無倫次，按之豁然而空。用加減八味丸料二劑，諸證悉退。脈息按之如絲，無氣以動，用人參一兩煎服不應，仍用人參一兩、附子五分，二劑元氣頓復。

一女子十三歲，因怒吐血，咬牙發搐，用加味逍遥散加鈎藤鈎而愈。次年出嫁，懷抱鬱結，胷滿食少，吐血面赤，此因肝火動而血熱，脾氣虚而不能攝血也，用六味丸及歸脾湯加山梔、貝母而愈。

一小兒十四歲，發熱吐血，屬足三陰虚，余謂宜補中益氣湯以滋化源，不信，仍用寒凉降火，前證愈甚。或謂曰：小兒未有室，何腎虚之有？參、芪補氣，奚爲用之？余述丹溪先生云：腎主閉藏，肝主疏泄，二臟俱有相火，而其系上屬於心，心爲君火，爲物所感則相火翕然而起，雖不交會而其精亦暗耗矣。又褚氏云：男子精未滿而御女，以通其精，則五臟有不滿之處，異日有難狀之疾。正此謂也。遂用補中益氣湯及六味地黄丸而愈。

王少參孫女年十二歲，脾胃素弱，後成疳證，發熱小腹膨脹，堅直，大便溏瀉，氣喘欬嗽，徹夜煩躁不睡，鼻塞眼暗譫語，其脈大而無根。用人參一兩，附子三分，腹脹漸減，脈漸斂；然猶尋衣撮空，鼻孔出血，用六味地黄丸料二服如脱；乃晝服獨參薑附湯，夕服地黄丸料，脈漸有根，諸證漸愈；又用六君子湯，補中益氣湯而痊。

一小兒停食夜驚腹痛，服消食丸，瀉數次，尋衣撮空，面青黄或色白，此脾土受傷，肺金休囚，肝火旺而然也，先用異功散加升麻以補脾土，用六味地黄丸料以滋肝血，稍定，各二劑漸愈；即用補中益氣湯、六味地黄丸，間以異功散而痊。

一小兒膝癰，誤觸其膝，出血甚多，患前證惡寒面白，此陽隨陰散而虚寒，用十全大補湯加附子三分四劑，未應；用人參一兩，附子五分，薑、棗煎服，稍定，又二劑，頓退；又朝用異功散，夕用八珍湯而安。

一小兒傷風表汗後，患前證，惡風面白，手足冷，用補中益氣湯加五味子，汗頓止而諸證漸退；又用四劑而安；乃服十全大補湯而愈。

一小兒喜笑，常作不安，面赤飲冷，手足并熱，先用黄連瀉心湯，末二服稍定；又用六味地黄丸料，煎服頓愈。常服此丸則安，月許不服仍復作，又服，愈矣。

一小兒患前證，面青赤，此肝心二經風熱所致也，用柴胡梔子散、六味地黄丸漸愈；又因乳母大怒發熱，先用加味柴胡湯，又用加味逍遥散，母子服之并愈。

一小兒年十四歲，用心過度，飲食失節，喜笑不休，脈洪大而虚，面色赤而或白，予用補中益氣湯而愈。次秋科舉，飲食勞倦，前證復作，或兼譫語，脈洪大，按之微細如無，用人參一兩，薑、棗煎服稍定，又三服而愈。又因勞役用心，自汗作渴煩躁，似癎證，先用當歸補血湯二劑頓安，又十全大補湯而尋愈。

一小兒七歲，聞雷即昏倒，不知人事，此氣怯也。以人參、當歸、麥門冬各二兩，五味子五錢，水一斗，煎汁五升，再以水五升煎滓，取汁一升，合煎成膏，每服三匙，白湯化下，服盡一升，自後聞雷自若矣。

古今圖書集成醫部全録卷四百五十三

小兒瘡瘍門

小兒直訣 宋·錢乙

丹瘤

丹瘤之證，因熱毒客於腠理，搏於氣血，發於皮膚，當以白玉散塗之。

註 按前證或命門所稟，或風熱相搏，或頻浴熱湯，或頻著烘衣，或傷食發熱，或乳母膏粱厚味，七情鬱火，皆能致者。其赤暈遊走者，乃血隨風熱也。若稟胎毒，用化毒丹；風熱者，敗毒散；頻浴烘衣者，四物、連翹、山梔；飲食發熱者，四君、柴胡、神麴；母食厚味者，加味清胃散；母有鬱火者，加味逍遥散。俱加漏蘆，母子俱服。白玉散，其性大寒，能解熱毒，若毒發於四肢而輕淺者宜用。若延及胷背脅腹者爲重，須用活命飲；令人用力於各患處徧吮毒血，各聚於一處，急砭出之。若肚腹膨脹，二便不通者，毒入内也，用大連翹飲亦有生者。

瘡瘍全書 金·竇漢卿

赤遊丹

小兒患此赤丹，皆從母胎中受藴，故發皮膚，遊走不定。但腹起，於四肢收者輕；四肢起，收於腹者重。急治得生。小兒赤遊丹固藴熱所致，即胎毒也。或母懷胎之時，好食辛辣毒物，沐浴熱湯，冬天炭火，以致熱氣入胎，嗜欲無度；或生下火烘衣裳，或火烘牀褥，以致熱毒内外交攻，半歲上下，無有不發者。初起身體發熱，燃火視之，其色紅赤，啼哭不止，其光遊走不定。發於四肢者生，發於腰腹者死。急用磁鋒砭去其紫血，自下而上，則毒血流下。不可逆砭，急用乳香末，鷄子清調勻塗砭處，時用芭蕉根汁塗之；内服朱砂化毒丹，生蜜調下，再服紫金錠水磨汁下。

或遊丹發於頭者，何以治之？必須將患兒眠在牀上，以牀脚根一頭加磚一二塊，以墜毒氣於頭，用磁鋒砭之，使毒氣毒血皆從頭頂而出。若乳母抱立在身砭之，則毒氣順下，遂壅咽喉，必難生矣。近觀同道之友顛倒砭之，不得其手法，以害諸兒。故不辭瑣瑣，又明言之，并附十丹毒於後。

小兒十種丹毒

一飛竈丹，從頭頂腫起，漸發紅腫，頸項俱浮，眼睛紅色，用生葱一束，搗爛取汁塗之。又方，以朴硝五錢、雄黄末二錢和勻，芭蕉汁調和，用敗筆蘸汁潤之，須令病者臥之，將此汁自下潤至顛頂，其毒從百會穴出。若隨下潤之，則毒氣侵於咽喉，亦難治者。

二吉竈丹，從頭額腫痛，用赤小豆末，鷄子清調敷之。前方亦妙。

三鬼火丹，從面上起赤腫，用伏龍肝末，鷄子清調敷；再用芭蕉根汁潤之，益母草灰爲末，醋調敷亦妙。

四天火丹，從背上起赤點，用桑皮末羊脂調敷之。

五天竈丹，從背上起，一云從兩手起，赤腫黄色，用柳樹枝燒灰爲末，蜜調敷之。

六水丹，兩脅虚腫，用生鐵屑末、或針砂、或鏽釘末，猪脂調塗。

七胡蘆丹，從臍上起黄腫，用檳榔末，米醋調敷之。

八野火丹，從兩脚起赤腫，用乳香末，羊脂調搽。

九煙火丹，亦從兩脚起赤白點，用猪槽下土，麻油調搽。

十胡漏丹，從陰上起黄腫，用屋漏處土，羊脂調搽。

外科精要 宋・陳自明

癰疽

凡小兒屬純陽，其癰疽之疾也，多因心氣熱而患之。

註 愚按前證，亦有因稟賦而致者。常治少參史南湖孫陰囊赤腫，余作胎毒治之而瘥。後患發熱痰嗽，見證不一，難以名狀。遂診其母有鬱火血熱之證，乃用解毒清肝等藥，子母俱服而愈。

儒門事親 元・張從政

二火類

凡小兒瘡疱癮疹，麩瘡丹熛等疾，如遇火運勝時，熒惑亂行之者，不可便用升麻湯解之。升麻湯味辛性温。《内經》曰積温而成熱，是謂重火，止可以辛涼之劑解之。如遇平時，可以辛温，蓋平時無事，便同水化。然而更審察病機，甚者亦不可以辛温，但發散之後，便以涼膈散加當歸及白虎湯、化斑湯、玉露散煎服之，更甚者解毒湯、調胃散治之。古人云：斑疹瘡疱首尾俱不可下，皆誤矣，豈不聞揚湯止沸，不如釜底抽薪？《内經》曰：五寅五申之歲，多發此病者，蓋少陽相火之所爲也。又曰：少陽客氣勝，丹疹外發。又曰：諸痛癢瘡瘍皆屬心火。王太僕又謂百端之起，皆自心生。豈可便用辛温發散乎？如致熱勢增劇，漸成臟毒下血，咬牙發搐，大熱明矣。如白虎加人參，涼膈散加當歸、桔梗，勿問秋冬，但見瘡疹，用之神良。

凡小兒瘡疱、癮疹、麩瘡、丹熛、斑毒之後，臟毒下血。《内經》曰：少陽客氣勝，則丹熛瘡疹發外也。

蓋餘熱不解，故臟毒下血。治以黄連解毒湯、白虎湯、涼膈散，臨證選而用之。所謂白虎，舊説秋冬勿用，皆悮也。但有此證便用之，蓋其證屬相火故也。

凡小兒丹瘤浮腫毒赤，走引遍身者，乃邪熱之毒，可用磁片撤出紫血，其病立愈。如不愈者，後用涼膈散加大黄、芒硝，利三五行爲妙；次用拔毒散掃三五度必愈矣。經曰：丹熛赤瘤，火之色也，相火主之。

凡小兒有赤瘤暴腫，可先用牛黄通膈丸瀉之，後用陽起石散敷之，則腫毒自消；如不消，可用鈹針砭刺，血出而愈矣。

瘡疥風癬

小兒瘡疥風癬，可用雄黄散加芒硝少許，油調傅之。如面上有瘡癬，不宜擦藥，恐因而入眼則損目矣。

瘡癤瘤腫

小兒赤瘤腫發之時，疼痛不止，《内經》曰：諸痛癢瘡瘍，皆主於心火，可用一呪法禁之。法者是心法，呪曰：龍鬼流兮諸毒腫，癰瘡膿血甚被痛；忘心稱念大悲咒，三唾毒腫隨手消。

右，一氣念咒三遍，望日月燈火，取氣一口，吹在瘡腫丹瘤之上，右手在瘡上虚收虚撮三次，左手不動。每一氣念三遍，虚收虚撮三次，百無禁忌。如用之時，心正爲是。此法得於祖母韓氏，相傳一百餘年，用之救人，百發百中。若不食葷酒之人，其法更靈。病瘡腫者，大忌鷄猪魚兔發熱動風之物。此法不得輕侮，無藥處可用之。

平治會萃　元・朱震亨

赤溜

赤溜宜用生地黄、木通、荆芥苦藥帶表之類，再用芭蕉油塗患處。

夫小兒心氣鬱而多瘡疽，由胎食過而受毒，此至論也。小兒識見未萌，欲想未動，心氣何鬱？先哲謂乳下小兒，常多濕熱，與胎食過而受毒；又有成胎之時，父母氣血有寒熱之偏，多致子之病。況形體未堅完，肓膜尚脆嫩，何爲略而未論？向見一人連年痁病，新愈而生一男，生來三月，病熱，右腋下陽明少陽之間生一癤，甫平，左腋下相對又生一癤，膿血淋漓，無復生意。醫者王壽甫以四物湯、敗毒散加參，以香附爲佐，犀角爲使，大料飲乳母兩月而安。踰三月，忽腹脹生赤疹如霞片，取剪刀草汁調晚蠶沙，敷之隨消。半月脹移入胞囊爲腫，黄瑩可畏；越兩日囊裂開，兩丸顯露，出清水，以紫蘇葉承麵炭細末托之，旬餘而合。夫以父之久病，其母寧無憂鬱之火，與痁之餘熱毒致此，亦不可不知。

衛生寶鑑 元·羅天益

眉煉

小兒眉煉，在面曰眉煉，在耳曰輒耳，在足曰靴癢，此三者皆謬名也。《内經》曰：諸痛癢瘡瘍皆屬心火，乃心火熱盛之致然也。可用鈹針刺之而出血；一刺不愈，當再刺之，二刺則必愈矣。《内經》云：血實者宜决之。决者破其血也。眉煉者，不可用藥敷之。其瘡多癢則必爬，若藥入眼則眼必損矣。

片玉心書 明·萬全

丹毒

小兒赤遊丹毒，雖有十種，皆由心火内盛，熱與血搏，或起於手足，或發於頭面胷背，遊移上下，其熱如火，痛不可言，赤如丹砂，故名丹毒。自腹出四肢者易治，自四肢入腹者難治。療此證者，其法必先用表藥以解熱毒，方可搽敷。若遽用藥搽，使氣無所泄，而入裏傷人者多矣。

小兒丹毒，一歲以上者易治，未周歲者難治。

小兒十種丹瘤：一飛竈丹，二走竈丹，三鬼火丹，四天火丹，五天竈丹，六水丹，七葫蘆丹，八野火丹，九煙火丹，十胡漏丹。許學士云：此十種丹毒，如三日不治，攻入腸胃，則不救也。宜逐一仔細辨認，依方爲之，萬不失一。

小兒十種丹毒，俱先服防風升麻湯以解其毒，次用蜞針法以去其毒血。如無蜞針，用砭針法。然後用救急法。

小兒丹毒，腹脹氣喘，悶亂不乳，及驚搐者，皆不可治。

小兒生後百日之內，半歲以上，兩眼泡紅暈微起，面青黯色，夜則煩哭，或臉如臙脂，此因伏熱在內，發之於外，初則滿面狀如水痘，脚微紅而不壯，出没休息無定次，至頸項赤如丹砂，名爲驚丹，三解散治之。

西江月

小兒赤遊丹毒，雖有十種原根。皆由心火熱多深，上下遊移不定。其色渾如丹石，故稱丹毒之名。治法方册甚分明，全在醫家體認。

小兒流丹最毒，十種發出不同。自上而下莫至胷，自下至腎可慟。半周之内休見，滿周病此宜攻。蜞針的的有神功，内解外敷兼用。

内解歸梢赤芍，羌活荆芥防風。升麻甘草地黄通，竹葉元參煎用。外用益元敷貼，更加寒水相同。三朝五日急相攻，驚搐靈丹如夢。

治丹用功次第，從頭一一鋪陳。解表下毒藥先行，次用蜞針吮進。若是蜞針不便，須臾急用砭針。然後塗藥救孩身，此法前人已定。

捷法先須解毒，或將利藥疎通。初起塗敷莫胡攻，毒入於裏遏壅。解毒無價散子，防風升麻湯同。利藥靈應有神功，只在醫人善用。

經驗治丹妙法，而今説與後人。先將靈應滌病身，下後纔施塗潤。田螺搗餅敷貼，或用水調竃心。又將南星大黄停，芒硝研勻水浸。

歌

烘熱衣與兒，火丹遂成之。芒硝寒水石，青黛石膏奇。赤痣因何起？胎中受熱多。原來無大害，不必請醫和。

胎毒

胎毒者，精血中之火毒，即命門相火之毒。命門者，男子以藏精，女子以繫胞也。觀東垣有紅瘤之論，丹溪胎毒之論，治法可見矣。古方有解毒之方，如黄連甘草法，又有育嬰解毒延齡丹，皆良法也。余新立一方，用丹溪三補丸方，芩、連、蘗半生用半酒炒，甘草半生半炙，各等分爲末，雪水丸麻子大，朱砂、雄黄爲衣，名曰生熟解毒丸。小兒日與服之，佳。

有胎毒所生者，如蟲疥流丹，浸淫濕瘡，癰癤結核，重舌木舌，鵝口口瘡，與夫胎熱胎寒，胎黄胎驚之類。兒之初生，有病多屬胎毒，如一臘之臍風、百晬之痰嗽難醫，恰半歲而真搐者凶，未一周而流丹者死，是也。況初生之兒，腸胃薄小，血氣未充，藥石難進，榮衛微弱，筋脈未實，針灸難周，業幼科者，慎勿忽諸！

或問胎毒之説，余曰：先賢論之詳矣。蓋人生而静，天之性也。感於物而動，胎之性也。欲者火也。故思慮之妄，火生於心；恚怒之發，火生於肝；悲哀之過，火起於肺；酒肉之饜，火起於脾；淫佚之縱，火起於腎。五欲之火，隱於母血之中，即是毒也。男女交媾，精氣凝結，毒亦附焉，此胎毒之原也。如謂兒在母腹，飢則食母之血，渴則飲母之血，及其破胎而出，口有餘血，拭之不淨，嚥下腹中，是名胎毒。斯言也，一人倡之，百人和之，未有辯之者，此書之不可盡信也。胚胎資始，父精所生；身體資生，母血所養。是水珠露花，男女漸分，毫髮筋骨，形象斯具，誕彌厥月，氣足形全，乃破胎而生矣。初在母腹之時，如鳥之雛伏於卵殻之中，何所飲食耶？口之血，乃母臨産，惡露漬入口中，未必是母腹中所嗡血也。既云嚥下腹中，則入於大腸界，從大便出矣，安得留在命門待時而發耶？

丹瘤發搐，視其先後何如，先發丹後發搐者不治，此胎毒自外入裏也。先發搐後發丹者，此名驚丹，可治，此胎毒自内而外也，宜用大連翹飲主之。

小兒諸瘡，皆胎毒也。命門者，右腎也。雖云男子以藏精，女以繫胞，父母命門之中原有伏火，胚胎之始，兒即受之，既生之後，其火必發爲癰疽丹疹疥癬一切惡瘡，名曰胎毒者是也。古人立法於兒初生之時，有拭口法，有黄連甘草朱蜜法，無非爲解毒而設也。後人因之合上三法，取臍帶合藥，名曰育嬰延齡解毒丹。

東垣之治紅絲瘤，丹溪之治小便淋，皆有解毒之法，見《格致餘論》，須博求之。

小兒初生，有育嬰延齡解毒丹，服之能解其胎毒。其有發瘡瘍者，有遡源解毒湯，乳母服之。

小兒丹發於瞼，眼中紅腫，手不可近，必三日死。

小兒生下一月後，遍身蟲疥，浸淫濕爛，其皮如脱，日夜啼叫，忽一日其瘡盡隱，必發搐而死。

小兒丹瘤，此胎毒之最酷者，即紅絲瘤也，又名龍纒火帶，乃小兒之惡疾。二歲以上兒可治，半歲周歲者難治，百無一二也。發處腫硬一塊，其色甚赤，手不可近，如火炙流銅，往下迸走，自頭上起至心即死，自足下起至腎即死。古方治法無可取者，惟家傳蜞針法、砭法出其惡氣，以泄其火毒，十治六七，誠良法也。經云：血實者決之是也。切不可用寒涼之藥敷之，使火毒鬱而不得泄，入腹爲腹脹、爲腹痛，爲喘爲驚狂，爲搐搦者，必死。宜用通聖散全料剉細，入酒中浸透曬乾，炒研爲極細末，蜜水調服；外以通聖散加金銀花藤葉煎湯浴之，此水漬法，亦火鬱則發之也。先發驚後發丹者，可治；通聖散主之，或用導赤散加連翹、元參、防風、荆芥穗丸。先發丹後發驚者，不治。

小兒生下遍身蟲疥乾癢，喜人摩拍，余制一方，用烏蛇酒浸焙乾，取肉一錢，苦參酒浸焙乾二錢，炒胡麻仁、炒去刺白蒺藜各一錢五分，共爲末，用浸蛇與苦參酒糊爲丸，甘草湯下愈。

小兒初生，遍身生蟲瘡，及流水瘡、風瘡，皆胎毒也。切勿搽藥；恐逼毒入腹。宜服胡麻丸。

凡有誤用搽藥，逼毒入腹，以致腹脹者，解毒丸主之。

凡有頭面遍身生瘡，非關搽藥，忽然自平，加痰喘者，切不可解利，當以連翹湯治之。以上數證，俱是胎毒，不可用灸法。

西江月

小兒遍身瘡疥，蟲窠膿血浸淫。此由胎毒內藏深，故有許多形證。涼血殺蟲解毒，胡麻丸子通神。切防搽洗毒歸心，腹痛神昏命盡。

若是要用搽藥，瘙痒無過蛇牀。蠆蟲作楚用硫黃，痛腫寒水爲當。不痒須加狗脊，喜鹽湯火硫黃，斑（闕五字）良，手擦鼻聞擦上。

育嬰家秘　明·萬全

丹毒

一丹毒發搐者病在少陽，少陽者膽相火也。先搐後發丹瘤者，此毒火自內出外也，可治；先發丹後發搐者，毒自外入內也，必死。自內出者，火之餘，宜發散解毒及砭法，防風通聖散主之，或用加減升麻葛根湯。

一瘡癧發搐，此胎毒也。小兒身生蟲疥，浸淫癢痛，不知用藥，內服解毒之劑，外用砒硫毒藥搽之，瘡忽自平，或不搽自平者。其候腹脹便閉，膚無血色，目閉不開而發搐者，乃惡候也，急進解毒之劑，瘡出方生，瘡不出加喘者死。雄黄解毒丸主之。

凡小兒未周歲者，不問癰毒瘡疥丹瘤，但發搐者皆難治，脾胃嫩脆，穀氣未實，難以藥攻也。

幼科發揮 明·萬全

疥癬

疥癬乾者可治，胡麻丸主之。若浸淫潰爛，身無完膚，日夜啼哭者，不可治。切不可用砒硫粉汞爲藥搽之，使毒氣乘虚入腹，發搐發喘者皆死。凡小兒瘡疥，宜調乳母逈源解毒湯主之。

嬰童百問 明·魯伯嗣

丹毒赤遊腫

仲陽云：熱毒之氣，客於腠理，搏於血氣，發於外皮上赤如丹，熱毒與血相擊，而風氣乘之，所以赤腫遊走而遍體也。此由乳母食酒麪煎炙過度，與夫烘衣與兒，不候冷而即穿著，多成此證。或發於頭面胷背，令兒躁悶腹脹，如火之熱，痛不可言。有入腹入腎之證，便不可救。又小兒一週之内，皮毛肌肉，筋骨髓腦，五臟六腑，榮衛血氣，皆未堅固，譬如草木萌芽之狀，未經寒暑，嬌嫩軟弱，故今嬰孩稱爲芽兒也。一周之内，切不可頻頻洗浴，恐濕熱之氣鬱蒸不散。遍身生赤遊丹毒，俗謂之瘤，片片如臙脂塗染，皆腫而壯熱。若毒入腹者，則腹脹硬氣以致殺兒，此因洗浴而得也。若肌肉寬緩，腠理開泄，包裹失宜，復爲風邪所乘，而身生白瘤，皆腫而壯熱也，或增寒壯熱，鼻塞腦悶，或上氣痰喘，欬嗽吐逆，種種之疾，皆因洗浴脱著而得也。治赤瘤丹毒，可用小刀子䟽去瘤頭赤暈惡血毒汁，次以冰黄散、葛根白朮散、惺芎散主之；敗毒散及升麻湯、防己散皆可選而用之。又丹熱、實熱、龍帶熱，并用大連翹湯加大黄及燈心煎服，殊驗。

瘭瘡

巢氏云：夫小兒瘭瘡者，爲風熱毒氣所乘，搏於皮膚，乃生瘭漿，潰而成瘡，故名曰瘭瘡也。湯氏牛黄散、淋洗方治之。又有瘭疽之發有數種，先作點而後露骨，小者如粟如豆，劇者如梅如李，赤黑青白，色變不常，或生口齒、或肚臍、或臂臀，發無定處，大概多見於手指之間，根深入肌，走臂遊腫，毒血流注，貫串筋脈，爛肉見骨，出血極多，令人狂言，煩躁嗳悶，皆毒氣攻心之候也。南星、半夏、白芷末敷之。用藥先洗而後敷之，甚佳。其諸療理，推廣癰疽法度行之。皂角，血餘等藥尤佳。

癰毒腫癤

湯氏曰：此四者，皆由血氣凝滯而有熱毒之氣乘之，故結聚成癰癤腫毒也。備急神驗方：未結之初，微見有頭紅瘟起隱痛者，急用不語唾，夜半頻頻塗之，即消散；若已結成，用天烏散貼方。若内顯躁熱不寧等證，即須内服漏蘆散，真良方也。熱甚者青黛解毒丸，四順清涼飲加防風、連翹、黑參劑亦可服，五福化毒丹尤良，連翹湯可服。青露散掩之，留小孔，後用驚毒掩子收瘡口取效。熱甚者涼膈散亦可服。

惡核瘰癧

巢氏云：小兒惡核者，乃風熱毒氣，與血氣相搏，結成頑核，生於項頸，遇風寒所折，不消結成瘰癧，久而潰膿成瘡者也。凡有此證，宜服清涼飲子及升麻湯等藥。湯氏貼惡核瘰癧，各有妙方。千金連翹丸、龍膽湯皆可服。

發　斑

發斑有兩證，有温毒發斑，有胃爛發斑也。温毒發斑者，爲冬月温煖，人感乖戾之氣，未即病發，至春或被積寒所折，毒氣不得泄，至天氣暄熱，温毒始發，則肌肉斑爛，癮疹如錦紋，其治用葛根橘皮湯、黄連橘皮湯主之。若胃爛發斑者，傷寒未下即發斑，下早亦發斑。蓋不當下而下之，熱氣乘虚入胃；當下失下則胃熱不得泄，所以皆發斑，不可用表藥。蓋表虚裏實，若發其汗，重令開泄，更增斑爛，表虚故也，黑參升麻湯、化斑湯主之。傷寒發斑，只是熱氣在臟腑，先攻腸胃，裏蘊成瘡，方發出外。赤者易治，黑者難治，蓋毒氣入胃之深故也。羌活散加蟬蜕，治斑亦可。

瘡　癬

湯氏云：小兒傷濕，血氣壅滯則生瘡，多由父母并奶子不好潔净，衣褥不與頻換清濯，或尿屎穢污連日不洗，亦能浸漬而成瘡。天氣温和，頻與澡洗更衣，名曰外宣，亦不須服藥。小兒不得已而服藥，此乃下策。將養合宜，何病可侵？更令乳哺有節，勿令過飽，其身乃如蒔樹，此調養之理也。浴方：春用柳條荆芥，夏用棗葉槐枝，秋冬用苦參，頻浴身安，外宣無病。金華散，又敷瘡癬等方，皆可用也。摩風膏敷瘡癬極妙，兼服羌活散加防風、荆芥，及大連翹飲、升麻湯等劑。

外科正宗　明·陳實功

小兒遺毒爛斑

遺毒，乃未生前在於胞胎稟受，因父母楊梅瘡後，餘毒未盡，精血孕成。故既生之後，熱湯洗浴，烘熏衣物，外熱觸動，內毒必發於肌膚之表。先出紅點，次成爛斑，甚者口角、穀道、眼匡、鼻面皮肉俱壞，多妨乳哺，啼叫不安。初治宜早，內與土茯苓湯調人中黄末，每日數次，共飲四五分；外用解毒紫金丹磨塗患上。效者可保十中三四；遲延毒甚，爛斑遍身不乳者，百中難活一二。此由根蒂受毒之深故也。

小兒赤遊丹

赤遊丹受毒於未生前，發病於有生後。蓋身在胞胎，皆賴父精母血，借以生養，父母不能節其慾，多致淫火猖熾，胎必侵受；又不能戒諸厚味，以及炭火烘熏，重衾疊褥，往往受熱，子無弗有；及至生後，熱湯洗浴，烘熏衣物，觸動內毒而發。欲發之時，先必身熱，啼叫驚搐，次生紅腫，光亮發熱，瞬息遊走，發無定處。先從頭額起者，名天罡丹，以升麻葛根湯母子同服。餘皆起於腹背，流入四肢者輕；起於四肢，流入胷腹者重。醫此總皆先砭惡血爲要；砭血之後，先用精猪肉切片貼之，一時許，換如意金黄散，用水芭蕉根搗汁調敷，甚者日換二次；內以大連翹飲、消毒犀角飲、五福化毒丹。毒氣入裏，腹脹堅硬不乳者，紫雪散下之。三日後身漸徹涼，砭血之處，肉便軟活，聲清腹軟，乳哺如常者，順；反此爲逆。

小兒胎瘤

胎瘤者，初生小兒頭上胷乳間腫起，大者如饅，小似梅李，此皆胎中瘀血凝滯而成，須候兒滿月外，方可用針刺破，內如赤豆汁則安，內服五福化毒丹。

小兒黄水瘡

黄水瘡，於頭面耳項忽生黄泡，破流脂水，頃刻沿開，多生痛癢；此因日晒風吹，暴感濕熱，或因內餐濕熱之物，風動火生者有之，治宜蛤粉散，搽之必愈。

保嬰撮要 明·薛鎧

瘡瘍大便不止

瘡瘍泄瀉不止，或因膿血出多，脾氣有傷；或命門火衰，不能生土；或脾氣虛寒，不能司攝；或稟腎虛，不能禁固；或乳母脾胃虧損，元氣下陷，致兒爲患。若瀉而煩熱不寐，脾氣虛也，用東垣聖愈湯。瀉而口乾飲湯，胃氣虛也，用錢氏白朮散。瀉而煩渴飲水，胃經有熱也，用東垣瀉黄散。瀉而色黄，飲食不化，或腹中作痛，脾氣虛弱也，用六君加木香。瀉而色黄，小腹重墜，或大便去而不了，脾氣下陷也，用補中益氣湯。瀉而色青，飲食少思，腹中作痛，肝木侮土也，用六君、木香、升麻、柴胡。東垣先生云：診右關脈弦，風邪傷脾也，用芍藥甘草湯之類；右關脈洪，熱邪傷脾也，用三黄丸之類；右關脈緩，本經濕邪傷脾也，用平胃散之類；右關脈濇，燥邪傷脾也，用異功散加當歸，或四君子湯加熟地黄之類；右關脈沉細，寒邪傷脾也，用益黄散、理中丸之類，寒甚加附子。大凡飲沸湯而不知熱者，陽氣虛，寒之證也，急用四君、桂、附；飲冰水而不知寒者，陽氣亢熱之證也，急用清涼飲之類。又法：以手足并冷者爲虛寒，用五味異功散加薑、桂；不應，急加附子。手足不熱者爲虛熱，用五味異功散、七味白朮散；手足并熱者爲實熱，用瀉黄散，多有更生者。

腮癰

腮屬足陽明胃經，其生癰者，多因兒食甘甜厚味，脾胃積熱所致，亦有乳母鬱怒而受其患者。若因熱積於内，二便不通者，用涼膈散；風邪相搏，二便如常者，用漏蘆湯；胃經風熱或兼咽喉腫痛，用升麻防風湯。

耳瘡

若稟賦陰虛，火動頦間，或兩耳内生瘡，或出膿不止者，宜用地黄丸。若因乳母肝火乘脾，用加味逍遥散；

脾經鬱熱，用加味歸脾湯；膏粱積熱，用東垣清胃散；脾胃風熱，用清咽利膈湯。仍參口瘡治之。

斑疹丹毒脈治

脈浮者，消風爲主。脈浮數者，祛風清熱。脈沉數者，瀉火爲主。脈數按之沉實者，解表攻裏。

外科經驗方 明·薛己〔一〕

丹毒

小兒丹毒，多生頭面四肢，色赤遊走不定，用磁芒令毒血遇刺皆出，更以神功散敷之，内服荆防敗毒散，或五福化毒丹。入腹者不治。

外科心法 明·薛己〔二〕

癰疽論

李氏云：小兒純陽多熱，心氣鬱而多瘡瘍，胎食過而受熱毒，犀角散爲最，餘如常法，大下恐傷其胃。

證治準繩 明·王肯堂

瘡瘍

癰疽證治已詳《瘍醫準繩》。其在小兒，雖肌體柔脆，而天真未鑿，鮮五發之毒，亦無五善七惡之診。初

註〔一〕明·薛己　原缺，據《中醫圖書聯合目録》補。
〔二〕明·薛己　原缺，據同右。同。

生周晬前後，遍體生瘡，俗忌療治。其他小小癰癤，自可敷貼而消。若增寒壯熱，沉困躁擾，爲心腹之害，又當求其本而治之。乳下嬰兒，母子俱服，是在醫師神而明之，無按圖索驥之理。薛氏乃掇大科癰疽證治，贅附保嬰，近於駢拇枝指矣。若夫溯流窮源，明經絡，分表裏，審順逆，則無大小之異，有專科書在，又何贅焉！今第以小兒所專者，集爲是編。以至危且急，殺人頃刻，莫如丹毒，故首列之，且獨加詳焉。

夫瘡瘍皆因臟腑不調，經絡壅滯而得，或由胎毒，或是風化爲蟲，或則熱氣有盛，或是驚入皮膚。其大者是滯於血脈而橫出於皮膚之間，若節其氣血則易破；若或風纏，則生癮軫；或是外邪所入，即多瘙癢而不定。其食毒則滯死其血氣，久則化爲膿也。或作驚瘡者，驚本無物，亦蹉其血氣在臟而爲積在腑，故出皮膚爲瘡，發遍身而四肢難較。風瘡亦發遍身，其形甚小，世呼爲疥熱毒瘡，發處不定，節滯其血，故作瘡。蟲窠瘡常發於脛後作其窠，窠内蟲如虮子；蓋因腹内蟯蟲隨氣而化，其瘡即較而再發，或片子如癬相似，甚有死血瘢。若以藥敷較，只是歸腹中，須是取却蟲方瘥，及與殺蟲藥。

《内經》曰：諸痛痒瘡瘍，皆屬心火。火鬱内發，致有斯疾。蓋心主乎血，血熱生風，熱鬱内甚，遞相傳襲，故火能生土，血注陽明，主肌内風熱與血熱相搏，發見皮膚，其名不一。黄膿而白者，土生金，母歸子也。始生微癢而熱輕；腫痛潰爛，爲熱極血凝化水，氣滯成膿，甚至寒熱作而飲食減，尤爲可慮。宜宣泄風毒，涼心經，解胃熱，用當歸散加黄連、升麻、乾葛，生薑、葱、燈心煎服，及三解散、牛蒡湯、木通散、外塗以四黄散、一抹金。

初生芽兒一塊血，也無形證也無脈。有驚即系是胎驚，有熱即系是胎熱。嬰兒實與乳母一體，凡患瘡疾，但審乳母肝經有熱，用加味小柴胡湯之類；肝經虚熱用加味逍遥散之類；腎水不能生肝，用地黄丸；心經積熱，用柴胡梔子散；心經虚熱，用茯苓補心湯；膏粱積熱，用東垣清胃散；脾經鬱熱，用錢氏瀉黄散；脾經虚熱，用錢氏異功散。若服犀角丸、化毒丹，外敷寒涼之藥，復傷生氣，乃促其危也。

熱毒瘡瘍

小兒因食膏粱厚味，或乳母七情鬱火所致。若腫臖作痛，氣血凝滯也，用仙方活命飲；口渴便秘，熱毒內蘊也，用四順清涼飲，佐以如聖餅；腫硬色赤，熱毒凝聚也，用活命飲，佐以隔蒜灸；腫焮不消，欲作膿也，用托裏消毒散；不成膿，或成膿不潰，氣血虛也，用八珍湯；潰而肉赤不斂，脾血虛也，用四物、參、朮；肉白而不斂，脾氣弱也，用四君、芎、歸；食少體倦而不斂，脾氣虛也，用六君、當歸、升麻。凡藥對證，無有不愈。設或妄行攻毒，元氣虧損，則變惡證而難治矣。大抵瘡瘍屬腑者易治，元氣無虧者不治自愈；屬臟者難治，元氣虧損者則變爲惡證。誤行剋伐，元氣虧損，尤難療理，故切不可用峻厲之劑。觀東垣、丹溪云：但見腫痛，參之脈證虛弱，便與滋補，血氣無虧，可保終吉；若用驅逐敗毒，不免有虛虛之禍矣。

丹毒

《嬰童寶鑑》小兒諸丹毒歌云：丹火初成似火燒，天火渾身赤轉饒。伊火髈邊青黑色，厲從額上起根苗。臀并穀道熛丹毒，如帶鱉紅暴火調。留火發時一日盛，改變無常五色熛。家火頰連雙腋乳，天竈內踝及陰尻。背并膝赤飛丹病，股內臍陰尿竈招。

巢氏云：火丹候，往來如傷寒，赤著身而日漸大者是也。

又云：火丹候狀，發赤如火燒，須臾熛漿起是也。

《嬰孺方》云：火丹者，來往如傷寒，赤著身體，不從傷火而得名，如日出時以從其處，又名日丹。宜同用千金漏蘆散。

經云：赤紫丹瘤，皆心火內鬱而發，赤如丹砂。心主血而火性熱，血熱相搏，陰滯於陽，即發丹毒。心虛寒則癢，心實熱則痛。先用百解散表之，次以當歸散加連翹、荆芥水煎服，及牛蒡湯加炒麻仁研碎同煎，與宣熱拔毒；其次赤葛散，或初用化丹湯亦好。

有身上發時，亦如前證，不甚燥癢，但見出浮於遍體，神昏不悦，名陰毒證。先以冲和飲加南木香，水、薑煎服；次用當歸散、雄黄散。然此二證不問赤白，若入腹入腎，多致爲害，不可輕視如常，自取困耳。大抵丹毒雖有多種，病源則一。有赤丹毒遍身癢者，或女子十五六而脈未通者，多發丹疹，皆由血有風毒乘之，宜服防己散。

小兒黑斑、紅斑、瘡癢、癮疹，并用防風通聖散治之。

胎毒發丹

胎毒發丹者，因胎毒内伏，或頻浴熱湯，或著烘衣，或乳母飲食七情，内熱助邪爲患。發於頭面四肢，延及胷腹，色赤遊走不定。古人云：從四肢起入腹囊者，皆不治。當急令人隨患處遍吮毒血，各聚一處砭出之，急服活命飲。惟百日内忌砭，以其肌肉難任也。若發散過劑，表虚熱而赤不退者，用補中益氣湯加防風、白芷；寒涼過劑，胃氣受傷而熱赤不退者，用異功散加柴胡、升麻；或兼發搐等證，用四君、升麻、當歸、鈎藤鈎。若復用攻毒，必致不起。頭額間患者，當臥鎌砭之。

傷食發丹

傷食發丹者，因脾胃之氣方充，乳食過多，不能運化，蘊熱於内而達於肌表也。若因乳食停滯者，先用保和丸消之，大便秘結，量加大黄通之；乳食既消而丹尚作者，用清中解鬱湯治之；丹邪既去而乳食不思者，用五味異功散補之；發熱作渴，或飲食少思者，用七味白朮散補之。大凡飲食厚味所致者，赤暈或行而緩慢；若飲燒酒，或誤吞信石所致者，遍示赤暈，其行甚速。又有瘡瘍發焮，周圍有赤暈，其熱消散，或膿出自退。凡此俱忌砭法，皆宜安裏爲主，不可攻伐。若自吐瀉，亦不可止之。吐瀉中有發散之意。因飲燒酒者，飲冷米醋一二杯解之，此神妙之法也。因母多食炙煿膏粱，或飲燒酒，或服辛熱燥藥，或鬱怒傷肝脾，致兒爲患者，當參胎熱毒瘡瘍治之。

驚丹

嬰孩生後百日之內，半歲以上，忽兩眼泡紅暈微起，面帶青黯色，向夜煩啼，或臉如胭脂，此伏熱在內。亦有臉不紅者。始因居胎之時，母受重驚，驚邪傷胎，遞相傳襲，形發於外，初發時散生滿面，狀如水痘，脚微紅而不壯，出沒休息無定，收到頸項，赤如朱砂，名爲驚丹。用四聖散，先洗其目；次百解散加五和湯同煎，與解驚熱丹毒。牛蒡湯、當歸散、三解散、黄芩四物湯皆可爲治。

如驚丹發至胷乳間，微有痰喘作搐，急宜宣熱拔毒，免致内攻，爲害不淺。五和湯加升麻、生乾地黄，水薑燈心煎服，則自消除；仍用前數藥調治，不生他證。或投萬安飲。

五色丹

夫小兒五色丹者，由丹發而改變無常，或青、黄、白、黑、赤。此是風毒之熱，有盛有衰，或冷或熱，故發爲五色丹也。孔氏家傳用小柴胡湯，如法煎服，以滓傅丹上，良。

白丹

夫白丹者，由挾風冷之氣，故使色白也。初發癢痛，微虛腫，如吹奶起，不痛不赤而白色也。

赤丹

夫赤丹者，由風毒之重，故使赤也。初發起大如連錢，小者如麻豆，肉上生粟，色如鷄冠，故亦謂之茱萸丹也。

黑　丹

夫黑丹者，由風毒傷於肌肉，故令黑色也。初發癢痛，或熛腫起，微黑也。

天火丹

夫小兒丹發肉中，有如丹赤色者，大者如手，劇者遍身赤痒，故號天火丹也。

赤　流

夫小兒身上或一片赤色如胭脂，及漸引，此名丹毒，俗謂之流。若因熱而得者色赤，或因風而得者色白，皆腫而壯熱也。可用一鈹刀以砭去其惡血。毒未入腹者，可療也。

身有赤處

小兒因汗，爲風邪熱毒所傷，與血氣相搏，熱氣蒸發於外，其肉赤而壯熱也。

王氏禁土鬼丹及虵纏丹

顱顖經二十二種丹證治

霹靂䨺霦靇。

一氣念二十一遍，吹在病處，自立東南方上，令病人在西北方，以大指掐中指頭節紋，以第二指掐大指中節，兩手皆然，吹時即放手。持呪四十九日，於五更初向北受持。

竈額丹：先從頭上起，漸滿身，其丹赤色，用猪槽下土并桃柳根皮搗末，生油調敷。
竈尾丹：從腰起，黑色遍身疼痛者，用堂屋四角草燒灰，入白礬末，鷄子白和塗。
龍火丹：先從腹起至心，微黄赤色，用屋脊上草燒灰，松花白、鷄子黄、猪槽内水調塗。
君竈丹：從右手上起，引似虵行，赤色，用竈下土油調塗。
母竈丹：從左脚上起者，用燖猪湯，竈額上灰敷。
女竈丹：從陰上起紫赤色，用女兒小便，生煤竈右邊磚縫上土，和調塗。
朱黄丹：從右脚起，徹至遍身，用屋四角草，鐵匠家磨刀水調傅。
星子丹：從頭起，徹遍身如錢大，赤色，用桃樹向北枝燒灰，油調敷。
蜂子丹：從頭面四向徹，用竈頭上土，入膩粉，以鷄子白調敷。
亂神丹：天下惡證，從肚内起，出口内，紫黑色者，用善火草、白礬末并蜜，入洗銀水調服之。
住火丹：從背上起黄赤色，用壁上土猪槽下土，白礬末、生薑汁、生油調塗。
母子丹：從眼眶上起，用白礬、蛤粉、樟柳根杵汁和塗之。
火餤丹：從前心起，頭痛如火燒，用善火草、猪槽下土、鷄子黄調塗。
蜘蛛丹：滿身痛，用白礬、皂莢燒灰，猪槽下泥和塗。
佛家丹：從耳起，用乳香、善火草、瓦霤内土，油調敷。
神氣丹：從頭背上起，用牯牛骨燒灰，羊脂調塗。
熛火丹：從背胛起，用生麻油合猪槽下泥塗之。又巢氏云：丹發於背臂及縠道者，名熛火丹。《嬰孺方》
治熛火丹，用景天草十兩，真珠一分，杵爲膏，封丹上。
胡漏竈丹：從臍中起，用屋滴水調竈中土塗。
胡吹竈丹：從陰上起，用水茄窠下泥，和苦酒塗之。

土竈丹：從踝起，用屋四角茅草、竈橫麻燒灰，鷄子白調塗。

野竈丹：從背起，用柔香茸、蒴藋、赤小豆末塗。

神竈丹：從肚起，用土蜂窠、杏仁、膩粉，生油調塗。

本事方十種丹瘤毒所起證治

一、飛竈丹：從頭頂起，先腫，用葱白研，取自然汁塗。

二、古竈丹：從頭上紅腫痛，用赤小豆末，鷄子清調塗。譚氏方不拘何處皆治。

三、鬼火丹：從面起，赤腫，用竈心土，鷄子清調塗。又此方不拘何處皆治，妙妙。

四、天火丹：從背起赤點，用桑白皮末，羊脂調塗。

五、天竈丹：從兩臀赤腫黃色，柳葉燒灰，水調塗。臀一作臂。

六、水丹：從兩脅虛腫，用生鐵屑研末，猪糞調塗。

七、葫蘆丹：從臍上起，黃腫，用檳榔爲末，米醋調塗。

八、野火丹：從兩脚赤腫，用乳香末，羊脂調塗。

九、煙火丹：從兩脚有赤白點，用猪槽下土，麻油調塗。

十、胡漏丹：從陰上起黃腫，用屋漏處土，羊脂調塗。

右此十種丹毒，變易非輕，治之或緩，則致不救。故予不惜是方，能逐一仔細辨認，依此方法治之，萬不失一。如經三日不治，攻入臟腑則終不救，不可緩也。

赤白遊腫

夫小兒有肌肉虛者，爲風毒熱氣所乘，熱毒搏於血氣，則皮膚赤而腫起，其風隨氣行遊不定，故名也。

又有遊腫之狀者，爲青黄赤白，無復定色，遊走於皮膚之間，肉上微光是也。治遊腫，以生布一片蘸油，以火燃之，持照病上，呪曰：日遊日遊，不知著脂，火燎你頭！呪七遍，即瘥也。

又云：凡天下極冷，無過藻菜。但有患熱腫毒丹等，取渠中藻菜細切熟搗，敷丹上，厚三分，乾即易之。予謂不可以此塗，若毒在表，猶可措手；若抑之則外不得泄，勢必入裏。必先服托裏藥，方可施此。

辨小兒欲發丹毒候

初生小兒，蓄伏胎熱，欲發丹者，必先見於外，但人不之察耳。小兒在襁褓中無故眼生厚眵者，此丹毒欲發之候也；更微喘急者，毒氣已甚而上乘於肺也。才覺有此證，急以水調龍腦飲子，或藍根、犀角等藥，潛消其毒。如渾身已有赤處，即更以芸薹等外挫其鋒，消息而次第治之。予家凡兩兒，初生眼有厚眵，後俱發丹，何宰宜人外孫女生七日眼多眵，已而小腹下有赤丹一點如錢，漸漸引開，上至腹心而死。不可不知也。

初虞世謂百日内發必死不治，然亦有可治者，不可不治也。

禁　忌

大凡小兒病諸丹腫，其勢雖盛，切不可遽用大黄、芒硝輩快藥大下之，恐毒氣乘虚入裏，以客爲主，則難施功也。但用性平解毒托裏藥，當調停臟腑，微微通利而已。此則護元氣而排外邪，庶保十全也。比舍陶氏子半歲病丹，醫以青金丹下之太過，蓄毒入裏，發喘生驚而死。蓋嬰孺肌膚柔弱，易虚易實，而服藥復不能多，治之固不可怠慢，然亦不可躁急，全在精專調護，以保無虞。世俗多不知此，故廣記而備言之。

小兒丹發，若預度其勢必展引至咽頸腹心，陰尻諸虚處，可先用塗藥以護之，仍砭其引頭所向，微出惡血以泄其毒。或謂當以篦子刮去惡血令盡，直至清黄水出即止，此必勢危氣壯而血熱者始宜之。大抵此疾，人受之有輕重，年長氣實，乃能禁當；若未滿月兒而感之又重，恐不可概用此法。無爲主簿張康道子二歲，火餤丹，魯醫爲砭之，出惡血盞餘，兩日而殂。不可不知也。

《本草》云：大人小兒丹毒，宜食鯽魚鱠及蛇。蛇即水母，名海蜇者是也。然不可以宜食而恣食之，反能爲害。鯽魚亦魚類，得無不宜。

禁　法

無爲南汰寺僧宋澄師傳酎文法禁火餤丹：用松明五條，細如箸，以火點著一頭，右手執之，大指掐定第二指中節紋，左手亦如此掐定；面北立，静想北方壬癸水，渺漫無際，一口吸盡，吹在火上，再想再吹，如是三次；將火向自己口中試，如不燒人，即以松明火於小兒丹上周回焠一遭，兼於丹上十字焠過，即已。如試得燒人疼，更想吸水。正旦及端午日受持。

古今圖書集成醫部全録卷四百五十四

小兒瘡瘍門

證治準繩 明·王肯堂

疔瘡

諸瘡惟疔瘡爲甚，殺人亦速。古云：疔有十二種，種各不同，内三十六疔，滿其數即不可救；亦有不滿其數而死者，乃毒氣走散故也。若痘毒染人，發於頭面或遍身者，又非此類。在小兒，多因乳母食有毒之物，或兒卒中飲食之毒，或感四時不正之氣，皆能致之。其瘡多生頭面四肢，形色不一，或如小瘡，或如水泡，或痛或癢，或麻木不仁。外證寒熱，嘔吐惡心，肢體拘急。大要當分邪之在表在裏，急用隔蒜灸法，幷解毒之劑。若不省人事，牙關緊閉，急以奪命丹爲末，熱酒調灌。如食生冷之物，或用涼水淋洗，則輕者難愈，重者不治。生於兩足者，多有紅絲至臍；生於兩手者，多有紅絲至心；生於脣口之内者，多有紅絲入喉。急用針挑出惡血，以泄其毒，可保無虞。其在偏僻之處，藥難導達者，惟灸法有回生之功；若投峻厲之劑，是促其危矣。小兒肌肉柔脆，且不能言痛否，灸法須將蒜切薄片，著肉一面，略剜少空，灼艾燃蒜，先置大人臂上，試其冷熱得宜，然後移著瘡上；又别灼艾如前法試之，以待相易，勿令間歇。

時毒

小兒時毒，因四時不正之氣，致鼻面耳項或咽喉赤腫，寒熱頭疼；甚者恍惚不寧，咽喉閉塞，狀如傷寒，五七日間亦能殺人。脈浮數者，邪在表；脈沉濇者，邪在裏。在表用葛根牛蒡子湯；在裏梔子仁湯；表裏俱病者犀角升麻湯。甚則宜砭，及用通氣散宣泄其毒，旬日自消。若不消而欲作膿者，用托裏消毒散；欲收斂者，用托裏散。若咽腫不能言，頭腫不能食者，必死。

流注

小兒流注，乃氣流而滯，血注而凝，元氣不足之證也。或因閃跌墮傷，或因肝火氣逆，或因六淫內侵，或因脾虛食積，或因稟賦所致，結於四肢節髀，患於胷腹腰臀，或結塊，或漫腫，或作痛，悉用葱熨之法，須固元氣爲主。閃跌者，和血定痛丸；肝火者，九味蘆薈丸；食積者，四味肥兒丸。藥能對證，未成自消，已成自潰。若膿成不潰者，元氣虛也，先補而針之，庶使毒氣不致內攻，氣血不致脱陷。若膿出而反痛者，氣血虛也，用八珍湯。作嘔少食者，胃氣虛也，用四君子湯。欲嘔不食，或腹作脹者，脾氣虛也，用六君子湯。口噤搐搦者，氣血虛極而變證也，十全大補湯。內熱晡熱，陰血虛也，四物、參、芪、白朮。表熱惡寒，陽氣虛也，十全大補湯。熱來復去，或晝見夜伏，晝伏夜發者，虛熱也，當大補元氣。若色赤腫起而膿稠者，尚可治；不赤硬而膿清，或脈洪大，寒熱發渴，及不受補者，皆不可治。

天蛇毒

手指頭生瘡，俗名天蛇毒。然五指各有經絡，拇指屬手太陰肺經，食指屬手陽明大腸經，中指屬手厥陰心包絡經，無名指屬手少陽三焦經，小指屬手少陰心經。亦有患於足者，足跗屬肝膽胃三經，大指屬肝脾二經，次指屬膽經，小指屬膀胱經。各當隨經而治其致患之由。或因胃中積熱所致，或因乳母膏粱厚味所致，或因濕熱下流，或因風毒外中，大率多由所稟足三陰之經虛，故邪得以入之也。其初患腫痛者，先用仙方活命飲，次用托裏消毒散。元氣下陷，重墜作痛，久而不潰者，用補中益氣湯。若服敗毒散及敷寒涼之劑，則瘡口變黑，或努肉突出，或指皆黑。大抵手足爲氣血難到之處，手屬於胃，足屬於脾，不可損其真氣。丹溪以臀居僻位，尚言氣血罕到，况肢末乎？故寒涼剋伐之藥所宜深戒者也。

天泡瘡

天泡瘡狀如水泡，屬肺胃二經風熱。若發熱焮痛，邪在表也，用人參敗毒散；發熱欬嗽，邪在肺也，用加味瀉白散；熱渴便秘，邪在内也，用加味清涼飲。此肌膚之證，當去毒水，以金黄散或黄蘗、蚯蚓敷之，當歸膏亦善。既安，不必服藥。若因攻伐過度，元氣虚而變生别證者，當參各門治之。

楊梅瘡

楊梅瘡乃天行時毒，亦有傳染而患之。或稟賦所得者，受證在肝，故多起於下部。治失其宜，多致蝕傷眼目，腐敗腎莖，拳攣肢節。初起之時，上體多者，先用荆防敗毒散；下體多者，先用龍膽瀉肝湯；大便秘者，先用大連翹飲，後用换肌消毒散。若蝕傷眼目，兼用九味蘆薈丸、六味地黄丸；肢節拳攣，兼用蠲痹解毒湯。若因脾胃虧損而不能愈者，先用異功散，後用换肌消毒散。若用輕粉之藥，多致敗證也。

按　楊梅瘡起於近代，多淫夫御不潔之婦，傳染而致者。其在小兒，得之乳抱傳染者，輕；得之父母遺體者，重。治法與大人同，更當求之專科。

王爛瘡

夫小兒腑臟有熱，熱熏皮膚，外爲濕氣所乘，則變生瘡。其熱偏盛者，其瘡發勢亦盛，初生如麻子，須臾出大汁，潰爛如湯火所傷灼，故名王爛瘡也。

紅絲瘡

有一種紅絲瘡，雖非丹胗，其毒實同。多生於兩手中指節上，男左女右，則尤甚也。其狀但一水泡，清澄光瑩，如小鷄頭大，其底下濈濈然數十如小針孔，不癢不痛，都無妨礙。泡邊則有一絲脈如紅絲，隱隱在皮裏，其行甚速，循臂而上，過肘則危，至心即死。有此證者，急以針迎頭挑斷，或嚼白梅封之，絲即不行。

惡核瘰癧

瘰癧一證，先賢名曰九漏。究其所因似熱，稽考形狀非一，不過隨象命名。大概初發於頸項肌肉之間，未成膿者，從本引末，可使衰去，針之、灸之、敷之，從其所因而施療。然小兒幼弱，豈堪針灸？但以服餌塗貼之劑爲治。此疾多生於耳後及頸項兩旁，初發止是一枚，次必連生大小十數，纏繞項下，纍纍如貫珠，逐個先腫，作膿穿破。輕者可愈，重者難治。先穴漏膿，長歲不乾，謂之漏項。原其得病之初，自是三陽感受風熱，與血氣相搏而成。治以百解散加當歸散，水、薑、葱、燈心煎服；次用元參飲及牛蒡湯、木通散、内消丸與之，宣熱化毒；洗以槲皮散，塗用白芨散、一香散，使血氣行，膿乾汁盡，則自愈矣。仍忌䐈毒野味，其證不致再作。

熱毒瘰癧，乃手足少陽、足厥陰三經風熱之證，或肝疳食積所致。其證發於項腋，或耳前後，或如貫珠，當分表裏虚實。若焮赤腫者，肝經熱毒也，用人參敗毒散；作痛寒熱者，肝火内作也，用加味小柴胡湯；不痛而小便黄，肝血虚也，用六味地黄丸；隱於肉裏而色不變者，肝疳内作也，用九味蘆薈丸；膿成而不潰，或潰而不斂者，脾氣虚弱也，用益氣養榮湯。凡此腫焮疼痛，寒熱作渴者，屬病氣有餘，形氣不足，宜清肝火生肝血；腫硬不潰，潰而不斂者，屬病氣形氣俱虚，治宜補腎水，實脾土；若因乳母恚怒，肝火遺患者，又當隨所因而治之。

驚風結核，屬肝膽二經，風木相火用事，木旺生風，熱同化，其病抽掣擾動，此乃風熱血燥而然耳。蓋風動則肝火盛，火盛則肝血内消，血不能養筋，故筋攣結核如貫珠。然頸項兩側，正屬肝膽經部分，治宜滋腎水，清肝火，養陰血，壯脾土。蓋腎水旺則肝火自清，肝火清則陰血自生，陰血生則相火自寧，火既寧則無熱傷元氣火乘土位之疾矣。

胎毒瘰癧者，乃稟肝膽二經鬱火氣滯所致。蓋肝膽經行人身之側，若因肝火動而受患，故發於肝膽二經部分，當審其因而藥之。或因乳母恚怒，或血虚内熱者，當審其所因而調其母，不可用峻厲之藥，恐傷元氣也。

瘡疥

小兒經絡藴熱，頭面及身體生瘡，四君子加瓜蔞根、桔梗各半錢，煎服。

小兒惡瘡，天氣温和，頻與澡洗，更衣，名曰外宣，亦不宜服藥。小兒不得已而服藥，此乃下法。若將養合宜，何疾可侵？更令乳哺有節，勿令過飽，此養生之理也。胎毒瘡疥，因稟胎熱，或娠母飲食之毒，七情之火。初如乾癬，後則膿水淋漓，或結靨成片。或發於兩眉，或耳前後髮際之間，屬手少陽經；若發於四肢，屬脾胃經；發於兩脅，屬肝經；發於額屬心經；發於腦屬膀胱經；發於頦頰屬腎經。當隨各經所主，五臟勝負，及乳母食啖厚味鬱怒所傳致而調治之，不可驟用化毒、犀角等丸。設元氣復傷，轉變他證，尤爲難療。

熱毒瘡疥，因乳哺過早，或嗜甘肥，臟腑積熱，或母食膏粱厚味，或七情内火所致，當分臟腑所屬之因，病之虚實，調其血氣，平其所勝。如肝經實熱用柴胡清肝散，虚熱用六味地黄丸。心經實熱用導赤散；虚熱用補心湯。脾經實熱用瀉黄散；虚熱用補中湯。肺經實熱用瀉白散；虚熱用五味異功散。腎經熱用六味地黄丸。大凡手足冷者屬虚寒，手足熱者屬實熱。脈沉數有力，作渴飲冷，大便乾實，此邪在裏，宜内疎；若脈浮數有力，作渴飲冷，此邪在表，宜發散。若脈浮大按舉無力，或作渴飲湯，乳食少思，此真氣虚而發熱也，調理脾胃，其病自愈，切不可用寒涼之劑，復損真氣。嬰兒宜調治乳母爲主。

諸疳瘡疥，因脾胃虧損，內亡津液，虛火妄動，或乳母六淫七情，飲食起居失宜，致兒爲患，當分其因，審其經而平之。如面青寒熱，或白瞖遮睛，肝經之證也；面赤身熱，或作渴驚悸，心經之證也；面黄體瘦，或作渴泄瀉，脾經之證也；面白欬嗽，或鼻間生瘡，肺經之證也；面黧體瘦，或喜卧濕地，腎經之證也。嬰兒宜調治乳母。若不審五臟勝負，形病虛實，妄行敗毒，多致不救。

癬瘡治法：浸淫瘡宜用苦瓠散塗之；乾癬宜用羊蹄根絞自然汁，調膩粉塗之；濕癬宜用青金散貼之。

斑疹

潔古云：斑疹之病，焮腫於外者，屬少陽相火也，謂之斑；小紅靨隱於皮膚中者，屬少陰君火也，謂之疹。斑疹并出，則小兒難禁。然首尾俱不可下。大抵安裏藥多，發表藥少。小便秘則微疎之。身温者順，身涼者逆。大忌外敷寒涼，內用疏導，無此二者，可保無虞。

黄水粘瘡

小兒黄水粘瘡，屬肝脾二經風熱積熱所致。邪在表而痛癢者，輕則犀角消毒散，重則連翹防風湯。邪在內而大便秘者，輕則九味解毒散，重則大連翹飲。若頭目不清，憎寒壯熱，作渴便秘者，表裏俱有邪也，加味清涼飲。若悞服剋伐之藥而致發熱惡寒者，肺氣傷也，用四君、桔梗、柴胡。發熱嘔吐，胃氣傷也，用異功散。發熱作瀉，脾氣虛也，用六君子湯，并加柴胡、升麻。餘當隨證裁之。

頭面瘡

人身諸陽之氣，會於首而聚於面，其有患瘡痍者，因臟腑不和，血氣凝滯於諸陽之經，或稟賦腎陰虛肝火，或受母胎毒，或乳母六淫七情，或食膏粱醇酒，或兒食甘肥厚味所致。其因不同，當各辨其經絡，審其所因而治之。若發於目鋭眦、耳前，上頰抵鼻，至目内眦者，皆屬小腸經，發於巔及頭角下頰，耳後腦左右者，皆屬膽經；發於頰前鼻孔，及人中左右者，皆屬大腸經；發於鼻之挾孔下脣口，及承漿、耳後、頰車、耳前、髮際額顱者，皆屬胃經；發於目内眦，上額尖，至後腦項者，皆屬膀胱經。既察其經，即當分治。若稟腎火者，用六味地黄丸；胎毒者，犀角消毒丸；食積疳者，四味肥兒丸；乳母膏粱者，東垣清胃散。至於諸腑受病，必兼諸臟，故患於額間屬心經，發熱飲冷者爲實熱，用導赤散；發熱飲湯者屬虚熱，用養心湯。左腮屬肝經，或頸項勁强者爲實熱，用柴胡清肝散；或咬牙煩悶者，虚熱，用六味地黄丸。右腮屬肺經，欬嗽飲冷者爲實熱，瀉白散；發熱欬嗽者爲火刑金，用人參平肺散。鼻間屬胃經，發熱飲冷，大便黄硬者爲實熱，用瀉黄散；發熱飲湯，大便清白者爲虚熱，用異功散。患於頦及耳輪者屬膀胱經，腎無實證，用地黄丸。若瘡已潰，久而不愈，則當審其臟氣之相勝，病邪之傳變，而以調補脾胃爲主。若因乳母遺熱爲患者，當先治其母，則兒病自愈也。

頭　瘡

小兒頭瘡，是六陽受毒熱而攻頭成瘡也。若頭上散成片，常常燥癢，毛髮稀少，有類白屑，此因積熱上攻，名曰禿瘡。瘡雖生於頭，世人只知以藥外傅得愈，不踰旬月，其瘡又發，何爲而然？蓋頭者，諸陽所會之處，《洪範》五行火曰炎上，熱毒上攻，兩陽相灼，故瘡生於頭。法當解陳莝之積熱，導心經之煩躁，斯可矣。又用防風通聖散酒製，除大黄另研爲末，再用酒拌晒乾爲末，每一錢水煎，日四五服，至三十貼見效。

面　瘡

治小兒面瘡，通面爛無全膚，膿水淋漓不效者，陳年臘、猪油不入鹽者敷之，神效。

眉　煉

眉煉者，小兒兩眉間生瘡如疥癬，當求其因而藥之。蓋眉屬膽經，若原稟肝膽經熱，或乳母肝膽經有熱者，用柴胡梔子散，或乳母食厚味醇酒者，用加味清胃散；或乳母有鬱怒者，用加味逍遥散。俱與乳母服，子亦飲少許，仍參前證主之。

眉煉治法，用青金散傅之；如不愈，燒小麥存性，細研，好酒調塗。

耳膿

湯氏云：耳有五般，常出黄膿者爲聤耳，出紅膿者爲膿耳，出白膿者爲纏耳，疳臭者爲伍耳，耳内虚鳴出青膿者爲震耳。證雖五般，病源一也。皆由風水入耳，積熱上壅而成。若不早治，久則成聾。宜胭脂膏治之，仍服化痰退熱等劑即愈也。

口瘡

口瘡一證，形與名不同，故治法亦異。有發於未病之前，有生於已病之後。大抵此疾不拘肥瘦，有血氣盛者，又加將養過温，或心脾二經有熱，或客熱在胃，熏逼上焦而成其瘡，此爲實證，宜宣熱拔毒，使無炎熾，自然作效。可用當歸散加升麻、乾葛、黄芩、水薑、葱，燈心煎服，及投牛蒡湯，拔毒飲、木通散，點以硝黄散。

若口内白爛於舌上，口外糜潰於脣弦，瘡少而大，不甚爲痛，常流清水，此因脾胃虚熱上蒸，内已先發而後形於外，宜百解散疎表；當歸散，水、薑、棗煎服，和胃氣，理虚熱；次投牛蒡湯、三解散，塗以緑袍散，立效。飲黄金散，或投天竺黄散、地黄膏。

若瘡生於口角，是脾有積熱，才開口則燥痛，飲食多難。甚至再有外風吹著，便覺拆裂，微有清血，謂之燕吻瘡。治法同前藥餌；輕者，用甑蓋上炊流汁塗之，亦驗。

有口脣下成小片赤爛，此因飲食膩汁，淋漓不潔。蓋以嬰兒皮肉脆嫩，浸漬成瘡，及有風熱乘之，名曰承漿瘡，又謂之疳蝕瘡，其所因者一也。治法同前證内藥劑。

有無故口臭糜潰而不成瘡，或服涼劑，或塗末藥，不能療者，此名元焦。故叔和《脈訣》曰：陰數脾熱弁口臭，是脾家有虚熱上攻於口，宜服回陽散。兒大者用黑錫丹，早食前，新汲水入鹽少許調勻送下，與正元氣，及參苓白朮散、調元散服之，以立效飲、黄金散、乾點潰爛處，或用蜜同熟水調點舌上，令其自化，嚥下無妨。仍忌毒物。

諸疳口瘡，因乳哺失節，或母食膏粱積熱，或乳母七情鬱火所致。其證口舌齒齦，如生瘡狀，若發熱作渴飲冷，額間色赤，左寸脈洪數者，此屬心經，先用導赤散清心火，次用地黄丸滋腎水。若寒熱作渴，左頰青赤，左關脈弦洪者，屬肝經，先用柴胡梔子散清肝火，次用六味地黄丸生肝血。若兩腮黄赤，牙齦腐爛，大便酸臭，右關脈洪數，按之則緩者，屬脾經，用四味肥兒丸治脾火，以五味異功散補脾氣。若發熱欬嗽，右腮色赤，右寸脈洪數，按之濇者，屬肺經，先用清肺飲治肺火，用五味異功散補脾胃。若發熱作渴，兩頦黧色，左尺脈數者，屬腎經不足，先用六味地黄丸以生腎水，次用補中益氣湯以生肺氣。又有走馬疳者，因病後脾胃氣血傷損，虚火上炎，或痘疹餘毒上攻，其患甚速，急用銅緑散、大蕪荑湯。輕則牙齦腐爛，脣吻腮腫；重則牙齦蝕露，頰腮透爛。若飲食不入，喘促痰甚，此脾胃虚而肺氣敗也；腮頰赤腐不知痛者，此胃氣虚甚而肉死也，弁不治。

經云：手少陰之經通於舌，足太陽之經通於口，因心脾二經有熱，則口舌生瘡也。當察面圖部位，分經絡虚實而藥之。若元氣無虧，暴病，口生白屑，或重舌者，用亂髮纏指蘸井花水揩之；或刺出毒血，以柳花散敷之。上齶腫脹或有泡者，弁令刺破，敷前散，或以青黛搽之。刺後又生，又刺。若脣吻坼裂者，用當歸調柳花散敷之。若元氣虧損，或兼服寒涼之藥，作嘔少食者，此虚熱也，用五味異功散加升麻、柴胡。若泄瀉作渴者，脾胃虚弱也，用七味白朮散。若腹痛惡寒者，脾胃虚寒也，用六君、薑、桂。若因母食酒麵煎煿者，用清胃散。若因母飲食勞役者，用補中益氣湯；肝脾血虚者，用加味逍遥散；鬱怒内熱者，用加味歸脾湯，母子弁服。若泥用降火，必變慢脾風矣，仍參吐舌弄舌治之。

口瘡服涼藥不愈者，此中焦氣不足，虛火泛上，宜附子理中湯。

腮癰

腮屬足陽明胃經，其生癰者，多因兒食甘甜厚味，脾胃積熱所致；亦有乳母鬱怒，兒受其患者。若因積熱於内，二便不通者，用涼膈散。風邪相搏，二便如常者，用漏蘆湯。胃經風熱，或兼咽喉腫痛，用升麻防風湯。若稟賦陰虛火動，頦間或兩耳内生瘡，或膿出不止者，宜用地黄丸。若因乳母肝火乘脾，用加味逍遥散；脾經鬱熱，用加味歸脾湯；膏粱積熱，用東垣清胃散。脾胃風熱，用清咽利膈湯。仍參口瘡治之。

臂癰

臂癰之證，當分經絡，所屬受證之因而治之。上廉屬手陽明經，下廉屬手太陽經，外廉屬手少陽經，内廉屬手厥陰經，内之上廉屬手太陰經，内之下廉屬手少陰經。或經絡熱鬱，風邪外干，氣血有乖，即生癰毒。若因心經有熱者，導赤散加黄連。心包絡有熱者，柴胡梔子散。肺經有熱者，瀉白散。大腸經有熱者，大連翹飲。焮腫作痛者，血氣凝結也，用仙方活命飲。腫痛不散者，欲作膿也，用托裏消毒散。膿熟不出者，氣血虛也，用托裏消毒散。膿出反痛者，氣血虛甚也，肌肉不生者，脾胃氣虛也，用五味異功散，不可外敷生肌散，恐反助其邪而肌肉難長也。

腋癰

腋癰屬足少陽、手少陰、手厥陰三經，小兒患之，多稟賦肝火所致。初起先用活命飲，次用柴胡梔子散。五七日間，作膿，焮腫作痛者，亦用活命飲，殺其大勢，雖潰亦輕而易斂。若膿已成，用托裏消毒散。已出，用托裏散。如有變證，當隨證治之。

脅癰

脅癰者，足厥陰少陽之經，相火之司也，乃木之主。肝膽之氣不平，則風火内搏，榮逆血鬱，熱聚爲膿，而癰腫之所由生也。亦有稟賦母氣肝膽之熱，恚怒之火而致。然初患焮腫作痛者，宜用柴胡梔子散；未消者，用仙方活命飲。其熱既殺而腫不消者，則必成膿也，乃用托裏消毒散。其膿已成，以代針膏决之，仍用托裏散自愈。若膿出而痛止腫消，則不必用藥也。

腹癰

腹癰者，患於臍下，或傍二寸許，屬脾經；近脅屬膽經。蓋因脾經陰虚，氣滯血凝，或因脾虚，飲食積熱所患。若焮腫作痛者瀉黄散，堅硬腫痛者清胃散，腫痛便秘者清涼飲。如此而仍痛者，瘀血凝滯也，活命飲。既用此藥而不消，則内欲作膿也，用托裏消毒散。若膿出而痛不減者，毒未解也，亦用前藥。若膿出而反加痛，及膿水清稀者，氣血虚也，用參芪托裏散。若食少體倦者，脾氣虚也，用五味異功散加當歸、柴胡、升麻。晡熱内熱者，脾血虚也，用四君、當歸、丹皮。如有他證，當隨證治之。

臀癰

臀癰屬膀胱經濕熱，或稟賦陰虚。若腫硬作痛，用内托羌活湯；微腫微痛，用托裏消毒散。若初起大痛，或五日之間似消不消，似潰不潰者，先用仙方活命飲，飲後用托裏消毒散。若已潰，食少體倦，瘡不生肌，脾胃虚弱者，用五味異功散加柴胡、升麻。稟賦陰虚，小便數而不斂者，加減八味丸。氣虚，久不生肌收口，用豆豉餅及補中益氣湯，培養元氣。若用解熱攻毒，及敷圍寒涼之劑，則氣血受傷，必成敗證矣。

腿癰

腿癰之證，所主之經不同，而所治之法亦異。發於内側者，屬肝脾二經；發於外側者，屬膽胃二經。漫腫堅硬者，元氣虚弱也，用内補黄芪湯。腫勢高焮者，元氣未虚也，用内托柴胡黄芪湯，外幷用隔蒜熨法。若瘀血凝滯而不消，或不作膿者，用活命飲。血氣虚弱而不能潰，及不生肌肉者，用托裏散。此其梗概云爾。

肺癰

肺癰肺痿，因脾肺氣虚，腠理不密，外邪所乘；或母食辛辣厚味，遺熱於兒；或兒有病，過於汗下，内亡津液，虚火爍肺，或服剋伐之藥，虧損脾胃，不能生肺金。其證惡風欬嗽，鼻塞項强，呼吸不利，甚則四肢微腫，欬唾膿血。若吐臭穢，胷中隱痛，脈數而實者，爲肺癰。欬嗽涎沫脈數而虚者，爲肺痿。惡寒喘嗽者，寒邪内藴也，小青龍湯。欬唾膿穢者，此肺癰内潰也，桔梗湯。竊謂前證若喘欬短氣者，脾肺氣虚也，五味異功散。欬唾膿痰，左尺脈數而無力者，腎氣虚也，六味地黄丸。欬唾膿痰，右關脈數而無力者，脾氣虚也，七味白朮散。若發熱喘嗽，唾膿不食者，脾肺虚甚也，難治。大要補脾肺，滋腎水爲善，仍審五臟相勝，乳母七情。後證倣此。

腸癰

張仲景云：腸癰之證，因飲食積熱，或母食辛熱之物所致。小腹按之則痛，小便數似淋，腹急惡寒，身皮甲錯，或自汗惡寒。若脈遲緊未有膿者，用仙方活命飲，以解其毒；脈洪數已有膿者，服太乙膏以下其膿；小腹疼痛，小便不利者，膿壅滯也，牡丹皮散主之。竊謂經云：腸癰爲病不可驚，驚則腸斷而死。故坐卧轉側之間，須令徐緩，時少飲薄粥，及用八珍湯，固其元氣，静養調理，庶可保也。

便毒

便毒，因肝火肝疳，或稟肝經熱毒。若初起腫硬作痛者，先用龍膽瀉肝湯一二劑；腫痛不減，用仙方活命飲二劑；五七日不減腫尚硬，亦用前二藥各一劑；如不消或更痛，欲成膿也，用活命飲一劑，却用托裏消毒散加柴胡、山梔一二劑。若膿已成而不潰者，血氣虚也，用托裏消毒散一二劑。膿已潰而痛不止者，毒氣不解也，用活命飲一劑；若膿已出而反痛者，血氣虚也，用內補黄芪湯；膿已潰而發熱煩躁者，氣虚血脱也，用當歸補血湯；膿已潰而惡寒發熱者，血氣俱虚也，用十全大補湯；膿已潰而惡寒者，元氣虚也，用補中益氣湯，膿已潰而不生肌者，脾氣虚也，用六君子湯。若稟賦怯弱，或因飲食勞倦而爲患者，但用補中益氣湯加射干自消。設使不分經絡，不別虚實，概行攻伐，虧損氣血，則輕者難治，重者必變瘵證，甚至不起。

囊癰

囊癰屬肝經濕熱，或稟胎肝熱所致。初起腫痛小便赤濇者，濕熱壅滯也，先用龍膽瀉肝湯；如不消，用仙方活命飲。若腫痛數日不止，欲成膿也，用托裏消毒散；若腫未潰而小便不利者，毒氣壅滯也，當分利之。膿已成而小便不利者，毒氣未解也，當針泄之；膿出而反痛者，氣血虚也，當補益之。若元氣無虧，雖陰囊悉潰，睾丸懸露，亦不爲害。若乳母恚怒，令兒患此者，加味逍遥散；肝經氣血虚者，八珍散、加味柴胡、山梔，俱加漏蘆，子母幷服。

脚凍瘡

足指凍瘡，因受稟虚怯，故寒邪易乘，氣血凝滯，久而不愈，則潰爛成瘡。治法須壯脾胃，温氣血，則死肉自潰，良肉自生。若骨脱筋連者，宜急剪去，否則毒涎脚面而死。蓋肢末之處，氣血難到，又爲外邪遏絶，則氣血不能運行。若用湯盪火烘，其肉即死而不仁，至春必潰腐脱落。元氣無虧，雖患無害。如外敷寒藥，内服消毒之劑，則元氣受傷，必成敗證。凡初凍時，以熱手頻熨之爲妙。北方凍耳，若誤以手觸之，其耳即落。大寒能裂膚墮指，信然！

湯火瘡

湯火之證，若發熱作渴，小便赤澁者，内熱也，用四物加山梔、連翹、甘草。若肉未死而作痛者，熱毒也，用四君加芎歸、山梔、連翹。若肉已死而不潰者，氣血虚也，用四君加當歸、黄芪，外敷當歸膏，或柏葉末蠟油調搽，至白色，其肉自生。若因煙熏將死者，以生蘿蔔汁灌之，即蘇。若飲食後被湯火所傷，發熱腹脹，惡食發搐變證者，當參食積驚搐門治之。

翻花瘡

翻花瘡之證，由瘡瘍潰後，風寒襲於患處，或肝火血燥生風，或乳母肝火生風，必致瘡口努肉，突出如菌，或如指大小，長短不同。如風邪承襲者，先用補中益氣湯加防風、天麻。風寒凝滯者，先用十宣散加羌活、天麻。兒肝火生風者，先用加味逍遥散加天麻、羌活。母肝火生風者，先用加味小柴胡湯，次用加味逍遥散加漏蘆、天麻。其風邪所乘，外用豆豉餅；風寒所凝，外用熨葱法。更用太乙膏護瘡口；突肉不消，更以藜蘆膏塗之。如瘡口不斂而惡寒發熱者，元氣虚也，用補中益氣湯。晡熱内熱者，氣血俱虚也，用八珍湯，倍加參、芪。食少難化者，脾氣虚也，用五味異功散。若飲食少思，大便不調，或肌肉消瘦，小便澄白者，此兼肝脾疳證也，用九味蘆薈丸以清肝火，用五味異功散以補脾氣，外仍用熨治之法。

多骨疽

多骨疽，由瘡瘍久潰，脾胃損虧，血氣不能榮於患處，邪氣陷襲，久則筋爛骨腐，故骨脱出，非稟胎所有也。當補脾胃，壯元氣，內用大補湯地黄丸，外以附子餅、葱熨法，祛散寒邪，補接元氣，則骨自脱，瘡自斂。若用剋伐之劑，復傷真氣，鮮有不危。嬰兒患此，當調補乳母，外用葱熨，以歲月除之，尤不可用追蝕之藥。

漏瘡

漏瘡之證，因稟氣血不足，或久病血氣虚弱，或兒肝脾食積内熱，不能生肌，或乳母七情不和。脾氣不能收斂，當審其所因，調補元氣，佐以如聖餅、葱熨之類爲善。若用流氣破血追蝕等藥，反爲敗證矣。餘當參各門主之。

方

漏蘆湯《千金要方》，下同　治小兒熱毒，癰疽，赤白諸丹毒，瘡癤。

漏蘆　連翹一用白薇　白斂　芒硝一用芍藥　甘草各六銖　大黄一兩　升麻　枳實　麻黄　黄芩各九銖

右十味㕮咀，以水一升半，煎取五合，兒生一日至七日取一合，分三服；八日至十五日取一合半，分三服；十六日至二十日取二合，分三服；二十日至三十日取三合，分三服；三十日至四十日取五合，分三服。

五香連翹湯　治小兒風熱，毒腫，腫色白，或有惡核瘰癧，附骨癰疽，節解不舉，白丹走竟身中，白疹瘙不已。

青丁香　薰陸香　鷄舌香　沉香　麻黄　黄芩各六銖　大黄二兩　麝香三銖　連翹　海藻　射干　升麻　枳實各半兩　竹瀝三合

右十四味㕮咀，以水四升，煮藥減半，内竹瀝，煮取一升二合，兒生百日至二百日，一服三合；二百日至期歲，一服五合。一方不用麻黄。

連翹圓　治小兒無故寒熱，强健如故，而身體頸項，結核瘰癧，及心腹脅背裏有堅核不痛，名爲結風氣腫。

連翹　桑白皮　白頭翁　丹皮　防風　黄蘗　桂心　香豉　獨活　秦艽各一兩　海藻半兩

右十一味爲末，蜜丸如小豆，三歲兒飲服五丸，加至十丸；五歲已上者，以意加之。

五香枳實湯　治小兒暑風熱，痦瘟堅如麻豆粒，瘡癢搔之皮剥汁出，或遍身頭面，年年常發者。

青木香九銖　麝香六銖　鷄舌香　薰陸香　沉香　防風　秦艽　漏蘆各半兩　升麻　黄芩　白斂　麻黄各一兩　枳實一兩半　大黄一兩十八銖

右十四味㕮咀，以水五升，煮取一升八合，兒五六歲者，一服四五合；七八歲者，一服六合；十歲至十四五者，加大黄半兩，足水爲一斗，煮取二升半，分三服。

苦參湯　治小兒身上下百瘡不瘥。

苦參八兩　地榆　黄連　王不留行　獨活　艾葉各五兩　竹葉二升

右七味㕮咀，以水三斗，煮取一斗，以浴兒瘡上；浴訖，敷黄連散。

枳實圓《千金方》　治小兒病風瘙，癢痛如疥，搔之汁出，遍身痦瘟如麻粒，年年喜發，面目虚肥，手足乾枯，毛髮細黄，及肌膚不光澤，鼻氣不利。此則少時熱盛，赤體當風，風熱相薄所得也。不早治之，成大風疾。

枳實　菊花　蛇牀子　防風　蒺藜子　白薇　浮萍各一兩　天雄　麻黄　漏蘆各半兩

右十味爲末，蜜丸如大豆許，五歲兒飲服十丸，加至二十丸，日二。五歲已上者，隨意加之。兒大者，可爲散服。

麻黄湯　治小兒丹腫，及風毒風疹。

麻黄一兩半　獨活　射干　甘草　桂心　青木香　石膏　黄芩各一兩

右八味㕮咀，以水四升，煮取一升，三歲兒分爲四服，日再。

又方　治小兒惡毒，丹毒，及風疹。

麻黄　升麻　葛根各一兩　射干　鷄舌香　甘草各半兩　石膏半合

右七味㕮咀，以水三升，煮取一升，三歲兒分三服，日三。

塌湯 治小兒數十種丹。

大黄 甘草 當歸 芎藭 白芷 獨活 黄芩 白芍藥 川升麻 沉香 青木香 木蘭皮各一兩 芒硝三兩

右十三味㕮咀，以水一斗二升，煮及四升，去滓内芒硝，以綿浸湯中，適寒温塌之，乾則易之，取瘥止。

澤蘭湯 主丹及癮疹，入腹殺人。

澤蘭 芎藭 附子 茵芋 藁本 莽草 細辛各十二銖

右七味㕮咀，以水三升，煮取一升半，分四服。先與此湯，然後作餘治。

神功散《小兒直訣》，下同 治瘡瘍，腫臀作痛，未成者敷之即散，已潰者敷之即愈，丹瘤用之尤妙，但砭縫作痛。

黄蘗炒 草烏炒 血竭各等分

右爲末，津調敷患處。

柳華散 治熱毒口瘡。

黄蘗炒 蒲黄 青黛真正者 人中白煅，各等分

右爲末，敷之。

仙方活命飲 治一切瘡毒，未成内消，已成即潰，此消毒排膿止痛之聖藥也。若膿出而腫痛不止者，元氣虚也，當補之。

穿山甲 白芷 防風 没藥 甘草 赤芍藥 歸尾 乳香 花粉 貝母各一錢 金銀花 陳皮各三錢 皂角刺二錢

右每服二三錢，酒水各半盞煎。

越鞠丸 治乳母六鬱，傳兒爲患，或胷滿吐酸，齒痛瘡疥等證。

蒼朮 神麯炒 香附子 山楂 山梔炒 撫芎 麥芽炒，各等分

右爲末，水調神麯糊丸桐子大，每服二三十丸，白滚湯下，子母并服。

神效當歸膏　治跌撲湯火等瘡，不問已潰未潰。

當歸　黄蠟　生地黄各一兩　麻油六兩

右先將當歸、地黄入油煎黑，去滓，入蠟熔化，候冷，攪勻即成膏矣。

神芎丸《儒門事親》，下同

大黄　黄芩各二兩　滑石　黑牽牛各四兩　黄連　薄荷　川芎各半兩

右，水丸梧子大，水下。

三黄丸

大黄　黄芩　黄蘗各等分

右爲末，水丸，每服三十丸，水下。一方，去黄芩，用黄連。

理中丸

人參　白朮　乾薑　炙草　附子炮，各一兩

右爲細末，煉蜜爲丸，每兩作十丸，彈子大，每服一丸，以水一盞化破，煎至七分，稍熱，空心服之。

拔毒散

寒水石不以多少燒令赤

右研爲末，以新水調，鷄翎掃痛處。

三聖散　治臁瘡，疔瘡，搭手，背疽等瘡。

葱白　馬莧　石灰各一斤

右三味，濕搗爲團，陰乾爲細末，貼瘡。如有死肉者，宜先用潰死肉藥。

清涼飲子《儒門事親》　治小兒月裏生赤，肌膚如赤丹塗者。

大黄蒸　赤芍藥　當歸　甘草炒，已上各等分右爲末，每服一二錢，水一盞，煎至七分，去滓温服，食後，以意加減。

小兒丹瘤方《東垣十書》

木鼈子 新者去殼

右研如泥，淡酢調敷之，一日三五次，便效。

胡麻丸《片玉心書》 治小兒風瘡疥癬。

苦參 五錢 何首烏 胡麻仁 炒 蔓荆子 炒 威靈仙 荆穗 白蒺藜 去刺 牛蒡 炒，各三錢 石菖蒲 乾菊花 各二錢

共爲末，酒糊丸如粟米大，竹葉燈心湯下。

連翹湯

連翹 人參 川芎 黄連 生甘草 陳皮 白芍 木通 水煎，入竹瀝服。

解毒湯

元參 連翹 升麻 黄芩 赤芍 當歸 羌活 防風 生地 甘草 荆芥穗 水煎服。秘結者，加大黄、木通。

大補湯

人參 黄芪 川芎 連翹 白芷 白茯苓 當歸 生地 白朮 甘草 赤芍 薑、棗引，水煎服。

紫金錠

山慈姑 三兩 五倍子 三兩 大戟 一兩半 續隨子 一兩 麝 三錢 雄黄 朱砂 各一兩 爲末，糯米糊作錠子，磨水搽。

防風升麻湯

防風 升麻 山梔仁 甘草 麥冬 去心 荆芥穗 木通 葛根 薄荷葉 元參 連翹 牛蒡子 水煎服。

便秘者，加大黄。

急救法

取灶心對鍋底焦土研末

右以新汲水調搽，乾即易之。

三解散

人參　防風　天麻　郁金　茯神　白附子　大黄　黄芩　殭蠶　全蠍　薄荷葉　枳殼　粉草　赤芍　燈心引，水煎服。

當歸百解散

當歸　赤芍　大黄　川芎　升麻　薄荷葉　乾葛　麻黄　黄芩　甘草　枳殼　皂角刺　葱、薑引，煎服。

拂毒散

半夏一錢　貝母　大黄　朴硝　五倍各二錢半　共爲末，淡酢調敷患處，乾則易之。

疏風活血散

當歸　生地　川芎　赤芍　荆芥　防風　甘草　紅花　蘇木　水煎服，入酒少許。

大連翹飲《幼科發揮》，下同　治小兒丹瘤及瘡疹壯熱，小便不通，諸般瘡癤，丹毒臍風。

連翹　瞿麥　滑石　車前子　大力子炒　赤芍各一錢　木通　山梔子仁　川當歸　防風　黄芩各錢半　柴胡　炙草各二錢　荆芥穗一錢五分　蟬蜕一錢

右剉細，燈心水煎服。一方加石膏。《嬰童百問》加紫草，煎温服。熱甚，加大黄。更詳證加減。

胡麻丸

胡麻仁炒　苦參　甘菊　大力子炒　石菖蒲　何首烏　威靈仙　蔓荆子　烏蛇肉各等分　蒺藜炒　黄連炒各量加減

右爲末，酒糊爲丸麻子大，竹葉湯下之。此祖傳十三方也。

溯源解毒湯　小兒瘡疥，以此方調乳母。

人參　歸身　赤芍藥　川芎　黄連酒炒　連翹　木通　生地黄　陳皮　甘草　水煎服，以少許餧兒佳。一本有竹瀝。

雄黄解毒丸 治兒瘡入腹，腹脹大，小便不通，或喘或作搐者。

鷄冠雄黄飛，二錢 真鬱金 大黄各二錢 巴豆霜一錢

右共碾勻，麯糊丸小豆大，每服一二丸，茶清下。一本無大黄。

敗毒散《奇效良方》 治小兒痹毒，初發遊走遍體，燥悶腹脹啼哭。

桔梗 花粉 乾葛 川升麻 川芎 赤芍 獨活 柴胡 甘草各等分

右剉碎，每服四錢，水一盞，生薑二片，煎至六分，不拘時服。

天烏散《嬰童百問》，下同

天南星 赤小豆 草烏 黄蘗

右等分爲末，生薑自然汁，調貼患處；用米酢調尤佳。

青黛解毒丸

寒水石 石膏研，各八兩 青黛四兩

右研如粉，入青黛和勻，蒸餅七個水調，丸如芡實大，每服一丸，食後新汲水化下，或細嚼，生薑湯下亦得。如中諸毒，并宜服。及小兒驚風潮熱，痰涎壅塞，心胷煩躁，頰赤多渴，坐卧不穩，每三歲兒可服半粒，量大小加減。

黑參劑 解諸般熱，消瘡癤。

生地黄 黑參各一兩 大黄煨半兩

右爲末，煉蜜丸桐子大，每服一丸，煎燈心竹葉湯化下，入沙糖少許，亦可加羌活、川芎、赤芍藥、連翹、防風。

又 治疹痘後餘毒不散，遍身生瘡不已，大能解毒。

黑參 赤芍藥 生地黄 赤茯苓 荆芥 防風 木通 桔梗 黄芩 朱砂 青黛各等分

右爲細末，煉蜜丸芡實大，每服一丸，薄荷湯調下，大小加減服之。

五福化毒丹　治小兒蘊積毒熱，驚惕狂躁，頰赤咽乾，口舌生瘡，夜卧不寧，譫言煩躁，頭面身體多生瘡癤。

黑參　桔梗各三兩　茯苓二兩半　人參　牙硝　青黛各二兩　甘草七錢半　麝香一字　金箔　銀箔各十片爲衣

右爲末，煉蜜和劑如芡實大，每服一丸，薄荷湯下，不拘時。及治瘡疹後餘毒上攻，口齒涎血臭氣，以生地黄汁化下一丸，及用鷄翎刷在口内。

青露飲　治背疽一切惡瘡，圍藥不開。

白芨　白斂　白薇　白芷　白蘚皮　朴硝　青黛　黄蘗　大黄　花粉　青露葉即芙蓉葉　老龍皮即老松木皮，各等分

右爲細末，生薑自然汁調塗，留小孔，如乾再用生薑汁潤。

驚毒掩子　治瘡癤初發，掩上即退，已成速破。

葱白帶根七個　木鼈子七個　香白芷三個　巴豆十四個　黄丹二兩　油四兩

右先用油入前四味，武火熬，用柳木篦攪，以白芷焦黑爲度，用綿濾去滓，再入銚，用文火熬，却入黄丹熬，令紫黑色成膏爲度。治諸般瘡癤，去膿，收瘡口。

驚毒諸般腫痛掩子

蒲黄　大黄　黄蘗　真粉　連翹　白芷　白芨　白斂　牡蠣　丹參

右爲末，水調塗腫處。

涼膈散　治小兒腑臟積熱，煩躁多渴，頭昏脣焦，咽燥舌腫，喉閉目赤，鼻衄，頷頰結硬，口舌生瘡，痰實不利，涕唾稠粘，睡卧不寧，譫語狂妄，腸胃燥結，便溺赤濇，一切風腫，并宜服之。

川大黄　朴硝　甘草炙，各一兩　連翹二兩　梔子仁　黄芩　薄荷葉去土，各半兩

右剉散，每服二錢，水一盞，入竹葉七片，蜜少許，煎四分，食後温服，大小加減。

清涼飲子

大黄　連翹　芍藥　羌活　當歸　防風　甘草　山梔仁各等分

右爲飲子，每服一大錢，水半盞，煎三分，去滓，不拘時候。

龍膽湯

龍膽草　鈎藤　柴胡　黄芩　桔梗　芍藥　茯苓各六銖　蜣螂二枚，去翅足　甘草六銖　大黄二兩，煨，《直指》二錢半

右十味㕮咀，以水一升，煮取五合爲劑也。服之如後節度藥者，有虚實藥宜足數合水也。兒生一日至七日，分一合爲三服，兒生八日至十五日，分一合半爲三服。以漸加服，皆得下即止，勿再服也。《直指方》爲末，每服一錢，北棗煎服。或加防風、麥門冬以導心熱，黄芩減半，去蜣螂亦可。

大聖散　治瘰癧，消風毒腫，上壅内熱，多生癮疹風丹風證，食煎煿多致此疾。

羌活　荆芥　升麻　薄荷　防風　甘草　大黄　黄芩　黑參各等分

右爲末，每服二錢，水一盞，煎六分，温服。

又方

牡蠣二兩，火煅爲末　黑參一兩　甘草半兩

右爲末，每服二錢，清茶調下。

槲皮散　治小兒瘰癧作痛。

槲皮去粗皮，此樹處處有之，即包鹽槲皮葉也

右不拘多少，切碎，用水煎温湯頻洗。

白芨散　治瘰癧膿汁不乾。

白芨　貝母去心，各五錢　輕粉一錢

右爲細末，先用槲皮散洗過後，用清油調敷。

葛根桔皮湯　治冬温未即病，春被積寒所折，不得發泄，至天氣暄熱，其温毒始發，肌中斑爛癮疹如綿紋，

欬嗽心悶，但嘔吐清汁，服此藥即静。兼治小兒麻痘瘡。

葛根　陳皮　杏仁去皮尖　麻黄去節　知母　黄芩　甘草各半兩

右剉散，白水煎。有熱不吐，去陳皮。冷證去黄芩、知母。

黄連桔皮湯　治温毒發斑，兼治麻證泄瀉，幷去血。

黄連一兩　陳皮　杏仁去皮尖　枳實炒　麻黄炒去根節　乾葛根各半兩　厚朴製　炙草各一錢半

右剉散，每服二錢，白水煎服。亦治煩渴。或不用厚朴、甘草。

元參升麻湯　治傷寒發汗吐下後，毒氣不散，表虚裏實，熱發於外，故身斑如綿紋，甚則煩躁譫語，兼治喉閉腫痛。

元參　升麻　甘草炙，各半兩

右剉散，每服二錢，水一盞，煎六分，去滓服。又煎升麻湯，内加黑參亦可。

化斑湯

人參　石膏　萎蕤　知母　甘草各二錢半

右剉散，每服二錢，水一盞，入糯米半合，煎六分，米熟爲度，温服。

葛根白朮散　治赤白丹腫毒。

白朮二錢半　茯苓二錢　木香　甘草各二錢　芍藥　葛根各三錢　枳殼去穰麩炒，二錢五分

右剉散，每服三錢，水一盞，煎七分，去滓熱服。

辛芎散　治赤遊腫，不可服冷藥。

茯苓　白朮　人參　甘草　枳殼　細辛　川芎各等分

右剉散，每服三錢，水一盞，煎七分，去滓熱服。

敗毒散

柴胡　前胡　川芎　枳殼炒　羌活　獨活　茯苓　桔梗炒　人參各一兩　甘草半兩

右爲末，每服二錢，生薑、薄荷煎。加地骨皮，天麻；或㕮咀，加蟬蛻、防風。治驚熱，可加芍藥、乾葛、黄芩。無汗，加麻黄。

防己散　治丹毒候，乃熱毒之氣，與血相搏，而風氣乘之，故赤腫及遊走遍體者，又名赤遊風。入腹入腎則殺人。

漢防己半兩　朴硝　犀角　黄芩　黄芪　川升麻各二錢半

右剉散，加竹葉煎，大小隨病加減。一方，去朴硝，有澤瀉。

白玉散　治赤遊丹毒。

滑石　寒水石各一兩

右爲末，米酢調敷患處；或腫至外腎，有破處，只用水調。

消毒飲　治丹毒痘瘡已出，毒氣壅遏，壯熱狂躁，睡卧不安，大便秘濇，咽喉腫痛，胸膈不利，痘疹消破，却可服之。

牛蒡子炒，二兩　荆芥穗　甘草炙，各半兩

右剉散水煎，自利及瘡痘未破，不可輕服。或加防風、連翹、升麻、蟬蛻、赤芍藥。有熱，加黄芩、防風、犀角消毒飲。

金華散　治乾濕瘡癬。

黄丹煆一兩　輕粉一錢　黄蘗　黄連各半兩　麝香少許

右爲末，先洗次乾摻之。如乾癬瘡，用臘月猪脂和傅；如無，用麻油。亦可加黄芩、大黄。

摩風膏　治小兒遍身疥癬瘙痒。

苦參　瀝青　蕪荑　黄蠟各一錢　巴豆三粒　輕粉五分　全蠍二枚　真麻油半兩

右用麻油煎至巴豆焦，濾去所煎物，入輕粉和勻，傅瘡疥，效。一方，治惡癬，以紫貝草根、生白礬少許，同擂爛塗患處，兩次可斷根。一方，用砒少許，滴酢同熬爲膏，塗之。一方，以斑猫去頭足，糯米炒黄去米，以淮棗煮熟，去皮取肉爲丸，唾津調搽之，尤妙。

羌活散

川羌活　獨活　前胡　柴胡　川芎　白茯苓　桔梗　枳殼　人參　地骨皮　天麻各等分　甘草減半

右㕮咀，生薑、薄荷煎。加蟬退，治驚熱。

升麻湯

升麻　葛根　白芍藥各等分　甘草炙減半

右剉散，每服三錢，水一盞，煎至六分，去滓温服。服藥身涼即止。加紫蘇、陳皮、香附子，名升蘇散。有熱，加黄芩。咽痛，加桔梗。發斑丹毒，加黑參乃效。

牛黄散

牛黄　龍腦　丹砂飛，各一分　鉛霜半兩　太陰元精石一兩

右爲末，每服半錢，先於腫處針破出血，鹽湯拭口了，摻藥口内。

三黄真珠散　治疳積壯熱，生浸淫瘡，俗呼爲溜，膿水流處，更濕爛成瘡。此證當内服消食退疳之藥，後用此。

松香　五味子　黄連　黄丹　海螵蛸各三錢　輕粉　雄黄各少許

右七味，并爲細末，瘡乾則以香油調敷，濕以乾摻。先以瑩肌散煎洗，然後用此藥。

瑩肌散　洗瘡用之。

赤芍　防風　薄荷　苦參　甘草　劉寄奴　黄蘗

右等分，煎湯洗去患處宿膿後，以前三黄散末，摻瘡上三二度，即成痂而愈。或只服化毒丹。

古今圖書集成醫部全録卷四百五十五

小兒瘡瘍門

方

如意金黄散《外科正宗》，下同　如意金黄散大黄，薑黄黄蘖芷陳蒼，南星厚朴天花粉，敷之百腫自然康。治癰疽發背，諸般疔腫，跌撲損傷，濕痰流毒，大頭時腫，漆瘡，火丹，風熱，天泡，肌膚赤腫，乾濕脚氣，婦女乳癰，小兒丹毒。凡外科一切諸般頑惡腫毒，隨手用之，無不應效，誠爲瘡家良便方也。

天花粉上白，十斤　黄蘖色重者　川大黄　薑黄各五斤　白芷三斤　紫厚朴　陳皮　甘草　蒼朮　天南星各二斤　以上共爲咀片，晒極乾燥，用大驢磨連磨三次，方用密絹羅廚篩出，磁罐收貯，勿令泄氣。凡遇紅赤腫痛發熱，未成膿者，及夏月火令時，俱用茶湯同蜜調敷。如微熱微腫，及大瘡已成作膿者，俱用葱湯同蜜調敷。如漫腫無頭，皮色不變，濕痰流毒，附骨癰疽，鶴膝風證等病，俱用葱酒煎調，如風熱惡毒所生，患必皮膚亢熱，紅色光亮，形狀遊走不定者，俱用蜜水調敷。如天泡、火丹、赤遊丹、黄水漆瘡、惡血攻注等證，俱用大藍根葉搗汁調敷，加蜜亦可。湯潑火燒，皮膚破爛，麻油調敷。具此諸引，理取寒熱溫凉制之，又在臨用之際，順合天時，洞窺病勢，使引爲當也。

生肌玉紅膏　生肌玉紅膏更奇，其中淡味少人知，芷草歸身輕粉竭，白占紫草切甚宜。此膏專治癰疽發背，諸般潰爛棒毒等瘡。用在已潰流膿，先用甘草湯洗，再用猪蹄湯淋洗患上，軟絹挹淨，用抿脚挑膏於掌中捺化，遍搽新腐肉上，外以太乙膏蓋之。大瘡早晚洗換二次，内兼服大補脾胃煖藥，其腐肉易脱，新肉即生，瘡口自斂。此乃外科收斂藥中之神藥也。

白芷五錢　甘草一兩二錢　當歸身二兩　血竭　輕粉各四錢　白占二兩　紫草二錢　麻油一斤　先用當歸、甘草、紫草、白芷四味，入油内浸三日，大杓内慢火熬藥微枯色，細絹濾清，將油復入杓内煎滚，下整血竭化盡，次下白占，微火亦化。先用茶鍾四枚，預頓水中，將膏分作四處，傾入鍾内，候片時方下研極細輕粉，每鍾内投和一錢攪匀，候至一復時取起。不得加減，致取不效。

八珍湯　八珍湯善理陰陽，芎芍當歸熟地黄，還要相兼四君子，何愁虚弱不榮昌。治潰瘍諸證，調和榮衛，順理陰陽，滋養氣血，進美食飲，和表裏，退虚熱，爲氣血俱虚之大藥也。

川芎　白芍　當歸　熟地黄　人參　白朮　白茯苓各一錢　甘草炙，五分　水二茶鍾，薑三片，棗三枚，煎八分，食前服。

蟾酥丸　蟾酥丸效獨稱雄，乳没砂礬輕粉同，銅緑蟾酥寒水麝，蝸牛又有用蜈蚣。治疔瘡、發背、腦疽、乳癰、附骨臀腿等疽，一切惡證歹瘡，不痛或麻木，或嘔吐，病重者必多昏憒，此藥服之，不起發者即發，不痛者即痛，痛甚者即止，昏憒者即甦，嘔吐者即解，未成者即消，已成者即潰，真有回生之功，乃惡證中至寶丹也。

蟾酥二錢，酒化　輕粉五分　枯礬　寒水石煅　銅緑　没藥　乳香　膽礬　麝香各一錢　雄黄二錢　蝸牛二十一個　朱砂二錢　以上各爲末稱準，於端午日午時在淨室中，先將蝸牛研爛，再同蟾酥和研稠粘，方入各藥，共搗極匀，丸如菉豆大。每服三丸，用葱白五寸，患者自嚼爛，吐於男左女右手心，包藥在内，用無灰熱酒一茶鍾送下，被蓋如人行五六里，出汗爲效，甚者再進一服。修合時婦人鷄犬等忌見。

太乙紫金丹　太乙紫金丹大戟，茨菰文蛤共千金，雄麝朱砂凡七品，諸瘡百證總通神。解諸毒，療諸瘡，利關竅，通治百病。此藥真能起死回生，製之濟人奇效，不可盡述。凡居家出入，興大工，動大兵，及閩廣雲貴仕宦者，不可無之。

山茨菰洗去皮毛，淨焙，二兩　五倍子淨，二兩　麝香淨研，三錢　續隨子仁白者去油，淨，一兩　紅芽大戟杭州紫者爲上，江南土大戟次之，北方綿大戟色白者性烈，反傷正氣，弱人服之有致吐血，不宜用，惟取上者去蘆根洗淨焙乾爲末，一兩五錢 朱砂 有神氣者 雄黃 鮮紅大塊者，俱細研，各三錢 以上之藥，各擇精品，於淨室中製畢，候端午、七夕、重陽或天德、月德、天醫、黃道上吉之辰，凡入室合藥之人，三日前俱宜齋戒沐浴，更換新潔衣帽，臨日方入室中淨手焚香，預立藥王牌位，主人率衆焚香拜禱事畢，各將前藥七味等復稱準，入於大乳鉢內，再研數百轉，方入細石臼中，漸加糯米濃飲調和，軟硬得中，方用杵搗千餘下，極至光潤爲度。每錠一錢，每服一錠，病勢重者連服二錠，以取通利，後用溫粥補之。修合時，除合藥潔淨之人，餘俱忌見。此藥惟在精誠潔淨爲效。治一切飲食藥毒、蠱毒、瘴氣、惡菌、河豚中毒，自死牛馬猪羊六畜等類之肉，人悞食之，必昏亂卒倒，或生異形之證，幷用水磨灌服，或吐或瀉，其人必甦。南方山嵐瘴氣，煙霧癘疫，最能傷人，感之才覺意思不快，惡寒惡熱，欲嘔不嘔，即磨一錠服之，得吐利便愈。癰疽、發背、對口疔瘡、大蛇無名腫毒，蛀節紅絲等疔，及楊梅瘡、諸風癮疹，新久痔瘡，幷用無灰淡酒磨服，外用水磨塗搽瘡上，日夜數次，覺癢而消。陰陽二毒、傷寒心悶，狂言亂語，胷膈塞滯，邪毒未出，瘟疫煩亂發狂，喉閉、喉風，俱用薄荷湯，待冷磨服。赤白痢疾，肚腹泄瀉，急痛霍亂，絞腸沙及諸痰喘，幷用薑湯磨服。男子婦人急中顛邪，喝叫奔走，鬼交鬼胎，鬼氣鬼魘，失心狂亂，羊兒猪顛等風，俱用石菖蒲煎湯磨服。中風中氣，口眼歪斜，牙關緊急，言語蹇澀，筋脈攣縮，骨節風腫，遍身疼痛，行步艱辛，諸風諸癇，幷用酒磨頓熱服下。自縊、溺死、驚死、魘死、鬼魅迷死，但心頭微溫未冷者，俱用生薑續斷酒煎磨服。一切惡蛇、風犬、毒蠍、溪澗諸惡等蟲傷人，隨即發腫，攻注遍身，甚者毒氣入裏，昏悶響叫，命在須臾，俱用酒磨灌下，再吃葱白，被蓋出汗立甦。新久瘧疾，臨發時東流水煎桃柳枝湯磨服。小兒急慢驚風，五疳五痢，脾病黃腫，癮疹瘡瘤，牙關緊閉，幷用薄荷浸水磨濃，加蜜服之，仍搽腫上。年歲幼者，每錠分作數服。牙痛者磨塗痛上，仍含少許，良久嚥下。小兒父母遺毒，生下百日內皮塌爛斑，穀道眼眶損爛者，俱用清水磨塗。打撲傷損，松節無灰酒研服。年深月近頭脹頭疼，太陽痛，作偏頭風，及時瘡愈後，毒氣攻注，腦門作脹者，俱用葱酒研服一錠，仍磨塗太陽穴上。婦女經水不通，紅花湯下。凡遇天行疫證，延街及巷，相傳遍染者，用桃根湯磨濃，擦入鼻孔，次服少許，任入病家，再不傳染。又治傳尸勞瘵，諸藥不能禁忌，一方士指教服此，每早磨服一錠，至三次後，逐下惡物尸蟲異形怪類，後得脱利，以此相傳，活人不計其數。一女子久患勞瘵，爲尸蟲所噬，磨服一錠，片時吐下小蟲十餘條，後服蘇合香丸，其病頓失，調理月餘而愈。真濟世衛身之寶藥也！

涼膈散　涼膈散中荆芥防，薄荷粉桔連大黄，元參石膏牛蒡子，貝母山梔總在藏。治咽喉腫痛，痰涎壅甚，膈間有火，大便秘濇。

防風　荆芥　桔梗　山梔仁　石膏　元參　薄荷　黄連　花粉　牛蒡　貝母　大黄各等分　水二杯，煎八分，不拘時服。

金鎖匙　金鎖匙中用焰硝，殭蠶片腦雄黄饒，加上硼砂茹更好，咽喉腫痛即時消。治喉閉、纏喉風，痰涎壅塞，口禁不開，湯水難下。

焰硝一兩五錢　硼砂五錢　真片腦一分　白殭蠶一錢　雄黄二錢　各另研爲末和勻，以竹筒吹患處，痰涎即出。如痰雖出，腫痛仍不消，急針患處，去惡血服煎藥。

人中黄　治小兒諸胎毒，痘疹黑陷内收，唇焦口乾，風熱斑疹，赤遊，無有不效。

毛竹一段，兩頭留節，一頭鑽一小孔，用粉草磨爲細末，從孔灌滿，以木條塞緊孔眼，用磚札之，沉入大糞池内，半年取起，長流水浸一日，帶竹風乾，磁罐收貯，每服三四分，涼水調服　胎毒爛斑，土茯苓湯調服。尋常熱病，入應病藥中，調服即效。

麥錢散　麥錢散治痘風瘡，硫黄人信要相當，川椒生熟枯礬等，麻油調搽自然光。治小兒痘風作癢，疊疊成片，甚則頑麻不知痛。

小麥一升，炒枯黄色，乘熱入鉢内　硫黄四兩　白砒一兩

右先將硫、砒爲細末，乘麥熱時，同入鉢内攪勻，待冷取起，加煙膠半斤，川椒三兩，生枯礬各二兩，共碾細末。臨用葱湯洗淨，用麻油調搽，油紙蓋札，三日一換，三次愈。

升麻葛根湯　升麻葛根湯芍藥，柴胡梔子共連翹〔一〕，木通甘草同煎服，丹毒遊行效最高。治小兒丹毒身

注〔一〕連翹　據處方當爲「黄芩」。

體發熱，面紅氣急，啼叫驚搐等證，服之效。

川升麻　乾葛根　白芍藥　柴胡　黄芩　山梔各一錢　甘草　木通各五分　水二鍾，煎八分，不拘時，母子同服。

消毒犀角飲　消毒犀角飲防風，加上黄連甘草同，還用燈心爲引使，赤遊丹毒效神功。治小兒丹毒，身熱氣粗，啼叫驚搐不寧等證。

犀角　防風各一錢　甘草五分　黄連三分

右，水二鍾，燈心二十根，煎四分，徐徐服之。

紫雪　紫雪羚羊犀角同，升麻寒水石膏逢，元參沉木香甘草，硝片朱砂金箔從。治小兒赤遊丹毒，甚至毒氣入裏，肚腹膨脹，氣急不乳，即宜此藥救之。又治傷寒熱躁發狂，及外科一切蓄毒在内，煩躁口乾，恍惚不寧等證。

升麻　寒水石　石膏　犀角　羚羊角各一兩　元參二兩　沉香　木香各五錢　甘草八錢　水五碗，同藥煎至一碗，濾清再煎滚，投提淨朴硝三兩六錢，微火慢煎，水氣將盡，欲凝結之時，傾入碗内，下朱砂、冰片各二錢，金箔一百張，各預研細和勻，碗頓水内候冷，凝成雪也。大人每用一錢，小兒二分，十歲者五分，徐徐嚥之即效。病重者加一錢亦可。或用淡竹葉燈心湯化服。

蘆薈消疳飲　蘆薈消疳飲薄荷，元參甘草共柴胡，升麻牛蒡羚羊角，梔子黄連竹葉需。治小兒走馬牙疳，身熱氣粗，牙齦腐爛，氣味作臭，以及穿腮破唇者，幷服之。

蘆薈　銀柴胡　胡連　川連　牛蒡　元參　桔梗　山梔　石膏　薄荷　羚羊角各五分　甘草　升麻各三分　水二鍾，淡竹葉十片，煎六分，食後服。

人中白散　人中白散力奇絶，黄蘗兒茶青黛列，薄荷冰片要相研，口疳摻上湯沃雪。治小兒口疳、走馬疳，及牙齦腐爛黑臭者極效〔一〕。

註〔一〕治小兒……極效　原缺，據《外科正宗》卷四加。

人中白溺壺者佳，煅紅一兩　孩兒茶二兩　薄荷　黄蘗　青黛末各六錢　冰片五分　共再研極細末，用温湯嗽淨，吹藥疳上，日用六七次。吹藥涎從外流爲吉，内收涎毒入裏爲凶。

黄連瀉心湯　解毒瀉心湯芩連，荆芥山梔牛子攢，薄荷甘草連翹等，木通加上效如仙。治小兒心火妄動，結成重舌、木舌、紫舌，脹腫堅硬，語言不利者，并宜服之。

黄連　山梔　荆芥　黄芩　連翹　木通　薄荷　牛蒡子各一錢　甘草五分　水二鍾，燈心二十根，煎八分，食後服。

五福化毒丹　五福化毒丹連桔，青黛人參赤茯苓，元參膽草牙硝片，甘草朱砂金箔呈。治小兒蘊積胎毒，以及諸瘡癮疹，傷風斑證，口舌生瘡，痰涎壅盛，譫言煩躁，夜睡不寧。

元參　桔梗　赤茯各二兩　人參三錢　黄連　龍膽草　青黛　牙硝各一兩　甘草五錢　冰片五分　金箔二十張，爲衣　朱砂三錢

右爲末，煉蜜丸芡實大，每服一丸，薄荷燈心湯化服。

保元湯　保元湯力效無窮，救困扶危立大功，甘草參芪兼白朮，棗薑加上起疲癃。治小兒痘癰出膿之後，脾胃虚弱，膿清不斂者，服之。

人參　黄芪　白朮各一錢　甘草三分　薑一片　棗三枚　水二鍾，煎八分，食遠服。

加減鼠粘子湯　加減鼠黏子湯，花粉知母共藏，荆芥山梔甘草，燈心竹葉難忘。

鼠黏子　天花粉　知母　荆芥　山梔各六分　甘草二分　水二鍾，淡竹葉、燈心各二十件，煎服。身熱加柴胡、黄芩，有痰加麥冬、貝母，咽啞加元參、桔梗。咬牙加薄荷、石膏，便秘加蜂蜜、元明粉，昏憒加黄連、朱砂，痂枯加當歸、生地，戀疤加蟬蛻、川芎。

蛤粉散　蛤粉散治黄水瘡，膿水沿開癢難當，石膏黄蘗惟輕粉，水調敷上即時光。

蛤粉　石膏煅，各一兩　輕粉　黄蘗生碾，各五錢　共爲細末，涼水調搽，冬月麻油調亦好。

真君妙貼散 真君妙貼散奇功，蕎麵硫黃白面同，諸般異證皆堪效，常活生民掌握中。治小兒胎毒，皮肉腐爛，疼痛不安，用此敷之即效。

明淨硫黃十兩，爲末　蕎麵　白麵各五斤

右共一處，用清水微拌，乾濕得宜，木箱内曬成麴片，單紙包裹，風中陰乾收用。臨時再研極細，用新汲水調敷。如皮破血流，濕爛痛苦等證，麻油調搽。天泡火丹肺風酒刺，染布青汁調搽幷效。

消毒飲子 治斑或癮疹，瘙癢或作痛，及風熱瘡毒。

牛蒡子二錢　荆芥　防風各一錢半　甘草三分

右作一劑，水一鍾，煎五分，徐徐服。

解毒防風湯 治斑或癮疹，或作痛。

防風一錢　地骨皮　黄芪　芍藥　荆芥　枳殼炒，各二錢　作一劑，水一鍾，煎五分，徐徐服。

清熱解毒丸 治五臟積熱，毒氣上攻，胷臆煩悶，咽喉腫痛，赤眼壅腫，頭面發熱，脣口乾燥，兩頰生瘡，精神恍惚，心忪悶亂，坐卧不寧；及傷暑毒，面赤身熱，心煩躁而渴，飲食不下。

寒水石　石膏各八兩　青黛四兩

右研末，入青黛和勻，蒸餅七個，水調爲丸如芡實大，每服一丸，食後新汲水化下，或細嚼生薑湯下。如中諸毒，幷宜服之。及驚風潮熱，痰涎壅塞，心胷煩躁，頰赤多渴，坐卧不穩，每服半粒，量大小加減。

橘皮湯

橘皮一兩半　甘草炙，半兩　人參二錢五分　竹茹半兩

右，每服半錢，薑水煎，食前服。

聖愈湯 治諸瘡出血多，而煩躁不眠。

熟地黄　生地黄　川芎　人參各五分　歸身　黄芪各一錢

右，水煎服。

瀉心湯　治心經實熱，口舌生瘡，煩躁發渴。

宣黃連　犀角各等分

右，水煎服。

臘茶散　治小兒陰囊生瘡疼痛，水出久不瘥。

臘茶　五倍子各五錢　膩粉少許

右爲末，先用葱椒湯洗，後用香油調敷。

又方　治陰囊生瘡疼痛。

川椒　荊芥　槐枝　柳枝　蛇牀子

右，煎湯洗，後用朴硝爲末，鷄子清調敷。

又方　治陰生瘡，膿水不乾。

烏鰂魚骨

右爲末，乾摻患處。

又方

紫蘇葉

右煎湯淋洗，及作細末摻之妙。

又方　治小兒陰生瘡，不乾。

輕粉　蜜陀僧

右爲末貼之。如癢，加山梔子、訶子燒存性研，同前藥爲末；先將米泔水洗淨，然後敷貼此藥。

昇藥五靈散《幼幼近編》，下同　治小兒渾身破爛瘡。凡父母生過廣瘡，育兒鮮有免者，自頂至踵，兩目外幾無完膚。

真膽礬治筋而滋肝，其色青，應東方甲乙木　大辰砂養血而益心，其色赤，應南方丙丁火　明雄黃長肉而補脾，其色黃，應中央戊己土　明礬理脂膏而助肺，其色白，應西方庚辛金　磁石榮骨液而壯腎，其色黑，應北方壬癸水　此方見《焦氏筆乘》，惜其不用水銀製而用之，功效遲緩。因加水銀一兩，與前五味等分，共入陽城礶內，打火三香取出，加敷藥内用之，效如神。

神效敷藥方

珍珠五錢　冰片一錢　夜合花白者陰乾　象皮同黃沙炒，候軟切片，再炒，候脆方研　血竭　降香炒研　乳香　没藥各去油　花蕊石　孩兒茶煨　五倍子色紅者，半生半煅，各一兩

右各極細末，方入白占八錢研勻，最後入冰片。如欲去腐，每兩加五靈散二錢。欲生肌，每兩加前散三分或五分；如痘後膿水淋漓、下疳等瘡，只加二三分。治湯火傷，每兩加絲綿灰二錢，剔牙松皮煅存性、韶粉煅黃各五六錢，或乾摻，或香油調。

四黃散《證治準繩》，下同　治小兒身上一切熱毒瘡疾燥癢，抓破有汁不乾。

淨黃連　黃蘗　黃芩　大黃　滑石各半兩　五倍子去蟲屑，二錢半

右剉曬爲末，用清油和調二錢至三錢，塗搽患處，仍服四順散消毒飲。

一抹金　治小兒遍身生瘡，潰爛如糜，燥痛，膿汁不乾。

藜蘆洗焙　蛇牀子　紅丹水飛過，各五錢　硫黃　赤石脂　明礬火飛過　五倍子去蟲屑　黃蘗去粗皮，各二錢半　輕粉五十帖

右前八味，或曬或焙爲末，仍同輕粉在乳鉢再杵勻，用生肥猪膏碎切，以瓦鉢和藥末，杵爛塗患處，或清油調搽亦可。

解表消毒飲　治小兒瘡瘍，腫高焮痛，便利調和，脈浮而洪，有表證者，用之。

黃芪上部酒炒，中部泔炒，下部鹽水炒，一錢半　葛根　升麻　赤芍藥　元參　牛蒡子炒　麻黃去根節　甘草各五分　連翹一錢

更看是何經分野，加引經藥；手少陰加細辛三分，足少陰加獨活七分，手太陰加桔梗、白芷各五分，足太陰加蒼朮七分，手厥陰加柴胡七分，足厥陰加柴胡、青皮各五分，手太陽加藁本五分，足太陽加羌活七分，手陽明加白芷五分，足陽

明加升麻、葛根各七分，手足少陽加柴胡七分。
水一鍾，生薑三片，葱白一根，煎七分，温服，不拘時。

攻裏消毒飲　治小兒瘡瘍腫硬痛甚，大便秘濇，脈沉而實，有裏證者用之。

瓜蔞連皮子細切，三錢　連翹　牛蒡子炒研　當歸　白芍各一錢　大黄一錢半　芒硝五分　甘草七分

右，用水一鍾，煎至七分，大温服，未利再服。

連翹散　治癰癤等。

連翹一錢　沉香　黄芪各半兩　白斂　朴硝　川大黄炮　甘草各一分

右搗爲粗散，每服一錢，水一盞，抄入麝香一錢，煎五分，去滓放温，食後服。

寄生散　治毒腫甚者。

桑寄生　獨活　大黄各一兩　犀角屑　朴硝　甘草各半兩

右搗羅爲細末，每服一錢，水一盞，煎五分，去滓，放温服，量兒大小加減。

右解表攻裏之藥，皆爲腫瘍挾有内證者設也，潰瘍勿拘此例。

托裏榮衛湯　治瘡瘍外無焮腫，内亦便利調和，乃邪客經絡，宜用此藥調理。

黄芪炒　紅花各一錢　蒼朮米泔浸炒　柴胡　連翹　羌活　防風　當歸身酒拌　甘草　黄芩　人參各一錢　桂枝七分

右，用水一鍾，酒半鍾，煎八分，食遠服。

托裏散　治一應瘡毒，始終常服，不致内攻。

瓜蔞大者，一枚，杵　當歸酒拌　黄芪如前法製　白芍藥各一兩半　皂角刺炒　金銀花　花粉　熟地黄各一兩

右爲粗末，每服以三歲兒爲率，用藥一兩，以酒一鍾，入磁器内，厚紙封口，再用油紙重封，重湯煮之，仍覆以蓋，煮至藥香，取出分服，直至瘡愈。

神效解毒散　治一切瘡毒初起，腫者即消，已潰仍腫者即散，已潰毒不解者即愈。

金銀花一兩　甘草節五錢　黄芪　皂角刺炒　當歸各三錢　乳香　没藥各二錢

右爲散，每服二錢酒煎，温酒調服亦可。嬰兒病，乳母亦服。如瘡已潰，腫痛已止者，去没、乳、銀花，倍黄芪、甘草。

發背癰癤方　治陰瘡頭平向内者，服之即突出，其功效不可盡述。若小兒痘瘡黑陷者，止一服而起，萬不失一。

羌活一兩　穿山甲炒焦，半兩　麝香少許　生人骨煅存性，半兩

右末，煎麻黄薄荷酒調。

犀角消毒丸　治積熱及痘疹後，餘毒生瘡。

生地　防風　當歸　犀角屑　荆芥穗各一兩　牛蒡杵炒　赤芍　連翹　桔梗各七錢　薄荷　黄芩　甘草各五錢

右爲末，煉蜜丸如芡實大，每服一丸，薄荷湯化下。按前方善損中氣，傷陰血，若大人形病俱實，脾胃健旺者，庶可用之，恐芽兒臟腑脆嫩，不能勝此。經云：氣主噓之，血主濡之。氣者胃中冲和之元氣，若胃氣一傷，不能噓濡消散，膿已成者不能腐潰，膿已潰者不能生肌收斂，因而難治，甚致不起，不可不慎也！

托裏消毒散　治胃經虚弱，或因尅伐，致瘡不能潰散，瘡未成即消，已成即潰，腐肉自去，新肉自生。

人參　黄芪　當歸酒拌　川芎　芍藥炒　白朮炒　茯苓各一錢　金銀花　香白芷　甘草炙　連翹各五分

右作二劑，水煎，徐徐服。

托裏散　治瘡瘍因氣血虚，不能起發，腐潰收斂，及惡寒發熱，宜用此補托之。

人參氣虚倍用　黄芪炒　當歸血虚倍用　白朮　茯苓　芍藥酒炒，各五分　熟地黄二錢

右作兩三劑，水煎服。

八味茯苓補心湯　治心氣不足，血氣不和而患瘡證。

茯苓　棗仁炒，各二錢　五味炒　當歸各一錢　人參一錢五分　白朮炒，一錢　菖蒲五分　遠志去心，六分　甘草炒，五分

右作二三服，水煎。

敷藥鐵箍散 治一切瘡癤癰疽。

芙蓉叶　黄蘗　大黄　五倍子　白芨

右爲末，用水調搽四圍。按前方乃寒凉解熱收斂之劑，或有用白歛、商陸根者，有用寒水石、天花粉者，有用蒼耳、金銀花者，有用芭蕉、赤小豆者，有用草烏、白芷之類者，皆不分寒熱温凉之雜餌。《内經》云：先腫而後痛者，形傷氣也，先痛而後腫者，氣傷形也。又云：五臟不和，九竅不通，六腑不和，留結爲癰。《外科精義》云：凡瘡腫高而軟者，發於血脉，腫下而堅者，發於筋脉，肉色不變，發於骨髓。蓋必有諸中而形諸外，故受證之經，與所患之位，各有不同，豈宜一概外敷凉藥？惟脾胃無虧，血氣不和者，庶幾有效。若服化毒之類，脾胃復傷，血氣凝滯，亦不能消矣。至如疔瘡之類，正欲宣拔其毒，若復用前藥，肌肉受寒，血氣凝滯，必致毒氣入内而不救，治法必察其腫之高漫，色之赤白，痛之微甚，作膿之難易，出膿之稠薄，生肌之遲速，以别其屬陰屬陽，或半陰半陽，或純陰純陽，而用相宜之藥以凉之、熱之、和之；又當審受證之傳變，五臟之相勝，而以調補脾胃爲主，庶不致變惡證也。

葛根白朮散 治小兒赤白丹毒。

白朮　枳殼各一錢　茯苓二錢　木香一錢半　葛根三錢　甘草二錢半

右剉散，用水一盞煎，不拘時服。

犀角解毒散 治小兒赤丹瘤，壯熱狂躁，睡卧不安，胷膈悶滿，咽喉腫痛，遍身丹毒。

牛蒡子炒，一兩五錢　防風　甘草各二錢半　荆芥穗五錢　犀角一錢半

右剉散，用水煎，不拘時服。

防風升麻湯 治小兒丹瘤，赤腫。

防風　升麻　山梔去殼　麥門冬去心　木通　甘草節各一錢

右㕮咀，用淡竹葉三片煎，食遠服。

荆芥散
防風　花粉　羌活　生地　當歸　蟬蛻各等分
右，水煎服。
化丹湯　解利丹毒，遍身燥癢，發熱煩啼。
川獨活　射干　麻黄去根節　青木香　甘草　石膏末　黄芩　薄桂各五錢
右剉，每服二錢，水一盞，煎七分，無時温服。
藍葉散　治小兒月内發一切丹。
藍葉一兩　黄芩　犀角屑　川大黄剉微炒　柴胡　梔子各一分　升麻　石膏各一分半　甘草半分，微炒
右爲粗末，每服一錢，水一小盞，煎至五分，去滓，下竹瀝半合，更煎三兩沸，放温無時，量兒大小加減服。後同。氣怯弱者可去大黄。
升麻散　治小兒一切丹，遍身壯熱煩渴。
升麻一分　黄芩一分　麥冬三分　葛根三分　川大黄微炒，一分　川朴硝一分
右爲粗末，每服一錢，水一小盞，煎至五分，去滓，温服無時。
大黄散　治小兒一切丹毒，遍身赤痛。
川大黄半兩，剉微炒　防風半兩　川升麻　黄芩　麻黄去根節　秦艽各一分　朴硝二分
右同㕮咀，每服一錢，水一小盞，煎至五分，去滓，温服無時。
又　治小兒丹瘡，臟腑壅熱太過，心神煩悶，二便不通。
川大黄微炒　川升麻　川朴硝　葵子各半兩　梔子仁一分
右爲粗末，每一錢，水一小盞，煎五分，去滓，量兒加減温服，以利爲度。
升麻膏　治小兒一切丹，發無常處，身熱如火燒，宜用此膏。

川升麻　川大黄　護火草　蛇銜草　梔子仁　寒水石　川芒硝　藍葉　生地黄　芭蕉根　羚羊角屑　梧桐皮各半兩

右細剉，以竹瀝浸一宿，明日濾出，却入鐺中，以臘月猪脂一斤，慢火熬一食久，乘熱以綿濾去滓，候冷成膏，磁盒盛，旋取磨塗之；兼以膏如棗大，竹瀝化服之。

又方　治小兒丹毒，大腫身熱，百治不折。

寒水石十六分　乾藍青　竹瀝各一升　犀角　柴胡　杏仁去皮尖研，各八分　生葛汁四合　知母十分　甘草五分　羚羊角六分　蜜一升　白芍藥七分　梔子仁十一分　川黄芩七分　石膏十三分

右水五升，并竹瀝煮三升三合，去滓内杏仁脂、葛汁，蜜微火煎一升，三歲兒服二合，大者量加之。藥分太大，嬰兒服未得。

又方　治小兒丹數非一，皆主之。

大黄　甘草　當歸　川芎　白芷　黄芩　獨活　白芍藥　川升麻　沉香　青木香　木蘭皮各一兩　芒硝三兩

右，以水一斗二升，煮取四升，去滓，内硝湯中，適寒温搨之，乾再用，瘥乃止。

生料四物湯　治血熱生瘡，遍身腫癢，及脾胃常弱，不禁大黄等冷藥，尤宜服之。

生地黄　赤芍藥　川芎　當歸　防風各半兩　黄芩一錢半

右㕮咀，水煎，量大小加減。忌酒、麵、猪羊肉、豆腐。

藍青散　治小兒一切丹毒，大赤腫，身體壯熱如火，已服諸藥未減。

乾藍青切　知母　梔子仁炒　甘草微炙　杏仁去皮尖雙仁麩炒微黄，各半兩　寒水石　石膏　犀角屑　柴胡　黄芩各一兩　赤芍　羚羊角屑各三分

右爲粗末，每服一錢，水一盞，煎至五分，去滓，入竹瀝、蜜、生葛等汁，共一合，更煎三兩沸，放温無時服，量兒大小加減。

解毒散
寒水石　滑石　石膏各等分
右爲末，入辰砂少許，量兒大小，燈心湯下。
赤葛散　治因血熱與風熱相搏，遍身丹毒燥癢，日久不消。
赤葛二兩　甘草三錢
右碎，每服二錢，無灰酒一盞，煎七分，無時温服。不飲酒者，止用水一盞，入酒一大匙，同煎服。
必效方　此泉州大智禪師文宥經進必效方。治小兒頭面皮膚，忽生瘡瘍、火燎丹，發起赤腫暈有碎小瘡，及赤暈上瘡，初發如錢，漸暈開一二尺，良久遍身，入口耳到臟腑即不救。此證可畏，速治之，此乃自積熱得。
甘草一兩或半兩
右拍破，入水一盞或半盞，煎湯温温，令乳母全口呷，含嗽，徐徐吐，淋洗病處，以手掌與指，不得犯指甲；仍與兒甘草湯吃。一用即不暈開，良久再淋，三用立瘥。
紅散子　治丹毒竔土虺咬。
茜根半斤
右爲末，每服二錢，温酒調下，立效。
又方　治小兒一切丹毒通用。
護火草半兩　紫葛　硝石各半兩
右爲末，冷水調塗，乾即再塗，以瘥爲度。
硝石散　治小兒一切丹毒，遍身發熱。
硝石一兩　乳香一分
右爲末，以鷄子清調塗之。

又方

太陰元精石一兩　白礬一分　爲末，水調塗。

又方　治小兒諸丹，遍身如火，纏腰即殺人。

芸薹子不拘多少

右研細，酒調飲，兼塗丹上。一方，以酒研細，温服無時。

又方　治小兒一切熱毒丹，及赤腫疼痛。

大黄　馬牙硝研，各一兩

右先將大黄爲末，入牙硝同研，水調塗患處，乾再易之。

柳葉湯　治小兒一切丹煩。

柳葉一斤

右用水一斗，煮湯八升，日洗七八次。

緑袍散

菉豆五錢　大黄二錢

右爲極細末，用生薑薄荷汁，入蜜塗。

碧雪

芒硝　青黛　寒水石　石膏　朴硝　馬牙硝　甘草各一錢

右爲極細末敷。

冰黄散　治小兒赤瘤丹毒丹，鈹刀子竦去瘤頭赤暈，惡血，毒汁。

土硝五錢　大黄一錢

右爲極細末，用新井水調勻塗。

又方 敷丹毒，只一夜消盡。

花蕊石

右以生薑薄荷自然汁調，鵝毛刷上患處爲妙。

黄芩四物湯 治諸瘡丹毒，赤瘤燥癢。

黄芩一兩 當歸酒洗 生乾地黄 赤芍藥 川芎各半兩 何首烏去粗皮 草烏炮去皮 元參各二錢五分 甘草六錢 薄荷二錢

右㕮咀，每服水一盞，煎七分，無時温服。

張涣香豉散 治白丹疰痛，虚腫如吹。

香豉二兩，炒焦 伏龍肝一兩

右爲末，生香油調塗之。

枳實湯 《聖惠》云：夫白嬭者，由風氣折於肌中，與風相搏遂爲嬭也，得天陰而冷則劇，出風中亦劇，得晴暖則滅，身暖亦差，宜用此方。

枳實剉

右用水煮取汁，洗拭丹上。

又方 《外臺》備急治白丹。

苧根三斤 小豆四升

右，以水二斗煮，日浴三四次，兼治一切丹妙。

升麻膏 治小兒赤丹腫毒。

川升麻 白斂 漏蘆 川芒硝各一兩 黄芩 枳殼 連翹 蛇銜草各一兩半 梔子仁 蒴藋各二兩

右剉細，以猪膽一斤半，慢火煎諸藥令赤色，去滓，放冷，磁盒收，旋取塗之。

又方 治小兒面身卒得赤丹，或癢或腫，不速療之即殺人，宜用此方。

右以水五升，煎一升，絹濾入煉猪脂五兩和塗。

羖羊角屑，八兩

張涣升麻膏 治赤丹初發，肉如火色，如鷄冠，又名茱萸丹。

川升麻　白斂　漏蘆　芒硝各一分　連翹　梔子仁各半兩

右細剉，以猪膽半斤，慢火同煎諸藥令赤色，去滓，放冷塗。

張涣祛毒丹 治丹黑色，癢痛腫起。

升麻　漏蘆　芒硝各二兩　黄芩　梔子各一兩

右爲粗末，每以水三盞，煎兩匙頭末，微熱以帛搨丹上，以消爲度。

張氏戎鹽散

戎鹽一兩　附子一枚　雄黄水飛，半兩

右同研爲末，每用少許，以雄鷄血調塗。

升麻湯 治小兒心熱，身上赤流，色如臙脂，皮膚壯熱。

升麻　川大黄剉微炒　川朴硝　元參各半兩　犀屑　黄芩　梔仁　木通　炙草各一分

右爲末，每服一錢，水一小盞，煎五分，去滓，温服無時，量兒加減。

乳香散 定疼。

天仙藤一兩，焙爲末　乳香一錢，研

右，每服一錢，温酒下。

牛黄散 治小兒初生至二三歲，一切風發赤白，流走遍四肢。

牛黄　朱砂　蝸牛肉　全蠍　白殭蠶　天麻　白附子　乳香　麝香各一分　生龍腦一錢　螳螂翅五對，五月中采

右爲細末，每服一字，薄荷水調下。初生小兒洗了後，用乳調少許，塗口中，胎疾永除。

大黄散 治小兒赤流熱如火。

生大黄 郁金 黄蘗 膩粉 牙皂各半兩

右爲末，生油調塗。

又方

護火草汁三合 赤地利末三錢 膩粉一錢

右相和，量兒大小加減服之，良久，瀉下血片爲效。其滓敷在赤處亦佳。

又方 治小兒赤流半身，色紅，漸漸展引不止。

牛膝去苗，一兩 生甘草半兩

右剉，以水一大盞，煎五分，去滓，調伏龍肝末塗效。

又方

生大黄一兩 赤小豆半合，炒紫色 朴硝三分

右爲末，鷄蛋白調敷，勿令乾。

又方

李子油三兩 朱砂末一分

右二味，調如膏塗之。

元胡散 治小兒赤流。

元胡索一兩 天南星二兩 川朴硝半兩 巴豆二十七個，去油

右爲末，蕓薹汁調，翎毛掃之。

又方 治赤流白流，火餤諸丹。

生膽礬一錢 烏鰂魚骨一錢 蜈蚣一條，全焙 麝香三十文 輕粉二十文

右一處，乳鉢内研極細，看丹多少，用藥醋調令稀，毛翎掃丹上，立止。

又方　治赤白流。

雄黄半兩　白礬一分　白芥子一分

右爲末，水調掃。

又方　治小兒表裏受熱之甚，忽發遍身赤腫，狀似丹瘮，若於腹中周匝則不可救，名曰赤油腫，此藥如神。

胡荽不拘多少

右研取自然汁，調水銀粉，又曰輕粉，鵝毛掃上病處，須臾赤色便變爲白，或上有白瘖子不妨，或自破亦無害，乃是病去也。調時不須太稠。

消腫散　《幼幼書》譚氏殊聖方歌云：五遊忽發遍身形，恐悚令人怕怖驚，乍睡刹羅生滿體，莫寃神鬼錯看承。甘泉硝石蒼龍骨，感攝消磨去痛疼，更取鐵槽連底水，調和頻掃便身輕。

清泉硝石　白龍骨各一兩

右研勻，淨器收，以鐵槽水調一錢，掃塗立瘥。

丹參散　治小兒身上有赤，引於頰上，或口旁眼下，赤如臙脂，向上皮即皴剥，漸漸引多，此是心熱血凝所爲。其治法宜以小刀子鋒頭砭破，令血出後，宜服此。

丹參　黄芩　枳殼麩炒　葛根　犀屑各一分　麻黄去根節，半兩

右爲末，每一錢，水一小盞，入竹葉十片，竹茹半錢，煎五分，去滓，放温，量兒加減，無時服。

麥門冬散　治小兒身上有赤，煩熱。

麥門冬　蘆根剉　葛根剉　犀角屑　漏蘆　甘草炙微赤，各半兩

右爲末，每服一錢，水一盞，竹葉十片，去滓，放温，量兒加減，無時服。

鉛霜散　治小兒身上有赤，或瘀腫，或如火丹，煩渴，渾身赤，壯熱。

鉛霜研 菉豆粉各半兩

右用蕓薹菜自然汁調塗。

又方

伏龍肝一兩，爲末 亂頭髮二兩，煅灰研

右，水調塗赤處。

又方 治土鬼丹及馬汗入瘡，大效。

烏梅焙 糯米 杏仁去皮尖研 淀花各一兩 鹽豉一兩半 巴豆二十粒，去心皮油研

右爲末，糊丸，先挑破瘡，即以醋磨藥塗，更以醋麵蓋之，服一二丸亦佳。

靈苑方 治土鬼丹。此病初發如湯泡，頃刻則大，連發不已，或至數處，便能致困，宜速治之。

赤足蜈蚣一條 鷄腸草 金蕎麥各一分 銅緑一錢 麝香少許

右爲末，如患者用針穿破，却用針眼上度藥在丹內，上面用醋麵膏子掩之。如人有患不覺，數日後吃食不得，即先服下項藥：

大黄 甘草各等分

右爲末，新汲水下半錢或一錢，立瘥。

犀角散 治小兒赤遊，皮膚作片片赤腫，此風熱所致，宜此。

犀角屑 黄芩 黄芪 川升麻 梔子仁 漢防己 川朴硝各一分 牛黄半分研

右爲末，煎竹葉湯調半錢，無時，量兒加減。

升麻膏 治小兒頭面身體，赤毒腫起作片者，宜用此方。

升麻一兩 犀角屑 射干 赤芍 元參 黄芩 梔子仁 川大黄 淨大青 藍子 羚羊角屑各半兩 生地黄二兩

右剉，以猪脂一斤半，於鐺中慢火熬，不住手攪，藥色變，膏成去滓，磁盒內盛，頻摩腫處。

又方
黄蘗末　川大黄末　川朴硝各半兩　馬勃　水銀各一分。水銀於手心内用津研令星盡　鷄子三個，去殼
右同研成膏，先以鈹針針破，然後以膏塗之。

又方
鷄冠花　商陸　紫草　川大黄各半兩
右爲末，以鷄蛋清入生油等分，調塗，乾再塗。

又方
附子去皮臍，半兩　川椒半兩，去目　石鹽三分
右爲末，以煉了猪脂四兩相和，慢火熬成膏，磁盒盛，候冷，頻頻塗，以瘥爲度。

郁金散　治游腫攻頭面，焮腫赤熱疼痛，宜用此。
川郁金半兩　赤小豆一合　甜葶藶半兩　伏龍肝二兩　川芒硝半兩　生川大黄半兩
右爲末，以生鷄子白幷蜜少許，令稀稠得所，塗之，乾再塗。

又方　治遊腫赤者。
川大黄末二兩　護火草五兩
右相合杵，塗之，乾易。

又方　治赤白遊腫。
蕓薹子半合　鹽一錢　米醋一鷄子殻
右杵如泥，看大小塗紙上貼之，如走即隨處貼之，不三兩上效。

又方　治青白赤遊腫，手近微痛。
生川大黄　蒲黄　伏龍肝各二兩

右爲細末，水和如薄泥，塗之，乾再用。

又方

川大黄一兩　豉一合　紫檀一兩

右爲末，醋和塗，乾再用。

又方　治遊腫流，遍身赤色，入腹即死，以生猪肉敷上，數數换之，其肉蟲鳥不食，蓋臭惡甚也。

紫檀香二兩

右爲末，水調塗。

嬰孺方　主丹入腹及下至卵者，不治。

麻黄炒　升麻各三分　硝石四分

右爲末，以井花水服方寸匕，日三服。一方，加大黄半分服之。

劉氏家傳方　治走馬胎赤腫，走入心腹則不救。

槐葉取鮮者，一握　生瓜蔞去皮同槐葉擂　赤小豆末，各三分

右和塗患處，其效如神。

古今圖書集成醫部全録卷四百五十六

小兒瘡瘍門

方

飛龍奪命丹《證治準繩》，下同　治瘡毒、發背、腦疽等證。

真蟾酥乾者酒化　輕粉　枯白礬　寒水石　銅緑　乳香　没藥　麝香　朱砂各六錢　蝸牛四十個，另研，如無亦可

右各爲末，入蟾酥、蝸牛，或加酒少許，和丸菉豆大，每服一二丸，温酒或葱湯下。重者外用隔蒜灸法。

通氣散　治時毒焮痛，咽喉不利，取嚏以泄其毒。

元胡索　猪牙皂莢　川芎各一錢　藜蘆五分　羊躑躅花三分

右爲細末，用紙撚蘸少許，紝鼻内取嚏爲效。

犀角升麻湯　治風熱，口脣頰車連牙腫痛。

犀角鎊二錢　升麻　防風　羌活　川芎　白芷各五分　黄芩　甘草各一錢　白附四分

右，每服三五錢，水煎。

梔子仁湯　治時毒腫痛，大便秘結。

郁金　枳殻麸炒　升麻　山梔仁　牛蒡研炒　大黄炒，各等分

右爲細末，每服二三錢，蜜水煎服。

葛根牛蒡子湯　治時毒腫痛，消毒解熱。

葛根　管仲　江西豆豉　牛蒡子半生半炒研　甘草各等分

右，每服三五錢，水煎。

健脾滲濕飲 治瘡瘍初起，焮腫作痛，或濕毒下注，或環跳穴痛。

人參 白朮 蒼朮 防己酒拌 黃蘗炒 川芎 陳皮 當歸 茯苓各五分 木瓜忌鐵 柴胡梢 甘草各三分

右，薑水煎服。如三五劑不退，加桂少許。酒煎亦可。小便澀，加牛膝；身痛，加羌活。

和血定痛丸 一名黑丸子。治流注膝風，或閃跌瘀血，肢節腫痛，服之自消。若潰而發熱，與補藥兼服自效。

百草霜五兩 赤小豆半斤 川烏炮，一兩五錢 白斂八兩 白芨 南星炮，各二兩 芍藥 當歸 牛膝各五兩 骨碎補四兩

右爲末，酒糊丸桐子大，每服二三十丸，白湯下。

如聖餅 治流注及一切瘡瘍，不能消散，或潰而不斂。

乳香 木香 没藥 血竭 當歸各等分 麝香減半

右爲末，用酒糊和餅兩個，乘熱熨之。毒瘡加蟾酥。

芍藥參苓散 治肝膽經分患天泡等瘡，或熱毒瘰癧之類。

柴胡 芍藥 人參 白朮 茯苓 陳皮 當歸各五分 牡丹皮 山梔炒 甘草各三分

右，每服二錢，水煎服。

加味解毒飲 治天泡瘡，發熱作痛。

元參 連翹 升麻 芍藥 當歸 羌活 生地 牛蒡炒，各三錢 茯苓 甘草各二錢 金銀花 漏蘆各五錢

右，每服一二錢，水煎服，或爲末，蜜丸亦可。

金黃散 治天泡瘡，消毒止痛。

滑石 甘草

右各另爲末，和勻敷患處。如泡，挑去水敷之。加黃蘗尤妙。

換肌消毒散 一名萆薢散。治楊梅瘡，不拘初患日久幷效。

土茯苓即草薢　當歸　白芷　甘草　皂角刺　薏苡仁　白蘚皮　木瓜不犯鐵器，各等分

右，水煎，食前幷空心服。

又方　治大人之劑，如用前方未應，或兒大，宜用此方。

土茯苓五錢　川當歸　白芷　皂角刺炒　苡仁各一錢　白蘚皮　木瓜忌鐵　木通　金銀花各七分　甘草　連翹　防風各五分　茯苓　芍藥各一錢　黄芪炒，二錢　川芎　生地黄各八分

右作二三劑，水煎，兒大者作一劑煎，分兩三次服。

白斂散　治小兒王爛瘡，一身盡如麻子，有膿汁，乍痛乍癢，或時壯熱。

赤芍藥　甘草　白斂各三分　黄芩　黄連　黄蘗微炙，各半兩

右爲末，蜜水調塗，日兩次即瘥。

又方　治小兒王爛瘡及惡瘡。

秫米　竹篠

右，燒灰細研，以田中禾下水調塗之，效。

黄連散　治小兒王爛瘡，初患一日肉色變，二日泡漿出，或四畔時赤漸長，若泡漿匝身即不可治，其狀如湯火燒，宜速用此。

黄連末　胡粉各一兩

右研勻，以生油調塗之。

浸淫瘡方　治小兒身體發瘡，初出甚小，後有膿汁，浸淫不已，漸大名浸淫瘡。若先從四肢起，漸向頭面者，難治也。

鯽魚一尾，長三寸者　豆豉一合

右杵如膏塗之。又療馬鞍瘡。

又方

苦瓠一兩　蛇蜕半兩，燒　露蜂房半兩，微炙　梁上塵

右爲末，油調塗。

又方

伏龍肝三分　亂髮三分，燒

右爲末，猪脂和塗。

元參飲　治瘰癧，及頭上生惡核腫痛。

元參　川升麻各五錢　川烏炮裂去皮臍　草烏炮裂去皮　當歸酒洗　川芎　赤葛　生乾地黄　赤芍藥各二錢半　甘草三錢　大黄半生半炮，四錢

右剉，每服二錢，水一盞，薑二片，煎七分，無時温服。

升麻湯

升麻　射干　連翹　犀角屑　大黄微炮　朴硝各半兩

右㕮咀，水煎，大小加減。忌酒麵炙煿物。

柴芍參苓散　治肝火血熱，遍身搔癢，或起赤暈，或筋攣結核。

柴胡　芍藥　人參　白朮　茯苓　陳皮　當歸各五分　牡丹皮　山梔炒　甘草各三分

右，薑棗水煎服。

清肝益榮湯　治肝膽經風熱血燥，筋攣結核，或作瘊子。

柴胡　龍膽草酒拌炒，各五分　當歸　川芎　芍藥各一錢　熟地黄自製　白朮炒　木瓜　山梔炒　茯苓　薏苡仁各五分　甘草三分

右，水煎服。

加味小柴胡湯　治肝膽經風熱，耳前後腫痛，或結核焮痛，或寒熱晡熱，口苦耳聾等證。

柴胡二錢　黄芩炒，一錢　人參　半夏各七分　甘草炙，各五分　山梔　牡丹皮各一錢

右，薑水煎，徐徐服。

益氣養榮湯　治氣血虚弱，四肢頸項等處患腫，不問腫潰，日久不斂，倶宜服之。

人參　茯苓　陳皮　貝母　香附炒　當歸　川芎　黄芪炒　熟地黄自製　芍藥炒，各一錢　甘草炙　桔梗各五分　白朮炒　柴胡六分

右，每服二三錢，薑水煎。

必效散　治瘰癧元氣無虧者，宜用此方。若元氣怯弱者，宜先補而後服之。瘰癧毒已下，便與滋補，庶無他患。若孕婦及虚勞氣鬱所致者，尤不可服。世以此方爲良劑，故併注之。

南硼砂二錢五分　輕粉一分　麝香五分　大巴豆五粒，去皮心膜油淨　白檳榔一個　盤蝥四十個，去頭足翅，同白糯米炒去米

右爲末，取鷄子二個，去黄，用清調藥，入殼内，以濕紙數重糊口，甑蒸熟，取出曝乾，研細，每服五分，用炒生薑酒五更調服。如毒出，小便澀痛，用益元散一服，其毒出而不痛。

貼惡核方

赤小豆　牙皂　硝石　黄藥　木鼈子各半兩

右末，鷄子清調塗患處。

貼散瘰癧神效方

白膠香　真降香用心無土氣者　海螵蛸

右等分爲末，摻患處，外以水紙掩之，一夜而退。

神效良方　興化李八哥敷貼瘰癧膏藥，未破者即消，已破者即出惡物收斂。

輕粉　麝香　珍珠　血竭　没藥　乳香　黄蠟　銅青各六分　松香八錢　杏仁二十枚　蓖麻子二十枚，去殼　以上十

一味，各研極細末，攪和，用磁杵鉢搗成泥膏，不犯鐵器，不見火，將膏捏傅絹上，以手撲薄貼。

又方 治瘰癧破潰不斂。

燒人場上紅黄土研細 洗淨患處，摻之神效。

皂角子丸 治肝膽經風熱，項脅兩側結核。

皂角子用仁炒，二兩 連翹八錢 當歸 柴胡 芍藥炒 山梔炒 川芎各一兩 桔梗炒 龍膽草酒拌炒黑 甘草炒，各四錢

右爲末，米糊丸菉豆大，量兒大小加減，滚湯下。

九味柴胡湯 治肝經熱毒下注，患便毒腫痛，或小腹脅間結核，凡肝膽經部分一切瘡瘍，或風毒惡核瘰癧。

柴胡炒 黄芩炒，各五分 人參 山梔炒 半夏 龍膽草炒 當歸 芍藥炒，各三分 甘草二分

右，水煎服。若腫痛赤色，元氣無虧者，宜用。潰後腫消痛止者，不宜用。大凡腫硬不潰，潰後不愈者，因元氣虛也，午前宜用四君、歸、芪、升麻，午後宜用四君、芎、歸、柴胡爲主，佐以九味蘆薈丸。若飲食少思者，宜用五味異功散，專補胃氣。若膿水清稀而見一切諸證，皆因血氣内虧，但温補脾胃，飲食加進，血氣化生，諸證自退。設治瘡邪，是虛其虛也，禍不旋踵矣。

琥珀膏 治瘰癧不潰，或潰而不愈，變成漏證。

琥珀 木通 桂心 當歸 白芷 防風 松香 朱砂 丁香 木香 木鼈子肉各二兩

右先用琥珀、丁香、桂心、朱砂、木香爲末，其餘㕮咀，以麻油二斤六兩慢火熬煎，至白芷焦黑，濾去滓，徐下黄丹一斤，以柳枝不住手攪，至黑色，滴水捏軟硬得中，却入琥珀等末攪勻，於磁器盛之，用時取少許攤貼。

補陰八珍湯 治元氣虛弱，不能潰斂，或内熱晡熱，肌體消瘦。

即八珍湯，加酒炒黑黄蘗、知母。

惡瘡方 頻浴身安，外宣無病。

春用柳條、荆芥，夏用棗葉、槐枝，秋冬用苦參。

右俱煎湯洗浴。

加味羌活散　治小兒四氣外搏肌膚，發爲癮疹，增寒發熱，身癢。

羌活　前胡各一兩　人參　桔梗　茯苓　甘草炙　川芎　枳殼麩炒　天麻各半兩　蟬蜕去鬚　薄荷各二錢

右剉碎，每服三錢，水一盞，生薑三片，煎至六分，不拘時服。

當歸飲子　治小兒心血凝滯，内蘊風熱，發見皮膚，遍身瘡疥，或腫或癢，或膿水浸淫。

當歸　赤芍藥　川芎　生地黄　蒺藜炒去刺　荆穗　防風各一兩　首烏　黄芪　炙草各半兩

右剉碎，每服四錢，水一盞，薑三片，煎六分，服無時。

牛黄解毒丸　治胎毒瘡癤，及一切瘡瘍。

牛黄三錢　甘草　金銀花一兩　草紫河車五錢

右爲末，煉蜜丸，量兒大小加減服。

立效散　治鬢瘡耳瘡，及一切瘡疥。

定粉　松香　黄蘗　黄連　枯礬末，各一兩

右各另爲末，用清油燭油調搽。

敷藥解毒散　治一切毒瘡風疹痛癢。

大黄　黄蘗　山梔　寒水石各等分

右爲末，水調搽。若破而膿水淋漓，用當歸膏或清燭油調尤善。

敷瘡藥方

剪刀草　黄連　苦參

右等分爲末，先洗淨，次用麻油、輕粉調傅。

苦瓠散　治小兒浸淫瘡，漸展不止。

苦瓠二兩　蛇蜕燒灰　蜂房微炒，各半兩　梁上塵一合

右爲細末，生油調，塗攤帛上貼。

青金散　治小兒濕癬浸淫瘡。

白膠香研，一兩　輕粉半兩　青黛二錢半

右研爲細末，乾摻瘡上。

人參敗毒散　治瘡瘍邪氣在表應發者，若增寒壯熱，項强脊疼，或惡心欬嗽，亦宜用之。

人參　茯苓　川芎　羌活　獨活　前胡　柴胡　枳殼麩皮炒　桔梗　甘草炒，各等分

右，每服二三錢，水煎。

東垣人參安胃散　治斑疹，因服峻厲之劑，脾胃虚熱，泄瀉嘔吐，飲食少思等證。

人參一錢　黄芪炒，二錢　甘草生炙，各五分　白芍酒炒，七分　白茯苓四分　陳皮三分　黄連炒，二分

右爲末，每服二錢，水煎服。

犀角消毒散　治斑疹丹毒，發熱痛癢，及瘡疹等證。

牛蒡　甘草　荆芥　防風各五分　犀屑二分　金銀花三分

右水煎熟，入犀角傾出，服。

地龍散　治小兒風熱癮疹，狀如傷寒，耳尖及手足冷。

地龍洗去土焙　穿山甲以皂角灰炒黄，各半兩　朱砂二錢，研細

右前二味爲細末，後入朱砂，一處再研和匀。每服一錢，用紫草煎湯調下，不拘時服，量兒大小加減。

癮疹方　治大人小兒癮疹，入腹即殺人。

蕪菁子末

右酒調服，三錢，小兒加減。

九味解毒散　治熱毒胎毒，而發瘡瘍之類，未潰作痛者。

黄連炒　芍藥　防風　甘草各三分　金銀花　連翹各一分　當歸八分　山梔四分　白芷六分

右作一劑，水煎，母子幷服。

加味清涼飲　治熱毒積毒在内，患瘡瘍，大便不通，而疼痛作渴者。

當歸　赤芍藥　甘草炙　大黄炒，各三分　山梔炒，三分　牛蒡子炒杵，四分

右，水煎服。

人參消風散　治諸風上攻，頭目昏眩，項背拘急，肢體煩疼，肌肉顫動，耳若蟬鳴，鼻塞多嚏，皮膚頑麻，瘙癢癮疹，目濇昏困。

人參　白殭蠶　茯苓　防風　芎藭　藿香　蟬蛻　厚朴薑製　羌活各三錢　荆芥穗　炙甘草　陳皮各五錢

右，每服一二錢，水煎。

連翹防風湯　治小兒肝脾，風熱時毒，頭面生瘡。

連翹研碎　防風　黄連　陳皮　芍藥　當歸　獨活　白蒺藜炒去刺　荆芥　茯苓　甘草　黄芩　牛蒡子炒研，各等分

右，每服二錢，水煎服。

和肝補脾湯　治風熱瘡疹，脾土不及，肝木太過。

人參　陳皮　川芎各五分　山梔炒，四分　白朮　茯苓　芍藥各七分　柴胡　炙草各三分

右分二劑，水煎服。

益脾清肝湯　治肝脾風熱瘡，寒熱體痛，脾胃虚弱。

人參　白朮　甘草　茯苓　川芎　當歸　黄芪各三分　柴胡　牡丹皮各二分

右，水煎服。

三黄散　治風熱疳熱生瘡，水浸淫膿流處便濕爛。

松香　五倍子　黄連　黄丹　海螵蛸各一錢　輕粉　雄黄各少許

右爲末，用瑩肌散煎洗，摻之，乾者油敷。

養心湯　治心氣不足，虚熱上攻，而患瘡瘍者。

黄芪炒　白茯苓　半夏麯　當歸　川芎　辣桂　柏仁　棗仁炒　五味杵　人參各三錢　甘草炒，四錢

右每服一二錢，薑棗水煎，爲末服亦可。

牛黄解毒散　治胎毒頭面生癩，或延及遍身，癢痛不安，浸淫不愈，及眉煉瘡。

生甘草一兩　牛黄五錢，膏粱之人必用之　金銀花一兩

右各爲末，每服二三分，乳汁調服；或用甘草煎膏爲丸，芡實大，每一丸白湯化服。外敷青金散亦可。

拔毒散　治證同前，及疥癩瘡癬。

黄芩　黄連　白礬三味俱生用　松香　雄黄各五錢　銅緑二錢，癢甚加之

右各另爲末，乾摻患處，或用油調搽。疥瘡宜加枯礬三錢。

又方

川芎　酒芩　酒芍藥　陳皮各半兩　酒白朮　酒當歸各一兩　酒天麻七錢半　蒼耳七錢半　酒黄蘗　防風　酒粉草各三錢

右㕮咀，煎服，四五次服之，服過睡片時。

頭瘡方

猪油一錢，半生半熟　雄黄　水銀各二錢半

右研和勻，敷瘡上。

治癩頭方

松香一兩，乾銚熔開，安在石上，候冷取起，輕輕研細　黑龍尾即屋上塵垂掛者　黄丹炒，各三錢　白芷半兩　松樹皮燒灰存性　水銀

雄黄　白礬各二錢

右爲末，以血餘入香油煎爛，調敷患處。

青金散　治小兒疥癬眉煉，或延及遍身，瘙癢或膿水淋漓，經年不愈。

松香二兩　真蛤粉五錢　青黛二錢五分

右爲末，用燭油調搽，或乾摻之。或加輕粉、枯礬各三錢，以治前證及胎毒疥癩尤效。

水銀膏　治月蝕瘡，在兩耳上及竅傍，隨月虛盈。

水銀二錢半　胡粉　松脂　黄連爲末，各半兩　猪脂四兩

右先熬猪脂令沸，下松脂諸藥末，及水銀攪令勻，磁盒盛，先以鹽湯洗浄瘡，塗敷三五度。

胡粉散　治月蝕瘡。

胡粉炒微黄　白礬煅　虢丹　川黄連淨　輕粉各二錢　臙脂一錢　麝香少許

右末，先以温漿水入鹽洗拭，後摻藥；如瘡乾，麻油調敷。

蔓荆子湯　治内熱，耳出膿汁。

升麻　木通　麥門冬　赤芍藥　生地黄　前胡　甘菊花　甘草　桑白皮　赤茯苓　蔓荆子各等分

右用薑棗水煎，食後服。

上清散　治上焦風熱，耳出膿汁，頭面瘡癤；亦治胎熱眼睛腫赤，糞色稀黄，肚熱啼哭，及身上紅腫。

川郁金　甘草　北桔梗　天花粉　乾葛　薄荷葉各等分

右爲末，入蜜拌勻，白湯下三五七分或一錢；仍用艾葉煎濃湯温浸足底，以引其熱下行。

當歸龍薈丸　治肝膽風熱，耳中鳴，出青膿，名曰震耳，大便秘，小便黄。常服，宣通血氣，調順陰陽。

當歸　龍膽草　柴胡各一兩　青黛　膽星　大黄　蘆薈各五錢　麝香五分　梔子仁　酒芩　酒連　黄蘗各一兩　木香二錢五分

右爲末，煉蜜丸小豆大，每服二十丸，薑湯送下。

清黄散 治耳出黄膿，名曰聤耳。內有風熱，外爲水濕所侵，醖久而成。
防風　滑石飛五錢　炙草一錢　酒梔子三錢　藿香　酒黄連各二錢
右爲末，白湯調二錢，食後服。
清心丹 治耳出紅膿，名曰膿耳，及舌上生瘡，如楊梅狀者。
酒黄連三錢　滑石六錢　甘草　辰砂各一錢　薄荷六分　犀角鎊屑，二錢
右爲末，每服一錢五分，蜜拌，薄荷湯下，夜再服。
清白散 治肺熱痰火上壅，耳出白膿，名曰纒耳，兼治欬嗽。
桑白皮蜜炒　地骨皮各三錢　甘草一錢　貝母二錢　寒水石煅，三錢　天花粉　酒芩　天門冬各一錢半
右爲末，以蜜水調，食後服，或通草煎湯下尤妙。
交感丹 治耳中痏臭，名曰抵耳。或怒氣上逆，上下不得宣通，遂成聾聵。
香附子童便浸透炒，三錢　茯神　黄連各二錢　桂心　甘菊花各一錢
右爲末，每服一錢五分，燈心湯下。
禹餘糧丸 治聤耳出膿水。
禹餘糧煅酢焠七次　海螵蛸去背上硬骨　百草霜　伏龍肝各二錢半　生附去皮臍，一枚
右末，以綿裹如圓眼核大，安耳內，日再易之。如不瘥，乃有蟲也。
龍骨散 治諸膿耳。
枯礬　龍骨　臙脂胚各一錢　麝香少許
右爲細末，以綿裹杖子，拭去耳中膿，再吹一字入耳中，日再。加海螵蛸一錢尤妙。
羊角散 治耳內膿汁不乾。
山羊角燒存性
右爲末，每吹二三分入內，一日二次，三日全瘳。

滋陰地黄丸　治耳虚鳴，膿汁不乾，腎陰不足。

熟地黄一兩　山茱萸五錢　白茯苓　甘菊花　牡丹皮　何首烏黑豆蒸三次　黄蘗各四錢

右爲末，煉蜜丸梧子大，每服三五十丸。

白斂散　治小兒凍耳成瘡，或癢或痛。

黄蘗　白斂各半兩

右爲末，先以湯洗瘡，後用生油調塗。

花粉飲　解風熱毒氣上攻，頭項浮腫，作痛發驚，又治發斑。

天花粉去粗皮，一兩　生地黄淨洗　白芷　歸尾酒洗　桔梗剉片蜜水炒過　甘草各半兩

右剉，每服二錢，水一盞，煎七分，無時温服。

立效飲　主口内牙根舌上，發瘡作痛，致語言飲食不便。

淨黄連一兩　北細辛去葉，二錢半　元明粉二錢

右細剉，或晒或焙，爲末，仍同元明粉乳鉢内杵匀，每用一字，乾點患處，或以一錢，新汲井水調塗瘡上。兒小者畏苦不肯點嚥，用蜜水調敷患處，令其自化，咽痛茶清調下。

黄金散　解口内舌上瘡毒，及治痘瘡後目生瞖膜。

黄蘗去粗皮，用生蜜潤，日晒乾再塗晒，凡十數次　粉草二味，各一兩

右剉研爲細末。治口瘡，用藥末乾點患處，或用麥門冬熟水調點舌上，令其自化。若痘瘡後目生瞖膜，湯泡澄清，無時頻洗，宜投糖煎散、柿煎散二藥。

天竺黄散　主上焦風熱，口鼻生瘡，兩目赤腫，咽膈不利，涎壅滯氣不通暢，驚搐煩悶，神思昏迷。

天竺黄　郁金無，山梔仁代　茯神去皮根　甘草四味，各半兩　硼砂　牙硝　香白芷　川芎　殭蠶去絲　枳殼麸炒微黄，各二錢半　朱砂水飛，二錢　蟬殼十五枚，去泥土嘴足　麝香一字

右除硼砂、牙硝、朱砂、麝香四味乳鉢細研，餘九味焙乾爲末，同入乳鉢内再研勻，每服半錢或一錢，温薄荷湯無時調服，或麥門冬湯。

地黄膏 治口内舌上生瘡作痛，飲食難進，晝夜煩啼。

山梔仁 菉豆粉各一兩半 粉草六錢

右或晒或焙爲末，用生地黄杵爛，取汁一兩半，好蜜一兩半，以薄瓦器盛，在銅銚中，水煮成膏，稠糊相似，候冷停分，入前藥末，同在乳鉢内再杵勻，丸芡實大，每以一丸至二丸，麥門冬熟水無時化服。兒大者，每用一丸，納口内含化，或以新汲水調點舌上。

東垣清胃散 治胃經有熱，齒牙作痛；或飲冷作渴，口舌生瘡，或脣口腫痛，焮連頭面；或重舌馬牙吐舌流涎。若因服剋伐之劑，脾胃虚熱，口舌生瘡，或弄舌流涎，或嘔吐困睡，大便不實者，用五味異功散。

升麻五分 生地黄四分 黄連 丹皮各三分 當歸梢四分

右，水煎服，嬰兒母亦服。

清熱消毒散 治實熱口舌生瘡，及一切瘡瘍腫痛，形病俱實者。

黄連炒 山梔炒 連翹 當歸各五分 川芎 芍藥 生地黄各六分 金銀花一錢 甘草二分

右，水煎服，嬰兒母同服。

四君子湯 治脾氣虚熱，口舌生瘡。

人參 白朮 茯苓 甘草各等分

右加薑棗煎服。

柳葉散 治熱毒口瘡。

黄蘗炒 蒲黄 青黛 人中白煅，各等分

右爲末敷之。

如聖散 治小兒口瘡不能吃乳。

江子一粒或二粒，研爛不去油入　硃砂　黄丹

右敷紙絹上少許，剃開小兒顖門，貼在顖上。如四邊起粟米泡，便用温水洗去藥。恐成瘡，更用菖蒲水洗，其效如神。

南星膏　治口瘡，小兒難用藥。

大天南星去皮，取中心龍眼大

右爲末，却用酸醋塗脚心甚妙。

白礬膏　治小兒口瘡，飲乳不得。

白礬如鷄子大

右置醋中，塗兒足底二七次即愈。

牡蠣散　治小兒口瘡。

牡蠣煅紅，候冷研細，紙裹入土中七日，出毒三錢　甘草炙末，一錢

右和勻，時時挑少許摻口中，或吐，皆無害。

治口瘡驗方

黄蘗蜜炙赤，半兩　青黛一分

右二件爲末，頻摻口内，愈。

升麻防風湯　治胃經實熱，咽痛口燥，腮癰等證。

升麻　防風　黄蘗炒　白茯苓　白芍藥炒　陳皮各五分　連翹　當歸各七分

右，每服二錢，水煎，仍量大小用之。

清咽利膈湯　治心脾藴熱，或咽喉腮舌腫痛。

元參　升麻　桔梗炒　甘草炒　白茯苓　川黄連炒　黄芩炒　牛蒡子炒杵　防風　芍藥炒各等分

右，每服一二錢，水煎。

本事方 治小兒毒氣攻腮，赤腫可畏者。

皂角去核，二兩 天南星生用，二錢 糯米一合

右爲細末，薑汁調塗，立效。

白芷升麻湯 治手陽明經分臂上生瘡。

香白芷 川升麻 桔梗各一錢 黄芪蜜炙 黄芩酒炒，各二錢 生黄芩五分 紅花 甘草炙，各五分

右，水酒煎半鍾，食後温服。

加味歸脾湯 治小兒因乳母憂思鬱怒，胷脅作痛；或肝脾經分患瘡瘍之證；或寒熱驚悸無寐，或便血盗汗，瘡口不斂等證。

人參 黄芪炒 茯神 炙草 白朮炒，各一錢 木香五分 遠志 酸棗仁 龍眼肉 當歸 牡丹皮 山梔炒，各一錢

右水煎，乳母服，兒亦服之。

内托羌活湯 治尻骨生癰，堅硬腫痛。

羌活 黄蘗酒炒微黑，各一錢 防風 藁本 歸尾各五分 肉桂 連翹 炙草 蒼朮 陳皮各三分 黄芪八分

右作二劑，水一鍾，入酒一杯煎，空心服。

小青龍湯 治傷風冒寒，欬嗽喘急，肺脹胷滿，鼻塞流涕，或乾嘔熱欬，或作渴，或作噎，或小便不利，或小腹脹滿。此仲景之法，審有是證，用之及時，殊有良驗。

麻黄去節 赤芍藥 半夏各七錢 細辛 乾薑煨 炙草 桂枝各三錢 五味半兩杵 附子二錢，如脈浮不必用

右，每服二錢，水煎。

桔梗湯 治欬嗽膿血腥穢，已成癰證。

桔梗炒 貝母去心 知母炒 桑白皮炒 枳殼各一錢 地骨皮 瓜蔞仁 薏苡仁 杏仁杵，各五分 川當歸 黄芪

炒，各一錢　五味杵炒　百合炒，各一錢五分　防己一錢　甜葶藶炒，五分

右，每服二三錢，水煎服。

升麻湯　治肺癰膿血穢臭，胷乳皆痛。

升麻　桔梗炒　薏苡仁　地榆　條芩炒　牡丹皮　芍藥　甘草各等分

右，每二三錢，水煎服。

排膿散　治肺癰。此方排膿補肺。

黄芪鹽水炒　白芷　人參　五味炒，各等分

右爲末，每服一二錢，蜜湯調下。

射干湯　治胃脘癰，吐膿血。

射干　梔仁　赤茯　升麻　赤芍各一兩三錢　白朮五錢

右，每服三五錢，水煎，入地黄汁少許，再煎服。

人參平肺散　治心火剋肺金，傳爲肺癰，欬嗽喘嘔，痰涎壅盛，胷膈痞滿，咽嗌不利。

人參　陳皮　甘草　地骨皮　茯苓各一錢　知母炒，七分　五味炒　青皮　天冬各四分　桑白皮炒，一錢

右每服二三錢。

參芪補脾湯　治肺癰脾氣虧損，欬吐膿涎，或中滿不食，必服此藥，補脾土以生肺金，否則不治。

人參　白朮各二錢　黄芪炒，二錢五分　茯苓　陳皮　當歸各一錢　升麻三分　麥門冬七分　桔梗炒，六分　甘草炙，五分

五味子杵，四分

右作三服，薑棗水煎服。

人參補肺湯　治肺證欬喘氣短，或腎水不足，虚火上炎，痰涎壅盛，或吐膿血發熱，小便短滯。

人參　黄芪炒　白朮土炒　白茯苓　陳皮　當歸各一錢　山茱萸　乾山藥　五味子杵　麥門冬　炙草　熟地黄自製

牡丹皮各五分　右，每服五錢，水煎服。

大黃湯　治腸癰小腹堅腫，按之則痛，肉色如常，或焮赤微腫，小便頻數，汗出憎寒，脈緊，膿未成也，急服之。

大黃炒　朴硝各一錢　牡丹皮　瓜蔞仁　桃仁去皮尖，各二錢

右，每服二三錢，水煎服。

薏苡仁湯　治腸癰腹中痛，煩躁不安，或脹滿不食，小便澀滯。

薏苡仁　牡丹皮　桃仁各三兩　瓜蔞仁四兩

右，每服四錢，水煎服。

桃仁湯　治腸癰腹中痛，煩躁不安，壅痛，大便閉澀，亦有繞臍生瘡者，但用此藥無妨。

桃仁　大黃炒　牡丹皮　芒硝　犀角屑　冬瓜仁研，各二錢

右水煎，入犀角末服。

牡丹皮散　治腸癰，腹濡而痛，時下膿汁，或下血。

牡丹皮　人參　天麻　白茯苓　黃芪炒　薏苡仁　桃仁　白芷炒　當歸　川芎　官桂　甘草各五分　木香二分

右每服三五錢，水煎。

內補黃芪湯　治潰瘍膿水出多，或過服敗毒之劑，致氣虛血弱，發熱無寐，或兼盜汗內熱，或不生肌。

黃芪炒，二錢　人參　白朮炒　茯苓　陳皮　當歸各一錢五分　酸棗仁炒，一錢　五味子杵　甘草炙，各五分

右水煎，徐徐服之。

托裏清肝散

人參　黃芪炒　當歸　川芎　芍藥炒　白朮　茯苓　金銀花　白芷炒　甘草炒　連翹　柴胡各七分　山梔四分

右，每服二三錢，水煎服。

神效當歸膏　治湯火等瘡，不問已潰未潰，肉雖傷而未壞者用之自愈，肉已死者用之自潰，新肉易生。搽

至肉色漸白，其毒始盡，生肌最速。蓋當歸、生地黄、麻油、二蠟，皆主生肌止痛，補血續筋，與新肉相宜。

當歸　生地黄各一兩　黄蠟一兩，白者止用半兩

右先將當歸、地黄，入麻油四兩煎枯去滓，將蠟熔化，候冷攪勻，即成膏矣。用塗患處，將油紙蓋之，發背癰疽，杖瘡潰爛，用之尤效。凡死肉潰爛將脱，止有些須相連者，宜用利刀剪去。蓋死肉有毒，去遲則傷新肉，死肉去盡，尤宜速貼，蓋新肉最畏風寒，不可忽也。

乳香定痛散　治傷損一切瘡瘍潰爛疼痛。

乳香　没藥各五分　滑石一兩　冰片一錢

右爲細末，搽患處痛即止。

猪蹄湯　治一切癰疽，杖瘡潰爛，消腫毒，去惡肉，潤瘡口。

白芷　黄芩　當歸　蜂房蜂兒多者爲佳　羌活　赤芍藥　甘草各五錢

右用猪蹄一只，水四五碗，煮熟去油滓，取清湯，入前藥煎，數沸，去滓温洗，隨用膏藥貼之。

古今圖書集成醫部全録卷四百五十七

小兒瘡瘍門

單　方

小兒丹毒：多年竈下黄土末和屋漏水敷之，新汲水亦可，鷄子白或油亦可，乾即易。《肘後方》，下同

五色丹毒：蜜和乾薑末敷之。

治小兒赤遊腫，若遍身入心腹，即能殺人：搗伏龍肝爲末，以鷄子白和敷，乾易之。《千金方》，下同

又：用白豆末水和敷之，勿令乾。

治小兒半身皆紅赤，漸漸長引，或瘡瘍：用牛膝、甘草㕮咀，合得五升，以水八升，煮三沸，去滓和伏龍肝末敷之。

治小兒身赤腫起者：熬米粉令黑，以唾和敷之。

治丹毒大赤腫，身壯熱，百治不折：用寒水石十六銖，石膏十二銖，藍青十一銖用乾者，犀角、柴胡、杏仁各八銖，知母十銖，甘草五銖，羚羊角六銖，芍藥、黄芩各七銖，梔子十一銖，竹瀝一升，生葛汁四合，澄清蜜二兩。

右十五味㕮咀，以水五升，拌竹瀝煎取三升三合，去滓内杏仁泥、葛汁、蜜，微火煎取二升，一二歲兒服二合，大者量加之。

小兒丹毒，從兩股走及身頭：用李根燒爲末，以田中流水和塗之。

小兒赤丹：屋塵和臘猪脂敷之。

小兒火丹：桑根白皮爲末，羊膏和塗之。

小兒丹毒：濃煮大豆汁塗之，甚良。

小兒丹毒，從髀起，流下陰頭，赤腫出血：用鯽魚肉切五合，赤小豆末二合擣匀，入水和敷之。

治小兒溺竈丹，初從兩股及臍間起，走入陰頭皆赤：桑白皮切一斗，以水二斗，煮取一斗以浴之。

小兒丹毒：水煮棘根汁洗之。

小兒丹毒：用生麻油塗。

小兒丹毒：煆鐵屎研末，猪脂和敷之。

小兒丹毒：唾和胡粉，從外至内敷之。

小兒丹毒：向陽燕窠土爲末，鷄子白和敷。《衛生易簡方》，下同

小兒五色丹毒：甑帶燒灰，鷄子白和塗之。

小兒丹瘤，遊走入腹必死：初發急以白芷、寒水石爲末，生葱汁調塗。《全幼心鑑》，下同

小兒丹腫：蕎豆五錢、大黄二錢爲末，用生薄荷汁入蜜調塗。

小兒赤丹：用土番黄米粉，和鷄子白塗之。《兵部手集》，下同

孩子赤丹：嚼粟米敷之。

小兒丹毒作瘡出水：豉炒煙盡爲末，油調敷之。《姚和衆方》

小兒丹毒：燒鐵淬水，飲一合。《陳氏本草》

小兒熱丹：藍淀敷之。《秘録》方

小兒丹瘤：木鱉仁研如泥，酢調敷之，一日三五上效。《外科精義》

小兒丹毒：猪肉切片貼之。《本草綱目》

小兒丹毒，皮膚熱赤：寒水石半兩，白土一分爲末，米酢調塗之。《經驗方》

小兒火丹熱如火，繞臍即損人：馬莧擣塗。《廣利方》
小兒赤丹：柳葉一觔，水一斗，煮取汁三升，温洗赤處，日七八度。
小兒丹毒：寒水石末一兩，和水塗之。《集元方》
小兒遍身赤丹：用羚羊角燒灰，鷄子清和塗之，神效。《外臺》方，下同
小兒赤遊火丹：母猪屎絞汁服，幷敷之。
小兒赤丹：胡荽汁塗之。譚氏方。
小兒丹瘤：大麻子五個去皮，研入麵一匙，水調塗之，甚效。《修真秘方》
小兒十種丹毒：用瓦花擣汁，和水取汁，同伏龍肝末塗潤之。《瘡瘍全書》，下同
小兒爛皮火丹：用蓮蓬煆灰，麵粉、伏龍肝、柏末各等分，共爲末，和勻乾摻。
凡小兒火丹，或頭上起或背上起者：俱用慎火草擣汁搽上。慎火草即瓦花。
又：用芊芊活，隨處有之，取汁塗之。
小兒赤瘤：鷄子白和百草霜搽。《鄉嬛記》
小兒赤遊行於上下，至心即死：菘菜擣敷之，即止。張傑《子母秘録》，下同
小兒赤遊，上下遊行，至心即死：蒴藋煎汁洗之。
治小兒五色丹：用川大黄、芒硝、梔子仁、黄芩、乾藍葉、商陸各等分，爲細末，水調塗。棗樹根四兩，丹參三兩，菊花一兩半，剉細，每二兩，水五升煮三升，避風適寒温浴兒。《證治準繩》，下同
又：苧根葉一觔細剉，赤小豆三合，以水五升，煮三升，去滓避風處温浴兒。
又：青栗毬有刺者，杵碎，水煮浴兒。
又：蒲席灰，鷄白和塗。
又：牛屎敷之，乾即易。

又：猪槽下爛泥敷，乾即易。亦塗黑丹。

治小兒白丹：用酸母草、五葉草各五兩，絞汁塗。

又：川大黄杵爲末，以馬齒莧自然汁調塗。

又：爛杵蓼葉塗。

又：爛杵蘭香葉塗。

又：酢和梁上塵塗。

又：猪膽和鹿角灰塗。

又：燒猪糞灰，鷄子白和塗。

凡小兒丹初從背起，遍身如細纈，一宿成瘡，名茱萸丹。赤小豆爲粉粉之；如未成瘡，以鷄子白調敷之。

治小兒赤丹：酢和蕎麥麵塗之。

又：赤足蜈蚣爲末，入硫黄研勻，水調，翎掃頭焦即止。

又：天茄兒葉，俗名老鴉眼睛，取葉和酢擂敷。

又：以蓼子，鹽湯洗了，挼蓼塗之。

治小兒火丹色如朱，皮中走：酢研豉成膏敷。

又：鯉魚血頻頻塗。

治小兒黑丹：風化石灰二兩，屋四角茅草三兩，燒灰爲末，鷄清調塗。

又：茺蔚子、蛇銜草、護火草各二兩，杵爛，鷄白調塗。

又：青羊脂熟摩病上，日三五度，用之；如無青羊，白羊亦可，但不及爾。

又：以餧猪杓子炙令熱熨之。

治小兒天火丹，從背起赤點：用麻油五合，生鯽魚半觔，同杵如泥，塗丹上，乾即易。

又：虎脂二兩，黄丹一兩，研爲膏，塗。

又：桑根白皮二兩，甘菊花一兩半，丹參、莽草各一兩，剉勻，每用二兩，水三升，去滓温浴兒，避風。

又：以小兒埋胞衣瓶中水一二合，時時與兒服，及塗身上有毒處。

治諸火丹：天火龍火著肉作瘡，急以鹽湯噴，次以山藥塗。如無生者，以乾者爲末，水調塗。

又：以羊脂調赤石脂末塗之。

治小兒丹發兩臂，赤起如李子，名鬼火丹。用景天草五兩，蛇銜草三兩，杵如泥，以鷄血調塗。

又：戎鹽一兩，附子一枚，燒灰爲末，雄鷄血調塗。

小兒丹發赤斑，斑如梅子，遍背腹，名野火丹。用雄黄、戎鹽各半兩爲末，鷄白調頻塗，以瘥爲度。

又：竈中黄土一兩，青竹葉二兩，燒灰爲末，鷄白調塗。

又：白殭蠶二七個，護火草一兩，杵爛塗之。

又：酒塗油塗亦可。

小兒丹初發，著兩頰兩膀上、兩腋下，名家火丹。用梓木、白皮、蓼葉各三兩燒灰，鷄白調頻頻塗之，以瘥爲度。

治家火丹攻喉入腹，大便不利：用硝石、凝水石，銅器中熬乾，研服方寸匕。

又：用烏頭一分，赤石脂三分，研細，鷄清調塗，神良。

小兒丹初發，兩脅及腋下腿上，謂之殃火丹。用川朴硝爲末，每服以竹瀝調下半錢，更量兒大小加減。

又：浮萍杵汁，時時服之。

又：川朴硝一兩，梔子仁半兩爲末，酢調塗。

又：山梔子仁四兩，生鯽魚半觔，同杵如泥，每以酢化少許，塗丹上，兼治神火丹。

小兒丹發兩膀，不過一日，便赤黑，謂之神火丹。用景天草花絞汁，先微揩丹上，後塗之，以瘥爲度。

又：鯽魚半觔，杵如泥，塗之，頻塗爲良。

又：酢調梔子仁末塗。

小兒丹發如灼，在脅下正赤，初從額起，或從耳起而多痛，名熒火丹。用赤小豆一合，硝石半兩，寒水石一分爲末，每以冷水調半錢，日三服，量兒加減。張氏用冷水調塗。

又：景天草杵爛，以酢調塗。

小兒丹先發於背遍身，一日一夜而成瘡，名朱田火丹。藍靛塗，鷄清塗亦可。

小兒丹發，兩膀裏尻間正赤，流至陰頭，赤腫血出是也。治之用薺葉三兩，赤小豆一合，煅罏門上灰一兩，青羊脂三兩，葱白二莖切，相和杵如膏摩之，燥，再加水摩之。

又：細辛一兩，糯米一合，景天草三兩，杵如泥，塗丹上差。

又：伏龍肝、赤小豆等分爲末，鷄子白調塗。

又：車前子爲末，水調塗。

又：蠶沙一升，水煮，去滓洗。

又：杵生浮萍傅。

小兒廢灶火丹，丹發從足趺起正赤者是也。治之用寒水石、硝石各半兩，莽草一兩，爲末，每以新汲水調下半錢，更量兒大小加減。張氏用水調塗。

又：赤小豆一兩，牛角二錢，燒灰爲末，鷄白調塗。

又：五加皮葉根五兩燒灰，以煅鐵槽中水調塗。

又：棗樹根水煮汁，浴三五次。

小兒尿灶火丹，發膝上，從兩股起及臍間走陰頭者是也。治之用李樹根半觔，燒灰爲末，取田流水調塗。

又：以屋四角茅草燒灰爲末，鷄白調塗。

又：以桑白皮李根同剉，煎湯洗之。

治赤流丹腫赤：杵小豆五合，水和取汁，飲之一合，良；滓以敷五心。

又：服黄龍湯二合，併敷患上。小柴胡湯去半夏，名黄龍湯。

小兒赤流：取摩羅葉汁塗赤處，隨手便瘥。

治小兒身有赤處：用桃仁去皮研爛，以面脂和塗。

又：水煮黄蒿穗汁，入鹽少許温服。

又：細研白礬末，生油調塗。

又：杵芭蕉根汁塗。

又：杵水中苔，水調塗。

又：水調芒硝末塗。

又：生蛇銜草搗塗。

治虵纏丹，匝腰則死：搗萵苣爛塗，或研萵苣子汁塗之。

又：用蘆箔上草繩經子燒灰，同生油調塗。

小兒骨火丹，其瘡見骨著足踝者是也。杵大小蒜厚封之。

又：刺腫上入二分，以牛膽汁調大黄末塗之。

治白遊腫：杵生羊脾塗之。

又：用栝蔞根二兩爲末，伏龍肝半兩細研，酢調塗，乾再用。

治小兒赤遊行於體上下，至心即死：以芒硝納湯中，取濃汁拭丹上。

又：杵菘菜敷之。

治赤遊腫，若遍身入心腹即殺人：用灶下黄土爲末，油調塗，勿令乾。若已入腹及陰者，以護火草取汁一盞服之。乾者即末之，水調服。

治赤白遊腫：簇上白臭死蠶治白遊，赤死者治赤遊，并搗塗之。

治赤遊腫：搗瓜蔞敷之。

赤遊，白瘮：酢磨五毒草傅，亦杵莖敷之；恐毒入腹，亦煮服之。五毒草一名五蕺，又名地圓，平地生花，葉如蕎麥，根似狗脊。

小兒丹入腹：杵馬齒莧汁飲之，以滓敷之。

又：濃煎大豆汁塗之。

小兒丹痛：搗竹根汁及一升，作一服，即一二服效。

丹癢：搗韭菜，入些鹽，與香油以手摩熱於丹上，揩之立愈。

治一切丹瘤：以土硝爲末，薑汁酢調塗，日三四上，土硝即蜣螂土囊螬窠也。

又：蓖麻子五個，去殼細研，入白麵一錢，水調微微塗之，甚妙。

又：冷水杵菸菰葉莖，鷄翎掃腫便消。

又：研護火草汁塗。

又：研五葉草汁塗。

又：水調大黃末塗。

又：水研梔子仁塗。

又：水調黃芩末塗。

又：油調樺皮末塗。

又：水研糯米汁塗。

又：水煮白礬末塗。

又：酢調紅藍花塗。
又：煮白芷根葉塗。
又：杵鯉魚令爛塗。
又：水調地龍糞塗。
又：杵大麻子汁塗。
又：燒粉家洗瓮水塗。
又：水調韭畦中土塗。
又：鷄清調榆根白皮塗。
又：不犯水羊脂炙塗，以白粉敷之。
又：酢磨訶子塗。
又：杵鬼目汁塗。
又：杵荏子汁塗。
又：研醬取汁塗。
又：研地黄汁塗。
又：研豆葉汁塗。
又：研海藻汁塗。
又：水調青黛塗。
又：水研地龍塗。
又：酒煮石楠塗。
又：水調鷄糞塗。

又：杵梧桐皮塗。

又：苦菜汁塗，并服。

治小兒浸淫瘡：用竈中黄土、髮灰各等分爲末，以猪脂和敷之。《千金方》

小兒浸淫瘡，痛不可忍，發寒熱者：薊葉新水調敷瘡上，乾即易之。《簡要濟衆方》

治小兒浸淫瘡：取鷄冠血塗。《證治準繩》，下同

又：鷄冠血和黄連末塗。

又：煎鯽魚膏塗。

又：切鯽魚片，和鹽貼患處。

又：燒胡燕窠，水和塗之。

治小兒黄爛瘡：取四交道中土、竈下土二味各等分，爲末以敷。亦治夜啼。《千金方》，下同

又：燒艾灰敷之，乾用生油塗。

又方：治小兒火灼瘡，一身盡有如麻，或有膿汁，乍痛乍癢。用甘草、芍藥、白蘞、黄芩、黄連、黄蘗、苦參各半兩，研爲細末，以白蜂蜜和敷之，日二夜一；亦可作湯洗之。

治小兒瘡初起，熛漿似火瘡，名曰熛瘡，亦名爛瘡。用桃仁熟擣，以麵和敷之。亦治遍身赤腫起。

又：馬骨燒灰敷之。

小兒爛瘡：牛屎燒灰封之，減瘢痕。

小兒熛瘡：一名火灼瘡，一名火爛瘡。茱萸煎酒拭之，良。《兵部手集》

小兒燥瘡：一名爛瘡。燒鐵淬水中二七遍，浴之二三起作漿。《子母秘録》

治小兒王爛瘡，初起泡漿似火燒瘡：宜用又酥和赤地末塗。

小兒頭面爛瘡：木耳舂細，蜜調敷；又冷水調平胃散敷，俱乾則易之。

治小兒風瘙癮疹：用蒴藋、防風、羊桃、石南、秦椒、升麻、苦參、茵芋、芫花、蒺藜、蛇牀子、枳實、礬石各一兩，㕮咀，以漿水三斗，煮取一斗，去滓内礬，令小沸浴之。《千金方》，下同

又：牛膝末，酒服方寸匕。漏瘡多年不瘥，擣末敷之。亦主骨疽癩疾瘰癧，絶妙。

小兒風瘙作癢：白礬燒投熱酒中，馬尾蘸酒塗之。《子母秘録》，下同

小兒斑疹：用髮灰飲服三錢。

小兒癮疹瘙癢：白蜜不拘多少，用酒調下，有效。《本草綱目》，下同

小兒風疹，及瘡毒在皮膚不出：取愼火黄苗葉五大兩，和鹽三大兩，同研絞汁，以熱手摩塗，日再上之。

小兒癮疹：以鹽湯洗了，挼蓼子敷。《證治準繩》，下同

治風腫及癮疹：巴豆五十粒去皮，以水三升煮取一升，以綿浸湯中，適寒温，以拭病上，隨水瘥。

治風疹入腹，身體强腫，口乾燥硬：蔓青子三兩爲末，每用温酒調一錢。

治風疹癢不止：酪五合，鹽一兩，二味相和，煎過摩病處，立瘥。

又：蛇蜕皮一條，水一升煎半升，鷄翎掃上，即瘥。

又：白礬五兩爲末，以酒三合，小便一升，煎如稀膏，以綿蘸藥於病上，輕手揩之，令熱徹入皮膚，須臾消盡。此方神奇，能治百計不差。《聖惠方》

小兒破傷風病，拘急口噤：没心草半兩，白附子炮二錢半爲末，每服一字，薄荷酒灌下。《聖濟總録》

鱔攻頭瘡：用敗龜板酥炙爲末，以飛麵少許，和油調塗頂上，留孔出毒，不可調太柔。《證治準繩》，下同

頭瘡：大笋殼燒灰，量瘡大小，用灰調生油敷，又加膩粉佳。

小兒頭身諸瘡：燒鷄卵殻，和猪脂敷之。

治小兒癩頭，并身癩等證：用松皮燒灰、白膠香、枯礬、大黄、黄檗油調，敷患處。

又：用臘月馬脂油搽患處，極妙。

小兒癩頭：用燒紅炭淬長流水令熱洗之，仍用芫荽子煎猪脂，去滓用脂敷患處。

又：用胡荽子、伏龍肝、懸龍尾、黄連、白礬爲末，調敷。

治久癩頭：用黄連細末敷之。

治年久癩頭：内用苦參丸食後服之，外用苦參末油敷之，二月愈。

小兒頭瘡：麻子五升研細，水絞汁，和蜜敷之。《千金方》

小兒頭瘡：水磨檳榔曬取粉，和生油塗之。《聖惠方》，下同

小兒頭瘡：吴茱萸炒焦爲末，入汞粉少許，猪脂酢調塗之。

小兒頭瘡：樹上乾桃燒研，入膩粉，麻油調搽。

又：枳實燒灰，猪脂塗。

小兒頭瘡：古松上自落皮，入豆豉少許，瓦上炒存性，研末，入輕粉，香油調塗之。《經驗方》，下同

嬰兒胎瘡滿頭：用水邊烏桕樹根晒研，入雄黄末少許，生油調塗。

小兒頭瘡，因傷湯水成膿，出水不止：用肥皂燒存性，入膩粉，麻油調搽。

小兒頭瘡：蓼子爲末，蜜和鷄子白同塗之，蟲出不作痕。《藥性論》方

小兒頭瘡：鏡面草日乾爲末，和輕粉，麻油敷之，立效。《楊氏家藏》，下同

又：黑豆炒存性研，水調敷之。

小兒頭瘡，浸淫成片：梁上塵和油瓶下滓，以皂莢湯洗後塗之。《子母秘録》，下同

小兒頭瘡：糯米飯燒灰，入輕粉清油調敷。《普濟方》，下同

小兒頭瘡：葱汁調輕粉搽之。

又：鷄子黄炒出油，入麻油，及膩粉末，敷之。《集簡方》，下同

小兒頭瘡：菟絲苗煮湯，頻洗之。

小兒頭瘡：杏仁燒研敷之。《事林廣記》

小兒頭瘡：白梅燒，生油調塗。《聖濟録》，下同

小兒頭瘡，因傷濕入水成毒，膿汁不止：用紅麯嚼罨之，甚效。

小兒頭瘡：以黄泥裹豆豉煨熟，取研，以蕈菜油調敷之。《勝金方》

小兒頭瘡：緑礬、淡豉各一兩炒黑，膩粉二錢，研匀，以桑灰湯洗浄，摻之良。《本草綱目》

小兒頭瘡久不愈：核桃和皮燈上燒存性，出火毒，入輕粉少許，生油調塗一二次愈。《保幼大全》

小兒頭禿：蕪青葉燒灰和脂敷之。《千金方》，下同

小兒禿瘡：用松香五錢，猪油一兩，熬搽，一日數次，數日即愈。一用蕪青二兩，黄蠟一兩半，銅緑一錢半，麻油一兩半，文武火熬收，每攤貼之，神效。

小兒白禿：桃皮五兩煎汁，入白麵搽之，效。《聖惠方》

小兒禿瘡：以鹽湯洗淨，蒲灰敷之。《聖濟總録》，下同

小兒白禿：瓠藤同裹鹽荷葉，煎濃汁洗三五次，愈。

小兒禿瘡：黄蜀葵花、大黄、黄芩等分爲末，米泔淨洗，香油調搽。《普濟方》

小兒禿瘡：冷泔洗淨，以羊角葱搗泥，入蜜和塗之，神效。楊氏方

小兒白禿團團然：切蒜日日揩之。《秘録》，下同

小兒白禿：馬齒莧菜煎膏塗之，或燒灰，猪脂和塗。

小兒禿瘡：楸葉搗汁塗之。

小兒禿瘡：酢和榆白皮末塗之，蟲當出。《産乳方》

小兒甜瘡，生於面耳：令母頻嚼白米，卧時塗之，不過三五次而愈。《本草綱目》

小兒甜瘡：大棗去核，填入緑礬燒存性研，貼之。《拔萃》方

小兒甜瘡，頭面耳邊，連引流水極癢，久久不愈者：蛇牀一兩，輕粉三錢爲末，細細調搽之。《普濟方》，下同

小兒面瘡，焮赤腫痛：地榆八兩，水一斗煎五升，温洗之。

小兒嬭疽生面上：用楓香爲膏攤貼之。《活幼全書》

小兒癬瘡：蛇牀子杵末，和猪脂塗之。《千金方》

小兒癬瘡：蟾蜍燒灰，猪脂和敷。《外臺》方

小兒生癬：猪脂和輕粉抹之。《直指方》

小兒疥癢：白膠香、黄蘗、輕粉等分爲末，羊骨髓和敷之。《儒門事親》

小兒濕癬：桃樹青皮爲末，和酢頻敷之。《子母秘録》

小兒疥癬：藁本煎湯浴之，并以浣衣。《保幼大全》

小兒胎癬：小兒頭生瘡，手爬處即延生，謂之胎癬。先以葱鹽湯洗淨，用桑中木蛀屑燒存性，入輕粉等分，油和敷之。《本草綱目》，下同

小兒眉瘡：小麥麩炒黑研末，酒調敷之。

小兒眉瘡：猪頸骨髓六七枚，白膠香二錢，同入銅器熬稠，待冷爲末，麻油調敷。

小兒一切疳毒：夜明砂五錢，入瓦瓶内，以精猪肉三兩薄切，入瓶内，於前水煮熟，以肉與兒食，飲其汁，取下腹中胎毒；次用生薑四兩，和皮切炒，同黄米一兩糊丸黍米大，米飲服，日三次。《全幼心鑑》

小兒疳瘡：艾葉一兩，水一升，煮取四合，服。《備急方》

小兒疳瘡，臀疳，鼻疳，頭瘡，耳瘡久不瘥者：石緑、白芷等分爲末，先以甘草水洗瘡拭淨敷之，一日愈。《集元方》

小兒疳瘡：嚼麻子敷之，日六七度。《子母秘録》

小兒疳瘡：生嚼栗子敷之。《外臺》，下同

小兒疳瘡：羊膽二枚，和醬汁灌下部。張文仲方

小兒疳瘡：熬胡粉，猪脂和塗。《肘後方》

小兒口瘡：大青十六銖，黃連十二銖，水三升煮一升服，一日二服，以瘥爲度。《千金方》

小兒口瘡：黃葵花燒末敷之。《聖惠方》，下同

小兒吻瘡，經耳欲腐：葵根燒研敷之。

小兒口瘡：紅蜀葵莖炙乾爲末，蜜和含之。

小兒口瘡：用釜底墨時時搽之。《普濟方》，下同

小兒口瘡：寒食麪五錢，硝石七錢，水調勻，塗足心，男左女右。

小兒口瘡糜爛：黃丹一錢，生蜜一兩，相和蒸黑，每以鷄毛蘸搽，甚效。

小兒口瘡，不能吮乳：密陀僧末酢調，塗足心，瘡去洗去。《簡易方》

小兒口瘡：鐵鏽末水調敷之。《集簡方》

小兒口瘡糜爛：生硫黃水調塗手足心，效即洗去。《危氏得效方》

小兒口瘡，不能食乳：巴豆一枚，連油研入黃丹少許，剃去頂上髮貼之，四邊起粟泡，便用溫水洗去，乃以菖蒲湯再洗即不成瘡，神效。《瑞竹堂方》

小兒口瘡：用荸薺燒存性，研末搽之。《簡便方》

小兒口瘡，白屑如鵝口：不須服藥，以生天南星去皮臍研末，酢調塗足心，男左女右。《集效方》

治小兒白屑滿口，因名曰鵝口瘡，不能吮乳：用髮纏指上，蘸井水拭舌，如屑不脫，膿煮栗木汁，以綿纏箸頭拭洗，却用飛過黃丹搽上。《外科經驗方》

治小兒口下黃肌瘡：取羖羊髭燒作灰，和臘猪脂敷之。角亦可用。

治口傍惡瘡：用亂髮灰、胡絮灰、黃連、乾薑，四味等分爲散，以粉瘡上，不過三遍。

治小兒瘻瘡：用冢中石灰厚著之良。《千金方》，下同

又：燒桑根灰傅，幷燒烏羊角作灰，相和敷之。

治小兒疽瘻：用丹砂、大黄各三十銖，雄黄䕡茹漆頭者、雌黄各二十四銖，礜石馬齒者、莽草各十八銖，黄連三十六銖，㕮咀，以猪脂一升三合，微火煎三上三下，膏成，去滓，下諸色末，攪凝敷之。

治小兒核腫，壯熱有實：用青木香、甘草、石膏、甘遂各十八銖，麝香三銖〔一〕，大黄、前胡各一兩，黄芩半兩，共㕮咀，以水七升煮取一升九合，每服三合，日四夜二。

小兒瘰癧：槲樹皮去粗皮切，煎湯洗之。《聖惠方》

小兒瘰癧：楡白皮生擣如泥，封之頻易。《必效方》

小兒瘰癧：脂麻、連翹等分爲末，頻頻食之。《簡便方》

小兒結核：用五倍子研爲細末，醋調服之。

小兒諸瘡：惡瘡、禿瘡、蠼螋瘡、浸淫瘡，幷宜楝樹皮或枝，燒灰傅之，乾者猪脂調。《千金方》，下同

治小兒惡瘡：熬豉令黄爲末，摶瘡上，不過三摶愈。

治小兒疽極：月初即生，常有黄水出，用酢和油煎令如粥，及熱傅之，二日易。欲重敷，則以皂莢湯洗瘡乃傅之。

治小兒月蝕瘡，隨月生死：以胡粉和酥摶之，五日瘥。

治月蝕九竅皆有瘡者：燒蚯蚓屎末，和猪膏摶之。

又：水和粉傅之。

治小兒手足及身腫：以小便温煖漬之，良。

又：用巴豆五十枚去心皮，以水三升，煮取一升，以綿内湯中拭病上，隨手消。幷治癮疹。

註〔一〕三銖　原作「三對」，據《千金》卷五改。

治小兒初生，薜中生熱瘡：以鷄子五枚，敲破去白，只取黄煮熟，又以亂髮如鷄子黄許，二味相和，銚子中煎熬，取汁塗之；更用苦參末敷之，甚奇。劉禹錫云：向在武陵生子，薜内便有熱瘡，發於臂腿，蔓延身半，初用他藥無益，狀候至重，晝夜啼號不乳。因閲《本草》有云：亂髮合鷄子黄煎消爲水，療小兒驚熱下痢。注云：去痰熱百病；又鷄子，《本草》云：療熱瘡。因用之，立效如神。煎法：鷄子黄、亂髮初入銚煎時甚乾，少頃髮焦，遂有液出，旋取置一磁碗中，以液盡爲度。《保幼大全》

小兒薜瘡：葵根燒末敷之。《外臺秘要》

小兒薜瘡：嚼澤蘭心封之，良。《子母秘録》，下同

治小兒薜瘡：五月五日取蟾蜍，炙研末，敷之即瘥。

小兒臍瘡久不瘥者：馬齒菜燒研敷之。《千金方》

小兒臍瘡不合者：黄蘗末塗之。《子母秘録》

小兒臍瘡：因浴水入臍，或溺濕衣衫所致。用紅綿、黄牛糞各燒灰，乾胭脂等分，濕則乾摻，乾則香油調搽，或燕窠泥敷，效。《幼幼近編》

小兒臍瘡：龍骨煆研傅之。《聖惠方》

小兒臍瘡：取伏龍肝末傅之。《聖惠方》

小兒軟癤：油麻炒焦，乘熱嚼爛傅之。《譚氏小兒方》

小兒軟癤：桑螵蛸燒存性，研末，油調傅之。《危氏方》，下同

小兒軟癤：大枳殼一個，去白磨口平，以麪糊抹邊，合癤上，自出膿血盡，更無痕也。

小兒熱癤：取井底泥傅其四圍。《談野翁方》

小兒熱癤：釜下土生椒末等分，醋和塗之。《千金翼》

小兒軟癤：用鬼眼睛即牆上白螺螄殼燒灰，入倒掛塵等分，油調塗之。《壽域方》

小兒蟲瘡：用舊絹作衣，化柏油塗之，與兒穿著，次日蟲皆出油衣上，取下燃之，有聲是也。別以油衣與穿，以蟲盡爲度。《集簡方》

小兒蟲瘡：榆皮末和猪脂塗綿上，覆之，蟲出立瘥。《千金方》

預免瘡癤：凡小兒每年六月六日，照年歲吞皂莢子，可免瘡癤之患。林靜齋所傳方也。吴旻《扶壽方》

小兒遍身瘡疱：白芽香合桃葉煎湯浴之。《本草綱目》

小兒膿瘡，遍身不乾：用黄蘗末入枯礬少許，摻之即愈。《楊起簡便方》

小兒遍身瘙甚：以生薑擣爛，布包擦之而止。《瘡瘍全書》

小兒醋瘡：取産死婦人塚上草，勿回顧，作湯浴之，不過三度瘥。《本草綱目》

小兒生瘡滿身，面如火燒：以黄粱米研粉，和蜜水調敷，以瘥爲度。《外臺》方

治濕瘡：用濃煎地榆汁洗浴，每日二度。《千金方》

小兒鱗體：皮膚如蛇皮鱗甲之狀，由氣血否濇，亦曰胎垢，又曰蛇體。白殭蠶去嘴爲末，煎湯浴之。一加蛇蜕。《保幼大全》

小兒諸瘡腫痛：杏仁去皮，研濾取膏，入輕粉麻油調搽，神效。《鮑氏方》

小兒惡瘡：皂莢水洗拭乾，以少麻油擣爛塗之。《肘後方》

小兒風瘡久不愈者：用菰蔣節燒研敷之。《子母秘録》

治小兒上下遍身生瘡：用芍藥、黄連、黄芩各三兩，苦參八兩，大黄二兩，蛇牀子一升，黄蘗五兩，拔葜二斤，㕮咀，以水二斗，煮取一斗，以洗浴兒。《本草綱目》下同

小兒生燕窩瘡：鼠屎研末，香油調搽。

小兒瘑瘡：猪牙車骨年久者槌碎，炙令髓出，熱取塗之。《小品方》

小兒熱瘡，身面皆有，如火燒者：赤地利末粉之。

治小兒熱瘡：用水銀、胡粉、松脂各三兩，以猪脂四升煎松脂，水氣盡，下二物攪令匀，不見水銀以敷之。

治小兒身上生赤疵：取馬尿洗，日四五度。《千金方》，下同

治小兒身上有赤黑疵：以針針父脚中，取血貼疵上，即消。

又：取狗熱屎敷之，皮自卷落。

小兒乳腫：天羅燈草、葱白等分煎濃汁服，幷洗之。《普濟方》

治小兒耳後月蝕瘡：用蚯蚓糞燒，以猪油和敷。《證治準繩》，下同

又：胡粉、鷄清和敷之。

又：黄連末敷之。

又：竹葉燒末，猪脂和敷之。

月蝕耳瘡：用角蒿灰摻之，良。《集簡方》

治小兒兩拗，及小腹腫痛或癢：用山藥研爛，頻敷患處，乾則易之。《證治準繩》，下同

治爛脚瘡：用生附末，水調敷之愈。

頭面痘痂剥去，膿血出：以真麻油潤之，免成瘢痕。酥亦良。

痘斑瘡，心中煩躁，卧眠不安：升麻煎汁，綿蘸拭乾。《瘡瘍全書》

治小兒疥：燒竹葉爲灰，鷄子白和傅之，日三，亦治疥瘡。《千金方》，下同

又：燒亂髮灰，和臘月猪脂敷之。

又：以臭酥和胡粉敷之。

小兒楊梅瘡，起於口内，延及遍身：以土萆薢末，乳汁調服，月餘自愈。《外科發揮》

諸骨入肉不出者：煮白梅肉爛，研象牙末厚敷，骨刺自出。《瘡瘍全書》

小兒骨瘡：詩云：小兒骨痛不堪言，出血流膿實可憐，尋出水蛇皮一個，燒灰油抹敷疼邊。《海上方》

凍瘡：取金毛狗脊上毛貼之。《瘡瘍全書》

小兒五痔，不以年月：枳實爲末，煉蜜丸梧子大，空心飲下三十丸。《集驗方》

小兒孏痔：用蒲黄空心温酒調服方寸匕，日三服。《塞上方》

小兒陰瘡：用貓頭骨燒灰，傅之即愈。《本草綱目》

小兒陰瘡：人屎灰傅之。《外臺秘要》

小兒陰瘡：狼牙草濃煮汁洗之。《千金方》

小兒陰瘡：以人屎灰傅之；又狗屎灰傅之；又狗骨灰傅之；又馬骨末傅之。《千金方》，下同

治小兒岐股間連陰囊生瘡汁出，先癢後痛，十日五日自瘥，或一月，或半月復發，連年不瘥者：將瘡搔去痂，帛拭令乾，以蜜敷，更用麪作燒餅，乘熱即以餳塗餅上熨之，冷即止，再度瘥。

小兒痘癰：用貝母、南星、殭蠶、天花粉、寒水石、白芷、草烏、大黄、猪牙皂角各等分爲末，以釅醋調敷患處，神效。丹溪方

針灸

萬氏《片玉心書》曰：小兒一切腫毒，用蜞針法。取水蛭大者五六條，放腫處吮去惡血，可以消丹瘤，決癰腫。王肯堂《證治準繩》曰：治丹毒赤色，遊走不定，令口吮血各聚一處，用細磁器擊碎，取鋒芒者，以箸頭劈開夾之，用綫縛定，兩指輕撮箸頭，少令磁芒對聚血處；再用箸一根頻擊，刺出毒血。輕者止用口吮出毒，用藥敷之。如患在頭者，不用砭法，止宜用針卧倒挑患處，以出毒血，遲則毒血入腹而難起矣。若砭後毒甚者，宜用神功散；如毒輕者，砭後不可用，恐砭處皮膚既破，草烏能作痛也。

治流注及癰疽、鶴膝風等證，每日灸二三十壯，痛者灸至不痛，不痛者灸至痛，其毒隨火而散。蓋火以暢達，拔引鬱毒，此從治之法，有回生之功。其法用大蒜去皮切三文錢厚，安患處，用艾壯於蒜上灸之三壯，換

蒜復灸，未成即消，已成者亦殺其毒。如瘡大，用蒜杵爛攤患處，將艾鋪上燒之，蒜敗再易；如不痛，或作膿，或不起發，及瘡屬陰證者，尤當多灸。凡瘡不痛、不作膿、不起發者，皆氣血虚也，多主不治。惟患在頭面者，不宜多灸。

治流注結核，或骨癰，鶴膝等證，先用隔蒜灸。若餘腫尚存，用此熨之，以助氣行血，散其壅滯，功效甚速。又治跌扑損傷，止痛散血，消腫之良法也。其法用葱細切搗爛炒熟，頻熨患處，冷則易之。如鶴膝風兼服大防風湯而愈。

古今圖書集成醫部全録卷四百五十八

小兒瘡瘍門

醫　案

《格致餘論》曰：東陽進士次子二歲，滿頭有瘡，一日瘡忽自平，遂患痰喘。予視之，曰：此胎毒也，慎勿與解利藥。衆皆愕然。予又曰：乃母孕時所喜何物？張曰：辛辣熱物，是其所喜。因口授一方，用人參、連翹、芎、連、生甘草、陳皮、芍藥、木通，濃煎沸湯，入竹瀝與之，數日而安。或曰：何以知之？曰：見其精神昏倦，病受得深，决無外感，非胎毒而何？

予之次女，形瘦性急，體本有熱，懷孕三月，適當夏暑，口渴思水，時發小熱，遂教以四物湯加黄芩、陳皮、生甘草、木通，因懶於煎煮，數貼而止。其後此子二歲，瘡痍遍身，忽一日其瘡頓愈，數日遂成痎瘧。予曰：此胎毒也。瘡若再作，病可自安。已而果然。若於孕時確守前方，何病之有！

湯氏曰：張三太尉女年十五歲，病丹，諸醫百藥，俱試而不能中。召余視之，以生料四物湯加防風、黄芩，一日而愈。

《儒門事親》曰：黄氏小兒面赤腫，兩目不開，戴人以銉針輕刺砭之，除兩目尖外，亂刺數十針，出血三次而愈。此法人多不肯從，必欲治病，不可謹護。

萬氏《幼科發揮》曰：一小兒丹發於臉，眼中紅腫，手不可近，三日死。

一小兒頭患癤甚多，寒熱作痛，時季夏，乃形病俱實。先用人參敗毒散加黄連、香薷一劑，其痛頓止；次用仙方活命飲，未三服，大者出膿，小者自消。後食厚味復發，用清胃散、活命飲各一服而愈。

一小兒頭面腫痛焮赤，屬胃經熱毒，先用仙方活命飲，次用清胃散而痊。後口舌生瘡，别搽末藥，腹痛重墜，作嘔不食，手足指冷，余謂脾胃虚寒，用異功散加升麻而痊。

一小兒生旬餘，頭患毒高寸許，有赤暈，勢危急，卧鎌砭出黑血，兒即安。翼日眉間有患，亦有赤暈，餘意宜即砭之，衆議第二日砭之，果血凝不出，腹脹而殁。

一小兒頭面患熱毒，服清胃之藥，腫痛益甚，余謂毒氣熾盛而瘀血不散也，用仙方活命飲二劑而愈。後因傷食，朝寒暮熱，頭面仍患之，服降火之劑，口舌赤腫，手足幷冷，余謂胃氣復傷而虚寒也，用五味異功散而愈。

一小兒生下遍身蟲疥乾癢，喜人摩拍。予製一方，用烏蛇酒浸焙乾取肉一錢，苦參酒浸焙乾二錢，胡麻仁炒、白蒺藜炒去刺各一錢五分，共爲末，用浸蛇與苦參酒糊爲丸，甘草湯下愈。

一兒五歲，每至春時則遍身生膿泡瘡，此胎毒也。余戒用搽藥，恐粉砒硫之毒乘虚入腹，以胡麻丸服之而愈。更灸風池、血池〔一〕、曲池、三里，自此再不發矣。

王氏一女四歲，耳後側有結核，問余，余曰：非瘰瘡，乃痰核也。不必治，亦不爲害。他醫所惑，作瘰治之，用盤螯内消之藥過多，脾胃受傷，致成疳癆而死，哀哉！馬刀多生於耳後前，腫硬赤痛，俗名痄腮，用敗毒散敷之，神效。

一兒患口舌生瘡，醫用藥服之搽之者，皆芩、連、知、蘗類，無效。予曰：心熱所爲，苦入心而反助其熱，宜無效。乃作洗心散與之，一服而安。

予外甥滿口生瘡，咽喉唇舌皆是，令人取藥。予製一方，用蘗、連一錢，朱砂、白礬五分，鼠婦焙乾三分，共爲研細，付之立效，乃奇方也。

萬氏《家傳痘疹心法》曰：一小兒痘痂落後，其瘢白色。或問予，予曰：此氣虚也。肺爲氣之主，其色白，當用參芪大補之劑，否則有變。其人曰：痘已收完，何變之有？一月後，大喘死。

註〔一〕血池：疑當作「血海」。

邑丞雷省齋次孫出痘，落痂月餘，面瘢凸腫，今始發泄也。凡毒自内而外者吉，用當歸梢、赤芍藥、防風、荆芥、連翹、牛蒡子、黑參、蟬蛻、升麻作散，淡竹葉煎湯調服安。

一小兒痂落後，瘢内凸起且作癢。請予，予曰：此風熱也。用人參敗毒散加防風、荆芥，一服安。後有患此者，用荆芥敗毒散加人參服之，外浴水楊湯，皆效。

一小兒落痂後，瘢毒不平。人問予，予曰：痘家戒食薑，恐靨不齊，瘢不平也。問之果然。

一小兒落痂後，瘢復腫成瘡，久不愈。請予治，予曰：此痘毒瘡也，由犯手搯搯不得自脱，故皮肉受傷而復作瘡。以苦參丸與服，愈。

蘄水夏佐南長子痘後，手足發癰，請予視之。見其面色黎黑，精神疲困，飲食且少。予曰：令嗣之痘，未得起壯，收靨太急，今發癰毒，乃倒陷歸腎證也，必不能成膿而死。果然。

一小兒痘後發癰，急請予治。予用十全大補湯加連翹、金銀花治之愈。蓋其癰已潰，故用是方。乃潰癰者以是治之，未有不愈者。

一小兒痘後發癰，即請予治，予用解毒内托散調理愈。

一小兒痘後發熱，大小便難，瘡瘢帶赤。他醫言虚，欲保元湯。予曰：不可，此實熱也！因食辛熱之物得之。果食鷄而得，以連翹飲服之愈。

邑令君唐肖峯子十二歲，戊辰正月出痘，時唐要吾偕入京，乃延予四子邦治、八子邦靖同韓鳳岐醫治痘靨。後右肩發一紅腫，非癰也。韓以針刺之，其手不能舉。三月末，肖峯北歸，至上蔡，聞之甚憂。予慰之曰：勿憂！及至察之，其手不痛，但軟弱無力，不能自舉，必用左手持之，乃能舉。唐問故，予曰：此肝熱氣虚也。蓋肝主筋，資血以養，寒則縮，熱則張，惟補氣養血則病自痊。乃製一方，用人參、黄芪、當歸、川芎、白芍藥、續斷、川芎、甘草節、白朮、桔梗、木香、薏苡仁、防風爲末，山藥作糊爲丸，服至半月愈。

一小兒痘後洗浴，面目一身盡腫，請予治。予曰：此水氣也。用四君子湯以補脾去濕，加黄芪以實表，防風以勝肌表之濕，麻黄以逐皮間之水，一服而腫減；後以錢氏異功散加猪苓、澤瀉調理而愈。

《醫學綱目》曰：武陽仇天祥之子，病發寒熱，諸醫作骨蒸勞治之，半年病甚。戴人往視之，診其手脈尺寸皆朝於關，關脈獨大。戴人曰：肺癰也。問其乳媪，曾有痛處？乳媪曰：無。戴令男去衣，舉其兩手，觀其兩脅下，右脅稍高。戴人以手側按之，兒移身避之，按其左脅則不避。戴人曰：此肺部有癰，已吐膿矣。藥之而愈。

李叔和一日問東垣曰：中年來得一子，至一歲後，身生紅絲瘤，不救。後三四子至一二歲，皆病瘤而死，敢問何也？曰：予試思之。翊日見叔和曰：吾得之矣。汝腎中伏火，精中多有紅絲，以氣相傳，生子故有此疾，遇觸而動，發於肌肉之間，俗名胎瘤是也。汝試視之！果如其言。遂與滋腎丸數服，以瀉腎中火邪，補天真之不足，忌酒肉辛熱之物。其妻以六味地黄丸養其陰血，受胎五月後，以白朮、黄芩二味作散與服。後生兒至三歲，前證不復作矣。叔和曰：先生乃神醫也！遂從受學。其子今已年壯矣。

《薛氏醫案》曰：愚治史少參孫丙申正月陰囊赤腫，余作胎毒治之而瘥。後患發熱痰熱等證，診其母有鬱火血熱，用解鬱涼血藥，子母俱服而愈。至六月初，患吐瀉，小便赤濇，兩眼瞤動，投參、朮之類不應。或以爲慢驚。余視其寅卯關脈赤，此屬風熱，用柴胡清肝散加鈎藤鈎、木賊草一劑即愈。至丁酉正月，頸患熱毒潰而膿出，感風發熱，頭面黯腫如斗，急砭出黑血三盞許，隨用清熱化毒湯，腫退七八；翊日又砭各處，血不甚黑，仍用前藥去牛蒡子加熟地黄而愈。此證若砭緩，則血凝滯，或爲破傷風而死。

一小兒患之，外勢雖輕，内苦便閉，此患在臟也，服大連翹飲，敷神功散而瘥。

一小兒臀患之，赤暈走徹，令人頻吮，使其毒各聚一處，乃砭出黑血，塗以加味神功散，時以金銀花甘草節爲末，人乳汁調服而愈。月餘後兩足赤腫，仍治以前法而痊。數日後兩足復赤，或用犀角解毒之類，乳食不進，肚腹膨脹，此復傷脾胃也，仍敷前藥，服補中益氣湯加茯苓而瘥。神功散甚效。但砭處微痛，用太乙丹亦效。

一小兒腿患之，神色如故，乳食如常，此毒發於肌表，余謂宜砭泄其毒，不必服藥。不信，外敷寒涼，内服峻厲，致腹膨脹，乳食不進而歿。夫寒涼外傷脾氣，峻劑内傷生氣，不死何俟？

一小兒兩足常患腫似丹毒，而不胷發，飲水痰盛，兩頬赤色，先兄以爲稟腎經虚火，用地黄丸料，令母子俱服而愈。

一小兒兩足生瘡疥，赤暈如丹，久而不愈，亦用地黄丸而痊。

一小兒腿如霞，遊走不定，先以麻油塗患處，砭出惡血，其毒即散，更用九味解毒散，一劑而安。

一小兒因母酒後飲其乳，困睡不醒，遍身如丹瘤狀，余以爲酒毒傳兒爲患，令母子俱服葛根解酲湯而愈。

一女子赤暈如霞，作癢發熱，此肝經血熱，用小柴胡加生地、連翹、丹皮而愈。凡女子天癸將至，婦人月經不調，被驚著惱，多有此證，亦治以前藥。

一小兒喉腫作渴，大便乾實，右腮赤色，此肺與大腸經實熱也，用柴胡飲子一服而愈。後因飲食停滯，服峻厲之藥，喉間仍腫，腹中脹痛，此脾氣復傷也，用異功散加升麻、當歸而痊。

一小兒因母忿怒患前證，兼咬牙呵欠，余謂肝經虚熱之證，子用甘桔湯加柴胡、山梔、牛蒡子，母服加味逍遥散而愈。

一小兒嗜膏粱之味，喉間腫痛，痰涎壅盛，服巴豆丸，前證益甚，口鼻出血，唇舌生瘡，大便不實，余用犀角地黄湯解膏粱之熱，用東垣安胃散解巴豆之毒，又用桔梗湯而愈。

一小兒喉間腫痛，左腮色青赤，此心肝二經之熱也，用柴胡清肝散而愈。後因驚服至寶丹，吐痰發搐，手足指冷，此肝木虚而肺金乘之，用補中益氣湯以補脾肺，六味地黄丸以滋肝腎而痊。

一小兒額間赤，足心熱，喉中常痛，服清胃敗毒之藥，余謂稟腎水不足，而心火熾甚也，當用地黄丸壯水之主以制陽光，不悟，口舌赤烈，小便如淋而歿。

一小兒喉間腫痛，口角流涎，手足幷熱，用瀉黄清胃二散，母子服之而愈。後因母大怒，兒惛寒發熱，仍復流涎，用柴胡清肝散加漏蘆，母子服之而愈。

一女子六歲，喉間腫痛，鼻中息肉，寒熱往來，小便頻數，良久變白，此肝疳之證，先用加味逍遥散加炒黑焦龍膽草，熱癢漸退；乃去龍膽草，佐以四味肥兒丸而愈。

一小兒瘡疥於髮際之間作癢，診其母有肝火，用加味逍遥散加漏蘆，用牛黄解毒丸解毒散而愈。

一小兒患於左耳髮際，漸延上頭作癢，此稟肝膽二經熱毒，用柴胡清肝散，母子幷服而愈。後不戒膏粱復發，膿水淋漓，右頰赤色，此胃經有熱，先用清胃散，仍用柴胡清肝散治肝火，母子俱服，又用立效散、牛黄解毒丸而愈。

一小兒腮腫，肉色不變，大便不實，屬胃經虚熱，用五味異功散加升麻、柴胡而愈。又乳母飲酒兼怒，兩腮赤腫，增寒發熱，用加味清胃散二劑，加味逍遥散一劑，治其母，兒亦飲數滴而愈。

一小兒腮頰腫痛，後耳内出膿，久而不愈，視其母兩臉青黄，屬鬱怒所致，朝用加味歸脾湯，夕用加味逍遥散，母子皆愈。

一小兒左眉上結一核如豆許，漸大如栗，腐而作痛，此肝經火燥而血病也，用加味逍遥散，月餘腐肉自脱；乃用八珍湯及前藥而愈。

一小兒耳中流膿，項中結核，眼目或劄，或赤痛，小便或癢或赤濇，皆肝膽經風熱之證也，用四味肥兒丸悉愈。

一小兒遍身生疥，挖鼻出血，因肝脾有熱，用四味肥兒丸藥而愈。後食炙煿鼻血復出，瘡疥復發，先用清胃散二劑，又用四味肥兒丸，月餘而痊。

一女子七歲，鼻生息肉，搽攻毒之藥，成瘡腫痛，外以黄連、甘草、黄蘗末敷之，以解熱毒；更以加味逍遥散清肝火，佐以四味肥兒丸而愈。

一女子鼻中及下部常出息肉，屢用毒藥蝕之，各挺出一條，三寸許，先與龍膽草湯爲主，以加味逍遥散爲佐而愈。

一小兒肌體瘦弱，嗜土炭煤灰，後鼻閰不利，却服清熱之劑，肌體愈瘦，食少熱甚，善驚善怒，小便良久變白，鼻中出息肉二寸許，耳下頸間結小核，隱於筋肉之間。余謂肝脾虚羸之變證。不信，乃内清肺火，外用腐蝕，喉間亦腐。余先用五味異功散加升麻、柴胡、無荑爲主，更用四味肥兒丸爲佐，脾氣漸健；夕用九味蘆薈丸爲主，以五味異功散爲佐而愈。

一小兒痘瘡十二日，患欬嗽，十餘日不愈，所服皆發表化痰。余曰：此脾肺氣虚，復傷真氣而變肺癰也。不信，仍服前藥，果吐膿血，用桔梗湯而愈。

一小兒痘已愈，而痕赤作痛，内熱作渴，二便不利，先君用濟生犀角地黄湯及芹菜汁而痊，後用四物黄芪而安。

一小兒痘痕白，或時癢，作渴飲湯，大便稀溏，先君用五味異功散加當歸、黄芪而瘥。

一小兒痘痕白，時或癢，先君以爲氣血俱虚，用八珍湯補之。不信，自用解毒之劑，後卒變慢脾風而歿。

一小兒痘毒蝕陷，敷以雄黄散，及服加味解毒散而愈。

一小兒痘毒，遍身腐潰，膿水淋漓，以經霜茅草研末，鋪於寢席，更服九味解毒散頓愈，用神效當歸膏敷之而痊。

一小兒痘毒後，腿膝腫痛，此脾腎虚而毒流注，先用活命飲四劑，腫痛頓減，再用補中益氣湯，及六味地黄丸而痊。

一小兒腿膝腫潰，膿水不止，内熱晡熱，體倦肌瘦，此脾胃復傷，用補陰八珍湯六味丸，三月餘而愈。

一小兒痘出甚密，先四肢患毒膿潰而愈。後口患疳，延蝕牙齦，先用大蕪荑湯活命飲各一劑，又用清胃散加犀角及蟾蜍丸而愈。後發熱作渴，口中作痛，服蟾蜍丸，搽人中黄而安。

一小兒患疹作痛，發熱煩渴，欲服清涼飲下之，診其脈不實，舉指不數，此邪在經絡也，不可下，遂用解毒防風湯二劑而愈。此證小兒多患之，須審在表在裏，及邪之微甚而治之。王海藏曰：前人云首尾俱不可下者，何也？曰：首不可下者，爲斑未見於表，下則邪氣不得伸越，此脈證有表而無裏，故禁首不可下也。尾不可下者，爲斑毒已顯於外，内無根蒂，大便不實，無一切裏證，下之則斑氣逆陷，故禁尾不可也。

一兒作癢發熱，以消毒犀角飲一劑，作吐瀉，此邪氣上下俱出也，毒自解。少頃吐瀉俱止，其疹果消。吐瀉後脈見七至，此小兒和平之脈也，邪已盡矣，不須治果愈。潔古云：斑疹之病，其爲證各異。發焮腫於外者，屬少陽三焦相火也，謂之斑。小紅點行皮膚之中，不出者，屬少陰君火也，謂之疹。凡顯斑證，若自吐瀉者，慎勿亂治而多吉，謂邪氣上下皆出也。斑疹幷出，小兒難禁，是以別生他證也。首尾不可下。大抵安裏之藥多，發表之藥少，秘則微疎之，令邪氣不壅，併令其次第出，使兒易禁也。身温煖者順，身涼者逆。

一小兒遍身皆赤，砭之，投解毒藥而即愈。

一小兒遍身亦赤，不從砭治，以致毒氣入腹，遂不救。此證乃惡毒熱血，蘊蓄於命門，遇相火而合起也。如霞片者，須砭去惡血爲善。如腫起赤色，游走不定者，宜先以生麻油塗患處，砭之，以泄其毒。凡從四肢起入腹者不治。雖云丹有數種，治有數法，無如砭之爲善。常見患稍重者不用砭法，俱不救也。

一女子年十三歲面色青黄，頭左生癧，頸項結核，寒熱往來，大便不利。余謂此肝木侮脾，元氣虧損所致。寒熱非客邪，便秘非内熱。不信，仍服雜藥，後作泄瀉，癧内出虱。余用六君子加升麻、柴胡、蕪荑爲主，佐以九味蘆薈丸，諸證悉退，頸核頓消。

一小兒面色青黄，心腹作痛，時欲嘔吐，或小便淋漓，或陰莖濕癢。余以爲肝經風熱侮脾，不信，後遍身生疥出蟲虱。余用四味肥兒丸，六君子湯之類，尋愈。

一小兒臂癰久潰，飲食後即泄瀉，小腹重墜，面色或萎黄，或㿠白，兩寸脈短不及本位，按之若無。此脾氣虚寒下陷，不能升化而然。用八味丸補命門火，佐以益氣湯以培胃氣，月餘漸愈；更佐以二神丸，兩月餘而瘡愈。

一小兒腿癰，潰後泄瀉，飲食少思，手足幷冷，多在侵晨夜間，此變脾胃虚寒也。用四神丸、六君、薑、桂漸愈，以益氣湯間服而愈。

一小兒便癰久不愈，泄瀉面黄，手足時冷，小腹重墜，此脾氣虚弱下陷之惡證也。朝用益氣湯，内人參五錢，白朮二錢；夕用異功散，内人參三錢，白朮二錢；更以人參一兩煎湯代茶，兩月餘而愈。至十七歲畢婚後，患便癰泄瀉，手足幷冷，幾危。余謂命門火衰，用八味丸益氣湯而愈。

一小兒流注潰後作瀉，飲食難化，余謂脾氣虚弱，用六君子湯而愈。後又停食泄瀉，手足幷冷，用六君、薑、桂不應，用人參一兩，附子五錢，數劑，諸證始退；却用獨參湯月餘而愈。

一小兒瘰癧泄瀉，面青腹脹，審乳母乳頭乳房作痛，蓋乳房屬胃，乳頭屬肝，乃肝木勝脾土而然耳。兒病正屬是經，乃母子同病也。朝用益氣湯，夕用六君、升麻、柴胡爲主，佐以四味肥兒丸，母子同服幷愈。

一小兒患瘰癧，服下毒之藥，發熱煩躁，口渴作嘔，此元氣復傷，用八珍湯，倍加參、芪、歸、朮治之漸安，又用四君、當歸、升麻而安。

一小兒瘰癧泄瀉，服分利之劑，小便不利，面黄少食。余謂因脾肺氣虚，不能分布諸臟，朝用益氣湯，夕用異功散，諸證悉愈。

一小兒瘰癧作瀉，面青腹脹，此脾虚而肝侮也。用異功散爲主，以四味肥兒丸爲佐，諸證漸愈；却用肥兒丸爲主，異功散爲佐而愈。

一小兒臀癰久不愈，大便泄瀉，小便不調，發熱作渴。余謂腎開竅於二陰，故二便不調，此稟腎氣虚熱而然也。用地黄丸益氣湯之類，主證漸退，肌肉漸生，瘡口自愈。

一小兒瘰癧兼瀉，形氣骨立，此肝脾疳證，用異功散三劑，却用蝦蟇丸一服，月餘而愈。

一小兒十五歲已近女色，患此，服十宣散久不愈。余謂當大補元氣，不信，致惡寒發熱，或作渴唾痰，或頭目眩運，或手足發熱，去後大小便牽痛，形體骨立。余謂此精血未滿而虧損所致，用補中益氣湯、加減八味丸，日以人參二兩煎湯代茶，三月而愈。

一小兒九歲，患腿作痛，用葱熨法及大防風湯，腫起色赤，用仙方活命飲、補中益氣湯間服，腫漸消；又以獨活寄生湯與補中益氣湯間服，二三日用葱熨一次，至兩月餘而消。

一小兒患此，大潰不斂，體倦食少，口乾發熱，日晡尤甚，此脾氣虛甚也。用補中益氣湯五劑以補元氣，乃用大防風湯一劑以治其瘡，如是月餘，諸證悉退；遂用十全大補湯，佐以大防風湯而斂。

一小兒患此，潰而不斂，不時寒熱，小便赤澁，此血氣虛也。用十全大補湯加麥門冬、五味，諸證頓退；乃去桂，令常服，佐以和氣定痛丸而愈。

一女子左腿作痛，服流氣飲之類，左膝腫硬，頭運吐痰，余謂此鶴膝風也。其脈弦數而無力，乃稟賦肝脾腎三經之證，此形氣病氣俱虛也，當先調補脾胃爲主。不信，仍攻邪氣，諸證蜂起。余先用五味異功散加升麻、乾薑、肉桂，脾氣稍健；又用異功散、八珍湯而潰；却間服大防風湯、地黄丸而痊。

一小兒兩膝漸腫，傅服皆消毒之藥，足脛赤腫，此稟父腎氣不足，用地黄八珍湯而消。若用流氣敗毒等藥，必致不起。

一小兒十五歲，腿癰將愈而作瀉，余用補中益氣湯及六君子湯而愈。後因功課勞神，飲食失節，或時復瀉，余謂胃氣未復，仍用前藥。不信，另服消導之藥，泄瀉不止而歿。夫胃氣和平，飲食入胃，精氣則輸於脾，上歸於肺，行於百脈，而成榮衛。若飲食一傷，起居不時，損其胃氣，則上升精華之氣，反下降而飧泄，非升陽補氣，决不能愈。

一小兒潰瘍煩躁，驚搐撮空，用六味地黄丸料煎服以滋腎肝。用五味異功散以補脾肺，漸愈；又用八珍湯而痊。

一小兒患斑疹，服發汗之藥，煩躁作渴，先用當歸補血湯及東垣聖愈湯，諸證漸安；又用八珍湯加麥門冬、五味子而愈。

一小兒潮熱，自申酉時至子丑時方止，遍身似疥，大便秘結，小便赤澁，熱渴飲冷，此脾胃實熱而傳肺大腸也，先用清涼飲四劑，結熱始退；又用四物加柴胡、黄連數劑，其瘡漸愈。彼欲速效，另用槐角丸之類，諸證益甚，遂請施院長治之，亦同余藥，惟加桃仁、赤芍二味，至百劑乃愈。

《瘍瘵機要》曰：一小兒遍身患癬如癘，或癢或痛，肢體消瘦，日夜發熱，口乾作渴，大便不實，年餘矣。此肝脾食積鬱火，用蘆薈丸，不月而愈。

一小兒因有食積服剋滯之劑，肢體生瘡如疥服消毒之藥，發疙瘩，赤色作癢，膿水浸淫，余先用五味異功散加柴胡、山梔，以補脾胃平肝木，赤癢漸消；又用四味肥兒丸、五味異功散治之，而食積愈。

一小兒遍身生瘡，小便不調，頸間結核，兩目連劄服祛風之劑，眉毛脱落。余謂肝經風熱之證，先用大蘆薈丸，後用四味肥兒丸，漸愈。後因飲食停滯發熱，其瘡復臖，用大蕪荑湯、四味肥兒丸而痊。後每停食，遍身發赤作癢，服四味肥兒丸即愈。

一小兒遍身患瘡似疥作癢，肌體消瘦，發熱齦爛，口渴飲水，大便不實，此腎肝之證也，先用地黄丸治之，又用大蕪荑湯而愈。後因飲食所傷，其瘡復焮，先用四味肥兒丸，後用大蕪荑湯而痊。

一小兒遍身生瘡似疥，或癢或痛，膿水淋漓，眉毛脱落，大便酸臭，小便澄白。余謂肝脾之證，先用大蘆薈丸，後用四味肥兒丸，諸證漸愈；又佐以五味異功散而痊。

一小兒先陰莖作癢，小便不調，後遍身生瘡作癢，服消風敗毒之劑，臖如大風之證，頸間結核，發熱如炙。余先用柴胡、梔子，後用大蘆薈丸、四味肥兒丸，諸證少愈；又用蝦蟆丸、四物肥兒丸而痊。

一小兒面部浮腫，遍體如癬，半年後，變疙瘩，色紫作癢。敷巴豆等藥，皮破出水，痛癢寒熱，大便堅硬，脾肺脈洪數而實。先用防風通聖散以解表裏，便利調和；又用四物湯加荆防、黄芩、柴胡、皂角刺、甘草節以涼血祛毒，諸證漸愈；更以八珍湯加白朮、荆、防、皂角刺、五加皮而愈。後但勞，則上體發赤暈，日晡益甚，此氣血虚而有火也。先用四物湯加丹皮、參、朮、柴胡治之稍愈；又用補中益氣湯加酒炒黄蘗、知母，月餘全愈。後不守禁忌，遍身生瘡，誠如癘風，大便酸臭，肚大青筋，頭髮成穗，先用肥兒丸月餘，又用大蕪荑湯數劑，又用大蘆薈丸、四味肥兒丸而尋愈。

一女子十二歲善怒，遍身作癢出水，用柴胡、川芎、山梔、芍藥以清肝火，用生地、當歸、黄芩以涼肝血，用白朮、茯苓、甘草以健脾胃而愈。半載之後，遍身起赤痕，或時眩運寒熱。余曰：此亦肝火熾盛，血得熱而妄行。其夜果經至。後因肝經血燥，生瘡發熱作癢，搔破出水，眉毛脱落，用大蘆薈丸、四物二連湯而熱退，用五味異功散、四味肥兒丸而瘡愈。

一小兒遍身生瘡，大便下血，發熱作渴，腹大青筋，眉毛漸落。余用大蘆薈丸、五味異功散，其瘡漸愈；佐以補中益氣湯，熱渴漸止；又用異功散爲主，佐以補中益氣湯加吴茱萸所製黄連治之，血止瘡愈。

一小兒十五歲，遍身似疥非疥，膿水淋漓，晡熱口乾，形體骨立，四年矣，此腎疳之證，用六味丸而痊。後陰莖作癢，小便澄白，患瘡疥如大風。余用大蘆薈丸、四味肥兒丸，諸證漸愈；又用大蕪荑湯而尋愈。後停食吐瀉不食，發赤瘟，先用二陳、山楂、麥芽，次用異功散，飲食如前；又用大蕪荑湯而愈。

一小兒患赤游，余先用羌活白芷散二劑，又用加味逍遥散而愈。後腸風熱起疙瘩，搔破出水。或用大麻風藥，十指拳攣，膿水浸淫。余先用秦艽地黄湯，手指如常；又用易老祛風丸，而瘡亦痊。

一小兒遍身搔癢，或如蟲行，内服胡麻散，外敷解毒散，患處皆潰，誠如麻風之證。視其唇或掣動，或兩目連劄，此肝木乘脾土，用升麻湯煎送瀉青丸而漸愈，又用樺皮散而愈。

一小兒遍身搔癢，起赤暈，後膿水不止，先用歸脾飲二劑，又用胡麻散而愈。後因驚挾食，發熱起赤暈，用越鞠丸一錢，枳朮、蓬朮末各五分，葱湯調服，二次；又用消風散一服，赤暈頓消；又用越鞠丸而痊。

韓氏子年十四，早喪天真，面紅腫如風狀，不時舉作。或誤用癘風藥，内虚發熱，口燥煩渴。甲辰冬邀治，因云：此内傷不足，陰火上炎而類赤游風證也，藥宜滋其陰則火自降，補其本則標自退。用四君加參、芪四十劑，又用此作丸服升許，不兩月而平復。若從有餘治之，則謬誤多矣。

一女子赤暈作癢，寒熱發搐，服風藥身發疙瘩，搔破出水，此肝血風熱之證，先用加味小柴胡湯，後用四味肥兒丸而愈。後傷風欬嗽，頭面搔癢微腫，先用消風散一劑，又用梔子清肝散而痊。

一小兒遍身生瘡，頭髮成穗，眉毛脱落，肌肉消瘦，大便酸臭，小便不調，頸間結核，肚大青筋。余先用五味異功散，月餘後用四味肥兒丸，又用大蕪荑湯異功散而痊。

《外科心法》曰：吴刑部静之子甫週歲，患丹毒，延及遍身，如血染，予用磁鋒擊刺遍身，出黑血，以神功散塗之，内用大連翹飲而愈。

王國戚子未彌月，陰囊患此，如前治之而愈。

金氏子不欲刺，毒入腹而死。河間云：丹從四肢起，入腹者不治。予嘗刺毒未入腹者，無不效。

一周歲小兒，先於頭患瘡疥，漸至遍身，久而不愈，飲四物湯加防風、黄芩、升麻，外搽解毒散，月餘而愈。有七歲小兒，項結二核，時發寒熱，日久不愈，以連翹丸治之而消。若患在面臂等處，尤當用此藥。若潰而不斂，宜服托裏之劑。

一小兒癮疹瘙癢，發熱不安，以消風散治之。又一小兒亦患此，欬嗽時嘔，飲以葛根橘皮湯并愈。

一小兒頸面胷腹患水泡數枚，潰而成瘡，此風邪乘於皮膚而然也，名曰瘭瘡。飲荆防敗毒散，更以牛糞燒存性爲末敷之而愈。有瘭疽一證，爲患最毒，形如粟許大者，患無常處，多在手指，潰而出血，用南星、半夏、白芷末敷之。重者見骨，或狂言煩悶。

小兒頭患白瘡，皮光且急，諸藥不應，名曰腦疳瘡，乃胎毒挾風熱而成也。服以龍膽丸，及吹蘆薈末於鼻内，兼搽解毒散而愈。若重者髮結如穗，腦熱如火，遍身出汗，腮腫胷高，尤當服此藥。

一小兒頭面患瘡數枚，作癢出水，水到處皆潰成瘡，名曰黄水瘡。用菉豆粉、松香爲末，香油調敷；飲以荆防敗毒散而愈。

一小兒鼻外生瘡，不時揉擦，延及兩耳，諸藥不效，以蘆薈丸服，及搽松香、菉豆末而愈。

一小兒頭面生瘡數枚，作癢，瘡痂積累，名曰粘瘡。以枯白礬黄丹末等分，麻油調搽，更飲敗毒散而愈。

一小兒痘瘡已愈，腿上數枚變疳陷，用雄黄、銅緑爲末敷搽，兼金銀花散數服而愈。若患遍身，用出蛾綿齗，將白礬爲末，填齗内，燒礬候汁乾，取出爲末，放地上，以碗蓋良久，出火毒，敷之效。

一小兒痘後瘙癢，搔破成瘡，膿水淋漓，予用經霜陳茅草爲末，敷搽及鋪席上，兼飲金銀花散而愈。若用菉豆、滑石末敷之，亦可，但不及茅草之功爲速耳。

一小兒欬嗽喘逆，壯熱惡寒，皮膚如粟，鼻癢流涕，咽喉不利，頤爛吐紅，氣脹毛焦，作痢，名曰肺疳，以地黄清肺飲及化䘌丸治之而愈。

一三歲小兒臂患毒焮痛，服解毒丸，搽神功散而消。嘗治便秘或煩躁，服五福化毒丹亦效。若膿成者急刺去，用紙撚蘸麻油紝瘡内，以膏藥貼之。若兒安静不必服藥，候有膿取去，仍用紝貼。有小兒瘡毒不愈，或愈而復發，皆因母食炙煿辛辣，或有熱證，宜先治母熱，就於母藥中加漏蘆煎服，兒瘡亦愈。若小兒自患前證，不能飲藥者，將藥加漏蘆，令母服之，其瘡亦愈。

一小兒臂患痘毒不寧，按之復起，此膿脹痛而然也，遂刺之，以托裏而愈。有痘後肢節作腫，而色不赤，飲以金銀花散；更以生黄豆末，熱水調敷，乾以水潤。若傅六七日不消，膿已成，急刺之，必須服托裏藥。

《正體驗要》曰：一小兒足傷作痛，肉色不變，傷在骨也，頻用炒葱熨之，五更用和血定痛丸，日間用健脾胃生氣血之劑，數日後服地黄丸，三月餘而瘥。

一小兒臂骨出臼，接入腫痛發熱，服流氣等藥益甚，飲食少思。余以葱熨之，其痛即止；以六君子、黄芪、柴胡、桔梗、續斷、骨碎補治之，飲食進而腫消；又用補中益氣加麥門五味治之，氣血和而熱退愈矣。

一小兒被閃，腿腕臃腫，形氣怯弱，余欲治以補氣血爲主，佐以行散之劑。不信，乃内服流氣飲，外敷寒涼藥，加寒熱體倦。余曰：惡寒發熱，脈息洪大，氣血虚極也，治之無功。後内潰瀝盡氣血而亡。

《證治準繩》曰：一小兒臂患赤暈，砭出毒血而愈。惑於人言，服護心散，以杜後患。服之吐瀉腹脹，患處復赤，手足并冷。余謂此脾胃虚弱，前藥復傷，用六君子湯一劑頓愈；又以異功散加升麻、柴胡而痊。

一小兒患此，二便不利，陰囊肚腹俱脹，急用砭法，以活命飲加漏蘆、木通、大黄爲末，時用熱酒調服，至兩許，二便俱通，諸證頓退；却去三味，仍前服而愈。

一小兒患此，二便不利，腹脹欬嗽，用活命飲加漏蘆、木通、麻黄爲末，時時熱酒調服，二便隨通，遍身出汗，諸證頓退，鼻息似絶，無氣以動，時或似躁，此邪氣去而元氣虚也，急用當歸補血湯而愈。

一小兒遍身患之，服牛黄解毒丸皆愈，惟頭結痂作癢出水，此稟腎經虚熱，用地黄丸解毒散而愈。

一小兒患髮際間作癢，診其母有肝火，用加味逍遥散加漏蘆，用牛黄解毒丸、解毒散而愈。

一小兒患左耳髮際，漸延上頭作癢，此稟肝膽二經熱毒，用柴胡清肝散，母子并服而愈。後不戒膏粱復發，膿水淋漓，右頰赤色，此胃經有熱，先用清胃散仍用柴胡清肝散治肝火，母子俱服；又用立效散、牛黄解毒丸而愈。

一小兒兩眉患之，延及遍身四肢爲患，膿水淋漓，寒熱往來，屬肝脾積熱，用清胃散、小柴胡湯、立效散而愈。後眉間復患，兩目連劄，小便白濁，用四味肥兒丸、九味蘆薈丸而愈。

一小兒因乳母不戒七情厚味，患此久不愈，母用清胃、逍遥二散，子用牛黄解毒丸愈。後兒食甘味，眉間生瘡，癢痛目劄，用四味肥兒丸爲主，佐以加味逍遥散、清胃散而愈。

一小兒遍身患之，兩脅爲甚，子用四味肥兒丸、立效散，母用柴胡梔子散而愈。

一小兒脅間患此，寒熱如瘧，小便頻數，此稟肝火所致，先用柴胡清肝散，又用加味逍遥散而愈。後因乳母肝火動而復發，用加味逍遥散及八珍湯加牡丹皮、山梔，母子服之并愈。

一小兒腹間患此，發熱便血，面黄食少，或作嘔，或作瀉，手足時冷，右關脈弦數，此脾土虚弱，肝火爲患，先用五味異功散加升麻、柴胡、山梔益肝氣清肝火，後用地黄丸滋腎水生肝血而愈。

一小兒腿内股患此，色赤不愈，發熱，面色或赤或青，此稟腎陰不足而木火熾盛，先用柴胡梔子散以清肝心，後用地黄丸以補肝腎而愈。

一小兒肘間患此，作渴飲冷，右寸關脈數而無力，此胃經積熱傳於肺經也，先用瀉黄瀉白二散漸愈，後用五味異功散、四味肥兒丸而愈。

一小兒嗜膏粱甘肥，先患背胛，後沿遍身淋漓，此飲食之熱而傷脾血也，先用清胃瀉黃二散而愈；但形氣怯弱，用五味異功散而元氣復。

一小兒腿內側前臁患毒，潰後腫硬色黯，膿清不斂，面色青黃，此脾虛肝旺兼寒邪襲於患處也，當壯元氣爲主，先用異功散加柴胡、升麻及葱熨法，脾氣漸復，患處漸愈；佐以八珍湯、豆豉餅而愈。

一小兒腿外側痛腫，肉色如故，用托裏消毒散二劑而腫始赤，又四劑而腫赤退，又六劑潰而膿稀，食少體倦，用異功散加芎、歸，仍用托裏散而愈。

一小兒漫腫堅硬，肉色不變，此氣虛不能成膿，用托裏散、如聖餅，腫起色赤，用托裏消毒散而膿成，針之，用八珍湯加肉桂漸愈。因傷食泄瀉，患處色白，飲食少思，先用六君、乾薑，次用八珍湯及葱熨法而愈。

一小兒患此，久不愈，膿水清稀，面色萎黃，腹大青筋，此脾氣虛爲肝所侮也，朝用補中益氣湯，夕用五味異功散，元氣稍復；乃佐以四味肥兒丸及葱熨之法，兩月餘而愈。

一小兒腿外臁腫一塊，服消毒之藥，其腫益甚，肢體羸瘦，飲食少思，更加作痛。余曰：先腫而後痛者，形傷氣也；先痛而後腫者，氣傷形也。當補接陽氣。不信，仍投疎泄之藥，後果歿。《機要》云：榮衛之氣充滿，抑遏不能行，故閉塞氣血，腐而爲癰者，當泄之以奪盛熱之氣。若人飲食疎，精神衰，氣血弱，肌肉消薄，故榮衛之氣短促而濇滯，故寒搏腠理閉鬱而爲癰者，當補之以怯弱之氣。信矣。

無爲宰方梓秩滿代歸，三日而殂。詢其所以，云無疾，但左手中指生一水泡耳，蓋不知其爲紅絲瘡也。

又衛提轄宜人云：比鄰有女子忽中指生一水泡，色極清澈，其底盡細細針孔，歷歷可數，旁有紅絲一縷，舉家嬉笑。忽有老嫗來見，驚曰：此紅絲瘡也，當害汝命！急就其泡上灼艾數十壯，仍於絲上數處挑斷，遂免。

一小兒落草，頸間有癧五枚，審其母素多怒，時常寒熱，或乳間作痛，或脅肋微腫，悉屬肝膽經證，先用小柴胡湯加當歸、芍藥，寒熱頓退；又用加味逍遥散，母服二月餘，其兒亦愈。

一小兒因乳母肝經有熱，耳前後患之，用加味逍遥散治其母，其兒亦愈。

一小兒頸間耳下各結核三歲，久服消毒之劑，患處益甚，元氣益虚，診乳母素鬱怒致肝脾血虚而有熱，用加味歸脾湯爲主，佐以加味逍遥散，母熱漸退；却與兒日各數匙，兩月餘而愈。

一小兒自落草時，頸間患有四枚，至五歲，耳前後如貫珠，元氣虚甚，寒熱往來，飲乳不徹，此稟肝膽經氣滯之證，用八珍、逍遥二散，與壯年婦人服之，兒飲其乳。半載之後，兒體漸充，其核漸消。又服地黄丸、逍遥散而全愈。

一小兒生頸間瘰癧三枚，將期敷藥，延及耳前，余謂此稟肝膽二經所致。診其母，肝膽脈尚洪數。余謂母子一體，治其母，兒自愈。不信，另用必效散一服，吐瀉并至，一夕而歿。

一小兒膿水淋漓，其核未消，發熱增寒，此肝經氣血虚而有熱也，用補陰八珍湯爲主，間以清肝益榮湯而愈。後復結核，小便赤濇，晡熱作渴，用參朮紫苓湯爲主，佐以六味地黄丸料加柴胡、山梔，及四味肥兒丸而愈。

一小兒十五歲患此，發熱作渴，日晡頰赤，脈數無力，屬陰虚而有熱，用補陰八珍湯五十劑加參、芪，又二十劑而潰。但膿水清稀，肌肉不生，此脾氣虚弱也，以參、芪、歸、朮爲主，佐以芍藥、熟地黄、麥門冬、五味子，氣血乃復；遂進必效散一服，毒下而痊。

一小兒患此，服尅治之藥，致寒熱腹脹，此肝脾疳證，先用五味異功散加柴胡、升麻，佐以九味蘆薈丸，漸退；又用四味肥兒丸、五味異功散而消。

一小兒九歲患此，面色常青，腫硬不潰，肉色不變，乃伐肝化痰。余曰：但調補肝脾。不信，果虚證蜂起，復請余治。仍欲伐肝。余曰：面帶青色，肝虚而本色見也；面色變白，肺虚而本色見也；痰涎上涌，脾虚而不能攝也；兩目連劄，肝血虚而生風也。經云：胃爲五臟之本，當先救胃氣。遂用五味異功散加升麻、柴胡，元氣稍復，乃朝用補中益氣湯，夕用五味異功散，佐以九味蘆薈丸，面色始黄而核漸消；又以四味肥兒丸間服地黄丸而愈。

一小兒甫周歲，項間結核，兩臂反張，索敗毒之藥。余意此屬肝經血燥，詢之果前患驚風，曾服朱砂等藥。

遂與六味地黃丸滋其肝血，數服而愈。

一小兒項側結核，痰盛發搐，服金石香燥之劑，手足筋攣。此肝血復傷，即急驚也。遂用加味小柴胡湯加鈎藤鈎、山梔、芎、歸，六味丸料加五味麥門而痊。

一小兒每受驚，項間結核，發熱減食，睡間四肢微抽，此肝木侮脾土也。用五味異功散加柴胡、升麻、鈎藤鈎隨愈。畢姻後，腿臂腕間結核，誤服行氣破血藥，腿臂筋攣，肌體消瘦，如瘵證。余考績到京，用地黃丸生肝腎之血，佐以補中益氣湯補脾肺之氣而愈。

一小兒耳前後結核，遇驚即痰盛，咬牙抽搐，摇頭，却服香燥之藥，以致慢驚而卒。

一小兒痘瘡，如期而愈，痕赤如赭。余謂此乳母有熱也。診之，果有肝脾鬱火。先用加味逍遥散四劑，與母服之，子飲少許而并愈。

一小兒痘痕色赤作痛，熱渴喜冷，大便不利，先用前胡枳殼散，便利渴止；再用聖濟犀角地黃湯而安；又用芹菜汁而靨。

一小兒十六歲痘痕白，用獨參湯數斤，色漸如舊；又用地黃丸、大補湯而安。

一小兒咽痛壯熱，痘痕色赤，手微熱，此餘毒未解，用柴胡麥門冬散而安。七日之後復熱，手指初捏似熱，久捏則冷，此脾氣虛也，用五味異功散而痊。

一小兒喉間腫痛，驚悸飲水，服驚風降火之藥益甚，仍欲攻風痰。余曰：驚悸飲水，心經虛證，蓋胃爲五臟之本，先用五味異功散以補胃，加桔梗、甘草以消毒，諸證頓退；後用牛蒡子湯加柴胡而愈。

一小兒發熱飲冷，大便黃色，手足并熱，不能吮乳，視口内無患，捫其喉間則哭。此喉内作痛，乃脾胃實熱也。用瀉黃、清胃二散各一劑，母子并服而愈。後因乳母飲酒，兒躁不安，仍用前二散而愈。

一小兒喉間腫痛，發熱欬嗽，大便秘結，此肝與大腸有熱，先用牛蒡子湯加硝黃一服，大便隨通；乃去硝黃，再劑頓愈。審其母，有肝火發熱，用柴胡清肝散，母子并服而痊。